AF366340

MANUAL PRÁCTICO DE ENFERMERÍA

Procesos, protocolos y procedimientos.
Aspectos imprescindibles para el ejercicio de la profesión

Directores:
José Antonio Forcada Segarra
Eladio Joaquín Collado Boira

Es propiedad de: © 2020 Amazing Books S.L. www.amazingbooks.es

Director editorial: Javier Ábrego Bonafonte

Razón social: C/ Rosa Chacel N.° 8 escalera 1ª oficina 4° C. 50018 Zaragoza – España

Primera edición: Noviembre 2020

ISBN: 978-84-17403-68-3

Depósito Legal: Z 918-2020

Cómo citar este libro: MANUAL PRÁCTICO DE ENFERMERÍA. Procesos, protocolos y procedimientos. Aspectos imprescindibles para el ejercicio de la profesión. José Antonio Forcada Segarra, Eladio Joaquín Collado Boira. Editorial Amazing Books, ISBN: 978-84-17403-68-3

Las figuras 6, 12, 13, 23, 24, 25 y las tablas 2 y 3 pertenecen a Pittiruti M, Scoppettuolo G. Manual GAVeCeLT sobre catéteres PICC y MIDLINE: indicaciones, inserción, mantenimiento y gestión. Milano. ISBN 9788821447426. Edra; 2018. La figura 1 del capítulo 6.3 está realizada por Arnau Martínez Benavent. Para cualquier aclaración al respecto diríjanse escribiendo a la siguiente dirección de e-mail: info@amazingbooks.es

Índice

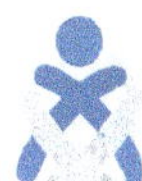

EL CONSEJO GENERAL DE ENFERMERÍA DE ESPAÑA

DECLARA

de Interés Científico, Profesional y Formativo

MANUAL PRÁCTICO DE ENFERMERÍA. Procesos, protocolos y procedimientos. Aspectos imprescindibles para el ejercicio de la profesión editado por AMAZING BOOKS S.L.

a la vista del informe técnico elaborado por la Comisión de Evaluación del Área de Calidad del Instituto Español de Investigación Enfermera, con código: **INF09_2020_ICP_CE**.

en Madrid, a 1 de Julio de 2020

El Presidente,
Florentino Pérez Raya

El Secretario General,
Diego Ayuso Murillo

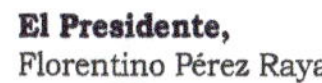
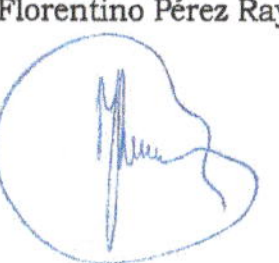

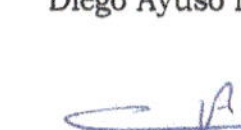
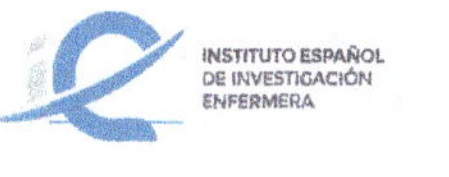
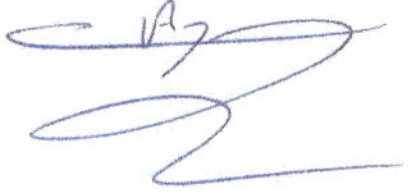

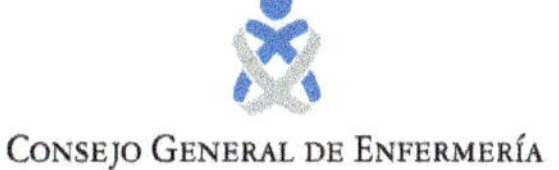

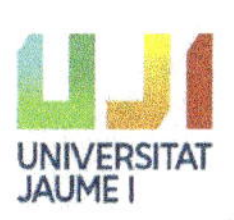

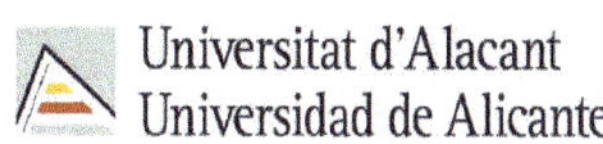

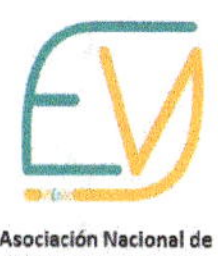

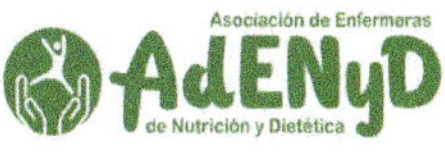

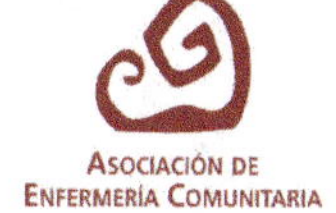

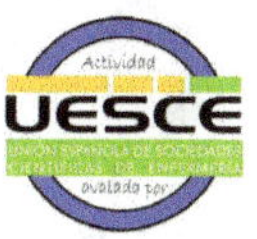

Es un gran placer para mí haber sido invitado a escribir el prefacio de este nuevo e importante libro.

Mientras escribo esto, las enfermeras en España y en todo el mundo luchan contra la pandemia de la COVID-19, la peor crisis sanitaria que se recuerda.

El público ha respondido a la compasión y al cuidado de las enfermeras con sinceras demostraciones públicas de gratitud y afecto por nuestra profesión que nunca antes habíamos visto.

Por supuesto, la compasión y el cuidado son aspectos de un incalculable valor en la enfermería y son sentimientos que perduran en la memoria de los pacientes y sus familias.

Pero la enfermería es mucho más que cuidar, y una enfermera altamente capacitada del siglo XXI es una profesional técnicamente competente e intelectualmente rigurosa que brinda cuidados utilizando su cabeza, sus manos y su corazón.

La atención médica en todo el mundo se ha estirado hasta un punto de ruptura durante la pandemia y han sido las enfermeras las que han mantenido los sistemas unidos con su tenaz dedicación hacia los pacientes necesitados. Dondequiera que hayan requerido su ayuda, las enfermeras han dado un paso al frente, a menudo arriesgando su propia salud y seguridad en el proceso.

Esto no es aceptable, y los empleadores y los Gobiernos deben dar prioridad a sus derechos, a un lugar de trabajo saludable y a términos y condiciones de empleo favorables.

El Consejo Internacional de Enfermeras sigue trabajando en nombre de los 27 millones de profesionales del mundo y pide a los Gobiernos que sigan la hoja de ruta establecida en el reciente informe sobre el estado mundial de la enfermería del CIE/OMS. Al hacerlo, se pueden lograr los Objetivos de Desarrollo Sostenible de las Naciones Unidas y su objetivo de atención médica universal para todos.

Espero que este *Manual práctico* resulte una adición útil a los recursos necesarios para proporcionar una atención de enfermería moderna y actualizada, donde sea que se necesite.

Howard Catton

Director Ejecutivo

Consejo Internacional de Enfermeras *

---

* Consejo Internacional de Enfermeras / Organización Mundial de la Salud (2020). Estado Mundial de la Enfermería. Consejo Internacional de Enfermeras y Organización Mundial de la Salud. Ginebra, Suiza

It gives me great pleasure to have been invited to write this foreword for an important new book.

As I write this, nurses in Spain and all around the world are battling against the COVID-19 pandemic, the worst global health crisis in living memory.

The public has responded to nurses' compassion and caring with heartfelt public displays of gratitude and affection for the nursing profession, which we have never seen before.

Of course, compassion and caring are priceless aspects of nursing, and they are the things that endure in the memories of patients and their families.

But nursing is so much more than just caring, and the highly skilled nurse of the 21st Century is a technically proficient, intellectually rigorous practitioner who delivers care using their heads, their hands and their hearts.

Healthcare around the world has been stretched to breaking point during the pandemic and it has been nurses who have held the systems together with their uncompromising approach to patients in need. Wherever they have bene asked to help, nurses have stepped forward, often risking their own health and safety in the process.

This is not acceptable, and nurses' rights to a healthy workplace and favourable terms and conditions of employment must be prioritised by employers and governments.

The International Council of Nurses continues to work on behalf of the world's 27 million nurses and calls on governments to follow the roadmap set out in the recent ICN/WHO State of the World's Nursing report. By doing so the United Nations' Sustainable Development Goals and its target of Universal Healthcare for all can be realised.

I hope this practical manual will prove to be a useful addition to the resources required to provide modern, up-to-date nursing care, wherever it is needed.

Howard Catton*
Chief Executive Officer
International Council of Nurses

Howard Catton
Book presentation

https://amazingbooks.es/manual-enfermeria-howard-catton

*International Council of Nurses/World Health Organization (2020) State of the World's Nursing. International Council of Nurses and World Health Organization. Geneva, Switzerland

Jan L. A. van de Snepscheut escribió:
«En teoría, no hay diferencia entre teoría y práctica.
Pero en la práctica, sí que la hay»

Si esta frase es cierta, los manuales prácticos ayudan a que esa diferencia no se haga realidad y facilitan que los conocimientos adquiridos con su lectura se apliquen con destreza y combinen teoría y práctica.

Los diferentes temas que se abordan y su análisis pormenorizado, junto con la estructura en la que se presentan, generan la utilidad de esta obra al trasmitir de forma clara y actualizada los procesos, protocolos y procedimientos de nuestra ciencia enfermera.

La realización de contenidos por los autores, que con su trayectoria han sabido ganarse el reconocimiento de su profesión en todas y cada una de las distintas áreas de conocimiento enfermero, garantizan que este manual se convierta en una herramienta útil de consulta para todos los que deseen verificar el buen hacer de su desempeño profesional.

También es importante para la profesión enfermera poder contar con el acierto de los directores José Antonio Forcada Segarra y Eladio Joaquín Collado Boira, que han sabido unir las distintas materias y enriquecer la bibliografía de calidad de nuestro rol sanitario, ampliando el conocimiento sobre las materias que influyen en la excelencia de los cuidados de los que somos responsables y garantizando con ello el reconocimiento social de nuestra profesión.

No me queda más que agradecer la gran iniciativa y felicitar a los autores por su implicación en divulgar sus conocimientos.

Juan José Tirado Darder
Presidente Consejo Enfermería de la Comunidad Valenciana.

INTRODUCCIÓN

A finales de febrero de 2019, la editorial Amazing Books, a través de su director editorial, Javier Ábrego Bonafonte, nos ofreció la posibilidad de dirigir y coordinar la edición de este *Manual práctico de enfermería. Procesos, protocolos y procedimientos. Aspectos imprescindibles para el ejercicio de la profesión.*

El primer pensamiento fue de ilusión y agradecimiento, pero también un sentimiento de una enorme responsabilidad para estar a la altura del proyecto.

El primer paso fue definir los contenidos que creímos imprescindibles abordar, aquellos que vimos más importantes y necesarios para una obra que queríamos que fuera referencia para la formación y la actualización de conocimientos de los profesionales de enfermería, y también un apoyo en los estudios de grado de los futuros profesionales.

A continuación, debimos decidir las personas a las que íbamos a ofrecer la posibilidad de participar, buscando profesionales de enfermería con experiencia y amplios conocimientos en cada uno de los temas a desarrollar. No resulto difícil, ya que algunos son conocidos y compañeros nuestros y los que no lo son, aceptaron entusiasmados la oportunidad de aportar su sabiduría.

Queremos agradecer a todos los autores su entusiasmo y la magnífica labor realizada. Hemos sido 50 personas trabajando en este manual, todas ellas con una gran implicación en la escritura de los temas, correcciones, modificaciones, revisiones, etc., hasta llegar al final del proceso, momento en el que podemos dar la tarea por concluida.

Pero no va a ser así, nunca estará acabada, nuestro propósito es continuar actualizando y revisando los temas para proporcionar a los lectores y lectoras las últimas novedades y conocimientos basados en la evidencia científica actualizada y en la investigación enfermera.

El objetivo de los autores es ofrecer un libro de consulta útil y práctico que aborde los temas principales relacionados con el ejercicio de la enfermería en sus distintas vertientes y especialidades.

El contenido se organiza en 17 capítulos escritos, como ya hemos dicho, por especialistas en cada materia. Se facilita a través de un sencillo índice la localización de los temas para una mayor rapidez de consulta.

También incluye casos prácticos a través de audiovisuales que pueden verse desde el *smartphone* o *tablet*, utilizando códigos QR que se incluyen en aquellos capítulos donde por su complejidad se ha incorporado un vídeo o un anexo, permitiendo complementar la información con un interesante material audiovisual.

Sabemos cuáles son las funciones de nuestra profesión: asistencial, docencia, investigación y gestión. Y debemos seguir perseverando en todas y cada una de ellas, demostrando nuestras capacidades y formación. Desde algunos sectores sanitarios y de la sociedad no se han proporcionado las herramientas ni las facilidades para poder poner en práctica estás capacidades y funciones, motivando al colectivo de las enfermeras a perseverar aún más si cabe en este noble objetivo de mejorar, un propósito que cada año crece porque sabemos lo necesaria que es nuestra profesión para la sociedad, persiguiendo posicionarnos en la élite de la sanidad pública y privada.

Durante el tiempo de desarrollo de este manual, nos hemos encontrado, sin esperarlo ni estar preparados, con la peor pandemia mundial en los últimos 100 años, tras la gripe española en 1918: el coronavirus SARS-CoV-2, virus desconocido hasta la fecha y que ha producido la enfermedad como COVID-19.

Todos los profesionales sanitarios, y especialmente las enfermeras, hemos demostrado en el tiempo que estamos padeciendo la pandemia nuestra gran capacidad de trabajo y adaptación a las circunstancias más negativas, como las que nos hemos encontrado y nos seguimos encontrando en el momento en que escribimos estas líneas.

Desde las administraciones sanitarias no se ha tenido en cuenta apenas a las enfermeras en los procesos de decisión de las estrategias que se han ido implementando, a pesar de la gran experiencia y conocimiento adquiridos al estar en primera línea de trabajo con los enfermos e infectados por el virus. En muchas ocasiones, estas estrategias han ido en contra del sentido común y de la realidad sanitaria.

La medicalización de la sanidad, a pesar de todos los indicadores sanitarios que indican la necesidad de potenciar los cuidados, dada nuestra pirámide de población, la esperanza de vida y la cronicidad y la educación para la salud como valor para la prevención de enfermedades y discapacidades, no es entendida en profundidad por las administraciones sanitarias, ya que aun con buenas palabras y promesas, se sigue sin potenciar ni primar la investigación por parte de las enfermeras y se continúa sin aceptar su capacidad de gestión, a pesar de la formación y capacidades demostradas. Seguimos teniendo que demostrarlo día a día.

El Año Mundial de las Enfermeras y Matronas (2020) y la campaña Nursing Now (2020-2023) tratan de poner en valor la necesidad imprescindible de potenciar los sistemas de salud con profesionales de enfermería y mostrar a la sociedad nuestras capacidades, tanto en los países en desarrollo como en los desarrollados.

La Organización Mundial de la Salud (OMS) nos indica que:

«Las enfermeras y las matronas ya cumplen funciones de divulgación e innovación en las comunidades, así como en dispensarios y hospitales y dentro del sistema de atención sanitaria. Pero debe estar valorado en su justa medida y contar con representación en instancias de dirección en las que pueda orientar las políticas e inversiones de salud».

«En las enfermeras y las matronas reside quizá la respuesta a muchos de los problemas de salud que aquejan al mundo, pero primero tendremos que superar ciertas barreras profesionales, socioculturales y económicas».

Los cinco ámbitos de inversión fundamentales para la OMS son:

- Invertir en servicios dirigidos en mayor medida por las enfermeras y las matronas, que de este modo pueden trabajar dando lo mejor de sí mismas.

- Emplear a personal de enfermería más especializado.

- Otorgar al personal de enfermería y a las matronas un lugar central en la atención primaria de salud, desde el que asuman la prestación de servicios y la supervisión de los agentes de salud comunitarios.

- Respaldar a las enfermeras y a las matronas en las labores de promoción de la salud y en la prevención de enfermedades.

- Invertir en liderazgo de los servicios de enfermería y matronas.

La formación de los estudiantes de grado de enfermería en las facultades de Ciencias de la Salud es fundamental para el crecimiento y desarrollo de nuestra profesión, pues son las que con su formación y conocimientos deben continuar el trabajo desarrollado por las profesionales que están luchando por nuestra profesión. La labor desarrollada por el profesorado universitario que instruye a nuestras futuras enfermeras es una demostración más de las capacidades y formación de este colectivo profesional.

Contamos con enfermeras doctoras, con enfermeras y enfermeros especialistas y con enfermeras con formación en máster, en diplomas de expertos y especialistas. Tenemos una profesión viva y en movimiento.

Pero también es necesario que todas y todos los que llevamos mucho tiempo sirviendo a la sociedad a través de nuestro trabajo mantengamos los conocimientos y la preparación actualizados, pues así nos lo demanda la sociedad y, como hemos dicho antes, debemos demostrarlo día a día.

Esperamos que el resultado de este trabajo sea del agrado de la profesión y contribuya a su mejor desarrollo.

Finalmente, y aprovechando la posibilidad que se nos brinda, queremos hacer una especial dedicatoria a todos los profesionales de la enfermería que han sufrido y sufren la pandemia de una forma muy cruel, infectándose, enfermando y, en algunos casos, falleciendo.

Y también a los que han sufrido y sufren en su propia persona la falta de previsión y de recursos humanos y materiales para poder desarrollar su labor en condiciones, lo que ha provocado y provoca ansiedad, estrés, depresión y mucha frustración personal y profesional por no poder ofrecer lo mejor de los cuidados. Y el miedo a que la salud de las familias de cada uno se pudiera ver afectada como consecuencia de nuestra ocupación.

Para todos ellos, nuestro más sentido reconocimiento.

José Antonio Forcada Segarra
Introducción al libro

https://amazingbooks.es/manual-enfermeria-introduccion/

José Antonio Forcada Segarra
Eladio Joaquín Collado Boira
Directores de la obra

Equipo de autores

DIRECTORES DE LA OBRA

José Antonio Forcada Segarra

Enfermero de Salud Pública. Diplomado en Salud Pública. Diplomado en Gestión de Enfermería. Diplomado Experto en Vacunas. Presidente de la Asociación Nacional de Enfermería y Vacunas (ANENVAC). Secretario de la Asociación Española de Vacunología (AEV). Coordinador de los Grupos de Trabajo en Vacunaciones y Riesgo Biológico del Consejo de Enfermería de la Comunidad Valenciana (CECOVA).

Eladio Joaquín Collado Boira

Doctor en Ciencias de la Salud. Vicedecano de la Facultad de Ciencias de la Salud de la Universidad Jaime I de Castellón. Director del Grado de Enfermería. Coordinador del grupo de investigación Cuidados y Salud (Cód. 284 UJI). Máster oficial en Ciencias de la Salud. Especialista Universitario en Gestión Sanitaria. Experto Universitario en Cirugía Mayor ambulatoria.

EQUIPO DE AUTORES

María Pilar Almansa Martínez

Profesora del Departamento de Enfermería de la Universidad de Murcia. Doctora por la Universidad de Murcia.

Cristina Alonso Beloso

Diplomada en Enfermería. Máster Universitario en Enfermería de Urgencias y Cuidados Críticos. UCI Cardiaca-Hospital Universitario Central de Asturias.

Julieta Alonso Soto

Diplomada en Enfermería. Especialista Universitario en Cuidados Intensivos. Máster Universitario en Atención Psicológica en Emergencias y Catástrofes Sanitarias. UCI Polivalente-Hospital Universitario Central de Asturias.

Luis Miguel Alonso Suárez

Servicio de Medicina Preventiva. Complejo Asistencial Universitario de León. Presidente de la Asociación Española de Enfermería y Salud (AEES).

Carmen Anarte Ruiz

Enfermera Especialista en Enfermería Familiar y Comunitaria. Responsable de Residentes de Enfermería en la Unidad Docente Multidisciplinar de Atención Familiar y Comunitaria de Castellón.

Mario Barrera Valor

Diplomado en Enfermería. Experto Universitario en Diálisis. UCI Cardiaca-Hospital Universitario Central de Asturias.

Amparo Benavent Benavent

Enfermera de UCI. Hospital Clínico Universitario de Valencia. Especialista en Enfermería del Trabajo y Máster en Prevención de Riesgos Laborales. Miembro de la International Commission on Occupational Health (ICOH). Coordinadora del Grupo de Trabajo de Salud Laboral del Consejo de Enfermería de la Comunidad Valenciana (CECOVA).

María Desamparados Bernat Adell

Profesora Contratada. Doctora con Plaza Asistencial Vinculada al Hospital Universitario General de Castellón. Directora del Departamento de Enfermería de la Universitat Jaume I. Miembro del Grupo de Investigación Cuidados y Salud.

Miguel Ángel Cánovas Tomás

Doctor por la Universidad de Murcia. Enfermero en Hospital Universitario J. M. Morales Meseguer. Licenciado en Antropología Social y Cultural por la Universidad Miguel Hernández en Elche (Alicante). Especialista en Comunicación Terapéutica en Salud y en Humanización de los Cuidados Enfermeros. Máster en Counselling por la Universidad Ramón Llull, Fundación Pere Tarrés y el Centro de Humanización de la Salud en Tres Cantos (Madrid). Profesor Asociado de la Universidad de Murcia en Fundamentos de Enfermería I y Cuidados Paliativos.

Susana Cantero Orpez

Enfermera Especialista en Pediatría. Directora del Área de Salud de Tenerife del Servicio Canario de la Salud. Coordinadora del Grupo de Trabajo en Vacunas de ApapCanarias. Miembro del Grupo de Expertos en Vacunas de Enfermería (GEV-En).

José Vicente Carmona Simarro

Doctor en Ciencias de la Salud. Universidad CEU Cardenal Herrera. *CEU Universities*. Instructor en SV, ECSI y EMPAC. Máster en Urgencias, Emergencias y Catástrofes. Máster en Cuidados de Enfermería al Paciente Crítico. Profesor Doctor Colaborador de la asignatura Cuidados al Paciente Crítico y Soporte Vital. Miembro Numerario de la Academia de Enfermería de la Comunidad Valenciana.

Carmen Casal Angulo

Doctora en Enfermería. Servicio de Emergencias Sanitarias (SES-SAMU). Valencia. Profesora Asociada. Facultad de Enfermería y Podología. Universidad de Valencia.

Sonia Casanova Vivas

Enfermera Especialista en Enfermería del Trabajo. Servicio de Prevención de Riesgos Laborales de la Conselleria de Sanidad Universal y Salud Pública. Valencia. Profesora Asociada de la Facultad de Enfermería y Podología. Universidad de Valencia. Coordinadora del Programa INCATIV (Indicadores de Calidad en Terapia Intravenosa).

Elena Chover Sierra

Enfermera del Servicio de Medicina Interna. Hospital General Universitario. Valencia. Profesora Asociada del Departamento de Enfermería. Facultad de Enfermería y Podología. Universidad de Valencia.

María José de la Torre Barbero

Doctora por la Universidad de Córdoba. Enfermera del Hospital Universitario Reina Sofía. Córdoba. Máster en Investigación en Ciencias de la Salud por la Universidad de Córdoba. Experta Universitaria en Calidad y Seguridad del Paciente por la Universidad de Granada. Tutora Clínica de Alumnos de Grado de Enfermería. Subdirectora de la *Revista de Enfermería Vascular*. Evaluadora de la Agencia de Calidad Sanitaria Andalucía.

María Lourdes de Torres Aured

Enfermera y Postgrado en Dietética, Dietoterapía y Nutrición. Delegada de Nutrición del Consejo General de Enfermería. Miembro del Observatorio de la Nutrición y Estudio de la Obesidad, AESAN. Comité Técnico de la Estrategia de la Cronicidad del Ministerio de Sanidad. Secretaria General de UESCE. Coordinadora del Comité Científico de AdENyD. Responsable de Proyectos del Movimiento Nursing Now-Aragón, Colegio Oficial de Enfermería de Zaragoza. Supervisora de U. Funcional de Dietética y Nutrición del H. U. Miguel Servet.

Julio Fernández Garrido

Director General de Gestión Sanitaria. Conselleria de Sanitat Universal i Salut Pública. Generalitat Valenciana. Profesor del Departamento de Enfermería. Facultad de Enfermería y Podología. Universitat de València.

María Victoria Fernández Ruiz

Enfermera Educadora en Nutrición en el Servicio de Endocrino y Nutrición. Unidad de Gestión Clínica del Hospital Universitario Reina Sofía. Córdoba.

Marta Ferraz Torres

Doctora en Salud Pública por la Universidad Pública de Navarra. Graduada en Enfermería. Máster en Cuidado de Paciente Crítico en Urgencias y Cooperación y Experta en Estadística Sanitaria. Profesora de Docencia de la UPNA.

Ana Folch Ayora

Profesora Ayudante Doctora. Departamento de Enfermería. Universitat Jaume I de Castelló (UJI). Secretaria del Departamento Cuidados y Salud.

María José Gil Carbonell

Enfermera del Servicio de Medicina Preventiva de los Hospitales Universitarios de Vinalopó y Torrevieja. Alicante. Máster Oficial en Salud Pública. Miembro del Grupo Gestor del Programa INCATIV (Indicadores de Calidad en Terapia Intravenosa).

Soledad Giménez Campos

Enfermera. Área Clínica de Hospital a Domicilio y Telemedicina. Departamento de Salud Valencia-La Fe. Profesora Asociada. Departamento de Enfermería. Facultad de Enfermería y Podología. Universitat de València.

Ismael Jiménez Ruiz

Profesor Ayudante Doctor del Departamento de Enfermería. Facultad de Enfermería, Universidad de Murcia. Doctor en Investigación en Cuidados de Enfermería y Diplomado en Enfermería. Coordinador del Máster Universitario en Salud, Mujer y Cuidados de la Universidad de Murcia.

Jorge López Gómez

Enfermero de Atención Primaria. Programa de Gestión de Salud Poblacional. Departamentos de Salud Torrevieja y Vinalopó. Alicante. Secretario adjunto a Secretaría y Presidencia. Asociación de Enfermería Comunitaria (AEC). Coordinación del Proyecto AVATAR (Activando la Vacunación del Adulto). Miembro del Comité Asesor de la Asociación Nacional de Enfermería y Vacunas (ANENVAC).

Mercedes López-Pardo Martínez

Especialista en Nutrición y Dietética. Profesora Asociada de la Facultad de Enfermería. Universidad de Córdoba. Departamento de Enfermería. Expresidenta de AdeNyD (Asociación de Enfermeras en Nutrición y Dietética). Representante de AdeNyD en FESNAD (Federación Española de Sociedades de Nutrición, Alimentación y Dietética).

Alba Maestro González

Graduada en Enfermería. Máster Universitario en Enfermería de Urgencias y Cuidados Críticos. Máster Universitario en Investigación en Ciencias de la Salud. Doctora por la Universidad de Burgos. Instituto Nacional de Silicosis.

Carmen Martín Salinas

Enfermera. Máster Oficial en Docencia Universitaria por la Universidad de Alcalá. Profesora en el Departamento de Enfermería. Facultad de Medicina. Universidad Autónoma de Madrid. Presidenta de AdeNyD (Asociación de Enfermeras en Nutrición y Dietética).

Óscar Martínez García

Licenciado en Medicina y Cirugía. Especialista en Anestesiología, Reanimación y Terapéutica del Dolor. Complejo Hospitalario de Navarra y Experto en Estadística Sanitaria con Formación en Investigación Médica de Suficiencia Investigadora.

José Ramón Martínez Riera

Director de la Cátedra de Enfermería Familiar y Comunitaria. Profesor Titular. Universidad de Alicante. Presidente de la Asociación de Enfermería Comunitaria (AEC).

Antonio Martínez Sabater

Profesor Asociado del Departamento de Enfermería. Facultad de Enfermería y Podología. Universidad de Valencia.

Glòria Mirada Masip

Doctora en Salud. Servicio Regional en Lleida de la Agencia de Salud Pública de Catalunya. Profesora Asociada de la Universitat de Lleida. Tesorera de la Asociación Española de Vacunología. Miembro del Comité Asesor de la Asociación Nacional de Enfermería y Vacunas (ANENVAC).

Rut Navarro Martínez

Enfermera del Servicio de Hematología. Hospital General de Valencia. Profesora Asociada del Departamento de Enfermería. Facultad de Enfermería y Podología. Universidad de Valencia.

Gemma Nevado Vega

Diplomada en Enfermería. Especialista Universitario en Cuidados Intensivos. UCI Polivalente-Hospital Universitario Central de Asturias.

Yvonne Oymann

Enfermera Especialista en Obstetricia y Ginecología (Matrona). Centro de Salud Dr. Guigou. Santa Cruz de Tenerife.

Amparo Pardo Cerdán

Enfermera Supervisora del Servicio de Medicina Interna y Lesionados Medulares. Hospital Universitario La Fe. Valencia. Profesora Asociada del Departamento de Enfermería. Facultad de Enfermería y Podología. Universidad de Valencia.

Begoña Rochina Rodríguez

Enfermera del Centro de Salud Serreria II. Departamento de Salud Clínico-Malvarrosa. Profesora Asociada. Departamento de Enfermería. Facultad de Enfermería y Podología. Universitat de València.

Pablo Salas Medina

Profesor Ayudante Doctor del Departamento de Enfermería de la Universitat Jaume I. Miembro del Grupo de Investigación Cuidados y Salud.

Pablo Sánchez Ballesteros

Enfermero de la Unidad de Críticos del Consorcio Hospitalario de Castellón. Máster en Atención al Paciente Crítico y Emergencias por la Universidad de Barcelona. Máster en Salud Digital por la Universidad Europea Miguel de Cervantes de Valladolid. Editor del blog *Enfermería Tecnológica*.

Vanessa Sánchez Martínez

Enfermera Especialista en Salud Mental. Departamento de Enfermería. Universidad de Valencia.

Daniel Segarra Giménez

Supervisor de Enfermería en Policlínicas IUMET-Panacea. Jefe del Área de Docencia de General ASDE Formación.

Montserrat Solanilla Puértolas

Miembro del Comité de ética en Investigación en Medicamentos de la Región Sanitaria de Lleida.

Vicenta Solaz Martínez

Enfermera Especialista en Accesos Vasculares. Hospital Arnau de Vilanova. Valencia. Miembro del Grupo Gestor del Programa INCATIV (Indicadores de Calidad en Terapia Intravenosa). Profesora Asociada de Prácticas de la Universidad de Valencia. Licenciada en Humanidades.

Joan Torres Puig-gros

Doctor. Profesor Asociado. Metodología de la Investigación. Facultad de Enfermería y Fisioterapia. Universidad de Lleida.

Enrique Villoslada Serra

Enfermero del Servicio de Emergencias Sanitarias SAMU/SES en Valencia. Miembro del Equipo START - AECID (Equipo Técnico Español de Ayuda y Respuesta a Emergencias), Miembro del Equipo ERU - UCBS (Unidad de Respuesta en Emergencias en Cuidados Básicos de Salud de Cruz Roja Española). Miembro del Grupo de Trabajo en Riesgo Biológico del Consejo de Enfermería de la Comunidad Valenciana (CECOVA). Docente en Prevención del Riesgo Biológico y Enfermedades Emergentes del Colegio de Enfermería de Valencia.

Ana Nazaret Yanes Pérez

Enfermera en Consulta de Pediatría. Centro de Salud Dr. Guigou. Santa Cruz de Tenerife. Colaboradora de la Universidad de La Laguna en las Escuelas de Enfermería del Complejo Hospitalario Universitario de Canarias y del Complejo Hospitalario Universitario de Nuestra Señora de la Candelaria. Miembro del Grupo de Trabajo de la APAP y Subdirectora de la Zona Básica de Salud en Santa Cruz de Tenerife. Miembro del Grupo de Expertos en Vacunas de Enfermería (GEV-En).

Pilar Zarco Rodríguez

Enfermera de la Unidad de Nutrición del Hospital de Valme (Área Sur Sanitaria de Sevilla).

David Zuazua Rico

Graduado en Enfermería. Especialista Universitario en Cuidados Intensivos. Máster Universitario en Análisis y Gestión de Emergencia y Desastre. Doctor por la Universidad de Valencia. UCI Polivalente. Hospital Universitario Central de Asturias.

Daniel Zulet Murillo

Licenciado en Medicina y Cirugía. Licenciado en Derecho. Especialidad de Medicina de Familia en Hospital Reina Sofía.

CAPÍTULO 1

LA METODOLOGÍA ENFERMERA

Vídeo de presentación: Capítulo 1

https://amazingbooks.es/manual-enfermeria-video-1/

CAPÍTULO 1

LA METODOLOGÍA ENFERMERA

Autores: María Pilar Almansa Martínez, Ismael Jiménez Ruiz,
Miguel Ángel Cánovas Tomás

1.1 Introducción

Existe un consenso generalizado respecto a que todas las ciencias se caracterizan por poseer un cuerpo unificado de conocimientos propios sobre un campo específico de estudio, así como las habilidades y la metodología necesarias para aplicar y producir tales conocimientos.

La ciencia enfermera está constituida por cuerpos de conocimientos relativos a los cuidados, unos procesos y una metodología propios imprescindibles para asegurar una práctica eficaz y rigurosa, a la vez que permite desarrollar nuevos conocimientos mediante la investigación.

Enfermería como disciplina científica posee una metodología aplicable a todos los campos del ejercicio profesional denominada Metodología Enfermera y ha sido definida como: *«El método sistemático y organizado de administrar cuidados individualizados que se centra en la identificación y tratamiento de las respuestas del usuario (individuo, familia o comunidad) a procesos vitales/ alteraciones de la salud reales o potenciales[1]».*

Este proceso se caracteriza por ser dinámico, cíclico, centrado en la persona cuidada, sistemático, interpersonal, de colaboración y universal que parte del enfoque básico de que cada persona o grupo de personas responde de forma distinta ante una alteración real o potencial de la salud.

La Metodología Enfermera consta de cinco etapas relacionadas entre sí. Cada una contiene diferentes pasos y depende de la precisión y exactitud de la anterior:

1. **Valoración:** Recogida de datos antecedentes y actuales, objetivos y subjetivos.

2. **Diagnóstico:** Consiste en formular un juicio para definir el problema, tras el análisis de los datos recogidos.

3. **Planificación:** Tras la identificación de los problemas se elaboran las estrategias, el plan de acción para resolverlos, prevenirlos o reducirlos.

4. **Ejecución:** Realización de las actividades propuestas incluidas en el plan de cuidados para lograr los objetivos propuestos.

5. **Evaluación:** Determina el grado de consecución de los objetivos y la eficacia de las actividades realizadas.

1.2 Aspectos clave

El presente capítulo describe los fundamentos metodológicos que garantizan la eficacia de las intervenciones programadas y ejecutadas desde la disciplina enfermera. Es un proceso de pensamiento crítico necesario para establecer un juicio clínico y terapéutico, que comienza al inicio de la relación enfermera/paciente y finaliza cuando la evaluación confirma el logro de los objetivos planteados y la resolución de los problemas detectados.

La valoración es el primer paso de la metodología enfermera. De su exactitud y validez dependerán las fases posteriores. Por esta razón, es esencial adoptar una perspectiva enfermera de forma que los datos recogidos aporten la información necesaria sobre todos los patrones funcionales de salud, así como de sus interrelaciones.

Una valoración incompleta nos llevará a errores en el proceso diagnóstico, que es el juicio clínico sobre el que se elabora la planificación de intervenciones enfermeras y su posterior ejecución.

1.3 Necesidad de la metodología enfermera

El método de trabajo enfermero ha demostrado numerosos beneficios en cuanto a[2]:

1.3.1 La persona cuidada

- Mejora notablemente la comunicación y, en consecuencia, la relación enfermera/paciente. Se ha demostrado que al poder identificar a los profesionales responsables de sus cuidados, las personas se sienten más seguras.

- Recibe una atención de calidad al ser individualizada (adaptada al individuo y a sus necesidades, no a la enfermedad) e integral: entendiendo al ser humano como un todo unificado, con dimensiones biológicas, psicológicas, sociales y espirituales inseparables, de forma global, holística.

- El centro de atención de todo el proceso es la persona, que participa en la toma de decisiones sobre sus cuidados y en el logro de los objetivos, lo que le motiva positivamente.

1.3.2 La enfermera

- Implica una mayor autonomía y control de nuestra práctica, por tanto, aumenta la satisfacción profesional que se deriva de un trabajo eficaz, organizado, científico y que puede medirse.

- Al mismo tiempo, facilita la comunicación entre las profesionales y asegura la continuidad de los cuidados. Los cuidados planificados por escrito coordinan los esfuerzos de todo el equipo de salud y los dirigen hacia una misma meta.

- Es el método más riguroso para evitar omisiones o repeticiones, lo que aumenta la seguridad, tanto del paciente como de la enfermera.

1.3.3 Enfermería como profesión y como ciencia

- La utilización de una metodología constituye un criterio básico para el reconocimiento de una disciplina como ciencia.

- Ayuda a clarificar y definir el papel de la profesión porque permite saber qué hacen las enfermeras, cómo lo hacen y evaluar la calidad de su servicio.

- La toma de decisiones desarrolla el pensamiento independiente, reflexivo y exige una formación actualizada y permanente.

- Proporciona la estructura necesaria para la investigación. Para la ciencia enfermera, la documentación clínica que refleje una actividad metódica es una fuente primaria imprescindible para construir y ampliar el cuerpo de conocimientos.

El uso de la Metodología Enfermera en la práctica clínica adquirió legitimidad en EEUU cuando la American Nursing Association (ANA) publicó, en 1973, los estándares para la práctica de enfermería que describen las cinco etapas del proceso.

1.4 Valoración enfermera

La valoración se define como el proceso organizado, planificado, sistemático y continuo de recogida de datos objetivos y subjetivos sobre el estado de salud del individuo, familia y la comunidad. Constituye la piedra angular sobre la que se asienta la Metodología Enfermera y resulta clave para que el profesional de enfermería pueda desarrollar un plan de cuidados a partir de los datos fiables y contrastados[3].

Si bien esta fase se presenta como el primer eslabón del proceso enfermero, no constituye una acción aislada de recabar información, sino que resulta un proceso continuo que se realiza en todas las fases y nos permite seguir con el establecimiento de un plan de actuación profesional de cuidados según el resultado de enfermería obtenido. Por ello, los datos deben ser fiables y de calidad para que las fases de la metodología puedan sostenerse[4].

La información que la enfermera obtiene en esta fase sirve como herramienta clave en la toma de las decisiones clínicas y como un mecanismo de identificación y validación de la presencia de diagnósticos enfermeros, ya que se detectan las necesidades del paciente y las manifestaciones clínicas compatibles con la sintomatología y la etiología de los diagnósticos enfermeros. Es decir, el resultado obtenido en la fase de valoración constituye un mecanismo de seguridad en la detección de la presencia de situaciones de vulnerabilidad de la persona y la necesidad de desarrollar un plan de cuidados adecuado para mejorar su estado de salud o prevenir situaciones de riesgo.

De ahí, la importancia de que la valoración se defina y desarrolle rigurosamente como un proceso[5]:

- **Independiente:** presenta unos contenidos y estructura propios.

- **Planificado:** no se realiza de manera improvisada, sino previa preparación.

- **Sistemático:** pues se desarrolla a partir de un método y normas de realización.

- **Continuo:** empieza en el primer momento que el profesional entra en contacto con la persona necesitada de cuidados y se mantiene durante todo el proceso.

- **Deliberado:** precisa de reflexión y una acción consciente, en la que las enfermeras deben pensar de forma crítica sobre qué valorar.

- **Holístico:** no incluye solamente la dimensión física y biológica del paciente, sino también la dimensión espiritual, cognitiva, social y emocional, que pueden influir de un modo u otro en el proceso de salud-enfermedad de la persona[6].

1.4.1 Estructura del proceso de valoración enfermera

La valoración enfermera dispone de una estructura organizativa con el fin de valorar todas las esferas del individuo, la familia o la comunidad[7].

Se divide en cuatro fases directamente relacionadas: obtención de datos, organización de datos, validación de datos y registro de datos.

Según la complejidad del análisis que la enfermera desee realizar, existen dos tipos de valoraciones que nos permiten generar diagnósticos enfermeros precisos: valoración global o inicial y valoración focalizada o continua.

- Las valoraciones globales cubren todos los aspectos de la persona en un marco de la atención enfermera y se realiza en el momento de la interacción inicial con la persona. Esto nos permite recoger datos generales sobre los problemas de salud del paciente y ver qué factores influyen sobre estos, para posteriormente poder llevar a cabo las intervenciones enfermeras adecuadas.

- Las valoraciones focalizadas se realizan dentro de un proceso continuo e integrado en la asistencia de enfermería, ya que se centra en una preocupación específica detectada por el profesional, como puede ser el nivel de conciencia, la eliminación o el sueño. Este tipo de valoración permite recoger datos durante todo el proceso, realizar revisiones y cambios en el plan de cuidados y obtener nuevos datos o detectar problemas[3].

Con la valoración focalizada intentamos responder a cuestiones como:

- ¿Existe el problema en este momento?

- ¿Qué evidencia o datos tengo que indican que existe este problema?

- ¿Estos datos que estoy valorando indican que ha empeorado, ha mejorado o permanece igual el problema?

En función del tipo de valoración, la sistemática en su realización puede seguir diferentes criterios:

- *Valoración siguiendo el orden de cabeza a pies:* en este caso, se valora los diferentes órganos del cuerpo humano, iniciando por la cabeza y finalizando en las extremidades inferiores.

- *Valoración por sistemas y aparatos:* se valoran todos los sistemas del cuerpo humano, centrándose principalmente en aquellos que estén alterados.

- *Valoración mediante patrones funcionales de salud de Marjory Gordon:* el marco de los 11 patrones de salud desarrollados por Marjory Gordon como instrumento de recogida de datos sirve como base para realizar una valoración global sólida y fiable del estado de salud de la persona, familia y comunidad de una manera integral e integrada[4].

- *Valoración por necesidades de Virginia Henderson:* esta autora valora la dependencia e independencia como un elemento importante en el cuidado y se centra no solo en el individuo enfermo, sino también el sano. Henderson presenta un instrumento de recogida de datos que se obtienen a partir de las 14 necesidades en las que se puede descomponer una persona según su teoría enfermera.

1.4.2 Obtención de datos

Un dato es una información concreta que se obtiene de un individuo, familia o comunidad y que hace referencia tanto a su estado de salud como a las respuestas humanas que se originan. Los datos deben incluir tanto los antecedentes de la persona como los problemas actuales. Se pueden clasificar en objetivos y subjetivos.

Tipos de datos

- Los datos objetivos se denominan también signos. Se caracterizan porque pueden ser claramente identificados por el observador mediante la observación o la exploración física y pueden ser medidos y validados con una escala o estándar aceptado. Ejemplo de estos datos, entre otros, son la frecuencia cardiaca, la tensión arterial o la temperatura.

- Los datos subjetivos, denominados también síntomas, solo resultan aparentes para la persona que los presenta y es únicamente esta quien los puede describir o comprobarlos, es durante la entrevista clínica que resulta más fácil su identificación y recogida. Son datos no medibles, como la sensación de mareo, miedo, el dolor o la ansiedad, entre otros, y que se hallan relacionados con la sensación, creencias, valores, actitud, sentimientos y percepción que la persona tiene de su situación vital y estado de salud.

Para que la valoración sea más completa, puede ser adecuado tener en cuenta los datos que, según su pertenencia al pasado o al presente, se describen como antecedentes o actuales.

Fuentes de datos

Junto a los datos se halla la fuente, es decir, el lugar del que pueden proceder. Las fuentes de información son las mismas en cualquier campo en el que se desarrolle la actividad enfermera. Todas ellas son necesarias y se complementan. Podemos distinguir entre fuentes primarias y secundarias.

Fuentes primarias

El paciente es la principal fuente de información, incluso en aquellas situaciones en las que no pueda hablar. Datos objetivos como las constantes vitales, la coloración de la piel, la valoración de las heridas, etc., solamente se pueden obtener del paciente, así como la mayoría de la información subjetiva.

Fuentes secundarias

- La familia, los amigos o las personas cercanas proporcionan información muy valiosa que complementa los datos obtenidos, especialmente en las situaciones en las que el paciente no pueda comunicarse, como es el caso de niños, personas en estado de inconsciencia, demencia y desorientación. En estos casos se especifica en la historia los datos aportados por las personas cercanas.

- Los profesionales sanitarios: resulta de interés compartir la información con otros profesionales sanitarios que puedan estar atendiendo o conocer al paciente, dado que los informes verbales de otros profesionales sanitarios sirven de posibles fuentes de información.

- La historia clínica facilita informaciones complementarias que contiene los registros médicos, tratamientos, pruebas diagnósticas (analíticas, rayos, ECG, etc.). Se recogen también los datos socioeconómicos: edad, estado civil, profesión, situación laboral, lugar de residencia, etcétera.

- Literatura científica: libros, revistas, actas de congresos y documentación científica contienen información insustituible y que ayudan a cuidar mejor, sobre normas para comparar hallazgos durante nuestra práctica, hábitos culturales y sociales, actuaciones, protocolos, evidencia en cuidados, etcétera.

Métodos de obtención de datos

Hallamos tres métodos principales de obtención de los datos en la fase de valoración enfermera, entendidos como una forma de comunicación: la observación, la entrevista y la exploración[2].

La observación

Tiene lugar siempre que la enfermera interacciona con el paciente o con su familia u otras personas de apoyo. La observación es la percepción intencionada, orientada al estudio de los fenómenos de la realidad, que se desarrolla mediante una actitud deliberada y consciente de manera que no se dejen de registrar datos especialmente importantes[5].

Las características que debe reunir la observación para que pueda ser considerada científica, y por lo tanto fiable, son:

- *Selectiva:* de la gran cantidad de información posible, saber qué buscar y buscar lo importante.

- *Objetiva:* entendida como la adecuación de la realidad, imparcial y fiable, independiente, sin que intervenga la subjetividad del observador (sus prejuicios y sus valores).

- *Ilustrada:* debe partir de un cuerpo de conocimientos amplio y de un sistema de referencia que determine la información que hay que recoger.

- *Ordenada:* realizada siguiendo un orden lógico.

Aunque la mayoría de las observaciones se realizan través del sentido de la vista, el resto de los sentidos también participa de la observación, por lo que el oído, el olfato y el tacto deben ser usados en todo su potencial junto a la vista para realizar una adecuada observación fijándose en los datos en primer lugar, para posteriormente seleccionarlos, organizarlos e interpretarlos correctamente.

La entrevista

La entrevista es una técnica fundamental en el marco de la metodología enfermera, pues no solo permite obtener los datos cualitativos necesarios para realizar una completa valoración, sino que se establece una comunicación terapéutica con el paciente que permite que se mezclen el aspecto interpersonal y el aspecto técnico[8].

La entrevista es una forma de comunicación previamente planificada con el objetivo de obtener o dar información, detectar problemas o necesidades de la persona cuidada, así como educar, asesorar y proporcionar apoyo. Por ello, durante su realización es necesario que la enfermera sea capaz de desarrollar toda una serie de actitudes y habilidades de comunicación que favorezcan que la interacción con el paciente sea verdaderamente de ayuda, tanto verbal como no verbal, como son la calidez, la empatía, el respeto por la palabra y la opinión del paciente, la concreción, la utilización de un lenguaje comprensible y la asertividad.

La entrevista puede adoptar diferentes formas o estructuras:

- Estructurada: donde las preguntas son formuladas de antemano e incluso restringiendo las posibilidades de respuesta.

  - Semiestructurada: en la que existe cierta orientación sobre las cuestiones o temas a tratar, pero tanto la enfermera como la persona entrevistada poseen libertad para formular preguntas y respuestas.

  - No estructurada o libre: en esta entrevista solo existen líneas directrices muy generales donde dirigir preguntas, siendo la propia interacción la que la determina.

La entrevista enfermera está compuesta por las siguientes fases, tal y como se presenta en la Figura 1:

Figura 1 Fases de la entrevista

1. Introducción	2. Conversación	3. Resumen
1. Preséntese al usuario 2. Explique el objetivo de la entrevista 3. Concrete el tiempo 4. Empiece con una pregunta abierta para darle la posibilidad de expresar lo que más le preocupa	1. Busque y dé información 2. Verifique los datos obtenidos 3. Anote los datos	1. Sintetice la información en el orden de importancia que él le ha dado 2. Pregunte si quiere añadir algo y ofrézcase como recurso

Fuente: figura realizada por los autores

Para que mediante una entrevista consigamos los datos de salud necesarios para realizar una valoración pueden utilizarse preguntas abiertas o cerradas[3]:

- Las preguntas abiertas permiten respuestas más largas y útiles para la entrevista o para cambiar de tema. Invitan al paciente a descubrir, explorar, aclarar o definir sus sentimientos, expectativas y necesidades. Algunos ejemplos son: «¿Qué le ocurrió anoche?», «¿Qué hace cuando siente dolor?»; «Cuénteme cómo ha sido ese dolor esta mañana».

- Por el contrario, las preguntas cerradas se responden brevemente, con una o dos palabras. Son restrictivas y limitan las respuestas. Se utilizan para obtener datos más específicos. Algunos ejemplos son: «¿Tiene dolor?»; «¿Desayunó ayer?»; «¿Fuma usted?».

- Las preguntas dirigidas sugieren la preferencia del entrevistador por una respuesta determinada, por lo que no deben ser utilizadas, ya que la información obtenida no tiene una validez científica. Algunos ejemplos son: «Usted no fumará, ¿verdad?»; «Con esa tos que tiene, ¿sigue fumando?»; «¿No habrá vuelto a comer dulces?».

La exploración

Es el conjunto de procedimientos que se realiza con el objetivo de recoger una serie de signos o datos objetivos que puedan corroborar o validar los datos o síntomas que han sido recogidos durante la entrevista. Las principales técnicas que pueden realizarse durante la exploración física son las siguientes:

- *Inspección*: es el examen visual que permite determinar las características físicas observables.

- *Palpación*: consiste en la utilización de las manos, del tacto, para «sentir el cuerpo». Con esta técnica se aprovecha la alta concentración de terminaciones nerviosas existentes en las yemas de los dedos. Permite explorar todas las zonas accesibles del cuerpo: pulso cardiaco, temperatura, turgencia de los vasos sanguíneos, palpación de órganos, masas musculares, etcétera.

- *Auscultación*: técnica que consiste en escuchar los sonidos que se producen en los distintos órganos del cuerpo, como los ruidos cardiacos, pulmonares o intestinales. La mayoría solo pueden oírse con la ayuda de un fonendoscopio.

- *Percusión*: consiste en golpear suavemente con los dedos sobre una superficie corporal para producir un sonido audible. Permite determinar el tamaño y la forma de los órganos internos y si un tejido contiene líquido, aire o es sólido. En la percusión indirecta se interpone el dedo medio (índice) entre el cuerpo y el dedo que golpea. Los ruidos obtenidos dependen de la densidad de los tejidos subyacentes.

1.4.3 Validación de los datos

Validar los datos consiste en confirmar que los obtenidos son verdaderos con la finalidad de evitar la omisión de información relevante y llegar a conclusiones precipitadas o interpretaciones incorrectas. Marjory Gordon hace hincapié en que los buenos juicios enfermeros están basados en buenos datos, y han de ser validados para considerarse como tal[9]. Con los datos objetivos es sencillo realizar dicha valoración, pues podemos volver a realizar la medición para comprobarlo. Cuando se trate de casos subjetivos, es necesario evitar interpretaciones erróneas de la información, por lo que volveremos a realizar preguntas para comprobar al paciente o la familia acerca de los datos más relevantes.

La validación o verificación es una doble comprobación que consiste en[2]:

- Revisar los propios datos pasado un tiempo, cuando no se tenga clara la validez de los mismos. Por ejemplo, tomando nuevamente el pulso, la tensión arterial (dato objetivo) o preguntando al paciente que describa el tipo de dolor (dato subjetivo).

- Pedir a otra persona que recoja los mismos datos cuando no estemos seguros de la revisión que hemos realizado.

- Comprobar que no existen factores transitorios que alteren la precisión de los datos. Por ejemplo, cuando el cliente ha realizado algún tipo de ejercicio puede estar aumentada la frecuencia cardiaca, respiratoria, temperatura corporal, tensión arterial, etcétera.

- Revisar los datos extremadamente anormales o críticos. Por ejemplo, una frecuencia cardiaca de 160 p/m o una tensión arterial de 70/40 mmHg.

- Comprobar la congruencia entre los datos objetivos y los subjetivos. Los datos objetivos y los subjetivos se complementan y apoyan entre sí. Cuando proporcionan información contradictoria o están enfrentados hay que reunir información adicional. Por ejemplo, un paciente adopta una posición corporal de defensa, que se interpreta como una postura dolorosa, aunque afirme que no siente dolor. Como profesional, necesitará más datos para determinar cuál es el problema.

1.4.4 Organización de los datos

En esta fase, la información recogida debe ser organizada de manera que permita al profesional una orientación adecuada de la fase de diagnóstico. Los sistemas más habituales para organizar la información son los patrones funcionales de salud de Marjory Gordon y las necesidades básicas de Virginia Henderson. El marco de los 11 patrones de salud de Gordon ha servido como base para una recogida de datos fiables y válidos, permitiendo disponer de información relacionada con la salud de las personas, su gestión y autocuidado[4].

1.4.5 Registro de los datos

El registro constituye una parte muy importante en la etapa de valoración y debe incluir todos los recogidos sobre el estado de salud del paciente. La información debe registrarse de forma objetiva sin interpretaciones ni inferencias[3].

Una inferencia es la deducción lógica hecha a partir de la interpretación de los datos. Son juicios subjetivos que están condicionados por los conocimientos, los valores y la experiencia de la enfermera. Las inferencias o juicios deben ir acompañados de los datos que los apoyan. Realizar una inferencia a partir de una información incompleta puede llevar a errores importantes. Por ejemplo, ante un paciente con una diuresis escasa, la enfermera infiere que tiene problemas renales o cardiacos, sin tener en cuenta que ha recibido una cantidad inferior de la sueroterapia prescrita debido a problemas con el funcionamiento de la vía venosa periférica y la pérdida de líquidos por sudoración excesiva, ocasionados por fiebre elevada.

Cómo anotar

- En papel, utilizar siempre tinta permanente, no lápiz, poniendo especial atención a las faltas ortográficas. Escribir con letra clara y legible.

- Tanto en papel como en formato electrónico, no utilizar abreviaturas que no estén aceptadas en el centro donde se desarrolle la actividad, dado que puede ocasionar errores de información. Sintetizar la información y evitar la información superflua e innecesaria, frases largas, confusas y reiterativas.

  - Objetividad al escribir. No emitir juicios de valor.

  - Tanto en papel como en formato electrónico, reflejar los datos subjetivos del paciente con las palabras que utilizó y «entrecomillando» el texto.

  - Especificar claramente los datos que hayan sido aportados por la familia.

  - En caso de error en formato papel, se debe hacer constar que se trata de una equivocación y no emborronar el texto para que pueda leerse la frase que se va a corregir: tachar con una línea y marcar con un paréntesis el texto erróneo.

  - No ocultar las palabras tachando con bolígrafo ni utilizar líquido corrector.

  - En el caso de formato electrónico, dejar reflejada una modificación electrónica de la corrección, indicando los motivos de la misma, que quedará guardada en la evolución de enfermería de la historia clínica electrónica del paciente.

1.5 Diagnóstico enfermero: definición y tipología

Entendemos el diagnóstico enfermero como un «*juicio clínico sobre la respuesta de un individuo, familia o comunidad, frente a procesos vitales/problemas de salud reales o potenciales. El diagnóstico enfermero proporciona la base para la selección de las intervenciones enfermeras destinadas a lograr los objetivos de los que la enfermera es responsable*»[10]. Del análisis de esta definición podemos deducir, por un lado, que el diagnóstico enfermero es un juicio clínico, es decir, la extracción de conclusiones basadas en los datos obtenidos a través de la valoración que nos indicarán la necesidad de intervención sobre el patrón valorado. Por otro lado, que es una respuesta de la persona y en torno a un proceso vital. Los procesos vitales pueden estar asociados a cambios biopsicosociales vinculados al desarrollo o a cambios propios de la etapa del ciclo vital, pero también a cambios biopsicosociales producidos por un proceso de enfermedad, es decir, define la respuesta humana de una persona a una enfermedad y no la enfermedad en sí misma. Esta sería una de las pistas esenciales que debemos tener en cuenta para diferenciar entre diagnóstico enfermero y diagnóstico médico.

Esta variabilidad de situaciones a las que nos enfrentamos hace que el juicio clínico enfermero no responda únicamente a una tipología diagnóstica. De esta forma, encontramos cuatro tipos de diagnóstico enfermero:

- **Diagnóstico focalizado en el problema/diagnóstico real:** «*Juicio clínico en relación con una respuesta humana no deseada de una persona, familia, grupo o comunidad, a una afección de salud/proceso vital*»[10]. En la redacción del enunciado diagnóstico siempre se debe proporcionar información sobre características definitorias (manifestaciones, signos y síntomas, que son clave para asegurar la existencia de un diagnóstico real) e información sobre los factores relacionados (factores etiológicos, contribuyentes o antecedentes, que nos proporcionan las causas del problema, por lo tanto, el foco de atención durante la planificación enfermera para la eliminación del problema, en caso de que sea posible).

Etiqueta diagnóstica r/c (relacionado con) factores relacionados m/p (manifestado por) características definitorias.

- **Diagnóstico de riesgo (potencial):** «*Juicio clínico en relación a la vulnerabilidad de una persona, familia, grupo o comunidad para desarrollar una respuesta humana no deseada a una afección de salud/proceso vital*»[10]. La redacción del enunciado diagnóstico siempre debe estar apoyado por factores de riesgo (factores o determinantes que aumentan la vulnerabilidad de la persona a sufrir el problema de salud o dificultad en el desarrollo). Debido a la propia esencia del diagnóstico enfermero, los diagnósticos reales pueden ser transformados en diagnósticos potenciales o de riesgo. Para ello, es necesario tener en cuenta la posibilidad de intervención sobre los factores de riesgo de forma autónoma desde el ámbito de enfermería y la no existencia de características definitorias que demuestren la existencia de un problema real.

Riesgo + etiqueta diagnóstica r/c (relacionado con) factores de riesgo.

- **Diagnóstico de promoción de la salud:** «*Juicio diagnóstico en relación a las motivaciones y deseos de aumentar el bienestar y actualizar el potencial de salud*»[10]. En la redacción del enunciado diagnóstico siempre se debe proporcionar información sobre las características definitorias. En el caso de los diagnósticos de promoción de la salud, las características definitorias serán la expresión manifiesta del deseo para mejorar comportamientos o situaciones de salud. Por lo tanto, para el establecimiento de este tipo de diagnósticos, la iniciativa debe partir de la persona o la búsqueda proactiva de situaciones y momentos destinados a la promoción de la salud.

Disposición para mejorar + etiqueta diagnóstica m/p (manifestado por) características definitorias (expresión del deseo de mejorar).

- **Síndrome:** «*Juicio clínico que describe un grupo específico de diagnósticos enfermeros que ocurren juntos y que se abordan mejor juntos a través de intervenciones similares*»[10]. En la redacción del enunciado diagnóstico de los síndromes siempre se debe proporcionar información sobre las características definitorias, que serán dos o más diagnósticos de enfermería. Mientras que los factores relacionados solamente son necesarios cuando aportan información al enunciado y claridad a la etiqueta diagnóstica. Del mismo modo, no será necesaria la inclusión de factores relacionados cuando la causa del síndrome sea un diagnóstico médico o cuando el factor relacionado forme parte de la etiqueta diagnóstica.

Síndrome + etiqueta diagnóstica r/c (relacionado con) factores relacionados (siempre que no se incluyan en la etiqueta diagnóstica) m/p (manifestado por) características definitorias (dos o más diagnósticos enfermeros).

Adicionalmente a los cuatro tipos de respuestas humanas sobre los que podemos incidir de forma autónoma, nos podemos encontrar con situaciones en las que se precise la intervención de otros miembros de los equipos asistenciales para la resolución del problema. Siguiendo la terminología propuesta por Lynda Carpenito[11], hablaremos de problemas interdisciplinares como una intersección entre los campos médico y enfermero en referencia a «*ciertas complicaciones fisiopatológicas que las enfermeras vigilan para detectar su aparición o cambios de estado*»[11]. Siguiendo con la definición de esta autora, podemos abordar estos problemas a través de intervenciones prescritas por los profesionales de la medicina o por medio de intervenciones enfermeras enfocadas a la valoración, el control o la minimización de las complicaciones[11].

Tras la asignación de un paciente, necesitamos utilizar un método de trabajo ordenado y sistemático centrado en la resolución de los problemas de salud. Es decir, que nos permita realizar cuidados enfermeros de forma sistematizada y congruentes, tanto con nuestro marco de trabajo como con la visión de la salud del paciente.

1.6.1 Juicio diagnóstico: valoración y diagnóstico enfermero

Valoración

Nota metodológica: Entendiendo los patrones funcionales de salud.

Para M. Gordon, los patrones de salud pueden ser funcionales, disfuncionales o potencialmente disfuncionales[9].

Un patrón funcional implica salud y bienestar, tanto desde el punto de vista biológico y funcional como desde la perspectiva individual y comunitaria. Por lo tanto, hablaremos de patrón funcional cuando permita o favorezca el máximo estado de bienestar individual y colectivo desde la visión del usuario.

Los patrones disfuncionales, por su parte, describirán la existencia de problemas reales, es decir, comportamientos no saludables o datos que alejen al usuario de la situación basal fisiológica asociada a los condicionantes individuales de cada persona, basada en los estándares establecidos por la bibliografía. Un patrón disfuncional pone en riesgo el funcionamiento global de la persona.

Los patrones de salud potencialmente disfuncionales describen factores de riesgo que predisponen a padecer un problema real. Aunque no existen datos que evidencien el problema, el no abordaje directo de los determinantes de vulnerabilidad puede derivar en patrones disfuncionales y, por lo tanto, en problemas reales[9].

Diagnóstico enfermero

Aunque durante la fase de valoración se realiza un análisis de los datos para la organización y delimitación de las dimensiones de la persona que presenta alteraciones funcionales o factores etiológicos o de riesgo, que dificultan la consecución de su máximo estado de bienestar y potencial, es durante el proceso diagnóstico cuando se aplica el pensamiento crítico en toda su esencia. Pues es el momento de establecer enunciados sobre las respuestas humanas que condicionarán el plan de cuidados a desarrollar durante la relación con el usuario. Este proceso requiere de pericia, entrenamiento y conocimiento tanto del proceso diagnóstico como de la taxonomía a utilizar.

Tras la realización de la valoración enfermera, siguiendo el modelo utilizado de los patrones funcionales de Marjory Gordon, llega el momento de identificar problemas de salud, estados de riesgo, buena disposición hacia las actividades de promoción de la salud o fortalezas y debilidades para orientar la atención de enfermería. En pocas palabras, llega el momento de realizar el diagnóstico enfermero. Para ello, partiremos del estado de los patrones funcionales de salud:

Cuando nos encontramos patrones disfuncionales, podemos proceder mediante dos tipos de diagnósticos: reales y síndrome. En cualquiera de los casos:

Seleccionaremos la etiqueta diagnóstica que dé respuesta a la alteración del patrón. En la taxonomía *NANDA-I*, las etiquetas diagnósticas son enunciados genéricos que no pueden entenderse sin el resto de componentes diagnósticos. Por lo tanto, para la redacción completa del diagnóstico es preciso apoyarse en los componentes necesarios según el tipo de diagnóstico. Por otro lado, en ocasiones es complejo discernir entre una o más etiquetas diagnósticas, bien por desconocimiento de la definición o bien por la similitud entre ellas. Para solucionar esta disyuntiva es necesario leer y comprender la definición que acompaña a cada etiqueta en la taxonomía.

Nota metodológica: Elección de la etiqueta diagnóstica; importancia de la definición.

Las siguientes etiquetas diagnósticas «Mantenimiento ineficaz de la salud» y «Gestión ineficaz de la salud» pueden dar lugar a confusión y a una incorrecta interpretación de las situaciones que cubren. Cuando especificamos el foco de atención a través de sus definiciones podremos apreciar que: *[00099] Mantenimiento ineficaz de la salud* responde a una incapacidad para identificar, gestionar o buscar ayuda para mantener el bienestar[13]. Mientras que *[00078] Gestión ineficaz de la salud* responde a un patrón de regulación e integración en la vida diaria de un régimen terapéutico para el tratamiento de la enfermedad y sus secuelas que no es adecuado para alcanzar los objetivos de salud específicos[10]. Por lo tanto, la información esencial para decidirnos por una u otra etiqueta reside en la existencia de un régimen terapéutico previo.

Una vez establecida la etiqueta determinamos los factores causantes del problema. Los datos (objetivos o subjetivos) causantes de disfunciones en los patrones de salud pasarán a ser los factores relacionados de las etiquetas diagnósticas. Por lo general, los factores relacionados describen patrones conductuales, acciones o circunstancias que ponen o han puesto en riesgo la salud de la persona.

Nota metodológica: Recomendaciones esenciales para trabajar con los factores relacionados y factores de riesgo en la taxonomía *NANDA-I*.

* Como ocurre en las etiquetas diagnósticas, algunos enunciados son genéricos y precisan ser especificados con datos asociados a nuestro caso en particular. Por ejemplo, para el diagnóstico «trastorno del patrón del sueño» uno de los factores relacionados recomendados por *NANDA-I* es «barreras en el entorno». Si especificamos en la redacción diagnóstica cuáles son dichas «barreras», estaremos favoreciendo la comprensión global del propio diagnóstico y facilitando el proceso posterior de planificación.

* Durante la formulación de los diagnósticos enfermeros debemos asegurarnos de que los componentes diagnósticos pueden abordarse, paliarse o solucionarse mediante intervenciones y actividades enfermeras. En este sentido, la taxonomía *NANDA-I* en la edición de 2018[10] ha incluido dos nuevos componentes diagnósticos para ayudar a la precisión diagnóstica. En ediciones anteriores, podíamos encontrar factores relacionados sobre los que las enfermeras no podían actuar de forma independiente o simplemente no eran modificables. Desde esta edición, estos factores etiológicos han pasado a llamarse «población de riesgo» en referencia a «*grupos de personas que comparten una característica que hace que sean susceptibles a una respuesta humana particular*» y problemas asociados en referencia a «*diagnósticos médicos, heridas, procedimientos, dispositivos médicos o agentes farmacológicos*». Si bien, estos dos nuevos componentes no aparecen de forma explícita en la formulación diagnóstica, puesto que no son modificables de forma autónoma, y podemos utilizarlos para mejorar la precisión diagnóstica.

Por último, es el momento de determinar las manifestaciones que evidencian la existencia de un problema real, que podrán ser datos objetivos o subjetivos derivados de la valoración enfermera por patrones y por la exploración física de la persona. En el caso concreto de los diagnósticos de síndrome responderán a un grupo de dos o más diagnósticos enfermeros que aparecen de forma conjunta asociados a una misma etiología.

Cuando nos encontramos con patrones potencialmente disfuncionales, debemos proceder mediante diagnósticos de riesgo.

En los casos en los que no existen signos ni síntomas que evidencien la disfunción del patrón, pero sí factores que determinen vulnerabilidad a que se desarrolle alguna respuesta humana no deseable, podemos decir que existe un diagnóstico potencial o de riesgo. En este caso, el enunciado diagnóstico solamente precisará de factores de riesgo y el foco diagnóstico estará modificado por el prefijo-modificador «riesgo de». Si es necesario, los nuevos componentes diagnósticos (población de riesgo o problemas asociados) pueden utilizarse como un apoyo en la precisión diagnóstica.

Ejemplo de diagnóstico de riesgo

«Riesgo (modificador) de úlcera por presión (foco diagnóstico) r/c aumento del tiempo de inmovilidad sobre superficie dura (factor de riesgo)».

- Asociado a puntuación en la escala Braden < 17 (población de riesgo).

Cuando nos encontramos patrones funcionales de salud, podemos proceder estableciendo periodos de valoración a largo, en los casos que sea necesario, o estableciendo diagnósticos de promoción de salud.

Como indicábamos con anterioridad para establecer este tipo de diagnósticos, podemos partir de dos situaciones. La primera sería la detección durante el proceso de valoración del deseo expreso de mejorar o potenciar una o varias facetas de su estado de salud (características definitorias). Esta sería la situación ideal para el abordaje de un diagnóstico de promoción, puesto que incluye un factor motivacional propio de la persona, familia o entorno para mejorar y aumentar su estado de bienestar y capacidad de desarrollo. La segunda estaría caracterizada por una búsqueda activa por parte del personal de enfermería de dichas aspiraciones del usuario (características definitorias).

Otros aspectos a tener en cuenta durante el proceso diagnóstico enfermero

Para mejorar la precisión diagnóstica y establecer unos enunciados que respondan a la realidad de la persona recuerde que:

- Es preciso involucrar al individuo, familia o entorno en el proceso diagnóstico. Para ello, podemos establecer una comunicación directa de nuestras primeras impresiones e inferencias sobre el estado global de la persona. El sujeto del diagnóstico será una parte fundamental durante la planificación y ejecución de la planificación, por lo que la corroboración directa del diagnóstico enfermero derivado de la valoración por parte de los sujetos generará una confirmación externa del proceso, fomentará nuestra relación con los usuarios y mejorará el nivel de aceptación del plan de cuidados.

- La evaluación de los recursos físicos, cognitivos, emocionales y materiales con los que cuenta la persona debe influir en la selección del diagnóstico enfermeros y en la planificación de cuidados. La evaluación de los recursos se realizará durante el proceso de valoración inicial o posterior al establecimiento de las primeras hipótesis.

- Cuando utilizamos la taxonomía *NANDA-I* para la redacción de los enunciados diagnósticos en formato PES, será necesario matizar los factores relacionados y características definitorias en función de nuestro propio caso. Durante la planificación serán estos datos los que guíen la selección de resultados esperados e intervenciones enfermeras.

1.6.2 Juicio y acción terapéutica

Una vez establecida la lista provisional de diagnósticos enfermeros es el momento de iniciar la tercera etapa de la Metodología Enfermera: la planificación de cuidados. Parafraseando a Iyer[12]: *«La planificación consiste en el desarrollo de estrategias enfocadas al refuerzo de respuestas saludables o dirigidas a evitar, reducir o corregir aquellas que repercutan en respuestas no saludables que deriven en problemas de salud. El producto final de la planificación del proceso de enfermería será un plan de cuidados con el que responder a las necesidades de la persona, familia o comunidad»*.

La fase de planificación engloba la jerarquización de los diagnósticos, el establecimiento de resultados esperados y del plan de acción o intervenciones enfermeras. Por lo tanto, una vez que tenemos el listado de diagnósticos enfermeros derivados del análisis y de la síntesis de los datos procedentes de la valoración es el momento de establecer las prioridades para su abordaje. La priorización nos ayudará a economizar esfuerzos y establecer un plan de cuidados realizable y adaptado a nuestros entornos de trabajo.

La priorización diagnóstica

Implica la toma de decisiones para el establecimiento del orden de atención de los problemas detectados. En este sentido existen diferentes métodos o esquemas para fijar prioridades, como la pirámide de necesidades de Maslow o el análisis de resultado del estado actual (modelo AREA).

Por su parte, la teoría de las necesidades desarrollada por Abraham Maslow[13] es una de las más utilizadas para la priorización diagnóstica, situándose en la base de la pirámide las necesidades básicas para la supervivencia (fisiológicas, de seguridad y protección), seguidas de las asociadas al crecimiento personal (amor y pertenencia, autoestima y autorrealización)[13]. El esquema de priorización enfatiza en abordar de forma preliminar aquellos diagnósticos que estén afectando a las necesidades básicas de supervivencia, para posteriormente trabajar con las de crecimiento.

En cuanto al modelo AREA, realmente establece una estructura para el razonamiento clínico durante todo el proceso enfermero, haciéndonos conscientes de la toma de decisiones[14]. Una de las más relevantes durante la metodología es hacer manejable el plan de cuidados a través de la priorización. Lo que nos propone el modelo es establecer una red de razonamiento en la que se establezcan las relaciones entre un elemento central (persona, situación, enfermedad...) y los diagnósticos enfermeros. Una vez delimitado el elemento central, la red se crea vinculando los factores relacionados y características definitorias de los diagnósticos. Tras este proceso sistemático, el diagnóstico principal será el que más conexiones reciba y, por lo tanto, el que mediante su resolución afectará de forma positiva a la resolución del resto.

En definitiva, se utilice un criterio u otro, lo que siempre debe prevalecer son los valores y creencias de la persona con respecto a la salud y la existencia o no de recursos humanos, materiales y temporales disponibles para llevar a cabo el plan de acción.

Nota metodológica: La planificación de cuidados es responsabilidad de los profesionales de enfermería, pero para que un plan de cuidados sea viable es preciso contar con la participación y colaboración de los protagonistas principales del proceso: las personas.

1.6.3 Planificación

Una vez identificados los principales diagnósticos formulados en Taxonomía *NANDA-I*, llega el momento de realizar el plan de cuidados propiamente dicho. Esto conlleva dos procesos de toma de decisiones: planificación de resultados y planificación de intervenciones.

Planificación de resultados

A partir de los diagnósticos enfermeros priorizados, estableceremos los resultados que esperamos obtener tras la aplicación de las intervenciones enfermeras. Esto supone convertir el estado actual de la persona, representado por el enunciado diagnóstico, en un resultado finalista tras la intervención. Lo cual nos obliga a establecer al menos un resultado (NOC) por cada uno de los diagnósticos enfermeros identificados (Tabla 1).

Tabla 1

Vinculación entre elementos del enunciado diagnóstico y resultados esperados

Resultados esperados						
Etiqueta		NOC	Indicador de resultado	Puntuación inicial	Puntuación diana	Puntuación final
Factores relacionados	FR1	NOC 1	Indicador1	0	0	0
			Indicador2	0	0	0
			Indicador3	0	0	0
			Indicador4	0	0	0	**Tiempo previsto de valoración**
			Total	0	0	0
	FR2	NOC 2	Indicador1	0	0	0
			Indicador2	0	0	0
			Indicador3	0	0	0
			Indicador4	0	0	0	**Tiempo previsto de valoración**
			Total	0	0	0
	FR3	NOC 3	Indicador1	0	0	0
			Indicador2	0	0	0
			Indicador3	0	0	0
			Indicador4	0	0	0	**Tiempo previsto de valoración**
			Total	0	0	0

			Indicador1	O	O	O	
Carácterísticas definitorias	CD1	NOC 7	Indicador2	O	O	O	
			Indicador3	O	O	O	
			Indicador4	O	O	O	**Tiempo previsto de valoración**
			Total	O	O	O	
	CD2	NOC 8	Indicador1	O	O	O	
			Indicador2	O	O	O	
			Indicador3	O	O	O	
			Indicador4	O	O	O	**Tiempo previsto de valoración**
			Total	O	O	O	
	CD3	NOC 9	Indicador1	O	O	O	
			Indicador2	O	O	O	
			Indicador3	O	O	O	
			Indicador4	O	O	O	**Tiempo previsto de valoración**
			Total	O	O	O	
	CD4	NOC 10	Indicador1	O	O	O	
			Indicador2	O	O	O	
			Indicador3	O	O	O	
			Indicador4	O	O	O	**Tiempo previsto de valoración**
			Total	O	O	O	

Fuente: tabla realizada por los autores

Nota metodológica: El resultado NOC hace referencia a *«un estado, una conducta o percepción variable»* de la persona o familiar receptora de los cuidados tras la realización de la intervención enfermera[15].

Por lo tanto, los NOC funcionan como instrumentos para evaluar el éxito de las intervenciones enfermeras. La forma que nos propone la taxonomía NOC para la objetivación de la medición de los resultados es a través de los indicadores o criterios de resultados (Tabla 1).

Nota metodológica: Los indicadores NOC son variables observables y cuantificables con los que poder evaluar la resolución del diagnóstico enfermero[15].

La taxonomía NOC nos presenta una serie criterios de resultados asociados al NOC, donde solo tendremos que seleccionar aquellas variables presentes en nuestro caso y, por lo tanto, que puedan ser medidas y evaluadas. Asociado a cada indicador, existe una escala de medición tipo Likert (puntuación del 1 al 5, donde «5» es siempre la puntuación mejor posible y una puntuación de

«1» es la peor) para establecer la puntuación en el momento de la planificación. A esta puntuación la denominaremos inicial o basal (Tabla 1). Al mismo tiempo, para cada indicador establecemos la puntuación que estimamos se podría conseguir tras la intervención. A esta puntuación la denominaremos puntuación diana y nos servirá como marco de referencia para medir el éxito de nuestra planificación (Tabla 1). Solamente denominamos puntuación final al resultado de la medición de los indicadores tras la intervención y en el tiempo previsto de reevaluación.

Nota metodológica: Aspectos relevantes para el proceso de planificación de resultados:

- Tanto los resultados NOC como los indicadores de resultado se basan en los factores relacionados y las características definitorias del diagnóstico enfermero.

- Los NOC destinados a medir factores relacionados están vinculados a la resolución de los factores causales del problema.

- Los NOC destinados a medir las características definitorias están destinados a eliminar, controlar o paliar la sintomatología asociada al diagnóstico.

- Durante el proceso de valoración, es posible que no hayamos tenido en cuenta ciertas variables necesarias para la evaluación del estado actual de la persona, por eso, en ocasiones será necesario reevaluar el estado para establecer la puntuación inicial y estimar de forma realista y adaptada al caso la puntuación diana.

- Para el establecimiento tanto de NOC como de NIC es vital tener en cuenta los factores individuales de la persona (edad, sexo, estado fisiológico, enfermedades, valores y creencias, recursos cognitivos, de apoyo y económicos), pero también los recursos humanos, materiales y de tiempo disponibles en la unidad de trabajo.

1.6.4 Planificación de intervenciones

Una vez especificados los resultados de salud (NOC) que esperamos conseguir a través de nuestro plan de acción es el momento de identificar las intervenciones y actividades adecuadas para el NOC.

Nota metodológica: Entenderemos por intervención NIC como *«cualquier tratamiento, basado en el juicio clínico y el conocimiento que un profesional de enfermería realiza para potenciar los resultados del paciente»*[16]. Cada intervención se concreta a través de un listado no estandarizado de actividades. Entendemos por actividad como aquellas *«acciones específicas que realizan los profesionales de enfermería para llevar a cabo una intervención y que ayudan al paciente a avanzar hacia el resultado deseado»*[16].

Partiendo de los NOC y los indicadores de resultado establecidos en la fase previa, seleccionaremos las NIC más adecuadas para alcanzar los resultados esperados, que serán concretadas por las actividades vinculadas a la misma en la taxonomía NIC, seleccionando tantas como sean necesarias y poniéndolas en nuestro plan de cuidados en el orden en el que se realizarán (Tabla 2).

Nota metodológica: Aspectos relevantes para el proceso de planificación de intervenciones y actividades:

- No todas las actividades propuestas por la taxonomía NIC para la intervención serán necesarias en todos los casos. La enfermera selecciona las actividades más adecuadas para su caso particular.

- La enfermera puede añadir nuevas actividades teniendo en cuenta que todas las actividades enfermeras deben responder a un formato común, iniciando su enunciado por el verbo indicador de la acción.

- Todas las NIC deben estar destinadas al abordaje del diagnóstico enfermero detectado y, por lo tanto, deben estar ligadas a la consecución de los resultados planteados durante la fase previa.

- Las intervenciones deben estar basadas en la evidencia científica para garantizar la seguridad del paciente.

- Cualquier Intervención planteada debe ser viable en términos de capacidad de la persona, capacidad del profesional, recursos humanos y materiales disponibles en los sistemas sanitarios y de la persona o familia.

Recuerde que las intervenciones seleccionadas irán destinadas a modificar/controlar los factores etiológicos (factores relacionados) o las manifestaciones que evidencian el diagnóstico (características definitorias).

Tabla 2

Vinculación entre elementos del enunciado diagnóstico, resultados esperados e intervenciones

Etiqueta		NOC	NIC	Actividades para la NIC
Factores relacionados	FR1	NOC 1	NIC 1	Actividad 1
				Actividad 2
				Actividad 3
				Actividad 4
			NIC...	Actividad 1
				Actividad 2
				Actividad 3
				Actividad 4
	FR2	NOC 2	NIC 1	Actividad 1
				Actividad 2
				Actividad 3
				Actividad 4
			NIC...	Actividad 1
				Actividad 2
				Actividad 3
				Actividad 4
	FR3	NOC 3	NIC 1	Actividad 1
				Actividad 2
				Actividad 3
				Actividad 4
			NIC...	Actividad 1
				Actividad 2
				Actividad 3
				Actividad 4

Carácterísticas definitorias	CD1	NOC 7	NIC 1	Actividad 1
				Actividad 2
				Actividad 3
				Actividad 4
			NIC...	Actividad 1
				Actividad 2
				Actividad 3
				Actividad 4
	CD2	NOC 8	NIC 1	Actividad 1
				Actividad 2
				Actividad 3
				Actividad 4
			NIC...	Actividad 1
				Actividad 2
				Actividad 3
				Actividad 4
	CD3	NOC 9	NIC 1	Actividad 1
				Actividad 2
				Actividad 3
				Actividad 4
			NIC...	Actividad 1
				Actividad 2
				Actividad 3
				Actividad 4

Fuente: tabla realizada por los autores

- En los diagnósticos reales, las intervenciones seleccionadas se dirigirán a actuar sobre las causas o factores relacionados para la reducción, control o eliminación de las manifestaciones. En caso de no poder abordar la etiología del problema, estarán dirigidas al abordaje o control de las características definitorias.

- En los diagnósticos de riesgo se dirigirán a actuar sobre los factores de riesgo para evitar la aparición del problema, así como a la detección temprana en caso de producirse.

- En los diagnósticos de promoción de la salud, las intervenciones seleccionadas están dirigidas a potenciar la motivación para alcanzar el máximo desarrollo humano posible, por lo tanto, estarán destinadas a delimitar las debilidades y fortalezas para alcanzarlo.

1.6.5 Ejecución

La ejecución es la aplicación real del plan de cuidados. Aunque es necesario precisar que esta fase no se limita a la ejecución de las intervenciones y actividades previamente establecidas. Durante la ejecución, se pone en marcha un proceso continuo de valoración asociado a la evaluación del estado de la persona, familia o comunidad sobre la que se trabaja para delimitar la pertinencia de las intervenciones establecidas. Una valoración del proceso, delimitando el efecto inmediato de nuestras actividades y una valoración posterior a la intervención, a la que denominaremos evaluación.

1.6.6 Evaluación

La evaluación, entendida como parte final de la Metodología Enfermera, se fundamenta en la utilización de la puntuación de los indicadores de resultado para evaluar los cuidados aplicados. Es decir, la comparación de la puntuación inicial (preintervención) y la final (postintervención), teniendo siempre como referencia la puntuación esperada o diana como marco de referencia para medir el éxito del plan de cuidados.

Nota metodológica: Aspectos relevantes para el proceso de evaluación:

- Los objetivos de la evaluación son valorar el progreso de la persona hacia la consecución de los resultados planteados y evaluar la eficacia de los planes de cuidados enfermeros[3].

El proceso continuo de comparación entre la situación detectada durante la planificación y el estado postintervención dará lugar a diferentes conjeturas en función de los tiempos previstos para la evaluación de los resultados y el tipo de diagnóstico enfermero. De esta forma:

- **Si las puntuaciones finales son iguales a las puntuaciones diana,** entenderemos que las intervenciones han sido eficaces para la consecución de los resultados. Para cualquier tipo de diagnóstico, debemos evaluar si los factores relacionados han sido eliminados. En este caso, podremos dar por concluido el plan de cuidados. En el caso de que sigan presentes los factores etiológicos del problema, tendremos que reevaluar el plan de cuidados para conocer si se trata de una situación crónica o, por el contrario, el plan de cuidados elaborado no es eficiente para su eliminación, en cuyo caso se reformulará todo el plan centrándonos en los aspectos no resueltos y en la detección de las debilidades y las fortalezas.

- **Si las puntuaciones finales son inferiores a la puntuación diana,** pero han mejorado con respecto a la inicial, la interpretación del resultado es más compleja. La mejoría en las puntuaciones indica que las intervenciones están funcionando, pero que existe algún factor que no hemos tenido en cuenta. En este caso, nuestro plan de cuidados precisa de una reevaluación para la detección de los puntos débiles y solucionarlos en consonancia con las metas de las personas sobre las que se desarrolla el plan.

1.6.7 Aspectos a tener en cuenta

- En ocasiones, estas situaciones pueden deberse a una infraestimación del tiempo necesario para la aplicación de los cambios necesarios en la persona. Por lo que la solución pasa por aumentar el tiempo previsto de reevaluación. Estas situaciones suelen estar vinculadas a intervenciones en las que se precisa de adquisición de conocimiento o hábitos por parte de las personas protagonistas del plan de cuidados.

- Puede ocurrir que hayamos sobrevalorado la capacidad cognitiva, recursos materiales, temporales o apoyo de nuestros pacientes para la resolución de los problemas detectados.

- La sobrevaloración de los recursos humanos y materiales de nuestros servicios puede ser otro de los motivos que propicia la consecución parcial de los resultados esperados.

- La última opción es que el plan de cuidados esté bien encaminado pero que ciertos NOC o NIC no sean congruentes con el caso que nos atañe.

- **Si las puntuaciones finales son inferiores a la inicial,** indica un claro empeoramiento del estado de la persona, que puede estar asociado al mal funcionamiento del plan de cuidados o a un empeoramiento de la enfermedad de base (en caso de que la tenga). Estas situaciones deben ser objeto de una revisión completa del plan de cuidados y su suspensión. La nueva planificación deberá responder a las debilidades encontradas durante la reevaluación de la planificación descartada.

Estas conclusiones y la toma de decisiones derivada siempre deben quedar reflejadas en la historia clínica de la persona, incluyendo las recomendaciones profesionales para la suspensión, finalización o reformulación parcial o total del plan de cuidados.

1.7 Bibliografía

1. Alfaro Le-Fevre, R. Aplicación del proceso enfermero. 4° ed. Springer, 1999.

2. Almansa Martínez, P. Metodología de los Cuidados Enfermeros. 2ª ed. Diego Marín. 2011.

3. Berman, A. Snyder, SJ. Kozier, B. Fundamentos de Enfermería. Conceptos, proceso y prácticas. 8ª ed. Pearson. 2008.

4. Echevarría Pérez, P. Giménez Fernández, M. Giró Formatger, D. Romero, JM et al. Investigación en metodología y lenguajes enfermeros. 1ªed. Elsevier.2016.

5. Arribas Cachá, AA. Amezcua Sánchez, A.; Hernández Mellado, M.; Núñez Acosta, E. Rodríguez Perea, AM. Valoración enfermera. Herramientas y técnicas sanitarias. 3ª ed. Fuden. 2015.

6. Temel, M.; Kutlu FY. Gordon's model applied to nursing care of people with depression. Clinical Practice Research. 2015. 62:4. doi.org/10.1111/inr.12217.

7. Alfaro Le-Fevre, R. Aplicación del Proceso Enfermero. Fomentar el Cuidado en Colaboración. 1ªed. Elsevier. 2003.

8. Webb,L.; Holland,K. Nursing: Communication Sills In Practice. 1ª ed. Oxford.2011.

9. Gordon M. Diagnóstico enfermero. Proceso y aplicación. 3ªed. Mosby. 1996.

10. NANDA-I. Diagnósticos enfermeros. Definiciones y clasificación. 2018-2020. Barcelona. Elsevier. 2018.

11. Carpenito, L. Manual de Diagnósticos de Enfermería. 4ª ed. Interamericana-McGraw-Hill. 1993.

12. Iyer, P. Proceso y diagnóstico de enfermería. 3ª ed. México: McGraw Hill/Interamericana, 1997.

13. Maslow, A.H. Toward a pychology of being. 2ª ed. New York: John Wiley & Sons. 1968.

14. Bellido Vallejo, JC. Sobre el modelo AREA y el Proceso Enfermero. IQUIETUDES. 2006; 35: 21-29. Disponible en: index-f.com/inquietudes/35pdf/35_articulo_21_29-0707.pdf

15. Moorhead, S. Swanson, E. Johnson, M. Maas, M. Clasificación de Resultados de Enfermería (NOC): Medición de Resultados en Salud. 6ª ed. Elsevier. 2018.

16. Butcher, H. Bulechek, G. Dochterman, J.M. Wagner, C. Clasificación de Intervenciones de Enfermería (NIC). 7ª ed. Elsevier. 2018.

CAPÍTULO 2

ENFERMERÍA COMUNITARIA

CAPÍTULO 2

ENFERMERÍA COMUNITARIA

Autores: José Ramón Martínez Riera, Jorge López Gómez

2.1 Introducción

Tras la publicación de la *Declaración de Alma-Ata* en 1978, se inició un proceso en el que se plantearon cambios profundos en los sistemas de salud, muy especialmente en lo que se refería a la Atención Primaria. España no quedó al margen de este proceso y una vez publicada la Ley General de Sanidad, en abril de 1986, empezó a desarrollarse el que vino en denominarse el Nuevo Modelo de Atención Primaria.

El 1 de agosto de 1987 se publicó en el Boletín Oficial del Estado (BOE) el Real Decreto (RD) 992/1987, de 3 de julio[1], que regulaba la obtención del título de enfermero especialista, donde se contemplaban siete especialidades, entre las que estaba la de Enfermería en Salud Comunitaria. Todo hacía indicar que finalmente se desarrollarían las especialidades enfermeras en general y la de Comunitaria en particular coincidiendo con la implantación del Nuevo Modelo de Atención Primaria. Sin embargo, todo quedó en un espejismo, pues por razones que aún hoy están por aclarar nunca se llegó a desarrollar este RD[2].

La Atención Primaria (AP) fue adquiriendo forma a pesar de los problemas conceptuales de un modelo que nadie entendía y que muy pocos sabían explicar. Hubo problemas políticos: la instauración de la AP se utilizó como arma arrojadiza contra el adversario político. Los hubo de actitud: los profesionales vieron en el «cambio» amenazas derivadas fundamentalmente de su desconocimiento, lo que generaba reservas, cuando no rechazo frontal. Los hubo de confrontación entre disciplinas: los médicos creyeron que se produciría una invasión de sus competencias y pérdida de su poder y las enfermeras reaccionaron con cautela o se negaron a asumir responsabilidades. Los hubo, sobre todo, organizativos: no existió una planificación previa y se plantearon grandes dudas de cómo poner en marcha la reforma. Los hubo también administrativos, pues, aparte de no saber cómo manejar y procesar la información derivada de la atención de los diferentes profesionales, la organización era desconocida para los profesionales; incipiente para los gestores, y abstracta para la comunidad. Los hubo de formación, ya que los profesionales se integraron en el nuevo modelo con las premisas del anterior, lo que produjo graves deficiencias en el abordaje de la nueva realidad, que se agravaba con la inexperiencia y resistencia a uno de los principios básicos de la AP: el trabajo en equipo, que se convirtió más en un deseo que en una realidad.

Las enfermeras que fueron integrándose en la Atención Primaria y ocupando las plazas en los recién constituidos centros de salud provenían de los antiguos ambulatorios del modelo de atención médica primaria en los que estaban integradas y que, básicamente, estaban constituidos por los practicantes, los APD (Asistencia Pública Domiciliaria) que hacían asistencia domiciliaria y, en el propio ambulatorio, realizaban técnicas derivadas de la práctica médica (inyectables, curas, sondajes…) y las enfermeras de consultas médicas que efectuaban tareas de apoyo a los médicos (cumplimentación de recetas médicas, organización de las consultas, citaciones, etc.). Por otra parte, estaban las enfermeras que aprobaron las oposiciones convocadas para ocupar las primeras plazas de enfermeras de AP con funciones específicas que se recogían en la Orden de 14 de junio de 1984, *por la que se modifica el Estatuto de Personal Auxiliar Sanitario Titulado y Auxiliar de Clínica de la Seguridad Social*, en concreto, en su Artículo 58 bis, que decía textualmente: «Las enfermeras y los diplomados en enfermería o ayudantes técnicos sanitarios de Atención Primaria prestarán, con carácter regular, sus servicios a la población con derecho a la asistencia sanitaria de la Seguridad Social en régimen ambulatorio o domiciliario, así como a toda la población, en colaboración con los programas que se establezcan por otros organismos y servicios que cumplan funciones afines de Sanidad Pública, Educación Nacional y Beneficencia o Asistencia Social»[3].

Por tanto, las enfermeras tenían ante sí un importante reto de atención a la población que supieron aprovechar en los inicios del incipiente «nuevo modelo» con propuestas novedosas y asumiendo el reto de la autonomía profesional, que se concretaba en nuevas figuras organizativas y de atención, como la consulta enfermera, que tantas reticencias y resistencias generó en el colectivo médico, el cual trató de paralizarlas con recursos que perdió de manera sistemática la Organización Médica Colegial (OMC).

La creación y evolución de los Equipos de Atención Primaria (EAP) fue muy desigual, al no existir criterios uniformes de gestión, ni estrategias, ni planificación. Se actuaba mediante impulsos y sin indicadores que permitiesen evaluar la actividad[4].

Los programas de salud se incorporaron como elementos reguladores de la actividad. Pero, de nuevo, la falta de concreción condujo a una redacción masiva y sin sentido de programas que tenían más carácter enciclopédico que útil para la práctica diaria. Además, los programas se desarrollaban en torno a patologías (hipertensión, diabetes, hiperlipidemias…) y no en torno a la salud, lo que fragmentaba la atención y medicalizaba todo el proceso.

Ante este panorama, las enfermeras se debatían entre la atención a la demanda y la atención programada, que estaban empezando a asumir de manera intuitiva ante la ausencia de formación adecuada. Todo ello condujo, en muchos casos, al desánimo y al enfrentamiento entre los miembros de los equipos que funcionaban más bien como agrupaciones en las que predominaban las individualidades, los protagonismos, la jerarquía y el corporativismo.

Las transferencias de competencias en sanidad desde la Administración del Estado a los sistemas de salud de las comunidades autónomas empezaron a configurar, además, un mapa variopinto en el que se establecían claras diferencias de organización, cartera de servicios o carrera profesional según las diferentes comunidades autónomas, lo que causaba aún más confusión y malestar.

Las enfermeras de Atención Primaria, además, carecían de una sociedad científica que aglutinase, canalizase y generase evidencias en torno a lo que estaban haciendo y lo que les gustaría poder hacer.

Fue entonces cuando, después de casi diez años de funcionamiento de la AP, un grupo de enfermeras decide crear la primera sociedad científica de enfermería comunitaria en España. La Asociación de Enfermería Comunitaria (AEC) nació en Valencia, pero rápidamente se extendió a diferentes comunidades autónomas como La Rioja, Canarias, etc. Podemos decir que este fue el inicio de lo que hoy conocemos como enfermeras comunitarias, hasta ese momento denominadas enfermeras de Atención Primaria.

Y fue precisamente la AEC la que elaboró la primera propuesta de programa de la especialidad de Enfermería Comunitaria. Fue este un documento riguroso que, lamentablemente, no contó con el respaldo de las autoridades sanitarias de la época y que al final quedó en eso, en una propuesta. Sin embargo, la AEC fue creciendo, posicionándose y haciéndose visible en el panorama nacional y se convirtió muy pronto en un referente científico-profesional.

Pero no fue hasta 2005 y en base a la Ley de Ordenación de las Profesiones Sanitarias (LOPS)[5] en su capítulo III, cuando se publicó el RD 450/2005, de 22 de abril[6], sobre especialidades de enfermería, donde se recogía, entre otras, la especialidad de Enfermería Familiar y Comunitaria (EFyC), mimetizando la denominación de la especialidad médica y no como Enfermería de Salud Comunitaria, que es como se denominaba en el Real Decreto 992/1987, lo que tendría posteriormente consecuencias importantes para el desarrollo de la especialidad[7].

La especialidad se enmarcaba en el modelo de residencia junto con el resto de especialidades de Ciencias de la Salud (para las titulaciones universitarias de Medicina, Farmacia, Enfermería y el ámbito de la Psicología, la Química, la Biología y la Física), a pesar de que desde diferentes ámbitos profesionales, científicos y disciplinares enfermeros se planteó la posibilidad de desarrollar las especialidades enfermeras en el marco del denominado Espacio Europeo de Educación Superior (EEES), ya que además de coincidir en el tiempo, el modelo por competencias y el proceso de enseñanza-aprendizaje encajaba perfectamente en lo que hubiese podido ser un proceso formativo específico y adaptado al paradigma enfermero. Constituida la primera Comisión Nacional de la Especialidad, esta trabajó en la redacción del programa formativo y antes incluso de que estuviese concluido, se publicó en el RD 183/2008[8], de 8 de febrero, *por el que se determinan y clasifican las especialidades en Ciencias de la Salud y se desarrollan determinados aspectos del sistema de formación sanitaria especializada*, en el cual se constituían las Unidades Docentes (UD) Multiprofesionales de Atención Familiar y Comunitaria (UDM AFyC) en las que se formarían tanto a médicos especialistas en Medicina Familiar y Comunitaria (MFyC) como a enfermeras especialistas en Enfermería Familiar y Comunitaria (EFyC) por tener campos asistenciales afines, de igual modo que se articularon las Unidades Docentes Multiprofesionales de salud mental, de pediatría, de salud laboral, de geriatría y de obstetricia y ginecología, anexo II de este mismo RD. Esto que, en principio, era una buena estrategia para favorecer la interdisciplinariedad supuso que las enfermeras no tuviesen igual representación ni posibilidad de acceso a los puestos de responsabilidad de dichas UDM AFyC. Dos años más tarde se publicó la Orden SAS/1729/20108, de 17 de junio[9], por la que se aprobaba el programa formativo de la especialidad de EFyC, y casi de inmediato la Orden SAS/2447/2010, de 15 de septiembre[10], por la que se aprobaba la convocatoria de prueba a plazas de formación sanitaria especializada para graduados/diplomados en enfermería, según la cual se ofertaron las primeras 132 plazas de formación de esta especialidad. Las CCAA de Madrid, Castilla y León, Asturias, Cataluña, Castilla-La Mancha, Andalucía y Extremadura fueron las primeras en hacerlo, a las que se sumaron progresivamente el resto, hasta la oferta de 2019 a la que se han incorporado finalmente La Rioja, Navarra y Cantabria, lo que permitirá la formación del enfermero interno residente (EIR) de esta especialidad en todas las CCAA a partir de mayo de 2020.

Si nos centramos en el periodo formativo, no es difícil vislumbrar ciertas deficiencias que surgieron en la mayoría de los casos por la escasísima incorporación de los EIR de EFyC a las Unidades Docentes (UUDD) desde la publicación del programa formativo. Se inició la andadura sin dotación de recursos económicos ni humanos adicionales, dedicación compartida con actividades asistenciales de los responsables, falta de formación en áreas competenciales claves del programa formativo y ausencia de enfermeras en los equipos de las UUDD; situación que aún se dilata y perpetúa en el tiempo en la mayoría de los casos. La falta de desarrollo normativo de aspectos fundamentales relacionados con el reconocimiento específico de la acción tutorial, procedimientos de evaluación para la acreditación y reacreditación de tutores son algunos de los aspectos importantes aún no resueltos, que siendo competencia de las CCAA, tal y como se especifica en la Ley 44/2003, hace que la incertidumbre y el desgaste de muchos implicados estén muy presentes. Siendo esta realidad manifestada en numerosas ocasiones por la comisión nacional de la especialidad y las SSCC. Si miramos hacia atrás nos encontramos, tras varios años desde la incorporación de la primera promoción de los EIR de EFyC, en 2011, con cierta estabilidad y normalización dentro de la formación sanitaria especializada, un nada despreciable número de especialistas, con la prueba de la vía excepcional a las puertas, un casi nulo estudio y análisis de la realidad en la que nos estamos adentrando y sin apenas normativa desarrollada que dé respuesta al engranaje que se requiere en materia de coexistencia inicial de especialistas y generalistas, identidad, trabajo cohesionado con el resto del equipo de AP, desarrollo de actividades en cartera de servicios de AP que dé luz a las necesidades actuales en materia de promoción de la salud, prevención con y desde la comunidad y sus recursos, así como el abordaje de estilos de vida, ciclos vitales y no solo la enfermedad, siendo imprescindible afrontarlos realmente dentro de la propia dinámica de trabajo en AP. Estas demandas trascienden al ámbito meramente profesional al tener implicaciones sociales, políticas y económicas que no se han sabido o no se han querido abordar con voluntad política por parte de los responsables, tanto nacionales como autonómicos, a las que se deben añadir los problemas de desmotivación profesional tal como apuntan algunos estudios[11].

Mientras tanto, el deterioro del modelo de Atención Primaria, medicalizado, asistencialista y alejado de la comunidad, es evidente y no responde a las necesidades y demandas de la sociedad actual, lo que se ve agravado por la crisis, en especial, por la última de 2008[12]. A esto hay que añadir las derivas organizativas y de gestión de personal que permite y favorece el trasvase indiscriminado de enfermeras desde el hospital a los centros de salud, con criterios alejados del rigor y adecuación profesional exigibles, lo que unido a la falta de definición de las plazas de especialistas en EFyC y su no incorporación a los equipos provoque una importante deficiencia de calidad de las enfermeras comunitarias, achacable no tanto a ellas como a la deriva del sistema[13].

No sería hasta 2019 cuando el Ministerio de Sanidad propiciase el que se vino a denominar Marco Estratégico de Atención Primaria y Comunitaria para generar un cambio de paradigma que diera respuesta a la realidad social y comunitaria, consensuado entre profesionales, administración y la propia sociedad y en el que las enfermeras comunitarias, en general, y las especialistas, en particular, adquieran un protagonismo evidente para su desarrollo[14].

2.2 Aspectos clave

- La Atención Primaria de Salud (APS), tras la *Declaración de Alma-Ata*, supuso el inicio de la Enfermería Comunitaria en España.

- Los inicios de la APS fueron inciertos, pero se configuró como un contexto autónomo de la actividad enfermera.

- Las consultas enfermeras supusieron un salto cualitativo en la atención enfermera que pasaba a ser directa, autónoma y resolutiva.

- La aparición de la primera sociedad científica, la Asociación de Enfermería Comunitaria (AEC), fue clave en el desarrollo científico-profesional de las enfermeras comunitarias.

- El Real Decreto de Especialidades de 2005 recogía la especialidad de Enfermería Familiar y Comunitaria y posibilitó la formación de especialistas en el modelo de enfermera interna residente (EIR).

- La formación de enfermeras especialistas, sin embargo, no se corresponde con una incorporación efectiva en las organizaciones sanitarias.

- La Enfermería Comunitaria se apoya en una base sólida de enfermería integrando en su práctica conocimientos de Salud Pública.

- La responsabilidad principal de la Enfermería Comunitaria es la familia y la población como un todo.

- La naturaleza de la práctica de la Enfermería Comunitaria es integral, integrada, integradora, continuada y abarca muchos aspectos.

- Las actividades de la Enfermería Comunitaria deben estar en relación con las necesidades de la persona, la familia y la población en general.

- La Enfermería Comunitaria debe reconocer, respetar y promover la participación de la población en todas las acciones de salud.

- La educación para la salud es una herramienta de trabajo fundamental y forma parte de sus actividades.

- Las competencias de las enfermeras comunitarias se distribuyen en asistencia, gestión, docencia e investigación.

- La consulta enfermera es un espacio de atención que facilita el autocuidado y la autonomía de las personas atendidas en base a una organización de atención programada y a demanda.

- La atención familiar en el domicilio es clave para dar respuestas a las necesidades sentidas de las personas, la familia y la comunidad.

- La intervención comunitaria es clave para generar, de manera consensuada, entornos saludables entre todos los agentes de salud comunitarios.

- La interrelación profesional y la comunicación entre los diferentes ámbitos de atención (APS y hospital) son clave en la continuidad de cuidados.

- El deterioro de la APS lleva a que se plantee un cambio de la misma que se recoge en el Marco Estratégico de Atención Primaria y Comunitaria (MEAPSyC) de 2019.

- En el MEAPSyC se plantea una orientación salutogénica, de trabajo en activos de salud, intersectorial, integral, integrada e integradora, basada en la participación comunitaria y en el trabajo transdisciplinar, donde las enfermeras comunitarias se identifican como claves y líderes en muchos aspectos de la atención.

Según Martínez-Riera y López-Gómez (2018), la Enfermería Comunitaria es «*la práctica científico profesional de la enfermería, integrada en la Salud Pública y dirigida fundamentalmente a la promoción de la salud y a la prevención de la enfermedad desde una perspectiva integral, integrada e integradora hacia las personas, las familias y la comunidad, identificando y coordinando los recursos comunitarios y favoreciendo la intersectorialidad y la continuidad de cuidados. La atención de las enfermeras comunitarias valora, en todo momento, el contexto en el que se llevan a cabo sus intervenciones, respetando la multiculturalidad y participando de forma activa y consensuada en la toma de decisiones de las personas y sus familias para alcanzar su máxima autonomía y lograr mantener sanos a los sanos a través de la educación para la salud en cualquier ámbito comunitario. Planifican, desarrollan y evalúan sus actividades de manera autónoma y transdisciplinar*»[15].

El análisis de la definición anterior pone de manifiesto los principios básicos que de esta se desprenden:

- La Enfermería Comunitaria se apoya en una base sólida de enfermería, integrando en su práctica conocimientos de Salud Pública.

- Su responsabilidad principal es la familia y la población como un todo.

- La naturaleza de la práctica de la Enfermería Comunitaria es integral, integrada, integradora, continuada y abarca muchos aspectos.

- Las actividades de la Enfermería Comunitaria deben estar en relación con las necesidades de la persona, la familia y la población en general.

- La enfermera comunitaria debe reconocer, respetar y promover la participación de la población en todas las acciones de salud.

- La educación para la salud es una herramienta de trabajo fundamental y forma parte de sus actividades.

Pero nunca hay que olvidar que la enfermera comunitaria pertenece a un equipo de salud multidisciplinar y, por tanto, tan solo a través de la complementariedad competencial del trabajo en equipo se logrará lo mejor que las enfermeras comunitarias pueden ofrecer como:

- Suministradora de cuidados directos.

- Soporte, apoyo y escucha.

- Defensora y valedora.

- Promotora, líder y animadora.

- Enlace, coordinadora y facilitadora.

- Educadora.

Los principales retos para las enfermeras comunitarias consisten en lograr que se concreten los valores que guían su desarrollo:

- Compromiso y orientación a las personas, las familias y la comunidad.

- Compromiso con la sociedad, la equidad y la eficiente gestión de los recursos.

- Compromiso con la mejora continua de la calidad.

- Compromiso con la ética.

- Compromiso con la seguridad de las personas.

- Compromiso con el desarrollo profesional y la generación de evidencias científicas.

2.4 Salutogénesis y activos de salud

La conceptualización de «activos para la salud» y «salud positiva» sigue la lógica de hacer fáciles y accesibles las opciones orientadas al bienestar, crecimiento y envejecimiento saludable. El enfoque es ya tradicional en Salud Pública, aunque se revitaliza gracias al conocimiento desarrollado desde el campo de la salud comunitaria, las ciencias afines a la salud mental y la Salud Pública no tradicional. Su énfasis se centra en la óptica no patogénica, conocida también como perspectiva salutogénica (Antonovsky A, 1996) o de la salud positiva (Scales PC, 1999), y pone énfasis en el origen de la salud y no en el origen de la enfermedad[16,17].

Por otro lado, el modelo de los activos comunitarios[18] se sustenta en una metodología que enfatiza el desarrollo de políticas y actividades basadas en las capacidades, habilidades y recursos de las personas y barrios menos favorecidos. Este método trata de identificar el mapa de activos o fortalezas de la comunidad para descubrir capacidades y talentos individuales, colectivos y ambientales existentes en el contexto. Es un proceso diferente a la práctica de inventariar y diagnosticar las deficiencias de individuos y comunidades (tradicionalmente utilizado en los diagnósticos de salud). Este método reconoce que cada comunidad tiene talentos, habilidades, intereses y experiencias que constituyen un valioso arsenal que puede usarse y es un valor del contexto. El inventario o mapa de activos va más allá de la lista de problemas y necesidades de las comunidades para la asignación de recursos que se sustentan en el modelo experto o profesional. La alternativa la encontramos en el mapa de activos como proceso de empoderamiento, capacitación, participación y responsabilidad, no solo individual sino también de las asociaciones ciudadanas, iglesias, clubes, grupos culturales, escuelas, bibliotecas, hospitales, universidades, gimnasios, comedores, parques, etcétera.

La salutogénesis propone una nueva orientación en nuestra forma de pensar y actuar como profesionales de la salud y también como ciudadanos. Esta orientación salutogénica queda recogida en el reciente Marco Estratégico de Atención Primaria de Salud y Comunitaria como perspectiva de trabajo en dicho ámbito de atención. Si el paradigma enfermero de la transformación considera que la atención a una persona es multidimensional e indisociable de su universo, para conseguir resultados de éxito en salud se debe hacer sin olvidar todos los factores contextuales, sociales y personales que influyen positivamente en ella, además de sus problemas y necesidades. En consecuencia, la enfermera comunitaria tiene que trabajar por descubrir los activos tanto desde la consulta como en colaboración «en y con» la comunidad, fortaleciéndolos e incorporándolos como estrategia fundamental de su trabajo comunitario.

La enfermera comunitaria es la profesional responsable de proporcionar y educar en los cuidados y autocuidados para mantener o mejorar la salud, la rehabilitación o la prevención de la enfermedad, siempre desde una mirada orientada al individuo, a su familia y a la comunidad. Como profesional de la salud, su trabajo requiere implicarse en la atención integral del individuo, tanto desde la consulta enfermera (nivel micro) como desde la calle, trabajando en la comunidad (nivel meso) y también en los órganos de decisión y planificación de políticas orientadas a la salud (nivel macro), como pueden ser los llamados Consejos de Salud[19].

En el marco de la promoción de la salud, los programas que con más fuerza siguen desarrollándose son aquellos que enfatizan la educación para la salud desde un modelo vertical *top-down* propio del enfoque biomédico y paternalista, en los que se otorga a las personas la responsabilidad individual de su propia salud sin tener en cuenta los determinantes sociales[20]. Algunos autores califican esta actitud de «salud persecutoria»[21] y afirman que la promoción real de la salud es aquella donde las acciones educativas, individuales o grupales se acompañan de la creación de entornos saludables.

Las actividades de promoción de la salud deben ser planificadas, diseñadas y evaluadas conjuntamente con la comunidad y de forma vinculada al proceso de identificación de los activos de salud. El mapa de activos representa la fuente informativa de la llamada «prescripción social» de los profesionales del equipo de Atención Primaria. Incluir estas metodologías en el trabajo cotidiano desde las consultas enfermeras ayudará a acercarnos a la perspectiva salutogénica con orientación comunitaria, abordando una atención desde los determinantes sociales de la salud que permitirá optimizar los recursos existentes y reducir los costes a largo plazo[22].

2.5 Comunidad

El concepto de comunidad es la clave para guiar la orientación y la práctica de los cuidados enfermeros comunitarios. La definición de lo que es una comunidad, quiénes la componen, cómo son las relaciones entre los componentes y sus atributos puede hacerse desde distintos puntos de vista[23].

Los diversos significados relacionados con la noción de comunidad reflejan la riqueza de este concepto. Existen diferentes visiones, con diferentes niveles de análisis. Algunas se circunscriben al ámbito territorial, entendiéndola como un espacio definido, localidad o espacio geográfico; otras se refieren a la comunidad como experiencia o como grupo relacional, y otras integran ambas visiones. El primer caso orientado a elementos estructurales está asociado a la visión más tradicional de comunidad y apunta a un sentido de proximidad, en las relaciones entre los miembros de un espacio compartido y en el apego por un lugar determinado. Sin embargo, no es esta una condición indispensable para ser comunidad, pues estas relaciones y el sentido de pertenencia resultante pueden presentarse aunque no se comparta un espacio común.

En la vida real, las personas que viven en un mismo lugar no son iguales, no siempre comparten los mismos intereses y pueden no llevarse bien. La mayoría de las comunidades no son homogéneas, son un pequeño reflejo local de la sociedad más grande o del país en el que viven. En toda comunidad existen factores de armonía e intereses compartidos, pero también hay conflictos, ambos con efectos sobre la salud y el bienestar de la gente[24].

El modelo de cuidados enfermeros en el ámbito comunitario debe tener en cuenta estos aspectos y el entorno (económico, social, cultural, político, etc.), la importante aportación de la Salud Pública y la colaboración interdisciplinar, de ahí la influencia que el contexto ejerce en cualquiera de las acciones que queramos desarrollar y que deben ser previamente identificadas y ordenadas para plantear cualquier estrategia de intervención en salud comunitaria.

Thompson & Kinne definen la comunidad como un sistema basado en grados de cooperación y consenso en valores, normas y objetivos sociales. El sistema está compuesto de varios individuos, familias, subsistemas o sectores y sus interrelaciones. No es un agregado de esas partes, es una estructura única que incluye todas las partes y las relaciones que las conectan[25].

Esta visión de la comunidad como algo global permite a la vez no olvidarse de la persona y tener en cuenta que forma parte de otros niveles que le influyen y a los que influye. De esta manera, los cambios que ocurren en un sector, a corto o a largo plazo, afectarán al resto de subsistemas, incluso, al sistema total[26].

Y para conseguir los objetivos de salud en la comunidad, se deben adoptar diferentes formas de organización de acuerdo con los valores y motivaciones de la comunidad en que se desarrollan. Estas formas están relacionadas con los agentes que interactúan –ciudadanos, profesionales, pacientes...–, los centros de salud y, por último, el contexto. Este contexto viene condicionado por la situación socioeconómica y los valores y motivaciones de los diferentes actores involucrados en el sector. Por todo ello, resulta imprescindible conocer el contexto y la comunidad para poder identificar y priorizar las necesidades y demandas a las que hay que dar respuesta.

Tal como decía Collière: *«Es en el seno de la comunidad donde el cuidar adquiere todo su sentido»*, por tanto, y desde esa perspectiva, cuidar en la comunidad debe entenderse como el conjunto de actividades que tiene por objetivo mantener, promover la vida y permitir que esta continúe y se reproduzca, es decir, «ayudar a vivir», centrándose en los aspectos que hacen vivir a una comunidad más que en los que lo impiden[27].

Y en base a lo dicho, se trata de centrar la atención desde los siguientes principios del enfoque comunitario:

* Reconocimiento potencial de la persona, la familia y la comunidad.

* Creación de lazos solidarios con la comunidad.

* Compartir la responsabilidad.

* Visión integral, integrada e integradora.

* Promoción de salud.

* Accesibilidad a los equipos.

* Flexibilidad en la organización.

De tal manera que las enfermeras sean capaces de:

* Aprender de la población atendida.

* Comprender su visión del mundo.

* Apoyarse en sus conocimientos.

* Movilizar los recursos disponibles.

Como cualquier otra profesión, la de enfermera presenta cuatro características: ser capaz de prestar servicio directo a la sociedad (asistencial), gestionar sus propios recursos (gestión), formar a los profesionales que la ejerzan (docencia) y crear y mantener un cuerpo de conocimientos propios de esta disciplina (investigación).

Cada una de estas competencias tiene una esfera de responsabilidad que establece las actividades relacionadas entre sí y con un fin determinado: el ejercicio de la profesión enfermera.

Las competencias deben reflejar el conjunto de problemas que el profesional debe ser capaz de identificar, analizar y dar respuesta.

Tener establecidas y reconocidas las competencias permite el desempeño del papel esperado y aceptado por la sociedad, que se materializa mediante la realización de las actividades y las tareas correspondientes a cada una de las competencias propias establecidas.

Desde estos planteamientos identificamos los activos intangibles descritos por Chris Argyris, en 1957, como aquellos que no se pueden comprar o que no se pueden limitar o que no pueden ser fácilmente sustituidos, que enlazan con el bien intrínseco descrito por Adela Cortina y desarrollado por Rosamaría Alberdi, como aquello que la enfermera comunitaria proporciona de forma única a la sociedad constituyendo un servicio indispensable para su mantenimiento y que de no poder visibilizarse provoca situaciones irresponsables, arriesgadas y peligrosas, tanto para la Enfermería Comunitaria, como profesión, como para las enfermeras comunitarias, como profesionales[28].

2.6.1 La asistencia

La función asistencial tiene como objetivo la salud de la población a través de la prestación directa de cuidados enfermeros a las personas, a las familias o a la comunidad, como grupos de personas con características comunes.

Así, las actividades de promoción de la salud, de prevención de las enfermedades, de recuperación de la salud, de rehabilitación y de reinserción social de las personas afectadas de una enfermedad forman parte de la función asistencial.

La educación para la salud debe ser una de las prioridades del equipo de salud y las enfermeras deben ser capaces de detectar las necesidades de la comunidad en esta materia, trasladarlas al equipo y asumir la parte correspondiente de responsabilidad en la ejecución de las actividades.

Asimismo, es responsabilidad de la enfermera establecer los cauces, tanto con personas de forma individual como con grupos, para desarrollar actividades de educación sanitaria y no confundir el objeto de la Educación para la Salud (EPS) con la Educación Sanitaria (ES).

Mientras que el objeto de la EPS es la población sana y el objetivo, mejorar su estado de salud, el objeto de la ES la persona afectada de una o varias patologías y el objetivo, ayudarle a manejar su enfermedad de forma que le permita ser lo más autónoma posible.

2.6.2 La gestión

La gestión es una función que todas las enfermeras ejercen. En ocasiones, tendemos a asociar la función administrativa con las enfermeras en cargos de responsabilidad de supervisión, coordinación o dirección de enfermería; si bien, estas enfermeras en puestos de gestión trabajan prioritariamente en la gestión de los servicios de enfermería; las enfermeras asistenciales cada día administran y gestionan sus cuidados.

La función administrativa tiene dos etapas: una de «pensar» y otra de «hacer».

La etapa de «pensar» está relacionada con la planificación de las actividades cotidianas, con la identificación de problemas, con la de relacionar el problema con sus causas, con el planteamiento de objetivos, con la estrategia de aplicación de las actividades, con la estructuración del tiempo.

La de «hacer» está relacionada con la ejecución de las actividades, con la forma de comunicarse con las personas, con la recogida de la información necesaria para seguir el desarrollo del proceso, con el establecimiento de pactos con las personas, con la transcripción de las actividades realizadas a la Historia de Salud de la persona.

La evaluación formaría parte, de nuevo, de la etapa de «pensar», de analizar los resultados de nuestra intervención, para establecer de nuevo objetivos, actividades, de esa forma cerrar el círculo de la función asistencial.

No se puede separar una función de otra, porque forma parte de las características de una profesión que quiere prestar servicios profesionales de calidad.

En definitiva, no podemos dejar de ver reflejado en la función administrativa el proceso de atención de enfermería, porque es necesario trabajar con método, planificando cada paso de una actuación con el fin de no dejar nada a la improvisación. Solo un trabajo bajo estas premisas será un trabajo de calidad.

Por tanto, es importante destacar que las enfermeras, conocidos y asumidos sus objetivos, tienen capacidad y autonomía para desarrollarlos como mejor consideren.

2.6.3 La docencia

Cada enfermera tiene la capacidad y responsabilidad de transmitir los saberes, las actitudes y las habilidades propias de nuestra profesión. Es función de las enfermeras asistenciales enseñar al alumnado de pregrado su realidad cotidiana, la forma de aplicar el conocimiento que van adquiriendo en las aulas, ayudar a desarrollar las actitudes y las habilidades, ser modelo para nuevas generaciones de profesionales, evaluar la capacidad del alumnado y no permitir que adquiera la condición de enfermera aquella persona que no disponga de la capacidad, la actitud y la habilidad necesaria para prestar los cuidados a la población con el nivel que permita elevar el estatus profesional. Cuando una enfermera ejerce en este nivel está llevando a cabo la docencia pregrado.

Y es, por tanto, un planteamiento fundamental que las enfermeras participen activamente en la docencia. Para ello, se deben establecer estrategias que permitan hacerlo con la máxima calidad (comunicación permanente con los responsables docentes de los centros universitarios para establecer los criterios de seguimiento y evaluación).

Pero, sin duda, aparece una nueva modalidad de docencia como es la de la especialidad de Enfermería Familiar y Comunitaria, que precisa de personal con experiencia y competencias específicas para asumir esta función.

2.6.4 La investigación

La investigación proporciona las bases y el perfeccionamiento de las teorías y los modelos que sirven de guía en la práctica de la profesión, tanto en la asistencia directa de la persona como en la administración de servicios o en la docencia de enfermería, ayudando a delimitar el saber enfermero, haciendo con ello más capaces a las enfermeras, de una competencia más elevada, de dar mayor calidad a los cuidados, adquiriendo una más amplia y mejor definida responsabilidad.

2.7 La consulta enfermera

Con un planteamiento de trabajo en equipo que no consigue hacerse efectivo se pone de manifiesto una habitual falta de entendimiento entre médicos y enfermeras respecto a la naturaleza de sus papeles en la AP. En este panorama podemos destacar como efectos limitadores de las enfermeras[29]:

a) Baja calidad (intentando lograr cambios de comportamiento en las personas mediante procedimientos desfasados de culpabilización).

b) Baja productividad (baja presión asistencial en relación con la de los médicos).

c) Creciente autolimitación de la variedad de los servicios prestados, que van siendo dejados bajo la responsabilidad de otros estamentos profesionales.

d) Limitaciones burocráticas para incluir personas en la consulta de enfermería o en atención domiciliaria.

e) Descoordinación con los médicos y duplicación de servicios o actividades.

f) Baja efectividad (limitada consecución de cambios saludables).

g) Ineficiencia en términos de coste-efectividad derivada de los puntos anteriores, que son percibidos tanto por médicos como por enfermeras.

Así pues, la consulta enfermera se convierte en muchos casos en reducto o nicho ecológico de los profesionales, en la que se toman las constantes una y otra vez a las personas con patologías crónicas, que son siempre los mismos, y que es una buena forma de legitimar su condición de enfermo sin remedio cautivo del sistema y, por lo tanto, obligado a demandar atención sanitaria. Y si bien es cierto que el médico tiene un sesgo grave hacia lo orgánico («la cura»), no lo es menos que el «cuidado enfermero» se queda muchas veces con este planteamiento de consultas por patologías en el cuidado de los órganos.

Ante esta perspectiva se debe dotar de contenido a las consultas enfermeras, sobre todo en aspectos de promoción de la salud y de prevención de la enfermedad a través de la educación para la salud y, posteriormente, la aplicación de la metodología enfermera a través del proceso de atención de enfermería y la utilización de diagnósticos enfermeros. Sin duda, uno de los principales objetivos es evitar que se conviertan en *fondos de saco* al no existir un flujo adecuado de entrada y salida de personas en relación al cumplimiento de objetivos previamente pactados entre profesional y el paciente, para alcanzar el autocuidado como objetivo fundamental de la intervención en la consulta enfermera programada, lo que provoca la cronificación de los problemas, la dependencia del sistema por parte de las personas y la duplicidad de actuaciones.

Por otra parte, se debe evitar que la asignación de enfermeras esté en función del número de médicos y que la atención enfermera se organice por tareas, dado que es contrario a una política de calidad de cuidados, es un modelo no-profesional de organización que impide una visión integral de la atención enfermera de una persona y propicia una productividad basada en los números y no en los resultados.

Con este planteamiento de las consultas enfermeras de trabajo dispensarial se favorece el aumento de la utilización, ya que cuanto más profesionales intervengan en el cuidado de una persona, más demanda se genera. Asimismo, al romper la continuidad de la atención también se dispara la utilización generada por el profesional.

En este contexto además existe cierto mito sobre la conveniencia de las consultas enfermeras programadas como generadoras de mayor salud de las personas, al tiempo que se mitifica también la consulta programada en cuanto a reductora de la utilización. Sin embargo, algunos programas de salud aumentan mucho la utilización.

Desgraciadamente, desde algunos niveles de gestión se incentiva la mayor captación de personas en las consultas enfermeras dentro de los programas de crónicos, pero no se hace lo mismo con la atención eficiente desde el punto de vista de la utilización (buenos resultados de salud con un menor número de visitas).

Con este panorama las consultas enfermeras están cuestionadas y no generan, en la mayoría de los casos, satisfacción en los usuarios, en los profesionales y en la organización, por lo que planteo realizar cambios que conduzcan a una racionalización de los recursos empleados.

La situación ideal de la persona con enfermedades crónicas, además del buen control, es el buen control por sí mismo. El control interno de la salud por las personas, además de un mejor control objetivo de la enfermedad, añade la satisfacción personal de no depender tanto de los servicios sanitarios, por lo que debe ser el objetivo principal de las consultas enfermeras.

Diferentes estudios demuestran la bondad del modelo de «enfermera de referencia» como método para incrementar el grado percibido de calidad de los cuidados enfermeros, la satisfacción del usuario y la satisfacción laboral de las enfermeras, así como a solventar algunos de los problemas que subyacen al modelo organizativo implantado en AP en muchos centros y en las consultas enfermeras en particular.

Cuando existe una carencia de recursos y de ideas para hacer frente a las necesidades que plantea la población y que se derivan, en muchas ocasiones, de los nuevos modelos de atención que el Sistema Sanitario trata de imponer para contener el gasto, nos damos cuenta de la importante pérdida de saberes tradicionales sobre la salud que pertenecían al mundo de lo popular, fundamentalmente porque los profesionales nos hemos apropiado de ellos o los hemos combatido hasta erradicarlos, y ahora queremos que de nuevo adquieran y se hagan responsables de su cuidado, pero evidentemente resulta complicado al haberse modificado sustancialmente el hábito de comportamiento de los usuarios que ven en el Sistema Sanitario y en sus profesionales los únicos responsables de su salud.

Así pues, las consultas enfermeras deben configurarse como ese espacio en el que se trate de dar respuesta a las necesidades planteadas por la población desde una perspectiva holística en la que su participación es fundamental. La efectividad requiere ordenar los problemas de salud en relación con los procedimientos necesarios para atenderlos. Se tiene que huir de situaciones inertes, endogámicas y sin valoración alguna de las consecuencias de actuar o no con criterios de coste social.

En una situación ideal, la utilización de recursos sanitarios dependería exclusivamente del nivel de la salud de la población, sin embargo, la realidad es muy diferente y la interacción de factores relacionados con la utilización es múltiple y de difícil individualización.

Según Borrás[30], la morbimortalidad de la población debería ser el determinante principal de las necesidades sanitarias, pero el nivel socioeconómico, la distribución por edad de la población y la oferta de recursos explican una parte importante de la variabilidad del índice de frecuentación en AP. Por su parte, De la Revilla dice: *«La decisión de utilizar los servicios sanitarios es consecuencia de una compleja interacción de factores relacionados con el estado de salud del individuo, la percepción que el individuo tiene sobre su estado de salud y la disponibilidad y oferta de los servicios sanitarios»*[31].

Las consultas enfermeras deben alejarse de concepciones paternalistas y limitadas a la atención de enfermos crónicos para configurarse como otra puerta de entrada al sistema, ofertando respuesta a la demanda habitual de un número importante de personas. Esto contribuirá a eliminar cierta invisibilidad de los servicios de enfermería de cara a la población y a hacer visible su contribución a la salud de la población y a la satisfacción de sus necesidades.

Seguir manteniendo como puerta exclusiva de entrada en AP la consulta médica resulta ineficiente, ya que provoca un efecto de embudo que masifica las consultas de los médicos de familia y potencia efectos por todos conocidos (demoras, tiempos medios reducidos en las consultas, etc.), que implican insatisfacción en la población y los propios profesionales. Un modelo de atención compartida de los dos principales proveedores de servicios de AP (médicos de familia y enfermeras comunitarias), con servicios accesibles de forma directa y mejor orientados a la naturaleza de dichas demandas (terapia *vs.* cuidados, problemas biológicos *vs.* sociosanitarios) a la hora de orientar la provisión de los servicios, alejándose de la creencia de que la consulta programada es paradigma exclusivo de racionalización de la atención, pues en AP se ha observado como asociación inversa entre el número de consultas programadas y la presión asistencial.

Por otra parte, la evaluación que actualmente se hace de las consultas enfermeras parece excesivamente burocrática, está centrada en el proceso de atención y es únicamente cuantitativa. Es necesario introducir cambios significativos en este sentido para evitar su deterioro técnico y el desprestigio, generando mecanismos de evaluación de interés común para el financiador, el proveedor y el profesional que permita una evaluación trascendente centrada en los resultados, con componentes cualitativos y cuyo proceso esté abierto en el tiempo.

Resulta imprescindible, por lo tanto, establecer nuevos espacios de atención a la población por parte de las enfermeras que favorezcan la atención inmediata a determinados problemas de salud planteados por la población a través de la consulta enfermera a demanda que, conjuntamente con la consulta enfermera programada, configuren una atención accesible, individualizada, humana, integral, eficaz y eficiente.

La situación en España en relación a la reestructuración de las consultas enfermeras ha supuesto una mejora en la metodología de trabajo y la apertura a otros grupos de población, al enmarcarse más en buscar una extensión de los servicios enfermeros que una expansión de su rol o un ensayo de modelos de gestión alternativa a la demanda en AP.

Ya son importantes los estudios realizados en los que se ofrece evidencia sobre las ventajas de las consultas enfermeras a demanda, sin embargo, todavía es escasa su implantación en nuestro país, lo que genera que las enfermeras queden atrapadas en la atención de un subgrupo de población, con lo que esto conlleva de falta de racionalización de un recurso tan valioso (tanto en coste como en oferta de servicios). Estas evidencias están propiciando la expansión del rol enfermero en la gestión de la demanda asistencial en AP.

Actualmente, las consultas enfermeras, en su mayoría, tienen como principales problemas:

- Población diana limitada a pacientes crónicos, que reduce la prestación de los cuidados a la población.

- Canal de acceso a la consulta enfermera limitado a la obligada derivación médica, que impide la captación de población susceptible de cuidados.

- Formato de las consultas, exclusivamente programadas, lo que supone una rigidez inefectiva e ineficiente de la atención.

- Ausencia de una metodología homogénea basada en un marco teórico concreto.

- Evaluación centrada en un proceso de atención sin abordar los aspectos cualitativos.

- Falta de organización de las demandas de la población a las enfermeras.

Para cambiar esta situación, resulta imprescindible redefinir el contenido y desarrollo de las consultas enfermeras, para lo cual se deberán tener en cuenta las siguientes consideraciones previas:

- Aumentar la capacidad de resolución de las consultas enfermeras.

- Asegurar la implementación de la enfermera de referencia que permita una relación enfermera-persona como la mejor herramienta terapéutica en la prestación de cuidados.

- Disminuir la incertidumbre de los profesionales y aumentar su seguridad en el ámbito de decisión que les compete.

- Asegurar la confianza de los usuarios del servicio.

- Un proceso de discusión e información interna entre las enfermeras y, también, con otros miembros del equipo que favorezca la organización.

- Una buena comunicación externa de los centros hacia la población afectada, orientándola en el consumo más adecuado de los servicios.

2.8 Atención familiar en el domicilio

La atención familiar en el domicilio es definida como el tipo de asistencia o cuidados que se prestan en el domicilio a aquellas personas y a su familia que, debido a su estado de salud o a otros criterios previamente establecidos por el equipo, no pueden desplazarse al centro de salud.

Una atención familiar en el domicilio de calidad debe satisfacer las necesidades y las expectativas de las personas que la precisan, su familia y su comunidad. Para ello, debería ser accesible a toda la población que la necesite de manera equitativa[32].

En general, la organización de los servicios de atención domiciliaria se caracteriza por su heterogeneidad. Todo ello en función de los siguientes factores:

- El modelo de organización del centro de salud.

- El tipo de usuario al que se dirigen los servicios, incluyendo edad y situación de su salud.

- El tipo de problemas que se atienden, las actividades que se realizan, las tecnologías que se utilizan, los resultados que se esperan.

- El papel de los profesionales, de las personas o usuarios y de la red no profesional de cuidados.

- Las características de la provisión del servicio, la cualificación de los profesionales, cómo se asignan las personas.

- Los mecanismos de financiación del servicio y la participación de los usuarios.

- Las fórmulas de coordinación e integración de los servicios sanitarios y los servicios sociales comunitarios.

Las propuestas de intervenciones en atención familiar en el domicilio en el ámbito de AP tienen una alta heterogeneidad y no siempre cuentan con los aspectos básicos que deberían incorporarse a la organización de los EAP para desarrollar una atención domiciliaria con mayores garantías de calidad y que se concrete en un programa como marco de referencia. Se deben plantear los siguientes elementos[33]:

- Definición de la población diana (quién) y la cartera de servicios (qué). Es recomendable no limitarse al ámbito de la población geriátrica, sino incorporar nuevas líneas de servicios dirigidas a la persona postoperado, terminal, recién nacido…

- Incorporación de un mínimo de Guías de Práctica Clínica en relación a los problemas más relevantes: úlceras por presión y vasculares, estreñimiento, atención a personas con demencia…

- Selección de un instrumento de valoración multidimensional validado. Al no existir un instrumento «global», se elegirán instrumentos que valoren cada una de las áreas de interés: autonomía funcional (Barthel, Katz…), deterioro cognitivo (Test de Pfeiffer, Mini-Mental…), riesgo de úlceras por decúbito (escala de Norton o de Braden).

- Priorización de algunos indicadores que nos permitan monitorizar el programa de salud a lo largo del tiempo.

Se deberá tratar de incorporar elementos de atención compartida, pues resulta imprescindible contemplar la intersectorialidad más allá de la simple coordinación de niveles de atención, teniendo en cuenta los diferentes recursos y agentes comunitarios que en mayor o menor medida pueden intervenir en la atención familiar en el domicilio.

En la Conferencia Internacional de Alma-Ata (1978), la participación comunitaria en salud fue definida como «*el proceso en virtud del cual los individuos y la familia asumen responsabilidades en cuanto a su salud y bienestar propio y los de la colectividad y mejoran la capacidad de contribuir a su propio desarrollo y el comunitario. Llegan a conocer mejor su propia situación y a encontrar incentivo para resolver sus problemas comunes. Esto les permite ser agentes de su propio desarrollo, en vez de ser beneficiarios pasivos de la ayuda al desarrollo*»[34].

Por otra parte, entendemos actividad comunitaria como «*... toda aquella actividad de intervención y participación que se realiza con grupos que presentan características, necesidades o intereses comunes y dirigidas a promover la salud, incrementar la calidad de vida y el bienestar social, potenciando la capacidad de las personas y grupos para el abordaje de sus propios problemas, demandas o necesidades*».

Cuando hablamos de participación comunitaria en salud «*estamos reconociendo el derecho de los ciudadanos y ciudadanas a participar en el diseño, programación, elaboración, realización y evaluación de actividades comunitarias, cuyo objetivo es promover una vida sana, un entorno saludable y el desarrollo de la propia comunidad*».

La participación comunitaria, por lo tanto, es fundamental para promover cambios en el modelo de atención centrados en la persona, la familia y la comunidad.

Representa la aceptación de que las personas y las comunidades pueden involucrarse activamente en el proceso salud-enfermedad-atención, desde la detección de necesidades y elaboración de propuestas hasta la ejecución y evaluación.

Por último, pero no por ello menos importante, ya que este concepto impregna a todos los anteriores, está la promoción de la salud, que surgió de un importante cambio en la teoría de la Salud Pública como consecuencia del *Informe Lalonde* (Canadá, 1974)[35], donde se reconocieron los factores sociales y ambientales como determinantes claves de la salud. Posteriormente, la *Carta de Ottawa* (1986) definió la promoción de la salud como el «*proceso que proporciona a los individuos (comunidades) los medios necesarios para ejercer un mayor control sobre los determinantes de la salud y de ese modo mejorar su nivel de salud*»[36].

En base a todos estos conceptos se puede determinar que el derecho a participar en salud supone reconocer que la población, tanto en el ámbito individual como en el colectivo, debe lograr mayor autonomía y responsabilidad en la gestión de lo social, entendiendo a la sociedad en su conjunto como protagonista y responsable de su propio desarrollo. La aplicación de este concepto supone dotar a la sociedad de los elementos necesarios para ejercer su poder de decisión y capacidad de control. Hacer efectiva esta participación en salud ayudará a profundizar en la democratización de la sociedad para que el conjunto de la población pueda ser agente de su propio desarrollo.

Al hablar de participación comunitaria no se puede/debe confundir, como ocurre en muchas ocasiones, la participación con el consenso y la asistencia. La participación es imposible sin toma de conciencia, en tanto que solo participa quien es consciente de la necesidad de su participación y quien sabe que si no lo hace no será posible que se modifiquen las cosas. Las personas, por tanto, pueden y deben participar con el fin de cambiar, en principio a mejor, situaciones susceptibles y deseables de cambio. Se trata pues de una participación entendida como toma de conciencia de la situación y de los problemas y orientada hacia el cambio[37].

No todo proceso participativo puede ser definido como participativo, pues deberá cumplir una serie de características o criterios que definan su grado e intensidad (activa, consciente, responsable, deliberada y libre, organizada y sostenida).

Pero para lograr una eficaz y efectiva participación comunitaria se deben tener en cuenta también los objetivos que debe lograr:

- **Implicar a la comunidad** en la identificación y análisis de los problemas de salud y en las necesidades que generan. Para ello, es imprescindible que se construyan de manera conjunta, entre profesionales de la salud y personas/familias de la comunidad, los valores culturales y sociales de la salud y la enfermedad que favorezcan la autonomía individual y colectiva.

- **Activar el protagonismo de las personas** en el cuidado de su salud, generando y aumentando su responsabilidad.

- **Desarrollar los servicios sobre una base comunitaria** que facilite la participación activa de las personas en el diagnóstico de los problemas y en las necesidades de salud de la comunidad, en la priorización que se haga de los mismos, en la identificación, movilización y coordinación de los recursos comunitarios y en el desarrollo y reorientación de programas de salud.

- **Otorgar el control social a la comunidad,** de la planificación y evaluación del funcionamiento de los servicios, más allá de los indicadores de morbimortalidad (calidad de vida, condiciones y estilos de vida, grado de satisfacción de las necesidades, ambiente laboral, desempleo, saneamiento, vivienda, acceso a los servicios básicos…).

- **Potenciar el abordaje multisectorial** que facilite la coordinación entre sectores para lograr una mayor racionalización de los recursos y un menor protagonismo de los profesionales de la salud, que contribuyan a la desmedicalización.

2.10 Continuidad de cuidados

La integralidad de la atención es un concepto que deriva directamente de las necesidades humanas. Para una adecuada satisfacción e interrelación debe existir una tendencia al equilibrio, ya que la afectación de alguna necesidad repercute sobre el resto. Asimismo, cualquier servicio que tienda a la atención global de las necesidades de las personas tendrá mucha mayor coherencia desde esta perspectiva de atención integral.

La atención integral, por otra parte, se basa fundamentalmente en la continuidad de los cuidados individualizados, por lo que si no se produce así, existen grupos de población que sufrirán sus consecuencias en mayor medida (ancianos, niños en riesgo, personas con discapacidad, enfermos crónicos, enfermos terminales…).

Por lo tanto, se propone descomponer la integralidad en dos componentes fundamentales:

- Diversificación de servicios para dar respuesta a las necesidades y demandas de la población (cuidados familiares, ONG, ayuda domiciliaria, teleasistencia, centros de día, hospitalización a domicilio…).

- Continuidad de cuidados. La persona/familia debe configurarse como el eje sobre el que gire la atención de los diferentes servicios y profesionales, tanto si son del sistema formal, informal, sanitario o social.

La continuidad de cuidados es el resultado percibido por el usuario como consecuencia de múltiples procesos.

La persona puede percibir continuidad de los cuidados de dos maneras descritas por Erving Goffman:

«La primera impresión» de continuidad. Es decir, la permanencia en el cuidado de la misma persona o lo que se denomina también «Cuidado longitudinal», que es valorado muy positivamente por las personas.

«Continuidad independiente». Cuando no se repiten las mismas preguntas, las mismas pruebas, la información fluye de manera eficaz entre los diferentes miembros del equipo.

Por otra parte, uno de los elementos que más favorece la continuidad de los cuidados es que las personas puedan participar en la toma de decisiones –tanto terapéuticas como organizativas–, contribuyendo de esta manera a una mejor coordinación de sus propios cuidados.

Los elementos que posibilitan la continuidad de cuidados son: la información, las personas (las relaciones interpersonales) y la coordinación-gestión como respuesta a las necesidades de la persona. La correcta interacción de estos elementos posibilita que recursos y servicios aislados sean interconectados y generen continuidad. Sin embargo, cuando alguno de los elementos falla o se antepone en detrimento de otros se provocan situaciones de discontinuidad (omisión, duplicidad, contradicción…).

Por su parte, Sheila G. Kesby se refiere a la continuidad de los cuidados definiendo diferentes niveles o estadios[38]:

1er Nivel. Cuidados paralelos: dos o más servicios prestan cuidados a una misma persona, pero con objetivos diferentes para cada uno de ellos.

2º Nivel. Cuidados coordinados: varios servicios con objetivos diferentes se ponen de acuerdo para prestar cuidados a una persona determinada durante un proceso concreto (protocolo, vía clínica…).

3er Nivel. Cuidados integrados: vinculación permanente de los servicios mediante la permanencia en el tiempo de objetivos comunes que garanticen la continuidad de los cuidados a las personas que los precisen.

4º Nivel. Continuidad de los cuidados: consenso y toma de decisiones compartidas con cuidadores familiares, familias, pacientes.

Aparece así la figura de la enfermera gestora de casos, que desarrolla un sistema de coordinación sociosanitaria y compara sus resultados con la alternativa de servicios de AP actual, lo que la configura como un perfil profesional fundamental que hay que coordinar adecuadamente con el resto de recursos humanos que intervienen en el proceso de atención de cuidados.

Cada persona debe ser atendida desde una perspectiva integral. Esta debe contemplar una valoración global enfocada a la detección y prevención de problemas de salud. Según los problemas

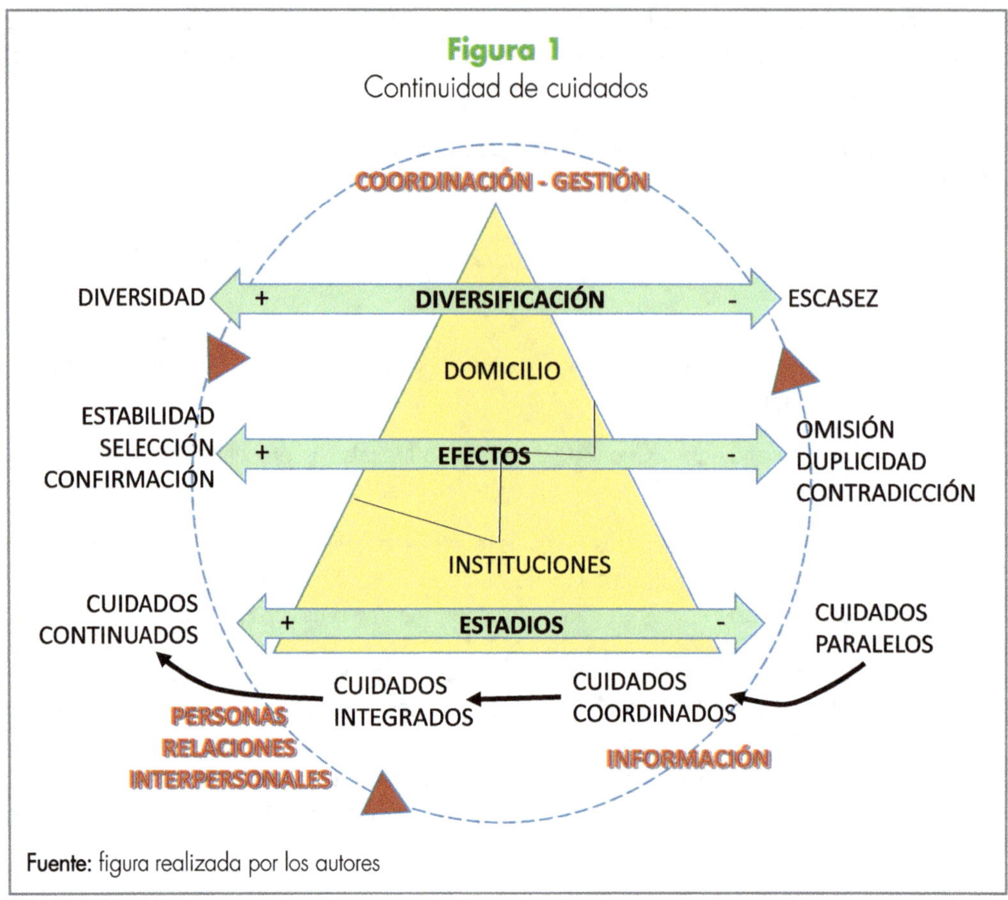

Fuente: figura realizada por los autores

detectados se establecerá un plan de cuidados específico, donde participarán todos los profesionales implicados en la atención directa. Toda la información recogida, los problemas detectados, la planificación de las intervenciones y su seguimiento y posterior evaluación debe utilizar como soporte la Historia de Salud de Atención Primaria.

Una de las funciones fundamentales desarrolladas y coordinadas por las enfermeras gestoras de casos debe ser, sin duda, la identificación y atención personalizada de los cuidadores familiares desde una perspectiva integral que identifique y dé respuestas no solo a las demandas derivadas del proceso de cuidados donde participa de manera directa, sino en la identificación y respuesta a sus necesidades individuales con especial atención a la autoestima.

2.11 Bibliografía

1. BOE núm. 102, de 29/04/1986. Ley 14/1986, de 25 de abril, General de Sanidad.

2. BOE núm. 183, de 1 de agosto de 1987. Real Decreto 992/1987, de 3 de julio, por el que se regula la obtención del título de Enfermero especialista.

3. BOE núm. 146, de 19 de junio de 1984. Orden de 14 de junio de 1984 por la que se modifica el Estatuto de Personal Auxiliar Sanitario Titulado y Auxiliar de Clínica de la Seguridad Social.

4. Oltra Rodríguez E. Especialidades de enfermería: el día después. Rev Adm Sanit. 2009;7:293-307.

5. BOE núm. 280, de 22 de noviembre de 2003 Ley 44/2003 de 21de noviembre, de ordenación de las profesiones sanitarias.

6. BOE núm. 108, de 6 de mayo de 2005 Real Decreto 450/2005, de 22 de abril, sobre especialidades de Enfermería.

7. Martínez Riera JR. Especialidad de enfermería familiar y comunitaria. Rev ROL Enferm. 2017;40: 349-53.

8. BOE núm. 45, de 21 de febrero de 2008. Real Decreto 183/2008, de 8 de febrero, por el que se determinan y clasifican las especialidades en Ciencias de la Salud y se desarrollan determinados aspectos del sistema de formación sanitaria especializada.

9. BOE núm. 157, de 29 de junio de 2010. Orden SAS/1729/2010, de 17 de junio, por la que se aprueba y publica el programa formativo de la especialidad de Enfermería Familiar y Comunitaria.

10. BOE núm. 230, de 22 de septiembre de 2010 Orden SAS/2447/2010, de 15 de septiembre, por la que se aprueba la convocatoria de prueba selectiva 2010, para el acceso en el año 2011, a plazas de formación sanitaria especializada para graduados/diplomados en Enfermería.

11. March S, Ripoll J, Jordán Martín M, Zabaleta-Del-Olmo E, Benedé Azagra CB, Elizalde Soto L, et al. Factors related to thedevelopment of health-promoting community activities in Spanish primary healthcare: Two case-control studies. BMJ Open.2017;7:e015934.

12. Martínez-Riera JR. Crisis y enfermeras. Rev ROL Enf 2012; 35(2):108-119.

13. Martínez-Riera, JR Carrasco Rodríguez, FJ. Enfermería familiar y comunitaria, cronología de una especialidad. Enferm Clin. 2019; 29(6):352-356.

14. BOE núm. 109, de 7 de mayo de 2019. Resolución de 26 de abril de 2019, de la Secretaría General de Sanidad y Consumo, por la que publica el Marco estratégico para la atención primaria y comunitaria.

15. Martinez Riera, JR; López-Gómez, J. La enfermera comunitaria. En: Manual de Epidemiología y Salud Pública. Panamericana. 2018. En prensa.

16. Antonovsky, A. The salutogenicmodel as a theory to guide health promotion. Health Promoting, 1996; 11(1):11-18.

17. Scales, P.C. y Leffert, N. (1999). Developmental assets: A synthesis of the scientific research on adolescent development. Minneapolis, MN: Search Institute.

18. Kretzmann, J. P., & McKnight, J. (1993). Building communities from the inside out (pp. 2-10). Northwestern University, Evanston, IL: Center for Urban Affairs and Policy Research, Neighborhood Innovations Network.

19. Sáinz-Ruiz PA, Mínguez-Arias J, Martínez-Riera JR. Los consejos de salud como instrumento de participación comunitaria en La Rioja. Gac Sanit. 2019;33(2):134–140.

20. Aviñó Juan-Ulpiano AR. Mapeo de activos en salud en dos barrios vulnerables y su dinamización en una intervención comunitaria participativa [tesis doctoral]. Valencia: Universidad de Valencia, 2017.

21. Castiel LD, Álvarez-Dardet C. La salud persecutoria. Rev Saúde Pública 2007;41(3):461-6.

22. López S, Suárez O, Cofiño R. Guía ampliada para la recomendación de activos ("prescripción social") en el sistema sanitario. Oviedo: Principado de Asturias; 2018.

23. Martínez Riera, JR. Comunidad. En: Martínez Riera, JR. Del Pino Casado, R. Manual Práctico de enfermería comunitaria. Edit ELSEVIER, Barcelona, 2013.

24. Pérez-Wilson, P, Álvarez-Dardet, C, Ruiz Cantero, MT, Martínez-Riera, JR, Carrasco-Portiño, M. Desarrollo del sentido de comunidad: una propuesta para las universidades promotoras de la salud UHPE – Global Health Promotion https://doi.org/10.1177/1757975919859572

25. Thompson B, Kinne S Social change theory: applications to community health En: Bracht N (redactor) Health promotion at the community level (Primera edición, pág. 45-65) Newbury Park (CA): Sage; 1990.

26. Castells, M., Tubella, I. et al. La transición a la sociedad red. 2007; Editorial Ariel – Editorial UOC. Barcelona.

27. Colliere MF. Promover la Vida. Paris: Interediciones; 1982.

28. Martínez Riera, JR. Enfermería: Sencillamente complicado. Rev ROL Enf 2005; 28(4):255-264.

29. Martínez Riera, JR. "Consulta de Enfermería a Demanda en Atención Primaria. Reflexión de una necesidad". Revista Administración Sanitaria (RAS). 2003; 1 (3): 425 – 440.

30. Borrás JM. La utilización de los servicios sanitarios. Gacet Sanit, 8 (1994), pp. 30-49.

31. De la Revilla, citado por Martínez Riera, JR, en: Consulta de enfermería a demanda en Atención Primaria. Reflexión de una necesidad. Rev Adm Sanit 2003;1:425-40.

32. Martínez Riera, JR; Sanjuan Quiles, A. Importância e Metodologia da Visita Domiciliar (CL). En: Malagutti, W. Asistência Domiciliar. Actualidades da Assistência de Enfermagem. 2012. Edit Rubio: Rio de Janeiro (Brasil); 49-76.

33. Martínez Riera, JR. Atención Domiciliaria. En: Martínez Riera, JR. Del Pino Casado, R. Manual Práctico de enfermería comunitaria. Edit ELSEVIER, Barcelona, 2013.

34. The Pan American Health Organization Promoting Health in the Americas. Conferencia Internacional sobre Atención Primaria de Salud, Alma-Ata, URSS, 6-12 de septiembre de 1978.

35. Lalonde, M. A new perspective on the health of canadians. Minister of National Health and Welfare. 1981.

36. Conferencia Internacional sobre Promoción de la salud. Carta de Ottawa. Canadá 1986.

37. Martínez Riera, JR. Climent Rubio, A. Participación Comunitaria en el desarrollo de los programas de salud. En: Ferreira, A. Planes y Programas: Un enfoque de calidad a las intervenciones de salud. Editorial Ideas Uruguay, 2015.

38. Kesby SG. Nursing care and collaborative practice. Journal of Clinical Nursing 2002; 11:357-366.

CAPÍTULO 3

ENFERMERÍA DIGITAL

Vídeo de presentación: **Capítulo 3**

https://amazingbooks.es/manual-enfermeria-video-3/

CAPÍTULO 3

ENFERMERÍA DIGITAL

Autor: Pablo Sánchez Ballesteros

3.1 Introducción

Vivimos en una sociedad digital en la que el uso de internet se ha convertido, prácticamente, en la piedra angular sobre la que pivota la mayoría de nuestras acciones cotidianas.

Las primeras páginas *web*, en los albores de internet, aparte de requerir conocimientos informáticos avanzados para crearlas, estaban repletas de información, el problema es que esta era unidireccional, es decir, una especie de periódico leído en una pantalla.

Es con la irrupción de las *webs* 2.0 cuando se facilita a los usuarios interactuar y colaborar entre sí, como creadores de contenido. Este tipo de *webs* pasan de ser un mero contenedor a convertirse en plataformas de trabajo colaborativo[1]. Pronto, este tipo de herramientas digitales serán utilizadas en el campo de la salud, dando lugar a la salud digital o e-salud.

La Organización Mundial de la Salud (OMS) define la e-salud como «*la aplicación de las Tecnologías de la Información y Comunicación (TIC) en aspectos relacionados con la salud*»[2]. En este sentido, no existe un absoluto consenso con respecto a esta definición. Boogerd *et al.* definen la e-salud como «un campo emergente de la informática médica, en cuanto a la organización y la prestación de servicios de salud a través de internet y de las tecnologías relacionadas. En un sentido más amplio, el término caracteriza no solo un desarrollo técnico, sino también una nueva forma de trabajar, una actitud y un compromiso con el pensamiento global en red para mejorar la atención de la salud a nivel local, regional, nacional y mundial mediante el uso de las TIC»[3].

Con la llegada de la e-salud, ha aparecido la figura de los e-pacientes. Cepeda define a estos como «personas que tienen un papel activo en lo que se refiere a su salud y usan internet y otras tecnologías de la información y la comunicación para mejorar su estado de salud o el de otras personas. El término incluye no solo a pacientes directos, sino también a personas de su entorno»[4].

En aras de prestar los mejores cuidados posibles, las enfermeras no podemos dar la espalda a esta nueva realidad en la que vivimos, es indispensable que adoptemos una serie de competencias y utilicemos aquellos recursos que tenemos a nuestro alcance en esta era digital. A lo largo de este capítulo trataremos de mostrar alguna de estas competencias, así como los recursos digitales que nos van a facilitar el desarrollo de nuestra labor como enfermeras.

3.2 Aspectos clave

En los últimos años, el avance de la profesión enfermera está ligado indefectiblemente a la tecnología. El uso del ordenador, del *smartphone*, de las *tablets*, etc., forma parte de nuestro día a día laboral.

Debemos adquirir, como enfermeras, una serie de competencias digitales que nos permitan desarrollar nuestra labor asistencial, docente, de gestión, investigadora, etc., con la mayor profesionalidad posible y aprovechando todo el potencial que las herramientas digitales nos aportan.

Desde la aparición de internet, la cantidad de información a la que podemos acceder con un solo clic es prácticamente abrumadora. Información que, además, se va actualizando a la velocidad de la luz y se queda obsoleta en cuestión de semanas o meses. Hay mucha información en la red, el problema es que, aunque sepamos que está ahí, en el momento que la necesitamos no sabemos cómo acceder a ella. Es como tratar de pescar una determinada sardina en un mar inmenso que sabemos que está repleto de peces. Por todo ello, la gestión de la información se ha convertido en un punto clave dentro de la enfermería digital. ¿Dónde encontrarla, cómo almacenarla y cómo acceder a ella en el momento en que la necesitamos?

Una de las cosas que ha traído consigo la aparición de internet es la globalización y la eliminación de las distancias físicas. Hoy en día podemos realizar un trabajo de forma colaborativa, o trabajo en red, con personas que ejercen su labor a miles de kilómetros de distancia. Existen muchas herramientas y veremos a lo largo de este capítulo algunas de ellas.

Debemos aprovechar las aplicaciones móviles (*apps*, *wearables*, herramientas de teleasistencia) y otros dispositivos que nos proporcione la tecnología actual y futura en el desarrollo de nuestro trabajo. Todas ellas pueden ser de gran ayuda si las conocemos y sabemos utilizarlas.

Si vamos a trabajar en la red, como profesionales, es preciso que sepamos qué es la identidad digital y empecemos a trabajarla, ya que de ella va a depender nuestra reputación digital.

3.3 Competencias digitales para las enfermeras

En esta época en la que invertimos la mayor parte del día pegados a una pantalla (*smartphone, tablet, smartwatch…*), la formación en competencias digitales sigue siendo la gran tarea pendiente de los profesionales de la salud. Aunque algunas universidades ya han incluido estas asignaturas en su plan formativo, son muchas las enfermeras que carecen de este tipo de habilidades a la hora de afrontar su trabajo diario.

La adquisición de estas competencias digitales es de vital importancia ya que vamos a desarrollar nuestra labor como enfermeras (tanto asistencial como docente, de investigación o de gestión) rodeadas de ordenadores, aplicaciones, historias clínicas informatizadas, etcétera.

Según una reciente encuesta realizada por la Agencia de Calidad del Sistema Universitario Catalán (AQSUC), los profesionales sanitarios no poseen las competencias digitales necesarias para trabajar en el entorno actual. Tal y como reflejó dicha encuesta, aunque las competencias tecnológicas se encuentren entre las habilidades más demandadas en médicos, enfermeras y farmacéuticos, el nivel medio de estos profesionales en habilidades tecnológicas es de un 4,7 sobre 10[5].

A nivel internacional, el proyecto TIGER está adoptando un enfoque único, ya que es el primer esfuerzo internacional para identificar las competencias informáticas básicas de las enfermeras que desempeñan diversas funciones, incluida la coordinación interprofesional de la atención y la gestión de la calidad[6].

José María Cepeda define en su último libro *Las 7 competencias clave hacia una salud digital*[7] las competencias que tanto los profesionales como las organizaciones sanitarias deben poseer en este ámbito.

Las 7 competencias clave son:

1. Visión innovadora

Es de vital importancia evitar el «aquí siempre se ha hecho así». Seguro que habrá una mejor forma de hacer las cosas, por bien que las estemos haciendo. Debemos apoyarnos en la tecnología para llevar a cabo esta mejora.

2. Gestión de la información

Debemos conocer los canales a través de los cuales recibimos (y transmitimos) la información. Cuando una noticia sale en los noticieros de la televisión, ya nos ha llegado antes a través de las redes sociales (RRSS), aplicaciones de mensajería o como un aviso en el correo electrónico. Debemos conocer las principales estrategias a la hora de buscar, filtrar y almacenar la información relacionada con la salud que fluye a través de la red.

3. Identidad digital

Hay que trabajar cuidando nuestra identidad digital, tanto personal como profesional, y saber gestionar nuestra reputación *on-line*.

4. Trabajo en red

Hoy en día, gracias a las TIC, es posible realizar un trabajo de forma colaborativa con profesionales que desarrollen su labor en la otra punta del globo terráqueo y a los que no hemos visto nunca en persona. Hay que tejer una red de contactos profesionales con los que podamos colaborar, compartir y crecer profesionalmente como enfermeras.

5. Aprendizaje permanente

Las enfermeras no podemos cejar en el desarrollo de nuestro aprendizaje. Siempre habrá algún procedimiento nuevo que aprender, nuevas técnicas o nuevos fármacos que conocer. Debemos acercarnos a la tecnología, no con miedo, sino con ganas de aprender.

6. Publicación de contenidos

Como profesionales de la salud debemos conocer los nuevos canales a través de los cuales podemos publicar nuestros propios contenidos y hacer que lleguen al mayor número de personas. Hay que tener en cuenta que la población busca contenido relacionado con la salud en internet y, por ello, debemos estar presentes en la red aportando información avalada por la mejor evidencia científica disponible. Prácticamente, la mitad de internautas españoles utiliza la red para buscar información sobre la salud[8].

7. Comunicación

Es importante desarrollar estrategias a la hora de difundir los contenidos de salud dependiendo de la plataforma elegida para hacerlo y nuestra audiencia. Nuestro mensaje no será el mismo si lo vamos a publicar en un *blog*, en Instagram o en un *podcast*. Tampoco será el mismo si va dirigido a otras enfermeras o a pacientes.

Como enfermeras debemos adquirir estas competencias cuanto antes, para así poder explotar todo el potencial que nos ofrecen las TIC. Tan importante es conocer las ventajas que nos aporta su utilización como las desventajas o peligros de hacer un mal uso. *Selfies* durante la jornada de trabajo, errores por estar pendientes del teléfono móvil o perder el tiempo navegando por las RRSS son algunos de los muchos riesgos a los que las enfermeras estamos expuestas en caso de hacer un mal uso de esta tecnología.

3.4 Gestión de la información

Vivimos en una sociedad en la que la información vuela a la velocidad de la luz, sobre todo a través de internet. Memes, noticias y vídeos nos llegan a nuestros teléfonos móviles o dispositivos electrónicos y los reenviamos a nuestros contactos en cuestión de segundos.

Para que nos hagamos una idea aproximada de la cantidad ingente de información que corre por la red, en tan solo un minuto esto es lo que sucede.

- Se visualizan 4,5 millones de vídeos en la plataforma YouTube.

- Se envían 188 millones de correos electrónicos.

- Se gastan casi un millón de dólares en compras *on-line*.

Podemos utilizar todos estos datos para buscar evidencias científicas relacionadas con el conocimiento enfermero, *posts* sobre algunos aspectos relacionados con nuestra profesión, vídeos, *podcasts* y un largo etcétera. También podemos crear nuevos contenidos que les puedan servir a otras enfermeras.

Debemos ser conscientes, por otra parte, de que los e-pacientes también van a acudir a la red a la hora de buscar información relacionada con la salud. Es por ello que también debemos utilizar las TIC para realizar campañas de promoción de la salud o publicar información que pueda ser valiosa para cualquier paciente.

Tenemos mucha información a nuestro alcance, en ocasiones demasiada. Llega un momento en que no podemos atender nuestros mensajes de WhatsApp, notificaciones de RRSS, correos electrónicos, etc. Por otra parte, tener tantos estímulos a nuestro alrededor hace que no nos podamos centrar en nada. Nuestro cerebro salta de una noticia a una notificación de una *app* y de allí, a un vídeo de YouTube. Es lo que se conoce como «infoxicación digital»[9], que sobrecarga de información y provoca la falta de comprensión de los datos que recibimos.

Por tanto, tenemos que ser conscientes de que disponemos de una gran cantidad de información en nuestras manos gracias a las TIC pero que, si no sabemos manejarla, podemos vernos enterradas bajo una montaña de datos como si de un alud de nieve se tratara.

A lo largo de este punto vamos a ver algunos recursos digitales gratuitos a la hora de buscar, filtrar y almacenar toda esta información relacionada con la salud.

3.4.1 Blogosfera

El término *weblog* fue acuñado por Jorn Barger. La forma corta, *blog*, fue acuñada por Peter Merholz, quien dividió la palabra *weblog* en la frase *we blog* en la barra lateral de su *blog peterme.com* en abril o mayo de 1999 y, rápidamente, fue adoptado como nombre y como verbo (asumiendo «bloguear» como «editar el *weblog* de alguien o añadir un mensaje en el *weblog* de alguien»). Es una especie de diario digital en el que el propietario va subiendo contenido de su interés[10].

Los *blogs*, al tratarse de una *web* 2.0, permiten que los lectores comenten las entradas (o *posts*). Estos comentarios y sus respuestas hacen que se entable una especie de relación que acaba siendo tan enriquecedora para el lector como para el editor. Por otra parte, en muchas ocasiones, en la entrada del *blog* se cuelgan enlaces a otros *posts* relacionados con la misma materia. Debido a todo esto se crea una especie de comunidad entre todos los *blogs* con intereses comunes. Esto es lo que se conoce como blogosfera.

En el campo de la enfermería existe una amplia blogosfera repleta de interesantísimos *blogs* en los cuales encontraremos información relacionada con muchos de los ámbitos de actuación de las enfermeras, debido a la diversidad de perfiles que hay detrás.

Existe una clara relación entre *blogs* y RRSS, ya que estas últimas se utilizan, la mayoría de ocasiones, para difundir las nuevas entradas publicadas en el *blog*. Todo esto hace que se cree una especie de comunidad entre las enfermeras que se mueve por la red (de todo esto hablaremos en profundidad en el punto de «trabajo en red»).

La blogosfera enfermera es una especie de ente con vida. Cada día aparecen nuevos *blogs*, otros desaparecen debido al abandono del alojamiento *web* y otros quedan desfasados tras años sin publicar nada nuevo ni editar entradas antiguas.

Algunos en los que se puede encontrar información interesante son:

@Anaisnursing	Enfermer@s 3.0
Bioética para enfermer@s	Enfermería en evolución
Cuadernillo d@ enfermeir@	Enfermería de escombro
Cuenta con Ana	Enfermería y vacunas
Cuidando	Enfermero Mileurista
Cuidando neonatos	Gestión de Enfermería
Cuidándote.net	La Comisión Gestora
Don Sacarino	LoveNursingMary
El blog de Enfermería tv	Nuestra Enfermería
El blog de Rosa	PSXXI
El diagnóstico enfermero	Lola Montalvo. Enfermería
El enfermero del pendiente	Nightingale and Co
Enfermería Tecnológica	Salud conectada
Enfermería Blog	Signos vitales 2.0
Enfermería Creativa	Teresa Pérez
Enfermera 2.0	Tiritas y Vacunas
Enfermera de trinchera	Un Enfermero Curioso
Enfermerapp	Urgencias y Emergencias

En estos podemos encontrar información relacionada con las urgencias, cuidados intensivos, salud digital, gestión de enfermería, investigación enfermera, Enfermería Pediátrica y un largo etcétera, lo que nos puede ser de gran ayuda si estamos buscando este tipo de información.

En cada una de estas publicaciones se pueden añadir comentarios por parte de los lectores, lo que enriquece tremendamente la publicación al poder entablarse un debate entre los lectores y el editor, o enriquecerse el *post* con información adicional.

Estas entradas pueden mejorarse con imágenes, enlaces, vídeos, infografías, etc., para hacer el contenido más atractivo y fácil de consumir. La atención media que dedicamos de manera sostenida a una publicación digital, un artículo del periódico, una imagen, un vídeo o una conversación es de, solamente, 5 segundos[11] debido a la gran cantidad de estímulos a los que estamos expuestos a través de las TIC, por lo que es importante que el mensaje sea atractivo y enganche a la audiencia del *blog*.

Una infografía es una herramienta de comunicación visual que combina el poder de los iconos e ilustraciones con el texto, haciendo que la información sea lo más visual posible[12] y se viralice con facilidad. Es por ello que es una muy buena herramienta para las enfermeras a la hora de mostrar contenido relacionado con la salud (Figura 1).

Figura 1

Ejemplo de infografía del *blog Enfermería Creativa*

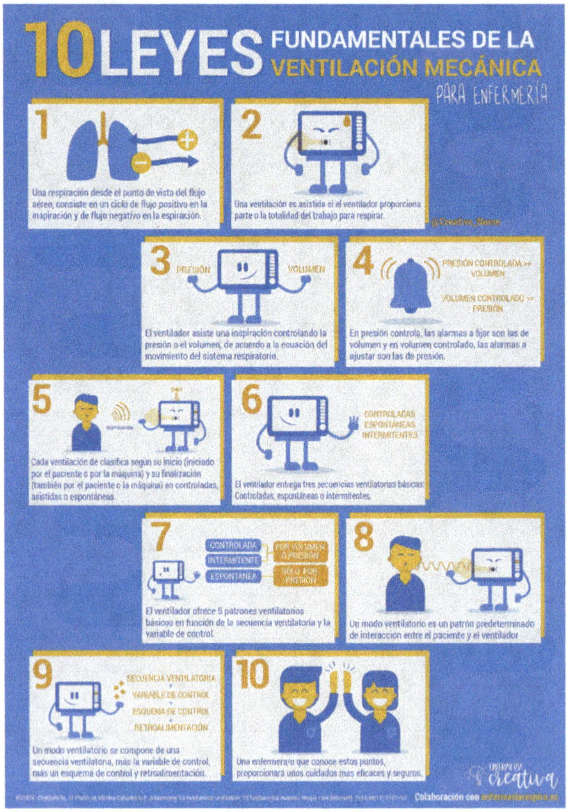

Fuente: ver recursos WEB[A]

Podemos contactar con los editores (vía correo electrónico, RRSS o en el apartado «contacto» de cada uno de los *blogs*) en caso de tener alguna duda relacionada con el tema sobre el que versa el *blog*, trabajar con ellos de forma colaborativa o, simplemente, para hacer una sugerencia.

Si tenemos en cuenta que la mayoría de estos *blogs* pueden publicar entradas nuevas de forma semana, quincenal o mensual, tratar de estar «a la última» en todos ellos puede ser tremendamente tedioso, agotador y frustrante. Para evitar esto, podemos utilizar los siguientes recursos.

Feedly

Feedly es un lector de *feeds*. Los *feeds* o RSS son unos archivos generados por la mayoría de *webs* y *blogs* que contienen una versión específica de la información que aparece en esta *web*. Normalmente, se trata del título, un resumen y un enlace a la *web* que contiene el contenido completo. Los lectores de *feeds* lo que hacen es consultar periódicamente las direcciones de los *feeds* para obtener la última versión disponible de cada una de las *webs*. Por decirlo de otra forma, Feedly es una especie de navegador que nos va a permitir consultar las últimas publicaciones de los *blogs* que nos interesan, desde un mismo sitio, sin necesidad de ir saltando de *blog* en *blog* para consultar si hay alguna novedad.

Para acceder a esta herramienta lo único que tendremos que hacer será entrar en su web (ver recursos WEB[B]). Una vez allí, nos va a pedir que nos registremos. Esto lo podemos hacer mediante una dirección de correo electrónico, a través de nuestra cuenta de Google o utilizando alguna red social como Twitter o Facebook.

Una vez hayamos accedido a Feedly, podemos apreciar que la interfaz está en inglés, aunque esto no va a suponer ningún problema porque es muy intuitiva. Arriba a la derecha, encontraremos la barra *search*. Será aquí donde buscaremos, bien por temas (tecnología, salud, etc.) o directamente a través del nombre del *blog*, si lo conocemos, los *feeds* de los *blogs* a los que queremos seguir. La versión gratuita nos permite añadir un máximo de cien fuentes distintas. Existen dos versiones *premium* bajo suscripción: una *Pro*, con fuentes ilimitadas de noticias, filtrado y búsqueda por criterios, etc., y otra *Teams* para equipos. De todas formas, cien *blogs* son más que suficientes, por lo que es muy recomendable la versión gratuita de esta herramienta.

Otra de las opciones que nos permite la versión gratuita es la de marcar aquellos *feeds* que queremos leer más tarde (en caso de que nos haya parecido interesante pero no tengamos tiempo) y la de crear tablones a los que podemos organizar aquellos *feeds* que más nos han gustado.

Por todo ello, Feedly nos va a facilitar la tarea de filtrar la información, evitando *infoxicarnos*, ya que cuando accedamos a la plataforma solo estaremos consumiendo el contenido de los *blogs*/*webs* que son de nuestro interés.

También podemos descargarnos gratuitamente en nuestros dispositivos móviles la aplicación de Feedly que se sincronizará con nuestra cuenta. Cabe recordar que la mayor parte del tiempo que le dedicamos a navegar en internet lo hacemos a través de dispositivos móviles.

A continuación, se puede acceder a un vídeo tutorial sobre el uso de Feedly a través del siguiente código QR 1 (indispensable disponer un lector de QR en el teléfono móvil o *tablet* y conexión a internet del dispositivo):

Código QR 1 Uso de Feedly

https://amazingbooks.es/manual-enfermeria-video-3.2

Evernote

Evernote es un servicio *web* y aplicación gratuita que permite guardar y organizar toda aquella información que nos parezca interesante: notas de texto, páginas *web*, archivos en PDF, imágenes, notas de voz, etc. Podríamos decir que es una especie de «libreta de ideas» donde podemos ir almacenando todo aquello que se nos ocurra y tenerlo bien organizado para poder localizarlo después. La versión gratuita de Evernote permite descargar la *app* en dos dispositivos móviles, lo que facilita la tarea de guardar lo primero que se nos pase por la mente.

Al registrarnos en Evernote, lo podemos hacer mediante nuestra cuenta de Google o a través de un correo electrónico. Una vez cumplimentado este proceso (y confirmado el correo electrónico en caso de haber elegido esta opción) accedemos a la interfaz principal de esta herramienta.

En la parte derecha de la interfaz podremos crear libretas (en la parte superior derecha) de cualquier tema que nos interese. Dentro de estas, iremos añadiendo las notas pulsando sobre «+ *Nota Nueva*». Se abre entonces una nueva pantalla en la que podemos introducir el título de nuestra nota y podemos empezar a escribir, arrastrar cualquier archivo o utilizar cualquier plantilla de las que dispone Evernote para diversos tipos de notas (presupuestos, notas de reunión, calendario mensual, etc.). Estas notas, al igual que las libretas, las podemos compartir con otras personas a través de un enlace o podemos invitarlas a que accedan y puedan editar la nota mediante una invitación añadiendo el correo electrónico. Podemos añadir diversas etiquetas a las notas para que nos sea más fácil localizarlas. Hay que tener en cuenta que, cuando se almacenan muchas notas, tal vez no nos acordemos en qué libreta la pusimos. En este caso, las etiquetas nos van a ser de gran ayuda.

En el caso de tener varias libretas sobre una misma temática, las podemos agrupar en pilas, para ello, pulsaremos sobre los tres puntos a la derecha de la libreta y seleccionaremos la opción «Añadir a la pila/Nueva pila». Existen varias opciones de pago para Evernote (Tabla 1).

Tabla 1 Opciones suscripción de Evernote

Versión gratuita	Premium	Business
Sincronizada hasta en 2 dispositivos	Dispositivos ilimitados	Dispositivos ilimitados
60 MB de cargas mensuales	10 GB de cargas mensuales	24 GB y más de cargas mensuales
Tamaño nota máximo 25 MB	Tamaño nota máximo 200 MB	Tamaño nota máximo 200 MB

Fuente: tabla realizada por el autor

Se podría haber añadido esta herramienta en el apartado de «Almacenamiento en la nube», pero, como veremos a continuación, existen otras herramientas que nos permiten almacenar una mayor cantidad de datos (y archivos de mayor tamaño) de forma gratuita.

Se puede acceder a un tutorial sobre el uso de Evernote en formato vídeo a través del siguiente recurso WEB[c].

3.5 Trabajo en red

Imaginemos por un momento que tenemos que pescar y solo disponemos de un trozo de hilo. Tal vez, podemos unirlo a un palo y a un anzuelo y, con mucha paciencia, logremos capturar alguna sardina. Ahora, imaginemos que a este trozo de hilo podemos sumarle muchísimos trozos más unidos por nudos. Cada uno de estos nudos tiene una habilidad diferente, unos son capaces de atraer atunes, los otros facilitan la pesca nocturna y los hay que tienen una gran habilidad para que se queden atrapadas las angulas. Esto hará multiplicar, casi exponencialmente, nuestras posibilidades de alcanzar nuestro objetivo. A mayor número de nudos, y cuanto mejor preparados estén, más grande será la red y más posibilidades tendremos de conseguir una buena pesca. Sirva esta analogía para explicar cómo funciona el trabajo en red (de ahí el nombre).

Se trata de ir tejiendo una red de personas a través de relaciones, complicidades, recursos compartidos, enseñanzas, etc., para constituir un espacio colaborativo en el que cada miembro del equipo pueda aportar sus fortalezas y propuestas para alcanzar un objetivo común. El diálogo, entendimiento y respeto son indispensables para alcanzar este objetivo común de trabajo en red.

Las TIC son capaces de acercar a personas que están a miles de kilómetros de distancia y alejar a personas que están cenando juntas (cada una pendiente de la pantalla de su *smartphone*), pero no podemos obviar el potencial que tienen a la hora de trabajar en red.

Existen, a día de hoy, infinidad de recursos digitales a través de los cuales podemos realizar un trabajo. Veamos a continuación alguno de ellos.

Las personas somos animales sociales, siempre nos ha gustado estar rodeados de otras personas. Podemos definir una red social como una estructura compuesta por un conjunto de usuarios (tales como individuos u organizaciones) que están relacionados de acuerdo a algún criterio (relación profesional, amistad, parentesco, etc.)[13], por lo que las RRSS han estado con nosotros desde los albores de los tiempos.

Fue con la explosión de internet y, sobre todo, con la aparición de las *webs* 2.0, cuando se rompieron las barreras físicas a la hora de crear estas RRSS. A partir de ese momento, ya podíamos estar en contacto con otras personas, aunque estuvieran a miles de kilómetros de distancia.

Aunque algunos se siguen refiriendo a las RRSS como «nuevas tecnologías», si echamos un vistazo a la historia de estas, podemos comprobar cómo varias de ellas llevan con nosotros casi dos décadas. Algunas han desaparecido, otras han crecido de forma exponencial en los últimos años y seguro que bastantes desaparecerán próximamente (Figura 2).

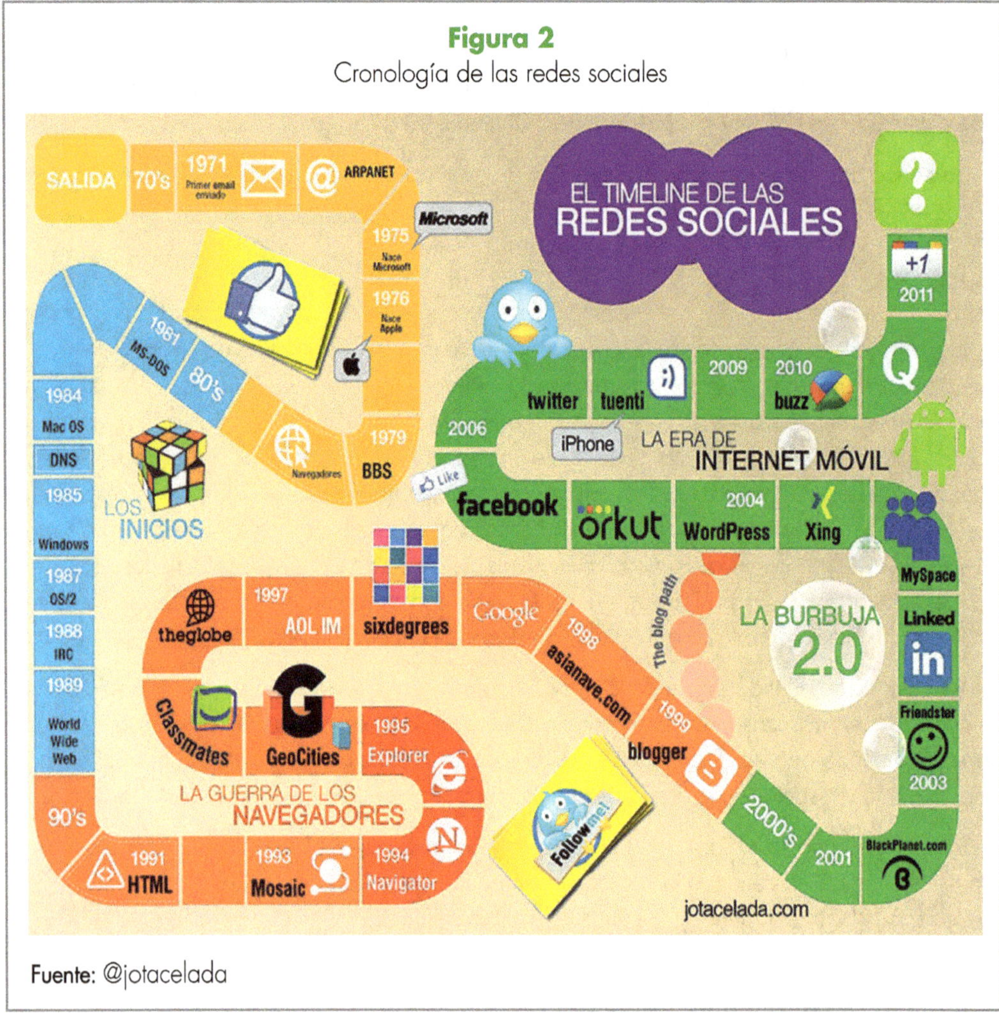

Figura 2
Cronología de las redes sociales

Fuente: @jotacelada

Según el último estudio anual de RRSS, en España el 85 % de los internautas entre 16 y 65 años las utilizan, lo que supone más de 25,5 millones de usuarios en nuestro país[14]. Facebook sigue siendo la red social más conocida, seguida por Instagram y Twitter.

Existen RRSS para profesionales de la salud (Esanum, Spanamed, MedBook, etc.), otras para científicos e investigadores (ResearchGate, Mendeley, etc.) y las hay que son para pacientes (Forumclínic, PatientsLikeMe, etc.)[15], pero son las generalistas (Facebook, Instagram, Twitter...) el nexo entre todos ellos.

El potencial que tienen las RRSS para hacer llegar el mensaje a muchas personas ha sido utilizado para lanzar bulos sobre salud y ha sido utilizado por colectivos como los «antivacunas» o los charlatanes que curan cualquier patología con pócimas milagrosas. Si a esto le sumamos el hecho de que el 60 % de la población busca información sobre la salud en internet y una de cada cinco lo hace a través de las RRSS[8], se hace indispensable que las enfermeras estemos presentes en ellas para aportar contenido de valor sobre aspectos relacionados con la salud, avalado por la mejor evidencia científica disponible al respecto.

Cuando se habla de estar presente en las RRSS siempre surge el debate si separar la cuenta profesional de la personal. Hay defensores y detractores a partes iguales. Lo importante es tener claro la finalidad que se pretende buscar. No todo el mundo tiene por qué aportar contenido. Habrá quién pretenderá aprender, habrá quién tenga algo que contar y otros, enamorados de la docencia, querrán aprovechar estas plataformas para compartir conocimiento con los demás. Lo que está claro es que, a través de comentarios, respuestas e interacciones, se llega a crear una comunidad que formará «la red» de contactos.

Esta comunidad de contactos que se crea y a través de las herramientas que trataremos en el siguiente punto van a facilitarnos la tarea a la hora de poder desarrollar trabajos de investigación o impulsar nuevos proyectos de forma colaborativa.

Cada una de las RRSS tiene sus propias reglas a la hora de utilizarlas. Si queremos subir, por ejemplo, contenido, no puede ser el mismo para Twitter (limitado a 280 caracteres) que para Instagram, donde el aspecto visual juega un papel fundamental. Al principio de ingresar en una red social, suele costar conocer estas reglas no escritas sobre su funcionamiento, por lo que es aconsejable fijarnos en cómo lo hacen otros usuarios que lo estén haciendo bien y tratar de imitarlos.

Si cuando salimos a la calle, o cuando estamos trabajando, tratamos de tener un comportamiento correcto, lo mismo debemos hacer en RRSS. Como profesionales sanitarios, hay una serie de aspectos que debemos tener en cuenta a la hora de estar presente en estas RRSS como son:

- **Respetar la confidencialidad de los datos.** Si queremos aportar algún caso práctico para debatir o aprender debemos ser muy cautos a la hora de proteger estos datos, tanto de pacientes como de otras personas. Debemos ser exquisitamente cuidadosos, sobre todo, a la hora de publicar imágenes relacionadas con nuestro trabajo. Estas deben perseguir un fin docente o aportar algún tipo de contenido interesante. Por supuesto, no expondremos a pacientes, compañeros, acompañantes, ni sus datos.

- **Dar consejos de salud en las RRSS.** Una cosa es lanzar mensajes sobre promoción de la salud y otra bien distinta es responder otro tipo de cuestiones. En cuanto se nos identifique como enfermeras, hay usuarios que nos van a pedir consejo sobre asuntos de lo más variopintos. Hay que tener claro que las RRSS no son una consulta de enfermería y que, dependiendo del caso, el mejor consejo será que acuda a la consulta de su médico o enfermera.

- **Mantener una reputación profesional digital adecuada.** Cuando estamos presentes en las RRSS como enfermeras, debemos tener en cuenta que, de alguna manera, estamos dando una imagen corporativa sobre nuestra profesión.

- **Mantener el respeto en la interacción con otros compañeros.** No todo el mundo opinará lo mismo que nosotros, existirán discrepancias, pero es importante que jamás se falte al respeto.

Aunque no existen unas reglas escritas sobre el comportamiento que debemos tener como enfermeras en las RRSS, la Organización Médica Colegial publicó hace unos años un *Manual de estilo para médicos y estudiantes de medicina sobre el buen uso de las RRSS*[16] del que podemos adaptar algunos aspectos en el caso de las enfermeras a la hora de interactuar.

3.5.2 Herramientas de trabajo colaborativo y almacenamiento en la nube

La computación en la nube, almacenamiento en la nube o, simplemente, «la nube» se trata de una serie de servidores que, a través de internet, son capaces de satisfacer las necesidades del usuario en cualquier momento y en cualquier lugar. A través de este tipo de servicios, lo que hacemos es almacenar y gestionar nuestros contenidos en servidores que pueden estar situados a cientos o miles de kilómetros de distancia. Podemos acceder a estos servidores en cualquier punto del globo terráqueo, siempre que dispongamos de una conexión a internet[17].

Cuando accedemos a uno de estos servicios, hay que tener en cuenta varios aspectos:

- **Seguridad:** Nuestros datos deben estar protegidos en todo momento, que no se pierdan accidentalmente y que podamos acceder a ellos a una velocidad adecuada.

- **Servicios que nos ofrecen:** Como veremos a continuación, hay varias herramientas y, cada una de ellas, cuenta con diversos planes de suscripción premium. Debe quedar claro desde el principio los planes que más nos interesan dependiendo del uso que vayamos a darle.

- **Usabilidad:** Que el programa que vayamos a utilizar para acceder y gestionar nuestros contenidos almacenados en la nube sea sencillo de utilizar.

Los más utilizados actualmente son:

- **Google Drive:** Tal vez, el servicio más conocido debido al monopolio que, prácticamente, tiene Google como buscador de páginas *web*.

- **Dropbox:** Compatible con multitud de plataformas y que, recientemente, ha incluido algunas opciones que facilitan el trabajo de forma colaborativa.

- **OneDrive:** Servicio ofrecido por Microsoft que se integra a la perfección con las últimas actualizaciones de los programas ofimáticos de este (Word, PowerPoint, Excel, etcétera).

- **iCloud:** Servicio de Apple que solo se puede utilizar con sus móviles y *tablets*.

- **Amazon Cloud Drive:** Almacenamiento en la nube del gigante de las compras *on-line*.

Cada uno de estos servicios ofrece diversos planes de almacenamiento, seguridad y opciones de suscripción (Figura 3).

Figura 3

Tabla comparativa de los principales servicios de almacenamiento en la nube. *Blog* Andalucía digital

	ALMACENAMIENTO GRATUITO	PLANES DE PRECIO DESDE	GESTIÓN DE DOCUMENTOS COMPARTIDOS	SEGURIDAD
Google Drive	15Gb	100 Gb 1,99€/mes	Sí	Verificación en dos pasos/cifrado SHA-256
iCloud	5Gb (sólo usuarios IOS)	50 Gb 0,99€/mes	Sólo entre dispositivos iOS	Encriptación de extremo a extremo 128 kb
OneDrive	5Gb	50 Gb 2€/mes	Sí	Verificación en dos pasos
DropBox	2Gb	1 TB 9,9€/mes	Sí	Cifrado de información 256 kb
Box	10Gb	100 Gb 9€/mes	Sí	Cifrado de archivos en tránsito
Amazon drive	5Gb	100 Gb 11,99$/año	-	Verificación en dos pasos y cifrado SHA-256

Fuente: Ver recursos WEB[D]

Normalmente, este tipo de servicios suelen estar mantenidos y gestionados por otras empresas, aunque, a día de hoy, gracias a los NAS (*Network Attached Storage*) podemos disponer de nuestro propio servicio privado «en la nube». Los dispositivos NAS son una especie de disco duro que podemos tener en nuestra casa, pero al que podemos acceder desde cualquier parte del mundo a través de una conexión a internet[18].

Veamos un poco más en profundidad algunos de estos servicios de almacenamiento en la nube.

Google Drive

Es tal vez una de las herramientas más conocidas de almacenamiento y gestión de contenidos en la nube.

Es requisito indispensable disponer de una cuenta de correo de Gmail (también es gratuita) para poder acceder a Google Drive. Existen, como ya hemos comentado antes, varios planes de almacenamiento, pero, en su versión gratuita, podemos disfrutar de 15 GB para almacenar todo aquello que queramos como fotos, archivos, vídeos, etcétera.

Pero Google Drive no es tan solo un lugar en el que almacenar datos, sino que posee infinidad de aplicaciones que la convierten en una herramienta prácticamente indispensable hoy en día.

Google Drive no solo sirve para nuestro ordenador de sobremesa u ordenador portátil, también existe la *app* para móvil o *tablet* que se sincroniza con nuestra cuenta de Google Drive haciendo así más accesibles nuestros contenidos.

De entre todas las aplicaciones que posee Google Drive (más de cien según afirman en su página *web*), podemos destacar:

Google Docs

Se trata de un editor de textos que funciona de manera similar al conocido Word de Microsoft. La principal ventaja de este editor, además del almacenamiento en la nube, es que permite que las personas con las que compartimos el documento puedan añadir sugerencias, comentarios o directamente editar el texto. Otra ventaja de Google Docs es que permite trabajar en un mismo texto a varias personas a la vez en tiempo real.

Google Sheets

Esta aplicación es, ni más ni menos, que una hoja de cálculo similar a Excel de Microsoft. La gran ventaja es que podemos acceder a ella directamente desde el ordenador sin tener que instalar ningún programa en nuestro ordenador o dispositivo móvil. Al igual que Google Docs, permite trabajar en una misma hoja de cálculo de forma colaborativa y en tiempo real.

Presentaciones de Google

Como si una especie de PowerPoint (Microsoft) se tratara, con estas aplicaciones podemos hacer nuestras presentaciones, a las que podremos acceder allí donde estemos a través de una conexión a internet. Al igual que las aplicaciones que hemos visto anteriormente, también permite trabajar de forma colaborativa y en tiempo real.

Formularios de Google

A través de esta herramienta podemos crear nuestras propias encuestas con las que recoger datos. Se puede elegir entre una amplia variedad de opciones de preguntas (respuesta múltiple, opciones desplegables, escalas lineales, etc.) y, al mismo tiempo, se pueden agregar imágenes o vídeos que apoyen estas encuestas.

Tan solo hay que compartir el enlace a través de internet para que la gente responda la encuesta. Las respuestas a estos formularios se recopilan de forma automática y ordenada con gráficos y datos de las respuestas en tiempo real.

Se puede acceder a un curso *on-line* gratuito de Google Drive en formato vídeo a través del siguiente recurso WEB[E].

Dropbox

Esta es, sin lugar a dudas, una de las opciones más populares de almacenamiento en la nube. Una de las principales ventajas es su compatibilidad multiplataforma, por lo que se puede utilizar en cualquier dispositivo.

Nos podremos registrar a través de cualquier dirección de correo electrónico (al contrario que en Google Drive, que tiene que ser desde una cuenta de Gmail obligatoriamente). Curiosamente, también nos ofrece la posibilidad de registrarnos directamente a través de nuestra cuenta de Google.

Tiene una interfaz minimalista, muy intuitiva y fácil de utilizar. En su versión gratuita permite almacenar hasta 2 GB, que se pueden aumentar hasta 18 GB, a razón de 500 MB por persona que invitemos a utilizar esta aplicación (se sumarán 500 MB de almacenamiento tanto para la persona que invita como para el nuevo suscriptor).

Recientemente han añadido las opciones *Paper* (similar a los Google Docs) y *Showcase* (similar a las Presentaciones de Google) a la versión gratuita desde los que podremos compartir estos documentos y trabajar en tiempo real con otras personas. Estas se encontraban previamente solo para las opciones de suscripción de pago.

Podemos descargar la aplicación en cualquier tipo de dispositivo móvil, independientemente del sistema operativo.

A la hora de gestionar contenido relacionado con la salud, es interesante disponer de varias copias de seguridad de aquellos documentos más importantes, por lo que no está de más tener cuenta en varias de las plataformas de almacenamiento en la nube.

Se puede acceder a un videotutorial sobre el uso de Dropbox a través del siguiente recurso WEB[F].

3.6 Identidad digital. Reputación digital

Al igual que al pasear por la playa vamos dejando nuestras huellas en la arena, al navegar por internet, también. Las fotos que subimos a Instagram, los *likes* que damos en Facebook o los *retuits* que damos en Twitter conforman nuestra identidad digital. La información que existe en la red sobre nosotros es lo que se conoce como identidad digital, y la vamos a encontrar, tanto si subimos contenido como si no, ya que seguro que otras personas o entidades han subido información relacionada con nosotros.

Igual que cuando vamos al supermercado, tratamos de ir bien vestidos, aseados y tener buenos modales, al navegar en internet y subir contenido, debemos hacer lo mismo. Debemos cuidar nuestra identidad digital, sobre todo, como profesionales de la enfermería.

Una buena forma de conocerla es haciendo *egosurfing*, que no es otra cosa que hacer una búsqueda en Google o cualquier otro buscador con nuestro nombre y apellidos. Seguro que aparece alguna denuncia de tráfico, alguna foto o alguna noticia nuestra.

Si la identidad digital depende de nuestras acciones, la reputación digital, no tanto, pues es lo que las otras personas opinan de nosotros, que tal vez sea una imagen muy diferente de la que nos pensamos.

Es importante cuidar tanto la identidad como la reputación *on-line*, ya que nos puede abrir muchas puertas, tanto personales como profesionales, en un futuro. Al fin y al cabo, hoy en día, cuando se busca información sobre cualquier profesional se hace a través de internet. Es por eso que debemos trabajar para que cuando alguien busque información sobre nosotros, sepa realmente quiénes somos, a qué nos dedicamos y cuáles son nuestras fortalezas como enfermeras[19].

3.7 Apps, wearables y teleasistencia

En España existen alrededor de 54,4 millones de dispositivos móviles, lo que supone el 117 % de la población, es decir, ya existen más teléfonos móviles que habitantes. Se descargaron alrededor de 1239 millones de aplicaciones (*apps*) y se gastaron alrededor de 450 millones de dólares en estas *apps*[20]. Estos datos dan buena cuenta de la importancia que los teléfonos móviles inteligentes o *smartphones* tienen en nuestro día a día.

Se calcula que en todo el mundo existen más de 300.000 *apps* de salud. Aunque la mayoría de ellas están enfocadas al bienestar, el 40 % están relacionadas con el control del estado de salud.

Aprovechar las *apps* de salud nos va a aportar una serie de ventajas, tanto para los pacientes como para las enfermeras:

1. **Mejoran la adherencia al tratamiento.** El paciente está más informado y predispuesto a seguir las pautas del tratamiento o recomendaciones terapéuticas.

2. **Mejoran la motivación.** Muchas han incorporado técnicas de gamificación, con las que, a través de una especie de juego, se van ganando puntos, recompensas o estatus dentro de la *app*, lo que hace que aumente la motivación para seguir las indicaciones.

3. **Mejora del seguimiento.** Gracias a ellas es mucho más fácil poder hacer un seguimiento de los datos recogidos (en muchas ocasiones, gracias a *wearables* asociados).

4. **Optimización de servicios y reducción de costes.** Hay estudios que afirman que un correcto uso de las *apps* puede suponer una reducción en la utilización de servicios sanitarios y, por ende, de costes[21].

Es imposible conocer todas las *apps* de salud que existen en el mercado aunque, desgraciadamente, no todas disponen de una calidad adecuada para el fin que se persigue. Por ello, es importante tener en cuenta que las que vayamos a utilizar o las que recomendemos a nuestros pacientes hayan sido evaluadas previamente. Existen dos repositorios sobre *apps* de salud en España muy interesantes y donde seguro podemos encontrar la que estamos buscando:

1. **Fundación Internet Salud y Sociedad (ISYS).** Cada año elabora un ránking de las *apps* de salud puntuándolas sobre criterios de popularidad, confianza y utilidad. Ver recursos WEB[G].

2. **Catálogo de apps de la Junta de Andalucía.** Aquí podemos encontrar una guía de recomendaciones para el diseño, uso y evaluación de *apps* de salud, el distintivo AppSaludable (que certifica la calidad y seguridad de las que lo poseen) y un catálogo. Ver recursos WEB[H].

La teleasistencia es otro de los campos que se está empezando a utilizar desde hace unos años. Aplicaciones como Skype o el propio WhatsApp ya nos permiten realizar videollamadas desde nuestros teléfonos móviles sin necesidad de estar en casa conectados al ordenador. Por otra parte, con la incorporación del 4G y 5G, las velocidades de conexión permiten una emisión clara y sin interferencias, ¿por qué no aprovechar esta tecnología?

Imaginemos, por un momento, que un paciente de un pueblo con mala comunicación y alejado del centro de salud en el que trabajamos tiene que acudir a la consulta para el control de su hipertensión arterial. ¿No se podría hacer esta consulta a través de una videollamada y que el paciente se tomara la tensión con un tensiómetro fiable desde su casa? Con esto, le ahorramos el desplazamiento al paciente y, por otra parte, se sentirá mucho más cómodo en su entorno doméstico.

Con la incorporación de la red de telefonía 5G, que permitirá velocidades de conexión mucho mayores que con el 4G, se abrirá un mundo de posibilidades nuevas en el campo de la teleasistencia. Desde intervenciones quirúrgicas a distancia hasta cualquier otra cosa que se nos ocurra.

Sujetadores capaces de detectar un cáncer de mama, pulseras que controlan la diabetes tipo 1 en niños, gafas con las que un invidente puede «oír» las estructuras que hay a su alrededor... Suena a ciencia-ficción, pero ya están entre nosotros. Son los *wearables*, un anglicismo de difícil traducción, pero que sería algo así como «tecnología vestible». Hoy en día, son habituales los relojes que nos cuentan los pasos, nos dicen las calorías que hemos consumido y nos monitorizan el ritmo cardiaco. Incluso en Estados Unidos, la última versión del iWatch es capaz de detectar episodios de fibrilación auricular.

Los *wearables* de salud pueden recoger datos fisiológicos del usuario, subirlos directamente a una nube en la que serán consultados por parte de los profesionales sanitarios. En este sentido, es importante tener en cuenta su fiabilidad, ya que algunos son de una precisión extraordinaria, pero otros dejan mucho que desear en este sentido.

3.8 El futuro de la Enfermería Digital

Al contrario de lo que mucha gente cree, la Enfermería Digital no trata sobre tecnología, sino más bien de lo que se puede hacer con esa tecnología; de relaciones entre personas que utilizan recursos digitales para tratar de mejorar la salud de todos.

En ocasiones, disponemos de la tecnología, pero no hacemos un uso correcto de ella, bien por problemas burocráticos de la organización o por puro desconocimiento. De nada sirve tener un ordenador y una impresora si para redactar un informe vamos a perder más tiempo que cuando lo hacíamos a papel y boli y encima no miramos al paciente ni a la cara, parapetados tras la pantalla de nuestro ordenador. Debemos utilizar la tecnología, pero tenemos que hacerlo bien, si no, no servirá de nada.

Es indispensable que la parte técnica y la enfermera vayan de la mano a la hora de dar a luz nuevos avances tecnológicos. Por eso, debemos trabajar codo con codo con informáticos, ingenieros, etc., a la hora de crear nuevas plataformas, aplicaciones o avances tecnológicos para el cuidado de las personas.

Todo lo relacionado con internet avanza a gran velocidad y cada vez nos será más complicado estar al día en estas cuestiones. Aplicaciones, *webs*, *wearables* y nuevos dispositivos, que en estos momentos no podemos ni imaginar, aparecerán en los próximos meses. Por eso, cuanto antes empecemos a formarnos en el campo de la Enfermería Digital, mucho más sencillo será interiorizar y manejar nuevos recursos tecnológicos.

Como decía el tío de Spiderman: «Un gran poder conlleva una gran responsabilidad». Y las enfermeras tenemos el poder de cuidar a las personas a nuestro cargo, lo que comporta una grandísima responsabilidad. Es por ello que estamos obligadas a estar a la última en cuanto a evidencias científicas que existan en nuestro ámbito de trabajo y, por supuesto, en cuanto a tecnología, para prestar los mejores cuidados posibles a nuestros pacientes. El futuro de la Enfermería Digital no depende de la tecnología, sino de las enfermeras que la utilicen.

3.9 Bibliografía

1. Web 2.0. En: Wikipedia, la enciclopedia libre [Internet]. 2019 [Consultado: 11 agos. 2019]. Disponible en: https://es.wikipedia.org/w/index.php?title=Web_2.0&oldid=118136740

2. Weltgesundheitsorganisation, Internationale Fernmelde-Union, editores. National eHealth strategy toolkit. Geneva: World Health Organization [u.a.]; 2012.

3. Boogerd EA, Arts T, Engelen LJ, van de Belt TH. «What Is eHealth»: Time for An Update? JMIR Res Protoc. 12 de marzo de 2015;4(1):e29.

4. Cepeda JM. Manual de inmersión 2.0 para profesionales de la salud [Internet]. 2014. [Consultado: 11 agos. 2019]. Disponible en: https://saludconectada.com/download/manual-nov2014/

5. Elsevier. Competencias digitales en eHealth: una asignatura pendiente [Internet]. Elsevier Connect. [Consultado: 12 agos. 2019]. Disponible en: https://www.elsevier.com/es-es/connect/ehealth/competencias-digitales-profesionales-salud

6. Hübner U, Shaw T, Thye J, Egbert N, Ball M. Towards an international framework for recommendations of core competencies in nursing and inter-professional informatics: the TIGER competency synthesis project [Internet]. [Consultado: 11 agos. 2019]. Disponible en: https://www.himss.org/library/towards-international-framework-recommendations-core-competencies-nursing-and-interprofessional

7. Cepeda JM. 7 competencias clave hacia una salud digital [Internet]. Salud Conectada. Valladolid; 100 p. [Consultado: 11 agos. 2019]. Disponible en: https://saludconectada.com/

8. Martínez RV, López MM. Los ciudadanos ante la e-Sanidad. Opiniones y expectativas de los ciudadanos sobre el uso y aplicación de las TIC en el ámbito sanitario [Internet]. Ministerio de Industria, Energía y Turismo. Observatorio Nacional de las Telecomunicaciones y de la Sociedad de la Información - ONTSI –; 2016 abr p. 201 [Consultado: 11 agos. 2019]. Disponible en: https://www.ontsi.red.es/ontsi/sites/ontsi/files/los_ciudadanos_ante_la_e-sanidad.pdf

9. Limia SD. Infoxicación digital: qué es y cómo puedes evitarla [Internet]. Sonia Duro Limia. 2018 [Consultado: 14 agos. 2019]. Disponible en: https://soniadurolimia.com/que-es-la-infoxicacion-digital-como-evitarla/

10. Blog. En: Wikipedia, la enciclopedia libre [Internet]. 2019 [Consultado: 14 agos. 2019]. Disponible en: https://es.wikipedia.org/w/index.php?title=Blog&oldid=118214987

11. Cinco segundos de atención [Internet]. La Vanguardia. 2019 [Consultado: 16 agos. 2019]. Disponible en: https://www.lavanguardia.com/vida/20190203/46177449169/capacidad-atencion-estimulos-concentracion.html

12. Enfermeriacreativa P. Cómo realizar una infografía [Internet]. Enfermería Creativa. 2019 [Consultado: 16 agos. 2019]. Disponible en: https://enfermeriacreativa.com/2019/08/05/como-realizar-una-infografia/

13. Red social. En: Wikipedia, la enciclopedia libre [Internet]. 2019 [Consultado: 19 agos. 2019]. Disponible en: https://es.wikipedia.org/w/index.php?title=Red_social&oldid=118231852

14. Estudio anual de Redes Sociales 2019 (versión reducida) [Internet]. IAB Spain. [Consultado: 20 agos. 2019]. Disponible en: https://iabspain.es/estudio/estudio-anual-de-redes-sociales-2019-version-reducida/

15. Fernández Cacho LM, Gordo Vega MÁ, Laso Cavadas S. Enfermería y Salud 2.0: recursos TICs en el ámbito sanitario. Index Enferm. junio de 2016;25(1-2):51-5.

16. Gutierrez Fernandez R, Jiménez aldasoro M, Lalanda Sanmiguel M, Olalde Quintana R. Manual de estilo para médicos y estudiantes de medicina. [Internet]. [Consultado: 21 agos. 2019]. Disponible en: https://www.cgcom.es/sites/default/files/u183/Manual%20Redes%20Sociales%20OMC.pdf

17. Computación en la nube. En: Wikipedia, la enciclopedia libre [Internet]. 2019 [Consultado: 17 agos. 2019]. Disponible en: https://es.wikipedia.org/w/index.php?title=Computaci%C3%B3n_en_la_nube&oldid=118306444

18. Ranchal J. ¿Qué es un NAS? Guía de compra, instalación y uso [Internet]. MuyComputer. 2016 [Consultado: 17 agos. 2019]. Disponible en: https://www.muycomputer.com/2016/08/23/nas-almacenamiento/

19. PauMatalap. Identidad digital para profesionales de la salud [Internet]. Enfermería Tecnológica. 2019 [Consultado: 21 agos. 2019]. Disponible en: https://enfermeriatecnologica.com/identidad-digital-para-profesionales-de-la-salud/

20. Digital en 2019 España [Internet]. We are Social y hotsuite; [Consultado: 13 agos. 2019]. Disponible en: https://wearesocial.com/es/digital-2019-espana

21. Elsevier. Ventajas y asignaturas pendientes de las apps en el sector salud [Internet]. Elsevier Connect. [Consultado: 21 agos. 2019]. Disponible en: https://www.elsevier.com/es-es/connect/ehealth/ventajas-y-asignaturas-pendientes-de-las-apps-en-el-sector-salud

3.10 Recursos WEB

A. Disponible para descarga gratuita en: https://enfermeriacreativa.com/2019/06/24/las-10-leyes-fundamentales-de-la-ventilacion-mecanica-para-enfermeria/

B. Web de Feedly: https://feedly.com/

C. Vídeo tuturial de Evernote: https://www.youtube.com/watch?v=jJB8kztrJ1A&t=1s

D. Blog Andalucia es digital: https://www.blog.andaluciaesdigital.es/servicios-de-almacenamiento-en-la-nube/

E. Curso on-line gratuito de Google Drive: https://www.youtube.com/watch?v=aLPTDIS-8dk&t=897s

F. Curso de Dropbox Completo en Español 2020: https://www.youtube.com/watch?v=RR090AWT4yU&t=700s

G. Fundación iSYS: https://www.fundacionisys.org/es/apps-de-salud/catalogo-de-apps

H. Estrategia de calidad y seguridad en aplicaciones móviles de salud: http://www.calidadappsalud.com/

CAPÍTULO 4

INVESTIGACIÓN EN ENFERMERÍA

Vídeo de presentación: **Capítulo 4**

https://amazingbooks.es/manual-enfermeria-video-4/

CAPÍTULO 4

INVESTIGACIÓN EN ENFERMERÍA

Autores: Glòria Mirada Masip, Montserrat Solanilla Puértolas, Joan Torres Puig-gros

4.1 Introducción

Durante muchas décadas, los profesionales de enfermería han tenido que superar muchas barreras para acceder al mundo de la investigación. De hecho, muchos con inquietudes e interés por investigar solo tenían acceso por la puerta de atrás, es decir, a través de otras titulaciones como antropología, sociología, psicología, medicina, etc. Enfermería era una diplomatura, un primer ciclo sin acceso a ciclos superiores como el tercero, que correspondía al doctorado.

A partir de la llegada del Espacio Europeo de Educación Superior (EEES) en el año 1999, también llamado Proceso de Bolonia, los enfermeros y enfermeras tienen acceso a todo el recorrido académico. Se abre la puerta al máster y al doctorado. Todo ello supone una oportunidad de entrada al mundo de la investigación, como participar y liderar proyectos, acceder a convocatorias de financiación, participar en tribunales y otras mejoras que equiparan la enfermería al resto de titulaciones superiores universitarias. Este proceso se desarrolla de manera efectiva durante la primera década del siglo XXI.

La incorporación de los graduados en enfermería al mundo de la investigación no ha sido fácil ni un proceso rápido. Se ha requerido un esfuerzo importante de formación de estos profesionales en metodología y otros aspectos de la investigación, así como abrir nuevas líneas de investigación acordes con la finalidad de la enfermería, que son los cuidados. Ello ha supuesto que se abra ante nosotros un extenso campo de investigación que no se limita a los cuidados, sino que se extiende a otros aspectos muy relacionados con nuestra profesión, como son el dolor, el sufrimiento y la calidad de vida.

Este capítulo no pretende ser un manual o guía de investigación más de los muchos que hay en el mercado[1-3], sino que pretendemos efectuar un recorrido sobre el proceso de la investigación en enfermería reflexionando sobre cada uno de sus pasos.

4.2 Aspectos clave

En la última década los profesionales de enfermería han pasado a tener un papel igualitario en el campo de la investigación, al igual que otros profesionales. Se pretende dar respuesta a preguntas y contrastar hipótesis de manera objetiva a través del método científico.

A partir de estas cuestiones, se consensúa un proyecto o protocolo de investigación como documento. Este marca el camino a seguir (el método) para obtener la respuesta y detalla todas las técnicas científicas que vamos a utilizar: el tipo de diseño o de estudio, el contexto geográfico y temporal en que se va a realizar, cómo vamos a seleccionar a los participantes en el estudio y cuántos, qué información necesitamos de ellos (las variables), cómo vamos a recoger esta información (los encuestadores, los cuestionarios u otros instrumentos de recogida de datos), cómo pensamos proceder en el análisis de estos datos, qué aspectos éticos y legales debemos tener en cuenta, qué cronograma nos proponemos, qué presupuesto estimamos, etcétera.

Después, una vez aprobado el proyecto, disponiendo de presupuesto y contando con un equipo investigador adecuado, pasamos a la acción, es decir, al trabajo de campo.

A continuación, debemos comunicar los resultados en congresos (en forma de comunicaciones y pósteres) y en revistas científicas (en forma de originales). Nuestro esfuerzo, esta información y sus resultados deben retornar a la sociedad.

4.3 El método científico, el camino

En el transcurso de las tareas de la práctica diaria, todo profesional con cierto grado de inquietud se acaba haciendo preguntas o se plantea hipótesis que probablemente aún no estén resueltas. Hay maneras no científicas de responder a estas preguntas, dudas o cuestiones. Entre ellas estaría seguir haciendo lo que se ha hecho siempre, preguntarle al jefe o a un experto. Otra manera no científica de encontrar respuesta a las preguntas es a través del método prueba-error. En contrapartida a estos, el camino es el método científico; consta de un proceso que establece una metodología, que es a su vez rigurosa y objetiva. El método científico nace y se desarrolla básicamente en Europa, entre los siglos XVII y XVIII, y se fundamenta en rechazar los dogmas y aceptar/reconocer la duda (ciencia *versus* religión). Es el método aceptado en la actualidad para resolver las dudas a través de asumirlas, implicando crear conocimiento. En definitiva, se trata de avanzar.

Pero el camino requiere una ruta en el mapa, y es el método el encargado de diseñar todo el trayecto. Tenemos que pensar, discutir y, sobre todo, redactar un proyecto o protocolo de investigación. Debemos centrar el tema, concretar nuestra/s pregunta/s o hipótesis, detallar todos los componentes del diseño o método, argumentándolo con citas bibliográficas, prever el coste y planificar un cronograma. Hay que tener claro qué esperamos sacar de ello, detallar el equipo investigador detallando su currículum y las tareas asignadas a cada uno…, mucho trabajo, pero, sobre todo, se trata escribir. Es imprescindible redactar el documento que servirá de guía y acuerdo a todo el equipo investigador. También servirá para obtener permisos institucionales y de comités de ética y para participar en convocatorias de financiación, entre otras cosas. El esfuerzo y tiempo invertido en la confección de este documento ahorrará mucho tiempo en la redacción, al final, de comunicaciones, artículos, tesis doctorales, etc. En la Figura 1 se sintetiza el método científico.

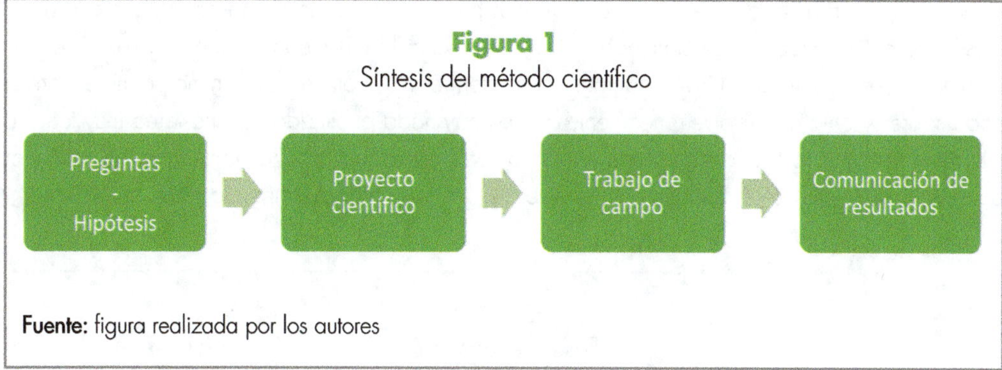

Fuente: figura realizada por los autores

4.4 Los proyectos, cómo y con quién diseñarlos

4.4.1 El punto de partida

¿Qué queremos?

A partir de ahora, nos subimos al tren que nos llevará por el camino del método científico. En el punto anterior, habíamos hablado de las preguntas que nos hacemos, las ideas que tenemos y las hipótesis que nos planteamos en nuestro día a día profesional. Estas acabarán concretándose en objetivos e hipótesis bien definidas, pero ello requiere un recorrido previo. Inicialmente, las dudas/preguntas/hipótesis que nos planteamos son imprecisas o vagas y requieren un proceso de concreción. Lo podemos lograr a base de revisar bibliografía (ver qué han estudiado otros autores, cómo se lo han planteado), discutir la pregunta entre el grupo investigador y consultar a expertos si es necesario. Además, este proceso de concreción de los objetivos requiere muchas veces dejar reposar las ideas y retomarlas al cabo de unos días. Al final, obtendremos de manera concreta y refinada qué es lo que queremos saber y en qué contexto y grupo se quiere saber.

Para ver todo esto de manera práctica, vamos a plantearnos dos ejemplos de trabajo:

- El primero correspondería a un estudio descriptivo que tendría como objetivo *conocer los motivos por los que se vacunan o no contra la gripe los estudiantes de Ciencias de la Salud.*

- El segundo correspondería a un estudio analítico cuya hipótesis sería: *la utilización de la consulta de enfermería por parte de los usuarios hace aumentar la cobertura de vacunación antigripal.*

Estos dos ejemplos son los que vamos a utilizar para desarrollar este capítulo. Antes de continuar es importante decir que se debe redactar un proyecto de investigación[4] que incluya todos los puntos del camino de la investigación (marco conceptual, marco teórico, justificación, objetivos, plan de estudio, bibliografía y anexos). Insistimos en que el proyecto es un documento consensuado por el equipo investigador y, por tanto, es la referencia a seguir durante el estudio. Además, este documento sirve para obtener autorizaciones y financiación. Por lo que su contenido debe ser muy detallado y riguroso en cuanto a las diferentes fases del estudio.

Antes, hemos hecho referencia a la búsqueda bibliográfica. Esta es crucial al inicio de todo, no solamente para saber cómo se plantean las preguntas otros autores, sino también para conocer cómo han llevado a cabo sus estudios (qué diseños han empleado, en qué muestras, con qué variables, definiciones, instrumentos de medida, etc.). De hecho, la búsqueda bibliográfica es necesaria durante todo el camino de la investigación. Ahora bien, es muy común el desánimo por no encontrar nada sobre el tema o pensar erróneamente que no hay nada publicado. Es una tarea muy tediosa que requiere paciencia, experiencia y la ayuda de un experto si sois principiantes. Podéis encontrar guías y tutoriales muy útiles en las páginas web de las bibliotecas de universidades.

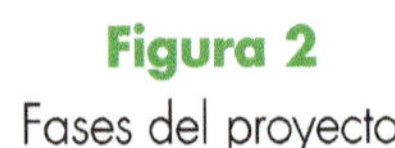

Figura 2
Fases del proyecto

Fuente: figura realizada por los autores

Elegir el estilo arquitectónico o cómo lo vamos a hacer

Si antes hablábamos del ¿qué queremos saber?, ahora hay que ver ¿cómo lo vamos a hacer? La investigación tiene dos grandes enfoques: el cuantitativo, que trata de recoger información básicamente numérica y analizarla o explotarla mediante la estadística, y el cualitativo, que se basa más en el relato de las personas entrevistadas y, por tanto, en motivos más profundos que no recoge el método cuantitativo. Existen métodos a medio camino entre el abordaje cuantitativo y cualitativo que son técnicas que se basan en informadores cualificados (personas escogidas muy representativas en el tema de estudio y que nos pueden informar muy bien). Entre estas técnicas se encuentran los estudios Delphy, el grupo nominal, etc. Por último, cada vez son más frecuentes los estudios que utilizan dos o tres de estas estrategias; a este método se le denomina triangulación.

A diferencia de otros países, el abordaje cualitativo no ha sido muy utilizado en Ciencias de la Salud en el nuestro, pero actualmente se está introduciendo con fuerza, especialmente en el mundo de la enfermería. Este requiere de muestras más pequeñas y más seleccionadas, pero conlleva, a su vez, un proceso largo y tedioso de obtención, transcripción e interpretación de la información. En este capítulo nos dedicaremos más a la investigación cuantitativa. Como ejemplo para diferenciar ambos enfoques, en el caso de los motivos de vacunación o no vacunación en estudiantes de Ciencias de la Salud, el cualitativo nos haría emerger los motivos más profundos expresados por los estudiantes, mientras que el cuantitativo nos expresaría una distribución de frecuencias de los motivos que hayamos listado previamente.

Aunque al inicio hemos expresado que no pretendemos hacer una guía de investigación, vamos a decir algunas cosas sobre ello[5,6]. Existen dos grandes ramas de los tipos de estudios o diseños (Figura 3): los descriptivos, que solo pretenden obtener información como el ejemplo *sobre los motivos de vacunación y no vacunación de los estudiantes de Ciencias de la Salud*, y los analíticos, cuya pretensión es analizar una hipótesis, como *la relación entre la utilización de la consulta de enfermería y su impacto en un aumento de la cobertura vacunal antigripal*. A su vez, los estudios analíticos se dividen entre observacionales y experimentales. En los observacionales simplemente preguntamos y anotamos las respuestas o lo que vemos (observamos) sin manipular la situación. En

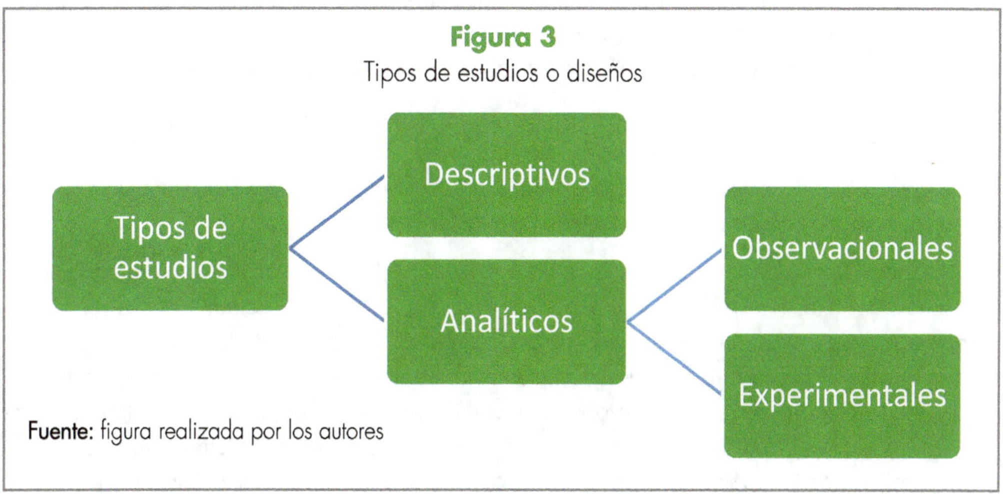

Figura 3
Tipos de estudios o diseños

Fuente: figura realizada por los autores

cambio, en los experimentales, se manipulan las condiciones del estudio o situación (se experimenta o se interviene) como vacunar a un grupo y a otro no y comparar la respuesta inmunitaria entre ambos grupos. Desde otra visión, hay diseños que miran hacia atrás en el tiempo, los hay que miran hacia adelante siguiendo varios grupos de individuos durante un periodo y, finalmente, los hay que no miran ni hacia atrás ni hacia adelante, sino que se fijan en un punto en el tiempo. Hablamos de los estudios retrospectivos, prospectivos y transversales, aunque estas palabras a veces crean un poco de confusión. De todas maneras, toda esta clasificación corresponde al mundo académico. En realidad, muchas veces las fronteras no son tan claras y muchos estudios están a caballo entre un tipo y otro. Sea como sea, lo importante no es darle nombre ni decir dónde está clasificado el diseño por el que optamos, sino explicarlo y que el esquema quede totalmente claro. Se trata de la fase de diseño arquitectónico, de sentarnos delante de un papel en blanco y elaborar el esquema con los grupos a estudiar, las coordenadas temporales…, en definitiva, jugar a ser arquitectos.

Por otra parte, la elección del diseño va a depender al final del tiempo que disponemos para realizar el estudio, de su financiación y de las barreras éticas y legales, así como también de la validez que esperamos obtener de sus resultados.

4.4.3 Participantes en el estudio

¿A quién y a cuántos vamos a preguntar u observar?

Hasta ahora, hemos concretado los objetivos (qué queremos) y qué diseño podemos utilizar (cómo). Ahora debemos decidir a quién y dónde aplicamos el estudio, es decir, de quién vamos a obtener la información; hemos llegado al apartado de participantes en el estudio (criterios de selección: criterios de inclusión y exclusión).

Para ello, debemos plantearnos tres cuestiones:

- La primera, a qué población queremos dirigir nuestra pregunta o hipótesis (población diana). En el caso de los motivos de vacunación o no vacunación antigripal podrían ser los estudiantes del grado de Ciencias de la Salud (medicina, enfermería, fisioterapia, nutrición, etc.) y en el segundo caso nos referiríamos a los usuarios del sistema sanitario que acuden a la consulta de enfermería. Sobre este tema deberíamos decidir cuál es la población de estudio. En el primer caso, qué universidades (públicas, privadas o ambas), facultades y grados, cursos…, y, en el segundo, qué centros de salud (públicos, privados o ambos), edades, etcétera.

- La segunda cuestión, cómo obtenemos la muestra, qué manera o estrategia utilizamos para escoger a los participantes de manera representativa, operativa y asumible económicamente (muestreo). Sobre técnicas de muestreo disponemos de muchos manuales[7-9]. La manera operativa de cómo abordar a los participantes es lo que se llama reclutamiento.

- Y finalmente, la tercera cuestión sería cuántos individuos elegimos (tamaño muestral). Este último aspecto es un tema muy discutido y al que los investigadores noveles le dan muchas vueltas (numerosas revisiones de manuales, muchas consultas a estadísticos, metodólogos y directores de proyectos). Aunque el tamaño muestral depende de varios parámetros como lo son la precisión que queremos obtener en los resultados, las diferencias mínimas que queremos detectar entre los grupos que comparamos, los errores alfa y beta que queremos o podemos asumir y la uni y bilateralidad de la hipótesis, al final, el tamaño muestral depende fundamentalmente del sentido común basado en un equilibrio entre la capacidad de trabajo y la financiación del proyecto, también del grupo de investigación y de la concreción de la información final que se quiere obtener (precisión de los resultados). Aparte de los manuales y paquetes estadísticos, existen en la red múltiples programas para el cálculo del tamaño muestral que ofrecen la posibilidad de realizar dicho cálculo en función del tipo de diseño, los errores asumibles y otros aspectos más.

Ahora ya sabemos qué, cómo, quién y cuántos

Con cierta frecuencia, se añade un apartado de contextualización. Es decir, aclarar dónde y cuándo se va a realizar el estudio. Estos son dos aspectos importantes para poder interpretar y extrapolar los resultados cuando se publiquen.

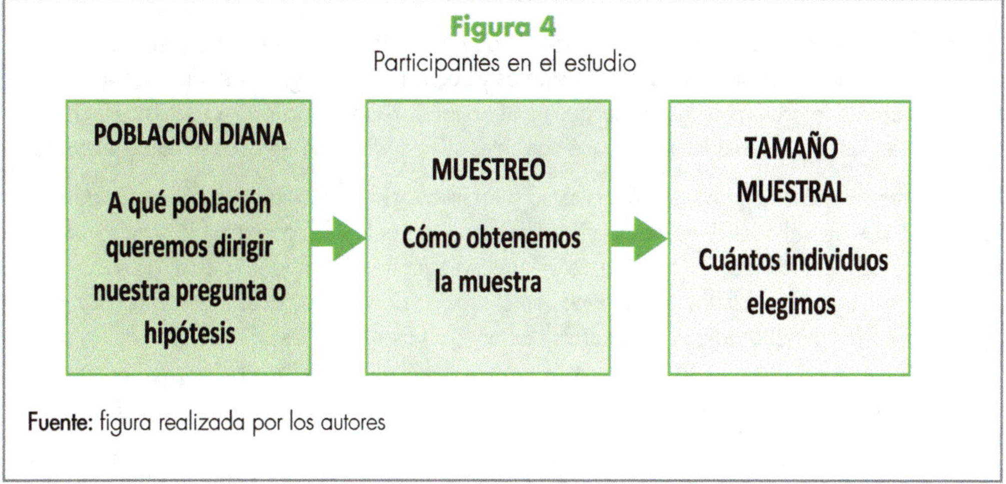

Figura 4
Participantes en el estudio

Fuente: figura realizada por los autores

4.4.4 Las variables

¿Qué información vamos a recoger?

Ha llegado el momento de concretar qué información recogemos. Es decir, las variables. Estas deben listarse, definirse y detallar cómo se miden.

En el caso del primer ejemplo, el estudio descriptivo debe abordar primero las variables principales, aquellas que enuncian el o los objetivos. En este caso, los motivos para vacunarse de la gripe y los motivos para no vacunarse. Los objetivos son de suma importancia, nos informan de las variables a estudiar, el tipo de diseño de estudio, la población a estudiar y muchas cosas más. Deberíamos hacer una lista de aspectos a medir o variables que idealmente deberían emanar, además de los objetivos, de la búsqueda bibliográfica. Hagamos otro inciso, debemos copiar los aspectos metodológicos de la bibliografía, cómo lo han abordado otros autores. Ello nos permitirá, entre otras ventajas, poder comparar nuestros resultados con el resto de estudios. Es decir, revisar bien y adaptarlo a nuestro proyecto.

Bien, por nuestra parte, también deberíamos aportar un poco de creatividad. Supongamos que entre las variables principales tenemos, entre otras: la recomendación de la vacunación por parte del profesorado, la recomendación que la universidad hace como institución, la voluntad de autoprotección, el deseo de querer dar protección a nuestros contactos, el nivel de creencia en la eficacia de la vacuna, el temor a los efectos adversos, el temor al pinchazo... Además de enumerar las variables, debemos hacer un esfuerzo por definirlas correctamente y concretar cómo se miden. Así, la primera variable la podríamos definir como el hecho de que un docente de la facultad haya expuesto de forma individual o colectiva los beneficios de vacunarse. Fijaos en que de esta definición ya saldría la pregunta: ¿Algún profesor de la facultad te ha hablado personalmente o en el conjunto de la clase acerca de las ventajas de la vacunación antigripal? Además, deberemos concretar cómo se mide, los valores que debería tomar la variable en sus posibles respuestas: *Sí, No o No sabe/no contesta*. Es lo que llamamos una variable cualitativa con tres categorías. A continuación, debemos listar, definir y concretar también las variables secundarias. Entre ellas casi siempre aparecen las llamadas variables universales, que son la edad y el sexo. Seguramente serían unas cuantas más: el curso, el grado, si está incluido o no en algún grupo de riesgo aparte de ser sanitario, si vive con sus padres o de forma independiente.

Las variables escogidas obedecen al modelo de pensamiento sobre el tema creado *a priori* (lo que pensamos en un inicio). Y, ¿cuántas? Las justas y necesarias. Recoger más variables «por si acaso» y sin saber si las vamos a utilizar después en el análisis sería distorsionar el estudio. En fin, prudencia y sentido común. Ayudará mirar qué variables se han recogido en otros estudios publicados.

En lo referente al segundo ejemplo, el estudio analítico, el que plantea la hipótesis, imaginemos que decidimos que al final de la campaña de vacunación antigripal cogemos dos muestras: una, de usuarios que han utilizado la consulta de enfermería durante la campaña, y otra, de usuarios que no la han utilizado. A continuación, miramos en el registro de vacunaciones si se les ha administrado la vacuna antigripal en dicha temporada. Se podría tratar de un estudio de cohortes o de uno transversal. Pero sería muy largo discutir este tema y podríamos acabar sin llegar a un consenso; vamos a dejarlo para otro nivel.

Lo importante es que ya hemos revelado las dos variables principales: haber utilizado o no la consulta de enfermería durante esta campaña de vacunación antigripal y haber recibido o no la vacuna. Recordemos que debemos definir lo que entendemos por cada variable y especificar los valores que puede tomar la respuesta. A la primera variable la podríamos considerar como independiente y a la segunda como dependiente o resultado. ¿Qué depende de qué? La lógica nos dice que, supuestamente, vacunarse dependería de haber utilizado la consulta de enfermería. Pero en el modelo debemos incluir otras variables que influyen en este pensamiento, en la consulta y en la vacunación. Entre estas, nuestras siempre variables universales, edad y sexo, pero habría más aspectos/variables influyendo en el modelo: si en la consulta se recomendaba la vacunación antigripal, si está incluido en uno de los grupos de riesgo, si se vacunó la temporada anterior, si sufrió efectos adversos, si convive con otras personas de riesgo... A estas se les llama variables de control y pueden desempeñar papeles muy distintos en el modelo.

4.4.5 Los instrumentos de recogida de datos

¿Cómo recogemos la información?

Ha llegado la hora de pensar y decidir cómo recogemos la información: qué cuestionarios, qué instrumentos de medición, cómo seleccionar, formar y supervisar a los encuestadores... El mercado de los cuestionarios es muy amplio; los tenemos que se realizan a través de entrevista personal, ideales para cuestiones profundas y largas pero caros. Otros pueden hacerse a través de encuestas telefónicas, son parecidos a los anteriores, pero menos profundos. Los cuestionarios autocumplimentados son otra posibilidad más económica y aunque consiguen la información de manera más rápida, su nivel de respuesta es mucho más bajo y no tenemos seguridad de quién realmente responde. En los últimos años han aparecido las encuestas a través de internet y, sobre todo, utilizando las redes sociales. Su nivel de respuesta también es bajo, pero puede llegar a niveles interesantes de representatividad; por el contrario, son poco útiles para cuestiones complejas.

Siempre debemos revisar bibliografía para ver qué cuestionarios o instrumentos han empleado otros autores, sobre todo, si han sido validados y, de forma específica, si lo han sido en nuestro país, lengua y entorno. Si los hay, no nos queda más remedio que adoptarlos consiguiendo así un valor esencial en los estudios que es la comparabilidad de los resultados. La validación de cuestionarios, sus métricas y otros aspectos que hay que tener en cuenta son por sí mismos un tema muy amplio que sobrepasa este capítulo.

Tema encuestadores: ¿cómo lo hacemos? Debemos seleccionar gente honesta y que sea capaz de seguir las normas establecidas en el manual de instrucciones (más trabajo para elaborar) y no sabios o listillos que vayan por su cuenta. Debemos formarlos y revisar todas o una parte importante de las encuestas que realizan. Finalmente, decir que no siempre trabajamos con encuestas o directamente con personas, también lo hacemos obteniendo la información de historias clínicas y otros registros o básculas, esfigmomanómetros, analíticas…, en estos casos se vierte la información a la base de datos o se utiliza previamente un cuaderno de recogida de datos (el famoso CRD).

¿Qué sugerencias haríamos a nuestros ejemplos? En el caso de los estudiantes de Ciencias de la Salud, quizás sería apropiado elaborar un cuestionario autocumplimentado en el aula o uno a través de las redes sociales si conseguimos los grupos y la ética no nos lo impide. En el caso de la influencia de la utilización de la consulta de enfermería en la mejora de la cobertura de vacunación antigripal, quizás no haga falta una encuesta y se puedan obtener todos los datos directamente de la historia clínica. Pero debemos tener muy en cuenta que se ha de informar y solicitar el consentimiento a las personas que vayamos a incluir en la muestra.

El apartado de recogida de la información debería completarse con los aspectos tácticos: ¿cómo contactaremos con las facultades?, ¿cómo contactaremos con los alumnos?, ¿cómo lo haremos con los centros de salud?, ¿qué cartas o escritos enviaremos? Es decir, toca planificar también los aspectos tácticos.

4.4.6 Análisis de los datos

¿Qué hacemos con los datos?

Ya tenemos la información, y ¿ahora qué? Es un error común precipitarse por analizarla rápidamente. Por mucha ilusión que nos haga o por muchas presiones que ejerzan sobre nosotros, hay una tarea fundamental a realizar previamente: revisar la calidad de esta información. Si introducimos basura en el análisis, nuestros resultados serán también basura. Se trata de revisar concienzudamente si hay casos o registros duplicados, si falta la variable imprescindible en algunos de ellos, por lo tanto, deberían eliminarse o intentar recuperar esta información. Otro aspecto a revisar es comprobar si la información es creíble o coherente: que no haya un individuo de 135 años de edad (revisaríamos las distribuciones de frecuencias de todas las variables) o que no haya casos que dicen que no tienen hijos, pero en el campo del número de hijos han puesto un tres. Al final, bien limpia y reluciente, una buena inversión.

Con cierta frecuencia los datos se recogen o se reciben en aplicaciones no puramente estadísticas y hay que pasarlos a programas específicos para su análisis en profundidad. Ello implica normalmente un proceso de adaptación o conversión de los datos. Sobre el programario estadístico cada vez lo hay más de libre disposición (gratis) que nos evita depender de licencias, Epiinfo, Epidat, R...[10,11].

Toca pasar al análisis. Veremos que en los proyectos hay un apartado de previsión de análisis de datos. Pues sí, hay que decidir *a priori* cómo vamos a analizarlos, de qué forma lo haremos y ello parte sobre todo de la pretensión del estudio (de los objetivos o hipótesis) y de otros aspectos como el tipo de variables, el tamaño muestral, etcétera.

¿Cómo se procede para realizar el análisis? ¿Qué camino tomamos? Primero hay que presentar el nivel de respuesta, es decir, cuántos han contestado de todos aquellos que esperábamos que nos contestaran. El nivel de respuesta debe ser el global pero también puede ser necesario reflejarlo según variables importantes en el estudio (edad, sexo, grado que estudian, etc.). También es interesante detallar aquellos que se han excluido por criterios de selección y los que han rehusado a participar. Con esta información se puede valorar la representatividad final de la muestra y la validez de los resultados, todo ello muy importante o casi imprescindible.

En segundo lugar, debemos describir la muestra, enseñar las cartas. Para ello detallaremos la muestra según las variables sociodemográficas y las principales del estudio de manera global y por grupos (edad, sexo, utilizadores o no de consulta de enfermería), utilizando una o varias tablas, imprescindibles en los estudios. Imaginemos que los estudiantes de medicina están infrarrepresentados o que los antecedentes vacunales constan menos en aquellos que no acuden a las consultas de enfermería, ¿afectaría a la validez de los resultados?

En tercer lugar, llega el momento de entregar los resultados, es decir, hacer lo que hemos prometido en los objetivos o hipótesis... Se analizan y se entregan los resultados de cada objetivo con el orden en que los hemos enumerado al inicio del proyecto. ¿Cómo lo hacemos? Debemos ir de lo general a lo específico, de lo descriptivo a lo analítico, del análisis univariante al multivariante, del conjunto de todos los individuos al análisis de subgrupos, etc. Es posible que los programas estadísticos nos aporten tantas posibilidades de análisis que hagan que casi perdamos el rumbo; nunca debemos perder de vista los objetivos, las preguntas o las hipótesis que nos habíamos planteado al principio.

Vamos a hacernos unas reflexiones en voz alta: ¿los resultados son o serán válidos internamente? Hemos de comprobar que los grupos que utilizamos sean de entrada iguales y lo más similares posible en cuanto a las variables que pueden influir en los resultados o si les hemos seguido y medido de manera igual o lo más similar posible. También nos preguntaremos: ¿los resultados son extrapolables a nuestro medio? Estamos hablando ahora de validez externa o representatividad. Habría más preguntas como ¿los resultados son lo suficientemente precisos o tienen un margen amplio que los hace poco interesantes? Son muchos aspectos sobre los que reflexionar para proponer medidas metodológicas que eviten que perdamos validez interna o externa. Todo ello debe estar escrito y previsto en el proyecto y además nos servirá para valorar la validez de los resultados en el apartado de discusión del manuscrito.

En concreto, en nuestras propuestas de estudio, nos deberíamos hacer las siguientes preguntas: ¿las universidades y grados concretos elegidos son representativos del conjunto de estudiantes de Ciencias de la Salud? ¿Las consultas de enfermería y los centros de salud escogidos son representativos del conjunto de uso de estas consultas? ¿Los usuarios que acuden a consultas de enfermería son iguales o parecidos a los que no utilizan este recurso? También debemos pensar y discutir sobre aquellos aspectos que utilizamos o introducimos en el proyecto para aminorar estos puntos débiles.

4.4.7 Aspectos éticos y legales

Tratamos con personas

Ahora aparecen aspectos fundamentales en la investigación que no podemos ni debemos olvidar, los aspectos éticos y legales. Basándonos en la Declaración de Helsinki, la investigación está sujeta a normas éticas que sirven para promover y asegurar el respeto a todos los seres humanos y para proteger su salud y sus derechos individuales[12]. Casi siempre investigamos con personas o sus muestras y la ética nos dice que debemos hacer el bien sin hacer daño y garantizar la independencia o autonomía de las personas, tal como indica la normativa básica sobre autonomía, derechos y obligaciones del paciente[13]. Se ha de tener en cuenta que también las muestras de los sujetos participantes en un estudio tienen las mismas consideraciones que los datos clínicos. En concreto, las personas han de ser libres de participar en un estudio y de abandonarlo cuando decidan sin temor a represalias. No solamente esto, sino que las personas deben ser previamente informadas y aceptar explícitamente su participación en el estudio, es lo que se llama el consentimiento informado. Se debe prestar especial atención a las necesidades específicas de información de cada participante potencial, como también a los métodos utilizados para entregar la información. Después de asegurarse de que el individuo ha comprendido la información, hemos de solicitar entonces, preferiblemente por escrito, el consentimiento informado y voluntario de la persona. Si no se puede otorgar por escrito, el proceso para lograrlo se debe documentar. El consentimiento y el resto de información firmada debe ser guardado en condiciones de privacidad durante un periodo de tiempo en función de las características del estudio. Además, debemos proteger la intimidad de las personas, su información debe ser cuidada con mucho recelo y utilizada únicamente para los fines de la investigación. Es lo que se llama la protección de datos, aspectos cuidados por la ley y las agencias de protección de datos[14]. La codificación de los datos es una buena estrategia, aunque antes debemos obtener la conformidad de los participantes en el estudio.

Los comités de ética en la investigación (CEI) son los órganos que velan por los derechos de las personas revisando, enmendando y aprobando o rechazando estos aspectos en los proyectos de investigación[15]. Antes de iniciar el estudio debe contarse con la aprobación del comité correspondiente. No debemos olvidar que los estudios con animales también están sujetos al respeto de estos y a su bienestar; existen, a tal fin, los comités de ética de experimentación animal que valoran estos proyectos.

En nuestro supuesto de estudio sobre vacunación antigripal en estudiantes de Ciencias de la Salud, deberíamos cuestionarnos, en primer lugar, si el equipo investigador puede condicionar la participación de los alumnos y podría ser una población cautiva, es decir, si el profesor que también es el investigador no ha de plantear el estudio a sus propios alumnos. Seguidamente, deberíamos explicar la finalidad del estudio antes de solicitar su participación. Ello lo haríamos en el aula o a través de la red.

En el otro ejemplo, el estudio sobre la consulta de enfermería y la vacunación antigripal deberíamos preguntar al comité de ética el veredicto de cómo proceder en función de lo expresado en el plan de estudio, en este caso incluso se podría solicitar al comité una exención de pedir el consentimiento informado para no desvirtuar los resultados del estudio. Sea como sea, los aspectos éticos deben ser tratados en la redacción del proyecto.

Y dentro de estos aspectos nos quedan los legales. En ocasiones, sobre todo cuando existe el riesgo de ocasionar algún daño a los participantes en el estudio, aparición de efectos adversos a un fármaco o a alguna vacuna, deberemos contratar una póliza de seguro de responsabilidad civil que nos dé cobertura ante tales eventualidades.

4.4.8 Aspectos operativos y prácticos

Hasta ahora hemos estado discutiendo sobre aspectos más teóricos o científicos del proyecto de investigación, pero nos queda una lista de aspectos más operativos de los que hablar como: el cronograma, el equipo investigador, el presupuesto, las vías de financiación, etcétera.

El cronograma

Supongamos que nuestro proyecto nos va a ocupar dos años, desde su redacción hasta que enviamos nuestros resultados para ser publicados. Ya en la redacción del proyecto, debemos incluir una tabla o algoritmo detallando, por meses o trimestres, las tareas a realizar (búsqueda y análisis bibliográfico, redacción del proyecto, revisión del mismo por un comité de ética en la investigación, participación en convocatorias de financiación, trabajo de campo, análisis de resultados, redacción de artículos y proceso editorial). Este cronograma podría ser más detallado concretando aspectos como el reclutamiento, la recogida de la información, etc. Tengamos en cuenta que debemos hacer coincidir los tiempos del estudio con los tiempos de las campañas de vacunación antigripal. La elaboración de un cronograma es útil y necesaria para que los miembros del equipo investigador y las instituciones implicadas hagan sus previsiones de tiempo; además, adapta los *tempos* a los presupuestos y nos sirve para comprobar si los trabajos se corresponden con las previsiones de tiempo, porque en ocasiones ocurre que este pasa sin más o perdemos la noción del mismo.

El equipo investigador

En cuanto al equipo investigador debemos disponer de un cuadro con sus miembros, sus currículums (adecuados), las tareas asignadas a cada uno y detallar quién tiene el papel de investigador principal. Aunque no hemos hablado hasta ahora de este tema, tengamos en cuenta que es una de las primeras tareas que debemos discutir y concretar. Las cosas cuanto más claras, mejor y desde el principio. La investigación es un campo susceptible de muchas suspicacias y celos, sobre todo a la hora de arrimar el codo y en el momento de escribir y ordenar la lista de autores en las publicaciones.

Y ¿cómo elegimos nuestro equipo de investigación? A modo de receta orientativa, nuestros colegas deben ser sobre todo honestos y objetivos. Otras cualidades a resaltar serían la creatividad, ser trabajador infatigable, saber superar los baches sin perder la moral y congeniar con el resto de compañeros.

El presupuesto

Aunque se trate de una labor «ingrata», debemos prever los gastos que va a generar el proyecto, es decir, elaborar un presupuesto. Este debe ser anual y por partidas presupuestarias. ¿Necesitamos becarios para llevar a cabo el trabajo de campo?, ¿analistas de datos?, ¿cuánto y cómo les pagamos? Todo ello debe estar previsto y cuantificado.

Pero no se acaba ahí: ¿necesitamos ordenadores y aparataje de mediciones?, ¿papel e impresión de encuestas, app(s) para encuestar, etc.?, ¿tendremos que pagar en concepto de bibliografía?, ¿vamos a ir a congresos?, ¿cuántos artículos prevemos realizar y cuánto cuesta su traducción y publicación? Se nos viene encima un trabajo delicado y arduo, pero de todo aprenderemos mucho, sobre todo a cuantificar lo que vale realmente el proyecto y su ejecución.

La financiación

Ahora, tocaría hablar de las vías de financiación, pero antes hay que hacer un inciso. Debemos contar con los permisos y la implicación de las instituciones de la zona en la que se realizará el proyecto. Para ello, es imprescindible disponer del proyecto de investigación, un documento importantísimo que nos servirá para «venderlo» a los responsables de dichas instituciones. Ya tenemos otro gran motivo para utilizar tiempo en la discusión y redacción del proyecto.

Y a continuación, ¿cómo nos financiamos? Una parte sustancial de proyectos no acuden a convocatorias de financiación. Son los estudios que realizamos en nuestro centro de trabajo, con nuestros compañeros y aprovechando los recursos de dicho centro; aun así, tenemos que ser conscientes de su coste real a cargo de las instituciones y de nuestras horas libres destinadas al proyecto. Pero los hay más grandes y complejos que requieren de una aportación económica para poderse llevar a cabo. Esta financiación proviene tanto del sector público (administración local, autonómica y estatal, así como de la Unión Europea) como del privado (laboratorios e industria en general). Es por ello, e insistimos una vez más, que debemos disponer desde el inicio de este documento, el proyecto de investigación, así como de un equipo investigador y un presupuesto detallado. Todo ello, nos será imprescindible para poder participar en las convocatorias de financiación.

No quisiéramos pasar por alto el hecho de que haber recibido financiación o haber participado en un proyecto financiado alimenta el ego (currículum de los investigadores). Recientemente, han aparecido nuevas versiones de convocatorias que también son interesantes. Estas no aportan dinero, pero libran al investigador de una parte de su carga de trabajo habitual para poder dedicarse a la investigación, o bien abren la puerta de acceso de bases de datos para el desarrollo del estudio. En el futuro, irán apareciendo nuevas ideas o fórmulas que contribuirán de diferentes maneras al desarrollo de la investigación. Finalmente, hay que recordar que recibir financiación implica rendir cuentas claras y concisas a quien nos financia y a la sociedad en general.

4.4.9 Comunicación de los resultados

Finalmente ha llegado el día de comunicar a la comunidad científica nuestros hallazgos. Era la finalidad de todo el trabajo realizado. Esta labor no va a ser fácil ni rápida. Escribir y someterse al proceso editorial requiere tiempo, paciencia y dedicación. Normalmente, se empieza por difundir nuestros hallazgos en congresos en forma de comunicaciones orales o pósteres, lo que no supone una hipoteca para que estos resultados se puedan publicar en una revista científica.

4.4.10 Escribir un artículo original

Existe cierto paralelismo entre elaborar una comunicación para un congreso y un artículo original para una revista, pero vamos a empezar por la banda alta: los artículos originales. Estos son los destinados a comunicar los resultados de estudios concretos. Ambos formatos tienen los mismos apartados con el mismo tipo de contenido, solo que las comunicaciones en congresos son evidentemente mucho más sencillos. Una cosa muy importante: ahora nos daremos cuenta de lo útil y productivo que fue elaborar un proyecto, pues vamos a aprovechar aquel documento para redactar el manuscrito; solamente requiere algunas adaptaciones, como los tiempos verbales y poco más. El cuerpo del artículo se compone de los siguientes apartados: introducción, métodos, resultados, discusión y bibliografía. Además, hay que vestirlo con un título, los autores, un resumen, unas palabras clave, unas tablas y figuras, unos agradecimientos y algunas cosas más, en función de la revista. Antes de continuar, debemos aclarar que no se llama artículo hasta que está publicado, hasta entonces es un manuscrito.

Existen muchos manuales de estilo para la redacción de manuscritos y además debemos observar las normas de publicación de cada revista, dado que presentan peculiaridades distintas dentro de las normas generales establecidas por los editores de publicaciones biomédicas y Normas Vancouver[16,17]. Además, en el caso de enfermería, y dado que abarca un campo más extenso que la medicina por tratar aspectos psicológicos, sociales, etc., como el dolor, el sufrimiento o los cuidados, puede entrar en el ámbito de otros tipos de publicaciones más humanísticas y sociales con sus propias normas, que pueden diferir substancialmente de las revistas biomédicas. A continuación, hacemos una visión sencilla sobre la redacción de manuscritos.

Escribir

La introducción centrará el tema, lo contextualizará, y nos conducirá a la gran pregunta o finalidad del estudio. Debemos argumentar cómo hemos llegado a esa gran pregunta. Es un apartado normalmente corto, de tres a seis párrafos; el último se reserva para expresar la finalidad del estudio. No se trata de un lucimiento de nuestra sabiduría sobre el tema, se trata de ir al grano, ya tendremos tiempo de lucirnos en el apartado de discusión. El tiempo verbal a utilizar es libre y mejor espontáneo, y debe relatar cómo son o han ido las cosas.

El apartado métodos, o material y métodos o sujetos y métodos (según la revista), describe los aspectos metodológicos del estudio: el tipo de diseño, el ámbito de estudio, los participantes en el estudio, las variables, los instrumentos utilizados (cuestionarios, básculas, etc.), la estrategia de análisis de los datos y los aspectos éticos y legales. Debe incluir todos aquellos detalles metodológicos que permitan al lector casi reproducir el estudio. Se relatan en tiempo pasado.

En resultados, se empieza detallando el nivel de respuesta, cuántos sujetos han participado entre aquellos que esperábamos que participaran. A continuación, se describe la muestra de participantes, globalmente y normalmente por alguna variable principal como el sexo. Ello va acompañado habitualmente por una tabla que refleja dicha descripción (acostumbra a ser la tabla 1). Dicho sea de paso, los datos o números incluidos en las tablas no se deben repetir en el texto como un papagayo; en el texto solo debe resaltarse en palabras lo más destacable de cada tabla. A continuación, se entregan los resultados con el mismo orden en que se han prometido en los objetivos. Se hace igualmente con tablas y con comentarios escritos. El apartado resultados se escribe en tiempo pasado y se entregan los resultados a secas, sin interpretaciones.

Normalmente, las revistas permiten incluir unas tres tablas o tres gráficos o figuras. Estos deben ser claros y limpios (simples) y tienen que incluir necesariamente un título explícito. También han de ser autoexplicativos, es decir, que al leerlos los entendamos sin necesidad de revisar todo el artículo.

En el apartado discusión es donde realmente deberemos lucirnos y demostrar lo mucho que sabemos sobre el tema. Aquí es donde debemos destacar los principales hallazgos, compararlos con los de otros estudios e interpretarlos. También es donde confesaremos las debilidades del estudio, lo que hemos hecho para aminorarlas y su posible impacto en la validez de los resultados. El tiempo verbal que se utiliza es libre. Algunas revistas piden que pongamos conclusiones, recomendaciones y sugerencias de nuevas líneas de investigación.

En las revistas biomédicas, las citas bibliográficas se van insertando en el texto, en números árabes y superíndice, conforme van apareciendo. Al final, se incluyen en la lista bibliográfica en este orden numérico y siguiendo las Normas Vancouver. En nuestro caso, enfermería, también enviamos manuscritos a revistas de carácter humanístico y social en las que las normas sobre la bibliografía pueden ser diferentes. Cada revista, en su apartado normas de publicación, detalla el sistema aceptado y el número máximo de citas.

El título del trabajo acostumbra a coincidir con la finalidad del estudio, por ejemplo: *Motivos para vacunarse o no contra la gripe en estudiantes de Ciencias de la Salud* o *Utilización de la consulta de enfermería y su impacto en la vacunación antigripal*, y es preferible que no incluya aspectos metodológicos como *Estudio descriptivo sobre...* No debería exceder las 15 palabras, es decir, debe ser corto y conciso. Se escribirá en nuestro idioma y en inglés, y tiene que ser atractivo para que nos lo acepten, nos lean y nos citen.

Los autores. El primer autor es quien redacta el manuscrito. Además, debe haber un autor (muchas veces coincide con el primero) a quién dirigir la correspondencia (comentarios, cartas, etc.). Los otros autores deben tener como mínimo un requisito, haber revisado y aportado algo al manuscrito. El autor es quien pone la materia gris en el trabajo, no quien simplemente ha realizado encuestas, por ejemplo. El número de autores depende de las normas de cada revista. Usualmente, se incluyen detallados de seis a nueve autores, poniendo a continuación *el nombre del grupo de investigación sobre vacunación antigripal en sanitarios*, dejando para el final del manuscrito un apartado para nombrar a estos y, en ocasiones, su centro de trabajo. Un consejo, debéis ser estrictos desde el principio, las cosas cuanto más claras, mejor. Este apartado es origen de muchas susceptibilidades y problemas.

El manuscrito va acompañado de un resumen que sirve al lector para tener una idea del contenido del artículo, una vez leído el título, y decidir si acaba leyéndolo por completo. El resumen acostumbra a tener de 350 a 450 palabras y se estructura de manera muy parecida al cuerpo del artículo (introducción, objetivos, métodos, resultados y conclusiones). Debe ser muy conciso para que nos dé una idea bastante precisa del estudio. El resumen se escribe en la lengua original del autor y en inglés.

A continuación, deben incluirse de tres a seis términos (las palabras clave o *key words*) que describan el contenido del artículo, palabras cortas o conjuntos de dos o tres palabras. Estas sirven para que se puedan clasificar o archivar los artículos y así los podamos encontrar más fácilmente cuando los queramos localizar con buscadores como, por ejemplo, Pubmed[18]. La cantidad depende de las normas de publicación de la revista. Estas palabras pueden ser términos naturales, es decir, tal como las expresamos en nuestro lenguaje corriente, o utilizar unos términos de una lista predefinida, los términos *MeSH* (Medical Subject Headings) que encontraremos en Pubmed[18] o los *DeCS* (Descriptores en Ciencias de la Salud) de Scielo[19] en español. Se requiere detallar las palabras clave tanto en el idioma original del manuscrito como en inglés. En nuestras propuestas de estudio estas podrían ser: vacunas, gripe, motivación, estudiantes de Ciencias de la Salud, enfermería, consulta. Además, en inglés: *vaccines, flu, motivation, health students, nursing, surgery*.

Dentro de las peculiaridades de cada revista, algunas solicitan que se aporte un pequeño anexo del tipo *Qué se sabe* y *qué se aporta*. Una muy pequeña descripción de estos dos aspectos que ayuden al lector potencial en su decisión sobre si leer o no el artículo.

El proceso editorial

Tómese una tila (o dos)

Y sin darnos cuenta llegamos al proceso editorial. De hecho, ya hace rato que estamos en él, ya que le hemos dado forma al manuscrito según la revista a la cual pensamos mandar el manuscrito. Y, ¿cuál será esta revista?, ¿cómo nos damos de alta en el aplicativo para remitir el manuscrito?, ¿en qué formato lo hacemos?, ¿qué va a pasar a partir de ahora y cómo seguimos el proceso?, y otro sinfín de preguntas que sin duda irán apareciendo. Empezamos un trayecto que puede durar de unos meses a algo más de un año y que, probablemente, nos comportará preocupaciones y altibajos. Debemos ser cautelosos, pacientes y, sobre todo, buenos estrategas.

Lo primero es decidir a qué revista mandamos el manuscrito. Aparte del área temática del manuscrito y de la revista, en nuestro caso: vacunas, enfermería o Ciencias de la Salud, debemos seleccionarla en función de su factor de impacto, el famoso *impact factor*. Se trata de un índice que mide el nivel de citación de las revistas. Es decir, cuán citadas están por los autores que van publicando nuevos artículos. El factor de impacto ligado a cada revista lo hallaremos en JCR (*Journal Citation Report*)[20]. Generalmente, a más factor de impacto más difícil es que nos acepten el manuscrito. Ello depende de lo novedosos que sean nuestros resultados o aportaciones, de la pureza metodológica, del tamaño muestral y de la representatividad de la muestra, entre otros. Debemos reflexionar sobre la calidad de nuestro estudio y, por norma general, tirar un poco hacia arriba, de bajar siempre estamos a tiempo. Además, algunas revistas acompañan la no aceptación de nuestro manuscrito con la sugerencia de redireccionarlo ellos mismos a una revista del mismo grupo editorial, con lo que nos ahorramos la tarea de adaptarlo a las normas de publicación de otra revista. Claro está, casi siempre bajando la escalera del factor de impacto. Otro aspecto importante es el económico. Sucede, cada vez más, que hay que pagar para publicar. Ha cambiado el chip, las revistas tienden a publicar de manera *on-line* y gratis a cambio del pago por parte del autor. El coste puede oscilar de los 500 a los 3000 euros aproximadamente. Aun así, hay recursos para salvar este escollo.

Si ya hemos decidido la revista, seguro que nos habremos descargado sus normas de publicación ya que, aunque haya normas internacionales, cada una tiene sus peculiaridades tales como: la temática específica de la revista, el tipo de artículos, sus características (longitud, apartados, sistema de citas bibliográficas, etc.), características del resumen... Además, nos detallará todos los pasos del proceso editorial (documentos a enviar y qué formato deben tener, aplicativo para el envío del material y seguimiento del proceso). Un consejo, debemos tener muy presentes estas normas y seguirlas al dedillo, de ello depende la aceptación del manuscrito.

De nuevo nos viene encima un montón de trabajo minucioso, pero antes hablemos un poco sobre cómo son y cómo funcionan las revistas. Al frente está el director (a veces con directores adjuntos), a continuación, están los editores, los revisores y el consejo editorial. El manuscrito se lo mandamos al director, quién toma la decisión de si pasa a los revisores o nos lo devuelve, ya que no va con la línea de la revista o cree que no tiene suficiente calidad para ya ni valorar su publicación. Si no lo aceptan de entrada, deben decírnoslo de manera rápida, unos 15 días, para que no perdamos el tiempo y lo podamos mandar a otra revista. En general, los revisores son de dos a cuatro, y en algunas podemos sugerir una parte de ellos de una lista que ofrece la propia revista, el resto son revisores ciegos (no saben quiénes son los autores del manuscrito). Estos revisan minuciosamente el manuscrito (contenido, calidad metodológica, validez de los resultados, aplicabilidad de estos, redacción, etc.). Aparte de su experiencia y de las normas de publicación, acostumbran a seguir las guías *Strobe*[21] y *Consort*[22] para estudios observacionales y experimentales respectivamente. Estas son muy importantes y debemos tenerlas en cuenta, así como seguir sus listas de comprobaciones para una mejor calidad del manuscrito y evitar negativas de la revista. Estos revisores emiten un veredicto al director que puede ser la no aceptación del manuscrito o la aceptación después de unos cambios menores o mayores, todo ello de forma detallada, de lo cual le dan traslado al autor principal. El director nos dará un plazo, normalmente no muy largo, para que introduzcamos las enmiendas y se lo devolvamos junto con un listado de cada sugerencia de cambios y cómo los hemos enmendado (antes y después). Es importante leer bien las sugerencias, de ellas se aprende mucho, con otras no estaremos tan de acuerdo, pero debemos justificarlo todo. Tras una o dos, o tres, idas y vueltas del manuscrito, acostumbra a llegar la aceptación final, previa revisión de las galeradas y previo pago. Hablando de pago, debemos prever un presupuesto para la traducción cuando lo mandamos a revistas extranjeras, esta acostumbra a oscilar entre los 600 y los 1500 euros. Es muy importante elegir bien el traductor, se devuelven muchos manuscritos por mala traducción; aparte de ello, cada vez son más las revistas que exigen un certificado del traductor. Antes de que nos olvidemos, el aplicativo para mandar el manuscrito, alias *submit*, sirve también para el seguimiento de todo el proceso editorial y requiere primero darnos de alta.

Manos a la obra. Además de las características que requiere el manuscrito, las normas de publicación requieren otros documentos o tareas que debemos realizar. Dediquemos unas líneas a comentarlos. El envío va acompañado de una carta al director de la revista en la que se presenta el manuscrito, resaltando sus principales aportaciones, y se solicita al director su valoración y oportuna publicación, detallando la sección de la revista donde se pide que se publique, como la sección de originales. Además, en esta carta se hace constar que el manuscrito no ha sido publicado ni enviado (total o parcialmente) al mismo tiempo a otra revista. También debe constar si ha habido financiación del estudio y quién lo financia y si los autores tienen algún tipo de conflicto de intereses. Por otra parte, el aplicativo a través del cual se hace el envío, incluye una lista para detallar los autores y su aceptación como tales. En ocasiones algunas revistas envían un correo a cada autor para que confirme su autoría y le facilitan la clave para acceder al aplicativo y así poder seguir también el proceso editorial. Cada vez hay más revistas que piden que se concrete cuál ha sido la contribución de cada autor en el estudio y la elaboración del manuscrito. Finalmente, podemos ver, según la revista, que se pueden pedir otros documentos como la aprobación del comité de ética en investigación en medicamentos, el certificado del traductor, etcétera.

Y nos queda, si no lo hemos hecho antes, preparar y adecuar el manuscrito a los requerimientos de la revista y del aplicativo. La página con el título y los autores va en un documento diferente del cuerpo del manuscrito. Ello se hace con la finalidad de que los revisores reciban el manuscrito sin saber ni tener pistas de quiénes son los autores. Es lo que llamamos la revisión a ciegas. Hay que seguir las normas al dedillo, normalmente las tablas y figuras van al final, el tipo de letra, el interlineado, los márgenes, el recuento de palabras, el tipo de archivo o la extensión. Hay que ser muy escrupulosos.

Cuando ya lo tenemos todo preparado, nos damos de alta en el aplicativo, si no lo habíamos hecho en alguna ocasión anterior, y lo vamos introduciendo todo con cuidado. Y al final, le damos al botón enviar o *submit*. A menos que la revista crea que el manuscrito es de suma importancia y se dé prisa en publicarlo en el próximo número, el proceso puede durar bastantes meses e incluso un año. Los artículos de los que hemos estado hablando hasta ahora son los llamados originales, aquellos que difunden los hallazgos de un determinado estudio. Pero hay otro tipo de artículos en las revistas científicas, como los editoriales. En estos, la revista encarga a un investigador destacado que escriba sobre el tema de algún artículo especialmente importante de aquel número de la revista o de una serie de ellos. Los artículos de revisión son aquellos en que un experto en un tema revisa las publicaciones recientes sobre este tema, actualizándolo y haciéndose y respondiéndose preguntas cruciales. Son los artículos más interesantes para ponernos al día sobre un determinado tema o para preparar una clase o una charla. Hay otros apartados como las cartas al director, los anuncios de congresos, etcétera.

4.5 Epílogo

Investigar requiere ser abierto y creativo, tener ideas o preguntas o sospechas de hipótesis y sobre todo vivir la necesidad de resolverlas. Evidentemente, hace falta conocer la metodología científica, la estadística, la búsqueda bibliográfica y otras técnicas, pero para esto siempre podemos pedir la colaboración de un experto del que aprenderemos mucho y seguro que nos va a bordar el estudio. ¡No tengáis miedo! ¡Ánimo!

4.6 Bibliografía

1. Argimon Pallars JM, Jiménez Villa J. Métodos de investigación clínica y epidemiológica. Tercera edición. Elsevier Espanya S.A. Madrid 2004.

2. Ann Bowling. Reserch methods in health. Investigating health and health services. Open University Press. McGraw-Hill Education. Second Edition. New York 2001.

3. Pardo de Vélez G, Cedeño Collazos M. Investigación en salud. Factores sociales. Mc Graw-Hill Interamericana S.A. Colombia 1997.

4. Contandriopoulos A P, et al. Preparar un proyecto de investigación. SG Editores S.A: Barcelona 1991.

5. Leon Gordis. Epidemiología. Tercera Edición. Elsevier Espanya S.A. Madrid 2005.

6. Miquel Porta. Dictionary of Epidemiology. Oxford University Press. New York. Fifth Edition. 2008.

7. Silva Ayçaguer L C. Muestreo para la investigación en ciencias de la salud. Ediciones Díaz de Santos S.A: Madrid 1993.

8. Silva Ayçaguer L C. Diseño razonado de muestras y captación de datos para la investigación sanitaria. Ediciones Díaz de Santos S.A: Madrid 2000.

9.   Silva Ayçaguer L C. Cultura estadística e investigación científica en el campo de la salud: una mirada crítica. Ediciones Díaz de Santos S.A: Madrid 1997.

10. Descargar Epiinfo. Disponible en: https://www.cdc.gov/epiinfo/support/esp/es_downloads.html

11. Descargar Epidat. Disponible en: https://www.sergas.es/Saude-publica/EPIDAT-4-2?idioma=es

12. Declaración de Helsinki de la Asociación Médica Mundial. Adoptada por la 64ª Asamblea General, Fortaleza, Brasil, octubre 2013.

13. Ley 41/2002, de 14 de noviembre, básica reguladora de la autonomía del paciente y de derechos y obligaciones en materia de información y documentación clínica.

14. Ley Orgánica 3/2018, de 5 de diciembre, de Protección de Datos Personales y garantía de los derechos digitales.

15. Ley 14/2007, de 3 de julio, de Investigación biomédica.

16. Esteve Fernandez, Ana m. Garcia. Normas de publicación de artículos en revistes biomédicas. Cuadernos de la fundación Antomio Esteve Nº 9.

17. Requisitos de uniformidad para manuscritos enviados a revistes biomédicas. Normas de Vancouver. Disponible en: https://www.fisterra.com/herramientas/recursos/vancouver/

18. Pubmed. Disponible en: https://www.ncbi.nlm.nih.gov/pubmed/

19. Scielo. Disponible en: http://scielo.isciii.es/scielo.php

20. Journal Citation Report. Disponible en: https://www.bib.upct.es/journal-citation-reports-jcr-science-edition

21. Normas Strobe para requisitos en la publicación de estudios observacionales. Disponible en: https://www.strobe-statement.org/fileadmin/Strobe/uploads/translations/STROBE_short_Spanish.pdf

22. Normas Consort para requisitos en la publicación de estudios experimentales. Disponible en: http://www.consort-statement.org/Media/Default/Downloads/Translations/Spanish_es/Spanish%20CONSORT%20Statement.pdf

CAPÍTULO 5

LA IMPORTANCIA DE LA FORMACIÓN POSTGRADO. FORMACIÓN DE ESPECIALISTAS DE ENFERMERÍA

Vídeo de presentación: Capítulo 5

https://amazingbooks.es/manual-enfermeria-video-5/

CAPÍTULO 5

LA IMPORTANCIA DE LA FORMACIÓN POSTGRADO. FORMACIÓN DE ESPECIALISTAS DE ENFERMERÍA

Autora: Carmen Anarte Ruiz

5.1 Introducción

El avance científico y tecnológico en el ámbito de la sanidad, así como el mayor acceso a la información del usuario, hace necesario una constante formación por parte del personal de enfermería con el fin de dar cuidados de calidad y de enfermería basada en la evidencia.

La formación en enfermería se puede llevar a cabo desde varias vertientes: postgrado, continuada o de especialistas en enfermería, cualquiera de ellas es una buena opción para fomentar los conocimientos del profesional de enfermería, así como una mejora en la práctica del día a día.

5.2 Aspectos clave

No solo es importante, sino que es imprescindible una formación postgrado a lo largo de toda nuestra carrera profesional.

La calidad de nuestras intervenciones enfermeras, el prestigio profesional personal y del colectivo enfermero, así como la seguridad de los pacientes, son aspectos que solo podremos conseguir con un reciclaje continuo.

Disponemos de múltiples ofertas formativas, desde las más básicas (cursos, talleres, jornadas, congresos, etc.), pasando por la formación de segundo ciclo (máster, experto, especialista), la especializada (EIR, con todas sus especialidades) y finalizando en la de tercer ciclo (doctorado).

Cualquier oferta formativa en la que participemos nos aportará nuevos conocimientos y seguridad en nuestro trabajo.

5.3.1 Introducción

La formación postgrado y atención continuada en las Ciencias de la Salud, en concreto en las enfermeras y enfermeros, se hace cada vez más necesaria, dado que el aprendizaje es imprescindible para mejorar las habilidades, los conocimientos, las competencias, las actitudes y las destrezas debido a los continuos cambios científicos y tecnológicos que motivan que los conocimientos se vayan quedando obsoletos de una manera acelerada.

La importancia de la formación continua hace que el abanico de posibilidades en la formación sea cada vez mayor.

Este aprendizaje continuo es imprescindible a nivel personal, pero también a nivel curricular.

5.3.2 El deber de la formación

La formación de los profesionales de enfermería es importante para:

- Mejorar su cualificación profesional[1].

- Mejorar la calidad del proceso asistencial y garantizar la seguridad del usuario.

- Adquirir y actualizar competencias profesionales.

- Actualizar constantemente los conocimientos personales con el fin de evitar actuaciones que puedan ocasionar la pérdida de salud o de vida de las personas que atiende[2].

- La necesidad de una permanente puesta al día mediante la educación continuada y el desarrollo conjunto de conocimientos sobre los que se basa su ejercicio profesional[3,4].

- Valorar sus propias necesidades de aprendizaje, buscando los recursos apropiados y siendo capaz de autodirigir su propia formación[5].

- Mejorar el currículum personal y profesional y puntuar en cualquier procedimiento de concurso de méritos que contemple la valoración de la formación continuada, como bolsas de empleo o carrera profesional.

5.3.3 La formación continuada

La formación continuada consiste en actividades y programas de aprendizaje teórico y práctico que se realiza una vez finalizada la formación obligatoria o reglada y que puede llevarse a cabo durante toda la vida profesional. Se trata de mejorar profesionalmente, es decir, continuar adquiriendo y actualizando competencias.

Por todo ello, cada vez son más las entidades y organismos que se dedican a realizar cursos, talleres y seminarios donde los profesionales sanitarios mantengan sus conocimientos actualizados.

Básicamente, existen tres modalidades de formación:

- Presencial: en la que para conseguir el curso el discente tiene que acudir de manera presencial.

- Semipresencial: en la que el discente deberá acudir un determinado número de horas presenciales.

- A distancia: el discente realizará el curso de una manera no presencial, generalmente *on-line*. Los alumnos obtienen el material didáctico y se examinan mediante exámenes tipo test que envían o completan por medio de la red.

Otra característica importante a destacar es que los cursos, talleres o seminarios estén acreditados. Los tipos de créditos son:

- Créditos CFC: acreditado por la Comisión de Formación Continuada de las Profesiones Sanitarias del Sistema Nacional de Salud.

- Créditos ECFS (*European Credit Transfer System*): se reconocen en diferentes universidades a efectos de convalidaciones; eso sucede aquí y en todos los europeos, un crédito ECFS equivale a 25-30 horas de formación.

Debemos saber si los cursos están acreditados o no, ya que de ello puede depender que sea tenido en cuenta en algunas bolsas de trabajo u oposiciones.

5.3.4 La formación postgrado

La formación postgrado está orientada a profesionales con formación universitaria.

En España, los estudios universitarios se dividen en tres ciclos:

- Primer ciclo: es el grado (antigua licenciatura y diplomatura).

- Segundo ciclo: máster, experto universitario, especialista universitario…

- Tercer ciclo: doctorado.

Tabla 1

Resumen de ciclos de formación postgrado

Primer ciclo	Segundo ciclo	Tercer ciclo
Grado	Máster oficial Máster propio Experto universitario Especialista universitario	Doctorado

Cada universidad tiene una amplia gama de formación postgrado propia.

Fuente: tabla realizada por los autores

5.3.5 Formación postgrado más destacada

Máster

Tiene como fin la adquisición de una formación avanzada, de carácter especializado o multidisciplinario, orientada a la especialización académica o profesional o a la iniciación en las tareas investigadoras. Generalmente, tienen una orientación estratégica que hace que se aborden una o diversas disciplinas con un enfoque amplio.

Tiene un mínimo de 60 créditos ECTS y un máximo de 120 (entre uno y dos años de duración).

Para su obtención, se necesita la presentación de un trabajo fin de máster (TFM).

Pueden ser oficiales o propios. Los de carácter oficial están regulados por la Agencia Nacional de Evaluación de la Calidad y Acreditación (ANECA), adscrita a su vez al Ministerio de Educación, Cultura y Deporte, o por los órganos de evaluación que la ley de las comunidades autónomas determinen; por tanto, están homologados en los 47 países que integran el Espacio Europeo de Educación Superior (EEES) y dan acceso a los estudios de doctorado.

Título de experto universitario

Para cursar este tipo de formación es necesario poseer el título de grado y ser un profesional del área relacionada con el título de experto. Su objetivo es ampliar los conocimientos de la formación para mejorar la inserción laboral y aplicarlos a la actividad profesional. El número de créditos es de 20-35 créditos ECTS y, si se imparte presencial, se suman entre 150 y 400 horas de clases lectivas. Dura entre unos meses o un año. No es necesario realizar un trabajo final para obtener el título de experto universitario.

Título de especialista universitario

Es similar al título de experto, pero se diferencia en la carga lectiva, el número de créditos es de 35-60 créditos ECTS, con un mínimo de dedicación de 200 horas y un máximo de 400. Su fin es lograr mayor formación académica y profundizar de manera teórica y práctica en áreas determinadas para poder aplicarlo a la profesión de enfermería. En este caso, existe la posibilidad de realizar un trabajo final voluntario que estará valorado en 5 créditos. El título que se obtiene es un diploma de especialización.

Doctorado

El programa de doctorado es un conjunto de actividades que conducen a la adquisición de competencias y habilidades necesarias para la obtención del título de doctor, dicho programa es de carácter oficial, de validez en el territorio nacional y está legislado por un real decreto. Tendrá por objetivo el desarrollo de los distintos aspectos formativos del doctorando y establecerá procedimientos y líneas de investigación para el desarrollo de la tesis doctoral.

La formación es de tercer ciclo y está orientada a la investigación y a la práctica profesional.

Los estudios finalizan con la elaboración y defensa de la tesis doctoral.

Para acceder a estos estudios de un programa oficial de doctorado será necesario, a grandes rasgos, poseer el título oficial español de grado, o equivalente, y un título de máster universitario oficial.

También podrán acceder los que cumplan algunos de los siguientes requisitos:

- Se debe superar un mínimo de 300 créditos ECTS en el conjunto de estudios universitarios oficiales, de los cuales al menos 60 deberán ser del nivel de máster.

- Titulados universitarios que, previa obtención de plaza en formación en la correspondiente prueba de acceso a plazas de formación sanitaria especializada, hayan superado con evaluación positiva al menos dos años de formación de un programa para la obtención del título oficial de alguna de las especialidades en Ciencias de la Salud, en el caso de Enfermería será cualquier enfermero que tenga el título de especialista por vía enfermero interno residente, dado que la formación es de dos años.

La duración es de un mínimo de tres años, si se realiza a tiempo completo, y de cinco si es a tiempo parcial.

5.4 La formación de especialistas de Enfermería

5.4.1 Introducción

La formación sanitaria especializada (FSE) en Enfermería comienza a ampliarse a raíz de la publicación de Real Decreto (RD 450/2005)[6] de especialidades de Enfermería, que regula la obtención del título de especialización de Enfermería (exceptuando las especialidades de Matrona y Salud Mental, que ya presentaban legislación anterior)[7].

Las especialidades actualmente reguladas son:

- Enfermería Obstétrico-Ginecológica.

- Enfermería de Salud Mental.

- Enfermería del Trabajo.

- Enfermería Pediátrica.

- Enfermería Geriátrica.

- Enfermería Familiar y Comunitaria.

- Enfermería de Cuidados Médico-Quirúrgicos.

A partir del citado Real Decreto[6] se crea el programa formativo oficial de cada especialidad (PFOE), elaborado por la Comisión Nacional correspondiente y ratificado por el Consejo Nacional de Especialidades en Ciencias de la Salud y el Ministerio de Educación y Ciencia, debiendo ser aprobado, finalmente, por el Ministerio de Sanidad, Servicios Sociales e Igualdad. Debe estar publicado en el Boletín Oficial del Estado (BOE) para conocimiento general[6].

La formación especializada en Ciencias de la Salud es reglada y de carácter oficial[8].

El enfermero en formación se denomina enfermero interno residente (EIR).

5.4.2 Programa Formativo Oficial de la Especialidad (PFOE)

El PFOE tiene como objetivo dotar a los especialistas de los conocimientos técnicos, habilidades y actitudes propias de la correspondiente especialidad, además, de la asunción progresiva de la responsabilidad por parte del residente inherente al ejercicio autónomo de la misma[9].

Otros objetivos son la adquisición de competencias y actividades mínimas (tabla 2) desarrolladas en el propio PFO de cada especialidad, la formación teórica y práctica, las sesiones clínicas, las rotaciones y la importancia de la elaboración de un proyecto de investigación por parte del residente para poder finalizar la especialidad[9].

Tabla 2

Competencias y actividades mínimas de la especialidad
de Enfermería Familiar y Comunitaria

Competencias	Actividad mínima	Dispositivo de rotación
Atención en la infancia.	100 visitas niño sano.	Centro de salud.
	50 consultas agudo/crónicos.	Escuela.
	Participa en el desarrollo y ejecución de, al menos, un programa de intervención en salud escolar en todas sus etapas.	Centro de salud mental infanto-juvenil.
Atención en la adolescencia.	Intervención grupal en una de las siguientes unidades temáticas: educación afectivo sexual, prevención embarazo no deseado, ITS, violencia, drogadicción, etc.	Centro de salud.
	25 consultas individuales de adolescentes.	Instituto de enseñanza secundaria.
		Consulta joven.
		Comunidad: Asociaciones juveniles, centros juveniles de recreo cultura o deporte.
		Centro de salud mental infanto-juvenil.
Atención a la salud general en la etapa adulta.	300 consultas de enfermería a demanda/programada en adultos con déficits de salud agudos y crónicos.	Centro de salud.
	50 visitas domiciliarias programadas.	Centro de Salud Mental.
	Participar en la planificación y desarrollo y evaluación, al menos en una intervención de educación para la salud grupal de adultos con patología crónica.	Unidad valoración dependencia.
	Intervenciones de cirugía menor: 20.	Hospital: Unidad educación diabetológica o de otras patologías crónicas.
	Intervención en los programas de técnicas diagnósticas y/o terapéuticas existentes en el centro de salud (Control anticoagulación, hospitalización domiciliaria etc.).	Centro deportivo para adultos.
	Participar al menos en una intervención comunitaria y/o participación comunitaria.	
	Intervención en programa de ejercicio físico para la salud.	
	200 urgencias en C. Salud.	

La atención a la salud sexual, reproductiva y de género.	Orientación para la planificación familiar: 15 parejas. Valoración y consejo sobre ITS a 5 hombres y a 5 mujeres. Anticoncepción de urgencia e intervención educativa: 10. Atención y seguimiento a la mujer embarazada: 10. Colaborar en la asistencia a 5 partos (se potenciará la utilización de simuladores). Visitas puerperales: 10. Promoción de la lactancia materna: 10. Educación para la salud sexual y la convivencia entre géneros: intervención en dos grupos. Atención a la mujer y al hombre en su etapa climatérica: 10.	Centro de Salud. Centro Orientación Familiar. Dispositivo de preparación al parto y seguimiento del embarazo en atención primaria. Hospital: Obstetricia y sala partos, unidad menopausia, unidad prevención cáncer ginecológico.
Atención a las personas ancianas.	300 consultas de enfermería a demanda/programada. Talleres para cuidadoras: 2. Intervención en programa de ejercicio físico para la salud. Atención a pacientes con deterioro cognitivo en domicilio: 25. Valoración funcional y cognitiva en el domicilio: 25. Intervenciones para el mantenimiento funcional, social y cognitivo del anciano en el domicilio: 25. Coordinación de recursos sociosanitarios: 5. Atención a pacientes en final de vida en el domicilio: 10.	Centro de salud. Centro deportivo para la tercera edad. Centro de salud mental. Unidad valoración dependencia. Centros comunitarios de atención a ancianos (centros de día, geriátricos etc.). Unidad de coordinación sociosanitaria. Dispositivo o unidad de cuidados paliativos (domiciliarios, hospitalarios, etc.).
Atención a las familias.	Valoración-intervención familiar en las distintas etapas del ciclo familiar: con niños recién nacidos: 2. con escolares: 2. con adolescentes: 2. con síndrome «nido vacío»: 2. unipersonales de riesgo: 2. con familiares inmovilizados: 4. con ancianos con problemas de salud: 25. con personas en final de vida: 10.	Centro de salud.
Atención a las urgencias y emergencias.	100 demandas de atención urgente hospitalarias infantiles. 100 demandas de atención urgente hospitalarias. 250 demandas de atención urgente en el centro de salud y/o domicilio. 10 intervenciones en situación de emergencia.	Centro de salud (Urgencias y atención continuada). Urgencias pediátricas hospitalarias. Servicio de atención urgente hospitalario. Servicio de transporte sanitario urgente.
Salud Pública y comunitaria.	2 Actividades de vigilancia epidemiológica (establecimientos alimentarios, manipuladores de alimentos, comedor escolar, mercados, toma de muestras etc.). Actividades de gestión en al menos 3 programas de salud.	Centro de Salud. Unidad epidemiología (Consejería o servicio de salud). Unidad de programas (Consejería o servicio de salud). Inspección. Dispositivos de control alimentario y de manipuladores de alimentos. Unidades de salud ambiental. ONG.

Fuente: ver recursos WEB[A]

Los PFOE publicados en el BOE son:

* Enfermería Obstétrica-Ginecológica: Orden SAS/1349/2009, de 6 de mayo, por la que se aprueba y publica el programa formativo de la especialidad de Enfermería Obstétrico-Ginecológica (Matrona).

* Enfermería de Salud Mental: Orden SPI/1356/2011, de 11 de mayo, por la que se aprueba y publica el programa formativo de la especialidad de Enfermería de Salud Mental.

* Enfermería del Trabajo: Orden SAS/1348/2009, de 6 de mayo, por la que se aprueba y publica el programa formativo de la especialidad de Enfermería del Trabajo.

* Enfermería Pediátrica: Orden SAS/1730/2010, de 17 de junio, por la que se aprueba y publica el programa formativo de la especialidad de Enfermería Pediátrica.

* Enfermería Geriátrica: Orden SAS/3225/2009, de 13 de noviembre, por la que se aprueba y publica el programa formativo de la especialidad de Enfermería Geriátrica.

* Enfermería Familiar y Comunitaria: Orden SAS/1729/2010, de 17 de junio, por la que se aprueba y publica el programa formativo de la especialidad de Enfermería Familiar y Comunitaria.

El PFOE de Enfermería en Cuidados Médico-Quirúrgicos aún no ha sido aprobado ni publicado.

5.4.3 Acreditación de la Unidad Docente Multiprofesional (UDM)

Las UDM son las estructuras encargadas de planificar, coordinar y ejecutar los PFOE y se definen como el conjunto de recursos personales y materiales pertenecientes a los dispositivos asistenciales, docentes, de investigación o de cualquier otro carácter que se consideren necesarios para impartir la formación reglada de las especialidades en Ciencias de la Salud por sistema de residencia, según los PFOE[10].

Estas UDM cumplirán requisitos de acreditación de las distintas especialidades que se formen en las mismas y estarán formadas por el conjunto de hospitales, centros de salud docentes y centros de apoyo de cada delegación de salud.

El primer paso para poder llevar a cabo la formación del EIR es formar parte de una UDM acreditada por el Ministerio de Sanidad, Consumo y Bienestar Social (MSCyBS), que estará constituida por distintas especialidades en Ciencias de la Salud (Medicina, Enfermería…).

Para acreditar* una UDM es necesario solicitarlo al Ministerio mediante la cumplimentación de los siguientes formularios incluidos en la tabla, en función de la UDM que se desee acreditar (Tabla 3).

---

* Acreditación: proceso sistemático, independiente y documentado por el que se reconoce la cualificación de un centro o servicio como Centro Docente o Unidad Docente para la formación de especialistas en Ciencias de la Salud de acuerdo a unos requisitos o estándares que incluyen, entre otros, unos mínimos relativos a recursos humanos y físicos, actividad asistencial, actividad docente e investigadora y calidad.

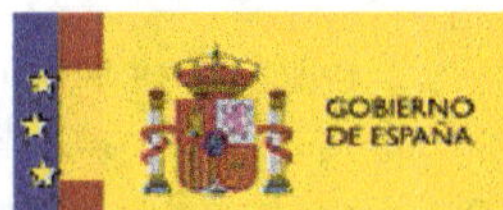 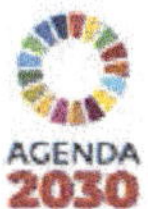

UNIDADES DOCENTES MULTIPROFESIONALES

REQUISITOS DE ACREDITACIÓN	FORMULARIOS WORD	FORMULARIOS PDF
UDM AFYC (nuevo)	FE_UDM_ AFYC_CS FE_UDM_ AFYC_H FE_UDM_Otros_dispositivos TABLA_RESUMEN_UDM_AFYC	
UDM SALUD LABORAL	FE_UDM_SL_CF FE_UDM_SL_CS FE_UDM_SL_H FE_UDM_SL_PRL FE_UDM_Otros_dispositivos TABLA_RESUMEN_SL	FE_UDM_SL_CF FE_UDM_SL_CS FE_UDM_SL_H FE_UDM_SL_PRL FE_UDM_Otros_dispositivos TABLA_RESUMEN_SL
UDM SALUD MENTAL	FE_UDM_SM_CD FE_UDM_SM_CEP_IJ FE_UDM_SM_CES FE_UDM_SM_HB FE_UDM_SM_HB_IJ FE_UDM_SM_URH FE_UDM_Otros_dispositivos TABLA_RESUMEN_SM	FE_UDM_SM_CD FE_UDM_SM_CEP_IJ FE_UDM_SM_CES FE_UDM_SM_HB FE_UDM_SM_HB_IJ FE_UDM_SM_URH FE_UDM_Otros_dispositivos TABLA_RESUMEN_SM
UDM GINECOLOGÍA Y OBSTETRICIA	FE_UDM_OYG_CS.doc FE_UDM_OYG_H.doc FE_UDM_Otros_dispositivos TABLA_RESUMEN_OYG	FE_UDM_OYG_CS. FE_UDM_OYG_H FE_UDM_Otros_dispositivos TABLA_RESUMEN_OYG
UDM GERIATRÍA	FE_UDM_GERIATRIA_Area_APrimaria FE_UDM_GERIATRIA_ASociosanitaria FE_UDM_GERIATRIA_Disp_Hospitalarios FE_UDM_Otros_dispositivos TABLA_RESUMEN_UDM_GERIATRIA	FE_UDM_GERIATRIA_Area_APrimaria FE_UDM_GERIATRIA_ASociosanitaria FE_UDM_GERIATRIA_Disp_Hospitalarios FE_UDM_Otros_dispositivos TABLA_RESUMEN_UDM_GERIATRIA
UDM PEDIATRÍA	FE_UDM_Pediatria_CS FE_UDM_Pediatria_Disp_Hospitalario FE_UDM_Otros_dispositivos TABLA_RESUMEN_UDM_PEDIATRIA	FE_UDM_Pediatria_CS FE_UDM_Pediatria_Disp_Hospitalario FE_UDM_Otros_dispositivos TABLA_RESUMEN_UDM_PEDIATRIA

Fuente: ver recursos WEB[B]

Una vez acreditada la UDM, esta deberá componer sus órganos docentes[6]: comités y personal docente:

Comisión de Docencia

Es el órgano colegiado al que corresponde organizar la formación, supervisar su aplicación práctica y controlar el cumplimiento de los objetivos previstos en los programas formativos de las distintas especialidades en Ciencias de la Salud. En ella participan todas las especialidades que correspondan a la UDM, debiendo tener un vocal representante de enfermería.

Esta Comisión facilita la integración de las actividades formativas y de los residentes con la actividad asistencial y ordinaria de la unidad docente, planificando la actividad profesional conjuntamente con los órganos de dirección.

Subcomisión de Docencia de Enfermería

En ella se organiza la formación, supervisión, aplicación práctica y control del cumplimiento de los objetivos previstos en los programas formativos de cada especialidad de Enfermería, con la participación de tutores y residentes de la especialidad correspondiente. Una de las tutoras será la presidenta de la Subcomisión de Docencia y será la vocal representante en la Comisión de Docencia.

Todo lo que se apruebe en esta Subcomisión de Docencia debe ser presentado *a posteriori* en la Comisión de Docencia.

Comisión de Acreditación

Es la encargada de evaluar las solicitudes de acreditación y reacreditación de centros y tutores.

Comisión de Calidad

Comisión encargada de analizar e intentar solucionar problemas, mediante criterios de calidad, la formación impartida por la UDM y la disposición y utilización de los recursos.

Comités de Evaluación

Su función será realizar la evaluación anual y final de los especialistas en formación. Se constituirá un comité de evaluación por cada una de las especialidades cuyos programas formativos se desarrollen en el centro o unidad docente. Los comités tendrán el carácter de órgano colegiado[11].

Existen una serie de figuras establecidas con funciones diversas cuyo conocimiento es importante:

Jefe de estudios

Máximo representante de la UDM, con funciones de dirección, gestión, planificación y organización de las actividades y recursos en relación con los procesos operativos estandarizados (POE). Ejerce el control aplicando la metodología de evaluación para la mejora continua de todas las actividades y recursos con relación a los programas. Asume y desarrolla las funciones docentes desde una perspectiva global e integradora en referencia a las actividades y recursos y promueve y desarrolla actividades de investigación propia, en la UDM o mediante la creación y el apoyo de grupos de trabajo de investigación[11].

Preside la Comisión de Docencia, acreditación y los comités de evaluación de cada especialidad. Es responsable de coordinar y comunicar la información relativa a las actividades laborales y formativas de los residentes con la dirección del centro docente, los responsables de los dispositivos en los que se imparta la formación y la Comisión de Docencia.

Tutor

Es un profesional muy importante. Es especialista en servicio activo que, estando acreditado como tal, tiene la misión de planificar y colaborar activamente en el aprendizaje de los conocimientos, habilidades y actitudes del residente a fin de garantizar el cumplimiento del programa formativo de la especialidad de que se trate.

Es el primer responsable del proceso de enseñanza-aprendizaje del residente, por lo que mantendrá con este un contacto continuo[11].

Tutor hospitalario

Coordina y supervisa la formación de los residentes durante los periodos de formación hospitalaria. Debe haber un tutor hospitalario en cada hospital docente. Participan en la Comisión de Docencia y en las de Evaluación. Coordinan y supervisan la ejecución del programa docente en el hospital junto con el jefe de estudios (firma de guardias, rotaciones...) asesora en todo lo relacionado con la formación hospitalaria de los residentes, monitoriza y da apoyo técnico en el ámbito docente hospitalario[7].

Este tutor debe ser especialista, salvo excepciones porque no exista.

Colaborador docente

Aquel especialista o profesional de los diferentes dispositivos de la unidad docente por los que rotan los residentes en formación y que, sin ser tutor, colabora en la impartición del programa formativo de la especialidad asumiendo la supervisión y control de las actividades formativas que se realizan bajo su colaboración, sin que sea necesario que ostente el título de especialista en la especialidad en la que se forme el especialista en formación[13].

La evaluación de los rotatorios que se realiza por las diversas especialidades o unidades o servicios corre a cargo de estos docentes, siendo ellos quienes evalúan con el visto bueno del jefe de unidad o servicio.

Otros órganos docentes son:

Técnico de salud

Médico especialista en Salud Pública que realiza funciones de monitorización y apoyo técnico especializado a los centros, para el desarrollo del programa y el cumplimiento de los objetivos docentes. Participa en actividades formativas y de investigación que se desarrollan en la UDM, dirigidas a la mejora de la formación tanto de los residentes como de los tutores. Sus funciones son: formación de posgrado especializada, formación de los tutores, creación de líneas sólidas de investigación, evaluación y gestión de calidad en la UDM. Imprescindible en las UDM de Atención Familiar y Comunitaria.

Responsable docente

En cada centro de salud docente hay un tutor responsable de la organización de la docencia que atiende dudas, supervisa las guardias, informa de elementos docentes al resto de los tutores, participa en la evaluación anual del residente y forma parte de diferentes comisiones de trabajo dentro de la UDM.

5.4.4 Documentación necesaria para la formación

Una vez constituida la UDM, antes de la llegada del residente en formación, se deberán elaborar una serie de documentos que facilitarán la labor de los jefes de estudio y tutores de la UDM en el día a día:

Plan de Gestión de la Calidad Docente[13]

Es una respuesta a dos planteamientos diferentes: atender a la normativa legal vigente y al deseo permanente de mejorar la calidad docente impartida desde la UDM, disponiendo así de herramientas y elementos que permitan evaluar y conocer la calidad de los diferentes procesos del trabajo del día a día.

Su contenido mínimo debe incluir los criterios para:

- Nombramiento de tutores y jefe de estudios.

- Elaboración de las guías o itinerarios formativos tipo.

- Elaboración de los protocolos de supervisión de los residentes.

- Elaboración del plan de evaluación, incluidos los criterios generales, la programación, la composición de los comités de evaluación, la revisión de las evaluaciones.

- Análisis anual de la capacidad docente de cada unidad en la que se compruebe el cumplimiento del programa formativo y los requisitos de acreditación.

Protocolo de confidencialidad

Mediante el que se determinan pautas básicas destinadas a asegurar y proteger el derecho a la intimidad del paciente por los residentes en Ciencias de la Salud (Anexo 1).

Protocolo de evaluación[14]

Valoración permanente del aprendizaje, de todo el proceso evaluativo del residente, reflejando los aspectos importantes para valorar su formación y conseguir ser lo más objetivos posible a la hora de emitir los juicios definitivos.

Protocolo de supervisión[9]

Protocolo de actuación que tiene como objetivo establecer las bases que permitan graduar el nivel de supervisión requerido para las actividades asistenciales que desarrollen los residentes en su práctica laboral y, por tanto, garantizar una progresiva asunción de responsabilidades por parte del residente junto a un nivel decreciente de supervisión. La formación debe presentar un nivel progresivo respecto a la adquisición de conocimientos, capacidad de intervención y grado de responsabilidad.

El contenido mínimo del protocolo de supervisión de cada especialidad es[13]:

- Niveles de supervisión, establecidos por la Comisión de Docencia y comunes a todas las especialidades del centro o unidad docente.

- La graduación de la supervisión de las actividades asistenciales especialmente significativas en las que participa el residente.

- Garantizar la supervisión de presencia física del residente de primer año.

- En todos los casos, el protocolo de supervisión incluirá la actuación en urgencias.

- Deben identificarse si existen áreas especialmente significativas de cada especialidad para las que deban establecerse criterios específicos de supervisión.

- Garantizarán la supervisión de los residentes por los profesionales de plantilla.

Guía de itinerario formativo tipo (GIFT)[13]

Es la adaptación del PFOE a una UDM, será de aplicación a todos los residentes que se formen en dicha UDM. En el caso de Enfermería debe ser aprobado por la Subcomisión de Docencia y elaborado por los tutores de la especialidad. Dicha guía debe incluir los siguientes apartados:

- Objetivos generales y específicos.

- Competencias a adquirir por año de residencia y rotación/estancia formativa, incluida su duración (Tabla 4).

- Cronograma de rotaciones/estancias formativas.

- Programa de formación teórica, si está establecido en el POE.

- Programación de atención continuada/guardias.

- Programación de las sesiones clínicas y bibliográficas en las que participará el residente.

- Oferta de actividades de investigación para los residentes.

Tabla 4

Ejemplo de rotaciones de la GIFT de la especialidad de Enfermería Familiar y Comunitaria

ROTACIONES/ESTANCIAS FORMATIVAS DE LA GUÍA ITINERARIO FORMATIVO TIP

RESIDENTE	Estancias formativas	Duración	Dispositivos en el que se realizan	Actividad Atención Continuada (Guardias)
EIR-1	Bloque 1º Atención Primaria I	4,5meses	Centro de Salud docente	(4 al mes) 11 en Urgencias hospitalarias 33 en AP Atención Continuada (PAC)
	Bloque 2º Hospital	5 meses	Urgencias / Unidad de Hospitalización Domiciliaria (UHD) / Obstetricia-Ginecología/ Endocrinología: Unidad de Educación Diabetológica / Nefrología: Consulta Enfermedad Renal Crónica Avanzada (ERCA) / Cirugía Vascular/ Rehabilitación Cardiaca y Técnicas de Neumología /Unidad de Cuidados Paliativos	
	Bloque 3º Atención Primaria II	1,5 meses	Centro de Salud Sexual y Reproductiva (CSSR)	
	Vacaciones	1 mes		
EIR-2	Bloque 4º Salud Pública	1,5 meses	Centro de Salud Pública: Formación y Calidad; Unidad de Epidemiología; Laboratorio; Centro de Información y prevención del SIDA; Sanidad Ambiental; Seguridad Alimentaria; Programas de promoción de la Salud	(4/mes) 6 en Urgencias hospitalarias 33 en AP Atención Continuada (PAC) 5 en Servicio de Emergéncias Sanitárias (SES)
	Bloque 5º Salud Mental	1 meses	Centro de Salud Mental	
	Estancia electiva	1mes		
	Bloque 6º Atención Primaria III	7,5meses	Centro de Salud docente)	
	Vacaciones	1 mes		

Fuente: ACREFSE portal de acreditación de Ministerio de Sanidad, Consumo y Bienestar Social. Ver recursos WEB[c]

Libro del residente

Es el instrumento en el que se registran las actividades que realiza cada residente durante los dos años de formación (datos cualitativos y cuantitativos). Por tanto, es la herramienta que sirve de soporte para el seguimiento y la supervisión por el tutor de la adquisición de las competencias del residente, ya que recoge las evidencias de su proceso de aprendizaje[13].

También es importante, una vez acreditada la UDM y preparada toda la documentación, comunicar al Ministerio qué número de plazas de residentes queremos y podemos formar, ya que se publicarán en el Boletín Oficial del Estado (BOE) una vez salga la convocatoria del examen EIR.

Tabla 5

Resumen de órganos docentes y documentación de una UDM

Órganos docentes		Documentación
Comisiones	Personal docente	Plan de gestión de la calidad docente
Comisión de Docencia	Jefe de estudios	Protocolo de confidencialidad
Subcomisión de Docencia	Tutor	Protocolo de evaluación
Comisión de acreditación	Tutor hospitalario	Protocolo de supervisión
Comisión de calidad	Colaborador docente	Guía itinerario formativo tipo
Comité de evaluación		Libro del residente

Fuente: tabla realizada por los autores

5.4.5 La labor del tutor

Las principales funciones del tutor son las de planificar, gestionar, supervisar y evaluar todo el proceso de formación, favoreciendo el autoaprendizaje, la asunción progresiva de responsabilidades y la capacidad investigadora del residente.

Los tutores, en coordinación con los responsables de los dispositivos asistenciales de cada especialidad, adaptarán la GIFT a cada residente, de tal manera que el programa de la especialidad tenga sus particularidades en cada residente, según los tutores, los centros de trabajo, pero asumiendo siempre el espíritu formativo del programa. Esto se denomina Plan Individual de Formación (PIF) (Tabla 6).

Tabla 6

Ejemplo de PIF de EIR Familiar y Comunitaria

PLAN INDIVIDUAL DE FORMACIÓN DE EIR FAMILIAR Y COMUNITARIA

Promoción 2019-2021

ITINERARIO	BLOQUE 1º AP-I					2019				BLOQUE 2º HOSPITAL			2020		
EIR.1	MY	JN	JL	AG	SEPT	OCT		NOV		DIC		ENERO		FBR	
EIR EFyC	CENTRO SALUD 25/05/18 a 31/8				vac	URG	R.Card	Espiro	UHD+ERCA	GCH	CS	GCC		OST	UDBTS
						+ICTUS	P.B.	6º	1ªE	1ªE		CS		5C	1ª
					13d	16/09 a 27/10	28/10-10/11	11-17/11	18/11-15/12	16-22/12	23/12-6/01	7-22/01		23/01-6/02	7/02 a 10/03

ITINERARIO	BLOQUE 3º ATENCIÓN PRIMARIA II			2020		BLOQUE 4º SALUD MENTAL			
EIR-1 y 2	MARZO	ABRIL		MAYO		JUNIO		JUL-AGT	
EIR EFyC	Matrona	CSSR	CIRV	SALUD MENTAL		Tabac	Escol	C.Heridas	CS
	CS	CS	3A	CS		PREVENT	COLEGIO	CS	
	11 a 31/3	1 -15/4	16-22	23/4-24/5		25-31/5	1-15/6	16-30	1/07 a 30/08

INERARIO	2021	BLOQUE 5º SALUD PÚBLICA		BLOQUE 6º ATENCIÓN PRIMARIA III
EIR-2	SEPTIEMBRE	OCTUBRE	NOVIEMBRE	DICIEMBRE 2019-MAYO 2020
EIR EFyC	CS	SALUD PÚBLICA	Reserv HOSP	CS
	1-11/9	14/9-31/10	1-17/11	18/11 a 25/5

Fuente: tabla realizada por los autores

El nombramiento del tutor se efectuará por el procedimiento que determine cada comunidad autónoma, sujeto a los criterios generales que en su caso apruebe la Comisión de Recursos Humanos del Sistema Nacional de Salud, entre profesionales previamente acreditados que presten servicios en los distintos dispositivos integrados en el centro o unidad docente y que ostenten el título de especialista que proceda.

Por tanto, para ser tutor se deberá poseer el título de la especialidad en la que forme, excepto la especialidad de Enfermería Familiar y Comunitaria, en la cual aún no se ha llevado a cabo la vía excepcional*; en dicha especialidad los tutores deben cumplir una serie de requisitos (haber trabajado un mínimo de 5 años en Atención Primaria y tener alguna comunicación o publicación de investigación en esos 5 años).

---

* Examen, por parte de Ministerio, para dar opción a las personas que antes del 22 de marzo de 2011 trabajaban en Atención Primaria a obtener el título de Enfermero Especialista.

Otra función importante de la UDM es la de la formación de tutores, aunque para ser tutor hay que cumplir una serie de requisitos, mencionados anteriormente, es interesante que tenga unas bases y motivación sobre cómo guiar al residente durante los dos años de formación.

Algunos temas a tratar en la formación del tutor podrían ser:

1. Implementación del POE. Manual del tutor:

   a) Competencias.

   b) Rol del tutor. Funciones.

   c) Otras figuras docentes.

   d) Subcomisión de Docencia.

   e) Niveles de responsabilidad.

   f) Funciones del tutor.

   g) Manual del tutor.

2. Metodología de la Evaluación Continuada:

   a) La función de evaluación de los tutores: Meta.

   b) El papel de las competencias en la programación de la formación.

   c) Protocolo de supervisión.

   d) Instrumentos de supervisión:

       1. Libro del residente y portafolios.

       2. Autoevaluación e informes.

       3. Entrevistas periódicas tutor-EIR.

       4. Evaluación anual y final calificativa/sumativa.

       5. Implicación del EIR en jornadas.

       6. Proyecto de investigación.

   e) Reconocimiento al tutor.

3. Herramientas para el desarrollo de la actividad del tutor de residentes:

   a) Proceso educativo con residentes.

   b) Métodos didácticos en la formación de adultos.

   c) Características específicas del aprendizaje de residentes.

   d) Características del tutor. Estilos de tutorización.

   e) Fases de la motivación. Estrategias.

   f) Plan personal de formación del residente.

4. Innovación en la formación de residentes:

a) Herramientas para ser un tutor 2.0. Implementación de entornos personales de aprendizaje (*Personal Learning Enviroments*-PLE).

b) Acción tutorial. Implementación de un programa informático para el control de actividades de residentes.

    1. Lectura crítica de artículos científicos.

    2. Taller de iniciación a la investigación.

    3. Técnicas de comunicación.

    4. Elaboración y presentación de comunicaciones.

5.4.6 El residente en formación

Cuando llega un residente es muy importante la información que recibe acerca de sus derechos y deberes, en concreto, podemos pensar que gran parte de los residentes de enfermería ya han trabajado como enfermeros, por lo que es relevante explicar su forma de actuar.

Los puntos de interés a destacar con la llegada del residente son:

- La entrega del manual de incorporación: donde se explica el funcionamiento de la UDM, a qué centro de trabajo pertenece el residente, tipo de contrato laboral, permisos, vacaciones, otras informaciones relevantes…

- Entrega del PIF a cada uno de los residentes: donde verán las distintas rotaciones de su residencia.

- Seminarios y talleres: se entrega la planificación de seminarios y talleres, generalmente presenciales, aunque esto varía mucho en función de la especialidad, dado que hay programas formativos que indican las horas exactas de formación teórica (como ocurre Enfermería Obstétrico-Ginecológica) y otros que no las indica.

- Guardias: según la especialidad a la que opte, tendrá que hacer mayor o menor número de guardias, según el POE.

- Protocolo de evaluación: es muy importante que el residente sepa que se evalúa a lo largo de la residencia.

- Protocolo de supervisión: debe conocerlo todo el personal implicado en la formación del residente y el propio residente.

- Formularios: documentos a disposición del residente de utilidad en su día a día como profesional de la institución en la que está empleado.

- Libro del residente: es un derecho y propiedad del residente, que es quien realiza los registros en colaboración con su tutor. Está sujeto a la legislación relativa a confidencialidad y protección de datos. Su cumplimentación es obligatoria, pues forma parte de la evaluación del residente.

Es el registro individual de actividades donde el residente anota los datos cuantitativos y cualitativos que serán tenidos en cuenta en la evaluación del proceso formativo. También, las rotaciones programadas y las rotaciones externas autorizadas.

Es una herramienta que ayuda a ordenar y priorizar la formación. Como hoja de ruta, sirve de reflexión periódica sobre las competencias, conocimientos, habilidades y actitudes de las áreas competenciales del perfil del residente en formación.

Portafolios

Es una carpeta o cuaderno de aprendizaje basado en la reflexión sobre la práctica diaria. Consiste en una recopilación de documentos: historias e informes clínicos, publicaciones, asistencia a congresos, comunicaciones, encuestas, fotografías y videograbaciones que permiten certificar la adquisición de las competencias necesarias para ejercer la profesión. Sirve, al mismo tiempo, como instrumento de evaluación, tanto formativa como sumativa. Podríamos definirlo como la documentación anexa al libro del residente (Tabla 7).

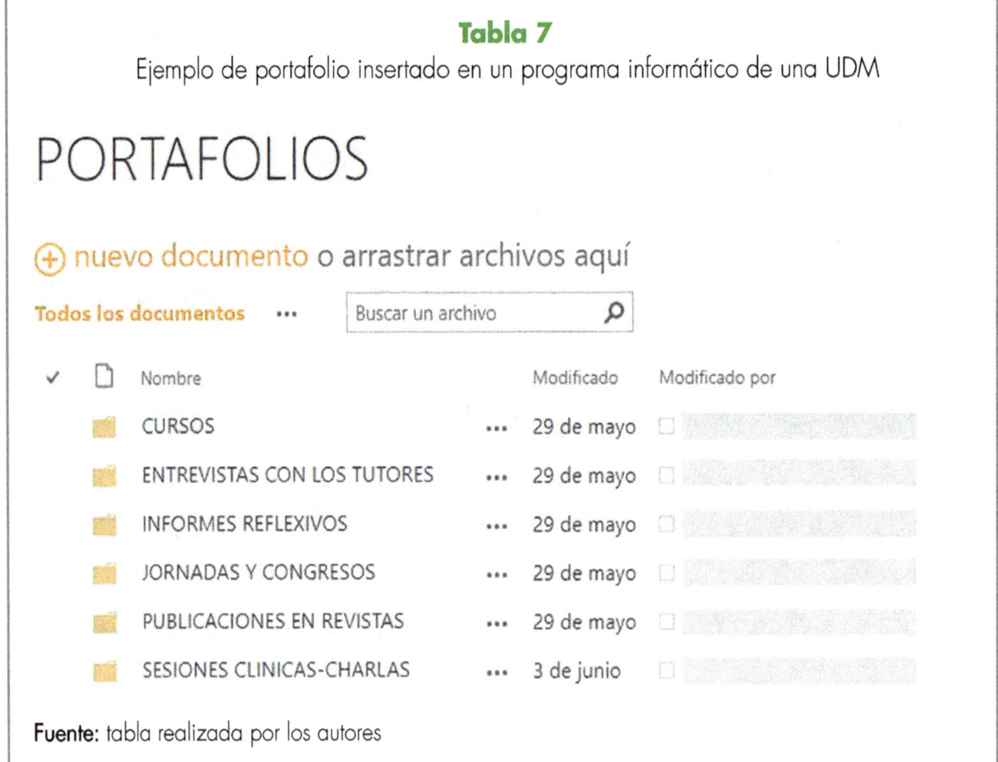

Tabla 7

Ejemplo de portafolio insertado en un programa informático de una UDM

Fuente: tabla realizada por los autores

5.4.7 La importancia de la evaluación

Consideramos la evaluación en un aparatado diferente dada su relevancia para el tutor, el residente y la unidad docente.

La evaluación, el seguimiento y la calificación del proceso de adquisición de competencias profesionales durante el período de residencia se llevará a cabo mediante las evaluaciones formativa, anual y final[11]:

 MANUAL PRÁCTICO DE ENFERMERÍA

Evaluación formativa

Tiene como finalidad el seguimiento del proceso de aprendizaje del especialista, así como medir las competencias adquiridas, identificar áreas y competencias susceptibles de mejora y aportar sugerencias específicas para corregirlas. Los instrumentos de evaluación formativa son:

- Evaluación de la rotación: realizada por el responsable docente correspondiente, se hace una evaluación por cada rotación que realiza el residente (Anexo 2)[14].

- Autoevaluación/Informe reflexivo de los objetivos/competencias contenidas en el libro del residente.

- Reuniones periódicas (entrevistas) tutor-residente (mínimo cuatro al año) que permiten evaluar el proceso de aprendizaje del residente.

Evaluación anual

Tiene como objeto calificar los conocimientos, habilidades y actitudes de cada residente al finalizar cada uno de los años que integran el programa formativo.

Al finalizar cada año, el tutor supervisa las calificaciones que ha recibido el residente en las rotaciones realizadas y junto al residente analiza el libro del residente y las actividades complementarias de su portafolios.

Con esta información y con la recogida por la UDM de las evaluaciones de las rotaciones del residente, el tutor emite la calificación junto con el informe del comité de evaluación y se envía al Ministerio (Anexo 3 y 4)[14].

Evaluación final: el comité de evaluación decide la calificación final del residente al finalizar su periodo de residencia basándose en los resultados de las evaluaciones anuales. Se ponderarán las evaluaciones anuales para el cálculo de la evaluación final de acuerdo a la progresiva asunción de las responsabilidades inherentes al ejercicio profesional de la especialidad que el residente asuma a medida que progrese en su formación (Anexo 5)[14].

Esta evaluación anual también se envía al Ministerio para que el título del especialista pueda ser emitido.

D. ...., con
D.N.I/NIE/NIF .... tiene la condición de personal en formación en régimen de residencia en la Unidad Docente acreditada del Centro Sanitario HOSPITAL GENERAL UNIVERSITARIO DE CASTELLÓN como:

☐ Residentes de la Especialidad de ....
relacionada en el Anexo I del RD 183/2008 de 8 de febrero, con la titulación de... (*Médico, Farmacéutico, Enfermero, Psicólogo, Biólogo, etc.*)

☐ Residente de la especialidad de... en rotación procedente de Centro Sanitario...(*especificar centro de origen*)

☐ Profesionales sanitarios extranjeros en estancia formativa autorizada por el Ministerio de Sanidad, Servicios Sociales e Igualdad (*art. 21 del RD 183/2008, de 8 de febrero*) en la especialidad de...

☐ Profesionales sanitarios de la Unión Europea en periodo de ejercicio profesional en prácticas (art. 10 del RD 1837/2008 de o de noviembre) en la especialidad de...

☐ Profesionales sanitarios extracomunitarios en periodo de ejercicio profesional en prácticas o en periodo complementario de formación (*art. 8 del RD 459/2010 de 16 de abril*) en la especialidad de...

Declara que,
1. Reconoce que los pacientes tienen derecho al respeto de su personalidad, dignidad humana e intimidad y a la confidencialidad de toda la información relacionada con su proceso.
2. También reconoce que los pacientes tienen derecho a que se respete el carácter confidencial de los datos referentes a su salud, y a que nadie pueda acceder a ellos sin previa autorización. Comprometiéndose con ello a no facilitar a terceros las contraseñas o claves de acceso que le haya proporcionado el centro para su exclusivo uso personal.
3. De acuerdo con el artículo 10 de la Ley Orgánica 15/1999, de 13 de diciembre, de Protección de Datos de Carácter Personal, reconoce que tiene el deber de mantener el secreto profesional respecto a la información a la que acceda en el desarrollo de su actividad asistencial, comprometiéndose a prestar el máximo cuidado y confidencialidad en el manejo y custodia de cualquier información/documentación durante su periodo formativo y una vez concluido el mismo.
4. Reconoce que no procede transferir, duplicar o reproducir todo o parte de la información a la que tenga acceso con motivo de su actividad en el Centro, no pudiendo utilizar los datos proporcionados por el mismo para finalidades distintas a la formación y a la asistencia sanitaria al paciente, o aquellas otras para las que fuera autorizado por la dirección del Centro.
5. Conoce y acepta el Protocolo mediante el que se determinan pautas básicas destinadas a asegurar y proteger el derecho a la intimidad del paciente por los residentes de Ciencias de la Salud.
6. Está enterado de que es responsable personal de acatar el deber de confidencialidad y de que su incumplimiento puede tener consecuencias penales, disciplinarias o incluso civiles.

Por todo ello se compromete a que su conducta en el Centro Sanitario se adecue a lo previsto en los apartados anteriores de esta declaración responsable, que se suscribe por triplicado,

En Castellón a...... de..................................... de.....................

Fdo.:

☐ Ejemplar interesado   ☐ Ejemplar Centro Sanitario   ☐ Ejemplar Comisión de Docencia

Fuente: ver recursos WEB[D]

Anexo 2

Informe de evaluación de cada rotación

NOMBRE Y APELLIDOS:		DNI/PASAPORTE:	
CENTRO DOCENTE:			
TITULACIÓN:		ESPECIALIDAD:	AÑO RESIDENCIA:
TUTOR:			

ROTACIÓN

UNIDAD:	CENTRO:
COLABORADOR DOCENTE/TUTOR:	DURACIÓN:
Fecha Inicio Rotación	Fecha fin Rotación:

OBJETIVOS DE LA ROTACIÓN	GRADO DE CUMPLIMIENTO Total/Parcial/No conseguido

A.- CONOCIMIENTOS Y HABILIDADES	CALIFICACIÓN
CONOCIMIENTOS ADQUIRIDOS	
RAZONAMIENTO/VALORACIÓN DEL PROBLEMA	
CAPACIDAD PARA TOMAR DECISIONES	
HABILIDADES	
USO RACIONAL DE RECURSOS	
SEGURIDAD DEL PACIENTE	
MEDIA (A)	

B.- ACTITUDES	CALIFICACIÓN
MOTIVACIÓN	
PUNTUALIDAD/ASISTENCIA	
COMUNICACIÓN CON EL PACIENTE Y LA FAMILIA	
TRABAJO EN EQUIPO	
VALORES ÉTICOS Y PROFESIONALES	
MEDIA (B)	

CALIFICACIÓN GLOBAL DE LA ROTACIÓN *(70%A + 30% B)*	

Observaciones/Áreas de mejora:

En _________________, fecha:

EL COLABORADOR DOCENTE DE LA ROTACIÓN/TUTOR   **Vº Bº. EL RESPONSABLE DE LA UNIDAD DE ROTACIÓN**

Fdo.:_____________________   Fdo.: _____________________

Fuente: ver recursos WEB[E]

Anexo 3

Informe de evaluación anual del tutor

NOMBRE Y APELLIDOS:		DNI/PASAPORTE:	
CENTRO DOCENTE:			
TITULACIÓN:	ESPECIALIDAD:		AÑO RESIDENCIA:
TUTOR:			

VACACIONES REGLAMENTARIAS:
PERIODOS DE SUSPENSIÓN DEL CONTRATO:
Cuando la suma de los periodos de suspensión de contrato sea mayor del 25% de la jornada anual, implicará la propuesta de una "Evaluación anual negativa recuperable".

A. ROTACIONES (incluidas rotaciones externas autorizadas por la Comunidad Autónoma):

CONTENIDO	UNIDAD	CENTRO	DURACIÓN	CALIFICACIÓN DE LA ROTACIÓN	PONDERACIÓN

CALIFICACIÓN TOTAL DE LAS ROTACIONES

B. ACTIVIDADES COMPLEMENTARIAS:

TIPO	NIVEL	DENOMINACIÓN/REFERENCIA	DURACIÓN	CALIFICACIÓN (0,01 a 0,3)

CALIFICACIÓN TOTAL DE LAS ACTIVIDADES COMPLEMENTARIAS

C. CALIFICACIÓN ANUAL DEL TUTOR

COMENTARIOS:

CALIFICACIÓN CUANTITATIVA DEL TUTOR	

CALIFICACIÓN GLOBAL ANUAL DEL RESIDENTE (65% A + 10% B+ 25% C):

Fecha y firma del TUTOR	

Fuente: ver recursos WEB[f]

Anexo 4
Evaluación anual por el comité de evaluación

NOMBRE Y APELLIDOS:		DNI/PASAPORTE:		
CENTRO DOCENTE:				
TITULACIÓN:		ESPECIALIDAD:		AÑO RESIDENCIA:
TUTOR:				

CALIFICACIÓN DEL INFORME ANUAL DEL TUTOR (1-10):

CALIFICACIÓN EVALUACIÓN ANUAL DEL COMITÉ (1-10)	
CUANTITATIVA	
CUALITATIVA	
CAUSA DE EVALUACIÓN NEGATIVA (<5)	

OBSERVACIONES:

Lugar y Fecha:	
Sello de la Institución:	**EL PRESIDENTE DEL COMITÉ DE EVALUACIÓN:**
	Fdo.:

Fuente: ver recursos WEB^G

Evaluación final del periodo de residencia por el comité de evaluación

NOMBRE Y APELLIDOS:		DNI/PASAPORTE:	
CENTRO DOCENTE:			
TITULACIÓN:		ESPECIALIDAD:	AÑO RESIDENCIA:
TUTOR:			

Duración de la especialidad	Año de formación	Nota Anual	Ponderación de la evaluación anual
2 años	R1		
	R2		
3 años	R1		
	R2		
	R3		
4 años	R1		
	R2		
	R3		
	R4		
5 años	R1		
	R2		
	R3		
	R4		
	R5		
MEDIA PONDERADA DE LAS EVALUACIONES ANUALES			

CALIFICACIÓN FINAL DEL PERIODO DE RESIDENCIA POR EL COMITÉ DE EVALUACIÓN	
CUANTITATIVA	
CUALITATIVA	

OBSERVACIONES:

Sello del centro docente	EL PRESIDENTE DEL COMITÉ DE EVALUACIÓN:
	Fdo.:
	Lugar y Fecha

Fuente: ver recursos WEB[H]

1. Ley 16/2003, de 28 de mayo, de cohesión y calidad del Sistema Nacional de Salud.

2. Artículo 60. Consejo General de Enfermería. Código Deontológico de la Enfermería Española 1988. Disponible en: https://www.consejogeneralenfermeria.org/servicios-juridicos/legislacion/finish/13-normativa-colegial/292-codigo-deontologico-de-la-enferme-%20ria-espanola

3. Artículo 70. Consejo General de Enfermería. Código Deontológico de la Enfermería Española 1988. Disponible en: https://www.consejogeneralenfermeria.org/servicios-juridicos/legislacion/finish/13-normativa-colegial/292-codigo-deontologico-de-la-enferme-%20ria-espanola

4. Artículo 71. Consejo General de Enfermería. Código Deontológico de la Enfermería Española 1988. Disponible en: https://www.consejogeneralenfermeria.org/servicios-juridicos/legislacion/finish/13-normativa-colegial/292-codigo-deontologico-de-la-enferme-%20ria-espanola

5. Real decreto 99/2011, de 28 de enero, por el que se regulan las enseñanzas oficiales de doctorado.

6. Real Decreto 450/2005, de 22 de abril, sobre especialidades de enfermería. [Ministerio de la Presidencia. BOE: 108/2005 (Fecha de publicación 06-05-2005)].

7. Oltra Rodríguez E. Especialidades enfermeras: el día después. Rev Adm Sanit. 2009;7(2):293-307.

8. Ley 44/2003, de 21 de noviembre, de ordenación de las profesiones sanitarias.

9. Orden SAS/1729/2010, de 17 de junio, por la que se aprueba y publica el programa formativo de la especialidad de Enfermería Familiar y Comunitaria.

10. Orden PRE/861/2013, de 9 de mayo, por la que se establecen los requisitos de acreditación de las unidades docentes multiprofesionales para la formación de especialistas en Enfermería Familiar y Comunitaria y en Medicina Familiar y Comunitaria.

11. REAL DECRETO 183/2008, de 8 de febrero, por el que se determinan y clasifican las especialidades en Ciencias de la Salud y se desarrollan determinados aspectos del sistema de formación sanitaria especializada.

12. ORDEN SCO/1526/2005, de 5 de mayo, por la que se aprueba y publica el programa formativo de la especialidad de Medicina del Trabajo.

13. Glosario de términos acreditación docente. Ministerio de Sanidad Servicios Sociales e Igualdad. Julio 2015.

14. Resolución de 21 de marzo de 2018, de la Dirección General de Ordenación Profesional, por la que se aprueban las directrices básicas que deben contener los documentos acreditativos de las evaluaciones de los especialistas en formación.

A. Competencias y actividades mínimas de la especialidad de Enfermería
   Familiar y Comunitaria:
   https://www.boe.es/boe/dias/2010/06/29/pdfs/BOE-A-2010-10364.pdf

B. Requisitos de acreditación UDM:
   https://www.mscbs.gob.es/profesionales/formacion/udms.htm

C. ACREFSE portal de acreditación de Ministerio de Sanidad, Consumo y Bienestar Social.
   https://acrefse.mscbs.gob.es/Acreditacion-Web/autenticacion/validarCertificado

D. Compromiso de confidencialidad destinado a residentes:
   http://aulavirtual.castello.san.gva.es/moodle/file.php/1/Protocolo_DERECHO_INTIMI-
   DAD_PACIENTE_ALUMNOS_RESIDENTES_DSCS.pdf

E. Informe de evaluación de cada rotació:
   https://www.boe.es/eli/es/res/2018/03/21/(6)

F. Informe de evaluación anual del tutor:
   https://www.boe.es/eli/es/res/2018/03/21/(6)

G. Evaluación anual por el comité de evaluación:
   https://www.boe.es/eli/es/res/2018/03/21/(6)

H. Evaluación final del periodo de residencia por el comité de evaluación:
   https://www.boe.es/eli/es/res/2018/03/21/(6)

CAPÍTULO 6

CONTROL Y PREVENCIÓN

Vídeo de presentación: Capítulo 6

https://amazingbooks.es/manual-enfermeria-video-6/

CAPÍTULO 6.1

VACUNACIONES

Autor: José Antonio Forcada Segarra

6.1.1 Introducción

Las vacunaciones son la medida de Salud Pública que, junto con la potabilización de las aguas, más ha contribuido a salvar de vidas y a mejorar la calidad de vida de la humanidad.

Las vacunas son un acontecimiento relativamente reciente. Hace poco más de 200 años, Edward Jenner (1749-1823) descubrió la vacuna contra la viruela (1798) y pasó casi un siglo hasta que Louis Pasteur (1822-1895) sentara las bases, junto con la emergencia de la bacteriología, para el descubrimiento y elaboración de las primeras vacunas (rabia, cólera [1885])[1].

Actualmente, disponemos de un importante arsenal de vacunas que nos protegen frente a numerosas enfermedades. Se ha conseguido la erradicación de la viruela (1980), se está cerca de la eliminación de otra enfermedad que ha causado estragos en la historia de la humanidad, la poliomielitis, y se ha disminuido de incidencia y prevalencia de muchas.

Las vacunas salvan la vida de entre 2 y 3 millones de niños cada año en el mundo. Sin embargo, uno de cada 5 niños sigue sin poder recibir las básicas que ayudarán a salvar su vida. El sarampión, la difteria y la tos ferina causan la muerte de un niño cada 20 segundos en los países en desarrollo[2].

Todos los niños necesitan ser vacunados. La vacunación se ha convertido en uno de los mayores logros en la reducción de la mortalidad infantil. Y es que el 30 por ciento de las muertes de niños menores de 5 años pueden prevenirse con un gesto tan simple como ponerles una vacuna[2].

Los programas vacunales desarrollados por la Organización Mundial de la Salud (OMS), con la colaboración de los países receptores, numerosos organismos, instituciones y fundaciones, han conseguido acercar las vacunas a las zonas más deprimidas del planeta y poner fin al sufrimiento de millones de personas, especialmente niños. Los esfuerzos realizados en materia de vacunación en los países más pobres del mundo desde 2001 habrán evitado para el año 2020 unos 20 millones de muertes, calculándose un ahorro de 350.000 millones de dólares en costes por atención sanitaria[3].

Las vacunas salvan vidas. Los profesionales de enfermería son claves en el desarrollo de los programas vacunales. Debemos estar perfectamente formados y entrenados para ofrecer los mejores consejos a la población que atendemos y lograr las más altas coberturas de vacunación. El consejo vacunal de los profesionales de enfermería debe basarse siempre en la evidencia científica y aportar esta a las personas que puedan presentar dudas sobre las vacunas.

Cada vez que dejamos de vacunar a una persona que necesita una vacuna, estamos contribuyendo a una enfermedad y a que esta persona pueda ser foco de transmisión al resto de la población.

Debemos luchar de forma eficaz y potente contra los bulos y las mentiras sobre las vacunas y las vacunaciones, acudiendo siempre a la evidencia científica para desmontarlas.

Los profesionales sanitarios debemos ser un ejemplo para la población, vacunándonos de todas las vacunas necesarias para nuestra propia protección y, por extensión, para la población a la que atendemos.

6.1.3 Beneficios de las vacunaciones

El Plan de acción mundial sobre vacunas[4], aprobado por los 194 Estados miembros de la OMS en la asamblea en 2012, tiene por objetivo evitar millones de muertes por enfermedades prevenibles mediante vacunación, gracias al acceso universal a la inmunización.

La ampliación del acceso a la vacunación es fundamental para alcanzar los Objetivos de Desarrollo Sostenible. La inmunización sistemática es un pilar fundamental de una Atención Primaria sólida y de la cobertura sanitaria universal: permite establecer contacto con el sistema de atención sanitaria al principio de la vida y ofrece a todos los niños la posibilidad de tener una vida saludable desde el inicio.

La vacunación también es una estrategia fundamental para lograr otras prioridades sanitarias, como el control de las hepatitis víricas, la contención de la resistencia a los antimicrobianos, la salud del adolescente o una mejor atención prenatal y neonatal.

Son múltiples los beneficios que aportan las vacunas, el decálogo de los beneficios de la vacunación es[5]:

1. Salva vidas cada año.
2. Ayuda a combatir enfermedades, haciendo posible su control, eliminación y hasta incluso su erradicación.
3. Vacunarse es un acto de solidaridad, te protege a ti y nos protege a todos.
4. La vacunación es importante a lo largo de toda la vida, no acaba en la infancia.
5. Previene complicaciones de enfermedades infecciosas y algunos tipos de cáncer.

6. Proporciona beneficios sociales y económicos.

7. Es un derecho básico de los ciudadanos.

8. Forma parte de un estilo de vida saludable.

9. Las vacunas son seguras.

10. Aprovecha cualquier visita al centro de salud para comprobar si estás bien vacunado.

Los beneficios alcanzados por las vacunaciones en España los podemos ver en las Tablas 1 y 2:

Tabla 1
Impacto de la vacunación en España

Enfermedad	Año máxima incidencia	Nº casos	Nº casos año 2015	% cambio
Tos ferina	1985	60.564	3.439	94,3
Tétanos	1983	90	11	87,8
Difteria	1940	27.517	1	99,9
Poliomielitis	1959	2.132	0	100,0
Sarampión	1983	301.319	302	99,9
Rubéola	1983	161.772	16	99,9
Parotiditis	1984	286.887	2.570	99,1

Fuente: RENAVE, CNE, ISCIII.
Elaboración: Ministerio de Sanidad, Servicios sociales e Igualdad.

En esta Tabla 1 se puede observar la diferencia de casos entre el año de máxima incidencia del siglo XX, con el número de casos registrados, y el número de casos en 2015, con el % de cambio. La polio ha desaparecido; el sarampión, la rubéola y la parotiditis presentan una reducción superior al 99 %; la tos ferina casi el 95 %, y el tétanos alcanza casi el 90 %. Los casos de tétanos se presentan en personas mayores relacionadas con el mundo agrícola y ganadero que no han sido inmunizadas.

En la Tabla 2 se muestra la reducción de la mortalidad entre el año anterior al comienzo de la introducción sistemática de la vacuna y el año 2014. Es de destacar que los fallecimientos por tos ferina se dan en menores de 2 meses a los que no se ha podido comenzar a vacunar. Para poder solucionar este problema, se ha puesto en marcha un programa de vacunación en embarazadas con el objetivo de la transmisión transplacentaria de anticuerpos al feto, para que estén protegidos hasta los 6 meses de edad. También se señala el fallecimiento en 2015 de un niño no vacunado.

Tabla 2

Impacto de la vacunación en España

Enfermedad	Año antes de vacunación	Mortalidad antes de la vacunación		Mortalidad 2014	
		Total	<15 años	Total	<15 años
Tos ferina	1960	133	133	7	7*
Tétanos	1960	419	217	1**	0
Difteria	1960	139	136	0	0^
Poliomielitis	1960	208	196	0	0
Sarampión	1975-80	39	36	0	0
Rubéola	1975-80	11	6	0	0
Parotiditis	1975-80	2	1	1	0

*todos los niños ≤2 meses de edad; **personas ≥65 años; ^ Una muerte por difteria en 2015
Fuente: Red de Vigilancia Epidemiológica. Instituto de Salud Carlos III.
Elaboración: Ministerio de Sanidad, Servicios sociales e Igualdad.

6.1.4 Calendarios vacunales

Un calendario vacunal es una secuencia de administración de vacunas con el objetivo de proteger a la población con la aplicación de pautas vacunales.

Existen calendarios vacunales oficiales (los que proponen las administraciones sanitarias, estatal y autonómicas) y calendarios propuestos por las sociedades científicas. La principal diferencia estriba en que los calendarios de las sociedades científicas recomiendan más vacunas que los oficiales, que solo recomiendan las financiadas.

6.1.4.1 Calendarios sistemáticos infantiles

En el año 2019, el Consejo Interterritorial del Sistema Nacional de Salud (CISNS), del Ministerio de Sanidad, Consumo y Bienestar Social, publicó el calendario de vacunación a lo largo de toda la vida 2019[6]. En 2020 se ha publicado la actualización (Tabla 3). Con este calendario se rompe con la tradición del calendario infantil y del calendario del adulto, significando que las vacunas son importantes y necesarias a lo largo de toda la vida.

Para decidir la inclusión de una nueva vacuna en los programas de vacunación o realizar alguna modificación de los mismos (introducción o eliminación de una dosis de una vacuna o un cambio de la pauta de administración) se realiza una evaluación de cinco criterios que permiten fundamentar los cambios del programa[7]:

1. Carga de enfermedad.

2. Efectividad y seguridad de la vacuna.

3. Repercusiones de la modificación en el programa de vacunación.

4. Aspectos éticos.

5. Evaluación económica.

Tabla 3
Calendario de vacunación a lo largo de toda la vida 2020

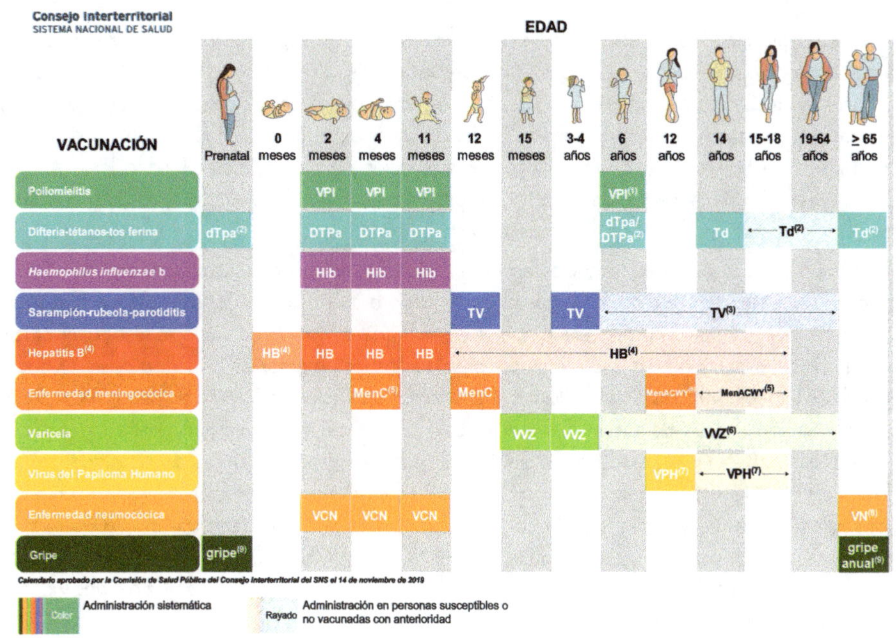

Fuente: Ministerio de Sanidad, Consumo y Bienestar Social. Ver recurso WEB[A]

1. Poliomielitis (VPI). Vacunación a los 6 años: se administrará vacuna combinada DTPa/VPI a los menores vacunados a los 2, 4 y 11 meses cuando alcancen la edad de 6 años. Los que recibieron la vacunación a los 2, 4, 6 y 18 meses (4 dosis en total) recibirán dTpa sin VPI a los 6 años de edad.

2. Difteria, tétanos, tos ferina (dTpa, Td) prenatal (dTpa): una dosis de dTpa en cada embarazo a partir de la 27 semana de gestación, pero preferentemente en la semana 27 o 28. Vacunación sistemática a los 6 años: se administrará vacuna combinada DTPa/VPI a los menores vacunados a los 2, 4 y 11 meses cuando alcancen la edad de 6 años. Los vacunados a los 2, 4, 6 y 18 meses (4 dosis en total) recibirán una dosis de dTpa. Vacunación en personas adultas (Td): verificar el estado de vacunación previo antes de iniciar o completar una pauta de primovacunación con Td en personas adultas. El contacto con los servicios sanitarios, incluyendo los de prevención de riesgos laborales, se utilizará para revisar el estado de vacunación y, en caso necesario, se vacunará con Td hasta completar 5 dosis. Se administrará una dosis de Td en torno a los 65 años a las personas que recibieron 5 dosis durante la infancia y la adolescencia.

3. Sarampión, rubéola y parotiditis (triple vírica, TV): se aprovechará el contacto con los servicios sanitarios, incluyendo los de prevención de riesgos laborales, para revisar el estado de vacunación. Se recomienda la vacunación en personas sin historia documentada de vacunación nacidas en España a partir de 1970. En caso necesario, se administrarán 2 dosis de TV con un intervalo mínimo de 4 semanas entre dosis. En caso de haber recibido una dosis con anterioridad se administrará solo una dosis de TV. Está contraindicada la vacunación de embarazadas y personas inmunodeprimidas.

4. Hepatitis B (HB). Vacunación en la infancia: se vacunará a los 2, 4 y 11 meses siempre que se asegure una alta cobertura de cribado prenatal de la embarazada. Se vacunará con pauta 0, 2, 4 y 11 meses a los hijos de madres con AgHBs positivo. Se administrará la primera dosis en las primeras 24 horas de vida junto con la administración de inmunoglobulina anti-HB. Vacunación en adolescentes y jóvenes: En personas no vacunadas con anterioridad, hasta los 18 años de edad, se administrarán 3 dosis con pauta 0, 1 y 6 meses.

5. Enfermedad meningocócica. Vacunación a los 4 meses (MenC): según la vacuna utilizada puede ser necesaria la primovacunación con 1 dosis (4 meses) o 2 dosis (2 y 4 meses de edad). Vacunación a los 12 años (MenACWY): se administrará 1 dosis a los adolescentes de 12 años de edad que no hayan recibido una dosis de MenACWY después de los 10 años de edad. Vacunación después de los 12 y hasta los 18 años (MenACWY): la captación y vacunación de los adolescentes hasta los 18 años de edad se realizará de manera progresiva (más información en: http://www.mscbs.gob.es/profesionales/saludPublica/prevPromocion/vacunaciones/enfmeningococica.htm).

6. Varicela (VVZ). Vacunación en la adolescencia: en adolescentes que no refieran antecedentes de haber pasado la enfermedad y no se hayan vacunado, se administrarán 2 dosis de VVZ separadas por un intervalo mínimo de 4 semanas entre dosis (preferiblemente 8 semanas) o se completará la pauta si se ha recibido una sola dosis con anterioridad. Vacunación en personas adultas: en personas sin evidencia de inmunidad a la varicela en la población adulta* se realizará determinación serológica (IgG). En caso de serología negativa se administrarán 2 dosis de vacuna frente a varicela separadas por un intervalo mínimo de 4 semanas (preferiblemente 8 semanas). La recepción previa de 2 dosis de vacuna es sinónimo de inmunidad. *Criterios de evidencia de inmunidad a la varicela en la población adulta: documentación de vacunación con dos dosis, antecedentes de varicela, historia de herpes zóster o confirmación serológica (IgG positiva) (más información en: https://www.mscbs.gob.es/profesionales/saludPublica/prevPromocion/vacunaciones/docs/Vacunacion_poblacion_adulta.pdf). Está contraindicada la vacunación en embarazadas y personas inmunodeprimidas.

7. Virus del Papiloma Humano (VPH). Vacunación a los 12 años: solo a las niñas. Se administrarán 2 dosis con una separación de al menos 5-6 meses (según vacuna utilizada). Vacunación después de los 12 y hasta los 18 años: vacunar solo a las mujeres no vacunadas o vacunadas parcialmente con anterioridad. Si se inicia la vacunación a partir de los 15 años se administrarán 3 dosis con pauta 0, 1-2, 6 meses (según vacuna utilizada). Se completará la pauta en función de la edad de la primera dosis.

8. Enfermedad neumocócica. Vacunación en mayores (VN): se recomienda la vacunación frente a neumococo a partir de los 65 años de edad (más información en: http://www.mscbs.gob.es/profesionales/saludPublica/prevPromocion/vacunaciones/docs/Vacunacion_poblacion_adulta.pdf).

9. Gripe prenatal: en temporada de gripe se vacunará a embarazadas en cualquier trimestre de gestación (más información en: http://www.mscbs.gob.es/profesionales/saludPublica/prevPromocion/vacunaciones/VacGruposRiesgo/docs/Mujeres_embarazadas_puerperio.pdf). Vacunación en mayores: se recomienda la vacunación con una dosis durante la campaña anual a las personas mayores, preferentemente a partir de los 65 años de edad. Más información en:

- https://www.mscbs.gob.es/profesionales/saludPublica/prevPromocion/vacunaciones/docs/Vacunacion_poblacion_adulta.pdf

- https://www.mscbs.gob.es/profesionales/saludPublica/prevPromocion/vacunaciones/Vacunacion_Gripe.htm

- Más información sobre vacunación infantil en: http://www.mscbs.gob.es/profesionales/saludPublica/prevPromocion/vacunaciones/CalendarioVacunacion_DocsTecnicos.htm Más información sobre vacunación en población adulta en: http://www.mscbs.gob.es/profesionales/saludPublica/prevPromocion/vacunaciones/docs/Vacunacion_poblacion_adulta.pdf

El Comité Asesor de Vacunas de la Asociación Española de Pediatría publica anualmente un calendario de vacunaciones infantil[8] (Tabla 4). La principal diferencia es que recomienda la vacunación frente al meningococo B (MenB), el rotavirus (RV) y una dosis de vacuna frente a meningococo ACWY a los 12 meses de edad (el calendario oficial solo incluye esta vacuna a los 12 años). También, la vacunación con dTpa a los 12-14 años de edad.

Tabla 4
Calendario de vacunaciones sistemáticas de la Asociación Española de Pediatría

VACUNA	Edad en meses							Edad en años				
	2	3	4	5	11	12	15	3-4	6	12	14	15-18
Hepatitis B[1]	HB		HB		HB							
Difteria, tétanos y tosferina[2]	DTPa		DTPa		DTPa				DTPa / Tdpa	Tdpa		
Poliomielitis[3]	VPI		VPI		VPI				VPI			
Haemophilus influenzae tipo b[4]	Hib		Hib		Hib							
Neumococo[5]	VNC		VNC		VNC							
Rotavirus[6]	RV	RV	(RV)									
Meningococo B[7]		MenB		MenB		MenB						
Meningococos C y ACWY[8]			MenC			Men ACWY					Men ACWY	
Sarampión, rubeola y parotiditis[9]						SRP		SRP Var /				
Varicela[10]							Var	SRPV				
Virus del papiloma humano[11]										VPH 2 dosis		

Fuente: Comité Asesor de Vacunas. Asociación Española de Pediatría. Ver recurso WEB[B]

6.1.4.2 Calendarios de rescate o acelerados

Un calendario de vacunación de rescate o acelerado es aquel que indica las pautas a seguir cuando no se ha iniciado la vacunación en la edad recomendada o que se ha interrumpido y es necesario recuperar. Este término se utiliza para referirse a las vacunas que se deben administrar a personas de diferentes edades que no tienen documentadas en su historial de vacunación las recomendadas con las pautas correctas.

En julio de 2019, el Ministerio de Sanidad, Consumo y Bienestar Social publicó el calendario acelerado de vacunaciones[9] (Tablas 5, 6, 7 y 8)[C].

Tabla 5

Vacunación acelerada. Edad mínima, número de dosis e intervalo de tiempo entre dosis

Vacuna	Edad mínima 1ªd	Nº dosis requeridas	Intervalo 1ª - 2ª d	Intervalo 2ª - 3ª d	Intervalo 3ª - 4ª d
HB	0m	3	4s	5m	
MenC	8s	según la edad[1]	8s-6m	6m	
TV	12m	2	4s		
VVZ	12m	2	4s		
DTPa	8s	según la edad[2]	4s	6m	6m
Td	7a	3+2	4s	6m	
VPI	8s	según la edad[2]	4s	6m	6m
Hib	8s	según la edad[2]	4s	6m	
VNC	8s	según la edad[3]			
VPH (mujeres)	12a	según la edad[4]			

Fuente: Ministerio de Sanidad, Consumo y Bienestar Social. Ver recurso WEB[c]

Tabla 6

Calendario acelerado para menores de 7 años

Vacuna	0 (1ª visita)	Meses contados a partir de la primera visita			Dosis recuerdo
		1 mes	2 meses	8 meses	
DTPa[1]	DTPa		DTPa	DTPa	DTPa/dTpa
VPI[2]	VPI		VPI	VPI	
Hib[3]	Hib		Hib	Hib	
HB[4]	HB		HB	HB	
TV[5]	TV	TV			
MenC[6]	MenC				MenC
VNC[7]	VCN13		VCN13		
VVZ[8]	VVZ	VVZ			

Fuente: Ministerio de Sanidad, Consumo y Bienestar Social. Ver recurso WEB[c]

Calendario acelerado para personas entre 7-18 años

Vacuna	0 (1ª visita)	Meses contados a partir de la primera visita		
		1 mes	6 meses	8 meses
Td[1]	Td	Td		Td[1]
VPI[2]	VPI	VPI		VPI
HB	HB	HB	HB	
TV[3]	TV	TV		
MenC/MenACWY[4]	MenC/MenACWY			
VVZ[5]	VVZ	VVZ		
VPH[6]	VPH		VPH	

Fuente: Ministerio de Sanidad, Consumo y Bienestar Social. Ver recurso WEB[c]

Tabla 8

Calendario acelerado para personas mayores de 18 años

Vacuna	0 (1ª visita)	Meses contados a partir de la primera visita		
		1 mes	6 meses	8 meses
Td[1]	Td	Td		Td[1]
VPI[2]	VPI	VPI		VPI
HB	HB	HB	HB	
TV[3]	TV	TV		
MenC/MenACWY[4]	MenC/MenACWY			
VVZ[5]	VVZ	VVZ		
VPH[6]	VPH		VPH	

Fuente: Ministerio de Sanidad, Consumo y Bienestar Social. Ver recurso WEB[c]

Acrónimos

DTPa - Vacuna frente a difteria, tétanos y tos ferina acelular.

HA - Vacuna frente a la hepatitis A.

HB - Vacuna frente a la hepatitis B.

Hib - Vacuna conjugada frente a *Haemophilus influenzae* tipo b.

MenACWY - Vacuna conjugada frente a meningococo de serogrupos A, C, W e Y.

MenC - Vacuna conjugada frente a meningococo de serogrupo C.

Td - Vacuna frente a tétanos y difteria.

TV - Vacuna triple vírica (frente a sarampión, rubéola y parotiditis).

VNC - Vacuna frente a neumococo conjugada.

VPH - Vacuna frente a virus del papiloma humano.

VPI - Vacuna frente a poliovirus inactivada.

VVZ - Vacuna frente a la varicela.

El Comité Asesor de Vacunas de la Asociación Española de Pediatría publica también anualmente un documento con las tablas de vacunas de rescate[10] (acelerado) (Tabla 9).

Tabla 9
Número de dosis recomendadas de cada vacuna según la edad

VACUNA	EDAD		
	< 24 meses	24 meses - 6 años	7 - 18 años
Hepatitis B	3	3	3
Difteria, tétanos y tosferina[1]	3	3 - 4	–
Tétanos y difteria de baja carga antigénica[2]	–	–	3 - 5
Poliomielitis[3]	3	4	3
***Haemophilus influenzae* tipo b**[4]	1 - 3	1	–
Neumococo[5]	2 - 3	1 - 2	–
Rotavirus[6]	2 - 3	–	–
Meningococo B[7]	3 - 4	2	2
Meningococos C y ACWY[8]	1 - 3	1	1
Sarampión, rubeola y parotiditis[9]	1	2	2
Varicela[10]	1	2	2
Virus del papiloma humano[11]	–	–	2 - 3

Fuente: Comité Asesor de Vacunas. Asociación Española de Pediatría. Ver recurso WEB[D]

1. Vacuna frente a la difteria, el tétanos y la tos ferina (DTPa). Con la pauta estándar 2+1 (2, 4 y 11 meses), la 4ª dosis en menores de 6 años corresponderá a la vacunación DTPa/Tdpa cuando lleguen a esa edad, siempre que hayan pasado, al menos, 6 meses desde la dosis previa. Con la pauta 3+1 (2, 4, 6 y 12-18 meses), la 5ª dosis de DTPa o Tdpa no es necesaria si la 4ª de DTPa se administró con 4 o más años. La DTPa se puede administrar hasta los 6 años. La Tdpa, con componentes de difteria y tos ferina de baja carga antigénica, está autorizada desde los 4 años de edad.

2. Vacuna frente al tétanos y la difteria de baja carga antigénica (Td). En niños de 7 años o más, administrar la vacuna de tétanos-difteria de baja carga antigénica. En las dosis de refuerzo, una vez completada la primovacunación con 3 dosis, se recomienda utilizar la vacuna Tdpa en una de ellas (algunas comunidades autónomas autorizan 1 dosis de Tdpa en la primoinmunización). Para que un adulto, que recibió las dosis de primovacunación en la adolescencia o más tarde, se considere completamente inmunizado frente al tétanos debe haber recibido, al menos, 5 dosis de vacunas con toxoide tetánico en su vida; si recibió las de primovacunación en la adolescencia o más tarde, deberán administrarse 2 dosis de refuerzo, separadas preferentemente por 10 años, aunque el intervalo mínimo entre ellas es de 1 año, una de ellas con Tdpa.

3. Vacuna antipoliomielítica inactivada (VPI). Solo si la 3ª dosis se administró antes de los 4 años de edad se requerirá una 4ª dosis, preferentemente a los 6 años.

4. Vacuna conjugada frente al *Haemophilus influenzae* tipo b (Hib). Número de dosis según edad de inicio: 3 en menores de 12 meses; 2 entre 12-14 meses; 1 entre 15 meses y 5 años.

5. Vacuna conjugada frente al neumococo (VNC). Número de dosis según edad de inicio: 3 en menores de 12 meses; 2 entre 12-23 meses; entre 24 meses y 5 años: 1 de VNC13 (2 en grupos de riesgo), que es la preferente, y 2 de VNC10; entre 6 y 17 años 1 dosis de VNC13 en grupos de riesgo. VNC10 está autorizada hasta los 5 años y VNC13 hasta la edad adulta, sin límite de edad.

6. Vacuna frente al rotavirus (RV). Dos dosis con la vacuna monovalente o tres dosis con la vacuna pentavalente. Se recomienda iniciar la pauta entre las 6 y las 12 semanas de vida, es muy importante para minimizar riesgos, y debe completarse antes de las 24 semanas de edad en la monovalente y de las 32, en la pentavalente.

7. Vacuna frente al meningococo B (MenB). Número de dosis según edad de inicio: 4 o 3 en menores de 6 meses; 3 entre 6 y 23 meses; 2 entre 2 y 50 años (4CMenB); 2 entre 10 y 65 años (MenB-fHbp).

8. Vacuna conjugada frente al meningococo C (MenC) y frente a los meningococos ACWY (MenACWY). MenC, en menores de 12 meses, 1 dosis con MenC-TT y 2 dosis con MenC-CRM. MenACWY, se recomienda una dosis a los 12 meses y otra a los 12-14 años de edad, siendo ideal la realización de un rescate progresivo hasta los 18 años de edad. Se puede admitir como válida, excepcionalmente, si por error se administra una dosis de MenC o MenACWY a los 11 meses de edad en lugar de a los 12 meses, que es la edad a la que se debe administrar siempre esta dosis de refuerzo. En vacunados por primera vez a partir de los 10 años, 1 sola dosis de MenACWY; si fuera antes de los 10 años precisaría 2 dosis, una de ellas a partir de los 10 años. También se sigue recomendando especialmente para niños y adolescentes que vayan a residir en países en los que la vacuna está en calendario sistemático, como EEUU, Canadá, Argentina, Austria, Grecia, Holanda, Italia, Reino Unido y Suiza; también, para mayores de 6 semanas de vida, en caso de viaje a países con elevada incidencia de EMI por los serogrupos incluidos en la vacuna o con factores de riesgo de EMI: asplenia anatómica o funcional, déficit de factores del complemento, tratamiento con eculizumab, receptores de trasplante de progenitores hematopoyéticos, infección por VIH, episodio previo de EMI por cualquier serogrupo y contactos de un caso índice de EMI por serogrupo A, W o Y en el contexto de un brote epidémico.

9. Vacuna frente al sarampión, la rubéola y la parotiditis (SRP). Primera dosis a los 12 meses de edad. Segunda dosis, a los 3-4 años de edad y con SRPV, aunque es aceptable la aplicación de SRP y Var, por separado en el mismo acto vacunal, a esta edad. Por encima de esta edad, en no vacunados, dos dosis con, al menos, 4 semanas de intervalo entre ellas, preferentemente con vacuna tetravírica si hay que inmunizar también frente a varicela.

10. Vacuna frente a la varicela (Var). Primera dosis a los 15 meses de edad (también es aceptable a los 12 meses). Segunda dosis a los 3-4 años de edad y con SRPV, aunque es aceptable la aplicación de SRP y Var, por separado en el mismo acto vacunal, a esta edad. Por encima de esta edad, en no vacunados, dos dosis con, al menos, 4 semanas de intervalo entre ellas, preferentemente con vacuna tetravírica si hay que inmunizar también frente a sarampión, rubéola y parotiditis.

11. Vacuna frente al virus del papiloma humano (VPH). Para ambos sexos. Administrar 2 dosis a los 11-12 años de edad. 3 dosis, en mayores de 14-15 años, dependiendo del tipo de vacuna a administrar.

La Tabla 9 indica el número de dosis necesarias, según la edad, para niños y adolescentes con el calendario de vacunación incompleto o que comiencen la vacunación tardíamente. No se ha de reiniciar una pauta de vacunación si ya se han administrado dosis previas, sino completarla independientemente del intervalo máximo transcurrido desde la última dosis.

Este documento presenta también otras tablas:

- Vacunación de rescate entre 4 meses y 6 años de edad.

- Vacunación de rescate entre 7 y 18 años de edad.

6.1.4.3 Calendarios de vacunación de adultos

Tal como se ha indicado con anterioridad, en el año 2019, el CISNS, del Ministerio de Sanidad, Consumo y Bienestar Social, publicó el calendario de vacunación a lo largo de toda la vida 2020[6] (Tabla 3). Este calendario recoge las recomendaciones vacunales desde el nacimiento y a lo largo de toda la vida.

El año 2014, el Comité de Vacunas de la Sociedad Española de Medicina Preventiva, Salud Pública e Higiene (SEMPSPH) presentó el calendario de vacunaciones sistemáticas del adulto y las recomendaciones de vacunación para los adultos que presenten determinadas condiciones médicas, exposiciones, conductas de riesgo o situaciones especiales (Consenso 2014)[10]. Dado el tiempo transcurrido, estas recomendaciones son en general válidas, aunque algunos apartados requieren de una actualización.

La Sociedad Española de Geriatría y Gerontología (SEGG) publica unas recomendaciones anuales de vacunación de adultos > 60 años[11]. En la Tabla 10 se muestran estas recomendaciones.

Tabla 10

Recomendaciones generales de vacunación para adultos > 60 años (según la edad)

VACUNA	PAUTA DE ADMINISTRACIÓN
Difteria-tétanos (tipo adulto) o difteria-tétanos-tos ferina (tipo adulto)	1 dosis de recuerdo a los 60 apos, si previamente han recibido 5 dosis documentadas
Gripe	1 dosis anual
Neumocócica	1 dosis (inmunocompetentes)
Herpes zóster	1 dosis (vacuna viva atenuada)

Fuente: Recomendaciones de vacunacion de adultos >60 años. SEGG

Las comunidades autónomas han publicado sus calendarios de vacunación de adultos a partir del calendario de vacunación a lo largo de toda la vida 2019.

6.1.4.4 Vacunaciones en grupos de riesgo y situaciones especiales

En septiembre de 2018, el CISNS, del Ministerio de Sanidad, Consumo y Bienestar Social, publicó el documento *Vacunación en grupos de riesgo de todas las edades y en determinadas situaciones*[12].

Las situaciones que contempla este documento son:

Vacunación en grupos de riesgo

- Inmunodeficiencias.
- Enfermedades crónicas.
- Personas institucionalizadas.

Otros grupos de riesgo

- Implante coclear.

- Fístula de líquido cefalorraquídeo.

- Tratamiento prolongado con ácido acetilsalicílico o anticoagulantes.

- Síndrome de Down.

- Tratamiento escisional de cérvix.

Vacunación en situaciones de riesgo

- Entorno laboral.

- Personas con conductas de riesgo:

  - Hombres que tienen sexo con hombres (HSH).

  - Personas que se inyectan drogas.

  - Personas en situación de prostitución.

- Mujeres en edad fértil, embarazadas y puerperio.

  En los anexos se presentan los calendarios:

Tabla 11

Calendario de vacunación en menores y adolescentes (< 18 años) con condiciones de riesgo

VACUNACIÓN	CONDICIÓN DE RIESGO								
	Embarazo	Inmunodepresión (excepto VIH)	Infección por VIH <15% o nº CD4 <200/µl	Infección por VIH ≥15% o nº CD4 ≥200/µl	Asplenia, deficiencias complemento y tratamiento con eculizumab	Enfermedad renal crónica avanzada y hemodiálisis	Enfermedad cardiovascular y respiratoria crónicas	Enfermedad hepática crónica	Fístula de LCR. Implante coclear
Difteria, tétanos, tosferina	dTpa[a]	DTPa, dTpa o Td si susceptible o vacunación incompleta[b]							
Haemophilus influenzae b			Hib		Hib				
Sarampión, rubeola, parotiditis	Contraindicada			TV si susceptible[c]					
Hepatitis B			HB[d]			HB[e]		HB	
Hepatitis A			HA					HA	
Enfermedad meningocócica			MenACWY		MenACWY, MenB				
Varicela	Contraindicada			VVZ si susceptible[f]					
Virus del Papiloma Humano			VPH[g]						
Enfermedad neumocócica		VNC13+VNP23	VNC13+VNP23	VNC13+VNP23	VNC13+VNP23	VNC13+VNP23	VNP23	VNP23[h]	VNC13+VNP23
Gripe		gripe anual							

[a] Se administrará la vacuna dTpa en cada embarazo, entre las semanas 27-36.
[b] Vacunar si susceptible o vacunación incompleta
[c] Personas que no se hayan vacunado con anterioridad. Pauta con 2 dosis.
[d] En caso de no responder a primera pauta de vacunación, se administrará vacuna tipo adulto (pauta 0, 1, 6 meses)
[e] Se utilizará vacuna de alta carga antigénica (20µg/0,5 ml) o específica para diálisis y prediálisis (si ≥15 años) en personas no vacunadas con anterioridad. Revisión serológica y revacunación cuando sea necesario.
[f] Vacunar si no antecedentes de infección ni vacunación previa
[g] Tanto hombres como mujeres (3 dosis)
[h] VNC13+VNP23 si cirrosis hepática

Recomendación específica por patología o condición — Contraindicada
Recomendación general — No recomendada

Fuente: Ministerio de Sanidad, Consumo y Bienestar Social. Ver recurso WEB[c]

Tabla 12

Calendario de vacunación en personas adultas con condiciones de riesgo

VACUNACIÓN	CONDICIÓN DE RIESGO										
			Infección por VIH		Asplenia, deficiencias complemento y tratamiento con eculizumab	Enfermedad renal crónica avanzada y hemodiálisis	Enfermedad cardiovascular y respiratoria crónica	Enfermedad hepática y alcoholismo crónico	Personal sanitario	Tabaquismo	Hombres que tienen sexo con hombres
	Embarazo	Inmunodepresión (excepto VIH)	<200 CD4/µl	>200 CD4/µl							
Difteria, tétanos, tosferina[1]	dTpa	Td si susceptible o vacunación incompleta									
Haemophilus influenzae b[2]					Hib						
Sarampión, rubeola, parotiditis[3]	Contraindicada			TV si susceptible			TV si susceptible				
Hepatitis B[4]			HB[a]			HB[a]		HB	HB		HB
Hepatitis A[5]			HA					HA			HA
Enfermedad meningocócica[6]			MenACWY		MenACWY, MenB						
Varicela[7]	Contraindicada			VVZ si susceptible			VVZ si susceptible				
Herpes zóster[8]			HZ/su								
Virus del Papiloma Humano[9]			VPH								VPH
Enfermedad neumocócica[10]	VNC13+VNP23		VNC13+VNP23		VNC13+VNP23	VNC13+VNP23	VNP23	VNP23[b]			
Gripe[11]	gripe anual										

[a] Se utilizará vacuna de alta carga antigénica o específica para diálisis y prediálisis. Revisión serológica y revacunación cuando sea necesario.
[b] VNC13+VNP23 si cirrosis hepática o alcoholismo crónico

Recomendación específica por patología o condición	Contraindicada
Recomendación general	No recomendada

Fuente: Ministerio de Sanidad, Consumo y Bienestar Social. Ver recurso WEB[c]

En el *Manual de vacunas en línea* de la AEP (Asociación Española de Pediatría. Comité Asesor de Vacunas), en la Sección III. Inmunización en circunstancias especiales, podemos encontrar los capítulos:

- Vacunación profiláctica postexposición.

- Vacunación de niños prematuros.

- Calendarios acelerados. Inmunización de rescate en niños y adolescentes con vacunación inadecuada.

- Vacunación de niños inmigrantes y adoptados.

- Vacunación del niño viajero.

- Vacunación en niños inmunodeprimidos o con tratamiento inmunosupresor.

- Vacunación en niños infectados por el virus de la inmunodeficiencia humana (VIH).

- Vacunación de niños con trasplante de progenitores hematopoyéticos y trasplante de órganos sólidos.

- Vacunación en niños con enfermedades crónicas.

- Vacunación de convivientes de pacientes con patologías de riesgo.

- Vacunaciones del personal sanitario.

Tal como se ha indicado en el apartado de vacunación de adultos, el Comité de Vacunas de la SEMPSPH presentó el año 2014 el calendario de vacunaciones sistemáticas del adulto y recomendaciones de vacunación para los adultos que presenten determinadas condiciones médicas, exposiciones, conductas de riesgo o situaciones especiales (Consenso 2014)[10]. Dado el tiempo transcurrido, estas recomendaciones son en general válidas, aunque algunos apartados requieren de una actualización.

Igualmente, en las recomendaciones anuales de vacunación de adultos > 60 años[11] de la SEGG podemos encontrar:

- Recomendaciones sobre vacunación antigripal (Tabla 13).

- Vacunación antineumocócica según edad y patología de base (Tabla 14).

- Pautas recomendadas para las vacunas frente a difteria-tétanos (dT) y difteria-tétanos-tos ferina (dTpa) (Tabla 15).

- Pautas de actuación para la profilaxis antitetánica en heridas (Tabla 16).

- Recomendaciones generales para adultos > 60 años por indicación médica o en situaciones epidemiológicas especiales[F] (páginas 87 a 90).

- Recomendaciones de vacunación a viajeros susceptibles según destino (https://www.segg.es/media/descargas/SEGG-VACUNACION-2018-2019.pdf, páginas 94 a 98).

Tabla 13
Recomendaciones sobre vacunación antigripal

PERSONAS CON RIESGO ELEVADO DE PADECER COMPLICACIONES
1. Universal a todas las personas de 60 o más años, recomendándose la incorporación progresiva de los > 50 años.
2. Residentes en instituciones cerradas: centros de crónicos, centros de discapacitados intelectuales o geriátricos.
3. Enfermedades crónicas cardiovasculares (excluyendo hipertensión arterial aislada) o respiratorias (incluyendo asma, displasia broncopulmonar y fibrosis quística).
4. Enfermedades metabólicas crónicas, incluidas la diabetes *mellitus* y la obesidad mórbida (IMC ≥ 40), insuficiencia renal, hemoglobinopatías y anemias, asplenia, inmunodepresión (incluida yatrogénica y asociada al VIH), implante coclear, hepatopatías crónicas y otras que comprometan el aparato respiratorio por aumento de secreciones o disfunción neuromuscular (lesión medular, disfunción cognitiva, enfermedades neuromusculares).

Fuente: Recomendaciones de vacunacion de adultos >60 años. SEGG

PERSONAS QUE PUEDAN TRANSMITIR LA GRIPE A INDIVIDUOS DE ALTO RIESGO DE COMPLICACIONES

1. Personal sanitario de cualquier servicio asistencial, tanto hospitalario como comunitario o de diferentes instituciones, incluidos alumnos en prácticas.

2. Personal de instituciones donde residan individuos de alto riesgo: centros de crónicos, centros de discapacitados intelectuales o geriátricos.

3. Cuidadores de sujetos de alto riesgo (cuidadores sociales, visitadores, trabajadores voluntarios) en instituciones, hospitales o domicilio.

4. Contactos domiciliarios (incluidos niños mayores de 6 meses de edad) de individuos de alto riesgo.

5. Personal de instituciones donde residan individuos de alto riesgo: centros de crónicos, centros de discapacitados intelectuales o geriátricos.

GRUPOS QUE REALIZAN SERVICIOS ESENCIALES PARA LA COMUNIDAD

1. Policía, Bomberos, Protección Civil, Fuerzas y Cuerpos de Seguridad del Estado nacionales, autonómicos o locales.

2. Trabajadores de los servicios de emergencias sanitarias y de instituciones penitenciarias y de otros centros de internamiento por resolución judicial.

OTROS

1. Trabajadores de granjas avícolas o porcinas o con aves silvestres, ya que la confección de virus humano-aviar-porcino en un mismo huésped podría originar, por recombinación genética entre virus, una nueva cepa viral con potencial pandémico.

Fuente: Recomendaciones de vacunacion de adultos >60 años. SEGG

Tabla 14

Vacunación antineumocócica según edad y patología de base

COLECTIVO	VNP 23 v PREVIA	PAUTA DE VACUNACIÓN		REVACUNACIÓN VNP 23 V
Personas < 65[1] años sin factores de riesgo añadido	NO	VNC 13v	VNP 23v	NO
		Intervalo recomendado entre ambas > 1 año (mínimo 2 meses)		
	SÍ	VNC 13v	NO	NO
	Intervalo mínimo entre ambas, 1 año			

Adultos < 65 años inmuno-competentes con patologías de base[3]	• Fístula de líquido cefalorraquídeo e implante coclear. • Antecedentes de ENI confirmada • Enfermedad cardiovascular crónica • Enfermedad pulmonar crónica • Diabetes mellitus • Hepatopatía crónica • Alcoholismo	NO	VNC 13v	VNP 23v	NO
			Intervalo mínimo entre ambas, 2 meses		
		SÍ	VNC 13v	NO	NO
		Intervalo mínimo entre ambas, 1 año			
Adultos inmunodeprimidos: • Inmunodeficiencias primarias[4] • Neoplasias hematológicas[5] • Otras neoplasias • Infección por VIH • Insuficiencia renal crónica[6] y síndrome nefrótico • Tratamiento inmunosupresor[7] • Trasplante de progenitores hematopoyéticos (TPH)[8] • Trasplante de órgano sólido[9] • Asplenia anatómica o funcional[10]		NO	VNC 13v	VNP 23v	SÍ
			Intervalo mínimo entre ambas, 2 meses		
		SÍ	VNC 13v	NO	SÍ
		Intervalo mínimo entre ambas, 1 año			

[1] En España, el Comité Interdisciplinar del Sistema Nacional de Salud recomienda la vacunación con VNP 23v en personas ≥ 65 años desde el año 2004, aunque diversas comunidades autónomas comenzaron a vacunar a los mayores de 60 a partir del año 2000. Esto implica la necesidad de revacunarlos posteriormente, dada la indicación del Ministerio de Sanidad de administrar una segunda dosis de VNP 23v a los 5 años si la primera dosis se administró antes de los 65.

[2] Aquellos pacientes que por cualquier circunstancia hubieran recibido 1 o más dosis de VNP 23v antes de los 65 años, recibirán 1 dosis adicional de VNP 23v al cumplir esa edad, siempre que haya transcurrido al menos 1 año desde la administración de la dosis de VNC 13v y 5 años desde la última dosis de VNP 23v.

[3] Tras cumplir los 65 años, los pacientes pertenecientes a esta categoría se manejarán igual que los pacientes ≥ 65 años sin factores de riesgo añadidos.

[4] Inmunodeficiencias humorales o celulares, deficiencias del complemento y trastornos de la fagocitosis (excepto enfermedad granulomatosa crónica).

[5] Leucemia, linfoma, mieloma múltiple y enfermedad de Hodgkin.

[6] Estadios 4 y 5 de la National Kidney Foundation.

[7] Incluidos aquellos con esteroides a dosis inmunosupresoras (≥ 20 mg/día de prednisona o su equivalente) o con agentes biológicos. Vacunar idealmente antes del inicio del tratamiento inmunosupresor.

[8] TPH: la pauta será de 3 dosis de VNC 13v, separadas, al menos, 1 mes, a partir de los 3-6 meses del trasplante y 1 dosis de VNP 23v a los 24 meses del mismo.

[9] Iniciar la vacunación a partir de los 3-6 meses postrasplante.

[10] Incluida la drepanocitosis homocigota y otras hemoglobinopatías. En caso de esplenectomía quirúrgica programada, la vacunación se realizará, idealmente, al menos, 2 semanas antes de la cirugía.

[11] Revacunación al menos 5 años después de la dosis de VNP 23v, siempre que hayan transcurrido, al menos, 2 meses desde la administración de la dosis de VNC 13v. Aquellos pacientes que recibieron 1 o más dosis de VNP 23v antes de los 65 años, recibirán 1 dosis adicional de VNP 23v al cumplir esa edad, siempre que hayan transcurrido, al menos, 2 meses desde la administración de la dosis de VNC 13v y 5 años desde la última dosis de VNP 23v.

Fuente: Recomendaciones de vacunacion de adultos >60 años. SEGG

Tabla 15

Pautas recomendadas para las vacunas frente a difteria-tétanos (dT)
y difteria-tétanos-tos ferina (dTpa)

PAUTA COMPLETA DE VACUNACIÓN DEL ADULTO				
Adultos sin dosis previa	1ª dosis	2ª dosis	3ª dosis	1er recuerdo (4ª dosis)	2º recuerdo (5ª dosis)
Tipo de vacuna	Td	Td	Td	Td (o dTpa)	Td (o dTpa)
Intervalo de tiempo	Tan pronto como sea posible	Al menos 1 mes después de la 1ª dosis	Al menos 6 meses después de la 2ª dosis	10 años tras la 3ª dosis. Intervalo mínimo, 1 año	10 años tras la 4ª dosis. Intrevalo mínimo, 1 año

Fuente: Recomendaciones de vacunacion de adultos >60 años. SEGG

Tabla 16

Pautas de actuación para la profilaxis antitetánica en heridas

Situación de vacunación	HERIDA LIMPIA *	HERIDA TETANÍGENA **	
	Vacuna Td	Vacuna Td	IGT ***
No vacunado, menos de 3 dosis o situación desconocida	1 dosis (completar la pauta de vacunación)	1 dosis (completar la pauta de vacunación)	1 dosis (en un lugar diferente de administración)
3 o 4 dosis	No necesaria (1 dosis si hace > 10 años desde la última dosis)	No necesaria (1 dosis si hace > 5 años desde la última dosis)	Solo en heridas de alto riesgo * * *
5 o más dosis	No necesaria	No necesaria (si hace > 10 años de la última dosis, valorar la aplicación de 1 única dosis adicional en función del tipo de herida)	Solo en heridas de alto riesgo * * *

* Herida limpia: las no incluidas en el apartado siguiente. No precisan IGT.

* * Herida tetanígena: herida o quemadura con un importante grado de tejido desvitalizado, herida punzante (particularmente donde ha habido contacto con suelo o estiércol), las contaminadas con cuerpo extraño, fracturas con herida, mordeduras, congelación, aquellas que requieran intervención quirúrgica y que esta se retrasa más de 6 horas, y aquellas que se presenten en pacientes que tienen sepsis sistémica.

* * * IGT: inmunoglobulina antitetánica. Se administrará en un lugar separado de la vacuna. En general, se administra una única dosis de 250 UI por vía intramuscular. Si han transcurrido más de 24 horas, en personas con más de 90 kg de peso, en heridas con alto riesgo de contaminación o en caso de quemaduras, fracturas o heridas infectadas, se administrará 1 dosis de 500 UI. La protección que induce es inmediata, pero con una duración máxima de 4 semanas.

* * * * Herida de alto riesgo: aquella herida tetanígena contaminada con gran cantidad de material que puede contener esporas o que presente grandes zonas de tejido desvitalizado. En inmunodeprimidos (incluidos VIH) y usuarios de drogas por vía parenteral, se administrará 1 dosis de IGT en caso de herida tetanígena, independientemente del estado de vacunación.

Fuente: Recomendaciones de vacunacion de adultos >60 años. SEGG

Todas las decisiones sanitarias, es decir, las que adoptan los profesionales de la salud, son en realidad procesos de gestión, por lo que las personas que toman esas decisiones tienen entre sus funciones la de gestionar sus recursos. Se puede definir la gestión clínica como la utilización adecuada de los recursos para la mejor atención de los pacientes. Esto supone que los que tomen decisiones clínicas lo harán en el marco de una autoridad delegada y pactada, y además asumirán la responsabilidad de sus propias decisiones[14].

En cuanto a la protocolización, no es más que la sistematización de prácticas realizadas con pacientes similares en circunstancias similares, para evitar altas cotas de variabilidad innecesarias. El proceso de atención de enfermería que no es más que un protocolo en el que se definen las respuestas de una persona o grupo a una situación, precisando la responsabilidad y actuación de enfermería para cada una de ellas[14].

Podríamos definir el acto vacunal como el conjunto de procesos, protocolos y técnicas que se aplican desde el momento en que se recibe a un usuario del sistema sanitario demandante de una actuación en relación con las vacunaciones hasta el momento en que se ha completado esta actuación[15,16].

El acto vacunal no se ciñe de forma exclusiva al hecho de la inyección del preparado vacunal, sino que comprende una serie de procesos diferenciados como son, entre otros, la comprobación del documento vacunal, la anamnesis previa, la elección y preparación del producto biológico, la asepsia de la piel, la elección de vía y lugar de inyección, la correcta eliminación de residuos, la prevención de exposiciones ocupacionales accidentales, la prevención de eventos adversos, el registro vacunal, etcétera[15,16].

Son mayoritariamente los profesionales de enfermería los responsables de la actuación en relación al acto vacunal, y es por ello necesario incrementar la formación e información en este colectivo con el objetivo de conseguir la excelencia y mayor calidad en la actuación profesional y en la atención prestada a los usuarios del sistema sanitario. Para conseguirlo es imprescindible la unificación de criterios y la protocolización de los procesos: trabajar por protocolos. Un protocolo define un plan explícito y detallado de cómo se debe actuar a la hora de llevar a cabo una técnica, un tratamiento o una determinada evaluación en un paciente[15,16].

Nuestros clientes esperan[17]:

- Obtener un estado de inmunización eficaz.

- Que se les proporcione un trato personalizado y amable.

- Que siempre se les informe de los procedimientos y cuidados que se les van a aplicar.

- Que demostremos nuestra alta competencia y eficacia en la práctica clínica.

- Que evitemos riesgos en la aplicación de los cuidados y se realicen en óptimas condiciones.

- Que exista una correcta coordinación entre los profesionales implicados en la atención.

- Que los equipos materiales se empleen adecuadamente y funcionen correctamente.

- Que el profesional tenga una respuesta rápida ante situaciones imprevistas.

Los aspectos más significativos que comprende el acto vacunal son[15,16,18]:

6.1.5.1 Almacenamiento, transporte y conservación de las vacunas

Son elementos fundamentales para el desarrollo de los programas de vacunaciones, pues son productos termolábiles que requieren un mantenimiento en temperaturas de referencia (+2/+8 °C). La rotura en cualquier momento de este rango de temperaturas puede producir efectos negativos en las vacunas, principalmente la pérdida de su capacidad antigénica y, en ocasiones, el aumento de su capacidad reactogénica, ligada a reacciones adversas locales.

Para el envío desde el laboratorio fabricante hasta los puntos de distribución se utilizan transportes isotérmicos, tiempos de entrega preestablecidos y controladores de temperatura. En todos los centros receptores se controlan estos parámetros según los protocolos de control establecidos.

El transporte interno entre los centros locales de distribución y los puntos finales de utilización (puntos de vacunación) también está protocolizado a través de las instrucciones de las correspondientes Consejerías y Direcciones de Salud Pública.

Hay que contar con profesionales expertos, extremar las precauciones y cumplir estos protocolos para detectar cualquier posible anomalía que se hubiera producido durante este transporte y tomar las decisiones sobre utilidad de las vacunas.

En los puntos de vacunación es donde radican las mayores dificultades logísticas. Los puntos básicos que debe conocer cualquier sanitario que trabaje en las vacunaciones son:

- Los frigoríficos de vacunas solo son para las vacunas y deben estar en perfecto estado de conservación. Si es posible, debería contar con un sistema alternativo de suministro eléctrico.

- Debe existir un sistema de alerta en caso de superarse los rangos de temperatura establecidos y un sistema de control permanente de temperatura que debe ser comprobado dos veces al día. Los frigoríficos solo deben ser abiertos en caso necesario.

- Las vacunas deben colocarse en los frigoríficos en el orden establecido según protocolos. Las más antiguas siempre deben estar más accesibles para ser utilizadas en primer lugar. Nunca deben ser colocadas en las puertas.

- Las vacunas son especialmente sensibles a la congelación, por lo que cualquier descenso de la temperatura por debajo de 0 °C deberá ser especialmente tenido en cuenta.

- Las vacunas caducadas o que deban ser desechadas por problemas de conservación, deberán seguir el proceso de eliminación establecido por protocolo en su comunidad autónoma.

6.1.5.2 Registros de la vacunación, anamnesis y consentimiento informado

Se debe revisar el registro vacunal de la persona que atendemos para conocer su situación vacunal.

Aunque la seguridad de las vacunas es muy alta, se debe realizar una anamnesis[19] (Tabla 17) para conocer contraindicaciones, precauciones y otras situaciones especiales.

Tabla 17
Cuestionario prevacunal para niños y adolescentes

PREGUNTAS	SÍ	NO	NO SABE
1. ¿Está enfermo el niño/a hoy?			
2. ¿Es alérgico a medicamentos, alimentos o alguna vacuna?			
3. ¿Ha tenido previamente una reacción importante a alguna vacuna?			
4. ¿Ha tenido convulsiones a algún problema cerebral?			
5. ¿Tiene cáncer, leucemia, SIDA o cualquier otro problema del sistema inmune?			
6. ¿Ha tomado corticoides, medicamentos anticancerosos o tratamiento con radioterapia en los últimos 3 meses?			
7. En el último año, ¿ha recibido una transfusión sanguínea o de productos hemáticos, o ha recibido inmunoglobulinas?			
8. ¿Ha recibido en las últimas 4 semanas alguna vacuna?			
9. Si se trata de una adolescente, ¿está embarazada o existe la posibilidad de que se quede embarazada en las próximas 4 semanas?			

Fuente: Cuestionario prevacunal para niños y adolescentes. Programa de Vacunaciones. Dirección General de Salud Pública. Consejería de Sanidad. Región de Murcia

Con estas acciones conseguimos:

- Evitar administrar dosis innecesarias.

- Conocer efectos adversos a la dosis previas.

- Comprobar si han de administrarse otras vacunas, además de las previstas y, en ese caso, proponer un esquema de vacunación alternativa.

Antes de proceder a la vacunación hay que informar a la persona a vacunar (o padres) sobre:

- Las vacunas que vamos a administrar.

- Las enfermedades frente a las que protege.

- Sus beneficios.

- Sus potenciales riesgos.

- Vía de administración.

- Posibles efectos secundarios.

- Cómo actuar ante ellos.

A partir de esa información, debemos solicitar el consentimiento para la vacunación y registrarlo (historia clínica, registro vacunal, etcétera).

En menores de edad o personas con incapacidad, el consentimiento debe otorgarlo los padres o tutores legales.

6.1.5.3 Preparación del material a utilizar y de la vacuna

Preparación del material

Comprobar que se dispone de todo el material necesario para la administración de la vacuna

- Guantes.

- Agujas de bioseguridad.

- Apósitos.

- Antiséptico.

- Contenedor de residuos punzocortantes y materiales biológicos.

Selección del producto biológico y preparación de la vacuna

- Comprobar las vacunas disponibles/necesarias y que se encuentren en sus envases, cartonajes, etiquetas y prospectos originales.

- Sacarlas del refrigerador 10 minutos antes de la administración para que la temperatura no sea muy fría y así evitar el dolor al inyectar.

- Comprobar que la vacuna se corresponde con la vacuna a administrar y la fecha de caducidad. Si no se está familiarizado con la vacuna, revisar la ficha técnica y comprobar la vía de administración recomendada.

- Si se trata de una vacuna a reconstituir, se procede a su correcta reconstitución utilizando una aguja de carga (sin filo). En las vacunas precargadas, solamente es necesario colocar la aguja de bioseguridad adecuada y agitar.

- Realizar una inspección ocular del estado de la vacuna. Agitar para verificar que no hay precipitados ni partículas en suspensión.

6.1.5.4 Asepsia de la piel, higiene de manos y utilización de guantes

Asegurarse de que la piel del lugar de la inyección está limpia y no presenta materia orgánica. En caso de que exista, lavar con agua y jabón.

Asegurarse de que la piel del lugar de la inyección esté intacta y no presente lesiones. No aplicar en lugares donde exista inflamación, dolor, anestesia ni vasos sanguíneos visibles.

Se deben utilizar agujas de bioseguridad (con mecanismo de protección antipinchazos) estériles y de un solo uso, para evitar pinchazos accidentales.

Realizar la higiene de las manos (lavado de manos con agua y jabón o con solución hidroalcohólica).

A continuación, se colocará los guantes. La filosofía de los Centers for Disease Control (CDC) de los EEUU se basa en que todo paciente que está siendo tratado es potencialmente infeccioso mientras no se demuestre lo contrario. Todos los trabajadores sanitarios deben utilizar medios de protección de tipo barrera para evitar la exposición de la piel y de las mucosas a la sangre y a los distintos fluidos corporales de los pacientes. Deben usarse guantes para tocar cualquier fluido corporal y tocar cualquier instrumental manchado o para efectuar cualquier tipo de punción. Así pues, se recomienda la utilización de guantes en aplicación de las medidas de control de la infección, procediendo a su cambio en cada acto vacunal.

Lo realmente importante es la correcta utilización de los guantes; hay que utilizarlos en los casos necesarios en que exista riesgo de exposición y no utilizarlos cuando, además de ser innecesarios, supongan una fuente de diseminación de microorganismos y un riesgo de transmisión de infecciones nosocomiales.

Limpiar la zona con una gasa o algodón empapado con agua destilada o suero fisiológico y dejar secar. No utilizar alcohol, pues podría inactivar las vacunas vivas.

Eliminar inmediatamente el conjunto jeringa-aguja (sin separarlos) en un contenedor de residuos biopeligrosos. Nunca se debe reencapuchar la aguja, sino activar el mecanismo de protección de la aguja de bioseguridad.

Al finalizar la administración de la vacuna, retirar los guantes y volver a realizar la higiene de las manos.

6.1.5.5 Elección de vía, punto de inyección y aguja. Técnicas de inyección

Vía

Las vacunas deben administrarse por la vía recomendada por el fabricante, pues utilizar una distinta podría reducir su eficacia e incrementar las reacciones adversas. Las vías de administración de vacunas son oral, intranasal y parenteral (intramuscular, subcutánea e intradérmica). En cada ficha técnica se indica la vía de administración recomendada.

Punto de inyección

Las zonas de administración de vacunas de forma intramuscular en el adulto son deltoidea y, en caso necesario, cara externa del muslo. Las zonas de administración de forma subcutánea son deltoides o cara externa del tercio superior del brazo (tríceps).

La inyección intramuscular (en lactantes de masa muscular normal. En caso de masa muscular por debajo de la normalidad, valorar) se efectuará en menores de 12 meses en el cuádriceps (zona anterolateral externa) o vasto externo de la pierna (Figuras 1 y 2). En mayores de 12 meses, en el deltoides del brazo (Figuras 3 y 4).

Figuras 1 y 2
Zona de aplicación de vacunas en menores de 12 meses. Vasto externo.
Cara anterolateral del muslo

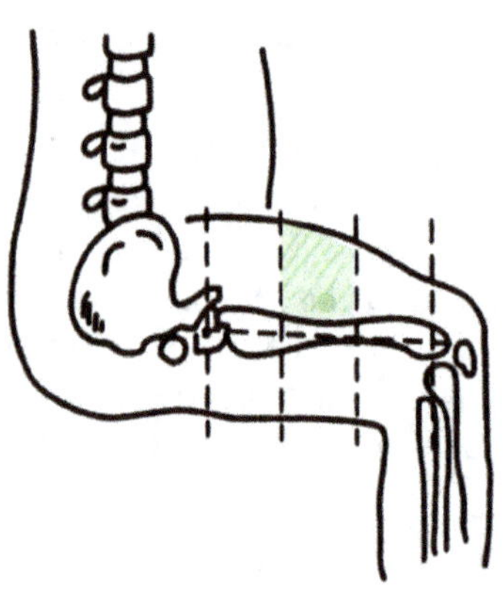
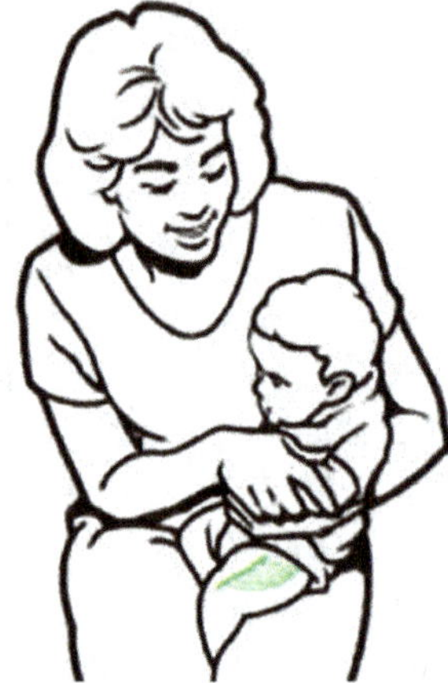

Figura 1. Tomada del *Manual de vacunas en línea* de la AEP. Ver recursos WEB[H]

Figura 2. Tomada de Centers for Disease Control and Prevention. General Recommendations on Immunization. Recommendations of the Advisory Committee on Immunization Practices (ACIP). MMWR. 2011;60(RR–2):51. Ver recursos WEB[I]

Figuras 3 y 4
Zona de aplicación de vacunas en mayores de 12 meses. Deltoides

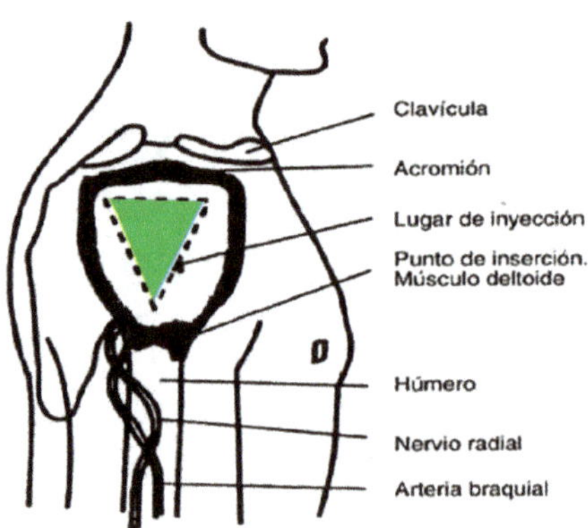

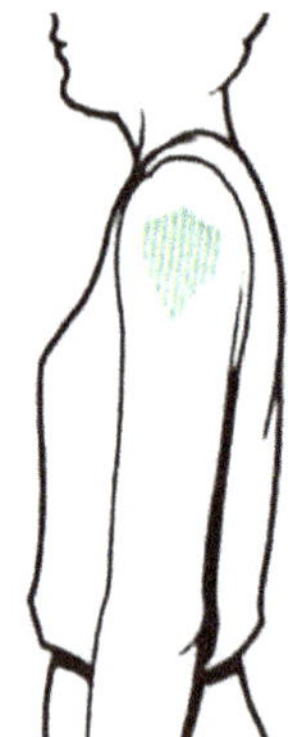

Figura 3. Tomada del *Manual de vacunas en línea* de la AEP. Ver recursos WEB[J]

Figura 4. Tomada de Centers for Disease Control and Prevention. General Recommendations on Immunization. Recommendations of the Advisory Committee on Immunization Practices (ACIP). MMWR. 2011;60(RR–2):51. Ver recursos WEB[K]

La inyección subcutánea o intradérmica se efectuará en el deltoides o en la cara externa del tercio superior del brazo (tríceps) (Figura 5). También, se podría utilizar el muslo en menores de 12 meses.

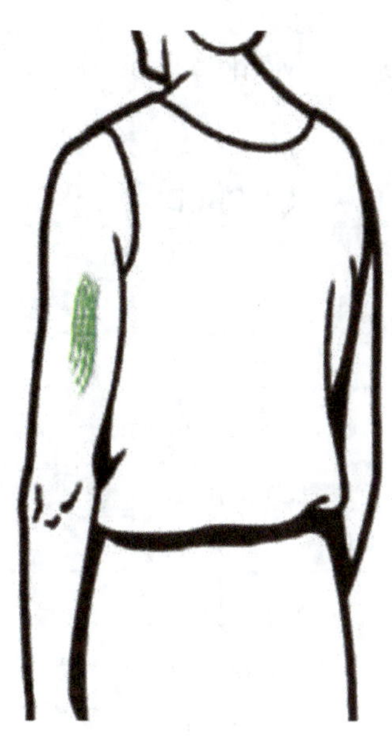

Figura 5

Zona de aplicación de vacunas subcutáneas. Cara externa/posterior del tríceps del brazo.

Tomada de Centers for Disease Control and Prevention. General Recommendations on Immunization. Recommendations of the Advisory Committee on Immunization Practices (ACIP). MMWR. 2011;60(RR-2):51. Ver recursos WEB[l]

Agujas

El tipo de aguja depende de la vía, el lugar anatómico y la técnica de administración elegida. También hay que tener en cuenta la edad y la masa muscular de la persona a vacunar. El calibre o diámetro exterior de la aguja se expresa en gauges (G) o milímetros (mm). Cuanto mayor es el número que acompaña a G, menor será el diámetro. La longitud se expresa en pulgadas (") o en milímetros.

Las agujas más habituales para administrar vacunas son[18] (Tablas 18 y 19):

Tabla 18

Agujas más habituales para administrar vacunas

COLOR	DIÁMETRO	LONGITUD
Verde	21 G - 0,8 mm	1 - 1/2" - 38-40 mm
Negro	22 G - 0,7 mm	1 - 1/2" - 30 mm
Azul	23 G - 0,6 mm	1" - 25 mm
Naranja	25 G - 0,5 mm	5/8" - 16 mm
Naranja	25 G - 0,5 mm	1" - 25 mm
Gris	27 G - 0,4 mm	1/2" - 13 mm

Fuente: tabla elaborado por los autores

El color del cono indica el calibre y no la longitud.

Las agujas más largas causan reacciones locales de menor intensidad que las más cortas.

Tabla 19

Agujas más habituales para administrar vacunas según la vía de administración

Intramuscular: dependerá de la edad de la persona a vacunar y su masa muscular

COLOR	DIÁMETRO	LONGITUD
Verde	21 G - 0,8 mm	1 - 1/2" - 38-40 mm
Negro	22 G - 0,7 mm	1 - 1/2" - 30 mm
Azul	23 G - 0,6 mm	1" - 25 mm

Subcutáneo: Se suelen utilizar indistintamente, ya que su longitud es lo mismo

COLOR	DIÁMETRO	LONGITUD
Azul	23 G - 0,6 mm	1" - 25 mm
Naranja	25 G - 0,5 mm	1" - 25 mm

Intradérmica: Se suelen utilizar indistintamente, ya que su calibre es el mismo

COLOR	DIÁMETRO	LONGITUD
Naranja	25 G - 0,5 mm	5/8" - 16 mm
Naranja	25 G - 0,5 mm	1" - 25 mm
Gris	27 G - 0,4 mm	1/2" - 13 mm

Fuente: tabla elaborado por los autores

Técnicas de inyección

Las vacunas a administrar parenteralmente deben dejarse atemperar durante 5-10 minutos antes de su administración.

Intramuscular

Para la administración intramuscular se debe introducir la aguja en un ángulo de 90° respecto a la piel. La inyección rápida, sin aspiración, parece ser menos dolorosa (Figura 6).

Se recomiendan dos tipos de técnicas:

- Técnica del aplanado: consiste en aplanar la piel y el tejido celular subcutáneo en el lugar de la inyección mediante un movimiento de separación entre el pulgar y el índice, al tiempo que se presiona sobre la masa muscular. Es la técnica recomendada por la OMS.

- Técnica del pellizco: consiste en coger el músculo entre los dedos índice y pulgar de la mano libre.

Pueden administrarse 3 o 4 inyecciones intramusculares en el mismo acto. Se debe procurar una separación de 2,5 cm entre ellas.

Lactantes y niños pequeños: en los lactantes y niños pequeños pueden administrarse 1 o 2 vacunas en cada muslo.

Niños mayores: en los niños mayores pueden usarse ambas regiones deltoideas (si la masa muscular del deltoides es grande, puede admitir 2 inyecciones) y, como alternativa, el muslo.

También en los calendarios adaptados, en los que debamos administrar varias vacunas, se deben seguir estas instrucciones.

Cada enfermera debe tener y seguir rutinas precisas en cuanto a qué vacunas poner en cada localización anatómica, en el caso de administración de varias en el mismo acto vacunal, y quedar tal procedimiento registrado (para poder identificar la causa de la posible reacción local).

Cuando se deba administrar una vacuna y una gammaglobulina, deben inyectarse en extremidades distintas.

Las vacunas pueden administrarse según un orden determinado y dejar para el final las más dolorosas: vacuna neumocócica conjugada y vacuna frente al VPH.

Subcutánea

Para la técnica de administración subcutánea se utiliza la técnica del pellizco, intentado separar la piel y el tejido celular subcutáneo del músculo. La aguja se introduce con un ángulo de 45° (Figura 6).

Intradérmica

Esta técnica de administración no se utiliza prácticamente en vacunas en nuestro país, pues tan solo se utilizaría para la vacunación BCG. Se debe administrar con el bisel de la aguja hacia arriba, para provocar la aparición de una pequeña pápula que indica una administración adecuada. La aguja se debe introducir con un ángulo de 15° respecto a la piel (Figura 6).

Existe una vacuna antigripal intradérmica que utiliza un sistema de microinyección, por lo que no requiere ninguna técnica especial. Tan solo colocar en ángulo de 90° sobre la zona (preferentemente deltoides) y aplicar. Dispone de un sistema de bioseguridad que hace que la aguja quede cubierta tras la inyección.

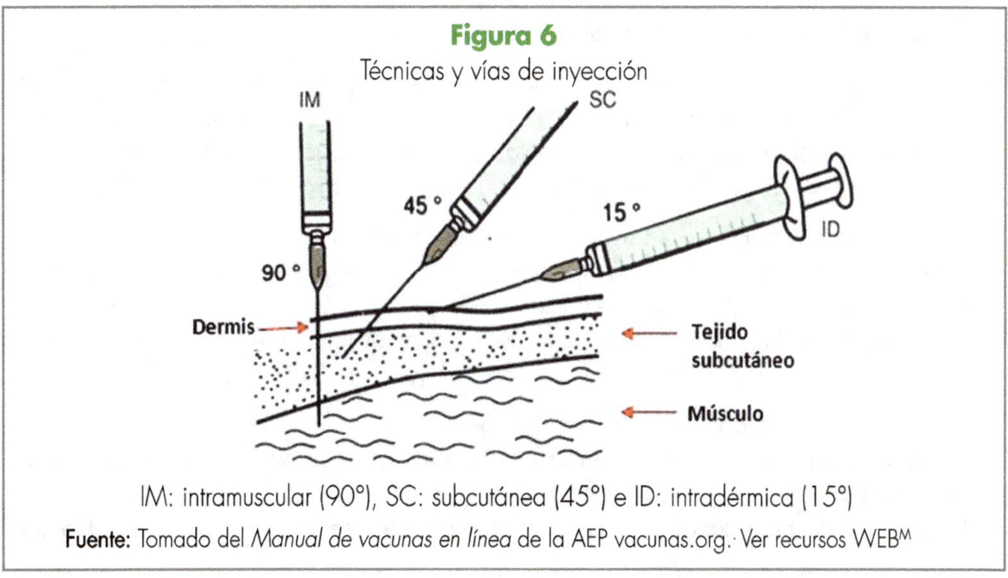

Figura 6
Técnicas y vías de inyección

IM: intramuscular (90°), SC: subcutánea (45°) e ID: intradérmica (15°)

Fuente: Tomado del *Manual de vacunas en línea* de la AEP vacunas.org. Ver recursos WEB[M]

Oral

Las vacunas de administración oral no deben atemperarse, deben administrarse inmediatamente después de sacarla del frigorífico. Para la administración de una vacuna oral, se colocará al lactante en posición de decúbito supino, ligeramente incorporado, lo que facilitará la administración. El líquido se debe administrar hacia los lados de la boca para evitar atragantamientos. En caso regurgitación en la administración de la vacuna frente a rotavirus no será necesario repetir la dosis.

Intranasal

Existe una vacuna antigripal (virus vivos atenuados) que se administra por vía intranasal mediante un dispositivo similar a una jeringa que pulveriza la suspensión en el interior de la nariz. Se debe administrar la mitad de la dosis en cada fosa nasal.

Incidencias en la administración

Durante la administración de una vacuna podrían ocurrir algunas incidencias donde se deberá interrumpir el acto vacunal.

La mayoría no deben ocurrir si se cumplen escrupulosamente los pasos de «antes de vacunar»:

- Control del registro vacunal.

- Anamnesis.

- Consentimiento informado.

- Preparación de la vacuna, elección correcta del lugar.

- La vía, la técnica y el tipo de aguja.

- Higiene y seguridad.

- Relajación y sujeción del niño a vacunar, etcétera.

Aun así, podrían ocurrir algunas circunstancias como:

- Desconexión de la aguja y la jeringa o la aguja se sale por un movimiento brusco del niño; si ha habido pérdida sustancial de vacuna, repetir una dosis completa lo antes posible. Esto se previene con la sujeción correcta del niño y comprobando que la aguja esté perfectamente encajada en el cono de la jeringa. También es recomendable inyectar rápidamente sin aspiración previa.

- La regurgitación/vómito de una parte de la vacuna antirrotavirus se considera que no justifica la repetición de la vacunación, a menos que se crea firmemente que se ha perdido casi toda o toda la vacuna, en cuyo caso puede administrarse una dosis adicional, aunque sea un procedimiento cuya idoneidad no ha sido establecida; en todo caso, no debe administrarse esta dosis adicional más que una sola vez en un lactante en el que se repita la incidencia.

- Desmayo mientras se administra la inyección. Se produce principalmente en jóvenes y adolescentes. Si la persona a vacunar presenta síntomas de nerviosismo, palidez o sudoración, posponer la vacuna hasta tranquilizarlo. Vacunar preferentemente sentado o tumbado en una camilla. Si la persona no presentaba síntomas y se produce mientras se inyecta, es recomendable dejar de inyectar e intentar evitar que caiga al suelo. Una vez en posición cómoda, atender el desmayo según el protocolo. El mayor riesgo ante un desmayo es la posibilidad de que la persona afectada se lesione al caer (principalmente golpes en la cabeza). La vacunación se puede reiniciar una vez superado el desmayo o posponer hasta otra visita.

Tras la administración de la vacuna

Al terminar la inyección, retirar rápidamente la aguja y presionar ligeramente la zona de la punción con un algodón. No se debe realizar masaje sobre la zona. Si hubiera sangrado, mantener la presión durante un par de minutos.

Registrar la vacunación en el registro vacunal comunitario (informático) y en la cartilla individual.

Informar y programar cuándo debe volver para la próxima vacunación.

Recomendar que permanezca, al menos, 30 minutos en observación en la sala de espera para detectar posibles reacciones adversas inmediatas.

Debemos reinformar (ya se debe haber informado en el momento del consentimiento informado) a los padres o a las personas vacunadas (adultos) sobre las posibles reacciones adversas y la actuación ante ellas.

Debemos disponer de protocolos sobre las recomendaciones de utilización de analgésicos y antipiréticos para los casos de dolor y fiebre. No podemos prescribir, tan solo recomendar.

Eliminación de residuos

La eliminación de residuos constituye uno de los puntos importantes de la gestión del riesgo biológico en los centros sanitarios. En el caso que nos ocupa, hay que mencionar que según la Ley 10/1998 de Residuos, se entiende por residuos peligrosos aquellos que figuren en la lista de residuos peligrosos aprobada por el Real Decreto 952/1997, así como los recipientes y envases que los hayan contenido.

A las agujas utilizadas en la inyección se les debe activar el protector de seguridad inmediatamente tras retirarlas de la persona vacunada. A continuación, se depositarán en el contenedor sin separar la aguja de la jeringa (se debe eliminar el conjunto aguja-jeringa).

Las vacunas vivas atenuadas son clasificadas dentro del Grupo III como residuos sanitarios específicos y, por sus características y grado de contaminación biológica, requieren un tratamiento específico y diferenciado de los residuos municipales, tanto dentro como fuera del centro sanitario. Dentro de este apartado hay que tener en cuenta que se incluyen los viales con restos de vacuna y las vacunas que se deben desechar sin haber sido utilizadas. Nunca deberán ser desechadas como residuo asimilable a urbano (basura), sino que deberán seguir el proceso de gestión de residuos establecido en cada comunidad autónoma.

Los materiales de un solo uso manchados con restos tendrán otro tratamiento diferenciado, como residuo asimilable a urbano (basura).

Prevención de eventos y reacciones adversas

Las reacciones adversas son tan antiguas como los primeros remedios utilizados para el tratamiento de las enfermedades. Las vacunas se administran a personas sanas para evitar enfermedades, y por ello el beneficio obtenido debe ser mayor que el riesgo de presentar una reacción adversa.

Ninguna acción sanitaria ha ofrecido ni ofrece una relación beneficio/riesgo tan ventajosa como las vacunas. Los beneficios son incalculables y los riesgos, mínimos[20,21].

Con frecuencia, es difícil establecer la relación causal entre la vacunación y el efecto adverso relacionado, que en muchas ocasiones solo es temporal.

Para prevenir eventos y reacciones adversas, se debe revisar el registro vacunal de la persona que atendemos para conocer su situación vacunal.

Aunque la seguridad de las vacunas es muy alta, se debe realizar una anamnesis[19] (Tabla 17) para conocer contraindicaciones, precauciones y otras situaciones especiales.

Todo medicamento puede producir algún efecto adverso no deseado que se denomina «reacción adversa a medicamentos» (RAM). Los sistemas de farmacovigilancia facilitan la recogida de información sobre estos efectos adversos que pueden ocasionar los medicamentos o las vacunas.

Se define reacción adversa a medicamento como cualquier respuesta nociva y no intencionada a un medicamento (RD 577/2013).

Pueden notificar a dicha unidad los médicos, farmacéuticos, enfermeros y demás profesionales sanitarios. Se notifica bajo sospecha de una RAM y nunca hay que esperar a que la consideremos confirmada.

Se deben notificar[22]:

- Todas las sospechas de reacciones adversas, siendo de especial interés aquellas que acontecen en pacientes que han recibido vacunas de reciente introducción (últimos 5 años).

- Todas las sospechas de reacciones vacunales adversas desconocidas o inesperadas.

- Todas las sospechas de reacciones vacunales que sean graves, criterio que incluye las mortales, que pongan en peligro la vida del paciente, que provoquen ingreso hospitalario o que alarguen la estancia hospitalaria, así como las malformaciones congénitas y los efectos irreversibles.

Es muy importante incluir en la notificación:

- El nombre de la marca comercial con la denominación completa indicando el tipo de presentación (por ejemplo, el «nombre del medicamento» en la jeringa precargada con 0,5 ml dosis) ya que puede haber diferentes excipientes según la presentación (vial multidosis o jeringa precargada).

- Se debe proporcionar su número de lote y la fecha de caducidad que figure en el envase.

- En el caso de vacunación con varias dosis, se debe indicar qué dosis se ha administrado en el momento de la reacción adversa (por ejemplo, segunda dosis de vacuna hexavalente (DTPa-VPI-Hib-VHB), así como la(s) fecha(s) de las dosis anteriores administradas.

Dónde y cómo notificar una sospecha de reacción adversa a una vacuna: a través del sistema de farmacovigilancia de cada CCAA.

En el curso de la utilización de las vacunas pueden producirse errores, tal y como se ha podido observar en distintos sistemas de notificación. Según la OMS, estos errores son frecuentes y aunque muchas veces no tienen consecuencias inmediatas, pueden reducir la eficacia de la vacuna y dejar a los pacientes sin protección frente a enfermedades infecciosas graves.

Además, estos errores pueden conllevar la aparición de reacciones adversas, las que se conocen como debidas a errores de programa. Las podemos dividir en:

1. Errores en la prescripción y planificación de la pauta vacunal.

2. Errores en el almacenamiento y conservación de las vacunas.

3. Errores en la manipulación y preparación de las vacunas.

4. Errores inducidos por la técnica vacunal empleada (Tabla 20).

Tabla 20
Errores de programa y sus posibles consecuencias

Error de programa	Incidente adverso previsto
Inyección no esteril	
• Reutilización de una jeringa o aguja desechable • Esterilización inapropiada de una jeringa o aguja • Vacuna o diluyente contaminado • Reutilización en sesiones posteriores de la vacuna reconstituida	• Infección, como absceso localizado en el sitio de la inyección, septicemia, síndrome de shock tóxico o muerte. Infección transmitida por la sangre, como hepatitis o VIH
Error de reconstitución	
• Reconstrucción con el diluyente incorrecto • Reemplazo de la vacuna o del diluyente con un fármaco	• Absceso local por agitación indebida • Efecto adverso de un fármaco, por ejemplo, insulina • Muerte • Vacuna ineficaz*
Inyección en el lugar inadecuado	
• BCG, aplicada por vía subcutánea • DTP/DT/TT, demasiado superficial • Inyección en la nalga	• Reacción o absceso local • Reacción o absceso local • Daño al nervio ciático
Caso omiso de las contraindicaciones	
	Reacción grave previsible

* La ineficacia de una vacuna es un «efecto» y no un incidente adverso, estrictamente hablando.
Fuente: WHO/V&B/00.36. Supplementary information on vaccine safety. Part 2: Background rates of adverse events following immunization

6.1.6.1 Factores y causas

Factores relacionados con los profesionales

- Falta de formación.

- «Prisas» en la atención.

- Registro de la situación vacunal del paciente erróneo o insuficiente en la historia clínica.

- Incorrecta anamnesis previa a la vacunación.

- Intervención de más de un profesional en la vacunación.

Factores relacionados con la organización

- Ausencia en el procedimiento de acogida para los nuevos profesionales y suplentes no habituales de información específica sobre el proceso de vacunaciones.

- Ausencia de etiquetado claro en las neveras de vacunas.

- Ausencia de un sistema claro y visible con información sobre el proceso y los errores más frecuentes en la sala de vacunación y neveras.

Factores relacionados con la comunicación

- Transmisión insuficiente de información por parte del responsable de vacunas sobre los cambios en el proceso de vacunación (calendario vacunal, fechas, presentaciones, cartonajes...).

- No transmisión de la información sobre protocolos y recomendaciones institucionales.

Factores relacionados con los agentes y recursos

- Coexistencia de vacunas para reconstituir con otras ya preparadas.

- Cartonaje similar en vacunas diferentes.

Factores relacionados con el paciente

- Incumplimiento de citas para la vacunación.

6.1.6.2 Tipos de errores más frecuentes

1. Vacuna o intervalo de administración incorrectos según el calendario vacunal o pauta de vacunación.

2. Vacuna o dosis incorrectas para el paciente por su edad o características.

3. Vacuna contraindicada.

4. Vacuna errónea.

5. Errores en la preparación.

6. Vía de administración equivocada.

7. Persona equivocada.

8. Vacuna caducada.

6.1.6.3 Recomendaciones

Diversos organismos dedicados a la seguridad de medicamentos han realizado recomendaciones para prevenir los errores asociados a la utilización de las vacunas.

Estas recomendaciones se han dirigido, por una parte, a los laboratorios fabricantes y a las agencias reguladoras con indicaciones para mejorar la seguridad del envasado, etiquetado y denominación, de forma que sea posible diferenciar claramente las vacunas y evitar errores en su preparación. Por otra parte, las recomendaciones se han dirigido a centros y profesionales sanitarios que manejan las vacunas con actuaciones orientadas a mejorar la práctica vacunal. Estas prácticas se centran en los siguientes aspectos: realizar una completa verificación antes de la administración que asegure el cumplimiento de las 7C[23]:

1C - Paciente Correcto: comprobar nombre, apellidos y fecha de nacimiento si se corresponde con los datos de su historia.

2C - Edad Correcta: comprobar que tiene la edad adecuada para la vacuna a administrar.

3C - Vacuna Correcta: comprobar que la vacuna a administrar es la que le corresponde según el motivo de vacunación y está en perfectas condiciones.

4C - Dosis Correcta: comprobar que la dosis a administrar es la que le corresponde según su historia de vacunación.

5C - Vía de administración Correcta: comprobar que utilizamos la vía de administración que corresponde a esa vacuna.

6C - Condiciones Correctas: comprobar que la vacuna se encuentra en perfectas condiciones para su administración y su almacenamiento.

7C - Registro Correcto: comprobar que el registro en su cartilla vacunal y en la historia clínica es el adecuado, antes y después del acto vacunal.

Otros aspectos fundamentales a tener en cuenta son:

- Asegurar un correcto almacenamiento.

- Informar y formar adecuadamente a los profesionales.

- Lograr la implicación del paciente o familiares en la vacunación.

En España, la Asociación Española de Vacunología (www.vacunas.org) y el Comité Asesor de Vacunas de la Asociación Española de Pediatría (www.vacunasaep.org) ofrecen información sobre vacunas y asesoramiento sobre cómo actuar ante errores que ocurren en la práctica vacunal.

6.1.7.1 Contraindicaciones

Una vacuna está contraindicada cuando el riesgo de complicación que presenta es mayor que el riesgo de padecer la enfermedad contra la que protege. Las verdaderas complicaciones son cada vez menores y se ciñen casi exclusivamente a situaciones médicas en la mayoría de las ocasiones temporales, por lo que en estos casos, más que de contraindicaciones, debería hablarse de precauciones.

Las contraindicaciones no dependen del tipo de vacuna, sino del sujeto que la recibe. Podemos dividirlas en generales y específicas; estas últimas ligadas a situaciones médicas individuales.

Las contraindicaciones absolutas son:

- Reacción anafiláctica a una dosis previa de la vacuna.

- Reacción anafiláctica grave a alguno de los componentes de la vacuna.

- Encefalopatía aguda que aparece hasta 7 días después de administrar la vacuna contra la tos ferina.

6.1.7.2 Precauciones

Las precauciones vacunales son actitudes de cautela que deben adoptarse en determinadas circunstancias en las que puede aumentar el riesgo de reacciones adversas o comprometerse la inmunogenicidad de la vacuna. En caso de que el beneficio de la vacunación se suponga mayor que su riesgo, se deberá vacunar. En caso contrario, se retrasará la vacunación hasta que se den las condiciones favorables.

Deben adoptarse precauciones en[20,21,24]:

- Mujeres embarazadas.

- Situaciones de inmunodeficiencia.

- Los intervalos de tiempo entre la administración de inmunoglobulinas, productos hemáticos y vacunas.

- Enfermedades agudas moderadas o graves (con o sin fiebre).

- Trastornos neurológicos evolutivos.

- Familiares, cuidadores o contacto con personas inmunocomprometidas.

6.1.7.3 Falsas contraindicaciones

Existe, además, una gran cantidad de situaciones incluidas como contraindicaciones y no lo son, a veces será conveniente retrasar la vacunación; otras, ni tan siquiera eso, ya que forman parte de los mitos relacionados con las vacunaciones.

Estas falsas contraindicaciones son[20,21,24]:

- Infección febril o diarrea en el niño sano.

- Tratamiento antimicrobiano.

- Convalecencia de enfermedad aguda, infecciosa o no.

- Reacciones leves o moderadas (no anafilácticas) a dosis previas.

- Exposición a enfermedad infecciosa.

- Antecedentes familiares de reacciones adversas postvacunales.

- Vacunación triple vírica en alérgicos al huevo.

- Antecedentes de alergia, asma y otras manifestaciones atópicas.

- Administración de tratamientos de desensibilización.

- Prematuridad o retraso en el crecimiento.

- Lactancia materna.

- Convivientes de mujeres embarazadas.

- Condiciones neurológicas estables.

- Antecedentes familiares de convulsiones.

- Enfermedades crónicas de corazón, pulmón, hígado o riñón.

- Tratamiento con antibióticos o corticoides a bajas dosis.

- Vacunación en meses de verano o a altas temperaturas.

- No estar en ayunas.

6.1.7.4 Mitos sobre la vacunación

Cuando se trata del cuidado de la salud y, en particular, de la vacunación, muchas personas cuentan con información imprecisa o falsa que podría ponerlos en riesgo. Esta información se transmite de persona a persona dando lugar a creencias muy arraigadas que resultan difíciles de eliminar, aun cuando existan evidencias que las desacrediten totalmente. Lo más recomendable es acudir a fuentes confiables en busca de información que cuente con respaldo científico y que permita recibir la atención adecuada[21].

La OMS ha elaborado un documento desmontando los mitos:

- **Mito 1:** Las mejores condiciones de higiene y saneamiento harán desaparecer las enfermedades; las vacunas no son necesarias. **FALSO**

- **Mito 2:** Las vacunas conllevan algunos efectos secundarios nocivos y a largo plazo que aún no se conocen. Incluso, la vacunación puede causar la muerte. **FALSO**

- **Mito 3:** La vacuna combinada contra la difteria, el tétanos y la tos ferina y la vacuna antipoliomielítica pueden provocar el síndrome de muerte súbita del lactante. **FALSO**

- **Mito 4:** Las enfermedades prevenibles mediante vacunación están casi erradicadas en mi país, por lo tanto, no hay motivos para que me vacune. **FALSO**

- **Mito 5:** Las enfermedades de la infancia prevenibles mediante vacunación son algo inevitable en la vida. **FALSO**

- **Mito 6:** La administración simultánea de más de una vacuna puede aumentar en los niños el riesgo de efectos secundarios nocivos que, a su vez, pueden sobrecargar su sistema inmunitario. **FALSO**

- **Mito 7:** La gripe es solo una molestia y la vacuna no es muy eficaz. **FALSO**

- **Mito 8:** Es mejor la inmunización por la enfermedad que por las vacunas. **FALSO**

- **Mito 9:** Las vacunas contienen mercurio, que es peligroso. **FALSO**

- **Mito 10:** Las vacunas causan autismo. **FALSO**

La explicación de por qué son falsos estos mitos se puede encontrar en[25]:

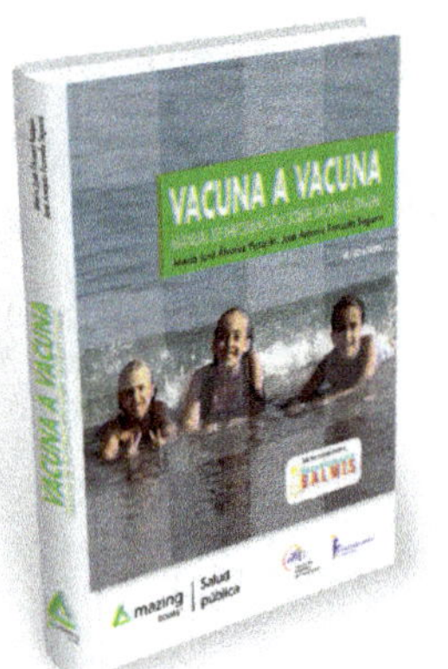

Figura 7

Vacuna a Vacuna.
Manual de información sobre vacunas *on-line*

Álvarez Pasquín MJ, Forcada Segarra JA. Asociación Española de Vacunología. Vacuna a vacuna, 4ª edición. Zaragoza (España): Amazing Books; 2019.

ISBN: 978-84-17403-49-2

6.1.8 Bibliografía

1. Tuells Hernández JV. Historia de las vacunas. En: Álvarez Pasquín MJ, Velasco Muñoz C, coordinadores. Asociación Española de Vacunología. Vacuna a vacuna. Zaragoza (España): Amazing Books; 2018.

2. Las vacunas salvan vidas. UNICEF. [Consultado: 12 jul. 2019]. Disponible en: https://www.unicef.es/noticia/las-vacunas-salvan-vidas

3. Las vacunas salvan millones de vidas cada año. Comité Asesor de Vacunaciones. Asociación Española de Pediatría. [Consultado: 12 jul. 2019]. Disponible en: https://vacunasaep.org/profesionales/noticias/las-vacunas-salvan-millones-de-vidas-cada-ano

4. Plan de acción mundial sobre vacunas 2011–2020. Organización Mundial de la Salud, 2013. [Consultado: 12 jul. 2019]. Disponible en: https://apps.who.int/iris/bitstream/handle/10665/85398/9789243504988_spa.pdf?sequence=1

5. Beneficios de las vacunas. Proyecto AVATAR. Asociación de Enfermería Comunitaria (AEC). [Consultado: 12 jul. 2019]. Disponible en: http://proyectoavatar.enfermeriacomunitaria.org/vacunas/beneficios-de-las-vacunas

6. Calendario de vacunación a lo largo de toda la vida 2019. Consejo Interterritorial del Sistema Nacional de Salud (CISNS). Ministerio de Sanidad, Consumo y Bienestar Social. [Consultado: 12 jul. 2019]. Disponible en: https://www.mscbs.gob.es/profesionales/saludPublica/prevPromocion/vacunaciones/docs/CalendarioVacunacion_Todalavida.pdf

7. Grupo de Trabajo Criterios 2011, de la Ponencia de Programa y Registro de Vacunaciones. Criterios de evaluación para fundamentar modificaciones en el Programa de Vacunación en España. Comisión de Salud Pública del Consejo Interterritorial del Sistema Nacional de Salud. Ministerio de Sanidad, Política Social e Igualdad. 2011. [Consultado: 12 jul. 2019]. Disponible en: https://www.mscbs.gob.es/profesionales/saludPublica/prevPromocion/vacunaciones/docs/Criterios_ProgramaVacunas.pdf

8. Calendario de vacunaciones de la Asociación Española de Pediatría: recomendaciones 2019. [Consultado: 12 jul. 2019]. Disponible en: https://vacunasaep.org/familias/calendario-de-vacunaciones-aep-2020-familias

9. Ponencia de Programa y Registro de Vacunaciones. Calendario acelerado de vacunaciones. Comisión de Salud Pública del Consejo Interterritorial del Sistema Nacional de Salud. Ministerio de Sanidad, Consumo y Bienestar Social, julio 2019. [Consultado: 12 jul. 2019]. Disponible en: https://www.mscbs.gob.es/profesionales/saludPublica/prevPromocion/vacunaciones/docs/Calendario_Acelerado_Vacunaciones.pdf

10. Calendario de vacunaciones sistemáticas del adulto y recomendaciones de vacunación para los adultos que presentan determinadas condiciones médicas, exposiciones, conductas de riesgo o situaciones especiales. Consenso 2014. Comité de Vacunas. Sociedad Española de Medicina Preventiva, Salud Pública e Higiene. Medicina preventiva vol. XX n° 2-3-4 2014 especial consenso de vacunas. [Consultado: 12 jul. 2019]. Disponible en: https://www.sempsph.com/es/acerca-de-la-sempsph/nuestra-revista/revista-medicina-preventiva/2014

11. Recomendaciones de vacunación para adultos y mayores 2018-2019. Grupo de Vacunas de la SEGG. Sociedad Española de Geriatría y Gerontología. [Consultado: 12 jul. 2019]. Disponible en: https://www.segg.es/media/descargas/SEGG-VACUNACION-2018-2019.pdf

12. Grupo de trabajo vacunación en población adulta y grupos de riesgo de la Ponencia de Programa y Registro de Vacunaciones. Vacunación en grupos de riesgo de todas las edades y en determinadas situaciones. Comisión de Salud Pública del Consejo Interterritorial del Sistema Nacional de Salud. Ministerio de Sanidad, Consumo y Bienestar Social, julio 2018. [Consultado: 12 jul. 2019]. Disponible en: https://www.mscbs.gob.es/profesionales/saludPublica/prevPromocion/vacunaciones/VacGruposRiesgo/docs/VacGruposRiesgo_todas_las_edades.pdf

13. Manual de Vacunas en línea. Comité Asesor de Vacunas. Asociación Española de Pediatría. [Consultado: 12 jul. 2019]. Disponible en: https://vacunasaep.org/documentos/manual/manual-de-vacunas

14. Burguete Ramón D. Aproximación a la gestión clínica. La variabilidad de la práctica enfermera. Reunión Valenciana de Enfermería en Terapia Intravenosa. Libro de Ponencias. Valencia 2004.

15. Forcada Segarra JA. El Acto Vacunal. VACUNAS. 2014;15(Supl 1):272-283.

16. Forcada Segarra JA. El Acto Vacunal. En: Calendario de vacunaciones sistemáticas del adulto y recomendaciones de vacunación para los adultos que presentan determinadas condiciones médicas, exposiciones, conductas de riesgo o situaciones especiales. Consenso 2014. Comité de Vacunas. Sociedad Española de Medicina Preventiva, Salud Pública e Higiene. Medicina preventiva vol. XX N° 2-3-4 2014 ESPECIAL CONSENSO DE VACUNAS. [Consultado: 12 jul. 2019]. Disponible en: https://www.sempsph.com/es/acerca-de-la-sempsph/nuestra-revista/revista-medicina-preventiva/2014

17. Navarro Valdivielso L. Proceso de atención de enfermería en el acto vacunal. [Consultado: 12 jul. 2019]. Disponible en: http://www.vacunas.org/images/stories/recursos/profesionales/enfermeria/2007/procesos_de_atencion_en_enfermeria.pdf

18. Forcada Segarra JA. Guía Práctica de Administración de Vacunas para Enfermería. Madrid: Undergraf; 2017. [Consultado: 12 jul. 2019]. Disponible en: http://portalcecova.es/output/files/CECOVA_GuiaVacunasEnfermeria_DEFINITIVA.pdf

19. Cuestionario prevacunal para niños y adolescentes. Programa de Vacunaciones. Dirección General de Salud Pública. Consejería de Sanidad. Región de Murcia. [Consultado: 12 jul. 2019]. Disponible en: http://www.murciasalud.es/recursos/ficheros/156818-CuestionariosVacunas-1.pdf

20. Forcada Segarra JA, coordinador. Actualización en vacunas y vacunología para enfermeras (curso on-line). 2018. Consultado el 12-7-2019. Disponible en: https://www.auladae.com/cursos-enfermeria-cfc/actualizacion-en-vacunas-para-enfermerasos/

21. Garcés Sánchez M, Renales Toboso M, Minguell González P. Controversias en vacunas: seguridad vacunal. ¿Qué sabemos y qué podemos hacer para evitar errores en la práctica diaria? [Consultado: 12 jul. 2019]. Disponible en: http://scielo.isciii.es/scielo.php?script=sci_arttext&pid=S1139-76322010000500003

22. Manual de vacunaciones. Departamento de Salud. Gobierno Vasco. 4ª edición. [Consultado: 13 mayo 2020]. Disponible en: https://www.euskadi.eus/contenidos/informacion/manual_vacunaciones/es_def/adjuntos/00-MANUAL-VACUNACIONES-2020.pdf

23. Sancho R, Dorronsoro O, Aramburu O, Arzuaga MJ, Bueno A, Antolín M, et al. Colegio oficial de enfermería de Guipuzkoa. Seguridad del paciente en el proceso de vacunación. Madrid: Undergraf; 2018. [Consultado: 12 jul. 2019]. Disponible en: http://www.coegi.org/Canales/Ficha.aspx?IdMenu=0c9a0692-a898-41f3-8085-d15d285281ca&Cod=a67774c5-c195-42a8-ad34-fb0a9ec1e291&Idioma=es-ES

24. Carbonell Muñoz L, coordinadora. Actualización en vacunas para enfermería (curso on-line). 2016.

25. Álvarez Pasquín MJ, Forcada Segarra JA. Asociación Española de Vacunología. Vacuna a vacuna, 4ª edición. Zaragoza (España): Amazing Books; 2019.

A. Calendario de vacunación a lo largo de toda la vida 2020: https://www.mscbs.gob.es/profesionales/saludPublica/prevPromocion/vacunaciones/docs/CalendarioVacunacion_Todalavida.pdf

B. Calendario de vacunaciones sistemáticas de la Asociación Española de Pediatría https://vacunasaep.org/profesionales/calendario-de-vacunaciones-de-la-aep-2020

C. Calendario acelerado de vacunaciones. https://www.mscbs.gob.es/profesionales/saludPublica/prevPromocion/vacunaciones/docs/Calendario_Acelerado_Vacunaciones.pdf

D. Número de dosis recomendadas de cada vacuna según la edad. https://vacunasaep.org/sites/vacunasaep.org/files/calvacaep-2020-acelerados-tablas_0.pdf

E. Calendario de vacunación en menores y adolescentes (< 18 años) y en personas adultas con condiciones de riesgo https://www.mscbs.gob.es/profesionales/saludPublica/prevPromocion/vacunaciones/VacGruposRiesgo/docs/VacGruposRiesgo_todas_las_edades.pdf

F. Recomendaciones generales para adultos > 60 años por indicación médica o en situaciones epidemiológicas especiales (https://www.segg.es/media/descargas/SEGG-VACUNACION-2018-2019.pdf páginas 87 a 90).

G. Recomendaciones de vacunación a viajeros susceptibles según destino (https://www.segg.es/media/descargas/SEGG-VACUNACION-2018-2019.pdf, páginas 94 a 98).

H. Tomado del *Manual de vacunas en línea* de la AEP. https://vacunasaep.org/documentos/manual/cap-5#4.4

I. Tomado de Centers for Disease Control and Prevention. General Recommendations on Immunization. Recommendations of the Advisory Committee on Immunization Practices (ACIP). MMWR. 2011;60(RR-2):51. https://www.cdc.gov/mmwr/pdf/rr/rr6002.pdf

J. Tomado del *Manual de vacunas en línea* de la AEP. https://vacunasaep.org/documentos/manual/cap-5#4.4

K. Tomada de Centers for Disease Control and Prevention. General Recommendations on Immunization. Recommendations of the Advisory Committee on Immunization Practices (ACIP). MMWR. 2011;60(RR-2):51. https://www.cdc.gov/mmwr/pdf/rr/rr6002.pdf

L. Zona de aplicación de vacunas subcutáneas. https://www.cdc.gov/mmwr/pdf/rr/rr6002.pdf

M. Técnicas y vías de inyección. Tomado del *Manual de vacunas en línea* de la AEP. https://vacunasaep.org/documentos/manual/cap-5#4.4

CAPÍTULO 6.2

SEGURIDAD DEL PACIENTE

Autor: Luis Miguel Alonso Suárez

6.2.1 Introducción

La Seguridad del Paciente es una cultura asistencial y de gestión que trata de aprender de los errores para evitar que se repitan, eliminando/reduciendo los efectos adversos derivados de la asistencia sanitaria que sufren los usuarios del sistema de salud.

La Organización Mundial de la Salud (OMS) en la 55 Asamblea, celebrada en Ginebra en 2002, aprobó la resolución WHA55, en la que se insta a los Estados miembros a prestar «la mayor atención posible al problema de la Seguridad del Paciente», dando por creada la Alianza Mundial para la Seguridad del Paciente[1].

El objetivo puede resumirse con el lema «Ante todo, no hacer daño» («*Primum non nocere*»). Un principio que ya recogía la medicina hipocrática y galénica. Más recientemente, Arthur Bloomfield inspirado en dicho principio señaló: «*Hay algunos pacientes a los que no podemos ayudar, pero no hay ninguno al que no podamos dañar*».

En España, desde el Ministerio de Sanidad y los servicios de salud autonómicos, nos adherimos a las instrucciones de la OMS para implantar la cultura de Seguridad del Paciente en el Sistema Nacional de Salud (SNS).

Para ello, hemos desarrollado tres líneas de trabajo:

- Generar cultura de Seguridad del Paciente y el establecimiento de sistemas de información y gestión que apoyen el aprendizaje y la toma de decisiones[2].

- Desarrollar programas que garanticen una cirugía segura.

- Y la prevención de las infecciones relacionadas con la asistencia sanitaria (IRAS).

Como señaló Cyril Chantler: «*La sanidad, que en el pasado solía ser simple, poco efectiva y relativamente segura, en la actualidad se ha transformado en compleja, efectiva, pero potencialmente peligrosa*». Por ello, siempre debemos tener presente que la Seguridad del Paciente es transversal a todas las especialidades de la salud y a todos los profesionales[3].

6.2.2 Aspectos clave

En este capítulo trataremos los aspectos más importantes de la Seguridad del Paciente y, en primer lugar, la prevención como aspecto fundamental.

La gestión y prevención de los efectos adversos nos indicarán los riesgos a los que están expuestos los pacientes y los trabajadores sanitarios y nos dotarán de las medidas para evitarlos o minimizarlos.

Las listas de verificación quirúrgica (*check-list*) son imprescindibles para asegurar la prevención de los eventos adversos, que pueden alcanzar hasta el 40 %.

La higiene de las manos es el primer reto mundial de la Seguridad del Paciente bajo el lema: «Cuidado limpio es cuidado seguro», pues puede llegar a reducir en un 50 % las infecciones relacionadas con la asistencia sanitaria. La aplicación de medidas de asepsia y antisepsia de manera correcta y protocolizada es otro de los pilares fundamentales de la prevención de la transmisión.

Finalmente, y no por ello menos importante, el control de los errores (sistemas de notificación y gestión de errores) en la medicación, especialmente en las personas más susceptibles (niños, personas mayores, crónicos, inmunodeprimidos, etcétera).

6.2.3 Gestión y prevención de efectos adversos

El éxito de un programa de gestión de riesgos depende de la creación y el mantenimiento de sistemas diseñados para reducir los efectos adversos y mejorar el desempeño humano[4].

La gestión eficaz de los riesgos implica una combinación entre la prevención de riesgos potenciales (actuación proactiva) y el aprendizaje de las cosas que han fallado (reactiva).

¿Qué es la gestión de riesgos? Entendiendo el riesgo como la probabilidad de que se produzca un incidente, la definimos como el conjunto de actividades destinadas a identificar, evaluar y reducir o eliminar el riesgo de que se produzca un efecto adverso[5].

El ciclo de la gestión del riesgo incluye:

1. Análisis de situación y contexto.

2. Identificación de riesgos.

3. Análisis y evaluación de los riesgos.

4. Planificación de respuestas.

5. Despliegue de la gestión de riesgos.

6. Implementación y seguimiento.

Destacar dos herramientas fundamentales en la gestión de los efectos adversos:

- El sistema de notificación de incidentes y efectos adversos. Imprescindible para iniciar el proceso de gestión (Sistema de Notificación y Aprendizaje para la Seguridad del Paciente [SiNASP] promovido por el Ministerio de Sanidad).

- La creación de la Unidad Funcional de Seguridad del Paciente (UFSP). Desde donde se realizará todo el proceso de gestión del riesgo[6].

Las UFSP tienen como objetivo centralizar y dinamizar la realización de un conjunto de acciones que permitan la implantación de la gestión de riesgos sanitarios mediante la identificación, evaluación, análisis y tratamiento para mejorar la seguridad[7].

Las UFSP están constituidas por un conjunto multidisciplinar de profesionales, incluidos directivos[8].

6.2.4 Seguridad en el área quirúrgica. Cirugía segura

En el proceso quirúrgico tienen origen el 40 % de los eventos adversos informados, la mayoría de ellos se ocasionan en el quirófano, pero no se manifiestan hasta el postoperatorio y, en gran medida, son prevenibles[9].

Según la OMS, el Listado de Verificación de Seguridad Quirúrgica (LVSQ) es una herramienta a disposición de los profesionales sanitarios para mejorar la seguridad en las intervenciones quirúrgicas y reducir los eventos adversos evitables.

Se organiza en tres partes:

- Comprobaciones antes de la inducción anestésica.

- Comprobaciones antes de la incisión quirúrgica.

- Comprobaciones previas a que el paciente salga del quirófano.

La estructura del área quirúrgica puede ser muy diversa, motivo por el cual la OMS a la hora de lanzar su LVSQ insiste de forma prioritaria en que sea adaptado por el personal de cada centro/quirófano a su estructura y forma de funcionamiento[10].

El LVSQ fue auspiciado por la OMS en 2008 como principal herramienta de su segundo desafío mundial por la Seguridad del Paciente, «La cirugía segura salva vidas», tratando de ofrecer la posibilidad de detectar y corregir los fallos de seguridad más comunes y de mayor riesgo[11].

Se deben tener en cuenta tanto los riesgos inherentes al paciente como los riesgos inherentes a la intervención y al proceso anestésico.

Aunque la metodología del LVSQ de la OMS no señala a un único «responsable» de la verificación, el listado suele cumplimentarlo en cada fase una única persona, pero su correcta realización depende de la participación de los profesionales implicados en la intervención.

La primera fase del LVSQ permite abordar[12]:

- Errores de identificación del paciente.

- Errores relativos a la intervención quirúrgica a realizar, su localización o su lateralidad.

- Déficits de información sobre la intervención o vía de abordaje.

- Errores relativos a la suspensión de tratamientos previos o sus medidas correctoras.

- Errores sobre las medidas de preparación estándar y específica para la intervención.

- Cumplimiento del ayuno prequirúrgico.

Especial interés merece la comprobación de la profilaxis antibiótica, ya que aunque el documento original de la OMS recomienda realizar esta comprobación en la siguiente fase (antes de la incisión), en nuestro entorno resulta pertinente realizarla al recibir al paciente, pues la realización de una acción correctora adecuada permitiría realizar la intervención sin riesgos añadidos para el paciente.

La seguridad en el área quirúrgica pasa por atender y prevenir los errores en el manejo de medicación, los riesgos inherentes a la intervención, a la movilización y a la posición quirúrgica, a la normotermia[13] y sus consecuencias, al riesgo de quemadura, incendio y riesgos eléctricos, a la pérdida sanguínea y los riesgos de transfundir, la esterilidad de equipos y materiales y la trazabilidad, al manejo adecuado de muestras y al recuento quirúrgico previo y posterior.

El olvido de cuerpos extraños en el campo quirúrgico es un evento de seguridad poco frecuente pero muy grave, de manera que se ha categorizado como «evento centinela» o *never event* (cosas que no pueden suceder).

6.2.5 Prevención de las infecciones relacionadas con la asistencia sanitaria (IRAS) y bioseguridad

La higiene de las manos se convierte en 2005/2006 en el primer desafío mundial de la OMS por la Seguridad del Paciente y la reducción de las IRAS bajo el lema: «Cuidado limpio es cuidado seguro»[14].

Podemos definir infección como un proceso morboso causado por bacterias, virus, hongos o protozoos al penetrar en el organismo. Los agentes infecciosos se multiplican y ejercen una acción patógena más o menos específica y más o menos intensa según la especie causal, la virulencia del agente y, por último, las condiciones del organismo afectado.

Y se considera IRAS a aquellas infecciones que adquiere el usuario del sistema sanitario por motivo u ocasión de su estancia en un centro asistencial y las maniobras, procedimientos, técnicas y cuidados a los que es sometido.

Las IRAS son uno de los principales efectos adversos, pues produce daños importantes a la salud y puede causar la muerte. Implica un coste multimillonario a las arcas de la Sanidad Pública. Hasta no hace mucho tiempo se aceptaba como un mal irremediable[15].

Partiendo de la premisa de que «medidas sencillas salvan vidas», según afirma Sir Liam Donaldson, presidente de la Alianza Mundial para la Seguridad del Paciente, algo tan sencillo como la «higiene de las manos» es una acción con la que pueden reducirse considerablemente las IRAS[16].

La estrategia de promoción de la higiene de manos se fundamenta en[17]:

- Sensibilización de los profesionales mediante la transmisión de la evidencia científica. Entre el 5 y 10 % de los pacientes ingresados en los hospitales de nuestro entorno contraen una o más infecciones. En pacientes con bacteriemia o infección respiratoria, 1 de cada 10 fallece. Respecto a la sepsis, la mortalidad llega al 25 %. Al año, en Europa se producen 4,5 millones de IRAS. El Centro Europeo para la Prevención y Control de Enfermedades (ECDC) estima que estas infecciones son responsables de un total de 150.000 muertes al año (directas e indirectas). Económicamente, suponen aproximadamente 7 billones de euros al año, teniendo en cuenta solamente los costes directos (ECDC, 2008). En España, se producen 3200 muertes directas por IRAS al año, el triple que por accidentes de tráfico.

- Una correcta técnica de higiene de manos. Contamos con dos técnicas para la higiene de manos. Una, el lavado de manos con agua y jabón, con la variante del tipo de jabón que puede ser líquido normal o líquido germicida. La otra, la fricción de las manos con un producto de base alcohólica (PBA).

Indicaciones para seleccionar una técnica u otra de antisepsia de manos:

- Cuando las manos estén visiblemente sucias o contaminadas con materia orgánica, lavarlas con agua y jabón o con agua y jabón antimicrobiano.

- Si las manos no están visiblemente sucias, aplicar un antiséptico de base alcohólica para una descontaminación rutinaria de las manos en todas las situaciones que se contemplan en los cinco momentos de la higiene de manos.

Cuestiones que es necesario aclarar:

- El uso de guantes no exime de la higiene de manos.

- Es incorrecto sustituir la higiene de manos utilizando PBA encima de los guantes.

- Un profesional asistencial debe asumir su responsabilidad, que implica que no puede utilizar durante su trabajo joyas, anillos, pulseras o colgantes, dado que pueden ser fuente de contaminación.

- Por el mismo motivo, se deberán llevar las uñas cortas, nunca podrán llevarse artificiales, ni pintadas durante su jornada laboral.

Para conseguir una asepsia adecuada de las manos con PBA se requiere que el proceso dure de 20 a 30 segundos.

Figura 1

Técnica de higiene de manos con soluciones hidroalcóholicas

¿Cómo desinfectarse las manos?

¡Desinféctese las manos por higiene! Lávese las manos solo cuando estén visiblemente sucias

Duración de todo el procedimiento: 20-30 segundos

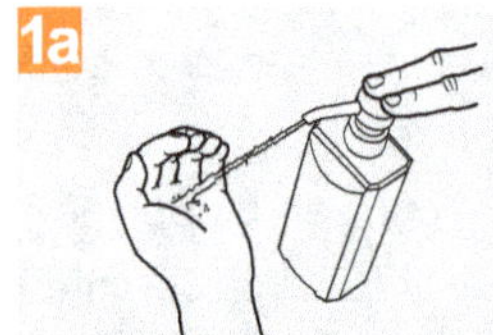

Deposite en la palma de la mano una dosis de producto suficiente para cubrir todas las superficies;

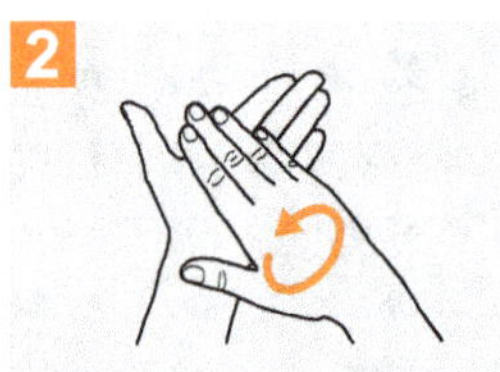

Frótese las palmas de las manos entre si;

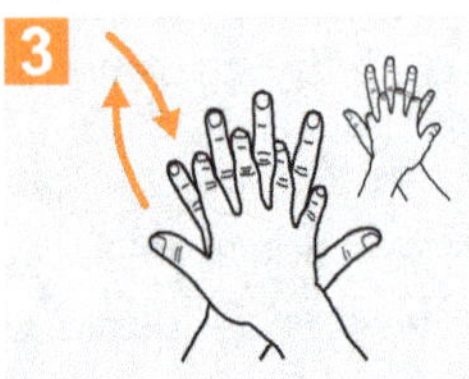

Frótese la palma de la mano derecha contra el dorso de la mano izquierda entrelazando los dedos y viceversa;

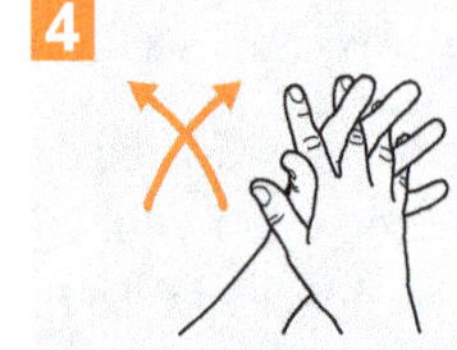

Frótese las palmas de las manos entre sí, con los dedos entrelazados;

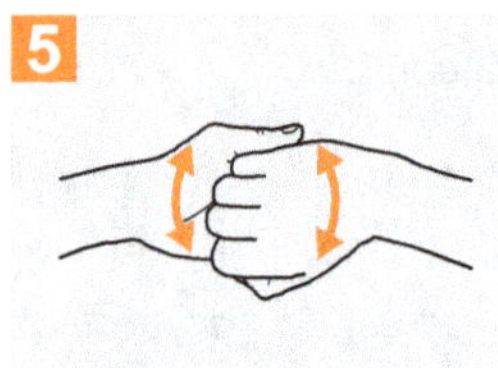

Frótese el dorso de los dedos de una mano con la palma de la mano opuesta, agarrándose los dedos;

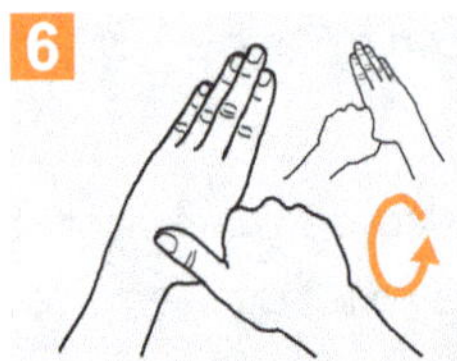
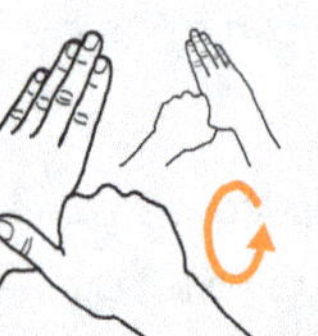

Frótese con un movimiento de rotación el pulgar izquierdo, atrapándolo con la palma de la mano derecha y viceversa;

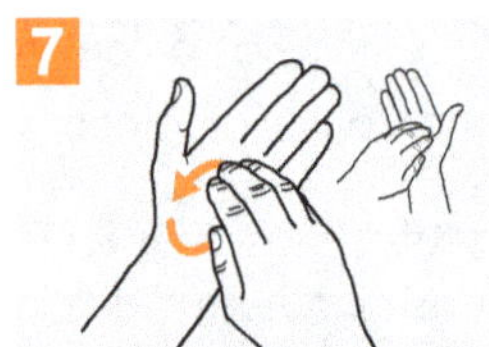

Frótese la punta de los dedos de la mano derecha contra la palma de la mano izquierda, haciendo un movimiento de rotación y viceversa;

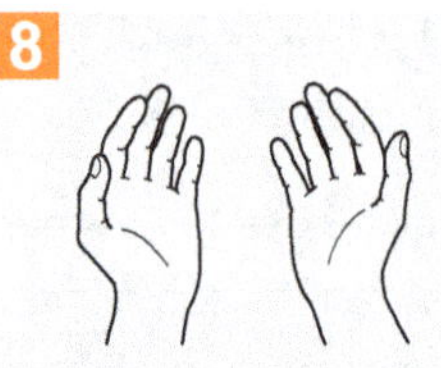

Una vez secas, sus manos son seguras.

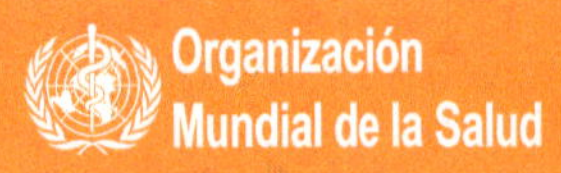

Organización Mundial de la Salud, Octubre 2010

Fuente: Organizacion Mundial de la Salud. Ver rescursos WEB[A]

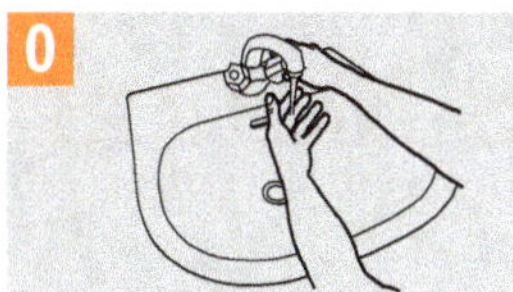

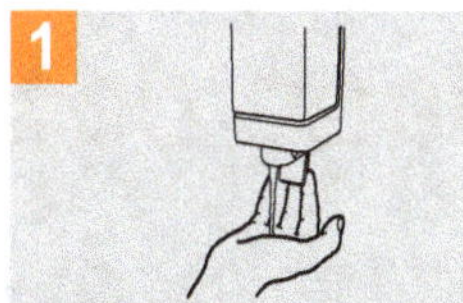

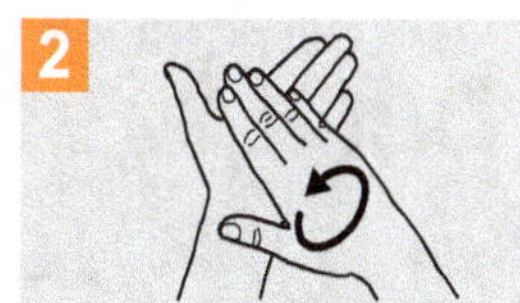

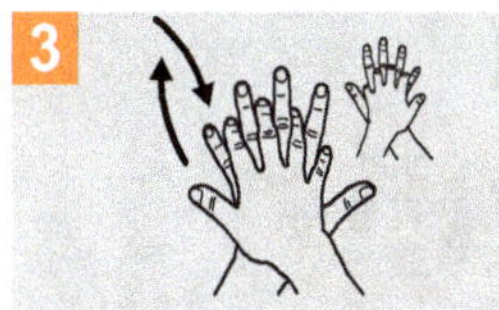

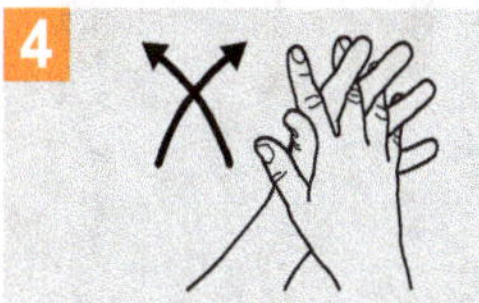

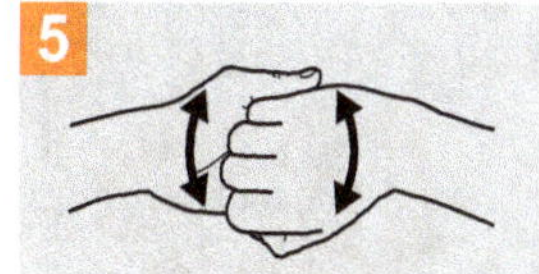

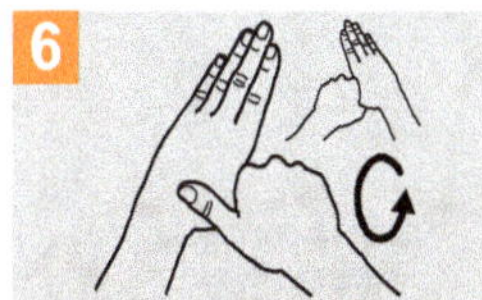

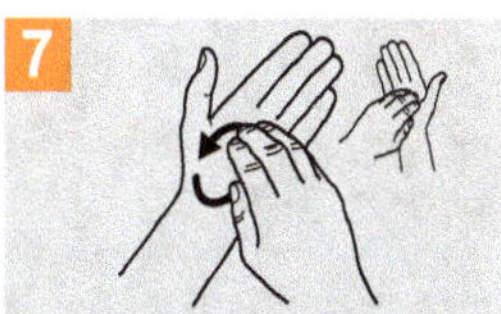

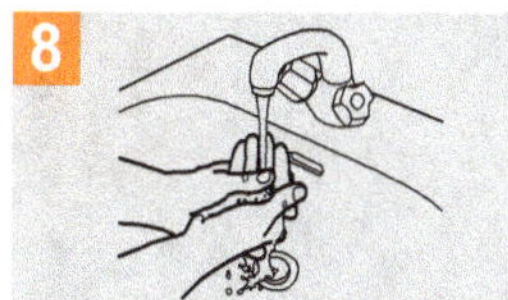

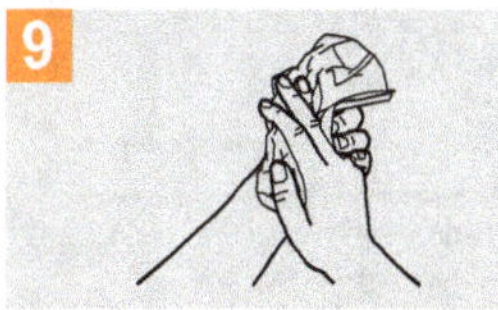

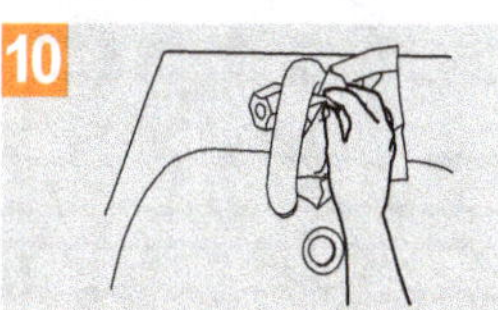

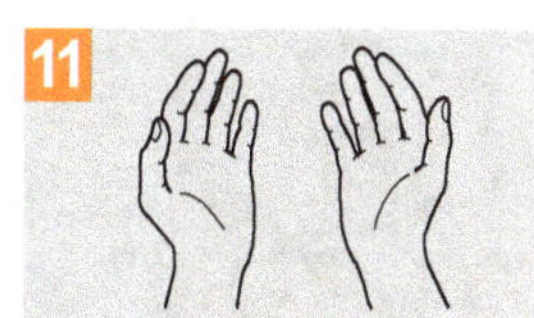

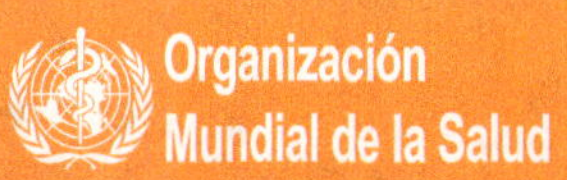

Fuente: Organizacion Mundial de la Salud. Ver rescursos WEB[B]

Figura 3

Los 5 momentos de la higiene de las manos

Sus 5 Momentos
para la Higiene de las Manos

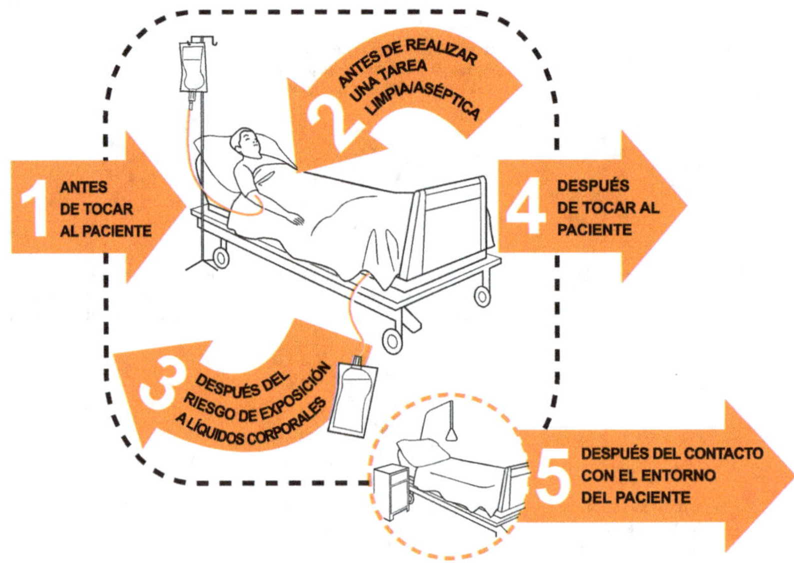

1	**ANTES DE TOCAR AL PACIENTE**	**¿CUÁNDO?**	Lávese las manos antes de tocar al paciente cuando se acerque a él.
		¿POR QUÉ?	Para proteger al paciente de los gérmenes dañinos que tiene usted en las manos.
2	**ANTES DE REALIZAR UNA TAREA LIMPIA/ASÉPTICA**	**¿CUÁNDO?**	Lávese las manos inmediatamente antes de realizar una tarea limpia/aséptica.
		¿POR QUÉ?	Para proteger al paciente de los gérmenes dañinos que podrían entrar en su cuerpo, incluidos los gérmenes del propio paciente.
3	**DESPUÉS DEL RIESGO DE EXPOSICIÓN A LÍQUIDOS CORPORALES**	**¿CUÁNDO?**	Lávese las manos inmediatamente después de un riesgo de exposición a líquidos corporales (y tras quitarse los guantes).
		¿POR QUÉ?	Para protegerse y proteger el entorno de atención de salud de los gérmenes dañinos del paciente.
4	**DESPUÉS DE TOCAR AL PACIENTE**	**¿CUÁNDO?**	Lávese las manos después de tocar a un paciente y la zona que lo rodea, cuando deje la cabecera del paciente.
		¿POR QUÉ?	Para protegerse y proteger el entorno de atención de salud de los gérmenes dañinos del paciente.
5	**DESPUÉS DEL CONTACTO CON EL ENTORNO DEL PACIENTE**	**¿CUÁNDO?**	Lávese las manos después de tocar cualquier objeto o mueble del entorno inmediato del paciente, cuando lo deje (incluso aunque no haya tocado al paciente).
		¿POR QUÉ?	Para protegerse y proteger el entorno de atención de salud de los gérmenes dañinos del paciente.

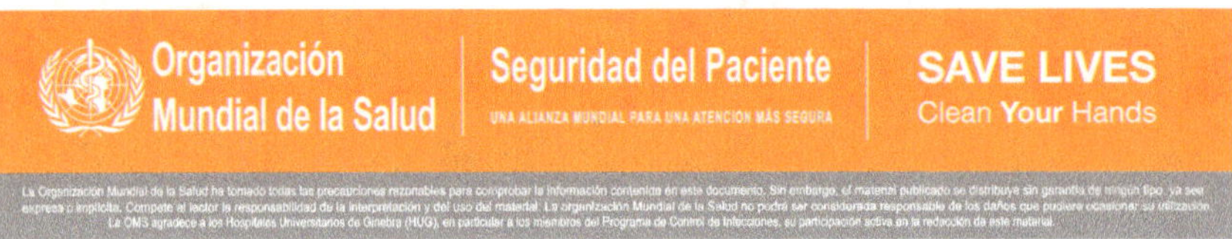

Organización Mundial de la Salud, Octubre 2010

Fuente: Organizacion Mundial de la Salud. Ver rescursos WEB[c]

El lema «SAVE LIVES: Clean Your Hands» hace hincapié en que el uso del modelo de «Los 5 momentos para la higiene de las manos» es fundamental para proteger al paciente, al profesional y al entorno sanitario de la proliferación de patógenos y, por consiguiente, reducir las IRAS[19].

Este modelo anima a los profesionales sanitarios a lavarse las manos:

1. Antes del contacto con el paciente.

2. Antes de realizar una tarea aséptica.

3. Después del riesgo de exposición a fluidos corporales.

4. Después del contacto con el paciente.

5. Después del contacto con el entorno del paciente.

En los últimos programas y directrices de la OMS al respecto se focaliza el esfuerzo de promoción en los dos primeros momentos: antes de entrar en contacto con el paciente y antes de realizar una técnica aséptica.

La decisión de los gestores y la convicción de los mandos intermedios es fundamental para la efectividad de la promoción y el cumplimiento de los 5 momentos, así como del resto de protocolos de asepsia en la actividad asistencial.

6.2.5.3 El establecimiento de indicadores fiables[20]

Directos: Adhesión a la higiene de manos

El método internacionalmente reconocido para la evaluación de la adhesión de los profesionales asistenciales a la higiene de manos es el *Estudio observacional del cumplimiento de la higiene de manos* con la metodología establecida por la OMS.

Se trata de un estudio de observación directa para evaluar tanto las oportunidades de higiene de manos, de acuerdo al protocolo de los 5 momentos recomendados por la OMS, como los procesos de higiene de manos realizados por los profesionales asistenciales en el desarrollo de su trabajo; se expresa por medio de la siguiente fórmula:

CUMPLIMIENTO (%) = ACCIONES REALIZADAS/OPORTUNIDADES X 100.

Indirectos: Consumo de PBA para la higiene de manos

CONSUMO DE PBA POR MIL PACIENTES de acuerdo a la fórmula: litros de PBA/n.º total de estancias hospitalarias x 1000.

6.2.5.4 Uso adecuado de guantes

- El uso de guantes no sustituye la higiene de manos.

- Los guantes deben utilizarse para la realización de una tarea que los requiera y ser retirados una vez terminada.

- No reutilizar los guantes.

- La higiene de manos siempre se realizará después de quitarse los guantes.

- Se procederá al cambio de guantes tras el cambio de paciente o de actividad.

6.2.6 Control de la transmisión de microorganismos

Ante el relativo cumplimiento de las medidas más sencillas para evitar la transmisión de gérmenes entre pacientes, dado que en casi la mitad de las ocasiones en que debería realizarse la higiene de manos no se hace, y a pesar de no existir evidencia científica sobre los beneficios del aislamiento de pacientes y la toma de medidas de seguridad frente a portadores de gérmenes multirresistentes, el sentido común, la experiencia y la recomendación de las sociedades científicas y organismos internacionales implicados justifica realizar medidas de control y aislamiento de pacientes a fin de reducir/eliminar la transmisión de este tipo de microorganismos[21].

En este sentido, se establecen varios tipos de medidas basadas en los mecanismos de transmisión, además de las precauciones estándar para evitar la transmisión de gérmenes:

- Precauciones para la transmisión por contacto.

- Precauciones para la transmisión por gotas.

- Precauciones para la transmisión por vía aérea.

6.2.6.1 Asepsia y bioseguridad

No podemos hablar de la prevención de las IRAS sin entrar en el concepto de asepsia.

Definición: el prefijo «a» significa negación, falta o ausencia; y «sepsis» infección o contaminación; por lo tanto, el término asepsia se define como la ausencia de materia séptica, es decir, la falta absoluta de gérmenes.

Por definición, es el conjunto de métodos aplicados para la conservación de la esterilidad y esta implica la ausencia de gérmenes.

Esterilización: es el conjunto de procedimientos que destruyen los gérmenes, impiden su desarrollo y evitan la contaminación; este término se aplica en general a los objetos fácilmente manipulables.

Antisepsia: el prefijo «anti» significa contra, y podemos definirla como el conjunto de procedimientos que tienen como objetivo destruir o eliminar los agentes contaminantes de todo aquello que no pueda ser esterilizado.

Los antisépticos son menos tóxicos que los desinfectantes, que se diferencian de aquellos en que actúan sobre objetos y superficies inanimadas.

El estricto cumplimiento de los protocolos de asepsia en el desarrollo de la asistencia sanitaria es por sí solo uno de los métodos más simples para reducir sustancialmente la incidencia de las IRAS.

La bioseguridad en el ámbito hospitalario tiene por objetivo garantizar la asepsia ambiental y la contención de la transmisión de microorganismos en las zonas críticas del hospital, donde normalmente se realizan técnicas invasivas, tales como el área quirúrgica, las habitaciones de aislamiento hematológico, las salas de hemodinámica y hemodiálisis, la neonatología, las unidades de cuidados intensivos y las salas de pruebas especiales. Las principales herramientas en esta materia son rigurosos protocolos de limpieza y desinfección, presión ambiental positiva, circuitos de aire acondicionado con filtros de alta eficiencia y correctas circulaciones, vestuario y calzado del personal.

6.2.6.2 Vigilancia de las IRAS e indicadores

La filosofía de la cultura de Seguridad del Paciente que promueve la OMS[22] nos lleva a monitorizar la vigilancia de las infecciones como herramienta de estudio y aprendizaje.

Señalamos aquí algunos de los programas de vigilancia de la infección más utilizados: Senic, Nnis, Envin-Helics, Proa, diferentes programas ZERO (Bacteriemia, Neumonía, Resistencia, Flebitis, Infección Quirúrgica, ITU).

Indicadores[23]

- **Prevalencia** de la infección en los hospitales españoles, estudio conocido como EPINE, que en la actualidad tiene rango europeo (EPINE-EPPS).

- **Incidencia** de la infección relacionada con la asistencia sanitaria.

- **Cumplimiento de la H.M.** de acuerdo con la metodología establecida por la OMS

    (CUMPLIMIENTO (%) = ACCIONES REALIZADAS/OPORTUNIDADES X 100)

- **Consumo de PBA por mil pacientes** de acuerdo a la fórmula: litros de PBA/n.º total de estancias hospitalarias x 1000.

6.2.7 Medicación sin daño

El tercer reto mundial de la Seguridad del Paciente de la OMS, «Medicación sin daño»[24], recomienda implementar estrategias de mejora de la seguridad en las situaciones de alto riesgo, lo que incluye los medicamentos de alto riesgo y aquellos grupos de pacientes, como son los niños y los de edad avanzada, que son más vulnerables a los errores de medicación.

Este proyecto tiene su propio sistema de notificación y aprendizaje de errores en el Instituto para el Uso Seguro de los Medicamentos de España.

6.2.8 Resumen

La Seguridad del Paciente es una cultura asistencial y de gestión que trata de aprender de los errores para evitar que se repitan, eliminando/reduciendo los efectos adversos derivados de la asistencia sanitaria que sufren los usuarios del sistema de salud.

La Seguridad del Paciente es transversal a todas las especialidades de la salud y a todos los profesionales. No es admisible esconderse detrás de un escudo corporativo.

En la gestión y prevención de los efectos adversos es fundamental instrumentalizar el sistema de notificación de incidentes y efectos adversos, y la creación de la Unidad Funcional de Seguridad del Paciente.

La seguridad en el área quirúrgica pasa por la implantación de herramientas de seguridad, como el LVSQ en toda la cirugía de cada centro para avanzar hacia una cirugía segura.

Las IRAS son el principal efecto adverso de cualquier sistema de salud. La prevención de dichas infecciones pasa por el control y vigilancia para garantizar la bioseguridad ambiental de las áreas críticas de los centros, controlar la transmisión de microorganismos multirresistentes y la adherencia a la higiene de manos de los profesionales asistenciales en los cinco momentos que señala la OMS con la técnica adecuada.

Los tres principales retos de la Seguridad del Paciente promovidos por la OMS son:

1. Cuidado limpio es cuidado seguro (higiene de manos).

2. La cirugía segura salva vidas (LVSQ).

3. Medicación sin daño (sistema de notificación y gestión de errores y efectos adversos).

6.2.9 Bibliografía

1. Who Health Organization (WHO). 55a ASAMBLEA MUNDIAL DE LA SALUD. RESOLUCIONES Y DECISIONES. WHASS/2002/REC/1. GINEBRA, MAYO DE 2002.

2. Reason J. Human error: models and management. BMJ 2000; 320: 768 – 70.

3. World Health Organization: World Alliance for Patient Safety: Forward Programme 2005. Geneva: WHO; 2005.

4. Aranaz JM, Aibar C, Agra Y, Terol E. Seguridad del paciente y Práctica clínica. Medicina Preventiva. 2006: Vol. XII, N.° 4, 4° Trimestre: 7-11.

5. Recio M, Limón R, Martín A. La gestión del riesgo sanitario. En: Gestión sanitaria: calidad y seguridad de los pacientes. Madrid. Fundación Mapfre. 2008: 271-277.

6. Recio M, Aranaz J, Aibar C. Gestión y mejora de la seguridad del paciente: tutorial y herramientas de apoyo. (Acceso 20 abril 2015) Disponible en URL: http://www.seguridaddelpaciente.es

7. González Pérez ME, Vázquez Troche S, Meijome Sánchez XM et al. Creación de una unidad funcional de seguridad del paciente en un proceso de mejora European Foundation for Quality Management. Revista Signo.

8. Ministerio de Sanidad y Consumo. Plan de Calidad para el Sistema Nacional de Salud; 2007.

9. Dirección General de Calidad, Acreditación, Evaluación e Inspección de la Comunidad de Madrid. Documento de Apoyo Unidades Funcionales para la Gestión de Riesgos Sanitarios. Madrid; 2006.

10. Aranaz JM. Acerca de las unidades de gestión de riesgos. Rev Calid Asist. 2009; 24: 93-4.

11. Grupo de trabajo de la Guía de Práctica Clínica para la Seguridad del Paciente Quirúrgico. Centro Cochrane Iberoamericano, coordinador. Guía de Práctica Clínica para la Seguridad del Paciente Quirúrgico. Plan de Calidad para el Sistema Nacional de Salud del Ministerio de Sanidad, Política Social e Igualdad 2011. Disponible en: https://portal.guiasalud.es/wp-content/uploads/2018/12/GPC_478_Seguridad_Paciente_AIAQS_compl.pdf

12. Estándares y recomendaciones para el bloque quirúrgico. Ministerio de sanidad y política social. Madrid. 2009.

13. World Health Organization & WHO Patient Safety. (2008). Segundo reto mundial por la seguridad del paciente: la cirugía segura salva vidas. Ginebra: Organización Mundial de la Salud. https://apps.who.int/iris/handle/10665/70084

14. J. Moreno Seguridad del paciente en el área quirúrgica: aspectos jurídicos positivos de la implantación del checklist o lista de verificación quirúrgica. Revista CESCO de derecho de consumo n° 8 (2013) pag 162-181 Disponible en: https://revista.uclm.es/index.php/cesco/article/view/412

15. JBI Estrategias para el manejo y la prevención de la hipotermia en el adulto durante el período perioperatorio Best Practice 14 (13) 2010. Disponible en: http://www.evidenciaencuidados.es/es/bpis/pdf/jb/2010_14_13_manejoyprevencionhipotermia.pdf

16. Patient Safety A World Alliance for Safer Health Care. A Guide to the Implementation of the WHO Multimodal Hand Hygiene Improvement Strategy. OMS. 2009.

17. World Health Organization. (2003). Prevención de las infecciones nosocomiales: guía práctica / revisores: G. Ducel, J. Fabry y L. Nicolle, 2a ed. Ginebra: Organización Mundial de la Salud. https://apps.who.int/iris/handle/10665/67877

18. Allegranzi B, Sax H, Pittet D. Hand hygiene and healthcare system change within multimodal promotion: a narrative review. J Hosp Infect 2013;83: S3–S10.

19. Who Health Organization (WHO). WHO Guidelines on Hand Hygiene in Health Care. Geneva, Switzerland: 2009.

20. Who Health Organization (WHO). Hand higiene Technical Referent Manual. Geneva, Switzerland: 2009.

21. Pittet D, Allegranci B and Boyce J. The World Health Organization Guidelines on Hand Hygiene in Health Care and their consensus recommendations. Infect Control Hosp Epidemiol. 2009; 30: 611-622.

22. Organización Mundial de la Salud, WHO Patient Safety & Ministerio de Sanidad, Política Social e Igualdad. (2009). Manual técnico de referencia para la higiene de las manos: dirigido a los profesionales sanitarios, a los formadores y a los observadores de las prácticas de higiene de las manos. Ministerio de Sanidad, Política Social e Igualdad. https://apps.who.int/iris/handle/10665/102537

23. Organización Mundial de la Salud. (2016). Plan de acción mundial sobre la resistencia a los antimicrobianos. Organización Mundial de la Salud. https://apps.who.int/iris/handle/10665/255204

24. Asamblea Mundial de la Salud, 59. (2006). Seguridad del paciente: informe de la Secretaría. Organización Mundial de la Salud. https://apps.who.int/iris/handle/10665/24442

25. Millar J, Mattke S. et al. Selección de indicadores de la seguridad del paciente en el nivel de los sistemas sanitarios de los países de la OCDE. Documentos técnicos de sanidad de la OCDE N° 18. Paris, OCDE: 2004.

26. Organización Mundial de la Salud. (2018). Sistemas de notificación y aprendizaje sobre errores de medicación: el papel de los centros de farmacovigilancia. Organización Mundial de la Salud. https://apps.who.int/iris/handle/10665/276898. Licencia: CC BY-NC-SA 3.0 IGO

6.2.10 Recursos WEB

A. Técnica de higiene de manos con soluciones hidroalcóholicas https://www.who.int/gpsc/information_centre/gpsc_desinfectmanos_poster_es.pdf?ua=1

B. Técnica de higiene de manos con agua y jabón. https://www.who.int/gpsc/information_centre/gpsc_lavarse_manos_poster_es.pdf?ua=1

C. Los 5 momentos de la higiene de las manos. https://www.who.int/gpsc/information_centre/gpsc_5_momentos_poster_es.pdf?ua=1

CAPÍTULO 6.3

SEGURIDAD QUÍMICA. MANIPULACIÓN DE MEDICAMENTOS PELIGROSOS (MP)

Autora: Amparo Benavent Benavent

6.3.1 Introducción

Los medicamentos peligrosos (MP) más conocidos son los antineoplásicos que se utilizan en los tratamientos de quimioterapia, pero existen otros muy diversos que afectan a un amplio grupo de profesionales de la salud y a diferentes áreas clínicas (lista de medicamentos peligrosos: «Medicamentos peligrosos. Medidas de prevención para su preparación y administración»[1]).

Sus efectos sobre la salud están asociados a sus efectos terapéuticos o a sus efectos secundarios, estos están justificados en los pacientes por presentar un balance riesgo/beneficio favorable, pero se deberían evitar en el personal sanitario para los que no existe beneficio clínico, por lo que se deben adoptar medidas que eviten o minimicen la exposición a MP y garanticen condiciones óptimas de trabajo y seguridad.

Figura 1
Manipulación de medicamentos peligrosos

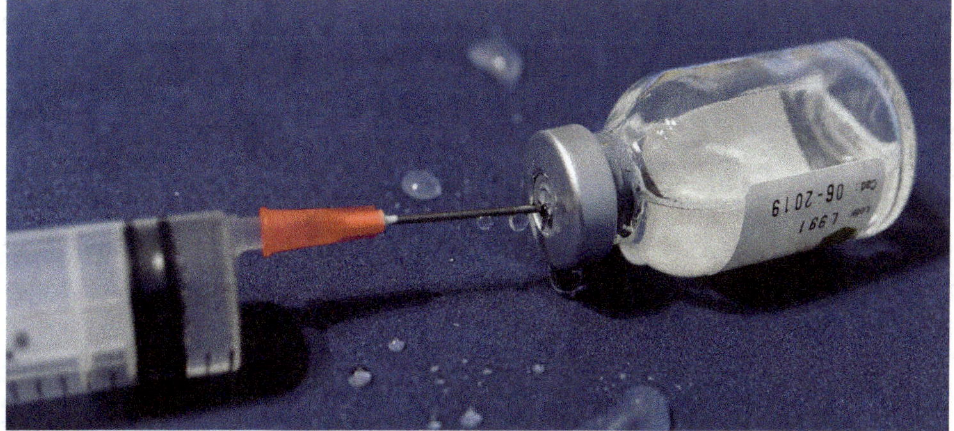

Fuente: figura realizada por los autores

Ya en 1979, Falck *et al.* realizaron el primer estudio en el que se evidenciaba la presencia de mutagenicidad en la orina de las enfermeras que trabajaban con medicamentos peligrosos, dando la alarma del riesgo a nivel mundial.

En España, tanto la preparación como la administración de fármacos son tareas habituales para los profesionales de enfermería que tienen funciones asistenciales. Estas tareas se realizan bajo prescripción médica o prescripción de enfermería (Real Decreto 954/2015, de 23 de octubre, por el que se regula la indicación, uso y autorización de dispensación de medicamentos y productos sanitarios de uso humano por parte de las enfermeras, modificado por el Real Decreto 1302/2018, de 22 de octubre), donde los profesionales deben enfocarlas a reafirmar los conocimientos y aptitudes necesarias para aplicar un fármaco al paciente (Figura 2).

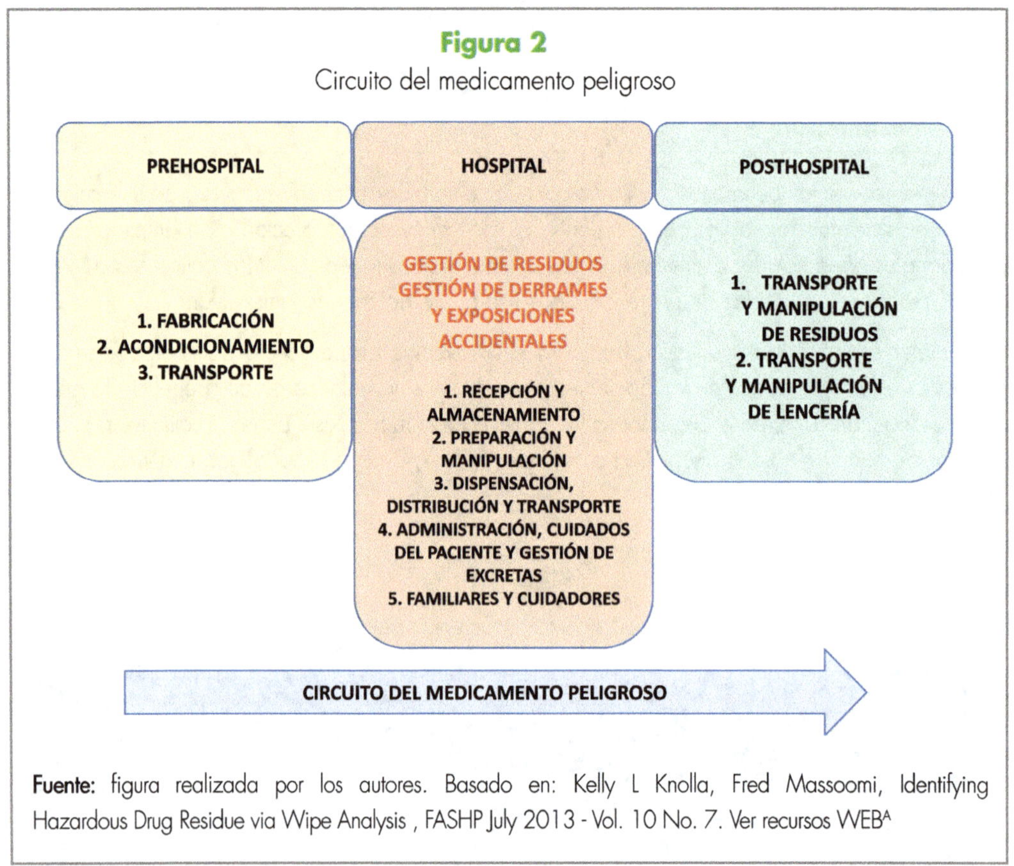

Figura 2

Circuito del medicamento peligroso

Fuente: figura realizada por los autores. Basado en: Kelly L Knolla, Fred Massoomi, Identifying Hazardous Drug Residue via Wipe Analysis , FASHP July 2013 - Vol. 10 No. 7. Ver recursos WEB[A]

En los últimos años se ha observado la tendencia creciente en la prescripción de estos fármacos. La exposición más intensa a estas sustancias se produce durante la preparación y la administración de los fármacos, aunque no hay que olvidar la eliminación de los residuos ni el manejo del paciente al que se le ha administrado este tratamiento. Este es el caso que nos ocupa y en el que vamos a ver cuáles son los riesgos y cómo evitarlos.

Por tanto, es imprescindible conocer los posibles riesgos en una actividad que va a ser repetida a diario durante su vida laboral.

Desde la perspectiva de salud laboral, definimos medicamento peligroso como aquel fármaco que contiene un principio activo cuya potencial toxicidad representa un riesgo para la salud de los profesionales sanitarios que van a manipularlo.

Se consideran MP aquellos que son susceptibles de producir lesiones en el organismo de las personas que, no siendo receptoras de los mismos, los manipulan de forma voluntaria para administrarlos o involuntaria por contacto accidental.

En el año 2004, el National Institute for Occupational Safety and Health (NIOSH) de Estados Unidos publicó una alerta sobre este tema, donde los medicamentos se clasificaban como peligrosos si los estudios en animales o en humanos indicaban que su exposición podía causar los efectos recogidos a continuación (Figura 3):

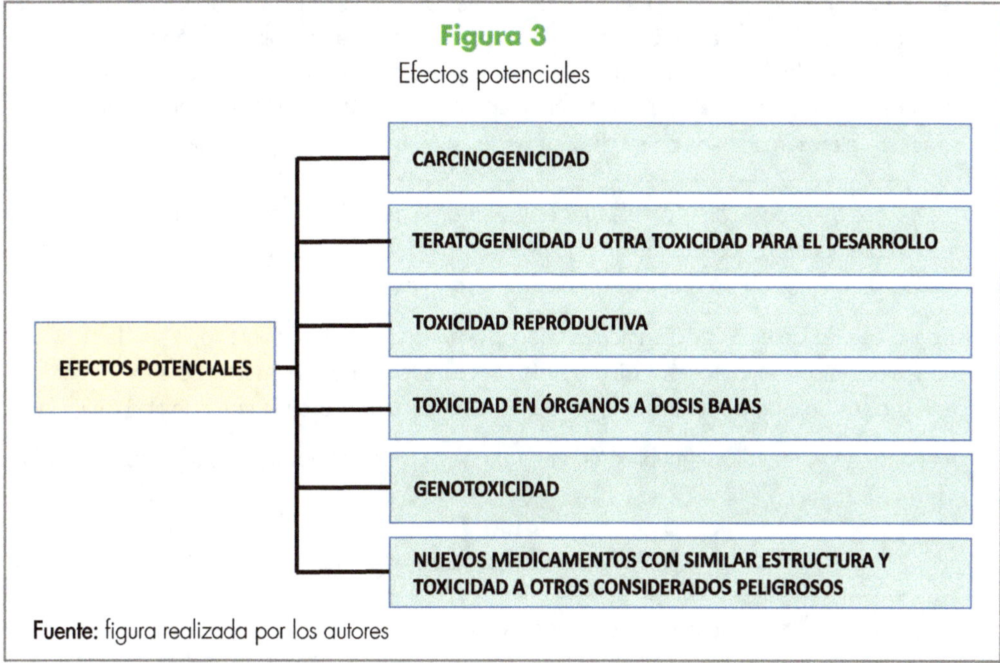

Fuente: figura realizada por los autores

Las vías de exposición más frecuentes son la inhalatoria y la dérmica. Se pueden generar aerosoles durante la reconstitución de medicamentos en polvo o liofilizados, la dilución de medicamentos en bolsas de fluidos, triturar comprimidos para disolverlos y administrarlos. Algunas situaciones pueden dar lugar a contacto a través de la piel, no solo en la preparación y la administración, sino también con restos de medicamentos en superficies de trabajo o áreas contaminadas, manipulación de líquidos corporales o ropa de cama, acciones de descontaminación y limpieza de las zonas de preparación, etcétera.

En la alerta NIOSH 2004[2], se advierte que «*trabajar con o cerca de medicamentos peligrosos en entornos de actividad asistencial puede causar erupciones cutáneas, infertilidad, aborto espontáneo, defectos congénitos y, posiblemente, leucemia u otros tipos de cáncer*».

Aunque históricamente se ha dado más importancia a la seguridad en la manipulación de quimioterápicos, cabe destacar que no son los únicos medicamentos peligrosos. En la lista publicada por el Instituto Nacional de Seguridad, Salud y Bienestar en el Trabajo (INSST), constan hasta 156 medicamentos no quimioterápicos clasificados como peligrosos según estos efectos potenciales (algunos anticonvulsivos, hormonas, inmunosupresores, antifúngicos, antivíricos...)[1].

Los efectos de la exposición pueden ser:

- **Agudos:** Duración de semanas a meses, produciéndose por efectos locales y perjudiciales por el contacto directo del medicamento con piel y mucosas. Entre los efectos agudos de los medicamentos peligrosos se incluyen: mareos, náuseas, cefalea, dermatitis, problemas menstruales, etcétera.

- **Crónicos:** Su inicio de manera subclínica puede no resultar evidente hasta muchos años después, haciendo difícil establecer una conexión entre la exposición y la aparición de la enfermedad. Entre los efectos crónicos más frecuentes encontramos: aumento de los efectos genotóxicos en los diferentes aparatos y sistemas del organismo (pulmón, hígado, problemas auditivos, médula ósea, etc.), cáncer (leucemia) y alteraciones fetales (malformaciones, abortos, bajo peso al nacer, etc.), de la función reproductora (infertilidad temporal o permanente), déficit de atención en hijos de madres expuestas y aberraciones cromosómicas.

«Los riesgos de exposiciones pueden reducirse en gran medida al asegurarse de que se utilicen dispositivos de ingeniería tales como un gabinete ventilado y utilizar los procedimientos adecuados y el equipo de protección para el manejo de medicamentos peligrosos»[2].

La peligrosidad de estos medicamentos supone un riesgo químico, sobre todo por la actividad carcinogénica, teratogénica, genotóxica y tóxica sobre el proceso reproductivo o sobre un órgano concreto a dosis bajas o por tratarse de un nuevo fármaco similar a otros con este tipo de riesgos.

En el año 2004, el NIOSH publicó una lista de MP. Se diferenciaron en tres grupos (Tabla 1):

Tabla 1

Grupos de medicamentos peligrosos

Grupo 1	Medicamentos antineoplásicos.
Grupo 2	Medicamentos no antineoplásicos, que cumplan al menos una característica de peligrosidad.
Grupo 3	Medicamentos que presentan riesgo para el proceso reproductivo y que pueden afectar a hombres y mujeres, que están intentando concebir, y mujeres embarazadas o en periodo de lactancia.

Fuente: tabla realizada por los autores

El hecho de que un MP no se haya clasificado como carcinógeno no implica que no tenga este efecto, ya que la Agencia Internacional para la Investigación sobre el Cáncer, perteneciente a la Organización Mundial de la Salud (OMS), no los ha evaluado todos.

La ficha de datos de seguridad puede ayudarnos a conocer si un medicamento es peligroso y las medidas de prevención a adoptar para evitar los riesgos.

6.3.3 Procesos, protocolos y procedimientos

6.3.3.1 Preparación de medicamentos peligrosos

Para evitar la contaminación del ambiente, de las superficies y de los manipuladores de los medicamentos peligrosos, el método más seguro en la preparación es llevarla a cabo en cabinas de seguridad biológica, aisladores o robots con sistemas cerrados de transferencia de medicamentos. Pero no todos los fármacos pueden prepararse con estos sistemas como es el caso de las presentaciones en ampollas.

En los servicios de farmacia, donde se preparan estos fármacos, existen protocolos destinados a mantener la esterilidad, las normas higiénicas del producto, pero también dirigidas a proteger la salud de los manipuladores de estas sustancias químicas[5].

En la actualidad, se le está dando mucha importancia a los sistemas cerrados para la preparación de medicamentos peligrosos, pero hay que tener en cuenta que estos no deberían sustituir en ningún caso a las cabinas de seguridad biológica. Se trata de mecanismos de seguridad complementarios.

A continuación, vemos en un gráfico algunas ventajas y desventajas de estos sistemas (Tabla 2).

Tabla 2

Ventajas y desventajas de los sistemas

VENTAJAS	DESVENTAJAS
Disminuyen la exposición.	Complicados de usar. Varios componentes.
Reducen el riesgo de punción accidental.	Precisan formación + adaptación.
Disminuyen la contaminación.	Pueden causar falsa sensación de seguridad.
Reducen el número de manipulaciones.	Diferentes sistemas que constan de más piezas que los convencionales.
Menor uso de agujas.	Posibilidad de contaminación invisible. Posibilidad de derrames aunque menor que con agujas.

Fuente: tabla realizada por los autores

En las **Figuras** 4, 5 y 6 se pueden ver algunos de los sistemas cerrados.

Figura 4
BD Phaseal®

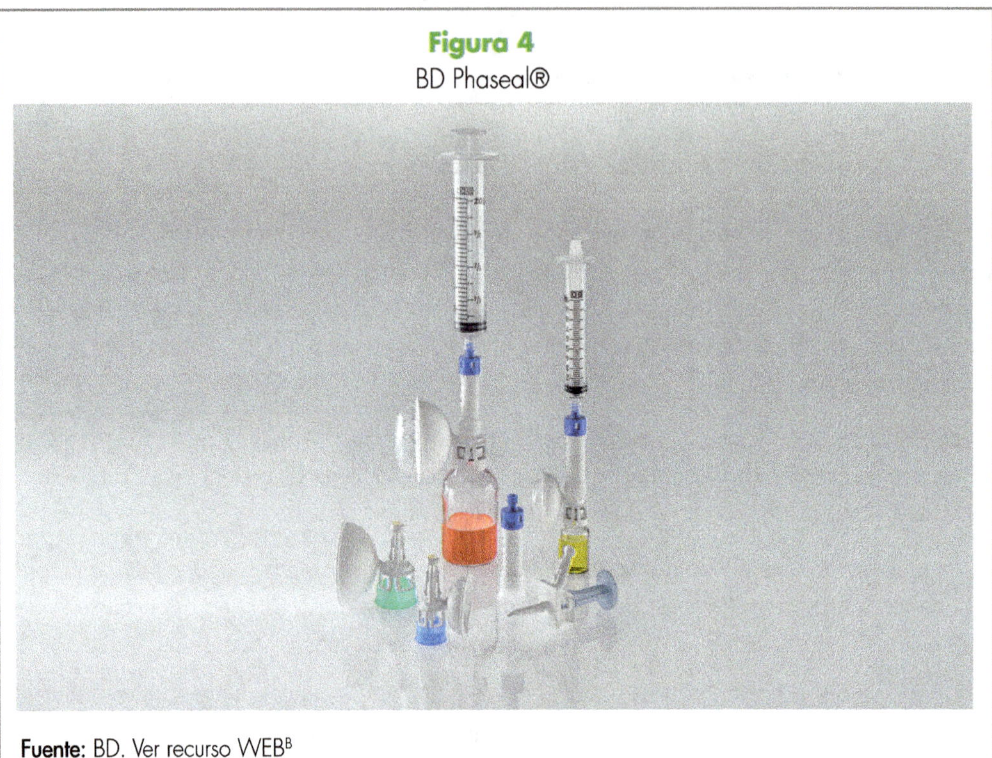

Fuente: BD. Ver recurso WEB[B]

Figura 5
B.Braun Tevadaptor®

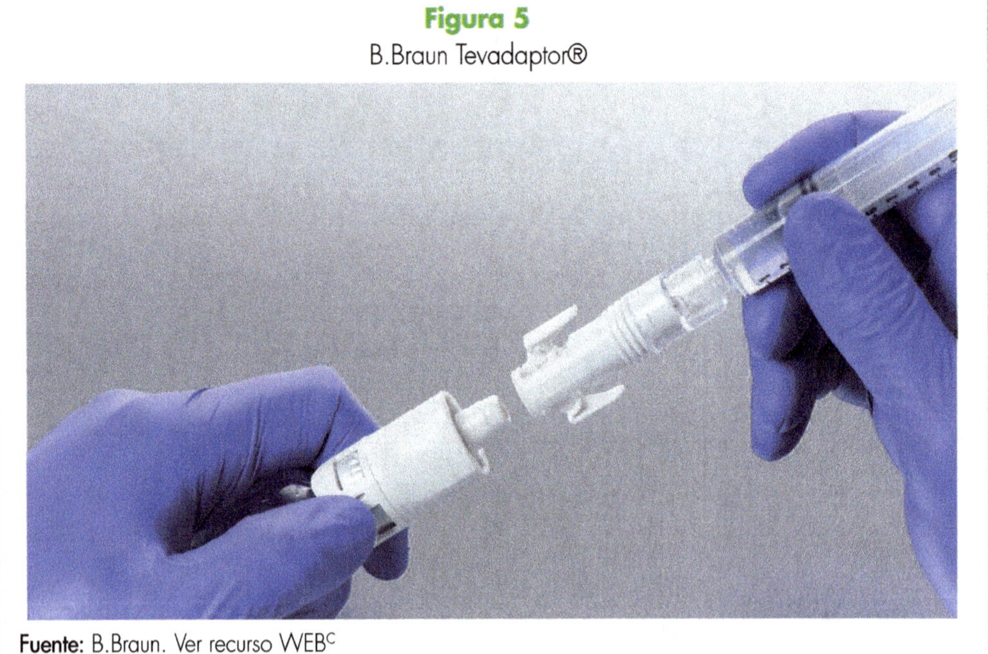

Fuente: B.Braun. Ver recurso WEB[C]

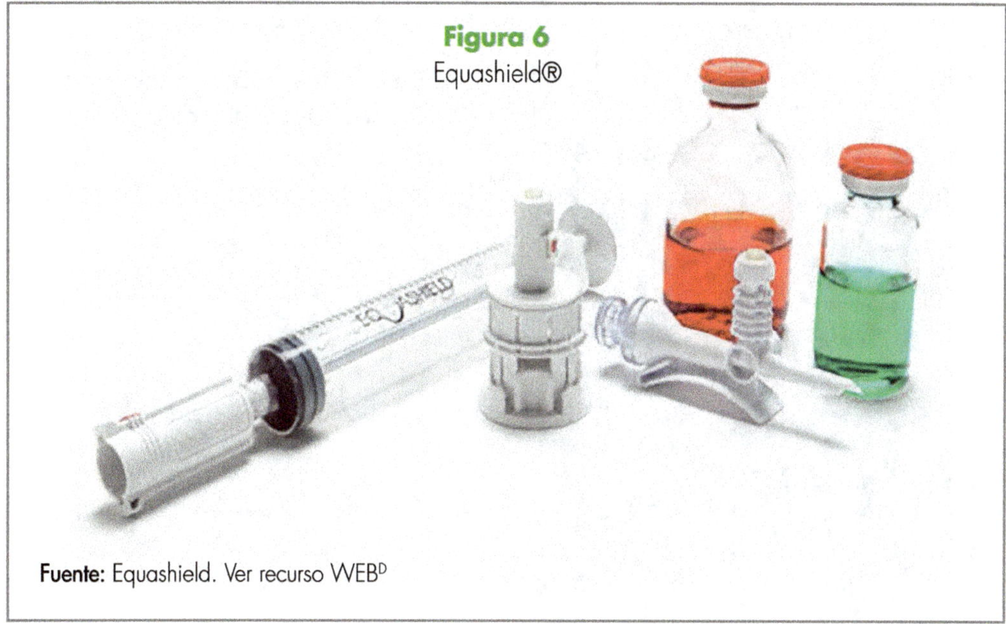

Figura 6
Equashield®

Fuente: Equashield. Ver recurso WEB[D]

Fuente: *Guía para la adaptación de las buenas prácticas en la preparación y manipulación de medicamentos en la Comunidad Valenciana* (Equipamiento)

6.3.3.2 Transporte

Una vez preparados los MP en las cabinas de seguridad biológica (CSB) de farmacia, estos deben ser transportados hasta las unidades donde van a ser administrados. Para que se produzca de manera segura, debe realizarse[7]:

- Circuito independiente de transporte.

- Envases impermeables, rígidos, irrompibles y de fácil limpieza.

- Se utilizarán contenedores claramente etiquetados, para indicar que contienen medicamentos peligrosos, y rígidos, para prevenir las roturas accidentales por golpes o caídas.

6.3.3.3 Administración

Además de seguir los protocolos y procedimientos normalizados de actuación y buenas prácticas de cada centro sanitario respecto a la administración de medicación parenteral, debemos tener en cuenta la seguridad y la salud de los trabajadores que realizan esta tarea, por eso existen dos sistemas diferentes para la administración de medicamentos peligrosos (Figuras 7 y 8):

- Sistema valvular que dispone de conexión o válvula con sistema *luer-lock* por donde se conectan y desconectan los MP.

- Sistema multiinfusión llamado «árbol» que permite la conexión de equipos secundarios ya purgados con suero limpio. Disponen de un punzón para conectar la solución de lavado (frasco o bolsa de SF o G5 %) y de varias conexiones *luer-lock*, por donde se conectan los envases que contienen los MP.

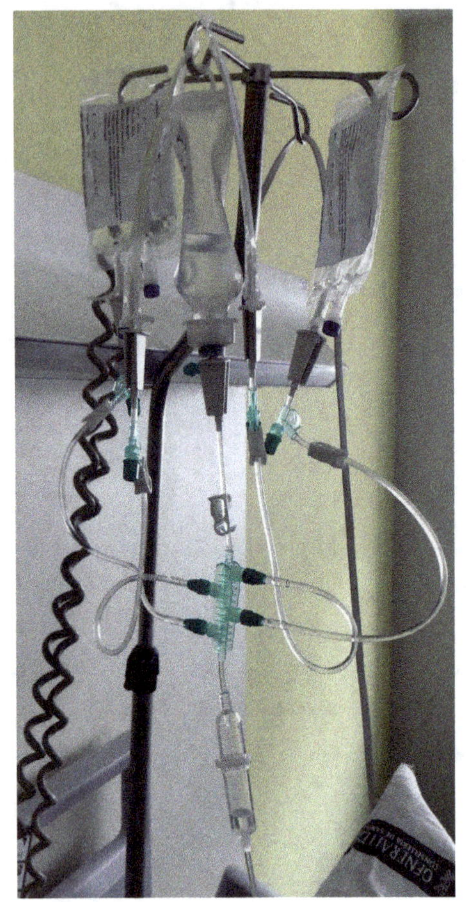

Fuente: figura realizada por los autores

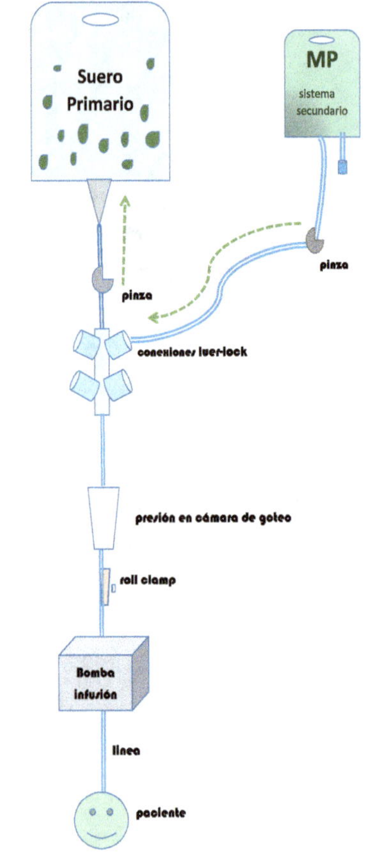

Fuente: figura realizada por los autores

En su administración es importante utilizar equipos que dispongan, además del punzón para conectar la solución de lavado, de una conexión adicional *luer-lock* cerrada.

Una vez terminada la administración del MP, para evitar el contacto con el químico, es necesario lavar el equipo primario de administración IV, pasando un volumen adecuado de solución de lavado (SF o G5 % según sea el caso) y desconectar del paciente todo el conjunto de administración (equipo primario más equipo secundario junto con la bolsa de lavado y la bolsa o frasco que contenía el fármaco peligroso e introducirlo todo en un contenedor específico de residuos peligrosos).

El momento de la desconexión puede ser el de mayor riesgo de exposición, puesto que el suero lavador puede haberse contaminado por reflujo de los medicamentos peligrosos.

En ese caso, la desconexión ya no sería segura, puesto que el suero lavador no estaría limpio[3]. Es necesario conocer los riesgos para evitar la exposición, por tanto, no hay que descuidar los

MANUAL PRÁCTICO DE ENFERMERÍA

equipos de protección individual, además del resto de medidas, puesto que también los sistemas específicos, aunque reducen la posibilidad de la exposición, pueden ser fuente de riesgo por una falsa sensación de seguridad.

El uso de sistemas cerrados para la administración de MP puede implicar riesgos, por lo que deberán tomarse todas las medidas adecuadas de seguridad.

«Cuando se administran medicamentos peligrosos, estas circunstancias obligan a realizar maniobras complejas sobre el equipo de administración para poder purgarlo y lavarlo antes de su desconexión, y se puede producir exposición del trabajador al fármaco, así como la contaminación del entorno».

Fuente: *Guía para la adaptación de las buenas prácticas en la preparación y manipulación de medicamentos en la Comunidad Valenciana.* (Equipamiento)

6.3.3.4 Eliminación de residuos

Los residuos se deben desechar en contenedores específicos de material peligroso, en este caso, contenedores de riesgo de grupo IV (azules) (Figura 9). La apertura y cierre de estos contenedores puede constituir un riesgo si se generan vapores. Sería importante colocar algún sistema que evitase este problema (bolsas autosellantes o contenedores refrigerados).

Figura 9

Contenedor de residuos citotóxicos

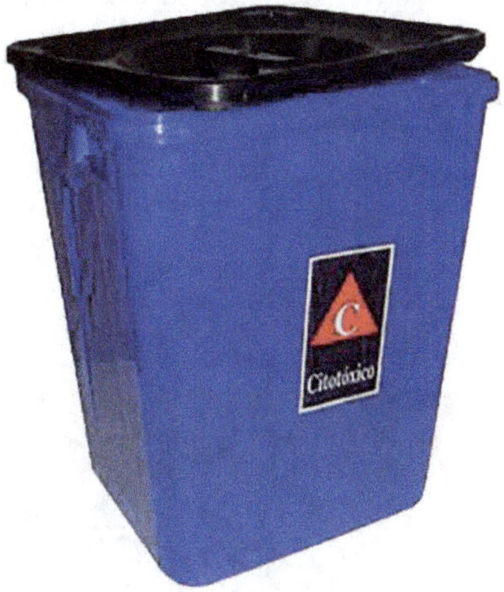

Fuente: SESCAM. Servicio Prevención de Riesgos Laborales. Normas de trabajo seguro. Preparación de citostáticos. N.° 15

6.3.3.5 Manipulación de excretas de los pacientes

Tras la administración de MP, el paciente se convierte en el recipiente que contiene el fármaco, donde se distribuye, biotransforma y elimina. Este proceso puede durar desde 24-48 h hasta 7 días.

Los fluidos de los pacientes (sudor, sangre, vómitos, secreciones, orina, heces, etc.) pueden contener MP. De aquí deriva la importancia de usar equipos de protección individual para manipular al paciente durante las actividades que incluyan posibilidad de contacto con fluidos (aspirar secreciones, higiene del paciente, sng, etcétera).

Equipos de protección necesarios: doble guante, bata, mascarilla, protección ocular.

El equipo utilizado para estas tareas debe ser desechado en los contenedores de residuos adecuados, del grupo IV, y la lencería enviada en bolsas especiales.

La preparación y administración de medicamentos peligrosos por vía parenteral debe ser tanto fuente de cuidados de calidad para los pacientes como ser una actividad sin riesgo para los profesionales. Si conocemos los riesgos, podemos evitar en lo posible la exposición.

La jerarquía de la prevención prioriza la eliminación del riesgo o la sustitución como métodos más eficaces que el uso de los equipos de protección individual. Por tanto, son necesarios los dispositivos y los equipos de protección individual, pero no deben ser el único mecanismo de prevención.

La elaboración de protocolos de preparación y administración de MP que incluyan la formación, la utilización de medidas de seguridad añadidas, la definición de zonas de riesgo y la detección de contaminación ambiental, además de la seguridad de los profesionales sanitarios manipuladores puede suponer un salto cualitativo para conseguir ambientes de trabajo más saludables.

Los sistemas específicos y cerrados para la manipulación de MP reducen el riesgo de exposición, pero no lo eliminan; por tanto, es importante que no sean el único mecanismo de prevención, sino que se usen en combinación con otros métodos como las cabinas de seguridad, los aisladores, los sistemas de ventilación específicos en las zonas de manipulación, los controles de ingeniería, la vigilancia de la salud, la información y la formación de los trabajadores y de los equipos adecuados de protección individual (Figura 10).

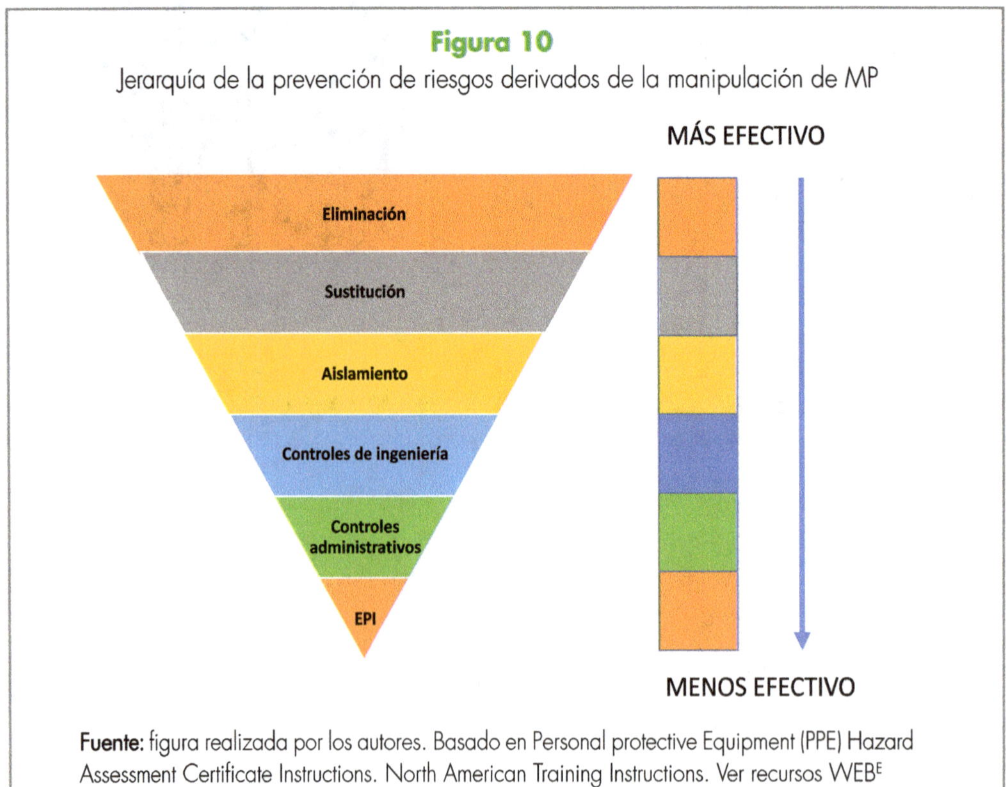

Figura 10

Jerarquía de la prevención de riesgos derivados de la manipulación de MP

Fuente: figura realizada por los autores. Basado en Personal protective Equipment (PPE) Hazard Assessment Certificate Instructions. North American Training Instructions. Ver recursos WEB[E]

- Eliminación.

- Sustitución.

- Aislamiento de la contención del peligro/fuente (CSB, aisladores, robots).

- Controles de ingeniería/ventilación. Instalaciones. Circuitos cerrados de ventilación.

- Controles administrativos/métodos de organización (protocolos).

- Equipo de protección individual (EPI).

Tabla 3

Medidas para evitar la exposición

MEDIDAS PARA EVITAR LA EXPOSICIÓN
Vigilancia de la salud. Registro de personal expuesto. Evaluación de riesgos
Formación e información previas (adiestramiento y protocolos)
Kit de derrames/vertidos
Uso de equipos de protección individual (guantes, bata, mascarilla, mascarilla, etcétera)
Sistemas específicos y cerrados para la preparación o administración de medicamentos peligrosos
Especial atención durante el proceso de desconexión y protocolo de limpieza de excretas de los pacientes
Contenedores de residuos específicos

Fuente: tabla realizada por los autores

6.3.5 Bibliografía

1. Instituto Nacional de Seguridad e Higiene en el Trabajo (INSHT). Medicamentos peligrosos. Medidas de prevención para su preparación y administración. INSTH 87.1:16. Septiembre, 2016.

2. Centers for Disease Control and Prevention CDC. National Institute for Occupational Safety and Health (2004). NIOSH Alert: Preventing Occupational Exposures to Antineoplasic and Other Hazardous Drugs in Health Care Settings Department of health and human services. CDC. (NIOSH) pub. No 2004-165. Cincinnati, OH.

3. Costero A.M., González A., Ortuño M.A., Benavent A., Añón E. Evaluación del reflujo en los sistemas de administración intravenosa de MP. Exposición del personal de enfermería. AETOX Revista de toxicología 2018 june; Vol. 35, Núm-1(2018):18-21.

4. Grupo de Trabajo de adaptación de la guía de buenas prácticas de elaboración de medicamentos en la Comunidad Valenciana. Guía para la adaptación de las Buenas Prácticas en la Preparación y Manipulación de Medicamentos en la Comunidad Valenciana (Equipamiento). Ed. Conselleria de Sanitat. Valencia enero 2018. 41p. Disponible en: http://www.san.gva.es/documents/152919/6641297/GUIA+-+EQUIPAMIENTO++enero+2018.pdf

5. Cajaraville G, Tamés M. Guía para el manejo de medicamentos citóstaticos. Instituto Oncológico San Sebastián. Pfizer Oncología. 2004.

6. Grupo de Trabajo de Exposición a Agentes Químicos del INSST. Preparación de fármacos antineo-plásicos en los servicios de farmacia hospitalaria: exposición a agentes citostáticos. BASEQUIM. M015. INSST Madrid 2014. Disponible en: http://stp.insht.es/stp/basequim/015-prepara-ci%C3%B3n-de-f%C3%A1rmacos-antineopl%C3%A1sicos-en-los-servicios-de-farmacia-hospi-talaria-expos

7. Lepe S, Forcen R, et alt. Manipulación de medicamentos peligrosos en servicio de farmacia. Servicio de Prevención de la Consellería de Sanitat. Generalitat Valenciana. Valencia 29 de junio de 2016. Disponible en: http://www.san.gva.es/documents/155952/6734027/Manipulaci%C3%B3n+de+medicamentos+peligrosos+en+servicio+de+farmacia.pdf

8. Barbaricca M.I., Menéndez A.M., Reconstitución y Dispensación de Medicamentos Citostáti-cos. Guía para el Desarrollo de Servicios Farmacéuticos Hospitalarios. Programa Regional de Medicamentos Esenciales y Tecnología. Buenos Aires. Argentina. Octubre 1997. Disponible en: https://www.sefh.es/bibliotecavirtual/ops/citostaticos.pdf

9. Andrés Lázaro A, Gómez Valent M, Hernández M. Prevención de errores de medicación en centros sociosanitarios. En Boletín de Prevención de errores de medicación. Generalitat de Catalunya. Departament de salut. Vol.15, núm.4· octubre-diciembre2017. Disponible en: https://scientiasalut.gencat.cat/bitstream/handle/11351/3343/butll_prev_errors_medicacio_catalunya_2017_15_04_cas.pdf?sequence=2

10. Garcia Gil, M. Farfan Sedado F.J., Manipulación de medicamentos citostáticos «Hazardous Drugs»: sistemas de seguridad y gestión de residuos en las unidades centralizadas de mezclas citostáticas de los servicios de farmacia hospitalaria. En: Formación continuada para farmacéuticos de hospital. Ed: Ferrer/Farma Hospital. Hospital de Fuenlabrada 2010. Disponible en: https://eprints.ucm.es/49950/1/T40570.pdf

11. Arce Valladares J., Arenaza Peña A., et alt. Guía de buenas prácticas para trabajadores profesio-nalmente expuestos a agentes citostáticos. Escuela Nacional de Medicina del Trabajo. Instituto de Salud Carlos III. Ministerio de Economía y Competitividad. Madrid. Martínez de Aramayona López MJ, Sánchez-Uriz MA. Coordinadoras. Ed: Escuela nacional de medicina del trabajo Instituto de Salud Carlos III–Ministerio de Economía y Competitividad. Madrid, febrero 2014. Disponible en: http://gesdoc.isciii.es/gesdoccontroller?action=download&id=26/03/2014-199edf956b

12. Kelly L Knolla, Fred Massoomi, Identifying Hazardous Drug Residue via Wipe Analysis, Ed: FAS-HP. Ridgewood, NJ. July 2013 - Vol. 10 No. 7 - Page #42.

13. Rodríguez Morales I, Valdés Yolanda C., Proveyer Derich S. Citostáticos: medicamentos riesgo-sos. En Rev cubana med v.43 n.2-3 Ciudad de la Habana abr.-jun. 2004; 43(2-3). Disponible en: http://scielo.sld.cu/scielo.php?script=sci_arttext&pid=S0034-75232004000200009&lng=es

6.3.6 Recursos WEB

A. Basado en : Kelly L Knolla, Fred Massoomi, Identifying Hazardous Drug Residue via Wipe Analy-sis, FASHP July 2013 - Vol. 10 No. 7. https://www.pppmag.com/article/1358

B. BD Phaseal®. https://www.youtube.com/watch?v=whKZWkCPbc8

C. BBraun Tevadaptor®. https://www.youtube.com/watch?v=KM-dZ4AIHbo

D. Equashield®. https://www.youtube.com/watch?v=zeLQmWdKVac&list=PLkjUntfjIqh4w5M3zbV-1vb-_9sBQy-DrT&index=2

E. Personal protective Equipment (PPE) Hazard Assessment Certificate Instructions. North American Training Instructions. https://northamericantrainingsolutions.com/wp-content/uploads/PDFs/PPE_Hazard_Assessment.pdf

CAPÍTULO 7

TERAPIA INTRAVENOSA

Vídeo de presentación: Capítulo 7

https://amazingbooks.es/manual-enfermeria-video-7/

<h1 style="text-align:center">CAPÍTULO 7</h1>

<h1 style="text-align:center">TERAPIA INTRAVENOSA</h1>

Autoras: Sonia Casanova Vivas, María José Gil Carbonell, Vicenta Solaz Martínez

La terapia de infusión intravenosa (TIV) es un procedimiento específico del profesional de enfermería, ya que es quien instala, mantiene y evalúa de manera constante si esta se está administrando de forma idónea y quien retira las vías de acceso venoso periférico y central[1].

En este capítulo explicaremos el concepto y los orígenes de la terapia intravenosa, además de sus principales indicaciones de uso y sus posibles complicaciones.

7.1 Introducción

La terapia intravenosa es la administración directamente en una vena de sustancias líquidas utilizadas para la hidratación o la administración de medicamentos o nutrición a través de una aguja o tubo (catéter), permitiendo el acceso inmediato al torrente sanguíneo. Comparada con otras vías de administración, la vía intravenosa es el medio más rápido para aportar sueros y fármacos, siendo, además, la única vía de administración para algunos tratamientos como son las transfusiones de sangre.

La terapia intravenosa se ha convertido en una herramienta esencial para el manejo y recuperación del paciente hospitalizado y progresivamente se ha ido incluyendo en los tratamientos del paciente domiciliario[2].

No solo se emplea para mantener un estado basal de líquidos, nutrientes y electrolitos; sino que es útil para restaurar las pérdidas de los mismos en situaciones especiales o para el control hemodinámico[3].

Aunque la necesidad de disponer de una vía venosa en ocasiones es de forma puntual, en otras muchas es de días o semanas de duración, y en no pocas personas se convierte en crónico.

En la clínica actual es imprescindible el uso de este recurso terapéutico, por tanto, antes de iniciar una terapia intravenosa, los profesionales sanitarios, especialmente el colectivo de enfermería, debe conocer los pasos necesarios a seguir para realizar una buena praxis.

Como procedimiento enfermero, las intervenciones al respecto se encuentran en la clasificación de intervenciones de enfermería (NIC). Son las intervenciones: terapia intravenosa (NIC 4200), punción intravenosa (NIC 4190), cuidados del catéter central insertado periféricamente (NIC 4220), cuidados del punto de inserción (NIC 3440), administración de medicación intravenosa (NIC 2314), administración de nutrición parenteral total (NPT) (NIC 1200), control de la infección (NIC 6540), cuidados de la piel (NIC 3584), flebotomía: obtención de una unidad de sangre(NIC 4234), flebotomía: muestra de sangre venosa (NIC 4238) y protección contra las infecciones (NIC 6550)[4].

7.2 Aspectos clave

Los criterios básicos de una terapia intravenosa son la preservación del capital venoso del paciente y el uso racional de su anatomía vascular. Esto estará relacionado con el tiempo estimado de necesidad de terapia intravenosa y las características de los productos a infundir: la osmolaridad, el pH, si es un producto vesicante o irritante, etcétera[7].

7.2.1 Gestión del capital venoso

Se puede definir el capital venoso de un paciente como el conjunto de todos los vasos del sistema circulatorio venoso potencialmente utilizables con fines diagnósticos o terapéuticos.

Las características de este capital que debemos conocer los profesionales sanitarios es que no es ilimitado, que un uso reiterado lo agota, no admite punciones repetidas sin deteriorarse y que no es reemplazable.

7.2.2 Recuerdo básico de la anatomía venosa

En este apartado haremos un breve repaso de las venas del miembro superior, ya que en la práctica habitual de enfermería para realizar extracciones sanguíneas, canalización de vías periféricas, inserción de catéteres cortos o medios para infusiones de medicamentos es la parte del sistema vascular periférico que utilizamos y que, salvo excepciones, ocupa el área que va desde el dorso de la mano hasta la zona superior de la flexura del codo.

Se define vena como el vaso sanguíneo que conduce la sangre desoxigenada (de color rojo oscuro) hacia el corazón, salvo en el caso de las venas pulmonares, que conducen sangre oxigenada.

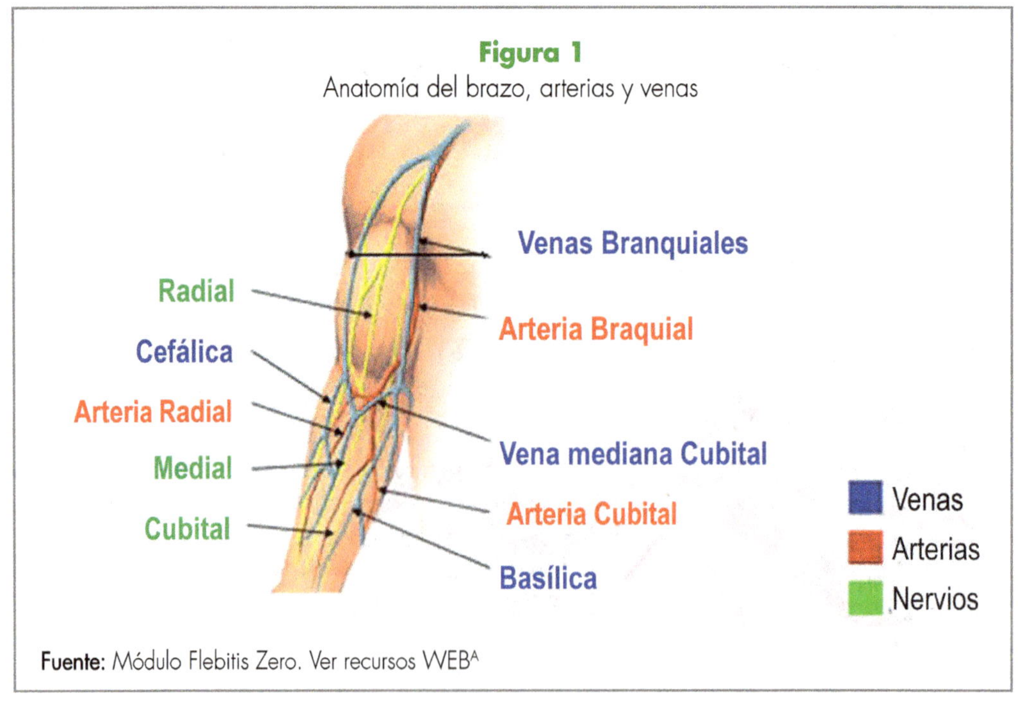

Figura 1

Anatomía del brazo, arterias y venas

Fuente: Módulo Flebitis Zero. Ver recursos WEB[A]

7.2.3 Indicaciones de la terapia intravenosa

Los principales objetivos de la terapia intravenosa son:

a) Conservar y reemplazar reservas corporales de líquidos, electrolitos, vitaminas, proteínas, grasas, calorías y nitrógeno en el enfermo que no tiene ingreso adecuado por vía oral.

b) Restituir el equilibrio ácido-base.

c) Restituir el volumen sanguíneo y de sus componentes.

d) Proporcionar una vía de administración de medicamentos.

e) Prevenir el desequilibrio hidroelectrolítico.

7.2.4 Equipos de acceso vascular

A lo largo del tiempo, se ha ido usando en la literatura científica distintos nombres para referirse a los equipos de acceso vascular (*intravenous team*, *infusion therapy team*, *cannulation team*, *vascular access specialist teams*, equipo de terapia intravenosa, *vascular access specialist*); en este capítulo queremos recoger las definiciones aceptadas por organismos e instituciones oficiales y reflejar cuál ha sido su evolución y adaptación en nuestro país.

En 2016, la Infusion Nursing Society (INS) define un Equipo de Infusión (*infusion team*) como un grupo de personal de enfermería estructurado en un centro sanitario encargado de la administración de la terapia de infusión. Se estructura para conseguir cubrir las necesidades de seguridad, efectividad y cuidados de alta calidad relacionados con la terapia de infusión.

Pueden trabajar en coordinación con otras áreas del hospital que incluyen: Dirección Médica y Dirección de Enfermería, Radiología Vascular, Departamento de Infecciosas, Laboratorio Clínico, Laboratorio de Microbiología, Almacén y Farmacia[11].

En la actualidad, en nuestro país, la prestación de servicios en el campo del acceso vascular es altamente diversa. En los últimos años se ha apreciado una tendencia común a desarrollar proyectos en accesos vasculares en forma de capacitación de profesionales de enfermería, pero no todos los hospitales han podido culminar su estrategia con la creación de un equipo de accesos vasculares, muchos han ido incorporando materiales, tecnología y protocolos[12].

En el año 2003, se constituyó la primera asociación de equipos de terapia intravenosa ETI, con el propósito de fomentar y defender, dentro de su ámbito, todo lo que estaba relacionado con la Enfermería de Terapia Intravenosa en sus aspectos deontológico, ético-legales, de dignidad y prestigio técnico, cultural, científico y de investigación.

Actualmente y desde el pasado año 2019, esta asociación se ha transformado en la Sociedad Española de Infusión y Acceso Vascular (SEINAV), queriendo darle un enfoque multidisciplinar al acceso vascular.

Según la SEINAV, se define un Equipo de Infusión y Acceso Vascular (EIAV) como un equipo de enfermeros expertos, integrado en una organización sanitaria, que demuestran competencia en la inserción y el mantenimiento de los catéteres intravasculares periféricos y centrales. Orientado en la seguridad y la mejora de la calidad de vida del paciente, trabaja en colaboración con un equipo multidisciplinar para satisfacer las necesidades del paciente y de la organización con una terapia segura, efectiva y de gran calidad[12].

El equipo será responsable de la gestión del dispositivo de acceso vascular (VAD, por sus siglas en inglés), incluida la valoración del dispositivo más adecuado[11], con criterios de actuación unificados y garantizando la seguridad en la práctica asistencial. La inserción, el cuidado y el manejo de los dispositivos de acceso vascular requieren de la habilidad, el conocimiento, la demostración de competencia y la responsabilidad de un experto.

El objetivo principal de un Equipo de Acceso Vascular (EAV) es proporcionar el control y el cuidado de los accesos vasculares utilizados en el centro hospitalario y de forma ambulatoria, además de una vigilancia epidemiológica de las características del acceso vascular y de las complicaciones asociadas.

Estas actuaciones proporcionan un grado importante de seguridad para los pacientes, así como para el personal de enfermería, que contará con un acceso seguro. Ello implica que este grupo de profesionales estará en la vanguardia de lo que se debe hacer y utilizar en cuanto a recursos humanos y materiales; es un grupo en formación continua que asegura a los pacientes y las instituciones el buen manejo de estos sistemas, consensúa su comportamiento y evidencia qué se debe realizar para mejorar resultados.

El Centro para el Control de Enfermedades (CDC), en todas sus recomendaciones (categoría IA), hace hincapié en la necesidad de crear dichas unidades[13]. La literatura actual nos refleja que la creación de equipos de enfermeros especializados en la colocación y cuidado de los dispositivos extravasculares se ha considerado un método válido para reducir las infecciones relacionadas con catéter. Disponer de un equipo de accesos vasculares incide de manera general en la disminución de las complicaciones asociadas y de los costes, en comparación con las organizaciones que no cuentan con sus servicios[12].

La SEINAV presenta en su guía una lista de beneficios que puede aportar un EIAV, tales como:

- Contribuye a la disminución de complicaciones.

- Reduce la incidencia de infecciones en el torrente sanguíneo relacionadas con el catéter.

- Favorece una gestión segura del capital venoso del paciente, lo que reducirá las complicaciones posteriores por el agotamiento del capital venoso.

- Aumenta la tasa de éxito en la inserción en el primer intento.

- Disminuye la multipunción en la colocación de catéteres periféricos.

- Aumenta la calidad de vida de los pacientes.

- Favorece la corrección en la desviación de prácticas no consensuadas por la organización, ya que resulta más fácil identificar lo que no es correcto cuando solo existe una política de cuidado basada en la evidencia.

- Incrementa el conocimiento y consolida las prácticas basadas en la evidencia.

- Mejora el grado de satisfacción del profesional.

- Disminuye las cargas de trabajo.

Además, sugieren que un EIAV debería crearse como una unidad dependiente de la dirección de enfermería, con una relación directa con el equipo directivo del hospital, ya que se trata de beneficiar a cada paciente, independientemente de dónde sea atendido.

En definitiva, los equipos de accesos vasculares suponen una mejora en los cuidados, mejoran los resultados en salud y permiten una mejor gestión de los recursos.

7.2.5 Materiales relacionados con los accesos vasculares

En los últimos treinta años se ha producido una auténtica revolución en cuanto a los materiales utilizados para realizar las punciones intravenosas, tanto con el fin de realizar extracciones sanguíneas como con el de insertar un catéter para la infusión de medicación intravenosa. Además de la mejora en la composición del material, se han incorporado los dispositivos de protección a los materiales cortopunzantes.

Ver anexo 1

Ampliación de aspectos clave. Código QR

https://amazingbooks.es/manual-enfermeria-anexo-7

7.3 Accesos vasculares

Todos los procedimientos para obtener un acceso vascular son invasivos. Como tal, existen riesgos inherentes de daño al paciente y es por ello que la enfermería ha adoptado un papel primordial en la evaluación y valoración continua que precede al acceso venoso y ejecución del procedimiento de inserción, demostrándose que la amplia formación de la técnica de inserción reduce, el riesgo de complicaciones mecánicas, infecciosas y trombóticas[14,15,16].

Es indudable que los accesos vasculares están experimentando una nueva etapa en lo que a materiales y técnicas de inserción se refiere[17]. La llegada de materiales más biocompatibles y de las técnicas ecoguiadas ha dado auge a accesos casi en desuso, como eran los catéteres de línea media. Gracias a ello, se han ampliado las posibilidades en cuanto a los accesos vasculares disponibles, adaptando y valorando de forma individualizada y proactiva el tipo de acceso necesario según una serie de características como son: cualidades relacionadas con el paciente; calidad y calibre de los accesos venosos que dispone, lateralidad (diestro o zurdo), antecedentes alérgicos, miembros lesionados por patologías (ACV, miembros pléjicos), traumatismos y compromiso quirúrgico (mastectomía, linfadenectomia...)[18]. Otra de las valoraciones a realizar a la hora de decidir instaurar un catéter intravenoso es el tipo de infusión a perfundir, valorando la capacidad de irritación, osmolaridad y pH de los fluidos. Y por último también se valorará el tiempo estimado del tratamiento intravenoso. En base a esta valoración inicial, se decidirá el tipo de catéter a insertar[19,20].

Los catéteres venosos, al igual que la circulación venosa, se dividen en periféricos y centrales. Esta clasificación está determinada en función de la posición en la que la punta del catéter queda implantada[21]:

- Accesos vasculares periféricos, considerados aquellos donde la punta no queda implantada en la vena cava superior o inferior o en la aurícula derecha, es decir, su trayectoria intravenosa no es lo suficientemente amplia para acceder a una vena central. Dentro de esta clasificación se encuentran: catéter venoso periférico corto (CVP), Mini-MidLine o catéter venoso periférico largo y MidLine o catéter venoso periférico línea media (CV medio).

* Accesos venosos centrales, considerados todos los catéteres que la punta queda implantada en la vena cava o conjunción cavo-atrial, como son: catéter venoso central de inserción periférica (PICC), catéter central de inserción central (CICC), catéter central de inserción femoral (FICC) reservorio subcutáneo, catéter tipo Hickman, etcétera.

Relacionado con esta última clasificación, sobre los accesos venosos centrales, solo describiremos ampliamente por la implicación de la enfermería en el procedimiento, los PICC.

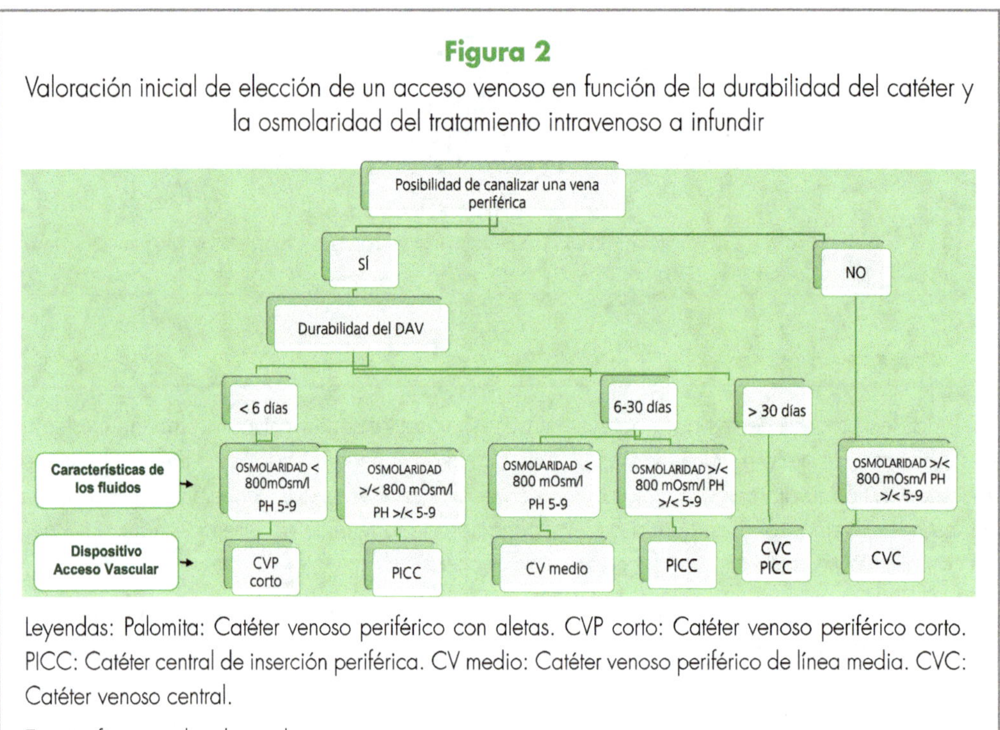

Figura 2

Valoración inicial de elección de un acceso venoso en función de la durabilidad del catéter y la osmolaridad del tratamiento intravenoso a infundir

Leyendas: Palomita: Catéter venoso periférico con aletas. CVP corto: Catéter venoso periférico corto. PICC: Catéter central de inserción periférica. CV medio: Catéter venoso periférico de línea media. CVC: Catéter venoso central.

Fuente: figura realizada por los autores

7.3.1 Accesos venosos centrales

Definición

Catéter venoso cuya canalización (acceso a la luz de una vena) se realiza a través de una vena periférica (basílica, cefálica y braquial) o una vena central (subclavia, yugular, femoral y safena). La punta del catéter se implanta en la vena cava (tercio inferior de la vena cava superior [VCS] o el tercio superior de la aurícula derecha). De longitud larga, > 20 cm. El calibre externo de los catéteres largos se mide en French (escala francesa, se expresa por Fr), el interno en Gauges (G). Fabricados en siliconas o poliuretanos de tercera generación, más duraderos y biocompatibles[20]. La canalización se hace de forma ecoguiada por la técnica de Seldinger o Seldinger Modificada.

La técnica de Seldinger consiste en la punción directa de una vena por la cual se introduce una guía metálica flexible, de este modo queda asegurado el acceso vascular para, mediante un dilatador, introducir el catéter deseado en el interior de la vena seleccionada, avanzando por la guía, hasta implantar la punta en el lugar determinado. La técnica de Seldinger modificada es la versión evolucionada de la misma técnica, simplificando el proceso de tunelización. Consiste en introducir un microintroductor-dilatador pelable por la guía, con o sin previa dilatación superficial cutánea, se procede a la retirada del pelo y del dilatador, insertando el catéter dentro del introductor y, por último, se retira este introductor pelable[23].

Indicación

Es utilizado con un propósito profiláctico, diagnóstico y/o terapéutico. Ayuda a preservar el capital venoso del paciente, ya que permiten accesos repetidos al sistema vascular. Cuando la previsión de la terapia intravenosa supere los 6 días, para perfundir cualquier tipo de fármaco, independientemente del pH, la osmolaridad o el potencial de daño lesivo sobre el endotelio venoso, además de la monitorización hemodinámica (con referencia sobre todo a la monitorización de la presión venosa central y de la saturación de oxígeno en sangre venosa mixta)[17].

7.3.1.1 Acceso venoso central de inserción periférica. PICC

Definición

Canalización de una vena periférica de los miembros superiores (basílica, como primera opción, braquial o cefálica) dejando implantada su punta en una vena central; vena cava superior en su conjunción con la aurícula derecha o vena cava inferior. Tiene una longitud de 40 a 60 cm y un calibre de 2 a 7 Fr.

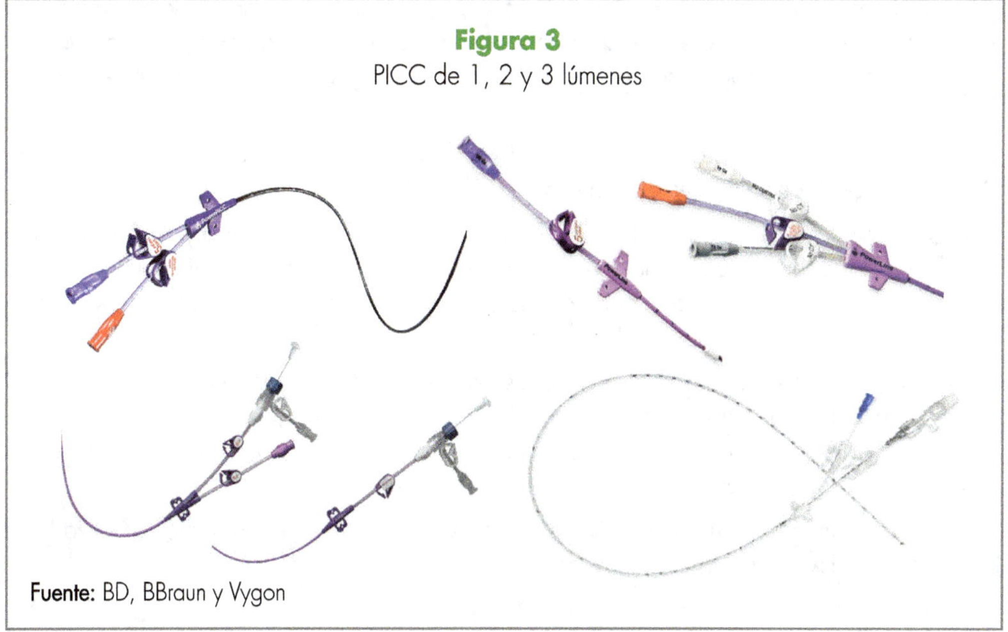

Figura 3
PICC de 1, 2 y 3 lúmenes

Fuente: BD, BBraun y Vygon

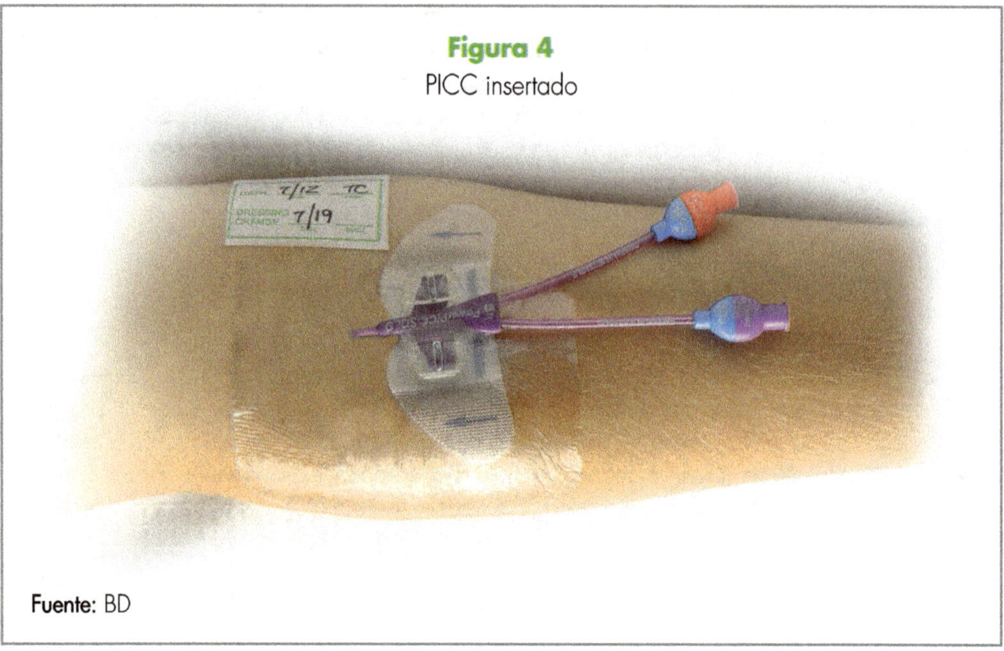

Fuente: BD

Indicaciones

De uso intra y extrahospitalario, los pacientes que abandonan el hospital con un PICC necesitan del apoyo e información individualizada para una mejor adaptación con este dispositivo en su domicilio[24].

La técnica de punción venosa para la inserción del PICC se denomina Seldinger modificada (esta modificación incorpora la inserción de un dilatador de tejido para acomodar el catéter). Se realiza por enfermería y exige el conocimiento preciso de la técnica para garantizar la calidad del procedimiento y la seguridad del paciente. Se realiza de manera ecoguiada por el personal de enfermería formado[25].

Son técnicas estériles, por lo que hay que adoptar barreras de máxima esterilidad (gorro, mascarilla, bata estéril, guantes estériles y campo estéril)[26].

El brazo derecho y la vena basílica son la primera opción, ya que constituyen el acceso más directo anatómicamente a la aurícula derecha. Se debe insertar en el tercio medio del brazo (tercio superior, mayor riesgo de infección por cercanía a la axila, tercio inferior mayor riesgo de flebitis mecánica por movimiento de la articulación).

Existen diversas técnicas de inserción de los catéteres PICC. La recomendada por las GPC (NICE) es la técnica de navegación del catéter y comprobación de punta con sistema Sherlock 3CG. En la práctica hospitalaria podemos encontrar ambas técnicas cuando no se dispone de un ecógrafo, se insertan los llamados DRUM, PICC corta duración.

Otra técnica utilizada sería la punción ecoguiada y navegación con fluoroscopia, realizada en las unidades de radiología vascular intervencionista.

Figura 5
Microintroductor

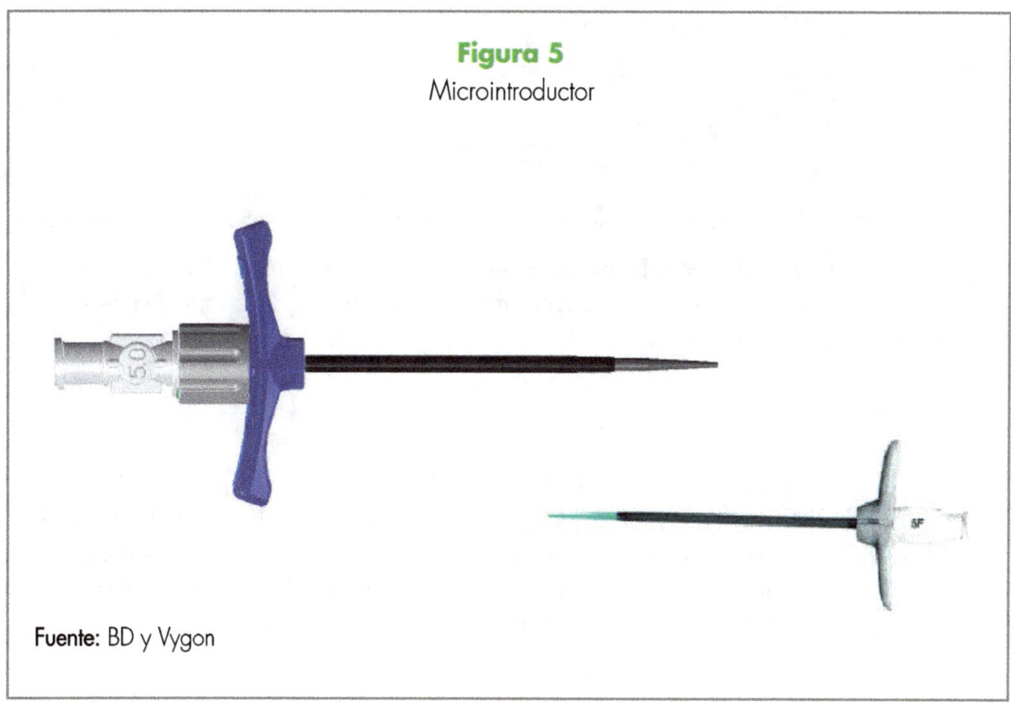

Fuente: BD y Vygon

Inserción

Se puede dividir el procedimiento en 2 partes:

Parte no estéril

1. Identifique al paciente. Informar al paciente de la técnica a realizar. Preservar su intimidad en la medida de lo posible. Colocar al paciente en una posición adecuada y cómoda, tanto para el propio paciente como para el profesional.

2. Realice la valoración inicial: cualidades del paciente, capacidad de autocuidado, preferencias personales..., estimación del tiempo necesario del catéter y tipo de sustancias a infundir[27].

3. Prepare el material necesario. Técnica con precauciones estériles máximas (gorro, mascarilla, bata estéril, guantes estériles, campo estéril, etc.)[26]. Para el ecógrafo, utilice gel estéril y una cubierta estéril para la sonda.

4. El antebrazo del paciente se supina a 90° en relación al tórax y se examina con ultrasonido para identificar la vena más apropiada, valorando posición, diámetro y profundidad. La valoración del diámetro es importante porque como máximo el catéter debe ocupar el 45 % del diámetro interno del vaso para prevenir complicaciones. (INS, 2016).

Se puede utilizar el protocolo RaPeVA que permite analizar de forma sistemática las características de las venas del brazo y la región infra-supraclavicular[17].

1. Fosa antecubital: vena cefálica.

2. Fosa antecubital (hacia el interior) arteria y venas braquiales.

3. Canal bicipital: basílica (trayecto).

4. Arteria y venas braquiales (Mickey) y nervio mediano.

5. Parte externa del brazo: vena cefálica.

6. Vena subclavia.

7. Vena subclavia (tramo supraclavicular), yugular interna, arteria carótida y vena innominada.

5. Marcar el punto donde se hará la inserción del catéter. Medir con la cinta métrica la longitud del catéter, desde el punto marcado hasta la línea media clavicular, y de esta al tercer espacio paraesternal derecho (donde está situada anatómicamente la vena cava superior).

Parte estéril

6. Colocar mascarilla y gorro, realizar higiene de las manos, vestir bata estéril y guantes estériles[26].

7. Lavar la piel del paciente desde el cuello hasta el brazo con solución jabonosa de clorhexidina al 4 %, secar y poner antiséptico, clorhexidina alcohólica al 2 % en monodosis estéril, dejar secar[26]. Colocar paños estériles al paciente cubriendo al menos el 80 % y dejar libre la zona del brazo donde canalizaremos la vena elegida. Incluyendo mascarilla y gorro también.

8. Preparar el material en una mesita auxiliar con paño estéril.

9. Solicitar ayuda para colocar el compresor por encima del codo del paciente, muy cerca de la axila. La sonda ecográfica en la funda estéril y el gel estéril conductor.

10. Puncionar la vena con la aguja de micropunción que permite la punción con aguja fina de 21G, con la mano dominante. Insertar con el bisel hacia arriba, con un ángulo de 15-45° hasta que refluya la sangre. Introducir la guía dentro del microintroductor (aguja de 21G). Una vez insertado, retirar micropunción (aguja de 21G). Desechar la aguja en el contenedor de objetos punzantes.

11. Solicitar la retirada del compresor.

12. Valorar la administración de anestesia local (1-2 ml) en el lugar de inserción[28].

13. En el supuesto de que la técnica se esté realizando en la sala de intervencionismo vascular, realizar la medición del catéter con la guía calibrada, introduciendo dicha guía por el introductor del set de micropunción hasta observar por microscopia la punta de la guía 2-3 cm por encima de la unión cavo atrial. En caso de que la técnica no esté realizándose de forma guiada por escopia, la guía no debe rebasar la línea axilar.

14. Cortar el catéter recto, con bisturí estéril según la medida que dio la guía posicionada mediante fluoroscopia o, en el caso de no tener esta medida obtenida por fluoroscopia, insertar el catéter según la longitud obtenida como indica el punto 5.

15. Purgar el catéter con suero salino 0,9 % comprobando su integridad. Preferiblemente con jeringas precargadas aptas para ser utilizadas en campo estéril, de 10 ml.

16. Hacer una pequeña incisión con un bisturí estéril sobre el punto de punción.

17. Avanzar la vaina y el dilatador por la guía hasta tenerlo insertado.

18. Extraer el dilatador y la guía dejando la vaina colocada.

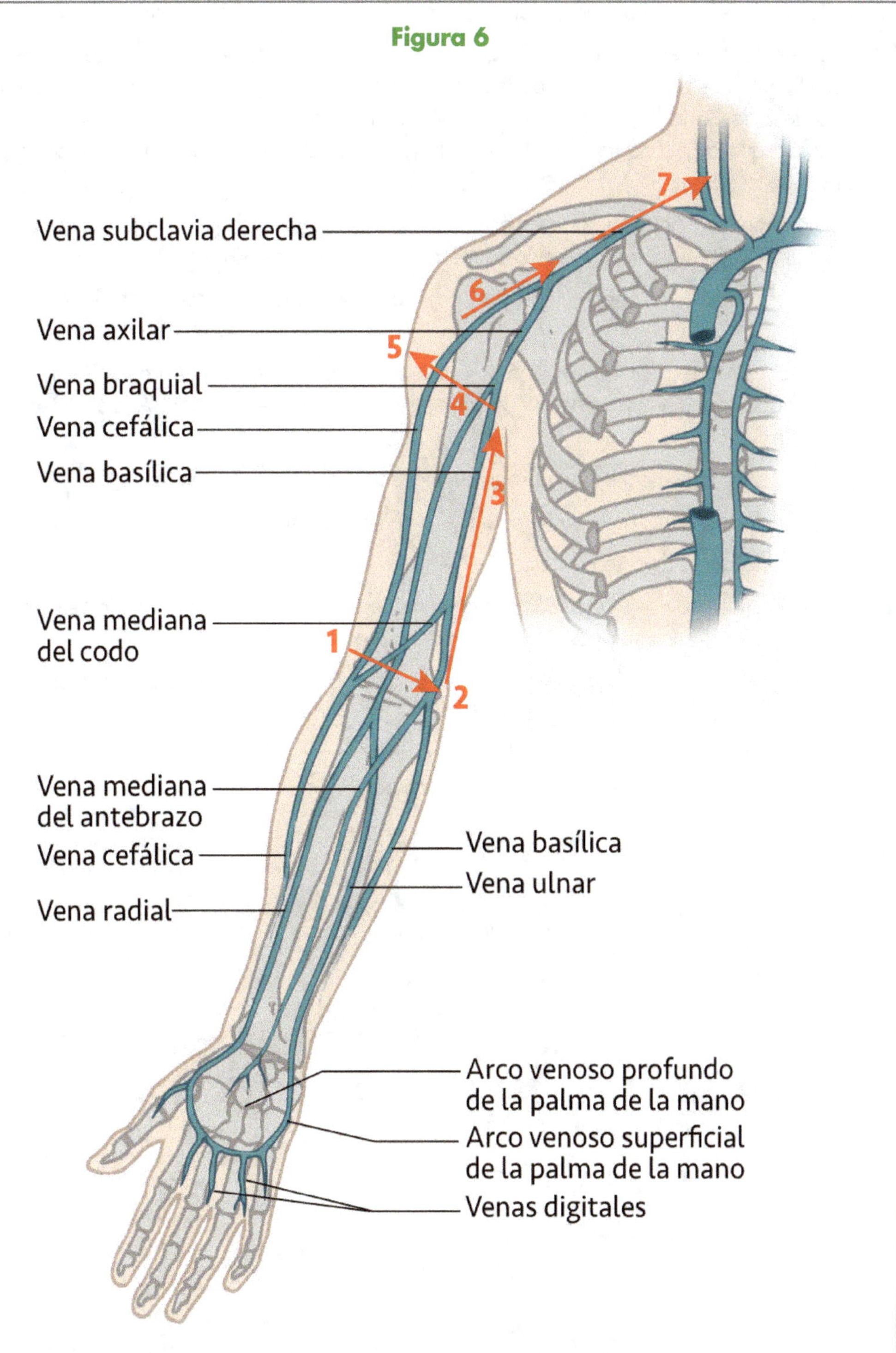

Fuente: Manual GAVeCeLT sobre catéteres PICC y MIDLINE: indicaciones, inserción, mantenimiento y gestión. Milano. ISBN 9788821447426. Edra; 2018. Edra; 2018. Ver recursos WEB[B]

19. Colocar un dedo en el orificio del el microintroductor para minimizar a pérdida de sangre.

20. Avanzar el catéter lentamente unos 15-20 cm sobre la vaina hasta dejarlo en la posición deseada. El paciente en este momento debe girar la cabeza hacia el lado de la punción (la barbilla debe tocar la clavícula), para evitar progresión errónea hacia vena yugular. Comprobar con el ecógrafo que la guía no ha migrado hacia la yugular o subclavia izquierda, o derecha según brazo de inserción.

21. Comprobar la permeabilidad del catéter aspirando con una jeringa 2-3 ml de sangre. Lavar la vía con solución de suero fisiológico con técnica pulsátil (*push-stop-push*).

22. Para fijar el catéter, se puede emplear dispositivo de seguridad sin suturas tipo Statlock. O un dispositivo de sujeción subcutáneo.

23. Cubrir el punto de inserción con apósito estéril de gasa, que se cambiará a las 24 horas por uno transparente y semipermeable, dejando visible el punto de inserción. Anotar la fecha de inserción[29].

24. Cerrar el sistema con conector transparente bidireccional de presión neutra.

25. Recoger el material utilizado y proceder a su limpieza o eliminación.

26. Retirar los guantes. Lavarse las manos.

27. Solicitar control radiográfico en caso de que no se haya realizado comprobación de punta por otro método y documentar posición de la punta del catéter[30].

28. Solicitar control radiográfico solo en el caso de que no se haya realizado comprobación de punta por otro método, como puede ser por EKG (Electrografía-intracavitaria) y TTE (Ecocardiografía transtorácica). Documentar la posición de la punta del catéter

29. Anotar el procedimiento en el registro de enfermería.

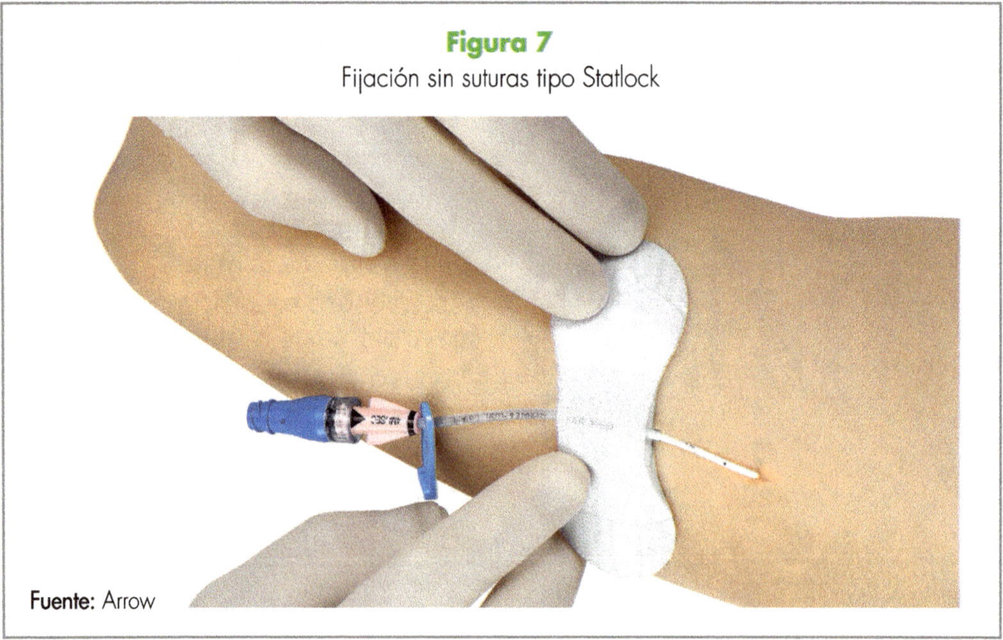

Figura 7

Fijación sin suturas tipo Statlock

Fuente: Arrow

Definición

Catéter venoso de acceso periférico cuya canalización se realiza a través de una vena periférica: dorsales metacarpianas, radial, cubital, basílica, cefálica, yugular externa, epicraneales (neonatos) y excepcionalmente de las EEII por inaccesibilidad de otros accesos venosos o en venas profundas con técnica ecoguiada. Pueden ser de longitud corta, media o larga y de calibre variable. El calibre de los catéteres periféricos cortos se mide en gauges (término inglés que significa «calibre» y se expresa por su inicial G)[28]. Para los catéteres largos la medición se hace en Fr. La inserción se puede realizar mediante punción directa de una vena superficial visible o palpable (en el caso de los catéteres periféricos cortos) o mediante canalización ecoguiada de una vena profunda con técnica de Seldinger modificada (en el caso de los catéteres venosos periféricos largos o Mini-MidLine) o con técnica de Seldinger modificada (catéteres venosos periféricos de línea media o MidLine). Fabricados en teflón o en poliuretano.

Indicación

Terapia profiláctica, diagnóstica o terapéutica.

Tabla 1

Características acceso vascular periférico correspondiente a la norma ISO 10555-5

Color	Gauges	Milímetros	Longitud/C	Equiv/Fr	Velocidad de infusión (ml/minuto)
	26 G	0,7 mm	1,95 cm	1,1/2 Fr	< 21
	24 G	0,8 mm	2,00 cm	2 Fr	21
	22 G	0,9 mm	2,50 cm	2,5 Fr	35
	20 G	1,1 mm	3,30 cm	3 Fr	61
	18 G	1,3 mm	4,50 cm	4 Fr	95
	16 G	1,7 mm	5,00 cm	5 Fr	185
	14 G	2,2 mm	5,20 cm	6 Fr	330

Fuente: tabla realizada por los autores

7.3.2.1 Catéter venoso periférico corto

Definición

Se define como el catéter vascular periférico corto aquel que las longitudes de cánula oscilan entre los 1.95cm-5.20cm. y los calibres entre 26 y 14 G, dependiendo del fabricante. Está fabricado en teflón o vialón con aguja guía de acero inoxidable y se inserta en una vena periférica.

Existen catéteres venosos periféricos de seguridad activos o pasivos, catéteres periféricos de seguridad con aletas de estabilización, con válvula o membrana antireflujo e incluso existen sistemas integrados con catéter de seguridad pasiva, alargadera y 2 bioconectores.

Indicación

Urgencia inmediata que precise acceso venoso, tratamientos cortos o intermitentes con flui-do-terapia periférica de baja osmolaridad, pH neutro, sustancias no vesicantes, extracciones sanguíneas, con duración menor a 6 días[32].

Inserción[28,33]

1. Identifique al paciente. Informar al paciente de la técnica a realizar. Preservar su intimidad en la medida de lo posible. Colocar al paciente en una posición adecuada y cómoda, tanto para el propio paciente como para el profesional.

2. Realice la valoración inicial: cualidades del paciente, estimación del tiempo necesario del catéter y tipo de sustancias a infundir[27]. Recuerde seleccionar el catéter de menor calibre posible y evitar las áreas de flexión[29,31]. Prepare el material necesario.

3. Realice la higiene de manos, con agua y jabón o con solución alcohólica. Colóquese los guantes no estériles[26].

4. Limpie con antiséptico, preferiblemente clorhexidina al 2 %, en su defecto povidona yodada. La forma de aplicación de la clorhexidina debe ser utilizando la técnica de back and forth. Dejar secar el tiempo indicado según el tipo de antiséptico[26].

5. Coloque el compresor. Colocar el compresor entre 10 y 15 cm por encima del punto elegido para la punción.

6. Tense la piel e inserte el catéter. Coja el catéter con la mano dominante. Tense la piel con la mano no dominante para fijar la vena. Insertar el catéter con el bisel hacia arriba y con un

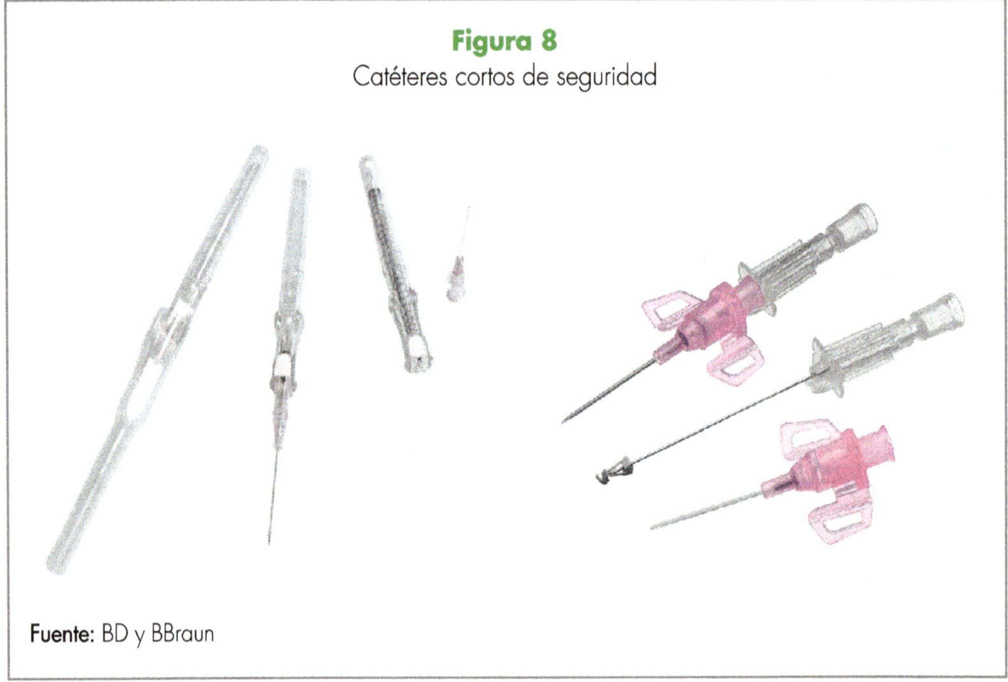

Figura 8
Catéteres cortos de seguridad

Fuente: BD y BBraun

MANUAL PRÁCTICO DE ENFERMERÍA

ángulo entre 15° y 30° ligeramente por debajo del punto elegido para la venopunción y en dirección a la vena. Una vez atravesada la piel, disminuir el ángulo para no atravesar la vena.

7. Introducir el catéter hasta que se observe el reflujo de sangre. Cuando esto ocurra, introducir la cánula a la vez que se va retirando el fiador, hasta insertar completamente la cánula en la luz de la vena.

8. Suelte el compresor. Retire el fiador, active el sistema de seguridad y deséchelo en el contenedor de objetos punzantes.

9. Fije el catéter con apósito estéril transparente y semipermeable de forma que se visualice el punto de inserción. Anote en el apósito la fecha de inserción[29].

10. Fije la alargadera con esparadrapo de forma que le resulte cómodo al paciente.

11. Cierre el sistema con conector transparente y bidireccional de presión neutra.

12. Recoja el material utilizado y proceda a su limpieza o eliminación.

13. Retire los guantes. Realice la higiene de manos.

14. Anote el procedimiento en el registro de enfermería.

7.3.2.2 Mini-MidLine

Definición

Denominados catéteres venosos periféricos largos o cánulas periféricas largas. Tienen una longitud de 8-10 cm. Están fabricados en poliuretano.

Indicación

Línea intravenosa periférica rápida en pacientes con difícil acceso venoso[34] y con necesidades de tratamiento cortos o intermitentes con fluidoterapia de baja osmolaridad, pH neutro, sustancias no vesicantes, extracciones sanguíneas que requieran un acceso venoso disponible con duración menor a 6 días.

Inserción

Se insertan en venas superficiales y en venas profundas (con técnica ecoguiada) de miembros superiores con técnica de Seldinger directa15. La punta del catéter nunca supera la axila. Solo se consideran las venas con un diámetro > 3 mm y una profundidad < 30 mm desde la piel. Para los accesos venosos periféricos de mayor duración (MidLine y Mini-MidLine) se acepta que la inserción pueda realizarse a pie de cama del paciente, siempre que se respeten las medidas de asepsia.

Procedimiento

1. Identifique al paciente. Informar al paciente de la técnica a realizar. Preservar su intimidad en la medida de lo posible. Colocar al paciente en una posición adecuada y cómoda, tanto para el propio paciente como para el profesional.

2. Realice la valoración inicial: cualidades del paciente, estimación del tiempo necesario del catéter y tipo de sustancias a infundir[27].

3. Prepare el material necesario. Técnica con precauciones estériles máximas (gorro, mascarilla, bata estéril, guantes estériles y campo estéril)[26]. Para el ecógrafo utilice gel estéril y una cubierta estéril para la sonda.

4. El antebrazo del paciente se supina a 90° en relación al tórax y se examina con ultrasonido para identificar la vena más apropiada, valorando posición, diámetro y profundidad. Se puede aplicar el protocolo RaPeVA[15].

5. Colocar mascarilla y gorro, realizar higiene de manos. Vestir bata y guantes estériles[26].

6. Prepare la piel del paciente: lave con suero fisiológico y jabón antiséptico. Secar con gasas estériles. Limpie con antiséptico preferiblemente clorhexidina al 2 %, de forma circular y de dentro afuera. Dejar secar el tiempo indicado según el tipo de antiséptico[26].

7. Valorar la administración subcutánea de anestesia local 1-2 ml en el sitio de inserción[28].

8. Colocar el compresor por encima del codo, muy cerca de la axila.

9. Preparar campo estéril dejando libre la zona del brazo a canalizar.

10. La vena se perfora bajo guía de ultrasonido directa (vena visualizada en eje corto, punción «fuera del plano») se confirma por reflujo de sangre, siguiendo la técnica de Seldinger, el alambre guía se introduce en la aguja. A medida que se retira la aguja, el catéter se avanza hacia la vena, sobre el alambre guía.

11. Retire el compresor.

12. Verifique el funcionamiento aspirando sangre y administrando suero.

13. Fije el catéter con apósito estéril transparente y semipermeable de forma que se visualice el punto de inserción. Anote en el apósito la fecha de inserción[29].

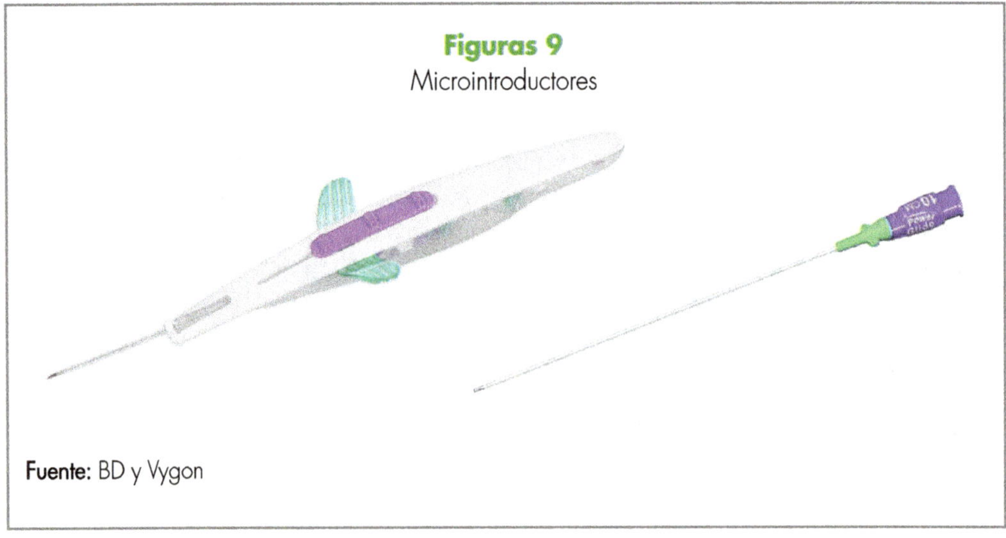

Figuras 9
Microintroductores

Fuente: BD y Vygon

14. Fije la alargadera con esparadrapo de forma que le resulte cómodo al paciente.

15. Cierre el sistema con tapón bidireccional de presión neutra.

16. Recoja el material utilizado y proceda a su limpieza o eliminación.

17. Retire los guantes. Realice la higiene de manos.

18. Anote el procedimiento en el registro de enfermería.

7.3.2.3 Catéter venoso periférico medio o MidLine

Definición

Se inserta de forma periférica en el tercio medio del brazo y avanzar por la luz de la vena con una longitud entre 7-25 cm y de 3-5 Fr33. La punta del catéter se sitúa en el paquete vascular que se encuentra debajo de la axila, en vena axilar torácica o subclavia[15]. Están fabricados con material de poliuretano[36].

Indicación

En terapias de más de 7 días[36]. La permanencia es entre 6-30 días[35], para infusión de soluciones compatibles con vía periférica. Su uso puede ser intra y extrahospitalario.

Se inserta con técnica Seldinger modificada, con microintroductor y técnica ecoguiada.

Figura 10

Posición del catéter MidLine. Catéter Venoso Medial o MidLine (MVC)

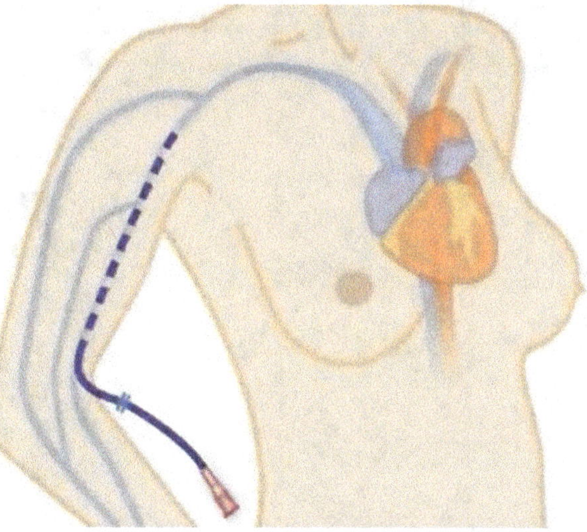

Fuente: Autoras María del Carmen Carrero Caballero, María Montealegre Sanz, María Antonia Cubero Pérez. Ver recursos WEB[E]

Inserción

1. Identifique al paciente. Informar al paciente de la técnica a realizar. Preservar su intimidad en la medida de lo posible. Colocar al paciente en una posición adecuada y cómoda, tanto para el propio paciente como para el profesional.

2. Realice la valoración inicial: cualidades del paciente, estimación del tiempo necesario del catéter y tipo de sustancias a infundir[27].

3. Prepare el material necesario. Técnica con precauciones estériles máximas (gorro, mascarilla, bata estéril, guantes estériles y campo estéril). Para el ecógrafo, utilice gel estéril y una cubierta estéril para la sonda[26].

4. El antebrazo del paciente se supina a 90° en relación al tórax y se examina con ultrasonido para identificar la vena más apropiada, valorando posición, diámetro y profundidad. Puede aplicar el protocolo RaPeVA[15].

5. Colocar mascarilla y gorro, realizar higiene de manos. Vestir bata y guantes estériles[26].

6. Prepare la piel del paciente: lave con suero fisiológico y jabón antiséptico. Secar con gasas estériles. Limpie con antiséptico preferiblemente clorhexidina alcohólica al 2 % en monodosis estéril[26]. La forma de aplicación de la clorhexidina debe ser utilizando la técnica de back and forth. Dejar secar el tiempo indicado según el tipo de antiséptico.

7. Valorar la administración subcutánea de anestesia local 1-2 ml en el sitio de inserción[28].

8. Colocar el compresor por encima del codo, muy cerca de la axila. La punción se recomienda en el tercio medio del brazo.

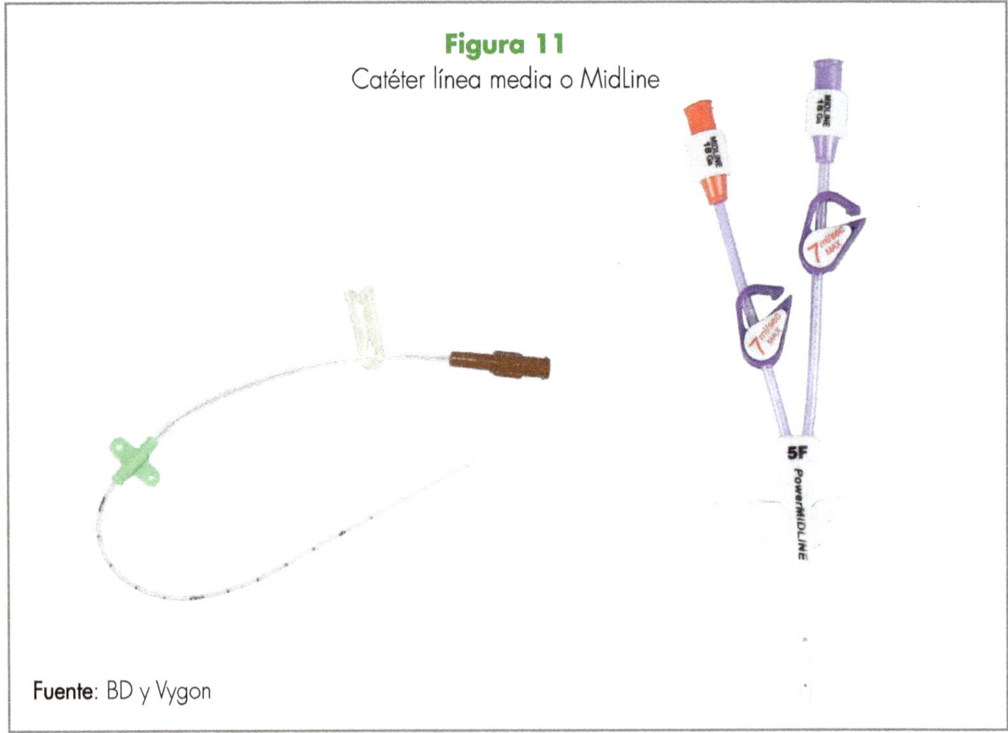

Figura 11
Catéter línea media o MidLine

Fuente: BD y Vygon

9. Preparar campo estéril dejando libre la zona del brazo a canalizar.

10. Inserte el catéter con técnica de Seldinger modificada. Punción ecoguiada fuera de plano (vena visualizada en eje corto), inserción de una guía metálica de punta recta, retirada de la aguja, introducción de un microintroductor-dilatador pelable de calibre adecuado al del catéter, con o sin previa dilatación superficial cutánea, retirada de la guía y del dilatador, inserción del catéter MidLine dentro del introductor, retirada del introductor pelable. En algunos casos el catéter se puede cortar, al igual que el PICC para adaptar su longitud a la del paciente.

11. Una vez colocado el catéter, se verifica su funcionamiento aspirando sangre y administrando suero.

12. Fije el catéter con apósito estéril transparente y semipermeable de forma que se visualice el punto de inserción. Anote en el apósito la fecha de inserción y el tipo de catéter MidLine[15,29].

13. Fije la alargadera con esparadrapo de forma que le resulte cómodo al paciente.

14. Cierre el sistema con conector bidireccional de presión neutra.

15. Recoja el material utilizado y proceda a su limpieza o eliminación.

16. Retire los guantes. Realice la higiene de manos.

17. Anote el procedimiento en el registro de enfermería.

7.4 Procedimientos ante la aparición de complicaciones de la terapia intravenosa

7.4.1 Introducción

La seguridad clínica es un componente esencial de la calidad asistencial, habida cuenta de la complejidad tanto de la práctica clínica como de su organización. La nueva visión de la gestión del patrimonio venoso implica una nueva actitud proactiva y el uso de nuevas técnicas de abordaje como la ecografía plantean nuevas áreas de cuidado.

El correcto cuidado y mantenimiento de los accesos vasculares representan un papel fundamental en la prevención de la mayoría de las complicaciones inmediatas y tardías tras la inserción, incrementando la morbilidad del paciente y la estancia hospitalaria. Es indudable que la vigilancia durante el mantenimiento y la realización de procedimientos correctos durante la cura y el sistema de infusión cumplen una función fundamental en la prevención. Es indispensable la utilización de *bundles* y *checklists*.

Por ello, para reducir o eliminar la incidencia de las complicaciones, es indispensable un programa hospitalario que incluya los siguientes puntos:

- Vigilancia.

- Uso de definiciones claras y concisas de cada complicación.

- Unidades operativas especializadas enfermeras EAV (equipos de accesos vasculares).

- Uso de *bundle* y *checklist*.

- Formación del personal sanitario.

7.4.2 Complicaciones tardías

Se consideran infecciones tardías las que se manifiestan a partir de las 48 horas tras la inserción. Hay complicaciones que se manifiestan días después de la inserción, se relacionan con mala técnica durante el implante del catéter.

La vigilancia durante el mantenimiento y la realización de procedimientos correctos y las curas son fundamentales en la prevención y diagnóstico precoz de las complicaciones infecciosas (infección del sitio de salida del catéter, infección del sitio de salida del catéter, infección por bacteriemia relacionada con el catéter y no infecciosas [trombosis venosa por catéter, vaina de fibrina, lesiones en el catéter, migraciones etcétera]).

7.4.2.1 Infección del punto de salida

Una infección confirmada unos días después de la inserción del catéter podría haber sido causada por una aplicación incorrecta de las medidas de antisepsia:

- Higiene de manos[26,40,41].
- Máxima protección de barrera[26].
- Antisepsia cutánea con clorhexidina alcohólica al 2 %[26,40,41].
- Mala elección del punto de salida del catéter[26].
- Contaminación accidental durante la manipulación del pelo metálico o del catéter[26].

Estrategias de prevención

- Diagnostico precoz.
- Vigilancia del punto de salida.
    - Inspección.
    - Palpación.

Tabla 2
Visual Exit-Site Score

Escala visual del punto de salida (*Visual Exit-Site Score*)
VISUAL EXIT-SITE SCORE (VES)
0 = Piel sana, íntegra y sin flogosis.
1 = Hiperemia < 1 cm alrededor del punto de salida, con o sin fibrina.
2 = Hiperemia >1 cm alrededor del punto de salida, con o sin fibrina.
3 = Hiperemia, secreciones, pus, con o sin fibrina

¿Qué vemos? Signos de flogosis: enrojecimiento, endurecimiento y secreción

Fuente: Manual GAVeCeLT sobre catéteres PICC y MIDLINE: indicaciones, inserción, mantenimiento y gestión. Milano. ISBN 9788821447426. Edra; 2018

SCORE 0	SCORE 1	SCORE 2	SCORE 3
Piel sana, íntegra sin signos de flogosis	Enrojecimiento < 1 cm. En el punto de salida +/- fibrina	Enrojecimiento > 1 cm. En el punto de salida +/- fibrina	Enrojecimiento, secreción, pus +/- presencia de fibrina

Fuente: Manual GAVeCeLT sobre catéteres PICC y MIDLINE: indicaciones, inserción, mantenimiento y gestión. Milano. ISBN 9788821447426. Edra; 2018. Ver recursos WEB[G]

Recomendaciones

- Presencia de infección en el punto de salida evidente[42].

- Se retira el catéter.

- No los tunelizados (probar tratamiento antibiótico antibioterapia IV).

- Cambio diario de la cura (antisepsia local con clorhexidina al 2 % más cura diaria con apósito de gasa. Si no mejora retirar).

Prevención

- Correcto procedimiento de cura de la zona.

- Caso particular: infección cutánea o subcutánea en la zona del bolsillo.

- PICC-port, retirar catéter.

Resolución

- No cultivar la punta del catéter de forma rutinaria.

- No retirar el PICC ante pico febril. La fiebre, inflamación, no siempre se deben relacionar con una bacteriemia asociada a catéter.

- Obtener cultivos. Valorar uso de sello ATB.

- Valorar la retirada una vez obtenido los resultados de cultivo, ¿cómo?

«*TreatmentAlgorithmDocumented CRBSI in Long Term CVC*»[39].

Trombosis venosa por catéter: trombosis venosa periférica o proximal, trombosis venosa central o distal

Acúmulo de sangre alrededor del catéter debido a la reducción de la velocidad del flujo sanguíneo 70 % es asintomático, ocurre en los primeros 14 días postimplante[44,45].

Etiopatogénesis[15]

La trombosis debida al catéter encuentra su propia etiopatogénesis, más allá de los factores predisponentes del paciente en:

- La elección equivocada de un catéter de dimensiones excesivas respecto al diámetro de la vena.

- En una maniobra complicada de canalización venosa (repetidas punciones con formación de hematoma venoso intramural).

- Uso de un kit de micropunción no ideal con aumento del traumatismo del endotelio

- En una colocación no central de la punta del PICC.

- En una fijación inadecuada del catéter a la piel

- En la elección de un catéter corto, Mini-MidLine o MidLine en lugar de un PICC, aun sabiendo que el paciente precisa un tratamiento endovenoso para vía central (vancomicina, quimioterapia, nutrición parenteral, etcétera).

Prevención[15]

- Uso de ecógrafo en la inserción
- Respetar la relación calibre/Fr.
- Reducir el número de pinchazos.
- Evitar vena cefálica.
- Uso de dispositivo sin suturas.
- Valorar tunelización.
- Comprobación de la posición de la punta del catéter.

Resolución[44,15,47]

- Diagnóstico diferencial con eco-Doppler:
  - Si se confirma trombosis:
    - No retirar el PICC de inmediato (al menos 48 horas de HBPM).
  - Valorar:
    - Dolor.
    - Tipo de trombosis.
      - Proximal.
      - Distal.
      - Vaina Fibrina.
      - Trombosis séptica.
- Mal funcionamiento del catéter.
  - Uso de HBPM.
  - Retirar si:

- Dolor.
- Trombosis séptica.
- Mal funcionamiento del catéter.

Vaina de fibrina

Reacción parafisiológica (también llamada «vaina de fibrina»), ante la presencia de un dispositivo intravascular. Se trata de una reacción a un cuerpo extraño que se desarrolla alrededor del catéter.

En ocasiones, obstruye la luz (no aspira). Si cierra la punta del catéter, aumenta el riesgo de trombosis.

Prevención

- No es posible.

Resolución

- Sellado con urokinasa (la administración de heparina o trombolíticos no tiene ni efecto ni sentido).
- La retirada del catéter, se debe valorar solo para utilizarlo para infusión.
- Se reabsorbe por el vaso tras la retirada del catéter.
- No hacer sustitución sobre guía o recolocación.

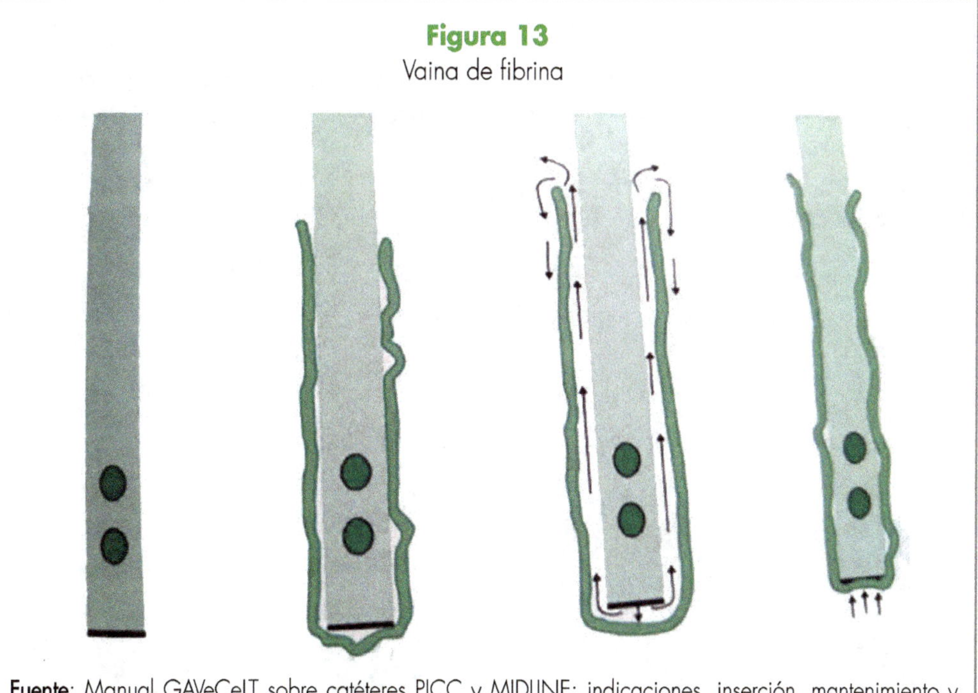

Figura 13
Vaina de fibrina

Fuente: Manual GAVeCeLT sobre catéteres PICC y MIDLINE: indicaciones, inserción, mantenimiento y gestión. Milano. ISBN 9788821447426. Edra; 2018

Obstrucción de la luz de catéter

Imposibilidad de aspirar sangre (obstrucción parcial). Imposibilidad de infundir (obstrucción total). Salida de líquido por el punto de punción, imposibilidad de administración por gravedad, activación de alarma de la bomba de infusión.

Se puede ver favorecida si se implanta un catéter de un calibre demasiado pequeño respecto al uso previsto o por la formación de una curva demasiado pronunciada o acodamiento del catéter en su parte externa.

Prevención

- Evitar precipitados entre fármacos (administración en Y).
- Lavado efectivo con suero fisiológico de las luces antes-entre-después de extracciones y hemoderivados[16].
- Uso de tapones valvulados de presión neutra.
- Lavado regular con suero fisiológico, de los catéteres de uso intermitente.
- Uso de bombas de infusión.
- Estrategia con el servicio de farmacia.
- Uso de catéteres Power inyectable.

Resolución

- Depende del tipo de obstrucción y la sustancia que lo obstruye.
- Nunca ejercer presión.

- Técnica de la llave de 3 pasos.

- Sangre: Uroquinasa 10.000 unidad/ml.

- Lípidos: etanol al 50-75 %.

- Medio de contraste de TAC o RMN: Bicarbonato molar 8,5 %.

- Fármaco de bajo o básico pH: Solución ácida (HCL 0,1 N).

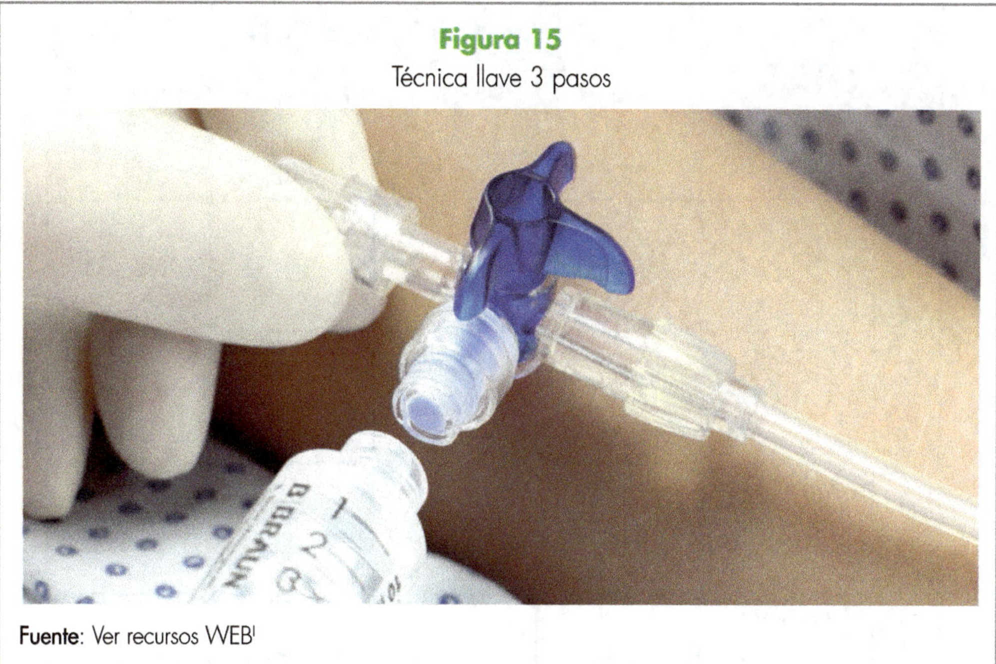

Figura 15
Técnica llave 3 pasos

Fuente: Ver recursos WEB[i]

- Fármaco de alto pH: (NaOH 0,1).

- Si persiste valorar restitución del catéter.

- Si permanece obstrucción, retirar (solo de una luz).

Bundle para la prevención de las obstrucciones[15]

- Lavar de manera pulsada (*push-stop-push*) con 10 ml de suero fisiológico antes y después de cada administración.

- Lavar de manera pulsada (*push-stop-push*) con 20 ml de suero fisiológico después de la administración de hemoderivados, administración de lípidos, extracciones sanguíneas o tras la administración de medio de contraste.

- Sellar el sistema solo con suero fisiológico, a menos que la heparinización no esté específicamente recomendada por el fabricante.

- Evitar la entrada de sangre en el catéter en el momento de la desconexión de la jeringuilla, siguiendo adecuadamente la secuencia de clampado-desconexión dependiendo del tipo de conector que se haya utilizado. Si el conector es de desplazamiento neutro o negativo, realizar lavado, clampado y desconexión. Si el conector es de desplazamiento positivo, realizar lavado, desconexión y clampado. desconexión y clampado.

Escala para clasificación de la obstrucción de acceso vascular CINAS

Figura 16

Escala para la clasificación de la obstrucción de acceso vascular CINAS
(Catheter Injection and Aspiration)

© UZ Leuven **CINAS** CLASSIFICATION		INJECTION ABILITY (IN)			
		EASY ≥ 1 ML IN1	DIFFICULT ≥ 1 ML IN2	IMPOSSIBLE < 1 ML IN3	UNKNOWN INx
ASPIRATION ABILITY (AS)	EASY AS1 ≥ 3 ML	IN1AS1	IN2AS1	IN3AS1	INxAS1
	DIFFICULT AS2 ≥ 3 ML	IN1AS2	IN2AS2	IN3AS2	INxAS2
	IMPOSSIBLE AS3 < 3 ML	IN1AS3	IN2AS3	IN3AS3	INxAS3
	UNKNOWN ASx	IN1ASx	IN2ASx	IN3ASx	INxASx

Fuente: ver recursos WEB[i]

Roturas del catéter extra o intravascular

Estas roturas se deben a procedimientos no apropiados de lavado de catéter con alta presión o maniobras inadecuadas de retirada de la cura con tijeras o elementos cortantes.

Prevención

- Usar preferiblemente catéter *Power Injectable* de poliuretano de tercera generación en vez de silicona.
- No usar objetos cortantes para el cambio de la cura.
- Evitar mantener el catéter pinzado:
  - Cuando se realice sustitución de NFC.
  - Cuando se realiza una apertura temporal del catéter.

- Estabilizar de manera adecuada el catéter:
  - Punto de salida adecuado.
  - Sistema de fijación sin suturas.
  - Membrana transparente semipermeable.

Malfuncionamiento del catéter

Puede ser debido a la elección de un catéter no ideal. El catéter tipo Groshong no está asociado con un riesgo de malfuncionamiento, de hecho es el catéter por excelencia en algunos países. En España no está muy extendido su uso porque se trata de un catéter con una forma de implantación y utilización diferente de la habitual en nuestro país. De hecho está asociado con menor riesgo de trombosis debido al material del que está fabricado.

- O por malposición primaria, como la producida cuando la punta de un PICC se deja colocada demasiado alta en la vena anónima o tercio superior de la vena cava superior (posición que se relaciona con malfuncionamiento por elevado riesgo de creación de vaina de fibrina).
- O por contacto de la punta del catéter con la pared venosa.

Extravasación

La extravasación es una complicación grave, ya que los tejidos donde el fármaco penetra tienen escasa capacidad de neutralización, lo que hace factible la lesión y necrosis. El grado del daño puede producirse a largo plazo. Los tejidos donde penetra el tóxico causan lesiones graves dependientes de las características tóxicas y cantidad de fármaco extravasado.

El daño que produce dependerá de:

- Cantidad del fármaco extravasado.
- Concentración del mismo.
- Tiempo de exposición.
- Zona en la que se produce.
- Características tóxicas del producto.

Los signos y síntomas más frecuentes de la extravasación son:

- Dolor en la zona de punción, exantema eritematoso local, induración, formación de vesículas, hiperpigmentación, ulceración y necrosis.
- El riesgo de morbilidad aumenta cuando la administración se produce en áreas con poco tejido celular subcutáneo (dorso de la mano, fosa cubital) o áreas de flexión.
- La lesión producida depende de la agresividad del fármaco, de la concentración, de la cantidad extravasada y del tiempo transcurrido.

Recomendaciones generales

Si se trata de un citostático, la actuación debe ser rápida y eficaz, realizando medidas específicas e inespecíficas, para evitar mayores complicaciones.

Cada extravasación hay que actuar de manera que corresponda para neutralizar el fármaco extravasado.

Medidas generales:

- Detener rápidamente la infusión del fármaco. Dar aviso inmediatamente al médico tratante y avisar a farmacia.

- Antes de retirar el catéter, tratar de aspirar la mayor cantidad del fármaco extravasado. Si se forman ampollas en la zona afectada, absorber con una jeringa de 1 cc y aguja de insulina.

- Uso de los antídotos adoptados por la institución (no realizar medidas no consensuadas).

- Marcar los bordes de la zona extravasada para poder evaluar su avance.

- Uso de los antídotos adoptados por la institución (no realizar medidas no consensuadas).

- Marcar los bordes de la zona extravasada para poder evaluar su avance.

- Elevar la extremidad por encima del nivel del corazón 48 h, higiene de la zona sin sumersión ni refregado.

- Evitar cualquier fricción o presión sobre la zona, como el uso de medicamentos, pomadas no indicadas.

- Seguimiento exhaustivo de la lesión durante las primeras 24/48 h y en los días subsiguientes (en caso de lesiones profundas, debe ser evaluado y abordado por el especialista que corresponda). El dolor puede no estar presente en una extravasación.

Flebitis

Definiremos flebitis como la inflamación de la pared de la vena cuyo origen puede ser mecánico, químico o infeccioso.

Signos y síntomas

- Dolor.
- Eritema.
- Sensibilidad.
- Calor.
- Hinchazón.
- Induración.
- Purulencia.
- Cordón venoso palpable.

Factores que pueden contribuir o aumentar el riesgo de flebitis

- Características del paciente.
- Preparación de la piel.

- Traumatismo en la vena durante la inserción.

- Tipo de material del catéter utilizado.

- Infusión de determinados fármacos.

- Tiempo de permanencia del catéter.

- Estabilización del catéter a piel.

- La frecuencia de cambio del apósito.

Según su etiología, podemos distinguir tres tipos de flebitis

- Flebitis mecánica o traumática. Se asocia con la ubicación, técnica de inserción y calibre del catéter:

  - Experiencia y habilidad del profesional de enfermería.

  - Catéter de gran calibre insertado en una vena de lumen pequeño.

  - Deficiente fijación y estabilización del catéter.

  - Zonas corporales de flexión.

- Flebitis química o por infusión. Respuesta irritativa e inflamatoria de la íntima de la vena a la administración de ciertos compuestos químicos (soluciones o medicamentos):

  - En concreto son lesivas las soluciones más ácidas y con mayor osmolaridad.

  - La velocidad de infusión, el material del catéter o el tiempo de cateterización son factores contribuyentes del riesgo de flebitis química.

- Flebitis infecciosa o bacteriana. Inflamación de la íntima de la vena asociada a una infección generalmente bacteriana. Es el tipo de flebitis menos frecuente pero que puede llegar a ser grave y predisponer a complicaciones sistémicas (bacteriemia relacionada con catéter):

  - Pobre higiene de manos.

  - Técnica aséptica inapropiada.

  - Monitorización infrecuente del sitio de inserción.

  - Excesiva manipulación del equipo de terapia intravenosa.

  - Duración de la terapia.

  - Deficiente fijación y estabilización del catéter.

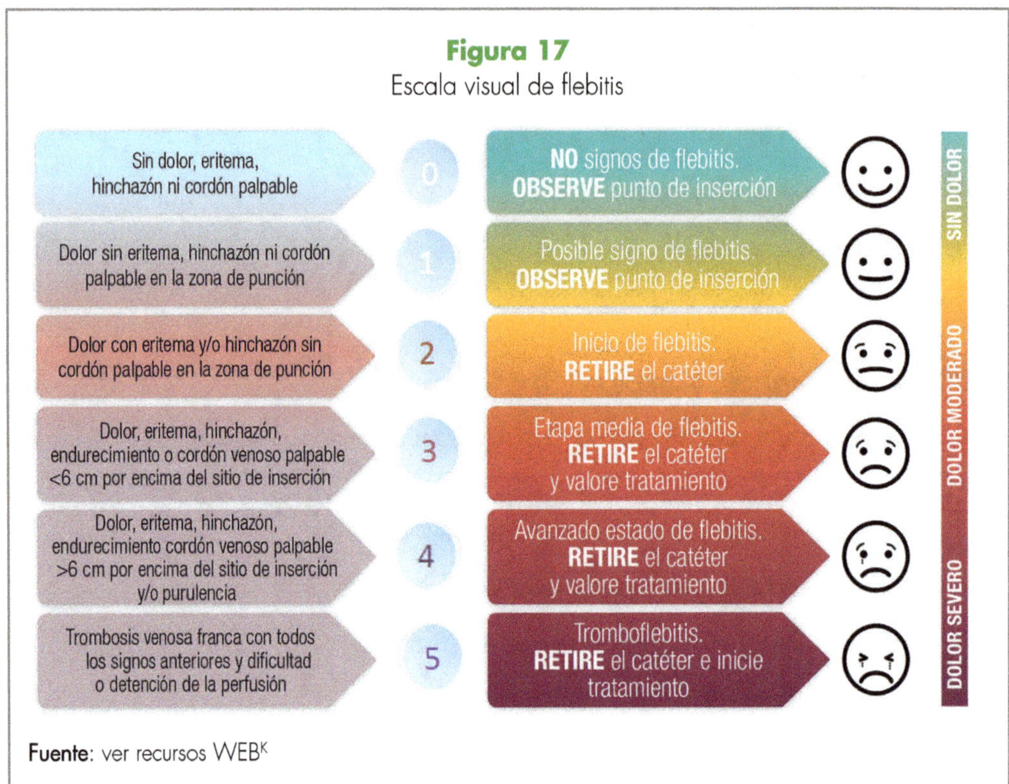

Fuente: ver recursos WEB[k]

Bacteriemia CLABSI/ CRBSI

«Las bacteriemias relacionadas directamente con catéteres venosos o arteriales se han clasificado tradicionalmente como primarias; sin embargo, si existen signos claros de infección local en el punto de inserción del catéter (enrojecimiento o supuración) o el cultivo semicuantitativo o cuantitativo del segmento distal del catéter es positivo para el mismo patógeno que el hemocultivo, pueden clasificarse como secundarias, con lo que se deja la nomenclatura de bacteriemias primarias para aquellas en las que el origen de la bacteriemia es desconocido»[50].

También podemos hacer la siguiente clasificación:

Desde el punto de vista epidemiológico se habla de «bacteriemias asociadas a catéter venoso central» (Central Line Associated Blood Stream Infection, CLABSI), indica cualquier bacteriemia que se da en un paciente con catéter venoso central.

- Desde un punto de vista clínico, es más correcto hablar de «bacteriemia relacionada con catéter venoso central» (Catheter Rlated Blood Stream Infection, CRBSI)[17].

Cómo hacer un diagnóstico correcto

Para un diagnóstico correcto de CRBSI real, es indispensable que el mismo germen cultivado en sangre esté también presente en el cultivo de la punta del catéter o, en cualquier caso, en el trayecto intravascular.

¿Cómo lo hacemos sin retirar el catéter para cultivar la punta? (ver guías IDSA de 2009. Método de cultivos paralelos [DTP] Delayed Time to Positivity) (Tabla 3).

Se basa en la comparación entre el tiempo de positivación del monocultivo central frente al hemocultivo de sangre periférica[17].

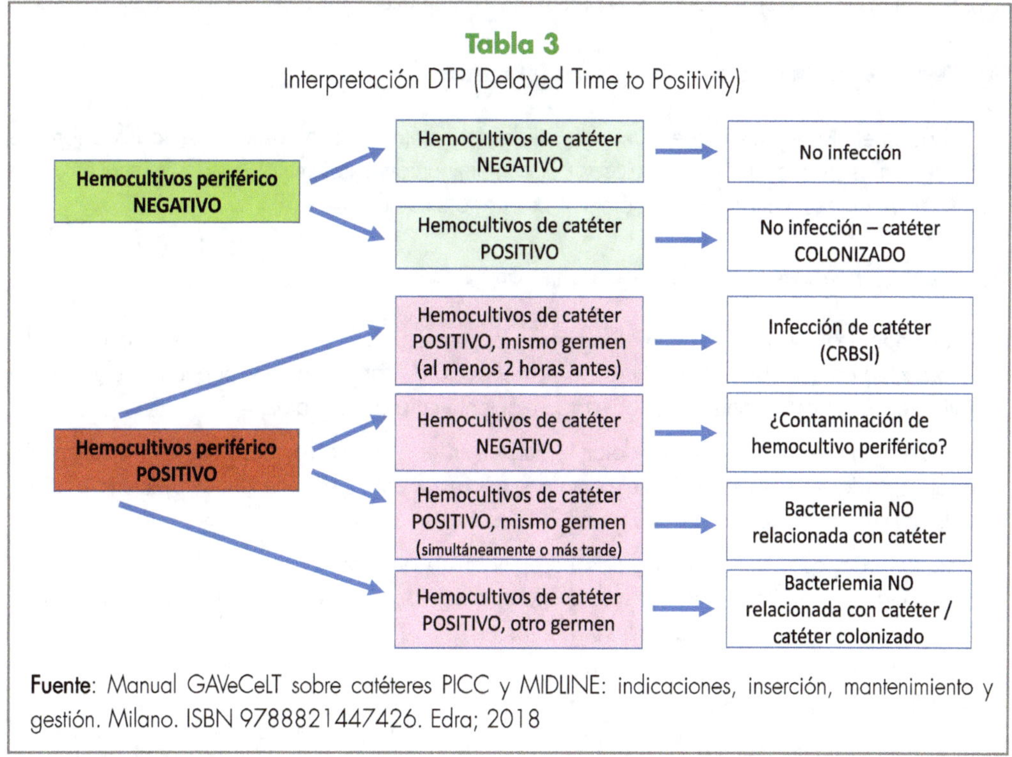

Tabla 3
Interpretación DTP (Delayed Time to Positivity)

Fuente: Manual GAVeCeLT sobre catéteres PICC y MIDLINE: indicaciones, inserción, mantenimiento y gestión. Milano. ISBN 9788821447426. Edra; 2018

Recomendaciones

- Estas recomendaciones tienen que ver tanto en la fase de inserción como con la fase de mantenimiento[11,20].

- Higiene de manos, máxima protección barrera y antisepsia cutánea con clorhexidina alcohólica al 2 % en monodosis estériles durante la inserción.

- Elección razonada del punto de salida (en orden de preferencia: mitad del brazo, región infraclavicular, región supraclavicular, cuello, ingle).

- Punción venosa ecoguiada.

- Clorhexidina alcohólica al 2 % en monodosis estériles o alcohol isopropílico al 70 % para la antisepsia cutánea continua y discontinua del punto de salida y para la desinfección de los NFC.

- Fijación con sistemas de fijación sin suturas.

- Uso de apósitos transparente semipermeable, cuando sea posible.

- Retirada inmediata de las vías centrales no necesarias.

7.4.3 Cuidado y Mantenimiento

El correcto cuidado y mantenimiento de los catéteres venosos representa un papel fundamental en la prevención de la mayoría de las complicaciones tardías. La vigilancia durante el mantenimiento, la realización de procedimientos correctos durante la cura y el sistema de infusión son fundamentales en la prevención y diagnóstico precoz de las complicaciones infecciosas y no infecciosas.

Mantenimiento del punto de salida del catéter

Es básico el mantenimiento del punto de salida del catéter en la prevención de la infección, de las bacteriemias y de las flebitis infecciosas por contaminación extraluminal, los desplazamientos de catéter y las lesiones mecánicas del catéter en su parte externa.

Protección del punto de salida del catéter ante sangrado

- Usar pegamento cianocrilato en el lugar de la punción. Con esta técnica de colocación del pegamento obtenemos tres beneficios, cerrar el punto de sangrado y evitar que por el punto de salida entren microorganismos y realizar la siguiente cura a los 7 días.

- Realizar una medición ajustada, dejar el catéter en el punto 0. Los catéteres con conificación inversa previenen el sangrado en el punto de punción. Realizar el corte lo más pequeño posible. Utilizar kit de micropunción

- Colocar un apósito gasa-esparadrapo en el lugar de punción, o una gasa sobre el punto de salida más un apósito de membrana transparente semipermeable como una cura temporal que debe ser cambiada en las siguientes 24 horas.

Antisepsia del punto de salida

Uno de los objetivos fundamentales para un correcto mantenimiento del punto de salida es reducir el riesgo de infecciones locales y de bacteriemias relacionadas con la contaminación extraluminal del catéter.

La profilaxis más eficaz contra la contaminación bacteriana extraluminal se basa en una correcta antisepsia cutánea del lugar de salida del catéter y de la piel alrededor del mismo, es decir, de toda la piel que queda bajo el apósito.

Realizar antisepsia cutánea del punto de salida con:

- Clorhexidina gluconato al 2 % en alcohol isopropílico (IPA) al 70 % (actualmente la más recomendada), mediante un aplicador monodosis, monouso y estéril. Tal solución está hoy día considerada como la mejor entre todos los antisépticos disponibles.

- Alcohol isopropílico o etílico al 70 %.

- Clorhexidina al 2 % o siempre al 0,5 %.

- Yodopovidona al 10 %.

Todas las principales guías internacionales (ver guía EPIC 2014, Evidence-based Prevention and Infection Control) recomienda como primera elección una solución que reúna los dos primeros desinfectantes (alcohol y clorhexidina). El uso de la yodopovidona se considera la segunda elección para aquellos pacientes con alergias a la clorhexidina.

Técnica

La clorhexidina en solución alcohólica debe aplicarse sobre la piel haciendo una fricción vigorosa utilizando la técnica de *back and forth* durante 30 segundos, dejando secar el producto en la piel durante 30 segundos más (esto último es importantísimo para obtener el efecto deseado).

Si se utiliza yodopovidona dejar secar 120 segundos.

En los pacientes con alto riesgo de infección como:

- Pacientes con repetidos episodios de infecciones relacionadas con catéter y con escasas posibilidades de reinserción de acceso venoso.

- Pacientes inmunodeprimidos.

- Pacientes en los que la eventualidad de una infección relacionada con catéter puede tener graves consecuencias (por ejemplo, pacientes con un implante de válvula cardiaca o prótesis aórtica).

En este tipo de pacientes puede ser oportuno recurrir a estrategias que mantengan un nivel adecuado de antisepsia durante periodos prolongados o durante varios días, hasta la siguiente cura. Con esta finalidad, la aplicación local sobre el punto de salida de pomadas antisépticas o antibióticas se ha visto que no presentan ninguna eficacia y su uso se desaconseja en todas las guías internacionales.

Para combatir la infección a este nivel, es más adecuado el uso de sistemas de liberación local de clorhexidina 24 horas al día, durante 7 días. En este sentido, el uso de *Biopatch*, discos de poliuretano de lenta liberación de clorhexidina al 2 %, han demostrado ser una estrategia segura (ver las guías SHEA de 2014).

Existe también la posibilidad de usar apósitos transparentes que presenta adherido un gel de clorhexidina de lenta liberación. Pero tiene la desventaja de que el gel no tiene capacidad de absorción (contrariamente al disco de poliuretano) y que se deshace rápidamente, volviéndose ineficaz en un ambiente húmedo. También existen apósitos sin gel, transparentes e impregnados en clorhexidina, evitando las complicaciones.

Figura 18
Apósito con gel de clorhexidina de liberación lenta

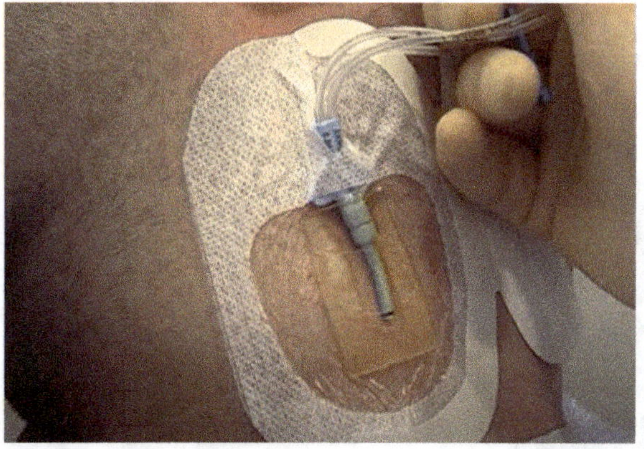
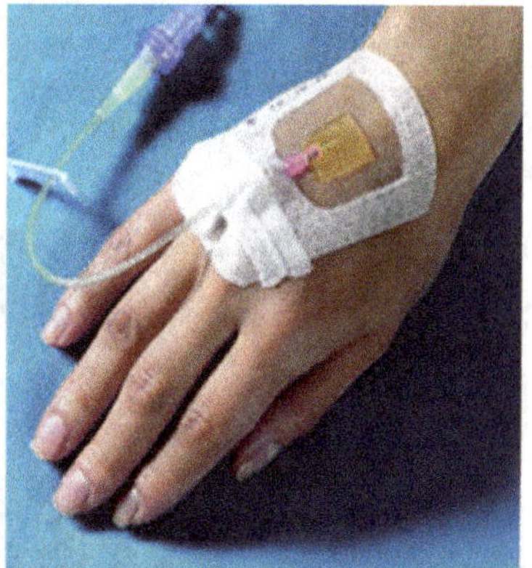

Fuente: Ver recursos WEB[P]

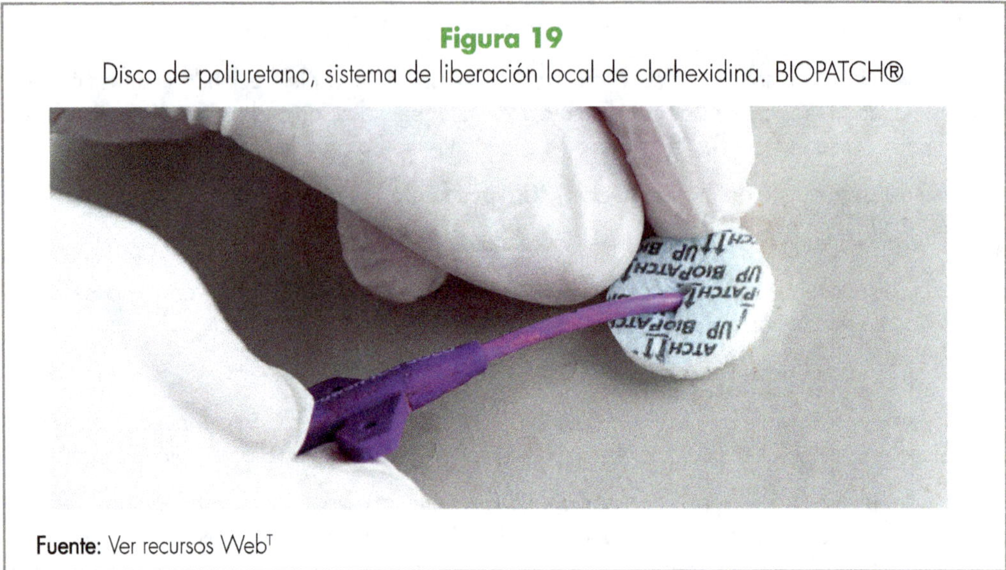

Figura 19
Disco de poliuretano, sistema de liberación local de clorhexidina. BIOPATCH®

Fuente: Ver recursos Web[T]

Protección del catéter con riesgo de desplazamiento/migración

El riesgo de desplazamiento en catéteres periféricos (producen flebitis mecánica) y riesgo de migración y desplazamiento en los catéteres.

Si bien es cierto que la administración intravenosa segura requiere que la punta del catéter central esté en posición central (en proximidad de la unión cavo-auricular o ligeramente por encima o por debajo de la misma) sobre todo cuando se administran soluciones potencialmente lesivas del endotelio, una fuga de catéter se asocia con un riesgo de trombosis venosa central o mal funcionamiento[48,53].

¿Cómo puede ocurrir un desplazamiento/migración?

Se produce normalmente por una fijación ineficaz del catéter o por maniobras inadecuadas durante la cura del punto de salida.

¿Cuál es la estrategia para estabilizar correctamente el catéter?

- Elección adecuada del lugar de salida del catéter.

- Uso de dispositivos de estabilización cutánea sin suturas Statlock®, Wingguard®, Griplok®.

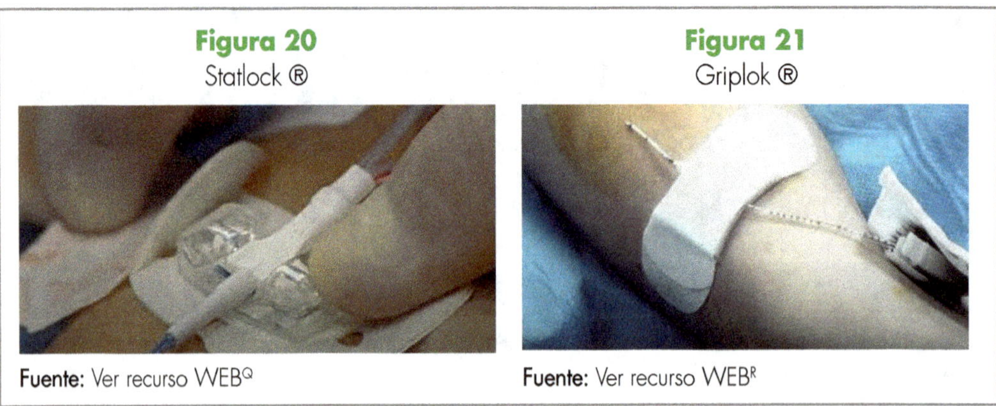

Figura 20
Statlock ®

Fuente: Ver recurso WEB[Q]

Figura 21
Griplok ®

Fuente: Ver recurso WEB[R]

Contrariamente a lo que podría parecer, la estabilización del catéter mediante puntos de suturas no es más segura que un sistema de fijación sin suturas y tiene más riesgo de infección.

¿Qué hacemos con los pacientes con mayor riesgo de salida accidental del catéter?

- Pacientes ancianos no colaboradores, niños inquietos, pacientes con lesiones cutáneas crónicas o con hiperhidrosis local, se recomienda la colocación de anclaje subcutáneo, catéter Mid-Line y PICC.

- Se coloca cuando se implanta el catéter y se retira en el momento de la retirada del catéter. Los otros sistemas deben cambiarse con cada cura.

Figura 22
Wingguard®

Fuente: Ver recurso WEB[S]

Mantenimiento de los sistemas de administración intravenosa

Es muy importante y se debe tener como objetivo importante el mantenimiento de los sistemas de administración intravenosa, garantizando los cuidados adecuados que minimicen las complicaciones no deseadas y los efectos adversos.

Protocolo de lavado y cierre de sistemas[45]

- El mantenimiento de la permeabilidad de los catéteres venosos está relacionado con un protocolo adecuado de lavado con suero fisiológico de sistema *flush* y de cierre *lock*.

- El lavado se debe realizar con la técnica *push-stop-push* (empujar/pausar/empujar) con una jeringuilla precargada de 10 ml.

- Este lavado debe realizarse:

  - Antes del uso del sistema, lavar con jeringuilla precargada de 10 ml.

  - Después de extracciones de sangre o administración de hemoderivados o tras nutrición parenteral con lípidos o medios de contraste con jeringuilla de 20 ml o 2 jeringas precargadas de 10 cc.

  - Sellar con suero fisiológico cada luz del catéter que no se vaya a usar (el uso de sellado con solución heparinizada no tiene ninguna evidencia científica probada y debe evitarse)[51].

Cierre de sistema

Para la correcta permeabilidad del catéter es importante el uso correcto de los tapones valvulados, bioconectores o NFC (Needle Free Connectors). Existen NFC de presión negativa, neutra o positiva.

- NFC negativa: se produce al retirar la jeringa o el sistema de administración se crea un desplazamiento que provoca un reflujo de sangre en el interior del catéter, que puede obstruir la extremidad distal del catéter. Es necesario pinzar el catéter antes de la descohesión.

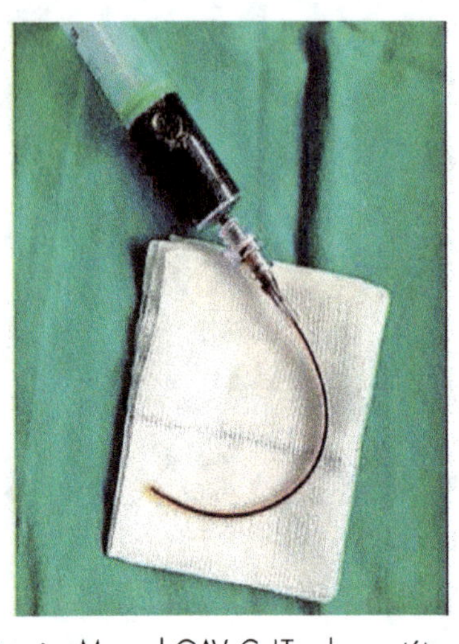 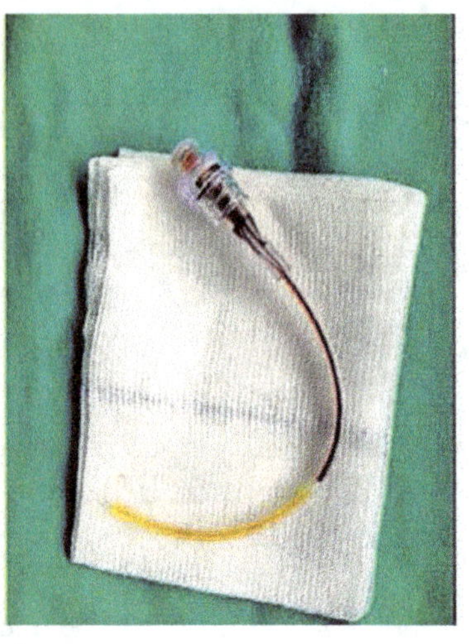

Fuente: Manual GAVeCeLT sobre catéteres PICC y MIDLINE: indicaciones, inserción, mantenimiento y gestión. Milano. ISBN 9788821447426. Edra; 2018

- NFC positiva: previene el reflujo de sangre dentro del catéter, deben usarse con cautela ya que algunos bioconectores de presión positiva se han relacionado con un aumento del riesgo infeccioso, por motivos no del todo claros, aunque relacionados probablemente con la presencia en el interior de estos sistemas de pequeñas cámaras de reserva en las que es posible una proliferación bacteriana. Actualmente, existen NFC de desplazamiento positivo en el mercado sin estos mecanismos.

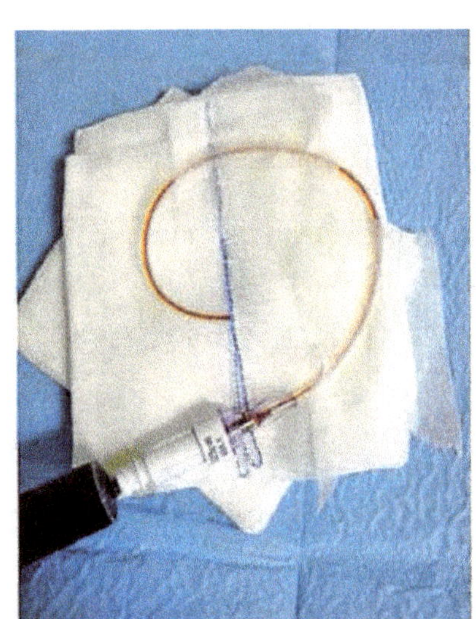 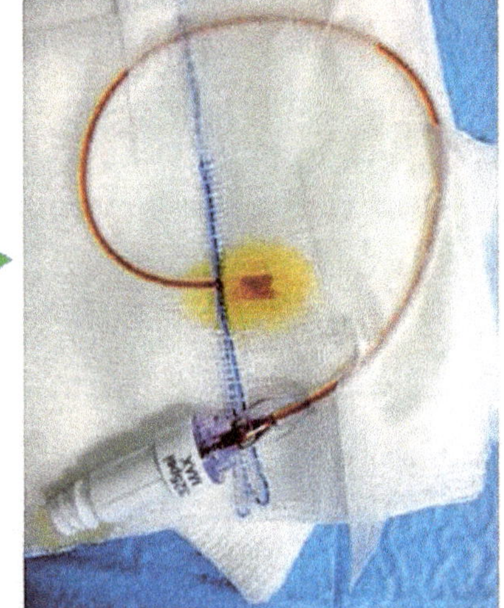

Fuente: Manual GAVeCeLT sobre catéteres PICC y MIDLINE: indicaciones, inserción, mantenimiento y gestión. Milano. ISBN 9788821447426. Edra; 2018

- NFC neutra: previene el reflujo de sangre dentro del catéter. Este NFC es el recomendado por muchas guías, entre ellas las recomendaciones de GAVeCeLT.

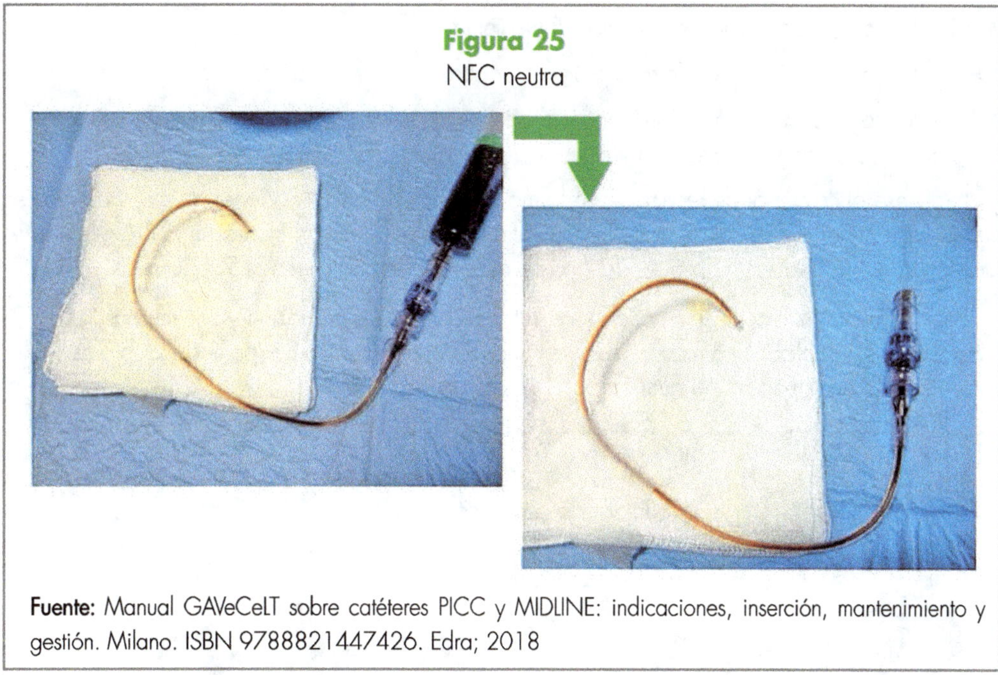

Figura 25
NFC neutra

Fuente: Manual GAVeCeLT sobre catéteres PICC y MIDLINE: indicaciones, inserción, mantenimiento y gestión. Milano. ISBN 9788821447426. Edra; 2018

- Cuando no podamos aprovechar la acción de estos tapones de presión neutra o positiva, por ejemplo, cuando se retira la aguja de Huber de un PICC-port o reservorio es necesario usar maniobras y realizaremos una presión relativamente positiva en el interior del sistema.

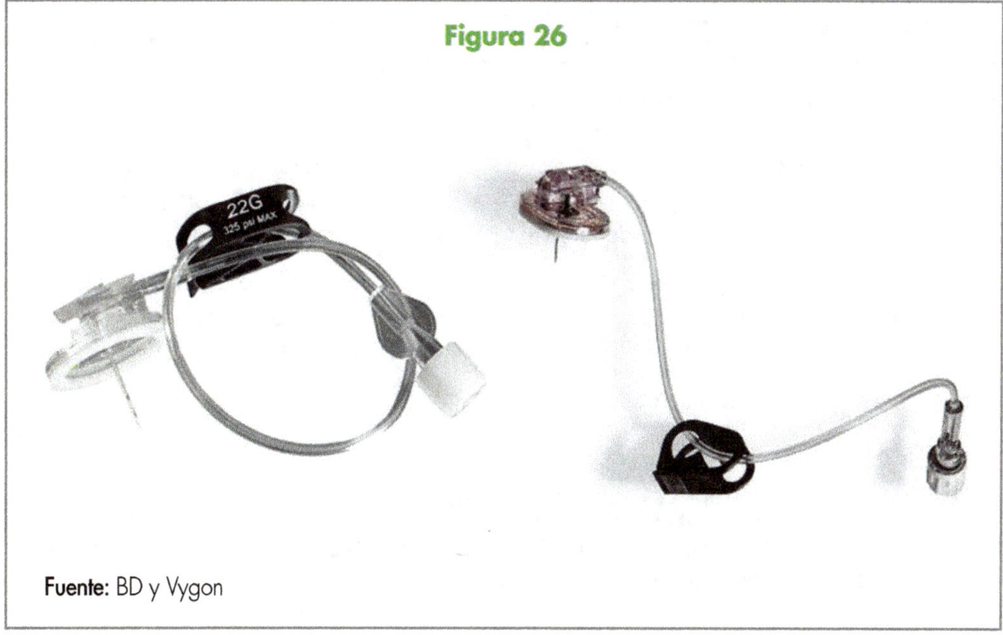

Figura 26

Fuente: BD y Vygon

Mantenimiento de las alargaderas y conexiones, NFC

En líneas generales, los NFC desde un punto de vista estructural:

- Que tenga un mecanismo de conexión con sistema luer-lock.

- Que tenga una superficie externa lisa y regular para una mejor desinfección.

- Que tenga un espacio muerto interno de dimensiones mínimas y un flujo interno de tipo laminar, lo menos turbulento posible.

El acceso al catéter debe realizarse de forma aséptica. Se debe friccionar de manera vigorosa el NFC durante al menos 15 segundos con toallitas impregnadas con clorhexidina al 2 % en base alcohólica al 70 %, antes y después del acceso al catéter dejando secar 15 segundos.

Recientemente, existe en el mercado un sistema de desinfección pasiva y continua de los NFC. Estos sistemas garantizan una mayor eficacia y una mayor adherencia por parte de los profesionales sanitarios a la desinfección del puerto, bioconectores o NFC.

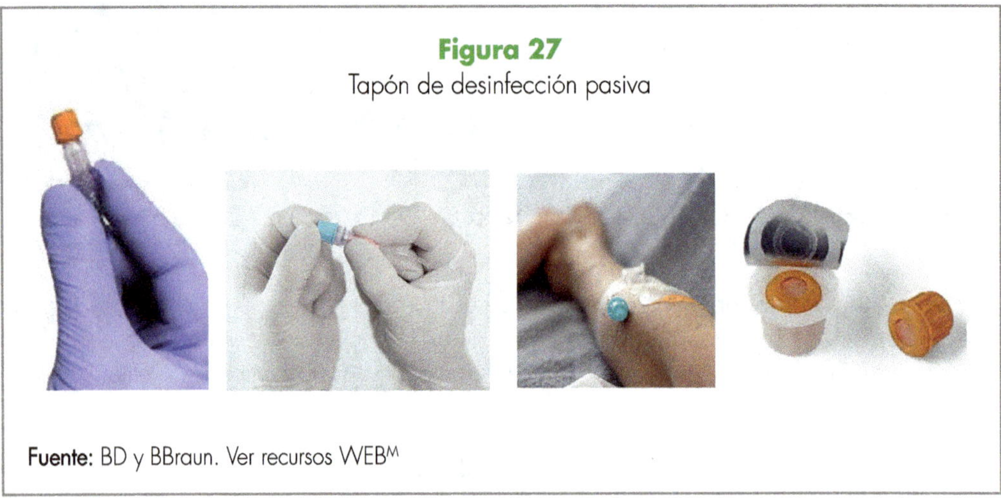

Figura 27
Tapón de desinfección pasiva

Fuente: BD y BBraun. Ver recursos WEB[M]

Recomendaciones sobre cambios de sistemas (CDC 2011)[55]

- La sustitución rutinaria de los catéteres venosos a intervalos programados no reduce el riesgo de bacteriemias y por ello no debe realizarse, ya sea catéter venoso de corta, media o larga duración, periférico o central. Se debe considerar solo por indicación clínica.

- La sustitución de manera programada y con frecuencia preestablecida de los sistemas de infusión (sistemas de administración intravenosa, llave de 3 pasos y todo lo que se conecta al PICC, MidLine, Mini-MidLine, y catéter corto o cualquier tipo) es importante.

- El sistema de infusión continúa cada 96 horas.

- Hemoderivados, inmediatamente al final de la administración.

- Nutrición parenteral con lípidos o soluciones lipídicas cada 24 horas.

- Los sistemas para la administración usados en quimioterapia se deben sustituir y desechar de acuerdo con las recomendaciones hospitalarias.

- Propofol cada 6-12 horas.

- La frecuencia ideal de sustitución de los sistemas de administración intravenosa empleados para la administración discontinua (normalmente, en contexto extrahospitalario) constituye un problema aún sin resolver.

- Se considera prudente sustituir los sistemas al finalizar cada ciclo de infusión.

- Todas las anteriores indicaciones son válidas, excepto cuando el fabricante del sistema no indique otra sustitución diferente.

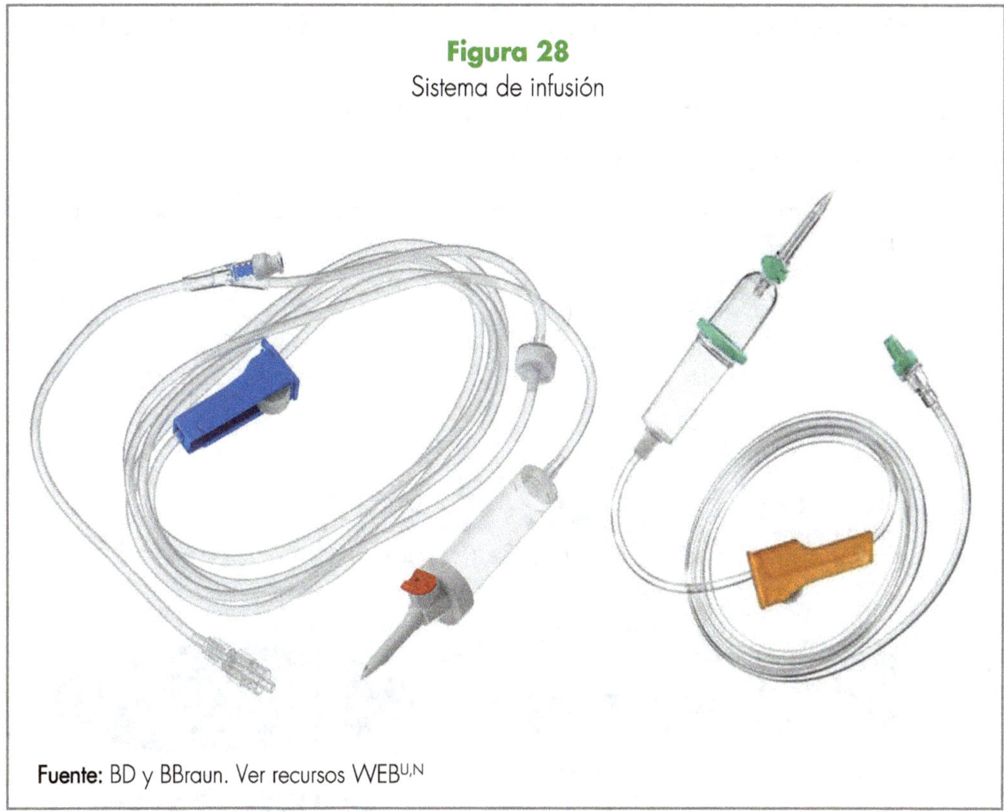

Figura 28
Sistema de infusión

Fuente: BD y BBraun. Ver recursos WEB[U,N]

Recopilatorio de mantenimiento

Cuidados del catéter (CDC 2011)[55]

- Utilizar preferentemente apósitos transparentes semipermeables estériles.

- Evaluar diariamente el punto de punción mediante inspección o palpación.

- Usar apósito de gasa si en el punto de punción hay hemorragia, exudado o sudoración excesiva.

- Proteger apósito y conexiones durante higiene del paciente.

- No usar pomadas ni cremas antibióticas en el lugar de la inserción.

- Higiene de manos antes y después de:

  Cada cambio de apósito, cura del punto de inserción, manipulación de equipos, conexiones y válvulas, independientemente del uso de guantes.

- Usar guantes limpios en CVP y estériles en CVC, PICC, CVLM en el cambio de apósito.

- Reducir al mínimo la manipulación de conexiones y usar bioconectores:

  Antes del acceso, desinfectar los conectores con alcohol 70 % o clorhexidina alcohólica o usar tapones de desinfección pasiva.

- Sustituir los conectores junto con el cambio de equipos, sistemas de infusión y llaves de tres pasos. 4-7 días.

- Todos los accesos deben estar tapados cuando no se estén usando.

- Cambiar llaves, conectores y sistemas cada 4-7 días.

- Cambiar los sistemas utilizados para administrar sangre, hemoderivados o emulsiones lipídicas a las 24 h del inicio de la infusión.

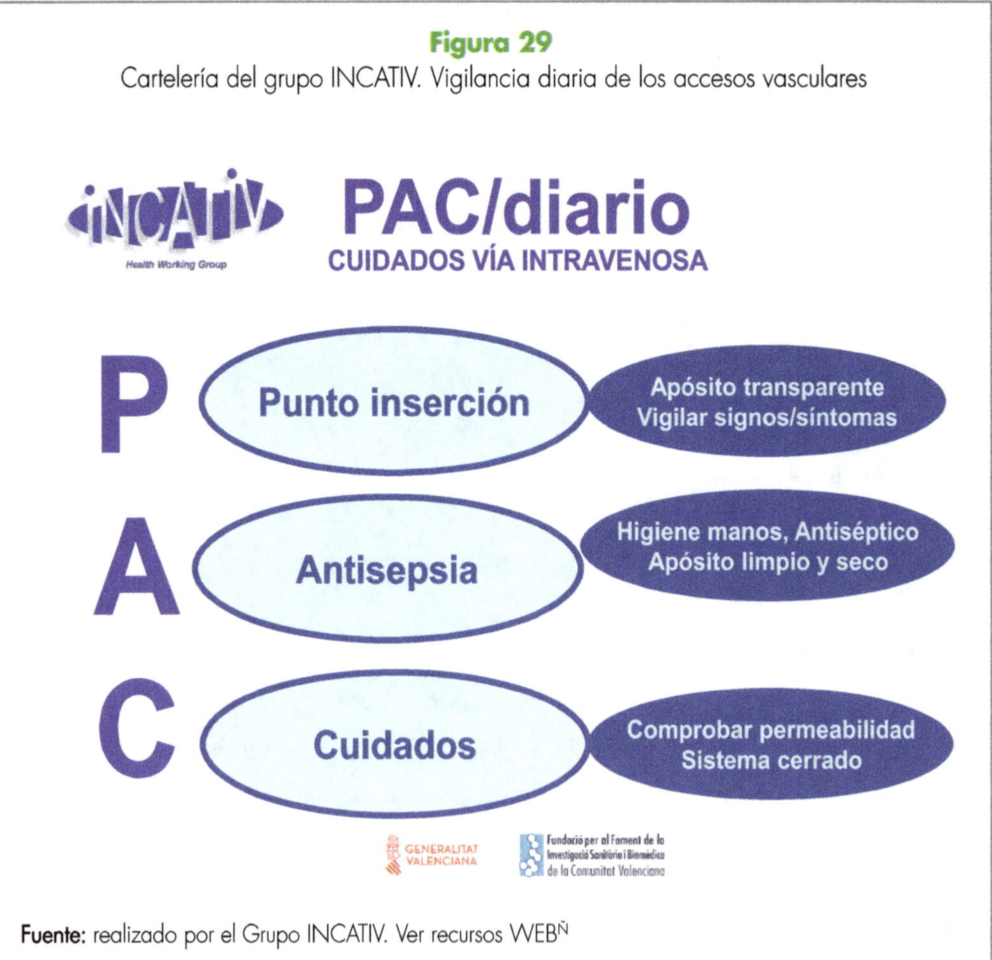

Figura 29

Cartelería del grupo INCATIV. Vigilancia diaria de los accesos vasculares

Fuente: realizado por el Grupo INCATIV. Ver recursos WEB[ñ]

- Cambiar los sistemas utilizados para administrar propofol cada 6-12 h.

- Sellado de los accesos vasculares con SF 0,9 % o con otras soluciones recomendadas tras finalizar el lavado de las mismas.

  (Según protocolo de cada hospital: urokinasa, heparina, taurolidina, citrato, nitroglicerina, alteplasa, etcétera).

- Cambiar el apósito transparente una vez por semana y el de gasa cada 2/3 días o siempre que esté sucio, húmedo o despegado.

- Usar CVC impregnados de clorhexidina/sulfadiazina o minociclina/rifampicina en uso de catéter > 5 días. Esta medida se implementará solo cuando haya tasas muy altas de BRC.

- No profilaxis antibiótica para evitar colonización o bacteriemia.

- Aseo de pacientes con clorhexidina 2 % en cuidados críticos con altas tasas de BRC.

- Desinfectar todos los tapones de los viales (viales de un solo uso, uso múltiple, envases de suero) con alcohol 70 %.

- Reducir el número de manipulaciones y entradas al sistema de monitorización de presiones y equipo transductor.

7.4.4 Retirada del catéter

- No cambiar de forma programada ningún catéter venoso.

- Retirar o cambiar si existen signos de flebitis, infección o malfuncionamiento del catéter.

- Si la inserción se realiza sin utilizar una técnica aséptica, retirar antes de 24-48 horas.

- Los catéteres de línea media sustituir a los 28-30 días, según guía del fabricante o antes por signos clínicos.

- Quitar lo antes posible cualquier catéter que ya no sea imprescindible.

- No enviar los catéteres para cultivo microbiológico de forma rutinaria.

- Cumplimentar en registro de enfermería fecha y motivo de retirada.

Retirada del catéter CVC

- No retirar CVC o PICC solo por aparición de fiebre. Se debe retirar ante sospecha fundada de infección relacionada con el catéter.

- Usar el cambio con guía para reemplazar un catéter que no funciona correctamente, salvo evidencia de signos de infección.

- Enviar la punta del catéter a cultivo cuando se retire por sospecha de infección relacionada con el catéter.

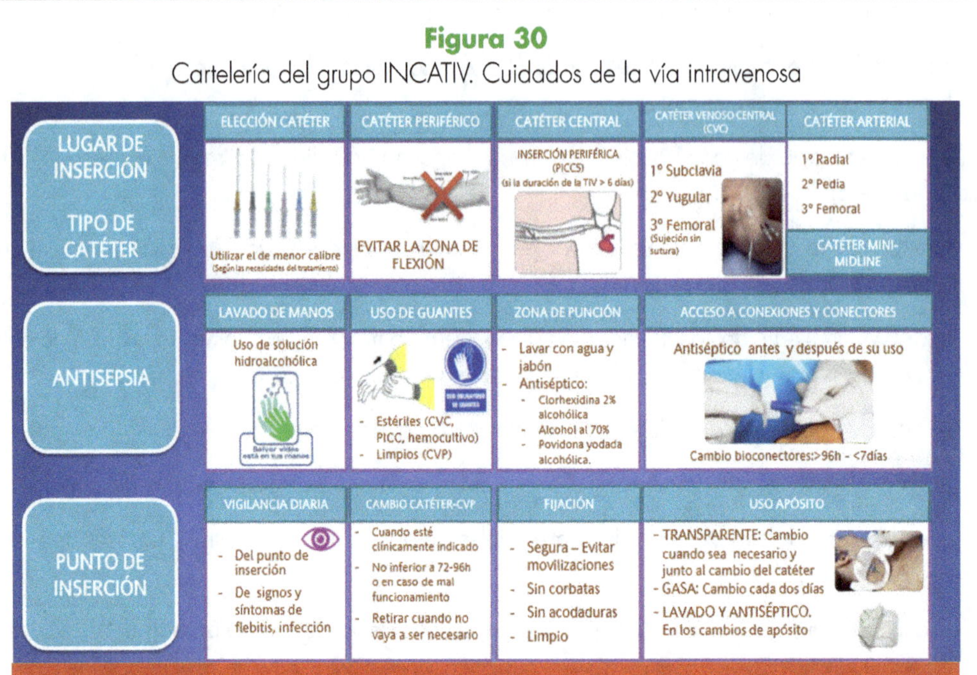

Fuente: realizado por el Grupo INCATIV. Ver recursos WEBº

7.5 Vídeos

Vídeos

Vídeos recomendados de terapia intravenosa (vídeos externos)

https://amazingbooks.es/manual-enfermeria-video-7.2

7.6 Bibliografía

1. Castañeda FA, Pérez CVJA, Soto AM. Eficacia de la práctica de enfermería en la Terapia de Infusión Intravenosa. Rev CONAMED. 2015;20(Suppl: 1):S27-S34.

2. Alonso-Ortiz-Del-Río, C., Briones, E., Buzón-Barrera, M., Calderón, E., Carrero-Caballero, M., Carrión-Camacho, M.ª. et al. 2015. Guía de Práctica Clínica sobre Terapia Intravenosa con Dispositivos no Permanentes en Adultos.

3. Carballo M, Llinas M, Feijoo M. Flebitis en catéteres periféricos (I): incidencia y factores de riesgo. Rev ROL Enf. 2004; 27(9): 25-32.

4. Mc Closkey, J; Bulechek, G.M. 3ª Edición (2003) Clasificación de Intervenciones Enfermeras (NIC) HarcourtMosby Madrid 4ª Edición.

5. Hospital Galdakao-Usansolo. Osakidetza. Departamento De Sanidad. Terapia Intravenosa Manual de Enfermería. Febrero 2009.

6. Maki DG. Prevención de la infección en la terapia intravenosa. AnesthAnalg 1977; 56:141.

7. Carrero Caballero MC. Actualización enfermera en accesos vasculares y terapia intravenosa. Madrid: Difusión Avances de Enfermería (DAE S.L.); 2008.

8. Noci Belda J, Lucendo Villarín AJ. Gestión del capital venoso: un nuevo enfoque en el cuidado del paciente. Revista de Terapia Intravenosa Vol 1 Núm.2. mayo/agosto 2009.

9. Castañeda FA, Pérez CVJA, Soto AM. Eficacia de la práctica de enfermería en la Terapia de Infusión Intravenosa. Rev CONAMED. 2015;20(Suppl: 1):S27-S34.

10. Gorski, L. A., Hadaway, L., Hagle, M., McGoldrick, M., Orr, M.,Doellman, D. 2016 Infusion therapy standards of practice. Journal of Infusion Nursing, 39(1 Suppl.), S1–S159.

11. Hadaway L, Dalton L, Mercanti-Erieg L. Infusion teams in acute care hospitals: call for a business approach: an Infusion Nurses Society white paper. J Infus Nurs. 2013;36(5):356-360.

12. Del Río C, Corredor R, Cubero MA, Lafuente E, Lasso de la Vega L. Guía de excelencia en la creación de infusión y acceso vascular. Ediciones Mayo, 2020. ISBN: 978-84-9905-284-7 Depósito legal: B 3275-2020

13. Guidelines for the Prevention of Intravascular Catheter-Related Infections (2011). Revised Feb 2017. Summary of recommendations. Centers for Disease Control and Prevention, National Center for Emerging and Zoonotic Infectious Diseases (NCEZID), Division of Healthcare Quality Promotion (DHQP).Disponible: https://www.cdc.gov/infectioncontrol/guidelines/bsi/recommendations.html

14. Br J Nurs, Hugill K. Preventing bloodstream infection in IV therapy. 2017 Jul 27;26(14):S4-S10.

15. Moureau NL, Trick N, Nifong T, et al. Vessel health and preservation (Part 1): a new evidence-based approach to vascular access selection and management. J Vasc Access. 2012;13(3):351–356.

16. Winslow MN, Trammell L, Camp-Sorrell D. Selection of vascular access devices and nursing care. SeminOncolNurs. 1995 Aug;11(3):167-73.

17. Pittiruti M, Scoppettuolo G. Manual GAVeCeLT sobre catéteres PICC y MIDLINE: indicaciones, inserción, mantenimiento y gestión. Roma: Edra; 2018.

18. Martínez Ortega C (coord), Suárez Mier B (coord) Flebitis Zero [Internet]. Oviedo: Hospital Universitario Central de Asturias; 2019 [Consultado el 1 de noviembre 2019]. Inserción y mantenimiento del catéter venoso periférico; [1 pág.]. Disponible en: http://flebitiszero.com/app/Descargas/DocumentacionProyecto/Resumen%20Protocolo%20Cateterismo%20Venoso%20Periferico.pdf

19. Carballo M. Elección de un catéter de acceso periférico. Revista Rol Enfermería. 2004;27(6):23-30.

20. Ray-Barruel G, Rickard CM. Helping nurses help PIVCs: decision aids for daily assessment and maintenance. Br J Nurs. 2018 Apr 26;27(8):S12-S18.

21. Qin KR, Nataraja RM, Pacilli M. Long peripheral catheters: Is it time to address the confusion?. J Vasc Access. 2019 Sep;20(5):457-460.

22. Carrero Caballero MC. Tratado de administración parenteral. Madrid: Ediciones DAE; 2015.

23. Ramos Cuenca F, Linares Escudero J, Romo García R, Cubo Amaya M, Climent Villanueva M, Santos Sarria R. Técnica modificada de Seldinger: canalización de catéteres venosos centrales a través de catéteres venosos periféricos. Revista ROL de enfermería. 2008;31(12):14-16.

24. Sharp R, Grech C, Fielder A, Mikocka-Walus A, Cummings M, Esterman A. The patient experience of a peripherally inserted central catheter (PICC): A qualitative descriptive study. Contemp Nurse. 2014;48(1):26-35.

25. Franco-Sadud R, Schnobrich D, Mathews BK, et al. Recommendations on the Use of Ultrasound Guidance for Central and Peripheral Vascular Access in Adults: A Position Statement of the Society of Hospital Medicine. J HospMed. 2019 Sep 6;14:E1-E22.

26. O'Grady NP, Alexander M, Dellinger EP, Gerberding J, Heard SO, Maki DG, Masur H, McCormick RD, Mermel LA, et al. Guideline for the prevention of intravascular catheter- related infection. Clin Infect. Dis 2011 May; 52 (9): e 162-19.

27. Magnani C, Calvieri A, Giannarelli D, Espino M, Casale G. Peripherally inserted central catheter, midline, and short midline in palliative care: Patient-reported outcome measures to assess impact on quality of care. J VascAccess. 2019 Sep;20(5):475-481.

28. Beecham GB, Tackling G. Peripheral Line Placement. [Actualizado el 28 de junio de 2019]. En: StatPearls [Internet]. Treasure Island (FL): StatPearls Publishing; 2019. Disponible en: https://www.ncbi.nlm.nih.gov/books/NBK539795/

29. Cuidados de la via intravenosa. Grupo INCATIV. http://www.incativ.es/documentos/privados/2020-CARTEL_CUIDADOS_VIA_IV.pdf

30. Song F, Huang D, Chen Y, Xiao Z, Su K, Wen J, Guo W, Wang Z, Wu Y, Wang S, Qin T. Bedside ultrasound diagnosis of a malpositioned central venous catheter: A case report. Medicine (Baltimore). 2018 Apr; 97(15): e0501.

31. Martínez Ortega C (coord), Suárez Mier B (coord) Flebitis Zero [Internet]. Oviedo: Hospital Universitario Central de Asturias; 2019 [Consultado el 1 de noviembre 2019]. Proyecto Flebitis Zero; [24 pág.]. Disponible en: http://flebitiszero.com/app/Descargas/DocumentacionProyecto/Flebitis%20Zero.pdf

32. Bodenham Chair A, Babu S, Bennett J, Binks R, Fee P, Fox B, Johnston AJ, et al. Association of Anaesthetists of Great Britain and Ireland: Safe vascular access. Anaesthesia. 2016 May;71(5):573-85. Correction. Anestesia. 2016 Dic; 71 (12): 1523.

33. Shaw SJ. How to insert a peripheral cannula. Nurs Stand. 2016 Nov 16;31(12):42-47.

34. Gilardi E, Giannuzzi R, WoldeSellasie K, Piano A, Pittiruti M, Scoppettuolo G. Mini midline in difficult intravenous access patients in emergency department: A prospective analysis. J Vasc Access. 2019 Oct 24:1129729819883129.

35. Carrero Caballero MC, Montealegre Sanz M, Cubero Pérez MA. Catéter Venoso Medial o Midline (MVC). Revista ROL de enfermería. 2014;37(1):36-41.

36. Adams DZ, Little A, Vinsant C, Khandelwal S. The Midline Catheter: A Clinical Review. J Emerg Med. 2016 Sep;51(3):252-8.

37. Kusminsky RE. Complications of central venous catheterization. J Am Coll Surg. 2007; 204(4):681–696.

38. Hind D, Calvert N, Mc Williams R, et al Ultrasoniclocatingdevicesfor central venouscannulation: meta-analysis. BMJ 2003; 327:361.

39. Schweickert WD, Herlitz J, Pohlman AS, Gehlbach BK, Hall JB, Kress JP.A randomized, controlled trial evaluatingpostinsertionneckultrasound in periherallyinserted central catheter procedures. CritCareMed 2009; 37:1217-1220.

40. Maki DG, Ringer M, Alvarado CJ, Prospectiverandomised trial of povidone- iodine, alcohol, and Clorhexidineforprevention of infectionassociatedwith central venous and arterial catheters. Lancet 1991; 338:339-43.

41. Maiwald M, Assam PN, Chan ES, Dancer SJ, Chlohexidine's role in skin antisepsis: questioningtheevidence. Lancet 2014 oct. 11; 384 (9951):1344-5.

42. Mermel LA, Allon M, Bouza E, et al (2009) ClinicalpraticeGuidelinesforthe diagnosis and management of intravascularcatheter- related infection: 2009 updatebytheInfectiousDiseasses of AmericaClinInfect 49(1):1-45.

43. GAVeCeLT: Visual score dellsito di emergenza di PICC o CVC. www.gavecelt. Info pag. Web de GAVeCeLT.

44. Campisi C, Biffi R, Pittiruti M, Catheter-related central venous trombosis: Thedevelopment of a nationwideconsensuspaper in Italy. Java 2007; 12: 38-46.

45. Infusion Nurses Society: InfusionNursignStandards of Practice. J infus Nurs 2006;29 (supl): s1-s106.

46. Centers for Disease Control Prevention. Guidelinesfortheprevention of intravascularcatheter-related, MMWR Morb Mortal WklyRep, 2002 vol 51 RR-10 (PG. 1-29).

47. Martínez del Prado P, Martínez de Castro E, Profilaxis y tratamiento de la trombosis asociada a catéter venoso central. Grupo de trabajo SEOM de Tromboenbolismo y cáncer. 2017 SEOM (Sociedad Española de Oncología Médica).

48. Pittiruti M, Bertoglio S, Scoppettuolo G, Biffi R, Lamperti M, Dal Molin A, et. Al. Evidence-basedcriteriaforthe most appropriatelocksolutions of central venouscatheter (excludingdialysiscatheters) GAVeCeLTconsensus J Vasc ACCESS (6): 453-464.

49. Gorchs M, Juárez JC, Fármacos que pueden producir flebitis. Aten Farm 1999 1(3): 302.

50. Chaves F, Garnacho-Montero J, Del Pozo JL, Bouza E, Capdevilla JA, de Cueto M, Domínguez MA, et al. Diagnosis and Treatment of catheter- relatedBloodstreaminfection: ClinicalGuidelines of theSpanishSociety of InfectionsDiseases and ClinicalMicrobiology and (SEIMC) and theSpanishSociety of SpanishSociety of Intensive and CriticalCare Medicine and CoronaryUnits. Med Intensiva 2018- Feb, 42 (1):5-36.

51. Sabatier C, Peredo R, Valles J, BacterialBloodstream in criticalpatiens. Med Intensiva vol. 33 no 7 oct.2009.

52. Ista E, van der Hoven B, Kornelisse RF, van der Starre C, Vos MC, Boersma E, et al. Effectiveness of insertion and Maintenancebundles to prevent central-lines associatedBloodstreaminfections in critically illpatients of allages: a systematicreview and meta-analysis. LancetInfectDis 2016 16(6): 724-34.

53. Soriano E, García JM, Blaya F, Islan E, Gallego LT, Franco-López A, García de Lorenzo A, Dispositivo de fijación, cierre y acoplamiento para catéter de perfusión intravenosa. Nutr. Hosp 2015; 32 (2): 1382-1385.

54. Wengstrom Y, Foubert J, Marguiles A, Rose H, Bugeia S, Guidelines Implementation Toolkit. Extravasation Guidelines 2007. Disponible en: https://www.cancernurse.eu/documents/EONSClinicalGuidelinesSection6-en.pdf

55. Proyecto Bacteriemia Zero Disponible en: https://www.seguridaddelpaciente.es/es/practicasseguras/seguridad-pacientes-criticos/proyecto-bacteriemia-zero/

Página web Grupo INCATIV «Indicadores de Calidad en la Terapia Intravenosa». Disponible en: http://www.incativ.es

A. SEMPSPH. Proyecto Flebitis Zero. Módulo de formación. http://flebitiszero.com/app/formacion/eleccionAccesoVascular.html

B. Manual GAVeCeLT sobre catéteres PICC y MIDLINE. Indicaciones, inserción, mantenimiento y gestión. Milano. Edra; 2018. https://www.kobo.com/es/es/ebook/manual-gavecelt-sobre-cateteres-picc-y-midline-1

C. Online Browsing Platform (OBP). ISO 10555-5:2013(en) Intravascular catheters — Sterile and single-use catheters — Part 5: Over-needle peripheral catheters. https://www.iso.org/obp/ui/#iso:std:iso:10555:-5:ed-2:v1:en

D. Catalogo Vygon. Leader-Cath artero-venoso in PE. https://www.vygon.it/catalogo/prodotto/leader-cath-artero-venoso-in-pe/ Catálogo Vygon. MINIMID. https://www.vygon.it/catalogo/prodotto/minimid/

E. www.vygon.es Catéter Venoso Medial o Midline (MVC). https://www.vygon.es/wp-content/uploads/sites/4/2015/08/cateter-de-linea-media-o-midline-1.pdf

F. www.vygon.es Catéter línea media o MidLine https://www.vygon.es/productos/seldipur-smartmidline_1410_0001281415

G. GAVeCeLT. Visual exit site score. https://gavecelt.it/nuovo/sites/default/files/uploads/visual_exit_site_score.pdf

H. Protocolo de actuación ante la obstrucción de un catéter venoso central en el Hospital Universitario Joan XXIII de Tarragona. Trombo Extraluminal provoca obstrucción del catéter. https://slideplayer.es/slide/10396557/

I. Asociacion ASFURE. Técnica llave 3 pasos. https://www.youtube.com/watch?v=--OftMVIS4g (www.asfure.org)

J. Escala para la clasificación de la obstrucción de acceso vascular CINAS. https://www.uzleuven.be/en/catheter-injection-and-aspiration-cinas

K. Valoración de flebitis. Escala visual de flebitis. http://flebitiszero.com/app/formacion/manAseptico.html

L. www.vygon.es Aguja Huber. https://www.vygon.es/productos/perfusafe-2-autoflush_1697_005249921

M. Sistema de desinfección pasiva. SwabCap® Bbraun. https://www.bbraun.es/es/products/b/swabcap.html

N. Equipo de infusión con sistemas de seguridad. Intrafix® SafeSet. Bbraun. https://www.bbraun.es/es/products/b/intrafix-safeset.html

Ñ. PAC/diario. Cuidados vía intravenosa. Grupo INCATIV. www.incativ.es/documentos/privados/2020-CARTEL_PAC_DIARIO.pdf

O. Cuidados de la via intravenosa. Grupo INCATIV. http://www.incativ.es/documentos/privados/2020-CARTEL_CUIDADOS_VIA_IV.pdf

P. 3M™ Tegaderm™ CHG I.V. Dressing. 1657R Application and Removal Video, CVC https://www.youtube.com/watch?v=vAne1T7sO6I Tegaderm™ CHG (1658) - Application for PICC Video https://www.youtube.com/watch?v=ouFvs-_uJZ0

Q. Bard Medical STATLOCK® PICC Plus Stabilisation Device https://www.youtube.com/watch?v=zCXTjiJdQfQ

R. Homecare PICC dressing change procedure https://www.youtube.com/watch?v=NZLtvPB2fI8

S. WingGuard PICC Securment https://www.youtube.com/watch?v=gyfPokBB5Ps

T. BIOATCH. https://evoluzione-dm.it/adult-products/biopatch/?lang=en

U. Sistema de infusión por gravedad. Becton Dickinson. http://www.bd-products.com/products/ivsets/product.php?ID=1209.

CAPÍTULO 8

ENFERMERÍA PEDIÁTRICA Y MATERNO INFANTIL

Vídeo de presentación: **Capítulo 8**

https://amazingbooks.es/manual-enfermeria-video-8/

CAPÍTULO 8

ENFERMERÍA PEDIÁTRICA Y MATERNO INFANTIL

Autoras: Susana Cantero Orpez, Ana Nazaret Yanes Pérez, Yvonne Oymann

8.1 Introducción

La salud materno infantil se engloba dentro de la Salud Pública, la cual se define como «el conjunto de actividades encaminadas a promocionar y promover la salud, prevenir la enfermedad, curar y rehabilitar a la comunidad en general».

Específicamente, la salud materno infantil (MI) estará encaminada a prestar atención y proporcionar cuidados a la mujer durante la etapa reproductiva y durante su proceso de maternidad, así como al niño desde su nacimiento hasta la adolescencia, en los diferentes niveles de salud de forma integral (madre, niño, familia), teniendo en cuenta también los aspectos sociales y culturales.

8.2 Aspectos clave

El objetivo será promocionar y fomentar la salud asegurando el bienestar en el recién nacido y su desarrollo hasta la adolescencia[1] teniendo en cuenta que el niño, de ninguna manera, es un adulto en miniatura y que se le debe prestar una atención integral en las diferentes etapas de su vida hasta la finalización de su desarrollo y que estos cuidados vayan encaminados al fomento, prevención, curación y rehabilitación de los menores integrados dentro del entorno familiar y comunitario.

Sería este tema para tratar de manera más extensa, pero nos limitaremos en este capítulo a esbozar unas pocas líneas sobre los cuidados más genéricos de la Enfermería Materno-Infantil.

8.3 El embarazo

La decisión de tener descendencia es una de las más transcendentes en la vida de una mujer; por eso, antes de embarcarse en un proceso de gestación, debe encontrarse en las mejores condiciones físicas y mentales, dado que el estado de salud previo al embarazo influye en gran medida en el desarrollo del embarazo y de la salud materno-infantil a corto y a largo plazo.

8.3.1 Consulta preconcepcional

Habitualmente, las mujeres no planifican su embarazo y no conocen la importancia de un consejo preconcepcional; sin embargo, se trata de una actividad con un gran potencial para:

- Dar educación para la salud (EPS).

- Prevenir complicaciones de salud durante y después del embarazo (en la madre y en el bebé).

- Controlar o estabilizar enfermedades crónicas.

- Preparar el estado físico, emocional y psíquico de la madre para el proceso que va a comenzar.

Es por ello que La Guía de Práctica Clínica (GPC) de Atención en el Embarazo y Puerperio del Ministerio de Sanidad 2014 (ver recursos WEB[A]) recomienda planificar cada embarazo, especialmente en mujeres con enfermedades crónicas (diabetes, HTA, epilepsia, hipotiroidismo u otros) de manera que se inicie la gestación en condiciones óptimas pudiendo evitar los efectos negativos de dichas patologías y mejorando así los resultados perinatales. En muchas ocasiones, es preciso evaluar el tratamiento médico crónico, siendo necesario, algunas veces, tener que cambiar de principio activo.

8.3.1.1 Cumplimentación de la historia clínica (HC) en la consulta preconcepcional

En ella deberemos tener en cuenta los siguientes aspectos:

- Alergias e intolerancias, reacciones alérgicas a medicamentos, enfermedades y cirugías previas, antecedentes familiares (malformaciones, enfermedades genéticas hereditarias).

- Toma de tensión arterial (TA).

- Cálculo del índice de masa corporal (IMC).

- Antecedentes reproductivos: cesáreas anteriores, partos prematuros o abortos de repetición, para valorar si procede estudios previos o especial cuidado desde una etapa temprana del embarazo (en caso de cesárea previa, recomendar al menos 18 meses para el siguiente embarazo).

- Revisión del calendario vacunal y administración de vacunas si procede, con especial hincapié en la triple vírica y la varicela. Si se administra, se debe registrar con la recomendación de evitar el embarazo al menos 28 días postvacunación. Recordar dosis no registrada, dosis no administrada y que no se considera coste-efectivo la serología de inmunidad de dichas enfermedades para tomar la decisión de vacunar.

- Investigar sobre infecciones de transmisión sexual (ITS): información sobre una vida sexual saludable y la prevención de ITS. Derivar para indicar estudios si hay datos de riesgo.

- Valorar el consumo de tóxicos: tabaco, alcohol, drogas ilegales, por su gran influencia en la salud materno-infantil y en la salud pública en general. Informar sobre las consecuencias negativas para el feto y desaconsejar consumo, ofrecer y derivar recursos para deshabituación de tóxicos.

- Detección precoz de violencia de género.

En esta consulta preconcepcional también se debe recomendar la consulta de salud bucodental (SBD), para valorar y tratar enfermedades en las encías, ya que su estado puede empeorar por la influencia de las hormonas en el embarazo.

8.3.1.2 Asesoramiento en nutrición/seguridad alimentaria

Los consejos y educación sobre la embarazada se encaminarán a:

- Controlar el peso: si hay sobrepeso, obesidad o delgadez extrema hay que recomendar controlarlo con una alimentación sana con dieta mediterránea, preparación de alimentos seguros y saludables y realizar ejercicio diariamente.

- Se desaconseja totalmente el consumo de alcohol en toda la gestación.

- Se debe consumir leche y lácteos pasteurizados, lavar bien la fruta y la verdura ante su consumo crudo y no se deben ingerir productos de origen animal crudos o poco hechos. Asimismo, informar de algunos peces longevos y grandes cuyo consumo puede ser perjudicial por la contaminación con metales pesados ingeridos por la mujer, al menos durante la gestación o para la alimentación del niño pequeño.

- La infección por el *Toxoplasma gondii* se previene evitando la carne cruda de cerdo o sus productos y el contacto con las heces de gatos recién infectados.

  Para más información, consultar recursos WEB[B].

8.3.1.3 Suplementación

Los suplementos a indicar a la embarazada serán:

- **Ácido fólico:** Para la prevención de los defectos del tubo neural (DTN) en las mujeres sin antecedentes del mismo, se sugiere la suplementación diaria con 0,4 mg desde al menos uno o dos meses previos a la concepción y al menos durante las primeras 12 semanas de gestación:

  - En mujeres de alto riesgo (antecedentes de gestación con DTN), diabéticas, obesidad con IMC > 35 y epilépticas con tratamiento anticonvulsionante: 5 mg/día de ácido fólico 3 meses antes de la concepción y en los primeros 3 meses del embarazo.

  - En mujeres de bajo riesgo (sin antecedentes de gestación con DTN): 0,4-0,8 mg/día de ácido fólico 1 mes antes de la concepción y en los primeros 3 meses del embarazo[2].

- **Yodo:** Se sugiere recomendar el consumo de sal yodada[3].

8.3.1.4 Ejercicio físico

Practicar ejercicio físico regularmente durante el embarazo, esto mejora y mantiene las aptitudes físicas, ayuda a controlar el peso, reduce el riesgo de diabetes gestacional en mujeres obesas y favorece el bienestar psicológico. Recomendar un programa de ejercicios de moderada intensidad al menos 20-30 minutos al día, la mayoría de los días a la semana[4]. Se puede encontrar información para las embarazadas de los beneficios, precauciones, tiempos y tipos de ejercicios recomendados en una gestación, consultar recursos WEB[C].

Tabla 1

Acciones a realizar durante la asistencia prenatal a un embarazo normal

Acción	1º trimestre o 1ª consulta	2º trimestre	3º trimestre
Historia clínica	Sí	Sí	Sí
Exploración física	Sí	Sí	Sí
Citología	Si no realizada en dos años previos	-	-
Peso y tensión arterial	Sí	Sí	Sí
Altura uterina	-	Sí	Sí
Movimientos fetales	-	Sí	Sí
Maniobras de Leopold	-	Sí	Sí
Analítica	Hemograma, glucemia, TSH, grupo ABO, Rh, Coombs (anticuerpos irregulares), serologías	Hemograma, Coombs (anticuerpos irregulares)	Hemograma, coagulación. Serologías
Orina	Cultivo y proteinuria	Proteinuria	Proteinuria
Cribado S. Agalactie	-	-	Sí
Cribado diabetes	Si factores de riesgo	Sí	Si factores de riesgo
Ecografía	11+0-13+6 semana	18+0-21+6 semana	34+0-36+6 semana
Información	Sí	Sí	Sí

Fuente: Sociedad Española de Ginecología y Obstetricia (SEGO), Guía de Asistencia Práctica, Control del Embarazo Normal. Prog Obstet Ginecol 2018;61(5):510-527. Ver recursos WEB[D]

8.3.2 El seguimiento del embarazo normal

En la Tabla 1, se observa las actividades básicas que se recomienda realizar para el control del embarazo de bajo riesgo en cada trimestre según la Sociedad Española de Obstetricia y Ginecología (SEGO).

El control del embarazo fisiológico y de bajo riesgo para evitar complicaciones puede ser llevado en la consulta en Atención Primaria (AP) por la matrona y el médico de familia con ayuda del equipo multiprofesional de Atención Primaria y con el apoyo del especialista obstétrico.

La GPC de Atención en el Embarazo y Puerperio del Ministerio de Sanidad, 2014, sugiere un programa de seguimiento de entre 6 y 9 visitas. La Sociedad Española de Ginecología y Obstetricia (SEGO) recomienda entre 7-10 consultas prenatales a desarrollar.

Se hace especial hincapié en la importancia en la primera visita del embarazo donde se repite la mayoría de las recomendaciones y actividades ya reflejadas en la consulta preconcepcional.

8.3.3 Alimentación

El incremento del peso de la gestante recomendado lo podemos observar en la Tabla 2.

Tabla 2

Ganancia de peso recomendable

IMC	Ganancia de peso recomendada
<19,8 kg/m²	12,5 a 18 kg
19,8 -26 kg/m²	5-16 kg
>26-29 kg/m²	7-11,5 kg
>29 kg/m²	6 kg
Embarazo múltiple	16 a 20,5 kg

Fuente: GPC de Atención en el Embarazo y Puerperio del Ministerio de Sanidad, 2014

Se debe explicar a la gestante que es preciso un incremento de nutrientes durante el embarazo, reflejado en la siguiente Tabla 3. Que mayormente se consigue con una dieta diaria adecuada y sana.

Tabla 3

Ingestas diarias recomendadas de energía y nutrientes para la población española

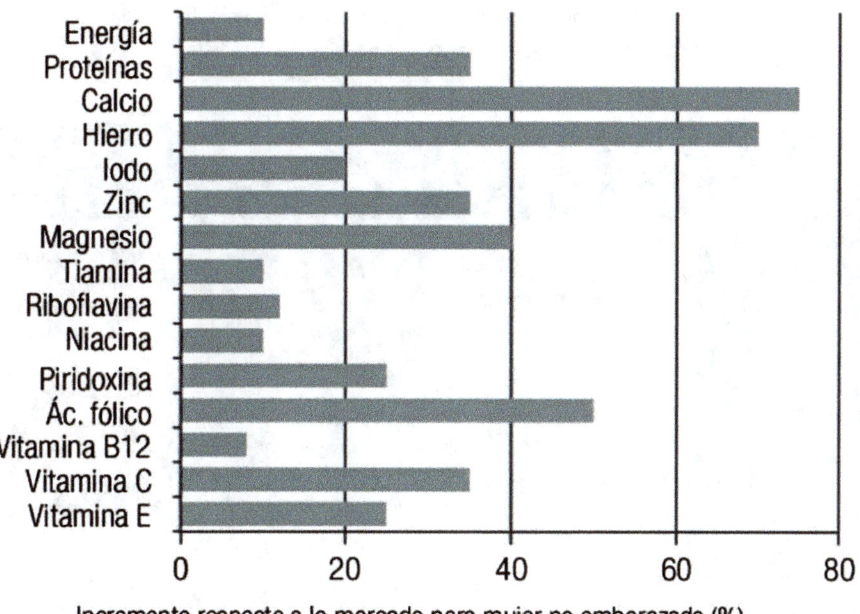

Fuente: Ortega RM, Navia B, López Sobaler AM, Aparicio A. 2014. Departamento de Nutrición, Facultad de Farmacia, Universidad Complutense de Madrid, Madrid, España. Ver recursos WEB[E]

El aporte energético de las mujeres embarazadas debe aumentar a partir del segundo trimestre en el que puede requerirse una cantidad extra de energía de 340 kcal, y en el tercer trimestre debería aumentar a 452 kcal. La mayoría de embarazadas necesita realizar una ingesta diaria que oscile entre las 2200 y las 2900 kcal[3].

Tabla 4

Suplementación en la alimentación de la gestante

ÁCIDO FÓLICO	Se mantendrá en mujeres de bajo riesgo 0,4-0,8mg al día al menos hasta la semana 12 de gestación, y 5mg en gestante de alto riesgo.
YODURO POTÁSICO	Se suplementará farmacológicamente a dosis de 200 microgramos/día en aquellas mujeres que no alcanzan las cantidades diarias recomendadas de ingesta de yodo con su dieta (3 raciones de leche y derivados lácteos más 2 g de sal yodada).
CALCIO	Dado que su demanda aumenta hasta un 40% durante el embarazo, se recomienda suplementación farmacológica si la gestante no alcanza estas cantidades con su dieta (3 raciones de lácteos al día)
HIERRO	Se sugiere establecer el diagnóstico de anemia en el embarazo cuando la hemoglobina es inferior a 11 g/dl en el primer trimestre, inferior a 10,5 g/dl en el segundo e inferior a 11 g/dl en el tercer trimestre. En línea general se debe insistir en alimentos ricos en hierro dentro de la EPS.

Suplemento	Cantidad	Dónde encontrarlo	
Ácido Fólico	Bajo riesgo 0,4-0,8 mg/día Alto riesgo 5mg/día		Iniciar la pauta al menos un mes antes de la gestación y continuar hasta la semana 12
Yoduro potásico	200 mg/día (si no se alcanzan en la dieta)		
Calcio	3 raciones de lácteos día		
Hierro	Si hemoglobina< 11 g/dl (1er y 3er trimestre) Hemoglobina < 10,5 g/dl (2º trimestre)		

Fuente: tabla realizada por los autores

8.3.5 Valoración psicosocial

Preguntar si el embarazo fue planificado, consensuado con su pareja y preguntar por el grado de aceptación por cada uno. Si tiene apoyo familiar y social, preguntar por el nivel de estudios y la actividad laboral (riesgo laboral) e investigar posible dificultad económica/medios de vida. Considerar la derivación al servicio del trabajador social, servicios sociales del ayuntamiento, Instituto Nacional de la Seguridad Social.

8.3.6 Detección precoz de violencia de género

Esto debe hacerse en cada una de las visitas de forma rutinaria.

8.3.7 Cumplimentación de la HC

Se realizará en cada visita para su cumplimiento y actualización. Y dar información sobre la educación para la salud (EPS) del momento de la gestación y atendiendo a las preocupaciones y síntomas de la gestante.

8.3.8 Actividades de enfermería y EPS por trimestre (Tablas 5 y 6)

* Alimentación sana.

* Náuseas y vómitos.

Tabla 5
Intervenciones recomendadas para el tratamiento de los síntomas fisiológicos comunes en el embarazo. Recomendaciones de la OMS sobre atención prenatal para una experiencia positiva del embarazo

Síntoma	Intervenciones *Adaptar e implementar según las opciones disponibles y las preferencias de la mujer.*
Recomendado en todos los ámbitos	
Náuseas y vómitos	**D.1**: Jengibre, manzanilla, vitamina B6 y acupuntura para el alivio de las náuseas en los primeros meses del embarazo.
Acidez	**D.2**: Asesoramiento sobre el régimen alimentario y los hábitos para prevenir y aliviar la acidez gástrica en el embarazo; preparaciones de antiácidos para las mujeres con síntomas molestos que no se alivien mediante la modificación del modo de vida.
Calambres en las piernas	**D.3**: Magnesio, calcio u opciones de tratamiento no farmacológico para aliviar los calambres en las piernas durante el embarazo.
Lumbalgia/dolor pélvico	**D.4**: Ejercicio con regularidad durante el embarazo para prevenir la lumbalgia y el dolor pélvico; se pueden usar diferentes opciones terapéuticas, como la fisioterapia, las fajas de sujeción y la acupuntura.
Estreñimiento	**D.5**: Suplementos de fibras para aliviar el estreñimiento durante el embarazo si el cuadro no mejora tras la modificación del régimen alimentario.
Venas varicosas y edema	**D.6**: Opciones no farmacológicas como medias de compresión, elevación de las piernas e inmersión en agua para el tratamiento de las venas varicosas y el edema en el embarazo

Fuente: The Maternal and Child Survival Program (MCSP). Ver recursos WEB[f]

- Estado emocional.
- Estreñimiento.
- Síntomas genitourinarios.
- Varices.
- Edemas.
- Aumento ponderal.
- Ejercicio físico/descanso.
- Dieta sana.
- Higiene bucodental.
- Cuidados de la piel.
- Sexualidad.

Tabla 6

Objetivos de la exploración ecográfica. Sociedad Española de Ginecología y Obstetricia (SEGO)

Edad gestacional	Ecografía del primer trimestre: 11+0-13+6 semanas (ver Guía de Asistencia Práctica [GAP] «Exploración ecográfica del primer trimestre»)
Objetivos	1. Identificar el número de embriones 2. En el caso de gestación múltiple, diagnóstico de cigosidad 3. Identificación del latido cardiaco embrionario 4. Estimación de la edad de gestación según la longitud céfalo nalgas (LCN) 5. Detección y medida de la translucencia nucal (marcador de cromosomopatía fetal) 6. Observación de la morfología embrionaria 7. Identificar la existencia de patología uterina y de los anejos

Edad gestacional	Ecografía del segundo trimestre: 18+0-21+6 semanas (ver GAP «Exploración ecográfica del segundo trimestre»)
Objetivos	Diagnóstico de anomalías estructurales y marcadores de cromosomopatías Si no se ha realizado la ecografía de nivel básico del primer trimestre, incluye sus objetivos

Edad gestacional	Ecografía del tercer trimestre: 34+0-36+6 semanas
Objetivos	1. Identificar la vitalidad y la estática fetal 2. Estimar el crecimiento fetal 3. Diagnóstico de anomalías de la localización placentaria (placenta previa) 4. Diagnosticar anomalías del volumen del líquido amniótico 5. En casos indicados, estudios de flujos feto-placentarios con doppler

Fuente: Guía de Asistencia Práctica. Control del Embarazo Normal. Prog Obstet Ginecol 2018;61(5):510-527. Ver recursos WEB[G]

En este capítulo no se pretende hablar de partos distócicos, ni quirúrgicos, ni extrahospitalarios, ni de la resolución de emergencias obstétricas; sino de partos normales.

8.4.1 Qué es un parto normal

Según la Federación de Matronas de España, un parto normal es el «proceso fisiológico único con el que la mujer finaliza su gestación a término, en el que están implicados factores psicológicos y socioculturales. Su inicio es espontáneo, se desarrolla y termina sin complicaciones, culmina con el nacimiento y no implica más intervención que el apoyo integral y respetuoso del mismo».

Tabla 7

Concepto de embarazo a término

Prematuro	< Edad gestacional 37
A término	Edad gestacional 37-42
Postermino	Edad gestacional > 42

Fuente: tabla realizada por los autores

8.4.1.1 Las etapas del parto normal

Tabla 8

Etapas del parto normal

1ª Etapa DILATACIÓN	**FASE LATENTE:** Contracciones irregulares y variables en duración e intensidad > borramiento y dilatación cervival lenta hasta 2-4 cm **FASE ACTIVA:** Aumento de las contracciones en la regularidad, intensidad y frecuencia > progresión de la dilatación más rápida de 4-10 cm
2ª Etapa EXPULSIVO	**EXPULSIVO PASIVO:** Dilatación completa del cuello uterino, sin pujos activos, involuntario **EXPULSIVO ACTIVO:** Feto es visible, contracciones que imponen el pujo activo
3ª Etapa ALUMBRAMIENTO	Describe la fase desde el nacimiento fetal a la salida de la placenta y las membranas y conlleva una homeostasis adecuada y un útero contraído (globo de seguridad)

Fuente: tabla realizada por los autores

1° Etapa → Dilatación

Puede haber perdida del tapón mucoso (no es signo de alarma) o rotura de bolsa amniótica (eso sí precisa valoración e ingreso en maternidad).

Alivio en esta fase: calor local, ducha relajante, respiración abdominal profunda, libre movimiento (pelota de parto), consuelo y afirmaciones positivas de una persona de su confianza, luz tenue, intimidad, masaje lumbar, vaciar frecuentemente la vejiga.

Figura 1
Fase de dilatación

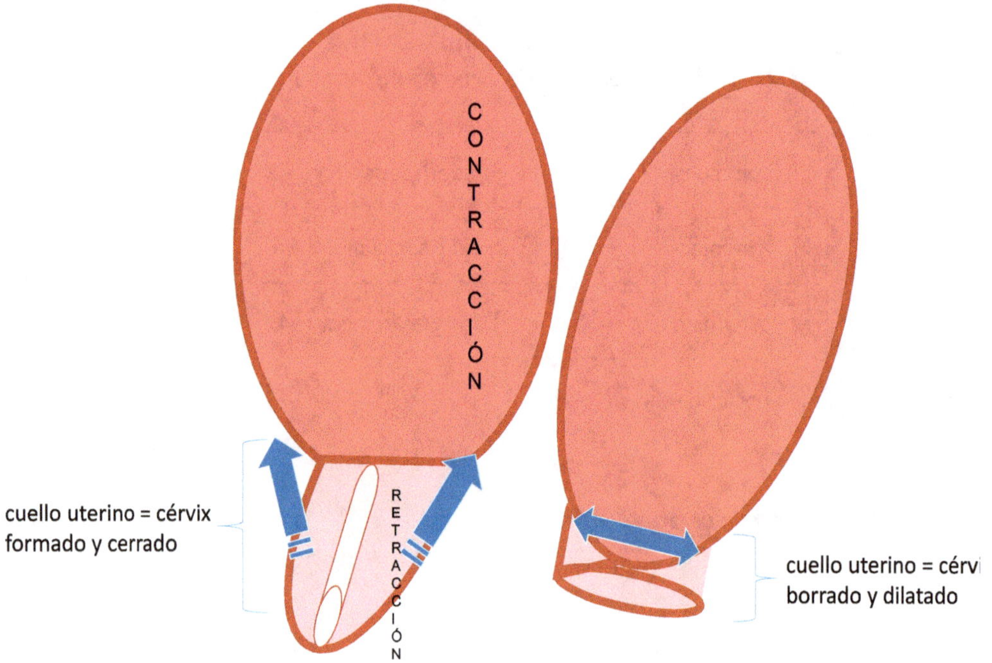

Fuente: figura realizada por los autores

Esta fase habitualmente produce mucha confusión, ¿cuándo es el momento correcto de acudir a la maternidad? Por un lado, está acudir demasiado pronto y ser devuelta por «falsa alarma» y, por el otro lado, la preocupación por el bienestar fetal y, quizás, llegar con el parto muy avanzado o no alcanzar la analgesia epidural; además, la presión por parte de los acompañantes, que no tienen costumbre en el acompañamiento de una mujer que está embarcándose en el trabajo de parto.

La GPC de Atención en el Embarazo y Puerperio del Ministerio de Sanidad, 2014, responde a esta pregunta:

Se recomienda que la admisión se realice cuando se cumplan los siguientes criterios:

- Dinámica uterina regular.

- Borramiento cervical > 50 %.

- Dilatación de 3-4 cm.

 MANUAL PRÁCTICO DE ENFERMERÍA

Se recomienda ofrecer apoyo individualizado a aquellas mujeres que acudan para ser atendidas por presentar contracciones dolorosas y que no estén en fase activa de parto, alentándolas a que retornen a su domicilio hasta el inicio de la fase activa del parto.

Por lo general, se recomienda acudir por urgencias en estos casos:

Tabla 9
Signos de urgencia

SIGNOS	ANTES SEMANA 37	DESPUÉS SEMANA 37
SANGRADO NO ACTIVO (< QUE LA REGLA)	PROBABLEMENTE SÍ (SI ES SIN CAUSA)	NO, REPOSO Y VIGILANCIA
SANGRADO = O > REGLA	SÍ, ACUDIR SIN DEMORA	SÍ, ACUDIR SIN DEMORA
PÉRDIDA DE LÍQUIDO AMNIÓTICO	SÍ, SIEMPRE	SÍ, AUNQUE NO SIENTA CONTRACCIONES
CONTRACCIONES NO DOLOROSAS	SÍ, SI SON FRECUENTES Y NO CEDEN AL REPOSO (HASTA 8-10 VECES AL DÍA ES NORMAL)	NO, REPOSO Y VIGILANCIA HASTA
CONTRACCIONES DOLOROSAS	SÍ, SI NO CEDE AL REPOSO	SÍ, SI SON REGULARES, DOLOROSAS CADA 5 MIN, DURANTE 2 HORAS
AUSENCIA O DISMINUCIÓN IMPORTANTE DE LOS MOVIMIENTOS FETALES	SÍ, SI NO REACCIONA A LA ESTIMULACIÓN TÁCTIL, RUIDO O TOMA DE ALGO DULCE	SÍ, SI NO REACCIONA A LA ESTIMULACIÓN TACTIL, RUIDO O TOMA DE ALGO DULCE
SALIDA DEL TAPÓN MUCOSO	SÍ	NO

Fuente: tabla realizada por los autores

2° Etapa → Expulsivo

Para el pasaje de la cabeza fetal por el canal de parto materno es preciso que haga los siguientes movimientos con el fin de adaptarse a los diferentes diámetros pélvicos maternos:

- Encajamiento.
- Descenso.
- Flexión.
- Rotación interna.
- Extensión.
- Rotación externa.
- Expulsión completa.

El motor que empuja el feto son las contracciones uterinas del expulsivo y más adelante la fuerza que añade la madre con sus pujos activos.

3° Etapa → Alumbramiento

Describe la fase desde el nacimiento del bebé hasta la salida de la placenta, que conlleva una homeostasis adecuada y el útero forma un globo de seguridad y está contraído.

8.4.1.2 Rotura de bolsa

Cuando las membranas que rodean el feto intraútero sufren una fisura o rotura conlleva a una salida de líquido amniótico por la vagina. Según el lugar donde se produce dicha rotura puede ser alta o total.

Se diferencia principalmente por el momento y el lugar de la rotura.

Es clave observar el color, cantidad, olor y consistencia, y anotar la hora del acontecimiento.

Ante la sospecha o evidencia de rotura de membranas es preciso recomendarle a la gestante que se presente en la maternidad.

8.4.1.3 Contacto piel con piel (CPP)

Después del parto con un recién nacido en buenas condiciones, que nace llorando con buen tono muscular, se le coloca encima del vientre de la madre en contacto piel con piel, secándolo bien con excepción de las manos. Se cubre con una manta seca precalentada y un gorro para evitar la pérdida del calor. La madre es capaz de aumentar su temperatura corporal unos grados en esa zona del cuerpo en contacto con el bebé durante el puerperio inmediato. La madre debe estar incorporada unos 45° y se facilitará el contacto visual con el bebé (se puede usar un espejo) esto propiciará que el proceso de apego y la segregación de oxitocina materna sean óptimos.

- Se procede a clampar el cordón cuando deje de latir o cuando haya pasado un minuto del nacimiento.

- Se revisa el canal de parto en busca de laceraciones y se suturan las heridas sangrantes o episiotomía, con anestesia local si precisa, en posición de litotomía habitualmente.

- Después, se limpia la zona y se le acomoda en la cama para seguir con el contacto piel con piel favoreciendo el apego entre madre y la criatura.

El contacto piel con piel (CPP) proporciona múltiples ventajas para la fisiología del reconocimiento del binomio madre/hijo:

- Favorece la lactancia materna.

- Disminuye el riesgo de pérdida de calor del recién nacido.

- Previene cifras de glucosa baja en la sangre del recién nacido.

- Ayuda a prevenir las hemorragias puerperales.

- Se está estudiando la importancia de la primera colonización con la flora bacteriana.

- Menos depresión postparto.

8.4.1.4 Puerperio precoz en paritorio

Se debe mantener la vigilancia de ambos y los controles de signos vitales periódicos, los protocolos habituales recomiendan 2 horas en la zona de paritorio:

- Se proporciona un ambiente tranquilo e íntimo para que los padres tengan tiempo a reconocer a su criatura.

- A la madre se le controla el estado de contracción del útero y sangrado.

- Se toman la tensión arterial y pulso cada 15-20 minutos.

- Se vigila la temperatura.

- Queda pendiente la primera micción espontánea.

- Se vigila la recuperación sensitiva de las piernas tras el posible uso de analgesia epidural (y retirada del catéter).

- Se puede ofrecer ingesta de bebida y si lo desea alimento sólido.

El test de APGAR en un recién nacido vital se puede hacer sin interrumpir el contacto piel con piel. Los cuidados y exploraciones y profilaxis del recién nacido se pueden posponer hasta después de la fase sensible del contacto piel con piel y la primera toma de lactancia materna.

8.5 Después del parto

El puerperio se describe como la época que se inicia tras el parto y dura unas 6 semanas. Se caracteriza por el retroceso de buena parte de los cambios hormonales y físicos del embarazo, recuperación de las heridas producidas, la instalación de la lactancia materna y la adaptación al nuevo rol materno con un reajuste en la pareja y la familia.

Además, al final del puerperio se inicia la vuelta a la fertilidad.

Ese tiempo es necesario para conocer y acoger al nuevo ser y se puede comparar con una especie de «luna de miel», donde se detiene el ritmo de vida habitual y todo gira alrededor del cuidado de la criatura y la recuperación y adaptación materna/familiar a la nueva situación.

Ver Anexo II, Procesos de recuperación en el puerperio fisiológico.

8.6 El recién nacido

Las cuestiones que nos parecen más simples a menudo son complicadas para los padres y más para los primerizos; no se debe dar por sentada ninguna cuestión.

Estas primeras visitas son cruciales para fidelizar a los padres y darles la mayor información posible en relación al cuidado de los hijos.

En nuestro papel de educadores en salud en un ámbito tan importante como es el recién nacido (RN), no podemos permitir que la desinformación o los prejuicios nos alejen de los padres. Para ello, debemos dejar de lado perjuicios y tabúes y acompañar a las familias en el proceso de crianza y educación, informándonos y estando actualizados de cualquier novedad, no solo en el campo sanitario sino en todo lo que engloba el crecimiento y el desarrollo del niño. Cierto es que la capacidad para empatizar y comunicar nos ayudará a establecer una relación de confianza.

La primera visita que se realiza al centro de salud, una vez es dado de alta el RN, debe ser lo más precoz posible para detectar cualquier problema de salud que se hubiera podido pasar por alto en el nacimiento y valorar y programar el seguimiento del bebé. Es importante explicar el concepto de programa de salud infantil, que es aquel en el que se hace un seguimiento del desarrollo y crecimiento del niño, en ausencia de enfermedad.

En este sentido y en relación con el RN especialmente, es importante explicar a los padres cuáles son los signos de alarma que requerirán visitas fuera del programa de salud (Tabla 10)[6].

Tabla 10
Signos de alarma del recién nacido

Hipertermia (>37,5 °C axilar)
Hipotermia (<36,5 °C axilar)
Taquipnea (FR >60 rpm), aleteo nasal, quejido, tiraje subcostal, intercostal, retroesternal o disbalance toracoabdominal
APNEA (pausa respiratoria > de 20 segundos) o bradipnea
Coloración cianótica
Hipotonía
Rechazo de la ingesta
No eliminación de meconio
Ictericia a las 24 horas de vida
Cordón umbilical enrojecido con secreción o maloliente
Presencia de deposiciones rojas o trazos de sangre

Fuente: tabla realizada por los autores

Cada comunidad autónoma programa los controles de manera diferente, pero la recogida de información es común (Tablas 11 y 12)[6,7,8].

Tabla 11
Información a recoger

INFORMACIÓN	EDAD
1. Somatometría perímetro cefálico, talla, fontanelas.peso (estimar pérdida fisiológica de peso de hasta el 10% en los primeros 15 días de vida) tener en cuenta curvas de la O.M.S para niños amamantados (http://www.who.int/nutrition/media_page/en/index.html)	3/5días 7días 15 días
2. Antecedentes familiares y perinatales embarazo, parto y datos del RN, enfermedades familiares de carácter hereditario o predisposición genética.	3/5 días, 7 días, 15 días
3. Comprobar realización screenings neonatales metabolopatias realizadas, posibilidad de segunda muestra y screening auditivo.	3/5 días, 7 días, 15 días
4. Valoración lactancia natural (escala lacth) tabla 2/artificial preparación biberón	3/5 días, 7 días, 15 días
5. Valoración diuresis y deposiciones número de pañales mojados, aspecto	3/5 días, 7 días, 15 días
6. Exploración física color de la piel, fontanelas, estado general, tono, presencia de dismorfias, pulsos periféricos, aparato locomotor, genitales, ombligo, estado exploración neurológica	3/5 días, 7 días, 15 días
7. Educación sanitaria higiene diaria, promoción de la lactancia materna o en su caso manejo del biberón, hábitos de sueño, prevención de accidentes domésticos, promoción de hábitos de vida saludables, tabaquismo pasivo, prevención de MSL	3/5 días, 7 días, 15 días

Fuente: tabla realizada por los autores

MANUAL PRÁCTICO DE ENFERMERÍA

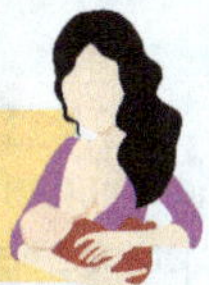

ESCALA LATCH @enfermeromurciano

Parámetros	0	1	2
Coger	Demasiado dormido. No se coge al pecho.	Repetidos intentos de cogerse. Mantiene el pezón en la boca. Llega a succionar.	Agarra el pecho. Labios que ajustan. Lengua debajo. Succión rítmica.
Deglución audible	Ninguna.	Un poco si se le estimula.	Espontáneo e intermitente si < 24 horas. Espontáneo y frecuente si > 24 horas.
Tipo de pezón	Invertidos.	Planos	Evertidos tras estimulación
Comodidad /Confort (pecho, pezón)	Mamas ingurgitadas. Grietas. Dolor severo.	Mamas llenas. Pezón lesionado. Daño medio.	Mamas blandas. No hay dolor.
Mantener colocado al pecho	Ayuda total (el personal mantiene colocado al niño al pecho).	Mínima ayuda. Si se le enseña de un lado, la madre lo coloca al otro. El personal lo coloca y luego la madre sigue.	No necesita ayuda. La madre es capaz de mantener al niño colocado.

Iconos utilizados: https://www.flaticon.com/packs/medical-elements y https://es.pngtree.com>Gráficos de pngtree.com

Puntuación: 0 – 10 puntos.

 El **objetivo** de la escala es evaluar la eficacia de la lactancia materna, observando y valorando la toma. Cada uno de los ítems se puntúa del 0 al 2, de menos a más favorable. Una puntuación de 10 correspondería a una situación muy favorable que no requiere intervención, mientras que con una puntuación de 0 se necesitará una mayor atención por parte de los profesionales.

Bibliografía consultada:

Guía de Práctica Clínica sobre lactancia materna. Ministerio de Sanidad, Servicios Sociales e Igualdad; Agencia de Evaluación de Tecnologías Sanitarias del País Vasco-OSTEBA, 2017. Guías de Práctica Clínica en el SNS. URL disponible en: https://redets.mscbs.gob.es/documentos/GPCLactancia_Osteba.pdf

Báez León C, Blasco Contreras R, Martín Sequeros E, Pozo Ayuso ML Sánchez Conde AI, Vargas Hormigos C. Validación al castellano de una escala de evaluación de la lactancia materna: el LATCH. Análisis de fiabilidad. Index Enferm [Internet]. 2008 Sep [fecha de acceso 11 de febrero de 2019]; 17(3):205-209. URL disponible en: http://scielo.isciii.es/scielo.php?script=sci_arttext&pid=S1132-12962008000300012&lng=es.

Fuente: Ver recursos WEB[G]

El objetivo de la escala es evaluar la eficacia de la lactancia materna, observando y valorando la toma. Cada uno de los ítems se puntúa del 0 al 2, de menos a más favorable. Una puntuación de 10 correspondería a una situación muy favorable que no requiere intervención, mientras que con una puntuación de 0 se necesitará una mayor atención por parte de los profesionales.

8.7 Controles de salud

Se denominan controles de salud a las revisiones que, de forma periódica, se realizan para detectar precozmente los signos de enfermedad o anomalías, evitando así la progresión del proceso.

Los controles de salud se realizan desde el nacimiento hasta los 15 años, pero puede haber variaciones respecto a la periodicidad y contenido, dependiendo de la comunidad autónoma. En términos generales, cuanto más pequeño sea el niño más frecuentemente se realizan.

Los controles de salud deben hacerse de forma conjunta por las enfermeras y pediatras, pero, en la práctica, algunas revisiones las realizan solo las enfermeras.

Tabla 13
Secuencia de visitas del recién nacido y del niño

1. Visita del RN (3º-7º día).	10. Visita de los 15 meses.
2. Visita 15 días.	11. Visita de los 18 meses.
3. Visita del primer mes.	12. Visita de los 2 años.
4. Visita de los 2 meses.	13. Visita de los 3 años.
5. Visita de los 4 meses.	14. Visita de los 4 años.
6. Visita de los 6 meses.	15. Visita de los 6 años.
7. Visita de los 9 meses.	16. Visita de los 9 años.
8. Solo vacunas 11 meses.	17. Visita de los 12 años.
9. Visita de los 12 meses.	18. Visita de los 14 años.

Fuente: tabla realizada por los autores

Es importante que el personal esté formado en todos aquellos aspectos a valorar, puesto que una detección temprana de los problemas de salud determinará el pronóstico de la enfermedad[9].

En términos generales, ¿qué se hace en un control de salud?

- Vigilar el adecuado crecimiento y desarrollo físico y psíquico del niño: se controlan y registran el peso, talla y perímetro cefálico, que indicarán si la nutrición y el crecimiento son correctos; también las habilidades (sonrisa, sentarse, andar, hablar, etc.) que el niño adquiere de manera progresiva y evidencian su desarrollo psicomotor.

- Aconsejar y vigilar una adecuada alimentación: para evitar problemas en la nutrición se aconseja la lactancia materna como idónea para la alimentación del bebé. Se informa sobre la introducción de la alimentación complementaria, alimentos adecuados a cada edad y su preparación.

- Realizar la detección y tratamiento precoz de anomalías (trastornos de la visión, audición, problemas ortopédicos, bucodentales, etcétera).

- Diagnosticar y tratar las enfermedades del niño, derivando a otros niveles sanitarios cuando proceda.

- Prevenir patologías frecuentes en la infancia, como las enfermedades infecciosas, evitables mediante vacunas; informar sobre prevención de accidentes o la caries, que puede prevenirse con normas de higiene y alimentación correctas.

- Fomentar la adquisición y mantenimiento de hábitos saludables (alimentación, ejercicio, higiene, etc.) y corregir los factores de riesgo desencadenantes de enfermedades del adulto.

- Aconsejar y orientar a los padres sobre la salud mental infantil y los problemas de comportamiento[10].

8.8 Alimentación en la edad pediátrica

Se considera que una alimentación correcta es aquella que, además de proporcionar los nutrientes y la energía necesaria para mantener la salud, cumple con otros objetivos:

- Proporciona placer al comer, ya que este acto implica aspectos culturales y sociales que van más allá del aporte de nutrientes.

- Contribuye a que nuestro organismo sea eficaz, proporcionando sustancias necesarias para la formación, crecimiento y reparación de las estructuras corporales, y también nutrientes reguladores de los procesos metabólicos esenciales.

- Disminuye el riesgo de enfermedades, aportando sustancias con efectos positivos en la prevención y también en el tratamiento de enfermedades ya instauradas, evitando complicaciones[11].

Los nutrientes son las sustancias necesarias para que el organismo funcione correctamente. Algunos los puede fabricar el propio organismo, pero otros los debe conseguir a través de la alimentación.

Los nutrientes tienen diferentes funciones:

- Reguladoras: las vitaminas y los minerales.

- Energéticas: los lípidos, hidratos de carbono y, en menor medida, las proteínas.

- Estructurales: las proteínas, lípidos, minerales y agua.

8.8.1 Los hidratos de carbono

- Hidratos de carbono simples: se absorben y metabolizan rápidamente, elevando la glucosa en sangre. Se encuentran sobre todo en la bollería, dulces, bebidas azucaradas, frutos secos, golosinas, etc. Debe limitarse su consumo a algo excepcional, no debiendo superar el 10 % de los nutrientes totales.

- Hidratos de carbono complejos: requieren más tiempo para su digestión, de manera que su disponibilidad en sangre es gradual y más lenta. Se encuentran en las legumbres, tubérculos, pan, patatas, pasta, arroz, cereales y, en menor cantidad, en verduras y hortalizas. Debiendo completar el 40 % del aporte nutricional.

8.8.2 Proteínas

Formadas por aminoácidos, de los cuales hay ocho, denominados aminoácidos esenciales, que nuestro cuerpo no puede sintetizar y se deben aportar diariamente en la dieta.

- Proteínas de origen animal: son de alto valor biológico, contienen todos los aminoácidos esenciales.

- Proteínas de origen vegetal: las encontramos en las legumbres, cereales y frutos secos. Cuando se combinan las legumbres con los cereales, las convertimos en proteínas de alto valor biológico ya que sus aminoácidos respectivos se complementan.

- Deben ser 10-12 % de los nutrientes diarios.

8.8.3 Las grasas o lípidos

Aportan energía, ácidos grasos esenciales (el organismo no puede sintetizar) y vitaminas liposolubles. Las grasas de los alimentos están formadas, en su mayoría, por triglicéridos y, en menor proporción, por otras grasas complejas como colesterol, fosfolípidos, etcétera.

- Ácidos grasos saturados: presentes sobre todo en el aceite de coco y de palma y también en las grasas animales, se usan para bollería industrial básicamente y provocan la elevación del HDL-colesterol en sangre.

- Ácidos grasos monoinsaturados: presente en el aceite de oliva, contribuye a la elevación del HDL-colesterol.

- Ácidos grasos trans: se pueden encontrar en margarinas y grasas hidrogenadas, utilizadas para la elaboración de bollería y repostería industrial, y también en las patatas chips. Elevan el LDL-colesterol y los triglicéridos, y además bajan el HDL-colesterol.

- Deben constituir el 30-35 % de la ingesta diaria.

8.8.4 Fibra

Formada sobre todo por un grupo heterogéneo de sustancias, mayoritariamente hidratos de carbono, unas solubles y otras no. La podemos encontrar en alimentos como las legumbres, cereales y productos integrales, frutas sin pelar, verduras y hortalizas.

Entre sus funciones se encuentra:

- Disminuir la absorción de colesterol y ralentizar la absorción de glucosa.

- Reducir la absorción de sustancias tóxicas.

- Reguladora de la función intestinal (con aporte adecuado de agua).

- Estimula la sensación de saciedad.

8.8.5 Vitaminas

Tienen funciones reguladoras, podemos encontrar:

- Vitaminas hidrosolubles: se encuentran en los alimentos de origen vegetal, excepto la B12 que se encuentra en los de origen animal.

- Vitaminas liposolubles: en los alimentos grasos.

8.8.6 Minerales

Participan en la regulación metabólica del balance hídrico y en el mantenimiento del equilibrio osmótico, también forman parte constituyente de las enzimas. Participan en la formación y mantenimiento de huesos y dientes. Los encontramos en las verduras y frutos secos. Pueden ser:

- Macrominerales: calcio, fósforo, magnesio, sodio, potasio, cloro y azufre, las recomendaciones para cada uno de ellos son superiores a 100 mg/día.

- Microminerales: hierro, zinc, yodo, etc., las recomendaciones son menores de 100 mg/día.

8.9 Período de lactancia

Según la OMS, la lactancia materna es la ideal hasta el sexto mes de edad, encontrándose entre sus múltiples ventajas la creación del vínculo madre-hijo.

Salvo excepciones, todas las madres pueden producir leche en suficiente calidad y cantidad para alimentar a su bebé, aunque a veces sea necesario que se le aconseje y ayude de forma adecuada durante los primeros días. Por ello, es ideal que visiten a la matrona, a la enfermera o a los grupos de lactancia.

Como beneficios para el bebé encontramos:

- Aporta todos los nutrientes necesarios durante los 6 primeros meses de vida.

- Transmite defensas que lo defienden durante el tiempo que su sistema inmune sea más inmaduro.

- Disminuye el riesgo de padecer obesidad, hipertensión arterial, celiaquía, asma y diabetes, entre otras enfermedades.

Como beneficios para la madre:

- Disminuye el riesgo de sufrir cáncer de mama, ovario y osteoporosis.

- Ayuda a recuperar el peso de antes de la gestación.

- Menor riesgo de hipertensión arterial y depresión postparto.

- Es un alimento completo siempre disponible y a temperatura óptima.

Es el proceso que comienza cuando la leche materna por sí sola ya no es suficiente para satisfacer las necesidades nutricionales del lactante y se necesitan otros alimentos y líquidos, además de la leche materna[12].

El proceso comienza con el aporte paulatino y progresivo de los nutrientes, de manera que entre los 12-24 meses, el niño comerá prácticamente de todos los alimentos (excepto frutos secos y miel).

La alimentación complementaria debe ser suficiente. Los alimentos tendrán una consistencia y variedad adecuadas, administrándose en cantidades apropiadas y con una frecuencia determinada, de manera que permita cubrir las necesidades nutricionales del niño en crecimiento, ¡sin abandonar la lactancia materna![13].

En los últimos años, las recomendaciones acerca del momento y la manera de introducir la alimentación complementaria ha cambiado mucho, insistiendo actualmente en la importancia de no dar «pautas rígidas o estrictas», sino ir valorando el desarrollo y las necesidades individuales de cada niño.

En bebés alimentados con lactancia materna exclusiva se considera adecuado comenzar con la introducción de los alimentos a partir de los 6 meses[14].

En bebés alimentados con leche de fórmula, no hay consenso en la literatura, pero se estima que debe ser entre el cuarto y sexto mes cuando el lactante presente signos de que ya está listo para comenzar, que serían:

- Que presente interés por la comida[14].

- Que haya desaparecido el reflejo de expulsar líquidos o alimentos con la lengua (extrusión)[14].

- Que sea capaz de coger los alimentos con la mano y llevárselos a la boca[14].

- Que pueda mantenerse sentado, aunque sea con apoyo[14].

En bebés prematuros, no hay recomendaciones claras sobre cuándo empezar en los nacidos antes de las 37 semanas de gestación. Los prematuros son un grupo diverso, cuyas necesidades nutricionales pueden verse afectadas por la coexistencia de complicaciones de su estado de salud o enfermedades crónicas. Se sabe que retrasar la introducción de la alimentación complementaria podría afectar a su desarrollo, tanto neurológico como físico, por lo tanto, en ellos habrá que observar todas las circunstancias individuales y valorar las señales que indicarán que el bebé ya está listo para comenzar. Teniendo en cuenta la limitada evidencia encontrada al respecto, la edad corregida de 6 meses (26 semanas) podría ser el momento de inicio, si se dan el resto de condiciones[13].

Si se inicia la alimentación complementaria demasiado pronto puede haber riesgos a corto y largo plazo y no se han encontrado beneficios al comenzarla entre los 4-6 meses.

Tabla 14

Introducción de alimentos por fases

Introducción de alimentos	Nutriente mayoritario	0-4 meses	4-6 meses	6-8 meses	9-12 meses
Leche materna/artificial	Todos				
Fruta	Azúcares simples		Zumo, compotas	trozos	X
Verduras	Fibra		Purés o trozo grandes	X	Con nitratos
Cereales	Hidratos de carbono		Sin gluten	Con gluten	X
Legumbres	Alimentos proteicos			Hervidas y chafadas	X
Carnes y pescados	Alimentos proteicos			Carnes y pescado blanco primero	X
Huevo	Alimentos proteicos				Cocido, primero la yema y luego la clara
Comidas con texturas grumosas				X	X

Fuente: tabla realizada por los autores, basada en las recomendaciones de la AEPED. Ver recursos WEB[H]

Los alimentos se introducirán paulatinamente siguiendo un esquema similar a la alimentación habitual de la familia, dejando pasar 4-5 días entre cada alimento nuevo para verificar que no produce alergia. Además, se prepararán y administrarán en condiciones seguras, reduciendo al mínimo el riesgo de contaminación por microorganismos patógenos. La textura será la adecuada para la edad del niño y respondiendo a su demanda, no forzando los cuidadores las cantidades de comida.

8.10.1 Introducción del gluten

El objetivo de buscar el momento más idóneo para introducir el gluten es reducir la incidencia de la enfermedad celíaca. Se acepta que debe introducirse entre el cuarto y onceavo mes, recomendándose que sea alrededor del mes seis en cantidades pequeñas que se irán aumentando progresivamente[14].

8.10.2 Fruta y verdura

Se recomienda introducir todas las frutas y verduras de forma progresiva, usando primeramente las estacionales. La textura debe ser variada, en trozos grandes que el niño pueda sostener, chafada, etc., y se introducirán en cualquiera de las comidas diarias.

Es recomendable el uso de fruta entera a los zumos, aunque sean naturales y hechos en casa, ya que la ingesta excesiva de estos puede provocar sobrepeso, desplazar la ingesta de agua y también favorecen la aparición de caries.

La miel no se debe introducir hasta los tres años por el riesgo de botulismo.

Se recomienda, por precaución, no incluir las espinacas ni las acelgas en los purés antes del primer año de vida por su alto contenido en nitratos. En caso de incluir estas verduras antes del año, procurar que el contenido de espinacas o acelgas no sea mayor del 20 % del contenido total del puré y no dar más de una ración diaria de estas verduras, al menos hasta los tres años[15].

8.10.3 Cereales

Los cereales se pueden ofrecer de diferentes maneras, en polvo disueltos en leche, añadidos a purés, hervidos y chafados, como pan, pasta, arepas o tortas de maíz, quínoa o avena, según la edad y el estado madurativo del lactante y las costumbres familiares, intentando que elijan siempre cereales integrales. Hay que hacer especial hincapié en que no se sustituyan tomas de leche materna por leche de fórmula para introducir los cereales, ya que hay muchas maneras de añadirlos a la dieta sin reducir las tomas de pecho.

8.10.4 Alimentos proteicos

Este grupo está formado por las carnes rojas, el pollo, el pescado, el marisco, los huevos y las legumbres. Se pueden introducir en puré, cocinados y desmenuzados o en pequeños trozos para lactantes mayores, de manera que se vayan acostumbrando a las diferentes texturas. Los alimentos de este grupo se deben ofrecer diariamente y de forma variada, especialmente aquellos ricos en hierro.

El pescado es un buen alimento, pero se debe limitar el consumo de pescados de gran tamaño, depredadores y de vida larga, como el emperador, el pez espada, el cazón, la tintorera y el atún, por la posibilidad de contaminantes como el metilmercurio, especialmente en niños pequeños. En ellos, así como en las embarazadas, puede ser peligroso porque es un compuesto que afecta al sistema nervioso central en desarrollo. También se han observado efectos sobre la ganancia de peso corporal, la función locomotora y la función auditiva[16].

8.10.5 Sal y azúcares

En la preparación de los alimentos no se debe usar ni sal ni azúcar hasta el año de edad.

Sal

La OMS limita el consumo de sal a menos de 5 g/día (menos de 2 g de sodio) para adultos y niños mayores de 2 años; para los más pequeños, es suficiente con la que de forma natural aportan los alimentos, ya que sus riñones son inmaduros para manejar mayores cantidades:

- Hasta 12 meses: menos de 1 g de sal (0,4 g de Na).

- De 1 a 3 años: 2 g/día de sal (0,8 g de Na).

Azúcares

La OMS recomienda:

- Una ingesta libre de azúcares a lo largo de toda la vida (recomendación firme).

- Reducir la ingesta de azúcares libres a menos del 10 % de la ingesta calórica total (recomendación firme).

- Sugiere que se reduzca a menos del 5 % la ingesta de azúcares libres del gasto calórico total (recomendación condicional)[17].

8.10.6 Resumen[18]

Tabla 15

Alimentación complementaria durante el primer año. Resumen

• Iniciar la alimentación complementaria a los 6 meses, tanto niños con lactancia materna como alimentados con leche de fórmula, al año ya el bebé debe haber probado de todo, excepto frutos secos.
• Procurar hacer de la comida un acto en familia y dejar que el bebé experimente con sus propias manos.
• Preparar la comida en casa (evitar comidas precocinadas/envasadas comerciales).
• Ofrecer pequeñas raciones de comida y dejar que sea el bebé el que decida las cantidades que come.
• No añadir ni sal ni azúcar el primer año de vida.
• No dejarlo solo comiendo por riesgo de atragantamiento.
• Procurar ofrecer texturas y sabores variados.
• Es importante respetar el apetito del niño, tratando de no imponerle cantidades injustificadas.

Fuente: tabla realizada por los autores, basada en: ver recursos WEB[H]

8.11 Vacunas de la infancia

El acto vacunal se define como el conjunto de procesos, protocolos y técnicas que se aplican desde el momento en que se recibe a un usuario del sistema sanitario demandando una actuación en relación con las vacunaciones hasta el momento en que se ha completado esta actuación[19].

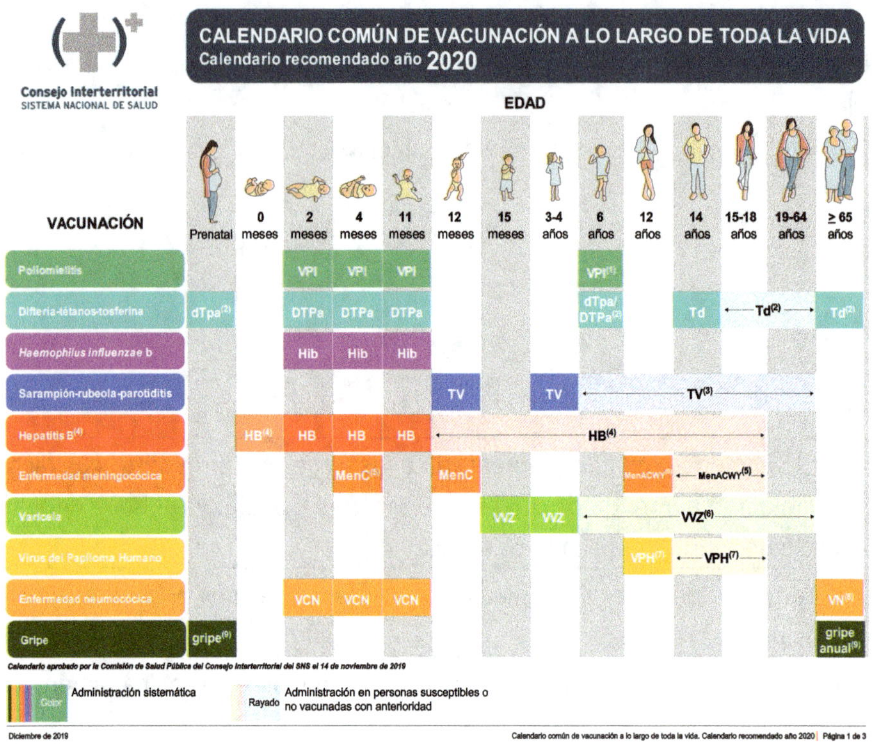

Fuente: Ver recursos WEB

Se sabe que las vacunas son la medida más costo/efectiva en el cuidado de la salud y la prevención de la enfermedad. Sería ideal que todos los niños tuviesen un acceso equitativo a la vacunación. De todos es conocido que más de 1,5 millones de niños mueren al año por enfermedades que son prevenibles a través de la administración de vacunas.

Ya se ha hablado largo y tendido en otros capítulos de las vacunas, así que en este simplemente reseñaremos el calendario vacunal recomendado por el CAV, haciendo hincapié en la promoción de este sencillo acto que podrá evitar miles de casos de enfermedad.

8.12 Motivos más frecuentes de consulta

Las causas más frecuentes de visita a la consulta de pediatría a demanda son:

8.12.1 Fiebre

La fiebre de pocas horas de evolución en lactantes y niños es un importante motivo de consulta en pediatría. Es un signo preocupante, debiendo distinguir si se trata de un proceso grave para derivarlo al hospital o, por el contrario, recomendar observación domiciliaria con o sin iniciar un tratamiento empírico.

Se define como fiebre la temperatura superior a 38 °C en determinación rectal (0,5° menos si es axilar) y sin foco cuando la duración es menor de 72 h de evolución y no se descubre la fuente después de una historia y exploración física cuidadosa.

En el manejo inicial, lo primero es detectar signos de infección potencialmente graves (petequias, decaimiento o estado séptico).

- Menores de 1 mes: en este grupo de edad el riesgo de bacteriemia es 20 veces mayor (meningitis, infección urinaria, sepsis) cuando la temperatura está por encima de 38°, por lo que deben ser derivados al hospital.

- Entre 1 y 3 meses: igualmente hay que derivar al hospital para determinación de riesgo y pruebas complementarias si se sospecha de infección grave.

- Entre 3 meses y 3 años: a esta edad localizan mejor las infecciones, pero sigue existiendo un riesgo de bacteriemia oculta mayor que a edades superiores. Si se encuentra foco, se trata de forma ambulatoria, si existe aspecto tóxico o temperatura > 39 °C se recomienda derivar para pruebas complementarias.

- Mayores de 3 años: la capacidad para localizar la infección mejora y hay menor riesgo de diseminación. Si existe foco, se trata de manera ambulatoria y solo se deriva en caso de aspecto tóxico o que no se encuentre foco[20].

Tratamiento de la fiebre

Debe pautarse un antipirético solamente si el niño con fiebre se encuentra molesto o afectado, y no de forma rutinaria para reducir la temperatura corporal de uno febril que se encuentra bien. En cuanto a la combinación o la alternancia de antitérmicos, a pesar de ser una práctica común, se desaconseja teniendo en cuenta los pocos datos sobre su eficacia y porque, además, multiplica el riesgo de una mala dosificación y de sufrir efectos adversos; por lo tanto, es mejor escoger uno y reservar el otro como rescate (si no han pasado aún las 6 horas para una nueva dosis)[21].

8.12.2 Tos e infecciones respiratorias

Tos

La tos es un reflejo producido por la contracción forzada de la pared torácica, diafragma y musculatura abdominal sobre una glotis cerrada, que tiene como misión el aclaramiento de secreciones y material extraño de la vía aérea.

La tos es el motivo de consulta más frecuente, se estima que los niños, especialmente en edad de guardería, padecen una media de 6 infecciones respiratorias al año y más del 50 % sufren algún episodio de tos con sibilancias en los primeros años de vida, de los cuales un tercio padecerá asma bronquial hasta los 6 años.

La tos puede ser aguda o crónica. Se considera crónica si dura más de cuatro semanas.

Las causas más comunes de tos aguda son el catarro de vías altas, el broncoespasmo, el crup laríngeo, la bronquitis aguda, la neumonía o la aspiración de cuerpo extraños.

Tabla 17

Orientación diagnóstica por las características de la tos

Cualidad	Causa más probable
«Perruna», con estridor	Laringitis (más raro: cuerpo extraño)
Nocturna	Hiperreactividad bronquial, postinfecciosa viral
Predominio diurno, sensación de goteo postnasal, sin mejoría tras dos semanas de un catarro	Sinusitis
Desencadenada por ejercicio, llanto, risa, aire frío o irritantes. Estacional	Hiperreactividad bronquial
Desaparece con el sueño, aumenta con la atención	Psicógena
Paroxística, con «gallo»	Pertussis, mycoplasma, clamydia
Productiva con esputo hemoptoico	Tuberculosis, fibrosis quística
Con «carraspera»	Goteo postnasal
Desencadenada por la ingesta	RGE, fístula traqueoesofágica

Fuente: tabla realizada por los autores

Las causas más frecuentes de tos crónica son postinfección viral, hiperreactividad bronquial, rinitis alérgica, sinusitis bacteriana, infección por *Mycoplasma pneumoniae*, *Chlamydia pneumoniae* o *Bordetella pertussis*, tuberculosis pulmonar, reflujo gastroesofágico, sobre todo.

El tratamiento de cada proceso dependerá de la etiología sospechada, la mayor parte de los casos corresponderán a infecciones virales de las vías respiratorias altas y precisarán solo tratamiento sintomático. No existe evidencia científica que sustente el tratamiento de las infecciones de las vías respiratorias altas con antibióticos, antihistamínicos, descongestivos o mucolíticos, mientras que sí aumenta con ellos el riesgo de efectos secundarios[21].

Infecciones respiratorias

¿Qué es un catarro/gripe?

No siempre es fácil para los padres distinguir entre ambas.

Catarro/resfriado

Los resfriados son muy frecuentes y constituyen el motivo de consulta más habitual. Son normalmente autolimitadas, es decir, que se curan solas en el plazo de unos pocos días (la duración suele ser de 7 a 10 días) sin dejar secuelas. Sus síntomas habituales son tos, mucosidad nasal, dolor de garganta, mal estar general y fiebre ocasional.

Cuando hay fiebre, no suele durar más de 3 días, los síntomas nasales y de garganta ceden en una semana, pero la tos es generalmente más persistente y no es raro que dure 2 o 3 semanas.

La mucosidad nasal va cambiando también a lo largo del curso de la enfermedad: inicialmente es como «agüilla» que se escapa por la nariz, pero enseguida se va espesando convirtiéndose en mocos blanquecinos, que luego se vuelven amarillos e incluso verdosos, y de esta forma persisten unos días. Esto no es signo de complicación ni hay necesidad de tratamiento antibiótico, es la evolución habitual.

Los niños pueden tener hasta 8 catarros anuales. Se debe a que su sistema inmune aún no está completamente desarrollado y, sobre todo, al contacto tan estrecho que mantienen en la guardería y en el colegio.

Gripe

Los síntomas más frecuentes son la fiebre, el malestar, la tos y la mucosidad nasal. Suele aparecer de repente y los niños mayores y adultos refieren escalofríos, debilidad, dolores musculares y de cabeza, que a veces es llamativo.

La mayoría de los síntomas se resuelven en 5 a 7 días, aunque la tos y el cansancio pueden durar varias semanas.

La gripe es muy contagiosa y se puede transmitir de persona a persona a través del aire (por la tos y los estornudos), las manos o por medio de objetos que hayan sido contaminados con el virus.

La mejor manera de prevenir el contagio es a través de la vacunación y cortando la cadena de transmisión con un lavado de manos eficaz y enseñando a los niños a toser y a estornudar.

El tratamiento en ambos casos es parecido, se basa en tratar los síntomas para que el niño esté más confortable, antipiréticos, líquidos abundantes, lavados nasales, reposo relativo y las medidas habituales de prevención del contagio[22].

Tabla 18

Diagnóstico diferencial gripe-catarro/resfriado

Debe preguntarse esto	Gripe	Resfriado
¿La enfermedad apareció de repente?	Sí	No
¿Su hijo tiene fiebre alta?	Sí	No (o poca)
¿El nivel de energía de su hijo es muy bajo?	Sí	No
¿Su hijo tiene dolor de cabeza?	Sí	No
¿Su hijo tiene menos apetito de lo normal?	Sí	No
¿Su hijo tiene dolor muscular?	Sí	No
¿Su hijo tiene escalofríos?	Sí	No

Fuente: tabla realizada por los autores

Otitis

Es la presencia de exudado en el oído medio con signos y síntomas de inflamación aguda, como la hiperemia timpánica intensa y la otalgia, que en lactantes se suele manifestar como irritabilidad, llanto, insomnio o rechazo del alimento.

La otalgia es el síntoma más común y un buen predictor de OMA. Los niños pequeños pueden presentar síntomas y signos inespecíficos como irritabilidad, llanto, rechazo de la comida, insomnio. La fiebre puede estar presente en la mitad de los casos y puede presentarse con otorrea.

Las otitis pueden ser víricas o bacterianas, el inicio de la terapia antibiótica puede ser diferida y consensuada con los padres y hay que revalorar en las siguientes 48-72 h, aunque en grupos de riesgo que se sospecha mala evolución puede ser inmediato.

Las únicas formas de prevención son evitar el humo del tabaco y, en los lactantes, administrar los biberones con el niño incorporado[20,22].

Amigdalitis/faringoamigdalitis

Es la inflamación aguda de la faringe y estructuras adyacentes, amígdalas y úvula. Tras un periodo de incubación de 1 a 4 días, aparece de forma brusca dolor agudo de garganta que se puede acompañar de fiebre, aparición con frecuencia de exudado amigdalar, odinofagia, náuseas y vómitos, dolor abdominal, adenopatías cervicales anteriores que suelen ser dolorosas, enantema en paladar y úvula. Si además hay ambiente epidémico familiar o escolar, deberemos sospechar que estamos frente a una infección por estreptococo betahemolítico del grupo A (EbhGA). La presencia de exudado amigdalar («placas») no tiene asociación estadísticamente significativa con la infección por EbhGA. Más de un 30 % de las faringoamigdalitis bacterianas no presentan exudados y hasta en un 65 % de las víricas los podemos encontrar. Si la sintomatología se acompaña de rinorrea, conjuntivitis, tos, disfonía, aftas, diarreas, nos debe hacer pensar en etiología vírica. Es la más frecuente, sobre todo en los niños por debajo de tres años y es insólita en los menores de 18 meses. Es importante poder diagnosticar la presencia de estreptococo betahemolítico, porque en estos casos está indicada la administración de antibióticos para evitar la aparición de complicaciones supuradas o no supuradas, acortar el curso de la enfermedad y evitar la transmisión y adecuar el tratamiento antibiótico, minimizando los posibles efectos adversos por una terapia antibiótica inadecuada.

El tratamiento antibiótico estaría indicado en las infecciones por EbhGA[21].

Laringitis espasmódica, estridulosa o falso crup

Su etiología es casi exclusivamente vírica.

En el caso de la laringotraqueitis, al inicio presenta síntomas similares a un cuadro catarral (tos + rinorrea) pudiendo presentarse con/sin fiebre. La tríada clásica de afonía, tos perruna y estridor suele aparecer entre las 12-48 h después de los síntomas catarrales. La duración de todo el proceso suele ser de 7-14 días.

En el caso de la laringitis espasmódica el inicio es brusco, siempre por la noche, no aparece fiebre. Se presenta la tríada clásica de afonía, tos perruna y estridor con un fin brusco (1 hora). La duración puede ser entre 1 hora a 4 días.

El objetivo del tratamiento es evitar las complicaciones, básicamente con humidificación y corticoides orales, inhalados o parenterales.

Bronquiolitis

La definición más aceptada es la que dio McConnochie en 1983 que considera la bronquiolitis aguda (BA) el primer episodio agudo de dificultad respiratoria con sibilancias, precedido por un cuadro catarral de vías altas (rinitis, tos, con/sin fiebre), que afecta a niños menores de dos años, siendo más frecuente por debajo del año de vida. Sin embargo, no todos están de acuerdo en definir estos criterios diagnósticos de la BA, sobre todo en cuanto a la edad y al número de episodios.

El tratamiento se basa fundamentalmente en medidas de apoyo o de soporte, no siendo necesario el uso de fármacos de forma rutinaria. La mayoría de los casos son leves, por lo que pueden ser tratados en el propio domicilio y controlados en Atención Primaria. Sin embargo, algunos niños pueden progresar hacia formas más graves, requiriendo valoración e ingreso hospitalario.

Bronquitis

Predomina en niños menores de 4 años y en los meses de invierno. Se manifiesta por congestión y edema de la mucosa bronquial con hipersecreción, causada casi siempre por virus y, en menos ocasiones, por bacterias o agentes fisicoquímicos. Como consecuencia de la disminución de la luz bronquial y la aparición de sibilancias, también se conoce por bronquitis asmatiforme, espástica y obstructiva, términos que se prestan a confusión, por lo que es recomendable denominarla simplemente bronquitis.

El síntoma fundamental es la tos. Al principio suele ser seca, irritante y dolorosa, para después volverse blanda, productiva y húmeda. Suele estar precedida por una afectación de las vías respiratorias altas en forma de rinorrea y obstrucción nasal. Puede aparecer fiebre. Si se acompaña de obstrucción de la luz bronquial, puede presentarse en mayor o menor medida dificultad respiratoria incluso con palidez, cianosis, agitación e insomnio. Esto último es más frecuente en el lactante (aparición de afectación del bronquiolo o bronquiolitis, que se describe más adelante).

El tratamiento se basa en medidas de sostén como mantener al niño bien hidratado, procurar que guarde reposo y administrarle antitérmicos si los precisa. Si aparecen sibilancias, se puede añadir broncodilatadores adrenérgicos beta (salbutamol o bromuro de ipratropio inhalado). La eficacia de los mucolíticos, expectorantes y antitusígenos en estos cuadros es discutida. En casos graves, el paciente será remitido a un servicio de urgencias hospitalario[20,21,23].

Neumonía/pulmonía

Es un proceso inflamatorio del parénquima pulmonar. Existe variabilidad en cuanto a los criterios necesarios para su diagnóstico, ya que hay autores que requieren únicamente presencia de infiltrados radiológicos en la radiografía de tórax mientras que para otros basta con la presencia de sintomatología respiratoria. En general, se define neumonía como la presencia de fiebre o síntomas respiratorios y evidencia de infiltrados parenquimatosos en la radiografía de tórax.

En función del lugar donde se produce el contagio, los gérmenes causantes de la infección y el tratamiento son diferentes se distinguen 2 tipos:

1. Neumonía adquirida en la comunidad (NAC): aparece en sujetos que conviven en la comunidad y que no han sido hospitalizados en los últimos 7 días o bien aparecen en las primeras 48 horas de su ingreso en un centro hospitalario.

2. Neumonía nosocomial (NN): infección adquirida durante la estancia en el hospital (se puede evidenciar a lo largo de la primera semana tras el alta).

En la infancia, la mayor frecuencia corresponde a neumonías producidas por microorganismos.

Tabla 19

Etiología de la NAC en la edad pediátrica

	Virales	Bacterianas	Mixtas
< 2 años	80 %	47 %	34 %
2-5 años	58 %	56 %	33 %
> 5 años	37 %	58 %	19 %

Fuente: tabla realizada por los autores

Tabla 20

Orientación etiológica de la NAC según grupos de edad

Recién nacido	2 sem-3 meses	3 meses-5 años	5-9 años	9-14 años
St. Grupo B Gram (-) CMV Listeria	Virus Gram (-) Estafilococo C. trachomatis	Virus Neumococo Micoplasma C. pneumoniae H. influenzae	Neumococo Micoplasma C. pneumoniae	Micoplasma C. pneumoniae Neumococo Virus

Fuente: tabla realizada por los autores

Es difícil diferenciar según criterios clínicos, radiológicos y analíticos las neumonías virales de las bacterianas, incluso entre los diferentes tipos de neumonías bacterianas. Por esto, es complicado determinar con seguridad la necesidad de antibioterapia ante un diagnóstico de neumonía y se realiza un tratamiento antibiótico empírico[21,24].

Estos son los procesos respiratorios más frecuentes en la infancia, pero existen otros muchos[20].

8.12.3 Dolor

En la infancia las presentaciones de dolor más frecuentes son:

1. Dolor de garganta: debido a amigdalitis, faringitis o cualquier otro proceso infeccioso/inflamatorio.

2. Dolor de oídos: otitis, menos comúnmente cuerpo extraño.

3. Dolor abdominal: agudo o crónico.

En el caso de dolor abdominal agudo

No es posible retrasar el diagnóstico porque algunas de las posibilidades precisan un tratamiento médico que impida las complicaciones (pielonefritis aguda, gastroenteritis aguda, etc.) o imponen un tratamiento quirúrgico de urgencia que salve la vida (invaginación intestinal, apendicitis aguda).

En el caso de dolor abdominal crónico

Las posibilidades diagnósticas son mayores, son más de cien las causas orgánicas, pero no debemos olvidar, sobre todo, la enfermedad inflamatoria intestinal, la esofagitis por reflujo gastroesofágico, la úlcera péptica, la malabsorción de azúcares, la porfiria aguda, infección o malformación del tracto urinario.

El dolor abdominal recurrente

De base funcional constituye más del 90 % de los dolores abdominales crónicos y se define como tres o más episodios de dolor abdominal durante un periodo de más de tres meses y que interfieren la vida del niño. No se relaciona con la actividad física, la alimentación o el ritmo intestinal. El dolor es verdadero, pero se etiqueta de funcional porque no se halla una causa orgánica, una alteración bioquímica o radiológica que lo justifique[20].

Cefalea

La causa más frecuente de cefalea aguda en la infancia son las infecciones sistémicas y localizadas. Dentro de las denominadas cefaleas primarias, la migraña y la cefalea tensional o su presencia combinada representan el 90 % de las consultas por cefalea.

Dentro de los procesos infantiles crónicos, la migraña ocupa el segundo lugar en frecuencia tras la obesidad.

La clasificación más práctica para enfocar una cefalea en la consulta de atención primaria es aquella que se basa en la evolución natural:

Tabla 21

Evolución de la cefalea

AGUDA CON O SIN FIEBRE (duración< de 5 días sin antecedentes previos).
AGUDA RECURRENTE (episodios de cefaleas que recurren periódicamente con intervalos libres de síntomas).
CRÓNICAS NO PROGRESIVAS (duración de > 15-30 días siendo la frecuencia e intensidad de los episodios similar, estable, con ausencia de signos neurológicos anormales).
CRÓNICAS PROGRESIVAS (cefaleas >15-30 días de evolución, con frecuencia diaria/semanal y con intensidad creciente).

Fuente: tabla realizada por los autores

La evolución de las cefaleas agudas y crónicas va a depender de su proceso de base, su diagnóstico clínico se basa en los criterios de la International Headache Society (IHS), existen signos de alarma que asociados a una cefalea aconsejan remitir al enfermo a nivel secundario.

8.12.4 Gastroenteritis (vómitos o diarreas)

Es una enfermedad caracterizada por la inflamación del tracto gastrointestinal. Los síntomas principales son diarrea, vómitos, dolor abdominal y calambres, a nivel mundial la mayoría de los casos en los niños son debidos al rotavirus.

Por lo general, se diagnostica clínicamente con base en las señales y síntomas de la persona. Habitualmente, no es necesario determinar la causa exacta ya que no cambiará el manejo de la enfermedad.

Gracias a su efectividad y seguridad, la OMS recomendó en el año 2009 que la vacuna contra el rotavirus se ofrezca a todos los niños a nivel mundial.

El tratamiento principal tanto en niños como en adultos es la rehidratación. Esto se logra preferiblemente administrando sales de rehidratación oral (SRO), si bien la intravenosa puede ser necesaria si existe una disminución en el nivel de conciencia o si la deshidratación es grave.

Los bebés alimentados con leche materna seguirán siendo alimentados de la forma normal y los alimentados con biberón continuarán con su leche de fórmula después de la rehidratación con SRO.

8.12.5 Otras causas frecuentes de consulta

Adenopatías, estreñimiento, retraso ponderal, talla baja, obesidad, anorexia, trastornos del lenguaje, exantemas, urticarias, dermatitis, enuresis, heridas y quemaduras, etcétera.

Consulta concertada y programada: manejo y seguimiento del niño asmático, diabético, TDHA, revisiones, alimentación, etcétera[20].

8.13 Cuidados de salud del niño crónico

Actualmente debido a los avances en el campo de la medicina, se está produciendo un cambio en la visión del paciente pediátrico con problemas crónicos, pasando de ser casos puntuales a conformar un grupo importante de usuarios de los servicios sanitarios. Se calcula que actualmente pueden afectar a un 10-30 % de los niños[25].

Es necesario que las enfermeras estemos preparadas para dar cuidados y soporte tanto a estos niños como a sus padres, siendo conscientes de que la unidad de atención, en estos casos, estará constituida por el niño y su familia. El asesoramiento y apoyo constituyen un pilar básico en el cuidado de estos usuarios que, no por pequeños, dejan de ser complejos, constituyendo una función sumamente importante de la Enfermería Comunitaria.

Los padres están profundamente involucrados como cuidadores y son responsables en la toma de decisiones. Son ellos los cuidadores principales y los que asumen los cuidados del niño en el hogar y en el entorno, teniendo en cuenta las repercusiones legales y éticas que ello conlleva, ya que son los referentes legales del niño, pudiendo generar esto gran ansiedad en muchos casos. Estos cuidados que deberán llevar a cabo los padres no siempre son sencillos, ya que la política reciente es la de reducir los tiempos de ingreso al mínimo necesario, de manera que muchas veces los niños regresan a casa precisando una atención constante e intensa. Todos estos factores hacen que la atención a estas familias requiera participación multidisciplinar y un amplio apoyo por parte de las enfermeras.

Los problemas de salud crónicos se definen como aquellos que duran más de 12 meses y son lo suficientemente graves como para crear algunas limitaciones en la actividad habitual.

Se define cronicidad en la infancia como el problema de salud que interfiere con las actividades cotidianas de los menores, que se mantiene por un periodo superior a los 6 meses y requieren unos recursos específicos.

Engloban tanto enfermedades crónicas como discapacidades físicas crónicas, siendo lo suficientemente graves como para causar limitaciones de la actividad habitual.

La cronicidad infantil suele estar ligada a los siguientes factores:

- El tiempo (duración del proceso o de sus secuelas).

- Las limitaciones (discapacidad y minusvalía que conlleva).

- Las necesidades (servicios especiales y prestaciones que requieren).

Tabla 22

Problemas de salud y discapacidades físicas crónicas más comunes

Problemas de salud crónicos más comunes	Discapacidades físicas crónicas más comunes
Asma	Mielomeningocele
Fibrosis quística	Alteraciones auditivas
Cardiopatías congénitas	Alteraciones visuales
Diabetes *mellitus*	Parálisis cerebral
Trastorno por déficit atención/hiperactividad	Pérdida de función de un miembro
Depresión	
Cáncer	

Fuente: tabla realizada por los autores, basada en: ver recursos WEB[k]

Actualmente, los niños con problemas complejos de salud requieren seguimiento por numerosos servicios con distintos especialistas, tratamientos prolongados, necesidad de orientación y adiestramiento a la familia, implicación de unidades asistenciales y sociales, necesidades de diferentes espacios en los que se presten cuidados (hospital, atención primaria, domicilio). Su enfermedad puede tener una evolución prolongada, pudiendo presentar reagudizaciones. Todo esto provoca un fuerte impacto familiar que conlleva un choque emocional difícil de gestionar en la mayoría de las ocasiones y que en muchos casos puede convivir con la falta de recursos, actitud inapropiada o situaciones de riesgo de crisis en el ámbito familiar. Siendo este problema crónico fuente de múltiples repercusiones sobre el niño, sus progenitores e incluso, en muchos casos, la familia extensa.

Efectos más comunes sobre el niño:

- Disminuyen las oportunidades de socialización y relación con otros niños.

- Problemas de rendimiento escolar.

- Pueden sufrir burlas o rechazo.

- Alteraciones corporales o secuelas de la enfermedad.

- Problemas de autoestima.

- Miedos derivados de los ingresos o las técnicas aplicadas.

- Dificultad para conseguir la independencia (adolescencia).

  Efectos sobre los padres:

- Cargas psicológicas, financieras y emocionales.

- Alto riesgo de ruptura de la relación.

- Sentimientos de culpabilidad.

- Absentismo laboral.

- Sentimientos de incomprensión.

Repercusiones de las fases de la enfermedad en la familia

Las familias con un hijo enfermo crónico tienen que adaptarse a las diferentes fases de la enfermedad y esto es un proceso largo y complicado.

Tabla 23
Fases de enfermedad crónica

Fase de crisis: comprende el periodo que tiene lugar antes del diagnóstico. En esta fase, empiezan a manifestarse los síntomas y aparece la sospecha de que algo puede estar ocurriendo con la salud del niño. En este periodo, es necesario aprender a convivir con los síntomas, se empieza a aprender cómo funciona el sistema sanitario, comienza la adaptación al mismo y a las exigencias de los tratamientos. La enfermedad va cobrando significado, se hace real y hay que aceptar los cambios y reorganizarse.
Fase crónica: se encuentra entre el diagnóstico y la fase terminal. Su duración es muy variable y también puede volverse crónica. En este momento las familias empiezan a compatibilizar las necesidades del niño enfermo con las necesidades de la familia.
Fase terminal: la sensación de pérdida está presente. Hay que afrontar la muerte y el trabajar el duelo. No está vinculada a todos los procesos crónicos.

Fuente: tabla realizada por los autores

La hospitalización, los tratamientos, las secuelas y la muerte del niño son un desafío para la familia siempre complicado y que precisa de mucho apoyo y cuidado por parte de un equipo multidisciplinar del que la enfermera forma parte importante[26].

Los profesionales debemos ser conscientes de que en muchas situaciones ante el proceso de salud y enfermedad de los pacientes la finalidad no es «curar», sino que la filosofía de actuación cambia para «aliviar, cuidar y acompañar» al paciente y a su familia[25].

Siendo la enfermera el profesional de salud responsable del cuidado de esta población, es indispensable que por medio de sus intervenciones logre minimizar y controlar estos efectos negativos que surgen en el transcurso de la enfermedad y durante el tratamiento, y, además, se convierta en el apoyo principal del niño y su familia en el proceso.

8.14 Bullying, adicciones y otros

La evolución de la sociedad ha dado lugar a la aparición de ciertos procesos que en otros momentos y en otros escenarios no se dan, tales como el *bullying*, entendido como el daño físico y psicológico que alguien de forma intencionada le produce a otro.

El niño acosado manifiesta una serie de síntomas que debemos detectar a tiempo: problemas de rendimiento, de memoria, depresión, irritabilidad, insomnio, aislamiento social, etcétera.

Existen formas diferentes de acoso tales como el físico, verbal, social por internet o *cyberbullying*, este último es el de más reciente aparición, pero el de peor pronóstico. Los niños que son acosados por las redes también lo son en persona, su detección suele ser complicada porque lo ocultan en casa.

Por otro lado, las adicciones habituales en la adolescencia (tabaco, alcohol, cannabis) se están viendo ensombrecidas por la adicción a las nuevas tecnologías.

El primer problema que se plantea es el de delimitar el *hobby* de la dependencia y después valorar la dependencia.

Hay que tener en cuenta que el objetivo final del tratamiento no es la abstinencia, sino la reorganización de la personalidad en el sentido de que el sujeto se vea capaz de poder dirigir su propia vida y hacer elecciones saludables.

Estas y otras enfermedades emergentes de nuestra época (trastornos de la alimentación, trastorno límite de la personalidad, adicciones a las pantallas, etc.) conforman nuestro nuevo y complejo escenario de trabajo[28,29].

8.15 Anexos

Anexo I

Diagnósticos de enfermería relacionados con el embarazo, parto, puerperio y recién nacido. Posibles consecuencias del inicio de la alimentación complementaria

https://amazingbooks.es/manual-enfermeria-anexo-8/

Anexo II

Procesos de recuperación en el puerperio fisiológico

https://amazingbooks.es/manual-enfermeria-anexo-8-2/

8.16 Bibliografía

1. Ruiz Peregrina, F., Álvarez Nieto, C. and Linares Abad, M. (2008). *Enfermería Materno infantil.* [online] www.ujaen.es Available at: http://www4.ujaen.es/~mlinares/APUNTES.pdf [Consultado: 19 nov. 2019].

2. Sanitarias, C. (2016). ¿Está justificado mantener durante todo el embarazo el suplemento de ácido fólico? [online] Murciasalud.es. Available at: https://www.murciasalud.es/preevid/21520# [Consultado:19 nov. 2019].

3. Mscbs.gob.es. (2014). Grupo de trabajo de la Guía de práctica clínica de atención en el embarazo y puerperio. *Guía de práctica clínica de atención en el embarazo y puerperio. Ministerio de Sanidad, Servicios Sociales e Igualdad. Agencia de Evaluación de Tecnologías Sanitarias de Andalucía; 2014. Guías de Práctica Clínica en el SNS: AETSA 2011/10.* [online] Available at: https://www.mscbs.gob.es/organizacion/sns/planCalidadSNS/pdf/Guia_practica_AEP.pdf [Consultado: 19 nov. 2019].

4. Authors, n. (2015). *Committee Opinion No. 650 Summary: Physical Activity and Exercise During Pregnancy and the Postpartum Period. - PubMed - NCBI.* [online] Ncbi.nlm.nih.gov. Available at: https://www.ncbi.nlm.nih.gov/pubmed/26595580 [Consultado: 9 nov. 2019].

5. Martínez García, R., Jiménez Ortega, A. and Navia Lombán, B. (2016). *Suplementos en gestación: últimas recomendaciones.* [online] Available at: http://dx.doi.org/10.20960/nh.336 [Consultado: 19 nov. 2019].

6. Www3.gobiernodecanarias.org.(2018). *Programa de Salud Infantil.* [online] Available at: https://www3.gobiernodecanarias.org/sanidad/scs/content/c6b06acc-56cf-11e9-a8c1-c934ebab22bd/GuiaActividades2018.pdf [Consultado: 19 nov. 2019].

7. Merón de Cote, P. (2014). *Consulta prenatal y seguimiento del recién nacido normal.* [online] Pediatriaintegral.es. Available at: https://www.pediatriaintegral.es/publicacion-2014-07/consulta-prenatal-y-seguimiento-del-recien-nacido-normal/ [Consultado: 19 nov. 2019].

8. Hiciano Guillermo, A. (2019). [online] Available at: https://www.researchgate.net/publication/331048570_Infografia_Escala_LATCH_-_enfermeromurciano [Consultado: 19 nov. 2019].

9. www3.gobiernodecanarias.org. (2018). *Salud infantil - Información para profesionales.* [online] Available at: https://www3.gobiernodecanarias.org/sanidad/scs/contenidoGenerico.jsp?idDocument=6fa7664b-59f2-11e9-9f25-d3cfb121f997&idCarpeta=1c2ee4b1-a745-11dd-b574-dd4e320f085c [Consultado: 20 nov. 2019].

10. Portal de Salud de la Junta de Castilla y León. (2018). *Guía de salud materno-infantil.* [online] Available at: https://www.saludcastillayleon.es/es/protege-salud/salud-materno-infantil/guia-salud-materno-infantil [Consultado: 20 nov. 2019].

11. Barrios González, E., García Mérida, M. and Murray Hurtado, M. (2011). [online] Programapipo.com. Available at: http://www.programapipo.com/wp-content/uploads/2012/05/GUIA-ALIMENTACION-INFANTIL.pdf [Consultado: 20 nov. 2019].

12. Organización Mundial de la Salud. (2019). *Alimentación complementaria.* [online] Available at: https://www.who.int/elena/titles/complementary_feeding/es/ [Consultado: 20 nov. 2019].

13. Organización Mundial de la Salud. Nutrición. Alimentación complementaria [online] Available at: https://www.who.int/nutrition/topics/complementary_feeding/es/[Consultado: 20 nov. 2019].

14. Gómez Fernández-Vegue, M. (2018). Asociación Española de Pediatría. Comité de Lactancia Materna y comité de Nutrición de la Asociación Española de pediatría. [online] Available at: https://www.aeped.es/sites/default/files/documentos/recomendaciones_aep_sobre_alimentacio_n_complementaria_nov2018_v3_final.pdf. [Consultado: 20 nov. 2019].

15. Ministerio de Sanidad, Consumo y Bienestar social. (2011) Recomendaciones de consumo por la presencia de nitratos en hortalizas. [online] Available at: http://www.aecosan.msssi.gob.es/AECOSAN/web/para_el_consumidor/ampliacion/nitratos_hortalizas.htm. [Consultado: 20 nov. 2019].

16. Ministerio de Sanidad, Consumo y Bienestar (2019).Mercurio [online] Available at://www.aecosan.msssi.gob.es/AECOSAN/web/seguridad_alimentaria/ampliacion/mercurio.htm. [Consultado: 20 nov. 2019].

17. Organización Mundial de la Salud (2015). Ingesta de azúcares para adultos y niños online] Available at: https://apps.who.int/iris/bitstream/handle/10665/154587/WHO_NMH_NHD_15.2_spa.pdf;jsessionid=31AA420C806A317583B8D40B4C5BC308?sequence=2). [Consultado: 20 nov. 2019].

18. Asociación Española de Pediatría. En familia AEP (2014). Alimentación complementaria en el primer Año del Bebé [online] Available at: https://enfamilia.aeped.es/vida-sana/alimentacion-complementaria-en-primer-ano-bebe. [Consultado: 20 nov. 2019].

19. Comité Asesor de vacunas. Manual de vacunas en Línea de la AEP (2019).El acto de la Vacunación: antes, durante y después [online] Available at: https://vacunasaep.org/printpdf/documentos/manual/cap-5

20. Fernández Cuesta Valcarce Miguel Ángel, El-Asmar El-Osmar Ahmad, Gómez Ocaña José María, Revilla Pascual Enrique. Las 50 principales consultas en Pediatría.

21. Redondo Gago, Marta; Rodríguez Rincón, Raquel María; Soler Mieras, Aina. Guía farmacológica de actuación en urgencias pediátricas de atención primaria. Palma: Gerencia de Atención Primaria de Mallorca, 2019.

22. C.Calvo Rey. M.L.García García, I. Casas Flecha, P.Aeped.es. (n.d). infecciones respiratorias virales. [online] Available at: https://www.aeped.es/sites/default/files/documentos/irsv.pdf. [Consultado: 2 nov. 2019].

23. Mainou, C., Mainou, A. And Plaza, F. Bronquitis en la infancia [online]Elservier.es. Available at: https://www.elsevier.es/es-revista-farmacia-profesional-3-articulo-bronquitis-infancia-13114222 [Consultado: 25 nov. 2019].

24. *Rupérez García, E., Herranz Aguirre, M. and Bernaola Iturbe, E. NEUMONÍA EN EL PACIENTE PEDIÁTRICO.* [online]Servicio Navarro de Salud. Available at: http://www.cfnavarra.es/salud/PUBLICACIONES/Libro%20electronico%20de%20temas%20de%20Urgencia/21.Pediatricas/Neumonia%20en%20pediatria.pdf. [Consultado: 25 nov. 2019].

25. Vellido González, C (n.d.). Gestión de casos en la población pediátrica.[online]. Asociación Española de Enfermería Pediátrica. Available at: https://www.enfermeriadelainfancia.com/?page_id=1087. [Consultado: 25 nov. 2019].

26. Grau, C and Fernández Hawrylak, M. (2017). Familia y enfermedad crónica pediátrica. [online] Scielo.isciii.es. Available at: http://scielo.isciii.es/scielo.php?script=sci_arttext&pid=S1137-66272010000300008. [Consultado: 25 nov. 2019].

27. Rodríguez Quecho, M., Rincón Rodríguez, Y.Z., Reyes González, A., Fajardo Peña, M.T., Orozco Vargas, L.C., Camargo Figuera, F.A. (2012) Prevalencia de los diagnósticos de enfermería en niños que reciben tratamiento oncológico[online] Scielo.isciii.es. Available at: http://scielo.isciii.es/scielo.php?script=sci_arttext&pid=S1695-61412012000300005. [Consultado: 25 nov. 2019].

28. Manuel Hernanz Ruiz. Adolescente y nuevas adicciones. Rev. Asoc. Esp. Neuropsiq., 2015; 35 (126), 309-322.

29. Aeped.es (2014). El bullying o acoso [online]Asociación Española de Pediatría. Available at: https://www.aeped.es/sites/default/files/documentos/entrega3_bullying.pdf

8.17 Recursos WEB

A. Guía de Práctica Clínica (GPC) de Atención en el Embarazo y Puerperio del Ministerio de Sanidad 2014. https://www.mscbs.gob.es/organizacion/sns/planCalidadSNS/pdf/GPC_de_embarazo_y_puerperio.pdf

B. Agencia Española de Seguridad Alimentaria y Nutrición: Novedades legislativas. http://www.aecosan.msssi.gob.es/AECOSAN/web/noticias_y_actualizaciones/novedades_legislativas/listados/aecosan_listado_novedades_legislativas.htm

C. Ejercicio físico en el embarazo: beneficios y deportes recomendados. https://www.reproduccionasistida.org/embarazo-y-ejercicio-fisico/

D. Control del Embarazo Normal. https://sego.es/documentos/progresos/v61-2018/n5/GAP_Control%20prenatal%20del%20embarazo%20normal_6105.pdf

E. Grupo de Investigación Valoración Nutricional de Individuos y Colectivos. Facultad de Farmacia, Universidad Complutense de Madrid, Madrid, España. https://www.ucm.es/idinutricion/ingestas-recomendadas-de-energia-y-nutrientes

F. Recomendaciones de la OMS sobre atención prenatal para una experiencia positiva del embarazo. https://www.mcsprogram.org/wp-content/uploads/2018/07/ANC-OverviewBriefer-A4-SP.pdf

G. Infografia Escala LATCH. https://www.researchgate.net/publication/331048570_Infografia_Escala_LATCH_-_enfermeromurciano

H. Recomendaciones de la Asociación Española de Pediatría sobre la alimentación complementaria. https://www.aeped.es/sites/default/files/documentos/recomendaciones_aep_sobre_alimentacio_n_complementaria_nov2018_v3_final.pdf

I. Alimentación complementaria en el primer año del bebé. https://enfamilia.aeped.es/vida-sana/alimentacion-complementaria-en-primer-ano-bebe

J. Ministerio de Sanidad, Consumo y Bienestar Social. Calendario común de vacunación a lo largo de la vida 2020. https://www.mscbs.gob.es/profesionales/saludPublica/prevPromocion/vacunaciones/docs/CalendarioVacunacion_Todalavida.pdf

K. Manual MSD. Niños con enfermedades crónicas. https://www.msdmanuals.com/es-es/professional/pediatr%C3%ADa/atención-de-niños-enfermos-y-sus-familias/niños-con-enfermedades-crónicas

CAPÍTULO 9

ENFERMERÍA MÉDICO-QUIRÚRGICA

Vídeo de presentación: Capítulo 9

https://amazingbooks.es/manual-enfermeria-video-9/

CAPÍTULO 9

ENFERMERÍA MÉDICO-QUIRÚRGICA

Autores: Elena Chover Sierra, Antonio Martínez Sabater,
Rut Navarro Martínez, Amparo Pardo Cerdán

9.1 Introducción

Cuando nos encontramos con una persona que presenta un problema de salud, es vital, como profesionales de enfermería, que seamos capaces de recoger toda la información posible sobre ese proceso, información que será vital para el desarrollo de nuestros planes de cuidados.

Esta información, tanto subjetiva como objetiva, se recoge siguiendo una metodología sistemática que incluye una entrevista en profundidad, o anamnesis, para identificar datos tanto del proceso patológico y de las manifestaciones que sufre dicha persona, así como una exploración física, en la que se incluyen las técnicas de inspección, palpación, percusión y auscultación, que ofrecen determinados hallazgos que ayudarán a identificar mejor los problemas de salud de la persona.

Como complemento a esta anamnesis y exploración física, incluiríamos el control de las constantes vitales y la realización de un conjunto de pruebas complementarias en las que las enfermeras tenemos un papel tanto en su preparación, realización y vigilancia posterior, para identificar posibles complicaciones relacionadas con dichas técnicas.

Así, en este capítulo presentamos de forma esquemática cómo realizar una valoración general de los principales sistemas orgánicos: neurológico, respiratorio, cardiovascular, hematológico, renal y digestivo.

9.2 Aspectos Clave

- Conocer la semiología y los antecedentes patológicos de determinados problemas de salud a identificar mediante la anamnesis.

- Identificar las técnicas utilizadas en la exploración física de los distintos sistemas orgánicos y conocer los hallazgos normales y patológicos.

- Conocer las pruebas complementarias más utilizadas en el diagnóstico de los distintos problemas de salud.

- Describir los procedimientos diagnósticos y cuidados de enfermería relacionados con dichos procedimientos.

9.3 Sistema neurológico

El sistema nervioso es el encargado de procesar la información relacionada con la percepción, el pensamiento y el control integrado de las múltiples funciones corporales, estando constituido por el sistema nervioso central (SNC), formado por el encéfalo y la médula espinal, que se encarga de controlar todo el organismo y las actividades, y por el sistema nervioso periférico (SNP), constituido por los 12 pares craneales y las subdivisiones simpáticas y parasimpáticas[1]. Definimos la valoración neurológica como el proceso en el cual se realiza una valoración sistemática y ordenada de la integridad y funcionalidad del sistema nervioso de un paciente y que nos permitiría localizar o evaluar una disfunción del sistema. La valoración neurológica recoge la evaluación y examen del estado mental, patrones de habla, función de los nervios craneales, equilibrio, reflejos, función psicosocial y sistema músculo-esquelético[1].

9.3.1 Anamnesis

Es necesario realizar una anamnesis detallada tanto a la persona como a la familia. Debe incluir aspectos básicos como edad, patologías previas, antecedentes personales (otras patologías, etc.) y familiares, hábitos de salud... Respecto a la patología o situación actual, debe incidirse en el inicio (agudo [días u horas], subagudo [semanas] o crónico); características de inicio y la evolución (episódica, en brotes, progresiva, etc.); presencia de signos o síntomas asociados (vómitos), etcétera[2,3].

9.3.2 Semiología neurológica

Respecto a los aspectos semiológicos podemos encontrar en las patologías neurológicas, entre otros[3,4]:

- Alteraciones del lenguaje: cambios en la fluidez del lenguaje, parafasias (cambio de letras de las palabras), perífrasis, neologismos, etcétera.

- Alteraciones en la comprensión: afasias (falta de comprensión o expresión de palabras).

- Apraxias (falta de habilidad para realizar actos coordinados).

- Agnosias o incapacidad para comprender o valorar los estímulos sensoriales.

- Alteraciones de la memoria en función de la zona afectada: inmediata (córtex perinsular del hemisferio dominante), reciente (hipocampo) o remota (córtex cerebral).

- Alteraciones de la marcha: hemipléjica, parkinsoniana, espástica, atéxica, apráxica, etcétera.

- Alteraciones del tono (hipotonía, hipertonía o paratonía) o modificación de reflejos (normales, ausentes, policinéticos, etcétera).

- Alteraciones de la sensibilidad (táctil, vibratoria, termoalgésica, posicional, etcétera).

9.3.3 Exploración física/valoración neurológica

Una correcta valoración neurológica incluye la evaluación del estado mental, del sistema motor y de la sensibilidad. Dentro de cada uno de ellos se valoran diferentes aspectos[2,4].

9.3.3.1 Estado mental

Nivel de conciencia: se debe evaluar si el paciente está consciente o se encuentra confuso/aturdido. Los niveles de conciencia se pueden clasificar en varios niveles, que van desde la alerta, donde el paciente tiene el máximo nivel de conciencia, hasta un coma profundo, en el que no hay contacto con el medio externo ni respuesta a estímulos de ningún tipo. Con el fin de complementar la valoración, se pueden utilizar escalas como la escala de coma de Glasgow, que evalúa la apertura ocular, la respuesta verbal y la respuesta motora, en la que se obtiene una puntuación entre 3 y 15 (Figura 1), o la escala FOUR, que incluye cuatro componentes: respuesta ocular, respuesta motora, reflejos de tronco y respiración, cada uno de los cuales puntúa de 0 a 45-7.

Figura 1

Escala de coma de Glasgow

Respuesta apertura ocular	
Espontánea	4
A órdenes verbales	3
A estímulo doloroso	2
No hay respuesta	1
Respuesta verbal	
Orientada	5
Confusa	4
Palabras inapropiadas	3
Sonidos incomprensibles	2
No hay respuesta	1
Mejor respuesta motora	
Obedece órdenes	6
Localiza el dolor	5
Retira al dolor	4
Flexión anormal	3
Respuesta en extensión	2
No movimientos	1

Fuente: Rapsang, A.G8

Orientación: la orientación se valora mediante una serie de preguntas que nos permiten valorar la ubicación de la persona en tiempo y espacio[5].

Lenguaje, memoria y capacidad de cálculo y razonamiento: en primer lugar, se establece con el paciente una conversación y se le pregunta qué quiere decir lo que ha escuchado. Además, se le puede ofrecer papel y bolígrafo para que escriba lo que está entendiendo. En segundo lugar, se evalúa la memoria (inmediata, reciente y remota) mediante preguntas orientadas y la capacidad de cálculo (operaciones matemáticas básicas adaptadas) y la capacidad de razonamiento (mediante la justificación de algún término)[4,5].

9.3.3.2 Sistema motor

Dentro de este apartado, se deben valorar los pares craneales, la fuerza y el tono muscular, la coordinación y marcha y los reflejos[9,10].

a) Los pares craneales

Son estructuras nerviosas que se comunican con el encéfalo y cuya finalidad es la de inervar diferentes estructuras, como órganos o músculos. Cada uno de ellos tiene un procedimiento específico de valoración.

- **Par I u olfatorio.** Tras pedir al paciente que cierre ambos ojos, se ocluye una de sus fosas nasales y se le pide que identifique un olor común y no irritante que se aplica bajo la fosa nasal opuesta (café, ajo, limón, vainilla…).

- **Par II u óptico.** Se valora la agudeza visual (con estudios de visión cercana y lejana), la visión de colores, la perimetría y campimetría y se realiza un examen de fondo de ojo.

- **Pares III, IV y VI.** Se valoran a la vez, pues se encargan de la motilidad del ojo. En primer lugar, valoramos la apertura palpebral, comprobando la apertura correcta de forma simultánea y simétrica. En segundo lugar, se valoran los movimientos oculares, colocando frente a la cabeza del paciente un dedo y moviéndolo en horizontal, vertical y mediante movimientos circulares, para comprobar si aparece alguna desviación o algún movimiento involuntario. Finalmente, se valora el reflejo pupilar comprobando que la pupila se contrae al aplicarle una luz con una linterna (reflejo fotomotor), valorando al mismo tiempo el reflejo consensual, es decir, que la pupila del ojo no iluminado también se contraiga.

- **Par V o trigémino.** Es un nervio mixto del que se debe valorar la función sensitiva y motora, puesto que recoge la sensibilidad facial y también se encarga de la movilidad mandibular. En primer lugar, se indica al paciente que mastique mientras se realiza la palpación de los músculos temporales. También se valoran los reflejos corneales (cierre de párpados al estimular), nasal (aparición de estornudo al excitar la fosa nasal) y laríngeo. La función sensitiva-táctil se valora mediante la aplicación de estímulos térmicos y sensitivos.

- **Par VII o facial.** También se considera un nervio mixto, encargado de movilizar los músculos de la cara y responsable de parte de la sensibilidad gustativa de la lengua y de algunas partes del oído externo. Valoramos aparición de asimetría facial, alteraciones en el gusto, etcétera.

- **Par VIII o vestibulococlear/estatoacústico.** Se valora primero la transmisión del sonido por vía aérea y, posteriormente, la transmisión ósea. Se tapa un oído y se valora la audición en el contralateral. Para evaluar la transmisión ósea, se realizarán las pruebas de Rinne, Weber y Swabach utilizando un diapasón.

- **Par IX o glosofaríngeo.** En este nervio también es necesaria una valoración tanto de la función sensitiva como de la motora, ya que inerva los músculos de la lengua, pero también recibe la mayoría de las señales gustativas.

- **Par X o vago.** Este par craneal es el encargado de inervar los músculos faríngeos y la mayoría de los músculos laríngeos. Para evaluarlo, se pide al paciente que abra la boca de tal manera que se pueda observar la posición del paladar y de la úvula en reposo. Debe indicársele que pronuncie la letra A de forma continua, con el fin de observar la elevación del velo del paladar. Por otro lado, se debe estimular la mucosa faríngea con el fin de valorar la presencia del reflejo nauseoso e indicar la realización de movimientos deglutorios con el fin de valorar la adecuación de los movimientos de elevación y descenso (signo de la manzana de Adán).

- **Par XI o espinal.** Es el nervio encargado de controlar los músculos esternocleidomastoideo y trapecio. Con el fin de evaluarlo, se le indica al paciente que eleve los hombros y gire la cabeza.

- **Par XII o nervio hipogloso.** Este nervio se encarga de la motilidad e inervación de la lengua. Se evalúa mediante la valoración del aspecto de la lengua, así como su movilidad (indicándole el movimiento hacia adelante y detrás).

b) Fuerza muscular y tono

A la hora de realizar una valoración de la fuerza y el tono muscular, se debe evaluar cada segmento muscular por separado, teniendo en cuenta que la movilidad y el estado muscular del paciente deben encontrarse en perfectas condiciones. El tono muscular se valora mediante el estudio de los movimientos pasivos de los miembros y de la movilidad de estos para ver si existe resistencia. En primer lugar, las extremidades superiores se valoran mediante movimientos de supinación y pronación y rotaciones de las muñecas. Por otro lado, las extremidades inferiores se valoran colocando al paciente en decúbito supino y elevando la pierna con la mano del que realiza la exploración por detrás de la rodilla del paciente[4].

La fuerza muscular se valora mediante la escala del *British Medical Research Council*, puntuada del 0 al 5, donde 0 significa que no hay contracción y 5 se corresponde con una potencia muscular normal. Otra manera muy útil de evaluarla es aplicando sobre el paciente una fuerza externa[2,4].

c) Coordinación y marcha

Existen dos tipos de coordinación que se deben valorar en un paciente[4,5]:

- **Coordinación dinámica:** en primer lugar, tenemos que valorar las extremidades inferiores mediante la prueba dedo-nariz. Para ello, tenemos que colocar al paciente con los brazos completamente estirados y decirle que se toque con el dedo la punta de la nariz. En segundo lugar, valoramos al paciente mediante la prueba de talón-rodilla, colocando al paciente en decúbito supino y diciéndole que se toque con el talón la rodilla de la pierna contraria.

- **Coordinación estática:** para valorar este tipo de coordinación, llevamos a cabo la prueba de Romberg, que consiste en colocar al paciente de pie completamente recto con los pies juntos y dejarlo que permanezca inmóvil. Tendremos que comprobar si el paciente es capaz de mantener la postura o se va hacia los lados.

d) Reflejos

Otro aspecto muy importante a valorar son los reflejos. Destacan dos tipos[4,5]:

- **Osteotendinosos:** generalmente son reflejos de extensión muscular. Existen los reflejos rotulianos, bricipitales, tricipitales, braquioradiales, mandibulares o aquiliano.

- **Mucocutáneos:** este tipo de reflejos son los que desencadenan una respuesta muscular al frotar una membrana o la piel. Destacan diversos tipos: corneal, palatino, faríngeo, cremastérico, anal, bulbo-cavernoso, plantar o el de Babinski, en el que se muestra una extensión del primer dedo del pie al rozar la planta del pie del talón hacia los dedos.

La escala de Wartenberg (desde 0-arreflexia a 5-hiperreflexia con clonus) es la utilizada en la valoración de reflejos.

9.3.3.3 Sensibilidad

Para valorar la sensibilidad en un paciente, se pone en contacto con su piel diferentes estímulos externos, tales como gasas, objetos con superficie punzantes (agujas) o tubos que previamente habíamos llenado con agua fría y con agua caliente. Con eso valoramos la sensibilidad superficial de este (valorando la sensibilidad táctil, dolorosa y térmica)[3,11].

Por su parte, la sensibilidad profunda se puede valorar de diversas maneras, sobre todo mediante presión.

9.3.4 Pruebas complementarias

Respecto a las pruebas complementarias a realizar ante un proceso neurológico, en la Tabla 1 (Anexo 1) se muestra una relación de las utilizadas habitualmente.

9.4 Sistema respiratorio

La principal función del aparato respiratorio es la respiración. Durante la respiración, el aire inspirado es conducido a través de las vías respiratorias hasta los alvéolos, donde se produce el intercambio de gases. Así, el oxígeno (O_2) pasa a la sangre y es transportado a todas las células. A su vez, el dióxido de carbono (CO_2), producido por el metabolismo celular, es transportado hasta los pulmones y pasa al interior de los alvéolos, siendo espirado por las fosas nasales o la boca[1].

Para una correcta valoración de la función del aparato respiratorio es fundamental conocer la semiología respiratoria, realizar una anamnesis detallada y recoger signos objetivos mediante una correcta exploración física.

9.4.1 Anamnesis

En primer lugar, se realiza una valoración de la sintomatología respiratoria (se describe en el siguiente apartado). Preguntar sobre el momento y circunstancias de su aparición, características, evolución, gravedad, factores que agravan o alivian, así como síntomas asociados. Los signos y síntomas respiratorios, aunque pueden presentarse de forma aislada, generalmente lo hacen en combinación con otros que propiamente no son respiratorios (disfonía, edema de extremidades, somnolencia, ronquido...) y también asociados a síntomas generales (fiebre, astenia, anorexia, pérdida de peso)[1]. A continuación, registrar antecedentes personales preguntando por trastornos pulmonares actuales y previos, así como por otros problemas de salud que no parecen estar relacionados con el aparato respiratorio. Si el paciente refiere una enfermedad crónica, preguntar si toma medicación y cuál. También consultar si algún familiar presenta algún trastorno pulmonar o cualquier otra enfermedad con afectación respiratoria. Otras preguntas pueden aludir a su forma de vida, como el consumo de alcohol o tabaco, sedentarismo y obesidad. Su entorno laboral y familiar puede aportar información sobre otros posibles factores de riesgo como la exposición previa a productos químicos, polvos, mohos, humos o animales[1,11].

9.4.2 Semiología respiratoria

Los signos y síntomas más frecuentes en pacientee con enfermedades respiratorias son la disnea, la tos (con o sin expectoración), la hemoptisis y el dolor torácico.

La disnea es una sensación subjetiva de falta de aire asociada a una percepción de mayor trabajo respiratorio. Debido a su carácter subjetivo, cada paciente la expresa de acuerdo a su condición individual, social y cultural, haciendo difícil su valoración. Si bien, son muchas las causas pulmonares o extrapulmonares que pueden producirla, cuando un paciente refiere disnea debe interrogarse sobre la forma de instauración (brusca o progresiva), el momento del día en que aparece, la presencia de factores que la desencadenan (esfuerzo, humo, polen, ejercicio...) y alivian (reposo, inhaladores...), la posición corporal en la que aparece (platipnea, trepopnea y ortopnea), los síntomas asociados (cianosis, dolor torácico, tos, ruidos respiratorios, etc.), así como la frecuencia, la duración y la intensidad, que se determina evaluando el nivel de actividad necesaria para que se desencadene. Para ello, se pueden utilizar diferentes escalas de medición, como la escala de disnea del Medical Research Council (MRC)[1,6] (Tabla 2).

Tabla 2
Escala de disnea del Medical Research Council

GRADO	ACTIVIDAD
0	No sensación de falta de aire al correr en llano o subir cuestas.
1	Sensación de falta de aire al correr en llano o subir cuestas.
2	Camina más despacio que las personas de su edad en llano por falta de aire o tiene que parar para respirar cuando camina a su propio paso en llano.
3	Para a respirar después de caminar unos 100 metros o tras pocos minutos en llano.
4	La falta de aire le impide salir de casa o se presenta al vestirse o desnudarse.

Fuente: adaptada de Medical Research Council. Committee on research into chronic bronchitis: instruction for use on the questionnaire on respiratory symptoms. Devon: W J Holman. 1966

La tos es un mecanismo reflejo defensivo, provocado en ocasiones de forma voluntaria, que suele indicar irritación de las vías aéreas por diferentes estímulos. Es el síntoma más frecuente de la enfermedad del aparato respiratorio. Cuando un paciente presenta tos debe interrogarse sobre su frecuencia, duración (crónica o aguda), momento en que aparece (matutina o en respuesta a irritantes tales como el tabaco, frío u otros) y si se acompaña o no de expectoración (tos productiva o irritativa); si es así, cuáles son sus características. La expectoración o el esputo indicativo de una patología respiratoria, además del aumento en la cantidad, muestra cambios en sus propiedades físicas. Así, en función de su aspecto, el esputo puede clasificarse en mucoso, seroso, hemoptoico o purulento[11,12].

La hemoptisis se define como la expectoración de sangre procedente de la zona subglótica del aparato respiratorio e incluye esputo con hilos de sangre (expectoración hemoptoica), hemoptisis franca (emisión únicamente de sangre) y hemoptisis masiva (expectoración de sangre fresca en cantidades importantes). Aunque generalmente no reviste gravedad, si la hemoptisis es masiva, supone un riesgo para la vida del paciente como consecuencia de la inundación hemática del árbol traqueobronquial, más que por las posibles consecuencias propias de toda hemorragia importante. Cuando un paciente presenta hemoptisis, en primer lugar, se debe descartar que la sangre no proceda del aparato digestivo (hematemesis); después, se debe valorar su gravedad en función del volumen de sangre emitido y de la forma de presentación y, por último, localizar el origen y determinar su etiología[6,12].

Cualquier órgano o tejido en el tórax, incluyendo el corazón, los pulmones, el esófago, los músculos, las costillas, los tendones o los nervios puede ser el origen de un dolor torácico. Su etiología puede deberse a enfermedad banal como a otras potencialmente mortales, como un tromboembolismo pulmonar o infarto de miocardio. Cuando un paciente refiere dolor torácico, además de valorar sus características del dolor (duración, intensidad, localización, tipo, factores que lo modifican, síntomas asociados e irradiación a otras zonas del cuerpo) se debe interrogar sobre antecedentes personales y familiares para identificar la causa que lo desencadena. El dolor pleuropulmonar (neumonía, pleuritis, neumotórax, tumores, etc.) es punzante y de localización costal, en ocasiones a punta de dedo, cuya intensidad aumenta con los movimientos respiratorios o con la tos. El de las vías respiratorias (tráquea y bronquios), de localización retroesternal, puede agudizarse con la tos y ante determinadas variaciones atmosféricas, como el paso de un ambiente templado a uno frío. Por último, el dolor osteomuscular depende de la zona de la pared torácica afectada y de la intensidad del traumatismo o el sobreesfuerzo realizado, generalmente se modifica con los movimientos y aumenta al palpar la zona afectada[1,12].

9.4.3 Exploración física

La exploración física del tórax se realiza según la secuencia clásica: inspección, palpación, percusión y auscultación. Puesto que se debe desvestir al paciente por encima de la cintura, además de adoptar medidas que velen por su privacidad, es imprescindible que se realice en una habitación que esté aislada del ruido, bien iluminada y con el paciente preferiblemente sentado[11,13].

Durante la inspección torácica, en primer lugar, se observará la frecuencia, amplitud, ritmo y simetría de los movimientos respiratorios. El paciente debe presentar una frecuencia respiratoria entre

12-20 rpm con una relación inspiración/espiración de 1:2. La expansión torácica debe ser simétrica. Se deberá descartar la presencia de patrones de respiración anormal (por ejemplo, Kussmaul) así como de cualquier otro signo de distrés respiratorio (taquicardia, uso músculos accesorios, tiraje, etcétera)[13,14]. A continuación, se observará la forma y volumen del tórax. A pesar de no haber una figura geométrica ni medidas exactas para definir un tórax normal, dada las variables anatómicas que no representan enfermedad, se deberá comprobar que el diámetro anteroposterior del tórax sea menor al trasverso, en una relación 1:2. También se descartará cualquier desviación de la columna vertebral (cifosis, escoliosis o cifoescoliosis), así como la profusión o retracción del esternón respecto de la parrilla costal, *pectus carinatum* y *pectus excavatum*, respectivamente. Asimismo, es importante valorar el estado de la superficie, especialmente la coloración de la piel. La presencia de cianosis puede ser un indicativo de hipoxemia[13,14].

Después de la inspección se continúa con la palpación torácica, esta permite corroborar y completar la información observada en la inspección, como la amplitud y simetría en la expansión torácica. Para ello, el examinador con las palmas de las manos apoyadas en el borde del arco costal (sobre 10° costilla) y los pulgares dirigidos hacia la línea media, tras indicarle al paciente que respire profundamente, debe observar que sus manos se alejan de forma simultánea y con la misma amplitud, entre 5-10 cm (Figura 2A). También, colocando la cara palmar de los dedos (2° y 3°) o la región hipotenar de manera simétrica a cada lado del tórax y desplazándola desde vértices hasta bases pulmonares, al tiempo que se le pide al paciente que repita «treinta y tres» se puede percibir el frémito táctil, una sensación de vibración producida por la trasmisión de las ondas sonoras de la laringe durante el habla a través de los bronquios y parénquima pulmonar hasta la pared torácica (Figura 2B). El frémito es simétrico y más intenso en las regiones próximas a los bronquios (zona interescapular, paraesternal y 1°-2° espacio intercostal). Finalmente, a través de la sensibilidad táctil de las manos se puede valorar la existencia de zonas dolorosas, bultos, retracciones, crepitaciones, etcétera.

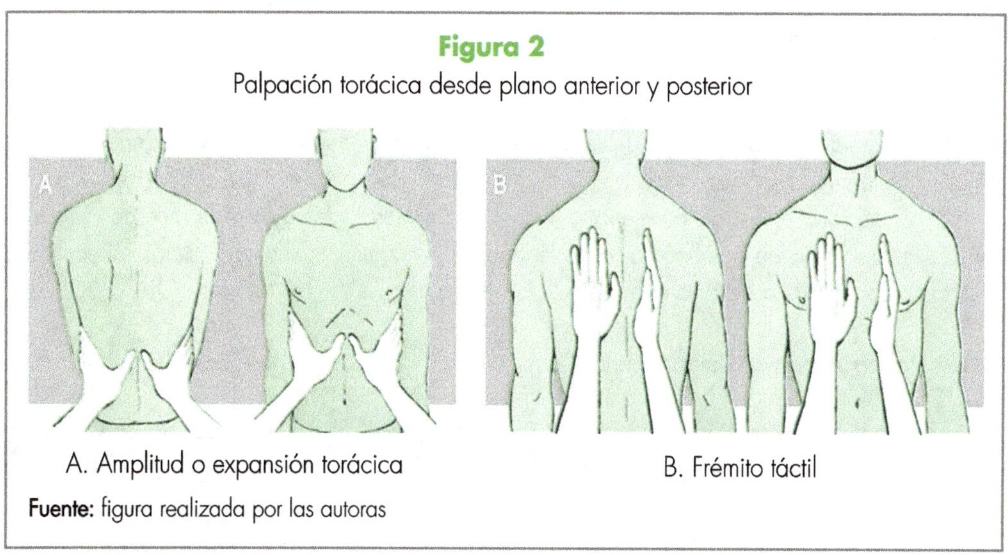

Figura 2
Palpación torácica desde plano anterior y posterior

A. Amplitud o expansión torácica   B. Frémito táctil

Fuente: figura realizada por las autoras

La percusión del tórax permite valorar la densidad y aireación de los pulmones y se efectúa con la técnica universal dígito-digital. Es importante no percutir el tórax de un paciente con hemoptisis. La percusión, al igual que la palpación, debe ser comparativa y metódica, percutiendo los espacios intercostales de las superficies anterior, lateral y posterior del tórax, desde vértices a bases pulmonares. El tono normal del tejido pulmonar es resonante[1,13].

La auscultación es la última fase de la exploración física del tórax. Esta se realiza con el estetoscopio, pidiendo al paciente que respire lenta y profundamente por la boca. Al igual que en la percusión y palpación, es necesario realizarla comparando simétricamente ambos hemitórax y de forma sistemática, colocando el estetoscopio, durante al menos un ciclo respiratorio (inspiración y espiración), en los espacios intercostales anteriores, posteriores y laterales, desde los vértices hasta las bases pulmonares (Figura 3). El ruido respiratorio normal que se ausculta es el murmullo vesicular. Característicamente es suave y armónico[1,13].

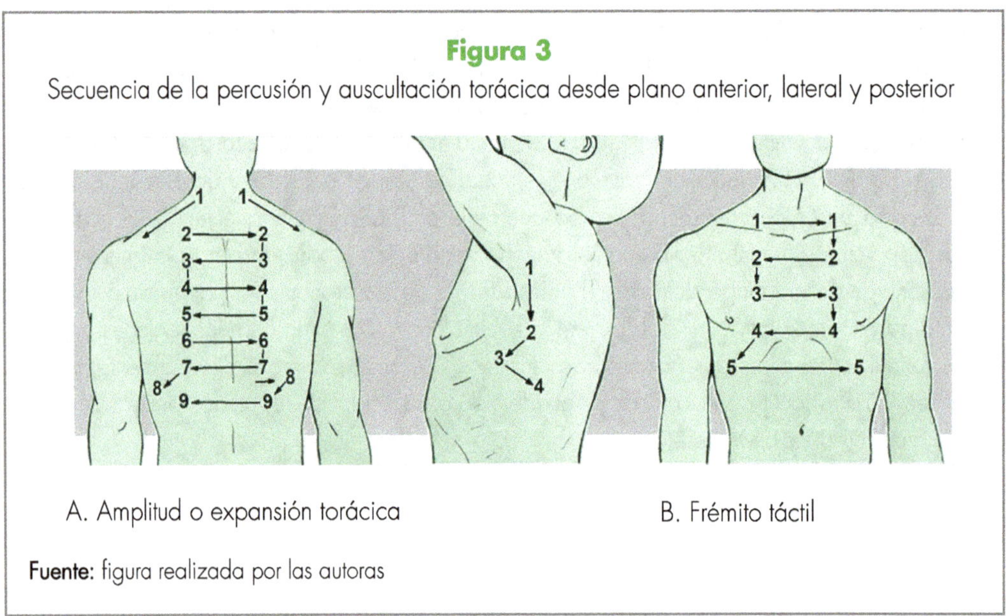

Figura 3

Secuencia de la percusión y auscultación torácica desde plano anterior, lateral y posterior

Fuente: figura realizada por las autoras

Además de la exploración física del tórax puede ser necesario valorar el estado general del paciente, ya que puede verse afectado por la propia enfermedad pulmonar. Se debe tener en cuenta el estado nutricional, nivel de conciencia, inquietud, ansiedad, coloración de mucosas y lechos ungueales, presencia de acropaquia, de adenopatías cervicales y supraclaviculares, así como la posición corporal que adoptada el paciente[6,13].

9.4.4 Pruebas complementarias

Con el fin de complementar la valoración de la función del aparato respiratorio, se pueden utilizar diferentes pruebas complementarias (Tabla 3, Anexo 1).

El objetivo del sistema cardiovascular es mantener la sangre en circulación para aportar a los distintos tejidos el oxígeno y los sustratos que precisa para su metabolismo y retirar de ellos las sustancias de desecho[15].

El corazón funciona como el órgano eyector de la sangre y los casos sanguíneos distribuyen y canalizan de nuevo la sangre y el resto de las sustancias al corazón[1].

Además, el sistema cardiovascular se conjuga con el sistema nervioso vegetativo y los agentes humorales para su movilidad; así como con el sistema respiratorio, que recoge el oxígeno y elimina el CO_2, y con el sistema renal, que colabora en el mantenimiento de la volemia[6,15].

9.5.1 Anamnesis

La anamnesis nos permitirá identificar por un lado los antecedentes del paciente, tanto personales como familiares, en busca de problemas de salud, tanto del sistema cardiovascular como de otros sistemas, que produzcan manifestaciones a este nivel[11,15,16].

Entre estos antecedentes destacan por su especial importancia como factores de riesgo cardiovascular los siguientes problemas de salud: HTA, diabetes *mellitus*, dislipemia, problemas renales, alteraciones de la coagulación y alteraciones de la función tiroidea. También hay que investigar la presencia de estas patologías en el entorno familiar, así como antecedentes familiares de muerte súbita[15,16].

En la entrevista preguntaremos también por los hábitos dietéticos (especialmente el consumo de grasas saturadas) y la realización de ejercicio físico, puesto que el sedentarismo y la obesidad son conocidos factores de riesgo cardiovascular. Es importante también valorar el consumo de tabaco, alcohol y otras sustancias por sus efectos nocivos sobre el sistema cardiovascular[11].

9.5.2 Semiología cardiovascular

Entre los síntomas que más frecuentemente aparecen en las patologías del sistema cardiovascular identificamos los siguientes[6,15-17]:

- **Disnea.** Entendida como la sensación de falta de aire por parte de una persona[15,18].

  - *Disnea de esfuerzo.* Aparece ante cualquier actividad física (y desaparece con el reposo). Es importante identificar el nivel de actividad que la provoca.

  - *Ortopnea.* Aparece con el decúbito y disminuye al sentarse. La persona suele aumentar el número de almohadas cuando se acuesta para elevar el tronco.

  - *Disnea paroxística nocturna (DPN).* Episodio brusco de disnea, durante el sueño. La persona se despierta con sensación de disnea, sudoración, ansiedad y palpitaciones.

  - *Platipnea.* La disnea solo aparece cuando la persona está en posición vertical.

  - *Bendopnea.* La disnea aparece cuando la persona dobla su cuerpo hacia adelante (como si fuera a atarse los zapatos).

Para evaluar la disnea asociada al esfuerzo se utiliza la escala de tolerancia a la actividad de la NYHA, que permite establecer una clasificación funcional de las personas con insuficiencia cardiaca y se muestra en la Tabla 4.

Tabla 4

Clasificación funcional NYHA

Clase	Descripción funcional.
Clase I. Asintomático	Sin limitación de la actividad física. La actividad habitual no ocasiona fatiga disnea, ni dolor.
Clase II. Leve	Ligera limitación de la actividad física. Sin disnea en reposo. La actividad habitual ocasiona fatiga, disnea o dolor.
Clase III. Moderado	Marcará limitación de la actividad física. Actividad menor de la habitual ocasiona fatiga disnea o dolor.
Clase IV. Severo	Incapacidad para llevar a cabo cualquier actividad sin disnea. Disnea reposo.

Fuente: Adaptado de The use of the New York Heart Association's classification of cardiovascular disease as part of the patient's complete problem list[18]

- **Dolor torácico.** Es importante valorar la cronología del dolor, su relación con el ejercicio físico o con emociones intensas, la localización y la irradiación a otras estructuras anatómicas (cuello, mandíbula, brazos…), los factores que lo alivian y lo empeoran. También es importante valorar la postura que presenta el paciente (especialmente típico de problemas cardiacos es el signo de Levine, el paciente se agarra el pecho) así como otra sintomatología asociada: mareos, náuseas o vómitos, sudoración, palidez, disnea…

- **Cianosis.** Coloración azulada de piel o mucosas, asociado a hipoxemia.

- **Palpitaciones.** Percepción consciente de los latidos cardiacos bajo forma de un golpe precordial más o menos intenso y más o menos molesto. A veces, la sensación se extiende al cuello y la garganta.

- **Edemas en MMII.** Aumento del volumen del líquido intersticial. Aumenta progresivamente a lo largo del día. Suele ser bilateral y simétrico.

- **Síncope.** Pérdida brusca y transitoria de la conciencia, con perdida del tono muscular y caída al suelo (por disminución del riego cerebral).

- **Fatiga.** Sensación de cansancio extremo.

- **Claudicación intermitente.** Dolor muscular intenso en la región de la pantorrilla que aparece al caminar y mejora al detener la actividad.

9.5.3 Exploración física

En la inspección encontramos algunos aspectos que se relacionan con la existencia de problemas cardiovasculares; es de especial importancia valorar el aspecto de piel y mucosas: color (identificar palidez [indicativo de hipoperfusión] o cianosis), temperatura y humedad, presencia de edemas, petequias…, así como signos de insuficiencia venosa en MMII, tales como la ausencia de vello y otras lesiones tróficas (incluidas lesiones ulcerosas)[11,15].

La inspección del cuello permite identificar el signo de ingurgitación yugular, tras colocar a la persona en decúbito supino y elevar el cabezal unos 45°. Por otra parte, la inspección del tórax permite además de evaluar alteraciones en su forma, medir la frecuencia respiratoria e identificar patrones respiratorios anómalos[1,6].

Mediante la palpación, identificamos la temperatura de la piel y la presencia de pulsos periféricos; también nos permite analizar las características del pulso arterial (frecuencia, intensidad, regularidad…). En caso de haber edemas de origen cardiaco, a la palpación del área se aprecia el signo de fóvea, la marca que dejan nuestros dedos al realizar dicha palpación que se puede evaluar en una escala de 1 (apenas detectable) a 4 (depresión de unos 2,5 cm). En el área apical del tórax se identifica el punto de intensidad máxima del latido cardiaco, cuya localización está alterada en algunas situaciones patológicas[11,17].

La percusión, aunque es un método actualmente en desuso, nos permite identificar el tamaño cardiaco, que se corresponde con el área de matidez a la percusión[1,16].

La auscultación permite identificar las características de los sonidos cardiacos: frecuencia, calidad, intensidad y duración, así como la presencia de sonidos anómalos como los soplos, que indicarían la existencia de un flujo turbulento, como ocurre en caso de valvulopatías o estenosis. Otros sonidos anómalos identificados en la auscultación son los roces pericárdicos que aparecen en la pericarditis.

9.5.4 Pruebas complementarias

En la Tabla 5 (Anexo 1) se muestran algunas de las exploraciones complementarias más utilizadas en la valoración del sistema cardiovascular.

9.6 Sistema hematológico

Las principales funciones del sistema hematológico incluyen la producción de células sanguíneas y el transporte de O_2 y sustancias hacia las células y de productos de desechos desde las células. El sistema hematológico también proporciona protección frente a «invasores» extraños y evita pérdidas sanguíneas mediante la hemostasia[1,6].

La valoración del sistema hematológico se basa en conocer la semiología actual, realizar una historia clínica detallada acompañada de un examen físico cuidadoso[1,19].

9.6.1 Anamnesis

Al inicio de la anamnesis se debe obtener información de algunos datos personales como la edad, el sexo y la raza. Conocer esta información puede orientar sobre el tipo de trastorno que presenta el paciente. Por ejemplo, la anemia drepanocítica ocurre con mayor frecuencia en personas de raza negra. A continuación, se preguntará por los síntomas actuales (se describe en el siguiente apartado). Obtener información sobre el momento y circunstancias de su aparición, características, evolución, gravedad, factores que agravan o alivian, así como síntomas asociados. Posteriormente, preguntar sobre sus antecedentes personales, haciendo énfasis en enfermedades hematológicas actuales y previas (anemia, trastornos de coagulación, hemopatías, como leucemia), así como otras enfermedades relacionadas (hepatopatías, trastornos esplénicos y malabsorción)[11,19]. También se debe preguntar sobre antecedentes de infecciones de repetición, transfusiones o perdidas sanguíneas (por ejemplo, menstruales, partos, digestivas, durante extracción o cepillado dental). Es importante registrar el uso de medicamentos, especialmente de aquellos que pueden interferir en la función hematológica normal (anticoagulantes, AINE, anticonceptivos, etc.). Asimismo, se debe conocer si ha sido sometido a una intervención quirúrgica (esplenectomía, gastrectomía, resección duodenal o ileal, extirpación de un tumor, reemplazo valvular, etc.) y si se produjeron complicaciones, como hemorragias o infecciones quirúrgicas o problemas de cicatrización. Para descartar si existe un componente genético en la etiología del problema hematológico, se debe averiguar si algún familiar presenta alguna enfermedad del sistema hematológico o cualquier otro trastorno que pueda afectar a su función (enfermedad hepática o renal). Otras preguntas pueden aludir a su forma de vida, indagar sobre hábitos alimentarios (ingesta de Fe, vitamina B12 y ácido fólico), consumo de tóxicos (alcohol o tabaco) y prácticas sexuales de riesgo. Su entorno laboral y familiar puede aportar información sobre posibles factores de riesgo como la exposición previa a productos químicos o emisiones radioactivas[1,11,19].

9.6.2 Semiología hematológica

La fatiga o la sensación de cansancio, incluso sin haber hecho ningún esfuerzo, es un síntoma frecuente en muchos trastornos hematológicos. Se deberá averiguar si al levantarse se siente descansado, ya que la fatiga relacionada con un problema hematológico no desaparece después de un «buen» dormir. El paciente también puede mostrar una capacidad disminuida para hacer ejercicio, asociada a una sensación de falta de aire o disnea. Se deberá anotar cualquier cambio percibido por el paciente en la capacidad para realizar las actividades de la vida diaria. Preguntar sobre cualquier pico febril, fiebre recurrente y si se acompaña de sudoración nocturna o escalofríos. Obtener el peso del paciente y averiguar si ha experimentado una pérdida de peso involuntaria ≥ 5 % en los últimos 6-12 meses. Puede ser indicativo de un problema hematológico, y merece ser valorado, la presencia de dolor. El paciente puede presentar dolor o disconfort abdominal, por espleno o hepatomegalia, así como dolor articular, a consecuencia de la presencia de sangre dentro de la articulación (hemartros), o dolor óseo, debido a la presión ejercida por la expansión de la medula ósea. Las parestesias, hormigueo, entumecimiento u otros síntomas neurológicos indicativos de una compresión medular también pueden presentarse en ciertos trastornos hematológicos, como anemias o síndromes mieloproliferativos[1,6,11,19].

9.6.3 Exploración física

Las enfermedades del sistema hematológico pueden manifestarse de manera diferente e, inclusive, los síntomas que presenta el paciente pueden no apuntar inicialmente hacia un trastorno hematológico. Este hecho hace necesario la realización de una exploración física completa a todos los pacientes en los que se sospeche un trastorno hematológico, con especial relevancia en el examen de la piel y mucosas, ganglios linfáticos y abdomen (bazo e hígado). A la hora de explorar a un paciente, en todo momento se debe preservar su intimidad y la habitación donde se realice debe estar suficientemente iluminada y tener una temperatura cálida[1,11].

La exploración física de la piel y mucosas se realiza mediante inspección. Inicialmente, se evalúa el color general de la piel. Como consecuencia de una disminución de hemoglobina, los pacientes pueden presentar palidez en piel, mucosas y lechos ungueales. La ictericia, más evidente en las conjuntivas, especialmente en los pacientes de piel oscura, puede ser indicativa de una hemolisis rápida o excesiva. La eritrosis puede ser un signo de poliglobulia. Tras la valoración del color, se debe explorar la existencia de posibles lesiones cutáneas como heridas infectadas, inflamadas o sin cicatrizar, así como otras alteraciones relacionadas con la vascularización o una disminución de plaquetas o factores de coagulación, como púrpura, petequias, equimosis y hematomas[6,11,19]. Ante cualquier lesión se debe observar las características, localización y distribución. Las escoriaciones o rasguños en la piel pueden ser debidas al rascado que provoca el prurito intenso asociado al linfoma de Hodgkin o la hiperbilirrubinemia. Es importante explorar también la cavidad bucal para detectar ulceras o hemorragias en mucosas o encías, hallazgos que pueden indicar neutropenia o trombocitopenia. Asimismo, la presencia de boqueras y una lengua inflamada, cuya superficie se muestra lisa y brillante, son signos de anemia. La inspección de la piel también incluye la exploración del pelo y las uñas; un paciente anémico presentará además de unas uñas frágiles, un pelo fino, seco y sin brillo[6,19].

Los ganglios linfáticos se evalúan mediante palpación. Se localizan por todo el cuerpo pudiendo encontrarse en una ubicación profunda, por debajo de los haces musculares o cerca de la superficie, en el tejido subcutáneo. Los ganglios linfáticos profundos no son palpables y se evalúan mediante imágenes radiológicas. Solo los superficiales pueden ser palpados con la yema de los dedos, efectuando movimientos circulares suaves (Figura 4). La palpación ganglionar debe ser sistemática, siguiendo un orden que comienza con la palpación de los ganglios ubicados en cabeza-cuello, continua con los ganglios de las axilas y, por último, con los de las ingles. En un adulto, por lo general, los ganglios linfáticos no suelen palparse, de hacerlo, valorar simetría, localización, tamaño, movilidad, textura y dolor a la palpación. Si se palpa un ganglio, para ser considerado normal, debe moverse al tocarlo con los dedos, tener un tamaño ≤ 1 cm, ser blando e indoloro a la palpación[1,6,19].

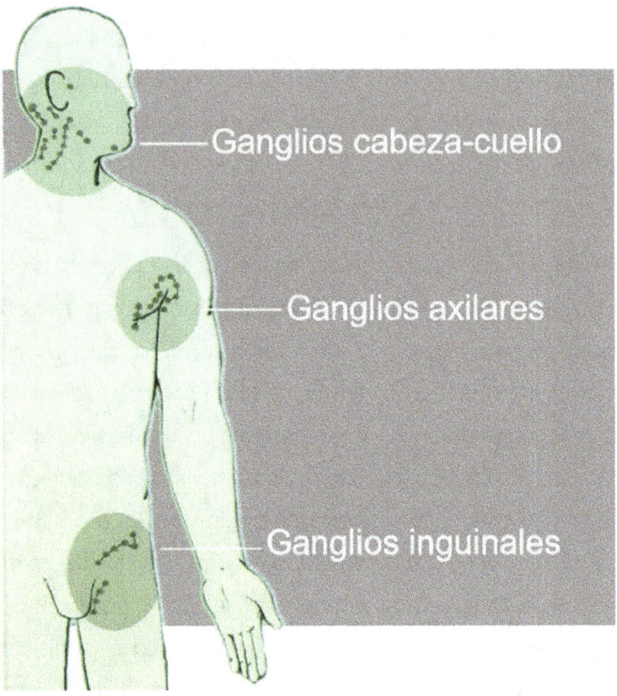

Fuente: figura realizada por las autoras

9.6.4 Pruebas complementarias

Para completar los datos obtenidos a través de la anamnesis y exploración física, se pueden realizar diferentes pruebas complementarias, entre las que destacan los análisis de sangre y el aspirado o la biopsia de medula ósea (Tabla 6, Anexo 1).

9.7 Sistema renal

El sistema renal tiene como función principal la formación, almacenamiento y eliminación de la orina, a través de la cual mantiene el equilibrio hidroelectrolítico y ácido-base del organismo, interviene en la regulación de la presión arterial y elimina los productos de desecho del metabolismo (urea, creatinina, fósforo, etc.), entre otros[1,20].

Para una correcta valoración de la función del sistema renal es fundamental conocer la semiología renal, realizar una anamnesis detallada y recoger signos objetivos mediante una correcta exploración física[11,20].

9.7.1 Anamnesis

En primer lugar, se realiza una valoración de la semiología nefrourológica (detallada a continuación), se preguntará por el momento de aparición de los síntomas, qué factores alivian o agravan los mismos, así como el tiempo de evolución. Asimismo, se preguntará por otros síntomas de carácter general (dolor, fiebre, astenia, edemas etc.) que pueden guardar relación con el presente problema urológico. A continuación, se registrarán los antecedentes personales (problemas urológicos previos, así como otros problemas de salud), se preguntará por la medicación actual y el consumo de tóxicos (alcohol, tabaco u otros). Por último, recogeremos antecedentes familiares, tanto urológicos como de otras enfermedades sistémicas[6,11,20].

9.7.2 Semiología renal

Las alteraciones en la orina son la principal manifestación de enfermedad renal. Estas alteraciones pueden ser cuantitativas (alteraciones de la micción) o cualitativas (alteraciones de las características normales de la orina)[1,6,11,21,22].

Alteraciones de la micción:

- Oliguria: es una disminución del volumen o débito urinario por debajo de 500 ml en 24 horas.

- Anuria: ausencia completa de la excreción de orina en 24 horas, hablamos de oligoanuria cuando el volumen es inferior a 100 ml por día.

- Poliuria: es un aumento patológico del volumen de orina (en adultos, un volumen superior a 3 litros en 24 horas debe ser estudiado).

- Polaquiuria: es el aumento de la frecuencia urinaria, con micciones poco voluminosas e imperiosas.

- Nicturia: es un incremento de la producción y emisión de orina durante la noche, que obliga al paciente a despertarse.

- Disuria: este término hace referencia a una micción difícil y dolorosa (sensación de quemazón o escozor al orinar).

- Tenesmo vesical: deseo constante de orinar que generalmente se hace en forma de goteo, con dificultad o dolor.

- Incontinencia urinaria: es la pérdida involuntaria de orina (puede ser de esfuerzo, de urgencia o por rebosamiento).

- Retención urinaria: es la imposibilidad para vaciar la vejiga de manera completa.

Alteraciones cualitativas de la orina:

- Hematuria: es la presencia anormal de sangre en la orina. Hablamos de microhematuria cuando esta no es perceptible a la vista, es detectada en el análisis microscópico y viene definida por la presencia de más de 2 o 3 hematíes por campo en el sedimento urinario. La macrohematuria es aquella que tiñe la orina de color rojizo o marrón, viene definida por la presencia de más de 100 hematíes por campo, lo que equivale a 1 ml de sangre en 1 litro de orina. Hablamos de hematuria franca cuando es muy abundante y puede producir inestabilidad hemodinámica en el paciente y, por tanto, poner en riesgo su vida. Hay que tener en cuenta que el consumo de ciertos medicamentos y alimentos (rifampicina, nitrofurantoína, colorantes y remolacha, entre otros), así como la presencia de enfermedades como la porfiria pueden teñir la orina y dar falsas hematurias, por lo que dichos factores deberán ser descartados en la anamnesis.

- Piuria: es la presencia de más de 5 leucocitos por campo en el sedimento urinario o más de 10 leucocitos por mm3 de orina, y en ocasiones le confiere un aspecto de turbidez. Es indicativa de infección, aunque también está presente en patologías no infecciosas, denominándose en este caso «piuria aséptica».

- Proteinuria: es la presencia de proteínas en la orina por encima de 150 mg en 24 horas. Puede ser indicativa de enfermedad renal, así como de otras patologías. Las pruebas complementarias determinarán la naturaleza y la gravedad. No obstante, existen proteinurias transitorias, asociadas a situaciones de ejercicio intenso, fiebre, estrés, etc., que no se consideran patológicas.

Junto a las alteraciones en la orina, se valorarán otros síntomas relevantes en patología renal como el dolor o el prurito. El dolor causado por patología renal variará en función del órgano afectado, debiéndose registrar el tipo de dolor (sordo, cólico, referido, etc.), la localización y duración y la posible relación con otros síntomas como la emisión de orina, fiebre o vómitos. El prurito es un síntoma presente en la mayoría de pacientes con insuficiencia renal[6,11,20].

9.7.3 Exploración física

En primer lugar, se realizará un registro de las medidas antropométricas del paciente: peso, talla e índice de masa corporal (IMC); así como de las constantes vitales: tensión arterial, frecuencia cardiaca, temperatura, etc., que pueden ser relevantes para el diagnóstico. A continuación, se llevará a cabo una exploración física minuciosa, mediante las técnicas clásicas de inspección, palpación y percusión. Para ello, el paciente deberá desvestirse, por lo que preservaremos su intimidad y procuraremos un ambiente cálido[1,6,11,21].

En la inspección abdominal se observará el contorno y la simetría del abdomen, así como la presencia de masas visibles. También se valorará la presencia de edemas y la extensión de los mismos, sobre todo a nivel maleolar. Por último, es importante hacer una valoración de la coloración y el aspecto de la piel. Una tez gris-amarillenta es característica de insuficiencia renal, dándose hiperpigmentación en casos avanzados de enfermedad. Asimismo, un signo típico en la insuficiencia renal crónica es la xerosis[6,11,20].

A continuación, con el paciente en decúbito supino, se realizará una palpación superficial del abdomen en busca de masas. La palpación renal es profunda y bimanual, existen diferentes maniobras para llevarla a cabo. En condiciones normales, el riñón no es palpable, por lo tanto, en caso de palparse sería patológico, teniendo que determinar forma, tamaño, consistencia y sensibilidad del mismo[1,20].

Por último, para llevar a cabo la percusión, colocaremos al paciente sentado o en bipedestación y se realizará puñopercusión lumbar, percutiendo con el puño cerrado en la fosa renal. La percusión normal no debe ser dolorosa, la presencia de dolor es indicativa de patología renal[11,20].

9.7.4 Pruebas Complementarias

Con el fin de complementar la valoración de la función del sistema renal, se puede realizar diferentes pruebas complementarias. En la Tabla 7 (Anexo 1) se resumen las más destacadas.

9.8 Sistema digestivo

El sistema digestivo lleva a cabo las funciones de nutrición y eliminación en el organismo. La sintomatología digestiva (náuseas, vómitos) puede estar causada tanto por alteraciones digestivas como por alteraciones de otros sistemas; y de la misma forma, la patología digestiva puede provocar modificaciones en otros patrones. Debe tenerse en cuenta la elevada aparición de sintomatología digestiva, aunque normalmente, una correcta anamnesis junto con una valoración exhaustiva es suficiente para realizar un diagnóstico adecuado que puede ser complementado cuando es necesario con pruebas diagnósticas[11].

9.8.1 Anamnesis

Una correcta anamnesis realizada con preguntas abiertas permite valorar la presencia de los síntomas, así como factores que modifican su presentación (cambios de postura, ingesta, etc.). Debe obtenerse información respecto a los antecedentes, tanto personales como familiares, consumo de tóxicos o sustancias, hábitos, etc. Respecto a la sintomatología, preguntar por el tiempo de evolución, presentación, etcétera[1,23].

9.8.2 Semiología Digestiva

Entre los síntomas más frecuentes que pueden aparecer en el aparato digestivo destacan[11,24,25]:

- **Disfagia** o dificultad para la deglución. En la que se debe determinar si es favorecida por alimentos sólidos (disfagia orgánica) o líquidos (disfagia funcional), así como en el momento de la deglución en que se presenta al inicio (orofaríngea) o tras la deglución (esofágica), así como la localización donde se percibe.

- **Pirosis.** Sensación de quemadura que sube desde el estómago hasta la faringe, producida por la regurgitación de líquido estomacal y que se suele relacionar con la presencia de incompetencia de cardias o hernia de hiato. En ocasiones se relaciona con regurgitación.

- **Náuseas y vómitos.** La náusea se define como la sensación desagradable e inminente de vomitar. Se localiza vagamente en el epigastrio o la garganta y puede o no culminar en un vómito. El vómito es la expulsión brusca por la boca del contenido gástrico, más o menos modificado, debida a la relajación del cardias y parte inferior del esófago y a la contracción del estómago, píloro, diafragma y prensa abdominal. Se debe valorar y cuantificar la duración, frecuencia y gravedad de los síntomas, relación de los síntomas con las comidas, características organolépticas del vómito y la presencia de síntomas asociados. Se pueden clasificar en:

- Por el aspecto (mucosos, amarillentos, biliosos, fecaloideos, hemáticos, rojos, posos de café, etcétera).

- Por su relación con la ingesta, concomitantes con el alimento, inmediatos, precoces o tardíos.

- Según el carácter: regresivos, estacionales, recidivantes, presentación matutina.

- Características de presentación (acompañado de náuseas, vómito en escopetazo, etcétera).

- **Dolor abdominal.** El dolor abdominal es el síntoma más frecuente del aparato digestivo. Ante su aparición, debemos valorar:

  - Intensidad.

  - Evolución: puede ser de comienzo agudo o de características crónicas.

  - Localización (epigástrico, hipocondrio, vacíos, fosas ilíacas, etc.), irradiación y desplazamiento.

  - Carácter: punzante, lancinante, quemante o urente, cólico, etcétera.

  - Relación con las comidas: Si coincide con la ingestión de los alimentos, puede ser debido a patologías esofágicas. Si aparece entre 30 y 90 minutos postingesta, es propio de úlcera péptica. Si no se modifica con las comidas, hace pensar en causas como absceso, peritonitis, neoplasia maligna…

  - Factores que alivian los síntomas: si se alivia después de tomar comidas o antiácidos, con la postura, la defecación, etcétera.

- **Alteraciones del ritmo intestinal.**

  - *Diarrea.* Disminución de la consistencia de heces relacionada con aumento del número de deposiciones. Debe valorarse el aspecto de las heces (claras y líquidas, pastosas, presencia de sangre o moco), el olor y el número de deposiciones. Se clasifican en agudas o crónicas en función de la duración y debe preguntarse respecto a la presencia de alternancia entre estreñimiento y diarrea, así como si existe una frecuencia de aparición diaria (matutinas, postpandriales, etc.). Valorar además la aparición de manifestaciones asociadas como náuseas y vómitos, cuadros febriles, tenesmo, dolor, etcétera.

  - *Estreñimiento.* Retraso en la defecación con dificultad, adquiriendo, por la falta de hidratación de las heces, más consistencia. Valorar la presentación temporal (aguda, crónica, etc.), alternancia con diarrea, etc. Se puede utilizar la escala de Bristol para valorar las heces.

- **Distensión abdominal.** Pudiendo tener diferentes características al producirse por líquido (ascitis) o aire (distensión de las asas intestinales). Ante la presencia de ascitis, es importante valorar las modificaciones de peso y la presencia de otros signos de hepatopatía.

- **Ictericia.** Es un cambio de coloración amarillenta de la piel y las mucosas causado por hiperbilirrubinemia. La ictericia se evidencia cuando el nivel de bilirrubina alcanza entre 2 y 3 mg/dL (entre 34 y 51 µmol/L). Deben evaluarse los signos vitales en busca de fiebre y signos de repercusión sistémica (hipotensión, etc.). La ictericia leve se valora a través de la valoración de la esclerótica. Valorar la presencia de otras manifestaciones como prurito, acolia, dolor, etcétera.

- **Melenas y rectorragias.** Las melenas es la presencia de heces negras por la presencia de sangre digerida que indican la existencia de una hemorragia a nivel superior. En las enterorragias, rectorragias y hematoquecias, este sangrado suele corresponder al intestino grueso o sigma. Ante cualquier sangrado digestivo será importante valorar la repercusión hemodinámica de las pérdidas.

9.8.3 Exploración física

Con el fin de realizar una adecuada valoración de la persona, es fundamental realizar una exploración física minuciosa que permite complementar el diagnóstico. La exploración física debe iniciarse con una exploración general valorando posición, estado nutricional, coloración de la piel, signos de insuficiencia hepática, etc., para posteriormente ir centrándola en el aparato digestivo incluyendo boca y orofaringe[11,24,25].

El examen abdominal ha de realizarse por el orden de inspección, auscultación, percusión, palpación superficial y palpación profunda. Se ausculta primero ya que la percusión y la palpación pueden alterar los ruidos hidroaéreos intestinales. La exploración abdominal debe realizarse en decúbito supino, adaptándose la posición para realizar maniobras específicas[1,6,24].

En esta exploración abdominal debe tenerse en cuenta la delimitación topográfica por segmentos, valorando en la *inspección*, la morfología y contorno del abdomen (presencia de abombamiento [acúmulo de gases, ascitis, etc.], depresiones o abdomen excavado, etc.), cambios en la coloración (ictericia), presencia de cicatrices o lesiones dermatológicas, trayectos venosos anormales o presencia de hemorragias cutáneas (equimosis periumbilical o signo de Halsted, equimosis paraumbilical o signo de Cullen o hemorragia en flancos o signo de Grey-Turner). Durante la inspección, valorar la presencia de movimientos abdominales, ya que durante la inspiración se produce el descenso del diafragma y la protrusión del abdomen. Estos movimientos pueden verse alterados en situaciones patológicas, como la peritonitis aguda (cesan los movimientos respiratorios) o en el íleo obstructivo en el que se puede llegar a visualizar ondulaciones de la pared intestinal por el aumento del peristaltismo[1,24,25].

La *auscultación* permite identificar los ruidos normales y patológicos y se realiza con el diafragma del estetoscopio. Los sonidos hidroaéreos normales tienen un tono alto y una frecuencia regular[6,11,24].

La *percusión* permite identificar los diferentes sonidos abdominales en función de las características de los órganos y se utiliza la técnica de Gerhardt o dígito-digital. El sonido predominante es el timpanismo, apareciendo en los órganos sólidos y masas un sonido mate. Permite delimitar los órganos abdominales[6,11].

Respecto a la *palpación*, ha de realizarse una palpación superficial realizada con la palma de la mano, que permite discernir el dolor, la defensa y la distensión abdominal, y la palpación profunda. Se debe valorar el tono muscular, las características de los órganos, la sensibilidad, masas, pulsaciones y acumulación de líquido. Respecto al procedimiento, se debe valorar la presencia de hepatomegalia y consistencia hepática y modificaciones en la sensibilidad. En situaciones de normalidad, la palpación es no dolorosa, apareciendo un dolor difuso en situaciones de inflamación y localizado por la presencia de neoplasias, abscesos o quistes. Se debe evaluar la pulsatibilidad (indicativo de insuficiencia tricuspídea), reflejo hepato-yugular o el signo del témpano, que, en las situaciones de ascitis a tensión, al comprimir la zona hepática desplaza el líquido. Respecto a la vesícula, solo se palpa en situaciones de aumento de tamaño y el signo de Murphy es indicativo de colecistitis[11,23,24].

9.8.4 Pruebas complementarias

Con el fin de complementar la exploración, se pueden utilizar diferentes pruebas complementarias, que se presentan en la Tabla 8 (Anexo 1).

Anexo 1

Exploraciones complementarias – código QR

https://amazingbooks.es/manual-enfermeria-anexo-9

9.9 Bibliografía

1. De la Fuente Ramos, M. Enfermería medicoquirúrgica . 2nd ed. Difusión Avances en Enfermería (DAE); 2009.

2. Martínez Marín ML. Guía para la valoración del paciente neurológico. Enfermería clínica [Internet]. 2000;10(5):225-31. Disponible en: http://dialnet.unirioja.es/servlet/oaiart?codigo=2892254

3. Venegas Bustos BC. La valoración neurológica: Un soporte fundamental para el cuidado de enfermería. Aquichan [Internet]. 2002 Jan 1,;2(2):40-3. Disponible en: https://doaj.org/article/73160bb54ed84a9b96a5668c7f41f733

4. Carrillo-Mora P, Barajas-Martínez KG. Exploración neurológica básica para el médico general. Revista de la Facultad de Medicina (México) [Internet]. 2016 Oct 1,;59(5):42-56. Disponible en: http://www.scielo.org.mx/scielo.php?script=sci_arttext&pid=S0026-17422016000500042&lng=en&tlng=en

5. Garrido Robres JA, García Ballesteros JG, Martín Villuendas AB. Exploración neurológica y atención primaria. bloque II: Motilidad voluntaria, funciones corticales superiores y movimientos

anómalos. Medicina de Familia - SEMERGEN [Internet]. 2010;37(8):418-25. Disponible en: https://www.clinicalkey.es/playcontent/1-s2.0-S1138359311002796

6. Harding, MM, Kwong, J, Roberts, D, Hagler, D, Reinisch, C. Lewis's Medical-Surgical Nursing E-Book. [Internet]. 11th ed. US: Mosby; 2019.

7. Palencia Herrejón E. FOUR, una nueva escala para el coma. Revista electónica de medicina intensiva [Internet]. 2007;7(11).

8. Rapsang AG, Shyam DC. Compendio de las escalas de evaluación de riesgo en el paciente politraumatizado. Cirugía Española [Internet]. 2013;93(4):213-21. Disponible en: https://www.clinicalkey.es/playcontent/1-s2.0-S0009739X14000797

9. García Ballesteros JG, Garrido Robres JA, Martín Villuendas AB. Exploración neurológica y atención primaria. bloque I: Pares craneales, sensibilidad, signos meníngeos. cerebelo y coordinación. Medicina de Familia - SEMERGEN [Internet]. 2011;37(6):293-302. Disponible en: https://www.clinicalkey.es/playcontent/1-s2.0-S1138359311000906

10. Palmieri RL. Valoración de los pares craneales. Nursing (Ed. española) [Internet]. 2010 Mar;28(3):8-14.

11. Hinkle, JL, Cheever, KH. Enfermería medicoquirúrgica. 14th ed. Barcelona. España: Wolters Kluwer; 2019.

12. Villasante Fernandez-Montes C. Importancia de los síntomas en el paciente respiratorio. Medicina respiratoria [Internet]. 2014;7(2):39-50.

13. Vázquez Castro J. Exploración del aparato respiratorio en atención primaria. SEMERGEN - Medicina de Familia [Internet]. 2002 Jan;28(7):385-94.

14. Báez Saldaña R, Monraz Pérez S, Castillo González P, Rumbo Nava U, García Torrentera R, Ortíz Siordia R, Fortoul van der Goes, Teresa I. La exploración del tórax: Una guía para descifrar sus mensajes. Revista de la Facultad de Medicina (México) [Internet]. 2016 Dec 1,;59(6):43-57. Disponible en: http://www.scielo.org.mx/scielo.php?script=sci_arttext&pid=S0026-174220160006000043&lng=en&tlng=en

15. Alvarez Moya, J, del Rio Moro, O. Cuidados al paciente con alteraciones cardiacas. . 1ª ed. Valencia. España: Difusión Avances en Enfermería (DAE); 2011.

16. Metha M. Valorar el sistema cardiovascular. Nursing (Ed. española) [Internet]. 2003 Aug;21(7):20-2. Disponible en: http://dx.doi.org/10.1016/S0212-5382(03)71879-2

17. Matiz Camacho, H, Hernández Leyva, H. Examen semiológico cardiovascular. Mexico: Distribuna; 2013.

18. Hurst JW, Morris DC, Alexander RW. The use of the new york heart association's classification of cardiovascular disease as part of the patient's complete problem list. Clinical Cardiology [Internet]. 1999 Jun;22(6):385-90. Disponible en: https://onlinelibrary.wiley.com/doi/abs/10.1002/clc.4960220604

19. Romero Sandoval H. Semiología general del paciente con enfermedad hematológica. Revista Electrónica de PortalesMédicos.com [Internet]. 2019;59(6).

20. García-Montemayor V, Pendon Ruiz de Mier, M. V., Moyano Peregrín C, Martín-Malo R, Ojeda López A. Enfermedades renales. concepto, clasificación, etiopatogenia, síndromes renales y estrategia diagnóstica. Medicine - Programa de Formación Médica Continuada acreditado [Internet]. 2019 May;12(79):4651-61. Disponible en: http://dx.doi.org/10.1016/j.med.2019.05.019

21. Borges PP, Robayna SM, Socorro CRH, López YP. Indicaciones y pruebas de imagen en la patología renal. Medicine - Programa de Formación Médica Continuada Acreditado [Internet]. 2015;11(80):4823-6. Disponible en: https://www.clinicalkey.es/playcontent/1-s2.0-S030454121500133X

22. Jiménez Bermúdez JP, Carballo Solís KD, Chacón Jiménez NK. Manejo de infecciones del tracto urinario. Revista Costarricense de Salud Pública [Internet]. 2017 Jun 1,;26(1):1-10. Disponible en: http://www.scielo.sa.cr/scielo.php?script=sci_arttext&pid=S1409-14292017000100001&lng=en&tlng=en

23. García-Compeán, D, Maldonado Garza, HJ. Gastroenterología y hepatología. Ciudad de México: Editorial El Manual Moderno; 2017.

24. Feldman, Mark;friedman, Lawrence S.;brandt, Lawrence, J. Sleisenger y Fordtran. Enfermedades digestivas y hepáticas. 10th ed. ES: Elsevier; 2017.

25. Swartz, MH. Tratado de semiología. [Internet]. Madrid: Elsevier Health Sciences Spain - T; 2015. Disponible en: https://ebookcentral.proquest.com/lib/[SITE_ID]/detail.action?docID=3429604

CAPÍTULO 10

ENFERMERÍA ONCOLÓGICA

Vídeo de presentación: Capítulo 10

https://amazingbooks.es/manual-enfermeria-video-10/

CAPÍTULO 10

ENFERMERÍA ONCOLÓGICA

Autores: Ana Folch Ayora, Eladio Joaquín Collado Boira, Pablo Salas Medina, María Desamparados Bernat Adell

10.1 Introducción

El cáncer es una enfermedad que alberga más de 200 tipos[1]. Descrita por Hipócrates tras observar un crecimiento celular rápido, incontrolado y extrínseco en las mamas de varias de sus pacientes. Atribuyéndole el nombre latín de *cancrem*, es conocido como cangrejo a consecuencia de las similitudes de esta patología con el crecimiento de las patas de este crustáceo[2].

Actualmente, se sabe que esta dolencia está causada por diversos errores genéticos en el núcleo de la célula precursora. Fruto de la división periódica de nuestras células como consecuencia del reemplazo las células envejecidas, muertas o dañadas[3]. Para mantener la integridad y el correcto funcionamiento de los distintos órganos. El proceso de división de las células está regulado por una serie de mecanismos de control que indican a la célula cuándo comenzar a dividirse, a crecer o morir y ser destruida. Cuando estos mecanismos de control se alteran y no detectan a una célula con una mutación genética del ADN, puede ocurrir que muera por la alteración celular que tiene u originar la aparición de un clon que comienza a proliferar anormalmente, produciendo un tumor. Estas mutaciones son capaces de mantener la variabilidad celular y aumentar la velocidad proliferativa, por lo que sus descendientes acabarán siendo mayoritarios en el tumor. Este proceso se puede repetir numerosas veces, obteniéndose en cada paso clones celulares con mayor capacidad de división y cuyos procesos de control interno están más alterados[4]. A este proceso se le denomina carcinogénesis o proceso tumoral, cuando las células tumorales se convierten en cancerígenas, es decir, adquieren la capacidad de multiplicarse descontroladamente e invadir los tejidos y otros órganos[5]. La carcinogénesis es lenta, puede durar años y pasar por diferentes fases muy complejas[1].

En las últimas décadas, los avances en la biología molecular han demostrado que estas mutaciones están directamente relacionadas con la acción de agentes cancerígenos[6]. Las sustancias responsables de producir esta transformación se llaman agentes carcinógenos. Existiendo de diversa índole como mutaciones adquiridas de forma hereditaria (5-10 %) y agentes ambientales (90-95 %) como las radiaciones ionizantes, el tabaco, alcohol, entre otros que contribuyen a desarrollar alteraciones o mutaciones genéticas afectando a las células normales transformándolas en cancerígenas[2]. Siendo la carcinogénesis un proceso secuencial que implica la acumulación de sucesivas mutaciones en uno o en varios genes de distinto tipo (oncogenes, genes supresores)[2].

Pese al elevado número de investigaciones que se desarrollan en torno al cáncer[2], aún son muchas las lagunas que alberga esta dolencia. En la actualidad, su éxito en el diagnóstico y tratamiento radica en la reducción de la exposición a los factores de riesgo conocidos[6] y la detección en estadios iniciales[7].

10.2 Aspectos clave

Siendo la enfermería un pilar fundamental en la sociedad por su papel educativo para la salud mediante la promoción de hábitos de vida saludables y su implicación en los cuidados tras el establecimiento del diagnóstico[8], hacen que los cuidados enfermeros sean tan heterogéneos como los tipos de tratamientos que existen para su erradicación. Características que exigen la necesidad de tener unos conocimientos específicos, habilidades y actitudes para afrontar el cuidado del paciente oncológico en las diferentes fases.

Este capítulo pretende aportar unos conocimientos teóricos para ser implantados en el desempeño de la práctica clínica. Como conocer las denominaciones tumorales según benignidad o malignidad, la clasificación tumoral según el estadio tumoral (TNM) y el manejo del paciente oncológico mediante el abordaje de complicaciones derivadas de los tratamientos antineoplásicos, como las extravasaciones, la alopecia, la mucositis y la radiodermatitis, basadas en la evidencia científica actual.

10.3 Clasificación tumoral

10.3.1 Aspectos y puntos clave de la clasificación tumoral[2]

- Carcinomas: se forman a través de células epiteliales. Estas tapizan la superficie de órganos, glándulas o estructuras corporales. Representando más del 80 % de la totalidad de todos los cánceres.

- Sarcomas: son cánceres que se forman a partir de tejido conectivo o conjuntivo, del que derivan los músculos, los huesos, los cartílagos o el tejido graso.

- Leuceminas: se originan en la médula ósea, tejido encargado de mantener la producción de glóbulos rojos, blancos y plaquetas. Las alteraciones en estas células pueden producir, respectivamente, anemia, infecciones y alteraciones en la coagulación (sangrados y trombosis).

- Linfomas: se desarrollan a partir de tejido linfático, en ganglios y órganos linfáticos.

Tabla 1

Clasificación tumoral según el tipo de célula[9]

Tipo de tejido	Tumores benignos	Tumores malignos
Epitelial		
Superficial	Papiloma	Carcinoma de células escamosas
Glandular	Adenoma	Adenocarcinoma
Conectivo		
Fibroso	Fibroma	Fibrosarcoma
Adiposo	Lipoma	Liposarcoma
Cartilaginoso	Condroma	Condrosarcoma
Óseo	Osteoma	Osteosarcoma
Vasos sanguíneos	Hemangioma	Hemangiosarcoma
Vasos linfáticos	Linfangioma	Linfangiosarcoma
Tejido linfático		Linfosarcoma
Muscular		
Liso	Leiomioma	Leiomiosarcoma
Estriado	Rabdomioma	Rabdomiosarcoma
Nervioso		
Neuronas	Neuroma	Neuroblastoma
Neuroglia	Glioma	Glioblastoms, astrocitoma.
Vainas nerviosas		
Meninges	Meningioma	Sarcoma neurilémico, sarcoma meníngeo
Hematológico		
Granulocitos		Leucemia mielocítica
Eritrocitos		Leucemia eritrocitaria
Células plasmáticas		Leucemia múltiple
Linfocitos		Leucemia linfocítica o linfoma
Monocitos		Leucemia monocítica
Endotelial		
Vasos sanguíneos	Hemangioma	Hemangiosarcoma
Vasos linfáticos	Linfangioma	Linfangiosarcoma
Capa endotelial		Sarcoma de Ewing

Fuente: tabla realizada por los autores basada en Manual de enfermería oncológica

10.3.2 Estadificación tumoral

El conocimiento de la extensión de un tumor es uno de los pilares fundamentales tras el establecimiento del diagnóstico, dicha extensión viene establecida por uno de los sistemas de clasificación internacionales más conocidos, el TNM. Permitiéndonos no solo saber la gravedad también su plan de tratamiento. Su uso es aplicable a todos los cánceres a excepción de los tumores de cerebro, médula espinal y tumores hematológicos[2,4,5].

- **Categoría T (Tumor).** Indica la extensión o tamaño del tumor primario.

- **Categoría N (Nódulos).** Indica el estado de los ganglios linfáticos regionales.

- **Categoría M (Metástasis).** Indica la presencia de metástasis a distancia.

Tabla 2
Estadios según extensión tumoral

Estadio	Tumor	Nódulos	Metástasis
Estadio 0	Hay células anormales presentes pero no se han diseminado al tejido cercano. Se llama también carcinoma *in situ*, no es cáncer, pero puede convertirse en cáncer.		
Estadio I	T1	N0	M0
Estadio II	T2	N0	M0
Estadio III	T1-3	N1	M0
Estadio IVB	Cualquier T Cualquier T	Cualquier N	M1

Fuente: tabla realizada por los autores

10.4 Extravasaciones

10.4.1 Aspectos y puntos clave de las extravasaciones

Las extravasaciones consisten en la salida del líquido del espacio intravascular al intersticial. En caso de ser un agente quimioterapéutico, el líquido que se extravase puede causar diversos grados de lesiones dependiendo de la naturaleza del fármaco[10,11], clasificándose en[12]:

- **Fármacos vesicantes:** forman ampollas, necrosis, enrojecimiento, hinchazón, edema, ardor y dolor. Citostáticos vesicantes: antraciclinas (doxorrubicina, daunorrubicina, epirrubicina, idarrubicina), alquilantes (amsacrina, clormetina, cisplatino, bendamustina), antibióticos (mitomicina, mitoxantrona, dactinomicina), antimetabolitos (fluorouracilo a elevada concentración), alcaloides de la vinca (vinblastina, vinorelbina, vincristina, vindesina), taxanos (pacilitaxel, docetaxel) y otros (trabectedina).

- **Fármacos irritantes:** reacción local sin necrosis. Citostáticos irritantes: alquilantes (dacarbazina, carmustina, melfalán, ifosfamida, estreptozocina), análogos del platino (cisplatino, carboplatino, oxaliplatino), derivados de podofilotoxina (tenipósido, etopósido), derivados de la camptotecina (irinotecán, topotecán) antraciclinas (doxorrubicina liposomal) y otros (ixabepilona).

- **Fármacos no vesicantes:** antimetabolitos (fludarabina, cladribina, metotrexato, pemetrexed, raltitrexed, citarabina, gemcitabina), enzimas de origen natural (asparaginasa), medicamentos de acción molecularmente orientada (bortezomib, anticuerpos monoclonales, temsirolimus, interferón, interleucina 2), compuestos alquilantes (tiotepa, ciclofosfamida), antibióticos (bleomicina).

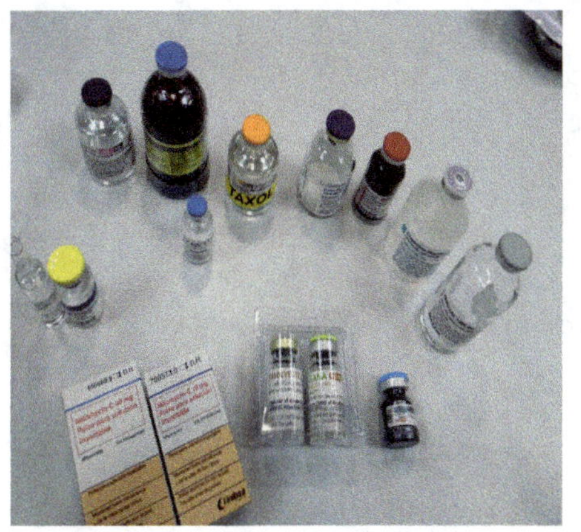

Figura 1
Citostáticos

Fuente: figura realizada por los autores

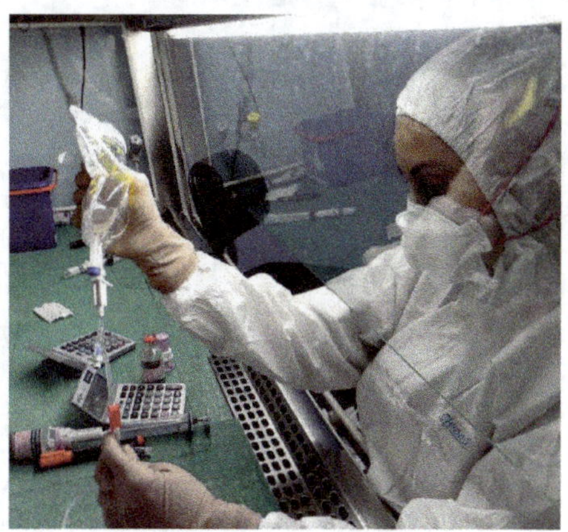

Figura 2
Preparación de citostático

Fuente: figura realizada por los autores

Existiendo además otros factores que contribuyen al aumento del riesgo de extravasaciones, como la punción de venas pequeñas[12], la colocación de las vías periféricas próximas a las flexuras[12], la quimioterapia previa en el mismo lugar de punción[13], los cambios nutricionales o neutropenia previa[1]. Por tanto, su prevención es primordial en la administración de agentes citostáticos.

10.4.2 Procesos, protocolos y procedimientos en el manejo de la extravasación

10.4.2.1 Pautas para la prevención de extravasaciones[12-17]

- Conocer los efectos del fármaco que se administra, especialmente los de tipo vesicante.

- Comprobar el correcto funcionamiento del sistema con suero fisiológico al 0,9 % o glucosado al 5 %.

- Comprobar la permeabilidad y retorno venoso antes, durante y después de la administración del agente citostático.

- Informar al paciente de los síntomas de alarma en caso de extravasación para que informe al personal sanitario.

- Identificar punciones múltiples (administración de fármacos en las últimas 48 horas).

- Utilizar venas distales (evitar dorso de la mano, áreas cercanas a grandes vasos o próximas a articulaciones), para ser utilizadas posteriormente venas más proximales.

- Observar el lugar de la punción, el ritmo y el tiempo de administración durante la infusión. En caso de dudas, consultar el protocolo de administración.

- Antes y después de cada agente citostático, lavar el sistema de infusión mediante la administración de suero fisiológico al 0,9 %.

- En caso de administrar varios agentes citostáticos, infundir en último lugar el fármaco vesicante.

Pautas de extravasación en vía periférica[12-17]

- Detener la infusión, no retirar de la aguja o del catéter.

- Avisar al médico responsable.

- Extraer del catéter 1-5 ml de sangre.

- Delimitar con un bolígrafo o marcador el área afectada.

- Administrar 5-10 ml de suero fisiológico para la dilución del fármaco.

- Administrar el antídoto, si existe (Tabla 3).

- Retirada de la vía de administración y desinfección de la zona.

- Aplicar frío local 30 minutos y luego calor 30 minutos sin apretar.

- Aplicar pomada de hidrocortisona al 1 % cada 12 horas.

- Si presenta dolor, solicitar pauta analgésica.

- Elevar la extremidad afectada por encima del corazón > 48 horas.

- Registrar la extravasación, signos y síntomas, tipo de fármaco cantidad extravasada e intervenciones efectuadas.

- En caso de extravasaciones con un daño tisular extenso y la aparición de tejido necrótico, será necesario el desbridamiento de la herida.

- Informar al paciente y dar las pautas domiciliarias (pomada hidrocortisona, antídoto, si lo hubiera, y analgesia, aplicar frío o calor según citostático) (Tabla 3).

Pautas de extravasación en reservorio subcutáneo[12-17]

- Detener la infusión, no retirar el catéter.

- Aspirar del catéter 1-5 ml de sangre.

- Realización de radiografía de tórax o tomografía axial computerizada (TAC).

- Solicitud de interconsulta con cirugía (drenaje pleural o de tejido subcutáneo o toracotomía).

- Administrar 5-10 ml de suero fisiológico para la dilución del fármaco.

- Administrar el antídoto, si existe (Tabla 3).

- Retirada de la vía de administración y desinfección de la zona.

- Si presenta dolor, solicitar pauta analgésica.

- Si precisa oxigenoterapia y uso de antibióticos.

- Informar al paciente y dar las pautas domiciliarias (pomada hidrocortisona, antídoto, si lo hubiera, y analgesia, aplicar frío o calor según citostático) (Tabla 3).

Tabla 3
Antídotos frente a agentes citostáticos de uso en extravasaciones[14]

Agentes quimioterapéuticos	Antídoto
Mostaza nitrogenada Cisplatino	Tiosulfato de sodio al 10 % (4 ml de tiosulfato diluidos con 6 ml de agua para inyección) vía subcutánea en el área de extravasación, inmediatamente después.
Antraciclinas	Dimetilsulfóxido al 99 % (administración 1-2 ml tópico sobre la zona extravasada, inmediatamente después de la extravasación y cada 6-8 horas durante 7-14 días).
Alcaloides de la vinca Taxanos	Hialuronidasa 150 UI, diluidas en 1 ml de suero fisiológico (total 1-6 ml). Introducir 0,5-1 ml por la vía y el resto (3-5 inyecciones subcutáneas) en el área extravasada. Inmediatamente después de la extravasación. Uso posterior de compresas calientes.
Doxorrubicina	Dexrazoxano (durante el 1er día [5 h después de la extravasación] iv. 1000 mg/m^2; durante el 2° día 1000 mg/m^2; durante el 3er día, 500 mg/m^2 iv.).

Fuente: tabla realizada por los autores basada en Extravasation of Chemotherapeutic Agents: Prevention and Treatment. Seminars in Oncology

10.5 Alopecia

10.5.1 Aspectos y puntos clave de la alopecia

La alopecia es uno de los efectos adversos más característicos y comunes de la quimioterapia[18-20]. Produce un gran impacto psicosocial, que conlleva una pérdida de autoestima fruto de la alteración de la imagen corporal, afectando a la esfera social desde las relaciones personales hasta la sexualidad[19]. Este es uno de los principales motivos por los que se produce el abandono del tratamiento o el rechazo del mismo[19,21]. Pese a que no todos los fármacos antineoplásicos producen dicho efecto, los más frecuentes son: la altretamina, carboplatino, cisplatino, ciclofosfamida, docetaxel, doxorrubicina, epirrubicina, fluorouracilo, gemcabeno, idarrubicina, ifosfamida, paclitaxel, vincristina, vinorelbina, inmunoterapia y hormonoterapia[22].

El mecanismo por el que se produce la pérdida del cabello es consecuencia del efecto citotóxico de muerte celular que tienen los tratamientos oncológicos, afectando de forma indiscriminada a las células tumorales y sanas que se encuentran en crecimiento. Siendo las células capilares estructuras caracterizadas por un rápido crecimiento, tras su muerte originan la caída del cabello al no existir folículo piloso que sustente su estructura[18,19]. Su aparición se inicia entre la primera o la segunda semana del inicio del tratamiento citotóxico[18,19] y el crecimiento del nuevo cuero cabelludo se inicia entre las 3 o las 6 semanas tras la finalización del último tratamiento.

Recomendaciones previas al tratamiento antineoplásico

- Cortarse el pelo más corto antes del inicio del tratamiento.

- Inicio de la búsqueda de pelucas (de pelo natural o sintéticas) y pañuelos.

Recomendaciones durante el tratamiento antineoplásico

- Usar champú suave no perfumado.

- No lavarse el pelo todos los días ni frotar energéticamente.

- Peinarse el cabello con cepillos suaves o peines de púas anchas.

- Protegerse del sol con protector solar (sombrero o pañuelo).

- Protegerse del frío con gorros.

- Evitar hacer uso del secador, plancha, rizadores, horquillas.

- Evitar el uso de lacas, espumas o tintes con amoniaco.

- Recomendaciones del uso de la peluca:

  - Quitarse la peluca cuando acuda a casa para que el cuero cabelludo pueda transpirar mejor.

  - Lavar, hidratar (mascarillas, sérums), peinar y secar el cabello de la peluca.

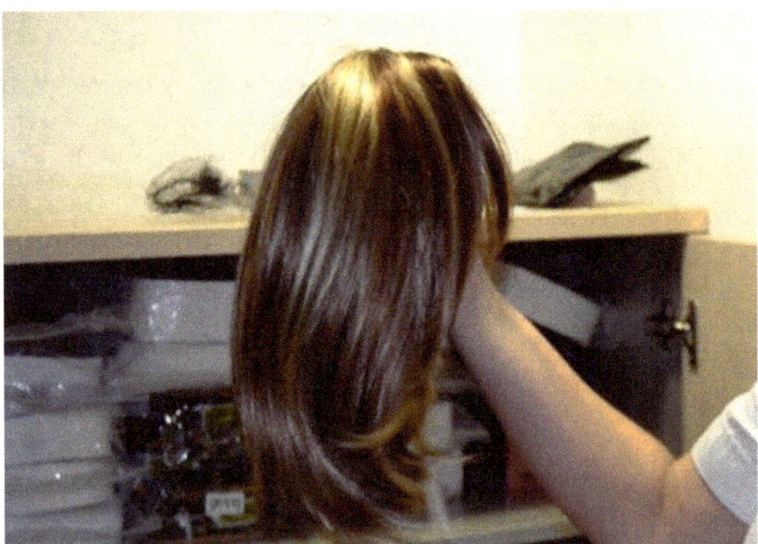

Figura 3
Peluca de pelo natural

Fuente: figura realizada por los autores

Recomendaciones después del tratamiento antineoplásico

- Lavar el cabello masajeando el cuero cabelludo para eliminar las escamas de la piel seca.

- No utilizar secador, plancha, rizador, horquillas, lacas, espumas o tintes durante al menos 3 meses después de la finalización del último ciclo.

Actualmente, existen varios métodos que se emplean para la prevención de la alopecia por quimioterapia, como la colocación de cascos hipotérmicos, que es el método más desarrollado y el que ha obtenido los mejores resultados. Su aplicación se basa en el enfriamiento del cuero cabelludo[18,19]. Fundamentado científicamente en la vasoconstricción cutánea del flujo sanguíneo a los folículos pilosos, reduciendo por tanto la cantidad de fármaco a las células capilares[18-21]. Los mecanismos empleados para el enfriamiento del cuero cabelludo van desde bolsas de hielo picado[21], gorros congelados[18,20,16-28] a temperaturas muy bajas (de -18 a -25 °C), uso de máquinas de refrigeración con termostatos[19,21]. En el caso de los métodos más rudimentarios, como el uso del gorro, se precisa de varios dispositivos por paciente, dado que cada 30 minutos es necesario hacer un cambio con el fin de asegurar la hipotermia del cuero cabelludo[30]. Y en el caso de los métodos más sofisticados, estos están constituidos por máquinas refrigerantes, que conducen glicol a través de unos conductos distribuidos por todo el gorro, de esta manera se controla la temperatura del cuero cabelludo, además de mantener un nivel de congelación constante durante toda la sesión de quimioterapia. Así pues, el cáncer de mama es el tumor más estudiado[18-21,26-29]; sus resultados han sido satisfactorios con respecto a la reducción de la alopecia tras implantar el enfriamiento del cuero cabelludo y haciendo uso de citostáticos como el doxorubicina, epirrubicina, docetaxel y ciclofosfamida[18-21,26-29], con 3 sesiones/6 ciclos[21], ciclos de 21 días, de 2 a 3 meses de tratamiento[20]. Siendo el enfriamiento del cuero cabelludo especialmente efectivo en el tratamiento de antraciclinas (epirrubicina y doxorubicina). Pese a que este método podría ser empleado en todos los pacientes oncológicos, su uso está desaconsejado en diversos diagnósticos oncológicos (hematológicos, cabeza y cuello y estadios tumorales avanzados) donde puedan existir células cancerosas en el cuero cabelludo impidiendo la correcta erradicación del tumor[18].

Otro de los métodos cuya efectividad ha sido muy limitada es la compresión del cuero cabelludo mediante la inducción de la isquemia justo antes, durante y después de las inyecciones de agentes quimioterapéuticos por medio de un torniquete inflado por encima de la presión arterial sistólica.

Por último, otro de los métodos es el uso del Minoxidil tópico y agentes fitoterapéuticos (*Panicum miliaceum*) con aplicación de dos veces al día entre 1 y 14 días antes del primer ciclo de quimioterapia hasta el final del tratamiento. Con buenos resultados en la regeneración del cabello, pero no en la prevención de la alopecia por quimioterapia[30,31].

10.6 Mucositis

10.6.1 Aspectos y puntos clave de la mucositis

La mucositis es una alteración en las mucosas corporales, desde la orolabial hasta la anogenital, como consecuencia del tratamiento oncológico[32]. Las mucosas están constituidas por células epiteliales de rápida regeneración, aspecto que les otorga una mayor susceptibilidad a los efectos tóxicos de los tratamientos antineoplásicos. Dicho efecto secundario está presente en un 40-70 % de los pacientes en tratamiento de quimioterapia y en un 90 % de los que reciben radioterapia sobre la cavidad oral (tumores de cabeza y cuello), principalmente si la dosis excede los 4000-6000 cGy)[32,33]. Suponiendo un factor de riesgo frente a infecciones sistémicas, dado que un 20-50 % de las septicemias se originan en la cavidad oral[32,34].

Su origen puede ser debido por una toxicidad directa o indirecta[32]:

- Una toxicidad directa como consecuencia de la disminución de la renovación del epitelio mucoso debido a la quimioterapia (se presenta la 2ª y 3ª semana postquimioterapia) o a la radioterapia (se presenta entre la 2ª y la 3ª semana de tratamiento).

- Una toxicidad indirecta como consecuencia de la ablación medular previa a un trasplante de médula (1º o 2ª semana postratamiento). La recuperación de la mucosa suele ser paralela.

Los factores de riesgo para presentarla son:

– Tipo de fármaco empleado en la quimioterapia:

Agentes alquilantes	Antimetabolitos	Taxanos	Alcaloides de la vinca	Antraciclinas	Antibióticos	Otros
Busulfan	Citosina	Docetaxel	Vinblastina	Daunorrubicina	Actinomicina	Etoposido
Ciclofosfamida	5-Fluorouracilo	Paclitexael	Vincristina	Doxorrubicina	Amsacrina	Teniposido
Mecloretamina	Hidroxiurea		Vinorelbina	Epirrubicina	Bleomicina	Mostazas nitrogenadas
Procarbazina	Metotrexato				Mitramicina	
Tiotepa	Mercaptopurina				Mitomicina	
	Tioguanina					

– Radioterapia superior a los 4000-6000 Gy o radioterapia concomitante.

– Edad (niños y jóvenes).

– Deficiencia higiénica.

– Consumo de irritantes (alcohol, tabaco).

– Déficit de inmunoglobulina A.

Su valoración viene establecida por la escala de valoración de la mucositis de la Organización Mundial de la Salud, clasificando esta alteración en 4 estadios, de menor a mayor afectación.

- Grado 1: Boca dolorida sin úlceras.

- Grado 2: Boca dolorida con úlceras, pero con capacidad de comer normalmente.

- Grado 3: Incapacidad de comer sólidos, dieta a base de líquidos.

- Grado 4: Incapacidad de comer y beber.

Recomendaciones para enfermería

- Para la prevención de la mucositis por quimioterapia (5-Fluorouracilo) se recomienda administrar 30 minutos antes placas de frío en la boca.

- Para la prevención de mucositis por radioterapia en la cabeza y el cuello se recomienda administrar bencidamina 20 ml durante 30 segundos 3-4 veces/día. O amifostina 200 mg/m2 o 500 mg máximo, 15-30 minutos antes de la radioterapia.

- Realizar una valoración de la mucositis, la gravedad y el estado hematológico del paciente.

- Aumentar la lubricación de la mucosa oral mediante enjuagues, cada 4 horas de:

    - Suero fisiológico al 0,9 % (1 cucharada de sal x 1 litro de agua).

    - Bicarbonato sódico (2 cucharadas de bicarbonato x 1 litro de agua).

    - Suero fisiológico 0,9 % + bicarbonato sódico.

    - Alopurinol 500 mg con metilcelulosa + 500 ml de agua.

    - Sucralfato 1 g antes de las comidas y antes de acostarse. Enjuagar y tragar.

- Extremar las medidas de la higiene bucal (cepillado de dientes con cerdas suaves, cambio frecuente del cepillo o limpieza de dentadura) después de cada comida, con pasta de dientes fluorada, bicarbonato o colutorios sin alcohol.

- No ingerir productos ácidos, ni picantes, ni alcohol, ni fumar. Comer dieta blanda, con abundantes líquidos fríos y nutritivos.

- Ingerir productos con vitamina E, miel y manzanilla.

- Administrar enjuagues con anestésicos locales cada 4 horas (lidocaína viscosa 2 % + solución de difenhidramina + hidróxilo de aluminio + magnesio) o enjuagues de opiáceos (mucositis grado 3 y 4).

- Administración de inmunoglobina intramuscular, azelastina oral, mesalazina y glutamina oral (si contiene metrotrexato no recomendar), para reducir la gravedad de la mucositis.

- Pastillas de PTA (polimixina E, tobramicina y anfotericina B) para prevenir infecciones, en caso de candidiasis oral nistamina oral y en pacientes inmunodeprimidos (Aciclovir).

- Para la prevención de mucositis por trasplantes de médula:

    - Palifermina 60 µg/kg/día. 3 días antes del condicionamiento y 3 días después del trasplante.

    - Láser de baja longitud de onda (650 nm, potencia 40 mW por cm^2).

10.7.1 Aspectos y puntos clave de la radiodermatitis

La radioterapia es uno de los pilares terapéuticos del cáncer, especialmente, en los pacientes con problemas asociados a la evolución de su enfermedad, causando diversos efectos secundarios, siendo los más frecuentes los relacionados con la piel debido a la alta radiosensibilidad y susceptibilidad a ser dañada por las radiaciones[38].

Desde la primera dosis de radiación hasta la última se produce un daño continuado en las células epiteliales tanto de origen benigno como maligno, ya que el mecanismo de acción empleado por la radioterapia desencadena la destrucción tisular continua y evita la reparación del tejido dañado[38]. Los efectos secundarios comienzan a ser evidentes desde la segunda o tercera semana de tratamiento[39].

Así pues, las cifras de radiodermatitis desarrollada en los pacientes con tratamiento radioterápico se sitúan entre el 85 y el 90 %[40]. Su presentación se basa en la presencia de reacciones cutáneas físicas que generan malestar como picazón, dolor, incomodidad, irritación y ardor[38], que pueden variar según The Radiation Therapy Oncology Group Criteria desde: grado 1 (GI) eritema leve a dosis de 2 Gy, grado 2 (GII) descamación seca a dosis de 2-4 Gy, grado 3 (GIII) descamación húmeda a dosis de 4 Gy y grado 4 (GIV) necrosis[38].

La gravedad de la afectación cutánea depende de múltiples factores, algunos relacionados con el paciente, como la edad, el índice de masa corporal, el consumo de tabaco y alcohol, el tamaño del tumor, el color de la piel, las comorbilidades (diabetes) y otros relacionados con el tratamiento, como el tipo de haz, la cantidad de energía empleada, el volumen de tratamiento, la dosis total, el fraccionamiento o la asociación con quimioterapia[41,42].

Figura 4 y 5
Radioterapia

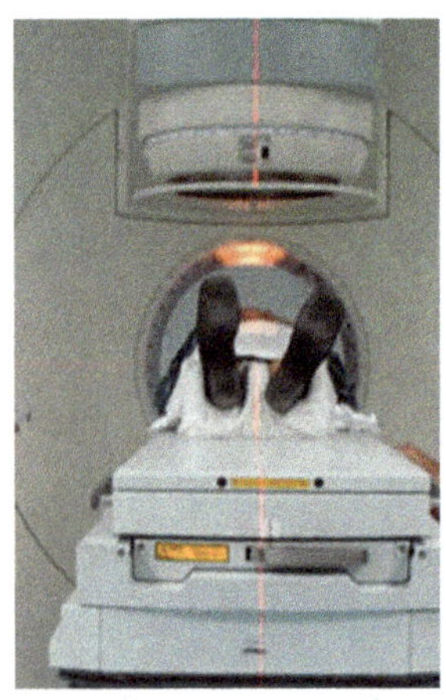
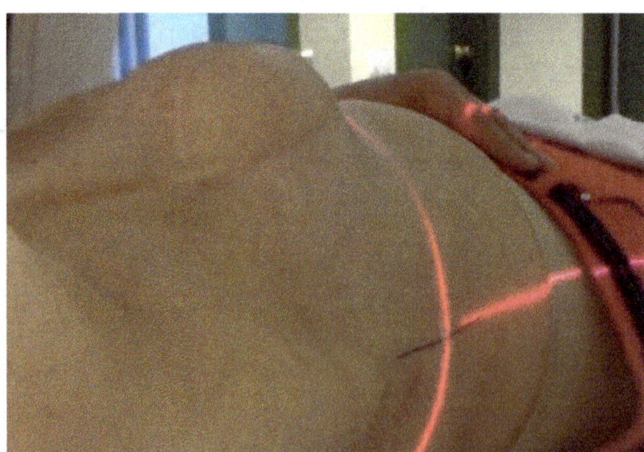

Fuente: Consorcio Hospitalario Provincial de Castellón

Los cambios en la piel por radiación pueden afectar en las actividades de la vida diaria y la calidad de vida[43]. Aunque la presencia de radiodermatitis no supone un riesgo para la vida de las personas, pese a producir una mayor sensibilidad a los alérgenos, las radiaciones ultravioleta y a las infecciones[39], puede volverse incómoda si se realiza un mal manejo[44], pudiendo ser necesaria la interrupción del tratamiento[45].

Conscientes de dicho problema, se han llevado a cabo numerosas investigaciones que evalúan las recomendaciones en el cuidado de la piel y los agentes tópicos que puedan prevenir y tratar la radiodermatitis[46]. Existen gran variedad de recomendaciones sobre el manejo y el uso de productos[40,45], dependiendo en muchas ocasiones solamente de la experiencia clínica o de la disponibilidad de determinados agentes tópicos[45,47].

10.7.2 Procesos, protocolos y procedimientos en el manejo de la radiodermatitis

Recomendaciones para la prevención de la radiodermatitis en la zona irradiada

La guía de práctica clínica publicada por la Oncology Nursing Society[45] evidencia la eficacia durante la radioterapia de:

- Lavado e higiene de la piel con jabones con pH neutros. No usar colonias, desodorantes y realizar un secado suave de la piel.

- Evitar la exposición solar.

- No aplicar adhesivos (esparadrapo, tiritas), ya que al despegarlos pueden erosionar más la piel.

- No rasurar la piel. Si precisa depilación, utilizar maquinillas eléctricas.

- Utilizar ropas poco ajustadas y de materiales naturales (algodón, lino) para evitar el roce continuo.

Uso de productos para la prevención de la radiodermatitis:

Tópicos	Oral
Crema de melatonina	Glutamina enteral
Crema de hidrocortisona 1 %	Curcumina oral
Crema de furoato de mometasona 0,1 %	
Crema de emulsión de alantoína	
Crema de factor de crecimiento epidérmico (EGF)	
Gel de ácido hialurónico	
Crema de sulfadiazina de plata	
Apósito de poliuretano	

Uso de productor para el tratamiento de radiodermatitis:

Tópicos
Crema de factor de crecimiento epidérmico (EGF)
Crema de sulfadiacina de plata
Crema de silimarina 2 %
Crema de ácido linoleico
Crema de furoato de mometasona 0,1 %
Crema de betametasona 17-valorato
Apósito de poliuretano

En el tratamiento de la radiodermatitis, productos como la caléndula, el ácido hialurónico y la urea no han mostrado ser efectivos para la mejora de la regeneración de la piel de estos pacientes.

10.8 Bibliografía

1. Granados García M, Arrieta Rodríguez OG, Hinojosa Gómez J. Tratamiento del cáncer. Oncología médica, quirúrgica y radioterapia. Edición 1ª. México: Manual Moderno. 2016.

2. Torre Gálvez I, Cobo Dols MA, Mateo Rodríguez T, Vicente Peralta LI. Cuidados enfermeros al paciente oncológico. Edición 2.0. España: Editorial Vértice. 2008.

3. Herrera Gómez A, Granados García M. Manual de Oncología. Procedimientos Médico Quirúrgicos. Edición 5ª. México: Mac Graw Hill. 2013.

4. Chabner B, Lynch T, Longo D. Harrison. Manual de Oncología. Edición 1ª. México. Editorial: Mac Graw Hill. 2009 .

5. López Lara F, González San Segundo MC, Santos Miranda JA, Sanz Rubiales A. Manual de oncología clínica. Edición 1ª. España: Editorial: Universidad de Valladolid. 1999.

6. Corzo Gallardo F, Gil Sañudo L, Marchante Gracia. Neoplasias cánceres y tumores. Cuidados Básicos de Enfermería. Edición 1ª. España: Editorial Bubok. 2011.

7. Álvarez Cruz N, Bague Serrano A. El cáncer: orígenes, prevención y dieta durante su tratamiento. 1ª Edición. España: AMV Ediciones. 2012.

8. Borré-Ortiz M, Prada-Reyes Sandra, Arrieta-Paternina Audit, De la Hoz-Pantoja Yuranis, Jiménez-Maury Yurisney, Santos-Puello Cristian. Importancia de la atención de enfermería en pacientes con cáncer de mama: una revisión narrativa. 2018. Fundación Universidad del Norte Salud Uninorte (Vol. 34, Issue 2.).

9. Anónimo. Manual de enfermería oncológica. Edición 1ª. Argentina. Editorial Ariana Goldman: Instituto Nacional del Cáncer. 2014.

10. Anónimo. Manual de enfermería oncológica. Edición 1ª. Argentina. Editorial Ariana Goldman: Instituto Nacional del Cáncer. 2014.

11. DeVita H. Rosenberg's Cancer: Principles & Practice of Oncology, Edición 9th. Lippincott Williams&Wilkiins. 2011.

12. Armas Merino R, Gajewski P. Medicina Interna Basada en la evidencia 2019/2020. Compendio. Edición 3ª. Chile. Editorial Medycyna Praktyczna. 2019.

13. Menezes Bruno ML, Marques Barbosa I, Sousa Sales D, Bezerra de Menezes AA, Farias Gomes A, Santos Alves MD. Nursing procedures before extravasation of antineoplastic chemotherapeutic: standard operating protocol condutas de enfermagem no extravasamento de quimioterápicos antineoplásicos: protocolo operacional padrão procedimientos de enfermería ante la extravasación de antineoplásicos quimioterapéuticos: protocolo de funcionamiento estándar. J Nurs UFPE, 8(4):974-80, Apr., 2014. DOI: 10.5205/reuol.5829-50065.

14. Goolsby T, Lombardo F. Extravasation of Chemotherapeutic Agents: Prevention and Treatment. Seminars in Oncology; 33 (11): 139-143. 2006.

15. Conde Esteve D, Mateu A. Update in the management of extravasations of cytostatic agent. Farmacia Hopistalaria; Vol.36 (1): 34-42. 2012.

16. Registered Nurses Association of Ontario (RNAO). Cuidados y mantenimiento de los accesos vasculares para reducir las complicaciones. Guía de buenas prácticas de enfermería. RNAO. 2008.

17. Alcudia Corredor CM. Manual de procedimientos generales de enfermería. Hospital Universitario Virgen del Rocío. Servicio Andaluz de Salud. Junio 2012.

18. Shin H, Jo SJ, Kim DH, Kwon O, Myung SK. Efficacy of interventions for prevention of chemotherapy-induced alopecia: A systematic review and meta-analysis. International Journal of Cancer. 2015.

19. Rugo HS, Voigt J. Scalp Hypothermia for Preventing Alopecia During Chemotherapy. A Systematic Review and Meta-Analysis of Randomized Controlled Trials. Clin Breast Cancer. 2018.

20. Rugo HS, Klein P, Melin SA, Hurvitz SA, Melisko ME, Moore A, et al. Association between use of a scalp cooling device and alopecia after chemotherapy for breast cancer. JAMA - J Am Med Assoc. 2017.

21. Saad M, Chong FT, Bustam A, Ho G, Malik R, Ishak WW, et al. The efficacy and tolerability of scalp cooling in preventing chemotherapy-induced alopecia in patients with breast cancer receiving anthracycline and taxane-based chemotherapy in an Asian setting. Indian J Cancer. 2018.

22. Grupo internacional de investigadores en oncología. Manual de tratamiento de soporte en el paciente oncológico basado en la evidencia. Edición 2ª. España. Editorial Elsevier. 2016.

23. Crespo Denche AB, Guerra Tapia A. Cuidados del cabello en el paciente en tratamiento con quimioterapia. Más Dermatol. 2013; 19:21-25.

24. American Society of Clinical Oncology (ASCO). Manejo de los efectos secundarios físicos. EEUU. Sociedad Estadounidense de Oncología Clínica. 2018. Disponible en: https://www.cancer.net/es/acerca-de-nosotros

25. Asociación Española Contra el Cáncer (AECC). Efectos secundarios de la quimioterapia. Alteraciones en cabello, piel y uñas. España. AECC. 2019. Disponible en: https://www.aecc.es/es/todo-sobre-cancer/tratamientos/quimioterapia/efectos-secundarios-quimioterapia

26. Macduff C, Mackenzie T, Hutcheon A, Melville L, Archibald H. The effectiveness of scalp cooling in preventing alopecia for patients receiving epirubicin and docetaxel. Eur J Cancer Care (Engl). 2003.

27. Betticher DC, Delmore G, Breitenstein U, Anchisi S, Zimmerli-Schwab B, Müller A, et al. Efficacy and tolerability of two scalp cooling systems for the prevention of alopecia associated with docetaxel treatment. Support Care Cancer. 2013.

28. Kargar M, Sarvestani RS, Khojasteh HN, Heidari MT. Efficacy of penguin cap as scalp cooling system for prevention of alopecia in patients undergoing chemotherapy. J Adv Nurs. 2011.

29. Mols F, Van Den Hurk CJ, Vingerhoets AJJM, Breed WPM. Scalp cooling to prevent chemotherapy-induced hair loss: Practical and clinical considerations. Support Care Cancer. 2009.

30. Hyoseung S, Seong Jin J, Do Hun K, Ohsang K, Seung - Kwon M. Efficacy of interventions for prevention of chemotherapy-induced alopecia: A systematic review and meta-analysis. International Journal of Cancer. 2014. Vol. 136 (5).

31. Dunnill CJ, Al-Tameemi W, Collett A, Stuart Haslam I, Georgopoulos NT. A Clinical and Biological Guide for Understanding Chemotherapy-Induced Alopecia and Its Prevention. Oncologist. 2018 Jan; 23(1): 84–96.

32. Camacho Reyes A, Ruiz Calzado MR. La mucositis en paciente oncológicos. Revista Médica Electrónica Portales Médicos. 2017; 1-9.

33. Mezquita SN, Barros MH, Freitas GR, Leite EM, Cunha LC, Oliveira R. El paciente oncológico con mucositis oral: desafíos para el cuidado de enfermería. Rev Latino-Am Enferm. 2015;23(2):267–74.

34. Lara LM, Cadena. J, Echeverry. S. La mucositis y su tratamiento. Protocolos de manejo y recomendaciones. Rev Estomatol. 2007;15(1):29–33.

35. Grupo internacional de investigadores en oncología. Manual de tratamiento de soporte en el paciente oncológico basado en la evidencia. Edición 2ª. España. Editorial Elsevier. 2016.

36. Alonso Castell P, Basté Dencás MA, Creus Viles M, Del Pino Gaya B, Gómez Blasco C, Gómez Gener A, et al. Prevención y tratamiento de la mucositis en el paciente onco-hematológico. Farmacia Hospitalaria. 2001. 25(3): 139-149.

37. Tejada Domínguez FJ, Ruiz Domínguez MR. Mucosistis oral: decisiones sobre el cuidado bucal en pacientes sometidos a radioterapia y quimioterapia conforme a la evidencia. Enferm.glob. 2010. Vol. 18: 1-22.

38. M cQuestion M. Evidence-Based Skin Care Management in Radiation Therapy: Clinical Update. Semin Oncol Nurs. W.B. Saunders; 2011 May 1;27(2):1–17.

39. Berger A, Regueiro C, Hijal T, Pasquier D, De La Fuente C, Le Tinier F, et al. Interest of Supportive and Barrier Protective Skin Care Products in the Daily Prevention and Treatment of Cutaneous Toxicity During Radiotherapy for Breast Cancer. Breast Cancer Basic Clin Res. SAGE Publications Sage UK: London, England; 2018 Jan 23; 12.

40. Fernández-Castro M, Martín-Gil B. Efectividad del tratamiento tópico en pacientes con cáncer de mama que sufren radiodermatitis. Una revisión sistemática. Enfermería Clínica. 2015 Nov; 25(6):327–43.

41. Ben-David MA, Elkayam R, Gelernter I, Pfeffer RM. Melatonin for Prevention of Breast Radiation Dermatitis: A Phase II, Prospective, Double-Blind Randomized Trial. Isr Med Assoc J. 2016;18(3–4):188–92.

42. Meghrajani CF, Co HS, Arcillas JG, Maaño CC, Cupino NA. A randomized, double-blind trial on the use of 1% hydrocortisone cream for the prevention of acute radiation dermatitis. Expert Rev Clin Pharmacol. 2016 Mar 3; 9(3):483–91.

43. De Conno F, Ventafridda V, Saita L. Skin problems in advanced and terminal cancer patients. J Pain Symptom Manage. Elsevier; 1991 May 1;6(4):247–56.

44. Titeca G, Poot F, Cassart D, Defays B, Pirard D, Comas M, et al. Impact of cosmetic care on quality of life in breast cancer patients during chemotherapy and radiotherapy: an initial randomized controlled study. J Eur Acad Dermatology Venereol. 2007 Jul;21(6):771–6.

45. D 'haese S, Roy M Van, Bate T, Bijdekerke P, Vinh-Hung V. Management of skin reactions during radiotherapy in Flanders (Belgium): A study of nursing practice before and after the introduction of a skin care protocol. Eur J Oncol Nurs. 2010;14:367–72.

46. Kumar S, Juresic E, Barton M, Shafiq J. Management of skin toxicity during radiation therapy: A review of the evidence. J Med Imaging Radiat Oncol. Wiley/Blackwell (10.1111); 2010 Jun 9; 54(3):264–79.

47. Bolderston A, Lloyd NS, Wong RKS, Holden L, Robb-Blenderman L. The prevention and management of acute skin reactions related to radiation therapy: a systematic review and practice guideline. Support Care Cancer. 2006 Aug 7;14(8):802–17.

CAPÍTULO 11

UCI - CUIDADOS INTENSIVOS EN ENFERMERÍA

Vídeo de presentación: Capítulo 11

https://amazingbooks.es/manual-enfermeria-video-11/

CAPÍTULO 11

UCI - CUIDADOS INTENSIVOS EN ENFERMERÍA

Autores: David Zuazua Rico, Alba Maestro González, Julieta Alonso Soto, Mario Barrera Valor, Cristina Alonso Beloso, Gemma Nevado Vega

11.1 Introducción

Podemos definir las Unidades de Cuidados Intensivos (UCI) como una «*organización de profesionales sanitarios que ofrece asistencia multidisciplinar en un espacio específico del hospital, con unos requisitos funcionales, estructurales y organizativos que garantizan las condiciones de seguridad, calidad y eficiencia para atender al paciente que, siendo susceptible de recuperación, requiere soporte respiratorio o que precisa soporte respiratorio básico junto con soporte de, al menos, dos órganos o sistemas; así como todo paciente complejo que requiera soporte por fallo multiorgánico. La UCI puede también atender al paciente que requiere un menor nivel de cuidados*»[1].

Estos profesionales guardan una estrecha y especial relación con el resto de servicios que constituyen el centro, debido a la condición de gravedad de los pacientes. Un ejemplo puede ser la relación derivada del flujo de personas (unidad de procedencia y destino) o la procedente de las posibles complicaciones y necesidades de otros profesionales o servicios durante su estancia (nutricionistas, fisioterapeutas, pruebas diagnósticas, especialidades médicas, etcétera).

11.2 Aspectos clave

En este sentido, y dentro del organigrama que componen las UCIs, destaca de manera significativa la figura de la enfermera, que cobra especial importancia por su interacción casi constante con el enfermo. Constituye el pilar sobre el que gira el tratamiento médico, los cuidados continuados y la esperanza y calidad de vida del paciente y familia.

De ellos depende en gran medida la evolución y mejora de la situación clínica de los pacientes. Además, tiene una especial relevancia su profesionalidad, pues la presencia de enfermos con imposibilidad para comunicarse, en estado comatoso o en situaciones próximas a la muerte son frecuentes, y de ella puede derivarse directamente su mejor o peor evolución.

Debido a las características de los pacientes, los profesionales de enfermería deben reunir una serie de competencias específicas que les capacite para el uso de dispositivos tecnológicos en constante evolución. A su vez, también precisan de formación específica para afrontar situaciones clínicas complejas; todas ellas deben estar actualizadas con cierta frecuencia[2-4]. Podemos definir estas competencias como «*la aptitud del profesional sanitario para integrar y aplicar los conocimientos, habilidades y actitudes asociados a las buenas prácticas de su profesión para resolver los problemas que se le planteen*»[5].

11.3 Cuidados de la vía aérea y pacientes con soporte ventilatorio

Los cuidados de la vía aérea en el ámbito de los cuidados intensivos requieren de una integración de conocimientos, técnicos y humanos, destinados tanto al restablecimiento de las funciones vitales en el paciente como del alivio de la angustia producida por los dispositivos de ventilación, y de la producida por la situación que lo ha llevado a depender de este tipo de terapia.

11.3.1 Inicio y chequeo de la ventilación mecánica

El chequeo del estado de la ventilación mecánica, tanto invasiva (VMI) como no invasiva (VMNI), es un procedimiento que ha de realizarse de forma sistemática y rutinaria por parte de los profesionales de enfermería en los cuidados intensivos, con el fin de asegurar su correcto funcionamiento o detectar cambios y situaciones que podrían poner en riesgo la seguridad del paciente[6,7].

En el inicio de la VMI, los pacientes se encuentran habitualmente sedados, por lo que dependiendo de la situación previa que los lleve a recibirla deberemos, en la media de lo posible, explicar en qué consiste y qué sensaciones puede tener durante el proceso de ventilación.

Por otra parte, el inicio de la VMNI constituye en muchas ocasiones un momento de angustia para el paciente debido a la propia situación que lo ha llevado a necesitar esta terapia. Asimismo, la interfaz con la que se va a aplicar la ventilación genera en muchas ocasiones sensación de desasosiego, momento en el que los profesionales de enfermería desempeñan un papel esencial.

Deberá seleccionar aquella interfaz más adecuada para nuestro paciente, esto dependerá del consenso con el personal médico y de la disponibilidad del material existente en la unidad.

Se explicará el procedimiento que se va a realizar, así como las sensaciones que va a percibir (dificultad para hablar), que durante la terapia no podrá comer y que beber no resultará recomendable ante el riesgo de broncoaspiración.

Figura 1

Cuidados de la vía aérea y pacientes con soporte ventilatorio

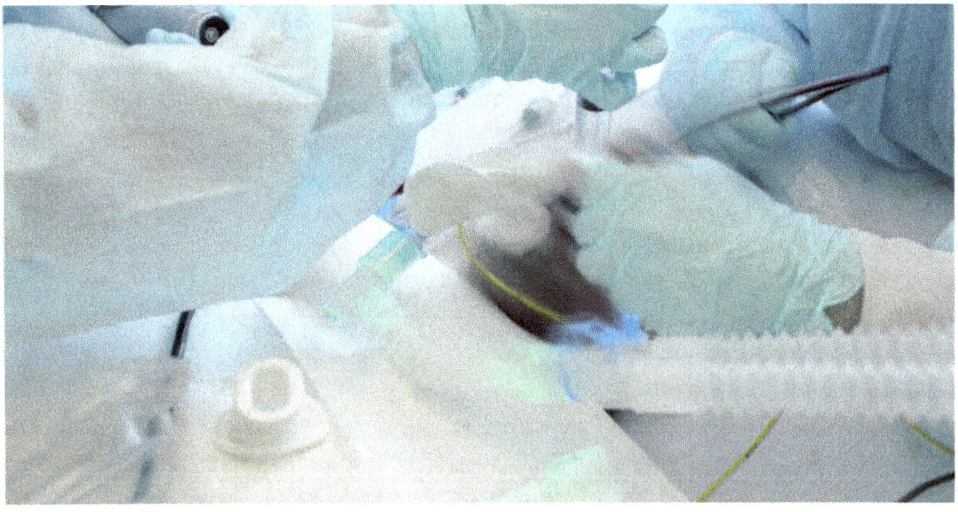

Fuente: figura realizada por los autores

Es cierto que los profesionales de enfermería no son directamente responsables de la programación de los parámetros de un ventilador, no obstante, sí lo son de su correcto ajuste y funcionamiento.

Dentro de este chequeo, es necesario comprobar los siguientes parámetros y contrastarlos con la información reflejada por el personal médico en los registros clínicos:

- Modo ventilatorio.

- Concentración de oxígeno (FiO_2).

- Frecuencia respiratoria (en función del modo ventilatorio).

- PEEP (VMI), EPAP (VMNI).

- Volumen tidal/presión inspiratoria sobre PEEP, presión soporte/volumen soporte (en VMI y en función del modo ventilatorio, e IPAP/CPAP en VMNI e igualmente en función del modo ventilatorio).

- Ajuste personalizado de alarmas.

11.3.2 Aspiración de secreciones en vía aérea y control de presión del neumotaponamiento

Durante la VMI o la presencia de una vía aérea artificial en cuidados intensivos, el paciente tiene capacidad de eliminar sus secreciones más allá de poder toserlas, lo que se manifiesta mediante la aparición de estas en la tubuladura del sistema de ventilación, línea vibrada en la curva de presión del ventilador o vibración a la palpación del dispositivo de ventilación (tubo o cánula). Por lo tanto, resulta esencial retirarlas con el fin de prevenir la aparición de infecciones respiratorias, atelectasias y proporcionar comodidad al paciente[6-8].

Este procedimiento no se debe realizar de forma rutinaria en los pacientes, siendo únicamente necesario en cuanto se presentan, ya que se pueden provocar infecciones por la manipulación de la vía aérea, por lo que se debe disponer de los materiales para una correcta realización que deben estar disponibles y preparados en todo momento:

- Mascarilla de protección, protección ocular y guantes estériles.

- Sonda de aspiración estéril con control de succión o sistema cerrado de aspiración.

- Aspirador funcionante conectado a toma de vacío con colector y bulbo.

- Lubricante de silicona y agua estéril para limpieza del bulbo de aspiración.

- Bolsa balón resucitador.

La aspiración de secreciones de la vía aérea del paciente resulta un procedimiento no exento de riesgos y complicaciones potenciales que han de vigilarse durante todo el proceso (arritmias, bradicardia, hipotensión y desaturación del paciente). Es considerado, además, como uno de los procedimientos más dolorosos a los que se somete a los pacientes en una UCI, viviéndose como una sensación quemante y desgarradora. Para su ejecución, requiere de una serie de cuidados y técnicas[7,8]:

- Informe al paciente del procedimiento cuando sea posible y administre analgesia cuando sea posible.

- Preoxigene al paciente mediante el ventilador o incremente temporalmente FiO_2 en el tubo en T.

- Realice higiene de manos, colóquese la mascarilla y los guantes estériles.

- Su asistente le abrirá la sonda, la fijará al puerto de succión y abrirá el puerto de succión, nunca desconectando al paciente de la fuente de ventilación ante la pérdida de PEEP. En caso de disponer de un sistema cerrado de aspiración, omita este paso.

- Introduzca la sonda sin aspirar hasta que se estimule la tos del paciente o note resistencia al final de la sonda (momento en que se toca la carina), retire 1-2 cm de la sonda en ese momento y comience a aspirar de forma constante, retirando la sonda en un periodo no superior a 15 segundos.

- Succione a una presión máxima de 100 mmHg.

- Lubrique la sonda si durante el procedimiento nota dificultad en el paso en un punto intermedio, no fuerce la entrada.

- Si es preciso aspirar más de una vez, continúe preoxigenando al paciente y deje un periodo de al menos un minuto entre ambas. No realice más de 3 aspiraciones seguidas.

- Limpie el bulbo de aspiración con agua estéril. Si dispone de sistema cerrado de aspiración, introduzca agua estéril por el puerto disponible para limpiar la sonda de aspiración y el bulbo.

- Retírese los guantes y realice la higiene de manos.

Al igual que la aspiración de secreciones resulta esencial en la prevención de las infecciones respiratorias, el control de presión del neumotaponamiento en los dispositivos de vía aérea que disponen de él se ha mostrado igualmente eficaz. Una presión inadecuada en el neumotaponamiento favorecerá el paso de secreciones al interior de la vía aérea debido a la incapacidad del paciente para deglutir correctamente (bien por su estado de sedación, bien por el propio dispositivo) en caso de una presión baja, e igualmente favorecerá la aparición de lesiones traqueales (traqueomalacia, úlceras en la pared traqueal) en el caso de una presión excesiva.

Para este control debemos disponer de un manómetro de baja presión con conexión macho-hembra o de un manómetro digital electrónico específico, que conectaremos a la oliva/puerto de inflado del tubo endotraqueal o cánula de traqueotomía. Ha de vigilarse y ajustarse de forma periódica (6 horas), así como ante cualquier manipulación de la vía aérea o procedimientos que puedan comprometerla, como por ejemplo la higiene bucal del paciente. Ajuste la presión entre 20-30 cmH_2O o 15-22 mmHg según el manómetro disponible[6-8].

A estas medidas de control y cuidados de la vía aérea artificial, y como prevención de infecciones respiratorias, además del manejo del confort del paciente, hemos de añadir la aspiración de aquellas secreciones que se depositan por encima del neumotaponamiento y que el paciente no es capaz de expulsar, pudiendo progresar a la vía aérea, tal y como se ha mencionado anteriormente.

Este procedimiento se podrá realizar en aquellos dispositivos de vía aérea que dispongan de un puerto para tal fin, siendo recomendable su eliminación de forma rutinaria al igual que el ajuste del neumotaponamiento. Puede realizarse de forma continua o intermitente bien con jeringa, pudiendo realizarse lavados del puerto con solución salina en caso de encontrarse obstruido, o bien con dispositivos de succión específicos para este fin, no debiéndose superar los 100 mmHg de presión en la aspiración[8].

11.3.3 Higiene bucal del paciente con vía aérea artificial

La higiene bucal de los pacientes con vía aérea artificial resulta otra de las medidas altamente eficaces en la prevención de las infecciones respiratorias asociadas a este proceso. La descontaminación de la cavidad bucal con clorhexidina 0,12-0,20 % de forma rutinaria evita el crecimiento bacteriano que podría pasar a la vía aérea profunda a través de las secreciones. El procedimiento será[8]:

- Informe cuando sea posible al paciente.

- Incorpore el cabecero de la cama del paciente cuando sea posible.

- Controle la presión del neumotaponamiento del dispositivo de vía aérea previo al inicio.

- Realice la higiene de manos, prepare el material y colóquese guantes.

- Irrigue la cavidad bucal con clorhexidina 0,12-0,20 % exhaustivamente. De forma alternativa, puede frotar o cepillar las estructuras.

- Aspire el contenido irrigado a la vez que irriga o frota.

- Si el paciente se encuentra consciente, podrá colaborar en el procedimiento si así lo desea, acordando las tareas a realizar por él mismo.

- Vigile las constantes vitales durante el procedimiento.

- Retírese los guantes y realice la higiene de manos.

Código QR 1 Protocolo Neumonía Zero

https://www.seguridaddelpaciente.es/resources/documentos/2019/05/neumonia-zero/PROTOCOLO_NZ_V4_2.pdf

11.3.4 Extubación

El final de la VMI constituye un gran paso adelante en el tratamiento del paciente crítico, pero no por ello exento de riesgos, ya que el paso a ser completamente independiente en su ventilación en ocasiones fracasa y requiere volver a intubar.

Por ello, es importante asegurar previamente su estado neurológico y respiratorio. Debe comprobar que el paciente dispone de fuerza suficiente para el posterior manejo de sus secreciones (toserlas y expulsarlas) y que comprende que este hecho resulta importante en la consecución de los resultados esperados. Para ello, el paciente ha debido pasar, previo al proceso de extubación, por un proceso de destete de la ventilación mecánica que nos permite conocer su estado general actual, su tolerancia a la ventilación espontánea y sus valores gasométricos o de saturación de oxígeno. El procedimiento dependerá esencialmente de la rutina existente en cada UCI, no obstante, las medidas generales son[6]:

- Prepare material y medicación de intubación por si fracasa el procedimiento.

- Prepare el material de aporte de oxígeno que utilizará posteriormente conforme a las órdenes médicas.

- Valore el nivel de consciencia del paciente. Infórmele del procedimiento.

- Deberá encontrarse con el estómago vacío. Detenga previamente la nutrición enteral con el fin de evitar vómitos durante el procedimiento.

- Coloque al paciente cuando sea posible en posición Fowler o semi-Fowler.

- Realice la higiene de manos y colóquese guantes.

- Aspire previamente las posibles secreciones presentes en la boca o a través del puerto de aspiración subglótica.

- Retire la fijación del tubo endotraqueal.

- Desinfle el neumotaponamiento. Nunca corte o arranque la oliva de comprobación con el fin de desinflarlo ante el riesgo de que no lo consiga por completo y erosione la mucosa.

- Retire el tubo endotraqueal sin pausa y, a continuación, coloque el medio de administración de oxígeno escogido conforme a las órdenes médicas.

- Retírese los guantes y realice la higiene de manos.

- Inste al paciente a que haga inspiraciones profundas y que realice tos activa con el fin de expulsar secreciones.

- Mantenga en ayunas del paciente al menos 4 horas.

- Si detecta un bajo nivel de consciencia, taquicardia, hipotensión, desaturación, palidez, diaforesis o comienza con estridor o un patrón respiratorio irregular, avise urgentemente al médico.

11.4 Valoración y cuidados de pacientes con soporte cardiológico

Los cuidados al paciente con soporte cardiológico se fundamentan en la vigilancia y el uso de dispositivos que ayudan o suplen la función cardiaca, o bien monitorizan sus funciones con el fin de desarrollar unos cuidados más precisos en aquellos pacientes en los que el soporte general hemodinámico no resulte suficiente. El desarrollo tecnológico de estos dispositivos crece día a día y con gran éxito en la mejoría y recuperación de los pacientes, que con ayuda de estos logran aumentar generalmente su calidad de vida.

11.4.1 Cuidados básicos del catéter Swan-Ganz

El catéter Swan-Ganz permite monitorizar diferentes parámetros, tales como presiones arteriales pulmonares (PAP), presión capilar pulmonar (PCP), presión venosa central (PVC), así como gasto cardiaco (GC) y saturación arterial mixta.

Existen diferentes modelos en función del tipo de medición de GC que vayamos a realizar (termodilución o continuo). No obstante, todos ellos comparten una estructura y cuidados comunes:

- Luz distal: Alojada en la arteria pulmonar. Permite medir PAP y PCP, así como extraer gases mixtos. Requiere ir conectada a un equipo de medición de presión presurizado.

- Luz proximal: Alojada en la aurícula derecha. Permite medir PVC, así como administrar fluidoterapia y medicación. En el caso de medición de GC por termodilución, nos permite infundir bolos de suero fisiológico frío.

- Luz de balón: Con válvula y jeringa de 2 cc, permite la medición de PCP mediante el inflado de un balón situado a 2 cm de la punta del catéter.

- Conector de fibra óptica: Permite medir la saturación venosa mixta de manera continua.

- Conector de filamento térmico: Nos permite medir el GC de forma continua mediante un filamento en la parte distal del catéter.

- Cable termistor: Nos permite medir el GC por termodilución y la temperatura central del paciente mediante un sensor de temperatura en la parte distal del catéter.

La inserción de este se realiza mediante técnica Seldinger a través de un introductor percutáneo de grueso calibre. Requiere igualmente de todos los cuidados relacionados durante el procedimiento, así como el control radiológico para su confirmación. Los cuidados relacionados con su mantenimiento no difieren de los de un CVC. No obstante, este requiere cuidados específicos en su manipulación debido a que un uso inadecuado puede tener graves consecuencias para el paciente (desde una medición incorrecta de sus parámetros hasta una isquemia en la arteria pulmonar).

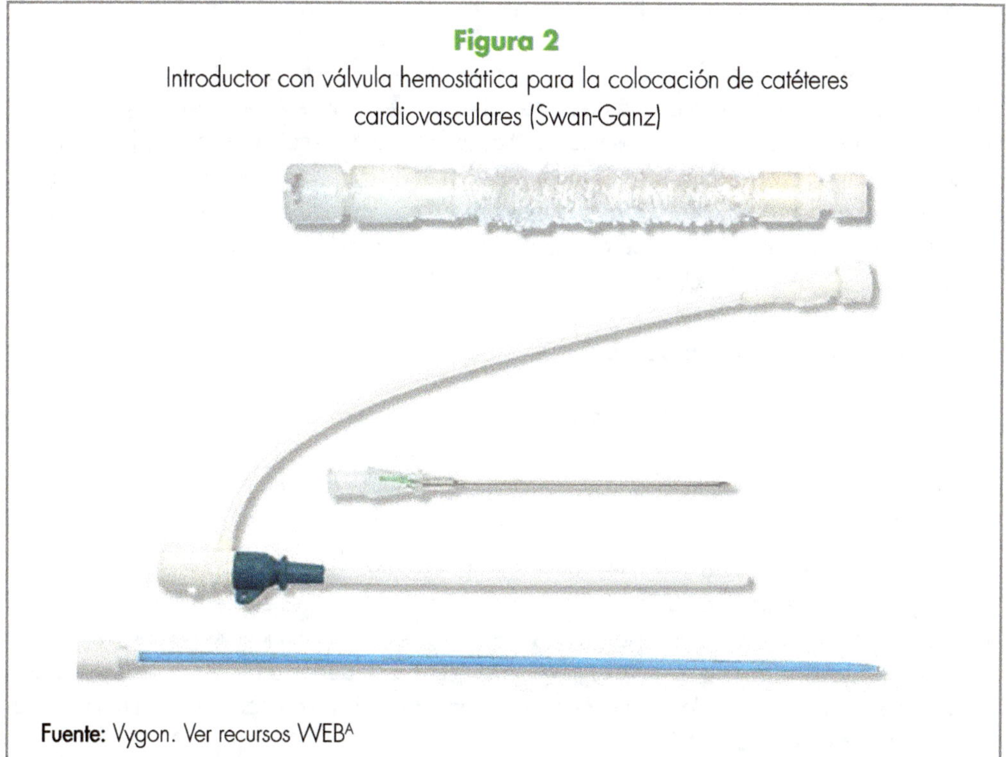

Figura 2

Introductor con válvula hemostática para la colocación de catéteres cardiovasculares (Swan-Ganz)

Fuente: Vygon. Ver recursos WEB[A]

- Deberá colocar el sensor de presión de tal forma que quede a la altura de la aurícula derecha del paciente con el fin de conseguir una medición fiable de las diferentes presiones.

- Vigile que el sistema presurizado cuente siempre con suero salino fisiológico y con una presión que permita que fluya para no obstruir el sistema.

- Mida siempre la PCP con la jeringa que aporta el kit del catéter, y siempre con aire, con el fin de no romper el balón de medición. Hágalo hasta que la curva de PAP se aplane y marque un valor estable (PCP), no siga inflando cuando aparezca esa morfología. No lo mantenga inflado más de 20 segundos a fin de no provocar isquemia de la arteria pulmonar.

- *Clampe* siempre la luz de medición de PCP cuando no esté en uso, con el fin de no producir una isquemia en la arteria pulmonar.

- No movilice el catéter.

- Realice el calibrado del GC o medición del mismo conforme al protocolo de su unidad y el modelo de monitor.

Las complicaciones relacionadas con el catéter Swan-Ganz vienen relacionadas con el propio acceso venoso (infección, hemorragia, tromboflebitis…) o por las estructuras con las que se relaciona. Así pues, durante el proceso de inserción se pueden desencadenar arritmias cardiacas o perforación de la pared miocárdica. Una vez insertado, las complicaciones se dan principalmente a nivel de la arteria pulmonar, bien por rotura del balón por sobreinflado o bien por el mantenimiento del balón inflado y la isquemia subsiguiente. Vigile igualmente la aparición de hemoptisis. En caso de rotura de balón, comuníquelo al profesional médico.

11.4.2 Cuidados básicos de los dispositivos de asistencia ventricular

A la hora de tratar sobre dispositivos de asistencia ventricular, lo haremos basándonos en los 3 tipos principales que se manejan a día de hoy en las UCIs. Teniendo en cuenta su complejidad, comenzaremos por el balón de contrapulsación aórtico (BCPA), la asistencia ventricular y la membrana de oxigenación extracorpórea (ECMO). Todos ellos tratan de suplir o mejorar la función cardiaca, trabajando sobre diferentes aspectos de la mecánica, y requieren de cuidados altamente específicos por parte de los profesionales de enfermería. Haremos mención de los principales cuidados, comenzando de menor a mayor complejidad.

Balón de contrapulsación aórtico

Insertado en la aorta toracoabdominal y conectado a una consola de funcionamiento que lo acciona mediante gas helio, permite mejorar la perfusión coronaria durante la diástole y reducir la postcarga durante la sístole cardiaca[9]. Su inserción resulta similar a la inserción de un CVC por vía femoral mediante técnica Seldinger.

La inserción, al igual que en el catéter Swan-Ganz, se realiza a través de un introductor percutáneo de grueso calibre insertado mediante técnica Seldinger, solo que este es exclusivo de acceso a través de la arteria femoral. Igualmente, los cuidados en cuanto a su mantenimiento como catéter no difieren de los mismos que cualquier otro CVC. No obstante, requiere de unos cuidados y de una vigilancia específicos que se deben tener en cuenta debido a las complicaciones potenciales y sus consecuencias sobre el paciente[6,10,11]:

- Vigile los niveles de helio de la bombona de la consola del BCPA en cada turno.

- Revise y vigile en cada turno la programación y fuente de sincronía del BCPA en las órdenes médicas.

- Mantenga monitorizado al paciente, tanto con la consola del BCPA como con la monitorización habitual de la unidad (ECG, TA, SatO$_2$...). Mantenga al paciente en decúbito supino o semi-Fowler, con el miembro inferior portador de BCPA en rotación externa.

- Fije el BCPA a la pierna del paciente.

- Compruebe los pulsos distales, coloración, temperatura, sensibilidad y movilidad del miembro portador del BCPA y compárelo con el otro miembro.

- Realice movilizaciones pasivas de miembros inferiores.

- Vigile la posible aparición de complicaciones neurológicas.

- Vigile el perímetro abdominal, así como la presencia de ruidos intestinales, dolor abdominal o aparición de diarrea.

- Vigile de forma especial la diuresis del paciente ante la posible presencia de hematuria u oliguria.

- Vigile la aparición de sangre en el circuito del BCPA, su presencia nos indicaría una rotura del balón.

- Evite que el BCPA se detenga, si desconocemos el tiempo que lleva parado, no lo reinicie y avise con urgencia al personal médico.

- En reanimación cardiopulmonar, coloque el BCPA en situación de «modo interno».

Las complicaciones pueden aparecer tanto antes como durante o incluso en la retirada del BCPA. Aparte de las propias relacionadas con el proceso de canalización de CVC (hemorragia, infección...), existen otras relacionadas con el propio dispositivo[10]:

- Aneurisma o disección aórtica, así como isquemia en todas las ramas eferentes de la aorta por obstrucción vascular del BCPA (mesentérica, vertebral, renal) o del miembro donde se encuentra insertado.

- Embolismo gaseoso por rotura del BCPA.

- Accidente cerebro vascular por trombosis del BCPA.

Asistencia ventricular y membrana de oxigenación extracorpórea (ECMO)

Consiste en un conjunto de mecanismos de asistencia circulatoria y respiratoria que dan soporte cardiaco y pulmonar a pacientes que presentan un cuadro de insuficiencia cardiaca o respiratoria y no responden a tratamientos convencionales, pero son potencialmente recuperables o se espera otro tipo de actuación, como un trasplante (cardiaco o pulmonar), la implantación de otro tipo de asistencia, como la asistencia ventricular domiciliaria, o el cuidado de los órganos abdominales en un proceso de donación, pudiendo suplir las funciones de un ventrículo o de ambos[12-15].

Para la aplicación de este dispositivo se necesita de la canalización de grandes vasos, dependiendo del tipo de asistencia a la hora de implantarlo en el paciente, dispondremos de dos grupos de canulaciones:

- Veno-venosa: empleada para insuficiencias respiratorias.

- Veno-arterial: empleada para insuficiencias cardiacas, en las que se busca principalmente apoyo circulatorio.

Igualmente, existen dos tipos de canulaciones que varían principalmente en el grado de urgencia en el momento de aplicación:

- Canulación percutánea: en el caso de la canulación veno-arterial, se suele usar la vena y la arteria femoral, quedando la cánula venosa en la aurícula derecha y la cánula arterial en la aorta abdominal.

- Canulación central: se usa en casos donde el riesgo es inminente y no se puede perder tiempo en canalizar de forma periférica, así como cuando se necesite un mayor aporte circulatorio, ya que las cánulas son de mayor calibre. La cánula venosa quedará alojada en la aurícula derecha mientras que la arterial quedará fijada en aorta ascendente.

Consta de los siguientes componentes:

- Líneas venosa y arterial: de extracción y retorno de sangre respectivamente.

- Bomba centrífuga: mediante presión negativa en la línea y cánula venosa, hace que la sangre circule de la aurícula derecha hacia la bomba. Y mediante presión positiva en la línea y cánula arterial, facilita el retorno de la sangre al paciente.

- Oxigenador de membrana (exclusivo ECMO): permite la difusión del oxígeno a la sangre venosa aumentando así la concentración de oxígeno.

- Consola: regula el funcionamiento de la bomba centrífuga. Aporta también toda la información dada por los sensores del dispositivo, como el flujo de la bomba, las revoluciones por minuto, las presiones de las líneas, las temperaturas, etcétera.

- Mezclador de oxígeno/aire (exclusivo ECMO): añade oxígeno y elimina dióxido de carbono de la sangre.

- Sensores: diferentes flujos del circuito, aparición de burbujas de aire, diferentes presiones, temperaturas, etcétera.

- Puntos de extracción de muestras: venosa, preoxigenador y postoxigenador.

- Calentador o módulo de normotermia: mantiene la sangre a la temperatura adecuada mientras fluye por el circuito extracorpóreo, buscando conservar una temperatura corporal mayor de 35 °C e intentando evitar la hipertermia, que provoca que aumenten las necesidades de oxígeno. Se puede variar la temperatura de 33 a 39 °C, aunque para disminuirla, en el caso de que fuera necesario llegar a provocar una hipotermia de 32 °C, se deben usar otros métodos, como rellenar con agua del grifo.

Este dispositivo maneja alrededor del 80 % del GC del paciente y una parte importante de su oxigenación. Es por esto que los cuidados de enfermería en aquellos pacientes portadores de asistencia ventricular y ECMO vienen determinados en base a la vigilancia y prevención de la aparición de complicaciones:

- Monitorización horaria de constantes vitales, atendiendo especialmente a la temperatura y pulsos de miembros inferiores, debido al posible compromiso circulatorio por la canulación de la aorta o femoral. Vigilar igualmente la diuresis y la posibilidad de aparición de hematuria, así como la posible presencia de sangre en la sonda nasogástrica o en las deposiciones debido a su estado de anticoagulación.

- Vigilancia neurológica horaria.

- Monitorización de la saturación de oxígeno, tanto en el miembro superior derecho, frente o lóbulo de la oreja, como en la parte inferior del cuerpo, preferiblemente en el miembro canulado. La oxigenación de la mitad inferior del cuerpo viene dada por el ECMO, mientras que la de la mitad superior viene dada por el respirador.

- Realizar un control horario de los parámetros que nos proporciona la asistencia ventricular y el ECMO: revoluciones por minuto, flujos, temperaturas, etcétera. Realizar un control en busca de fugas en el sistema.

- Calibrar el ECMO y valorar su funcionamiento mediante gasometrías pre y postoxigenador.

- Verificar la presencia de 4 pinzas no dentadas en la consola.

- Limpiar diariamente el oxigenador, aumentando el flujo de oxígeno al máximo durante 30 segundos (exclusivo ECMO). Vigilar igualmente al menos dos veces por turno la presencia de coágulos o fibrina en este. Avisar al médico en caso de que así sea.

- Realizar la cura conforme al protocolo de la unidad de los puntos de inserción de las cánulas, evitando aplicar soluciones alcohólicas.

- Realizar la higiene y la movilización del paciente preferiblemente sobre el lado canulado. Evitar el acodamiento y desplazamiento de las cánulas.

Las complicaciones que pueden aparecer durante la utilización tanto de la asistencia ventricular como del ECMO se pueden diferenciar en aquellas relacionadas con el paciente y las relacionadas con el propio dispositivo de oxigenación[12,13,15].

Entre las derivadas del paciente nos encontramos las siguientes:

- Hemorragias: son las más frecuentes. En caso de producirse en los puntos de canulación debe aplicarse presión, necesitando incluso revisión quirúrgica.

- Hemodinámicas: hipertensión e hipotensión arterial, así como dilatación de las cavidades cardiacas. Oliguria.

- Respiratorias: hipoxia, hipercapnia o hiperventilación.

- Cardiopulmonares: hemotórax, neumotórax e incluso taponamiento cardiaco.

- Infecciosas.

- Neurológicas: ictus, convulsiones.

- Hematológicas: trombopenia inducida por uso de heparina.

- Isquemia en miembro canulado.

Y entre las derivadas del propio dispositivo encontramos:

- Fallo del oxigenador: se debe sospechar en caso de que se observe un empeoramiento de las gasometrías, un aumento de las presiones en el dispositivo o la presencia de trombos o fibrina en este.

- Fallo de la bomba: se observará una disminución del rendimiento del dispositivo, presencia de ruidos anormales, fugas o presencia de coágulos.

- Fallo del mezclador de gases: observará un empeoramiento gasométrico.

- Rotura de tubuladuras: provocará grandes pérdidas de sangre, así como la entrada de aire en el circuito. Debe clampar inmediatamente lo más cerca posible del paciente las líneas con las pinzas (las líneas poseen marcas para tal fin). Pare la bomba inmediatamente y avise al médico.

- Decanulación: provocará grandes pérdidas de sangre y la entrada de aire al circuito. Presione el vaso decanulado y clampe la cánula que continúa bien ubicada. Avise inmediatamente al médico.

- Salida de líquido por el oxigenador: la presencia de gotas de vapor de agua es normal. En caso de observar espuma amarillenta puede ser debido a la presencia de plasma. Use una tira de orina en busca de proteínas para confirmarlo y avise al médico en tal caso.

- Fluctuaciones en el flujo de la bomba: puede deberse al acodamiento de las tubuladuras, a un mal posicionamiento de las cánulas, a un aumento de las resistencias vasculares sistémicas o por falta de volumen circulante. Vigile y comente con el médico la situación.

11.5 Valoración y cuidados en pacientes con soporte neurológico

Constituye uno de los elementos fundamentales en el ejercicio de la enfermería en las UCIs de cualquier tipo, ya que, de forma sencilla y rápida, permite detectar importantes cambios en el estado de cualquier paciente.

Esta resulta esencial en pacientes que hayan sufrido un accidente cerebrovascular de cualquier tipo, traumatismo craneoencefálico, hemorragias intracraneales de cualquier tipo o en los que hayan sido sometidos a cualquier tipo de cirugía cerebral. Igualmente, resulta deseable su valoración en pacientes sometidos a terapias sugestivas de poder desarrollar patología neurológica debido a la posible iatrogenia, así como de forma rutinaria en cualquier paciente ingresado.

11.5.1 Escala de coma de Glasgow (GCS)

Es la principal herramienta a la hora de realizar una valoración neurológica del paciente debido a su facilidad de uso y rapidez. Consta de 3 parámetros fundamentales (respuesta ocular, verbal y motora) a los que se atribuye una puntuación dependiendo de la respuesta del paciente, la suma de las 3 puntuaciones nos permitirá clasificar el estado neurológico del paciente, pudiendo detectar fluctuaciones que podrían alertar de una situación anómala. A la hora de su valoración, se debe buscar la respuesta del paciente a la mayor puntuación de cada uno de los parámetros, pasando al inmediato inferior en caso de no haber respuesta, evitando así las posibles confusiones por solapamiento. Valore igualmente los factores que pudieran interferir en la correcta aplicación (parálisis de miembros, lesión focal previa...) a la hora de utilizar el estímulo doloroso y aplique presión en el lecho ungueal, trapecios o región supraorbitaria. Aquella puntuación que no resulte valorable no la identifique como 1, déjela en blanco y anote las causas[16]. Ver recursos WEB[B].

Valoración de la reacción pupilar

Valoraremos su simetría, tamaño y reacción a la luz. Debemos tener en cuenta que determinados fármacos pueden alterar su tamaño. Debe comenzarse abriendo ambos ojos y observar su forma y tamaño inicial. Acto seguido, apuntaremos con un haz de luz desde una posición centrada entre los dos ojos que nos permita ver la reacción de ambas pupilas simultáneamente, con el fin de poder observar la presencia de anisocorias. Ha de registrarse el tamaño y la reacción a la luz. Avise al personal médico ante cualquier cambio importante tanto en la forma como en la reacción a la luz (anisocoria o arreactividad).

Valoración del dolor

El dolor se define como «*una experiencia sensorial y emocional desagradable relacionada con el daño a los tejidos, ya sea real, potencial o descrita por el paciente como relacionada con dicho daño*»[17]. En el paciente crítico puede tener diferentes orígenes que abarcan desde la propia patología que motiva el ingreso (cirugía, politraumatismos, quemaduras, etc.), el propio dolor producido por el reposo, hasta el dolor que aparece relacionado con los procedimientos y los cuidados necesarios para su estabilización.

Se estima que hasta un 50 % de los pacientes tienen dolor de forma significativa durante su estancia en la UCI. El dolor mal tratado alarga los tiempos de ventilación mecánica, incrementa el consumo de oxígeno, retrasa la cicatrización y aumenta la posibilidad de padecer síndrome confusional agudo (SCA), lo que conlleva un aumento de la estancia y de la mortalidad. Constituye, además, un factor de riesgo para desarrollar problemas posteriores como el síndrome de estrés postraumático o el dolor crónico tras el alta hospitalaria[18-20].

Su valoración ha de ser sistemática (al menos 1 vez por turno) y mediante herramientas que permitan su clara e inequívoca identificación, tanto en pacientes con capacidad comunicativa como sin ella[21]. En base a esto, diferenciamos dos tipos de valoración del dolor:

* Paciente comunicativo: ha de valorarse de forma sistemática su presencia, localización, intensidad y características, así como la respuesta al tratamiento administrado para tratarlo en caso de existencia previa. Para ello, escalas como la visual analógica (EVA) o la verbal numérica (EVN) resultan eficaces, aunque deben complementarse con los datos acerca de la exploración. Estas permiten cuantificar el dolor de los pacientes en una puntuación de 0 a 10, siendo 0 la ausencia total de dolor y 10, el máximo dolor posible en ese paciente. Para ello, se debe preguntar al propio paciente y registrar aquella puntuación obtenida de forma objetiva[22].

- Paciente no comunicativo: ha de valorarse de forma sistemática, al igual que en los pacientes que disponen de capacidad comunicativa, la respuesta al tratamiento. Para ello, la escala de Campbell y la de conductas indicadoras de dolor (ESCID) nos permiten una valoración sencilla y precisa. Estas permiten equiparar los datos obtenidos a una puntuación de 0 a 10, conforme a la exploración realizada en el paciente[23,24].

Tabla 1

Escala de Conductas Indicadoras de Dolor (ESCID)

Musculatura facial	
Relajada	0
En tensión, ceño fruncido o mueca de dolor	1
Ceño fruncido de forma habitual o dientes apretados	2
Tranquilidad	
Tranquilo, relajado, movimientos normales	0
Movimientos ocasionales de inquietud o posición	1
Movimientos frecuentes, incluyendo cabeza y extremidades	2
Tono muscular	
Normal	0
Aumentado. Flexión	1
Rígido	2
Adaptación a ventilación mecánica (VM)	
Tolerando VM	0
Tose pero tolera VM	1
Lucha con el respirador	2
Confortabilidad	
Confortable o tranquilo	0
Se tranquiliza con el tacto o la voz. Fácil de distraer	1
Difícil de confortar con el tacto o hablándole	2

Fuente: Tomado de Latorre Marco *et al.*[23]

El objetivo final es la obtención y mantenimiento de puntuaciones inferiores a 4 puntos con cualquiera de estos métodos empleados. No obstante, estas valoraciones se encuentran limitadas en aquellos pacientes sometidos a bloqueo neuromuscular, ya que las respuestas se encuentran abolidas. En este caso, la valoración ha de realizarse mediante métodos que no resultan del todo exactos, como pueden ser la elevación de las constantes vitales o de las cifras del índice biespectral[25,26].

Valoración del estado de sedación/agitación y relajación: una vez asegurada una analgesia adecuada, la administración de fármacos sedantes y bloqueantes neuromusculares persigue al menos tres objetivos:

- Disminuir la respuesta al estrés y proporcionar la comodidad al paciente.

- Conseguir que el enfermo tolere las técnicas requeridas para su cuidado o tratamiento.

- Fines terapéuticos.

El grado de sedación debe ajustarse a las necesidades individuales de cada paciente, es decir, usar la mínima dosis necesaria para conseguir el objetivo. Este debe ser claramente identificado y definido al inicio de la terapéutica, revisado de forma regular y siempre conocido por el equipo (médico-enfermera). Debe ser «dinámica» para así prever las distintas necesidades a lo largo del día.

La monitorización de sedación resulta esencial para identificar y corregir situaciones de infra o sobresedación y los riesgos que conlleva. La infrasedación puede aumentar los eventos adversos, como la autoextubación o la retirada de dispositivos por parte del paciente. Igualmente, la sobresedación puede causar depresión respiratoria e hipotensión, además, ha sido asociada a neumonía asociada a ventilación mecánica, conllevando un aumento de la estancia en estas unidades y, por consiguiente, un aumento del gasto económico y de la mortalidad.

Las escalas validadas y la observación clínica pueden distinguir si la sedación es suficiente, adecuada o profunda. Entre ellas, destacan la escala Richmond (RASS)[27] y la escala sedación-agitación (SAS). Sin embargo, son insensibles a la hora de detectar cambios en los grados profundos de sedación. Además, estas escalas no serían aplicables en pacientes con tratamiento de bloqueantes neuromusculares, ya que únicamente pueden valorar la respuesta al estímulo algésico. Por ello, se utilizan diferentes métodos de monitorización objetiva, siendo el índice biespectral (BIS®) el más utilizado[28].

El sistema de monitorización basado en el índice biespectral (BIS®) se fundamenta en un análisis del registro electroencefalográfico (EEG), obtenido por medio de un sensor que consta de cuatro electrodos que se adhieren a la región frontotemporal del paciente. En el monitor del enfermo se reflejarán cuatro parámetros:

- BIS (índice biespectral): reflejado como una cifra de 0 a 100; 0 sería ausencia total de actividad EEG y 100, una actividad de EEG normal (paciente despierto).

- EMG (electromiograma): representado por un número de 0 a 100.

- TS (tasa de supresión): presentada con un tanto por ciento. Su valor óptimo debe ser lo más próximo a 0.

- ICS (índice de calidad de la señal): reflejado en tanto por ciento. Su valor óptimo es 100.

La valoración del estado de relajación del paciente se hace necesaria con el fin de prevenir la aparición de complicaciones derivadas tanto de la infra como de la sobredosificación de fármacos que producen parálisis en los pacientes. Del mismo modo, un uso insuficiente hace que no se consiga el efecto terapéutico buscado (como en el caso de la hipertensión intracraneal) y un uso excesivo fomenta la aparición de complicaciones (como la polineuropatía del paciente crítico). No se ha de dejar a un lado en este aspecto el ajuste correcto de la sedoanalgesia del paciente, debido a la angustia que podría sufrir al estar despierto y tener la sensación de no poder moverse. Es necesario, por tanto, una monitorización rigurosa y sistemática mediante métodos objetivos como el *Train of Four* (TOF) y así realizar un ajuste adecuado de la terapéutica[28].

El TOF ha demostrado ser el método más sensible, además del menos doloroso, por lo que es el que más se utiliza en las UCIs. Consiste en un neuroestimulador aplicado sobre el nervio cubital que permite observar la respuesta motora del músculo aductor del pulgar, aunque en teoría cualquier nervio motor periférico localizado superficialmente puede ser estimulado. Sin embargo, los diferentes grupos musculares tienen sensibilidades diferentes a los relajantes musculares, por ejemplo, el diafragma es el más resistente y los músculos de las extremidades, los más sensibles.

Durante el procedimiento, se liberan cuatro estímulos de 2 Hz cada medio segundo. La respuesta normal son cuatro contracciones de igual intensidad. Tras el bloqueo neuromuscular, esa respuesta disminuye y la medida de la reducción en la contracción muscular es una expresión del grado de bloqueo neuromuscular.

Debe realizarse de manera horaria hasta alcanzar la relajación óptima y, posteriormente, cada seis horas, ajustando la dosis de relajante muscular en función de las respuestas obtenidas para conseguir unos valores de TOF de 2-3 contracciones positivas[28].

Procedimiento para colocación del TOF:

- Limpie la piel adecuadamente.

- Coloque dos electrodos en la superficie anterior e interna de la muñeca (uno en la cara interna de la muñeca, aproximadamente a 1 cm de pliegue de la muñeca; otro, a 2-3 cm proximal al primero).

- Coloque los clips del neuroestimulador en los electrodos.

- Fije el acelerómetro en la cara anterior de la unión interfalángica distal del pulgar.

- Presione el interruptor del TOF.

- Si se puede graduar, comenzar por 25 mA, en los actuales viene predeterminado.

- Evalúe y registre el número de respuestas que se producen.

11.5.2 Síndrome confusional agudo (SCA)

Se puede definir como un síndrome que cursa con alteración del nivel de conciencia, las capacidades cognitivas y la atención del paciente; presentando también cambios emocionales, autonómicos y de la conducta. Se trata de un síndrome frecuente, presentando una incidencia del 10-15 % y una prevalencia de hasta el 40 %[29,30].

Se considera de etiología multifactorial, que resulta de la interacción entre la vulnerabilidad previa del sujeto (edad avanzada, alteraciones cognitivas previas, discapacidades sensoriales como hipoacusia y disminución de la agudeza visual, consumo de sustancias con capacidad adictiva, como alcohol, nicotina y psicofármacos), los factores ambientales (inmovilidad prolongada, práctica de intervenciones y procedimientos sobre el enfermo, sujeciones físicas, privación o sobreestimulación sensorial, privación de sueño, ventilación mecánica, abstinencia de sustancias) y las alteraciones fisiológicas causadas por la enfermedad aguda (sepsis, anemia, hipoxia, hipotensión, alteraciones hídricas y electrolíticas, dolor insuficientemente tratado, uso de fármacos psicoactivos, en especial opiáceos y benzodiacepinas)[29-31].

Se asocia a un aumento de la mortalidad a corto y largo plazo, a la prolongación de la ventilación mecánica, a estancias prolongadas en la UCI y en el hospital y a un deterioro cognitivo tras el alta hospitalaria. Cursa con un inicio rápido, desarrollándose principalmente durante los primeros días de hospitalización, y su duración es variable. Se trata de un síndrome transitorio y, por norma general, reversible, que puede durar desde unas horas hasta días. Debe ser monitorizado de forma rutinaria por parte de los profesionales mediante escalas validadas como la CAM-ICU[32].

Los cuidados de enfermería irán destinados principalmente a la prevención de la aparición del SCA, para ello, aparte de la administración de la medicación en el momento en que se instaura, dirigiremos nuestras acciones a controlar aquellos factores que pueden desencadenarlo[29-31,33]:

- Asegurar una correcta analgesia previo descarte o valoración de la aparición de este.

- Mantener un buen estado nutricional e hídrico.

- Retirar la instrumentalización innecesaria.

- Proporcionar al paciente información clara y comprensible acerca de su situación, implicando a la familia en su cuidado. Se ampliará el horario de visitas.

- Mantener una regularidad en los cuidados, evitando la interrupción del sueño salvo en momentos realmente imprescindibles. Utilizar un nivel de iluminación adecuado durante el día. Evitar el ruido en la unidad.

- Mantener la orientación temporoespacial del paciente. Utilizar reloj o calendario, así como dispositivos accesorios como radio o televisión; implicar a la familia en su cuidado en la medida de lo posible. Proporcionar elementos que corrijan los posibles déficits previos (gafas, audífono…).

- Evitar contenciones físicas, salvo que el estado de agitación suponga un riesgo para él mismo.

- Proporcionar un medio de comunicación alternativo (lápiz y papel) en caso de que el paciente no pueda hablar.

11.5.3 Valoración y cuidados de la presión intracraneal

La presión intracraneal (PIC) es la existente en el interior de la cavidad craneal, resultado de la interacción entre el continente (cráneo) y el contenido (encéfalo 80 %, sangre 10 % y líquido cefalorraquídeo [LCR] 10 %).

En una situación normal, los valores normales de PIC son de 10-15 mmHg en el adulto. Teniendo esto en cuenta, definimos la hipertensión intracraneal (HTIC) como el aumento de los valores de la PIC por encima de 20 mmHg. Entre las causas se encuentran los traumatismos craneoencefálicos (TCE), los tumores, las hemorragias y la hidrocefalia o el edema cerebral.

Por tanto, la medición de PIC en el paciente crítico se realizará en pacientes en los que el aumento ponga en riesgo su vida, previamente diagnosticados mediante clínica y pruebas radiológicas[6,34].

Requiere una monitorización continua y estricta, de manera que se pueda identificar la tendencia de la presión y su respuesta a las medidas llevadas a cabo para su control. No existe una presentación homogénea de signos y síntomas a la hora de valorar la aparición de HTIC, debido a la variabilidad de zonas de origen posibles, no obstante, se deben tener en cuenta los siguientes signos de alarma:

- Cefalea.

- Vómito.

- Convulsión.

- Hipertensión con o sin bradicardia.

- Hipo.

- Papiledema.

- Deterioro del nivel de consciencia.

La medición de la PIC es por tanto un proceso cruento donde se somete al paciente a una intervención con el fin de poder valorar estas cifras. Dependiendo del tipo de lesión, nos encontramos con 2 tipos de dispositivos: de fibra óptica y drenaje ventricular externo. En ambos, y mediante conexión a un puerto de presión de un monitor o un dispositivo independiente, podremos observar la curva de PIC y obtener un valor fiable[6,34,35].

El dispositivo de fibra óptica inicialmente se encuentra indicado en aquel tipo de lesión en que no se puede drenar contenido, tales como un TCE sin hemorragia, accidentes cerebrovasculares, tumores o hemorragias que no tienen vertido a los ventrículos cerebrales. Se puede insertar en la propia UCI por parte de un neurocirujano, para ello, el paciente deberá encontrarse profundamente sedado y con relajación muscular. Los cuidados de enfermería una vez insertado son:

- Cura estéril y vigilancia del punto de inserción del dispositivo.

- Asegurar la correcta fijación del dispositivo, evitando la manipulación innecesaria así como los movimientos bruscos.

- Valorar la presencia de una curva adecuada de PIC y avisar al médico en caso de que desaparezca.

- Todos aquellos relacionados con los cuidados de enfermería en el manejo de la HTIC.

El drenaje ventricular externo (DVEx) se encuentra indicado en aquellas lesiones en las que se debe drenar contenido de los ventrículos cerebrales, tales como accidentes cerebrovasculares hemorrágicos o problemas de hidrocefalia. Se inserta en el quirófano por parte de un neurocirujano. Este dispositivo permite tanto la medición de PIC mediante la conexión a un monitor con puerto de presión como la extracción de la sangre o el líquido que está produciendo HTIC mediante drenaje pasivo, en el cual la propia PIC empujará la sangre o el líquido cefalorraquídeo hacia fuera, teniendo que vencer una resistencia que evitará el drenaje excesivo (en este caso, una columna de agua)[6,34,35].

Los cuidados de enfermería del DVEx son:

- Cura estéril y vigilancia del punto de inserción.

- Máxima asepsia en la manipulación del dispositivo, evitando las manipulaciones innecesarias.

- Compruebe de la permeabilidad del sistema de forma rutinaria, para así anticiparnos a una posible obstrucción o a un drenaje excesivo. Para ello, y con el sistema completamente abierto, coloque el compartimento de drenaje por debajo del paciente y observe la salida de líquido.

- Compruebe las órdenes médicas acerca de la elevación de la columna de drenaje de forma rutinaria, así como en el propio paciente, realizando la medición con referencia al agujero de Monro.

- A la hora de medir la PIC, pince la línea de drenaje dejando comunicada únicamente la línea de presión a efectos de una cifra exacta y espere a que la curva de presión se estabilice.

- Pince el drenaje cada vez que movilice al paciente, vigilando su estado neurológico durante el proceso.

- Valore y registre las características del líquido drenado y avise al médico en caso de que drene de forma excesiva (>20 ml/h).

- En caso de pérdida, rotura o retirada accidental, avise al médico de la situación.

- Todos aquellos relacionados con el manejo de la HTIC.

El DVEx permite, asimismo, la extracción de muestras biológicas y la administración de medicación en caso de obstrucción o ventriculitis. En el primer caso, y mediante técnica aséptica, podremos obtener el volumen del receptáculo donde se contiene el líquido drenado a través del puerto existente. En el caso de la administración de medicación, ha de extremarse la asepsia y la introducción de burbujas de aire. Retirando previamente el volumen de LCR correspondiente a la cantidad de líquido que vayamos a infundir con la medicación (procurando que no exceda de 5 ml), mediante jeringa y desde la conexión del drenaje al sistema. *Clampe* posteriormente el sistema de drenaje para que la medicación permanezca dentro de los ventrículos el tiempo establecido en las órdenes médicas.

Las complicaciones existentes en estos dos dispositivos de medición de PIC, especialmente en el DVEx, vienen asociados a la condición de medio invasivo de monitorización y terapéutica. Así, la infección de la zona de inserción y la ventriculitis son los principales problemas asociados a la monitorización de la PIC.

Asociada a la medición de la PIC, se debe valorar igualmente la presión de perfusión cerebral (PPC) y no interpretar la PIC como dato aislado, debido a que una PPC por debajo de 60-70 mmHg no permitiría una adecuada oxigenación y nutrición del tejido cerebral[6,34,35]:

PPC: TAM (tensión arterial media) – PIC

En este caso, deben tomarse las medidas necesarias, incidiendo sobre los factores dependientes con rapidez con el fin de corregir estas cifras y sus consecuencias.

Los cuidados de enfermería que se deben adoptar para evitar aumentos de PIC que pongan en riesgo al paciente se encuentran:

- Debe evitarse la aspiración innecesaria de secreciones.

- La cabeza del paciente debe estar alineada con el cuello y el tronco.

- Debe evitarse la estimulación innecesaria del paciente.

- Debe evitarse el decúbito prono o Trendelenburg.

- Debe evitarse la presencia de dolor.

- Debe evitarse la realización de maniobras de Valsalva.

- Debe sujetar el tubo endotraqueal o traqueotomía de tal forma que no comprima la zona cervical.

- En la medida de lo posible, coloque el cabecero del paciente elevado un mínimo de 30°.

- Evitar la fiebre del paciente.

Asimismo, en los casos en que aparece HTIC en un paciente monitorizado, y una vez aplicados los cuidados de enfermería descritos, han de tomarse medidas terapéuticas que abarcan la infusión de soluciones hiperosmolares (manitol o suero salino hipertónico), la hiperventilación del paciente, el aumento de la sedación, pudiendo llegar al coma barbitúrico, o la cirugía descompresiva. Esta última consiste en la eliminación temporal de una porción ósea de la bóveda craneal con el fin de permitir la protrusión del encéfalo a través de ella y así evitar la herniación de este contra el hueso y sus consecuencias[35].

Igualmente, este tipo de paciente lleva asociado un dispositivo de medición de PIC en función del tipo de lesión subyacente, debiéndose tener en consideración los cuidados añadidos de la zona craneal sin hueso:

- Cura de forma aséptica de la herida quirúrgica, evitando ejercer presión sobre la misma.

- Evitar los decúbitos que supongan el apoyo de la zona intervenida.

- Valoración y registro de la zona intervenida, así como aviso en caso de que se detecten cambios sustanciales tales como: aparición de masa encefálica, cambios en la turgencia, color, temperatura.

11.6 Valoración y cuidados en pacientes con soporte renal

La atención a la función renal en cuidados intensivos se basa tanto en el apoyo a la función renal como en la sustitución de dicha función, cuando el organismo no sea capaz de eliminar líquido y sustancias de desecho.

De forma independiente, incluso complementaria al tratamiento farmacológico administrado a pacientes con alteración de su función renal, en la UCI se aplican técnicas que difieren de la hemodiálisis tradicional o de la peritoneal, debido tanto a la agudeza de la situación, a la facilidad de su administración, como a la habitual inestabilidad de los pacientes ingresados.

Es por ello que las técnicas continuas de depuración extrarrenal (TCDE) o hemofiltración están indicadas en pacientes con insuficiencia renal aguda o crónica demasiado inestables para soportar hemodiálisis tradicional o peritoneal, insuficiencia cardiaca congestiva, fallo hepático, intoxicación medicamentosa, alteraciones electrolíticas, etc. Las TCDE permiten la extracción de líquidos o la depuración de solutos de forma continua y constante (24 horas al día) gracias a una membrana semipermeable incorporada en un circuito extracorpóreo que permite el intercambio de sustancias entre la sangre del paciente y un líquido dializador.

Los principios físicos en los que se fundamentan las diferentes modalidades de TCDE son[36]:

- Difusión: Paso del soluto a través de una membrana semipermeable desde una solución con mayor concentración de soluto a otra con menor concentración de forma pasiva, gracias al gradiente de concentración. Depura moléculas de bajo peso, como urea y creatinina.

- Ultrafiltración: Extrae de líquido sin depuración de solutos gracias a una presión osmótica o hidrostática que empuja dicho líquido a través de la membrana.

- Convección: Debido a la diferencia de presión osmótica o hidrostática entre los lados de la membrana, se produce el paso de agua que arrastra con ella solutos. Elimina líquido y solutos de alto y medio peso molecular.

- Adsorción: Elimina sustancias por adhesión a la membrana del filtro, como tóxicos endógenos y exógenos y ciertos mediadores inflamatorios.

Todas las modalidades de TCDE incluyen la ultrafiltración, pudiendo disponer igualmente del resto de principios en su tratamiento. Estas se realizan a través de un catéter venoso tipo doble D, de grueso calibre (12-13 Fr), que se inserta mediante técnica Seldinger (localización subclavia, yugular o femoral). Dispone habitualmente de dos luces diferenciadas (algunos catéteres disponen de una tercera luz de monitorización o infusión), por las que se recoge la sangre sin filtrar y se devuelve depurada.

Existen diferentes dispositivos de TCDE, no obstante, todos ellos comparten estructuras comunes[36,37]:

- Línea de entrada, arterial o aferente (de color rojo), conectada al catéter de doble luz, extrae la sangre del paciente.

- Línea de retorno, venosa o eferente (de color azul), conectada al catéter de doble luz, devuelve la sangre al paciente después de ser depurada. En ella, se encuentra la cámara atrapaburbujas, el sensor de aire y el clamp.

- Línea PBP (blanca), específica de la anticoagulación con citrato.

- Línea de reposición, reinfusión o sustitución (lila).

- Línea de anticoagulante, conectada a una bomba de jeringa.

- Línea de diálisis (verde), infunde el líquido de diálisis en el filtro en dirección opuesta al de la sangre.

- Línea de efluente (amarilla), recoge el líquido de diálisis, de reposición y el extraído al paciente. En ella, se encuentra el detector de fugas de sangre (DFS).

- Filtro.

- Pantalla de datos.

- Procesador que crea el flujo de sangre y líquidos necesarios de forma mecánica.

A la hora de iniciar la TCDE, explique al paciente en qué consiste, siempre que su estado lo permita. Igualmente, cebe el dispositivo de TCDE con los líquidos pertinentes tras comprobar las órdenes médicas, tal y como indican las instrucciones del fabricante del dispositivo.

Además, debe consultar los parámetros establecidos para la terapia, los flujos y las dosis de anticoagulante (heparina o citrato potásico), en caso de que exista, y programarlos en el dispositivo[10].

Debido a la complejidad de la terapia, los dispositivos de TCDE tienen diferentes sensores que monitorizan la actividad y permiten detectar cualquier tipo de incidente con rapidez. Los cuidados de enfermería más habituales son los relacionados con los siguientes:

- Presión de entrada: Registra la presión de extracción de sangre del paciente, debe ser negativa. En ocasiones, debido a la tos del paciente, a un movimiento o a la obstrucción del catéter pueden producirse presiones excesivamente negativas. Vigile la permeabilidad. En el caso de presiones cercanas a 0 o incluso positivas, debe vigilar la conexión del equipo de TCDE al catéter de hemofiltración.

- Presión de retorno: Registra la presión a la que el dispositivo devuelve la sangre filtrada, debe ser positiva. Puede darse la situación de que el dispositivo detecte una presión excesivamente positiva, en ese caso, verifique la permeabilidad del catéter, así como la posible coagulación de la cámara atrapaburbujas.

- Presión del efluente: Registra la presión que tiene que ejercer el dispositivo para extraer el líquido durante el proceso de filtrado de la sangre, debe ser positiva. En caso de registrar una presión negativa, considere la sustitución del filtro debido a su mal estado (coagulación).

- Presión de filtro: Registra la entrada de sangre al filtro, debe ser positiva. En el caso de que aparezca una alarma de presión de filtro elevada, debe valorar la posibilidad de cambiarlo por coagulación del mismo. Si aparece una alarma de presión baja, debe valorar la posible coagulación del sensor de presión o que este sea defectuoso.

- Presión transmembrana (PTM): Registra la presión de ambos lados de la membrana que depura la sangre. Un valor de PTM elevado (>200) nos indica que la superficie de filtrado es menor del mínimo necesario para un filtrado de calidad, debido a la rotura de los capilares a través de los que se realiza o a la coagulación de sangre en el interior del filtro. Debe, por lo tanto, consensuar con el personal médico la sustitución del filtro.

- Detector de fugas de sangre (DFS): Registra la posible presencia de sangre en el líquido efluente. En el caso de aparecer esta alarma, confirme la presencia de sangre en el efluente mediante análisis (por ejemplo, tira de orina) y sustituya el filtro sin retornar la sangre. De no ser así, calibre el DFS conforme a las indicaciones del fabricante.

- Aire en sangre: Registra la presencia de aire a lo largo del circuito sanguíneo del filtro. En el caso de surgir esta alarma, verifique la conexión de la línea de entrada al filtro, así como la posición correcta del nivel de sangre en la cámara atrapaburbujas.

Al igual que debe vigilar la posible aparición de estas complicaciones, debe realizar una serie de cuidados específicos en aquellos pacientes que porten un dispositivo de TCDE o hemofiltración[36,37]:

- Vigile y registre en la historia clínica del paciente los parámetros anteriormente citados con frecuencia con el fin de poder realizar un seguimiento del dispositivo.

- Vigile y registre el balance de líquidos realizado por el dispositivo sobre el paciente.

- Vigile la posible presencia de hemorragias debido a la posible infusión de anticoagulantes en el dispositivo.

- Cambie las bolsas de líquido y la perfusión de anticoagulación pautada cuando se lo solicite el dispositivo.

- Evite que las bolsas se muevan debido a la sensibilidad de las básculas que las sostienen y la posible aparición de alarmas.

- Movilice al paciente con cuidado durante las manipulaciones ante la posible aparición de presiones elevadas o movilización accidental del catéter.

- Vigile y trate la hemodinámica del paciente, especialmente al inicio de la terapia, ya que es el momento de mayor impacto.

- Mantenga una temperatura adecuada del paciente, ya que la TCDE produce hipotermia. Utilice el dispositivo de calentamiento de sangre que habitualmente se encuentra en los dispositivos.

- Reemplace el filtro en caso de coagulación o alguno de los criterios expuestos anteriormente, o cada 72 horas (vida útil máxima del dispositivo).

- En caso de tener que desplazarse fuera de la unidad, podrá desconectar al paciente del hemofiltro, dejándolo en modo de recirculación hasta que el paciente regrese. Realícelo conforme a las instrucciones de cada dispositivo.

- Retorne la sangre al paciente siempre que sea posible, cuando se disponga a retirar el filtro por finalizar la terapia o ante la necesidad de sustituirlo por uno nuevo.

- Mantenga el catéter de acceso del mismo modo que cualquier CVC. En caso de no usarse, séllelo con heparina con los volúmenes indicados por este en cada luz. A la hora de volver a ser utilizado, retire la heparina previamente.

11.7.1 Cuidados de catéteres venosos centrales

La aplicación de un protocolo estándar de cuidado y mantenimiento de los catéteres venosos centrales o de los centrales de acceso periférico (CVC/PICC) se ha mostrado eficaz en la prevención de las bacteriemias asociadas y sus posibles complicaciones, así como una reducción del coste sanitario. Requiere de unas medidas de cumplimiento, tanto durante la inserción como en el cuidado posterior, que resultan sencillas, pero no por ello menos efectivas[38]:

- Higienizar las manos antes y después de la inserción y la manipulación de catéteres.

- Lavar y desinfectar, previa inserción, la zona de punción preferentemente con clorhexidina frente a povidona yodada o alcohol. En cualquier caso, dejar secar totalmente la solución empleada.

- Escoger un acceso por vía subclavia frente a yugular, femoral o inserción de un PICC (determinación por parte médica).

- Durante la inserción, preparar un campo estéril que cubra totalmente al paciente.

- Utilizar gorro, mascarilla, protección ocular, bata estéril y guantes estériles durante la inserción (personal médico). El personal asistente fuera del campo deberá vestir gorro y mascarilla.

- Utilizar una vía con el menor número de luces posibles.

- Colocar el menor número de llaves en cada luz.

- Limpiar con solución alcohólica del 70 % las llaves/tapones antes de cada manipulación. Reducir las manipulaciones de la vía al mínimo imprescindible.

- Consensuar con el médico la retirada de CVC no necesarios.

- Monitorizar al paciente ante la posibilidad de aparición de extrasístoles ventriculares durante el procedimiento debido al roce del catéter con la pared miocárdica.

Código QR 2 Protocolo Bacteriemia Zero

https://www.seguridaddelpaciente.es/resources/documentos/2015/PROTOCOLO_
BACTERIEMIA_ZERO.pdf

- Cambiar las llaves y equipos de infusión cada 72 horas y siempre que sea preciso por suciedad, desconexión, etcétera.

- Utilizar una luz exclusiva para soluciones lipídicas en caso de catéteres con múltiples luces. Cambiar los equipos cada 24 h.

- Cubrir la zona de inserción preferentemente con apósitos estériles transparentes semipermeables con clorhexidina, excepto si el punto de inserción sangra, rezuma o el paciente presenta exceso de sudoración, en cuyo caso se cubrirá con un apósito de gasa.

- El apósito transparente se cambiará cada 7 días y el de gasa, cada 3 días y cada vez que sea necesario.

- Si la inserción ha sido urgente y no se han seguido las medidas estériles, consensuar con el médico para cambiar el catéter antes de 48 horas eligiendo otra zona para la canalización.

11.7.2 Medición de presión intraabdominal

Diferentes procesos patológicos como los politraumatismos, las pancreatitis agudas o los postoperatorios de cirugía abdominal pueden alterar la perfusión de los órganos abdominales, contribuyendo a una situación de fallo multiorgánico debido a una situación de hipertensión abdominal (>11 mmHg). Es por ello que cualquier paciente con riesgo debería disponer de un dispositivo que permita su medición para realizar un diagnóstico precoz[10].

La presión intraabdominal (PIA) puede medirse mediante diferentes métodos de forma directa mediante laparotomía o cateterismo, aunque es más habitual mediante métodos indirectos, introduciendo un catéter en una cavidad natural (estomago, recto, vagina, vejiga). De todos ellos, el más extendido por ser el más sencillo, barato, fiable y con menor riesgo de infección es el intravesical, aunque en pacientes con compromiso de la distensibilidad abdominal (neoplasia, traumatismo vesical, etc.) es preferible el uso de otro método[10].

Para ello, existen dos formas de medición, siendo necesario que el paciente porte una sonda vesical de cualquier calibre. En la primera, con la vejiga vacía, se *clampa* la línea y se instilan 25 ml de solución salina fisiológica en la vejiga, insertando una aguja conectada a un transductor de presión[10]. En la segunda, y más habitual a día de hoy (ya que minimiza las manipulaciones), se coloca un sistema específico de medición de PIA en la línea de salida de orina, que se purga con 25 ml de solución salina fisiológica. Independientemente del método que se utilice para medir la PIA, han de realizarse con unos cuidados generales[39,40]:

- Informe al paciente del procedimiento.

- Coloque al paciente en decúbito supino siempre que la situación lo permita.

- Sitúe el «O» del sistema de medición en la cresta ilíaca, a nivel de la línea media axilar.

- Mida la PIA al final de la espiración.

- Registre los resultados en la historia del paciente.

11.7.3 Colocación y cuidados de sonda rectal con balón

La sonda rectal con balón es un dispositivo consistente en un catéter de silicona blanda con un balón de baja presión que se ajusta a la ampolla rectal en un extremo y un dispositivo de recogida de heces. Es útil para el control de las heces líquidas o semilíquidas en pacientes encamados o inmovilizados durante un máximo de 4 semanas, reduciendo el riesgo de úlceras por presión y lesiones por humedad. Asimismo, está indicado en aquellos pacientes en los que las movilizaciones deben ser reducidas al mínimo (pacientes en decúbito prono, grandes politraumatizados, grandes quemados, etc.). Debe valorarse la idoneidad en pacientes que presenten enfermedad inflamatoria intestinal.

Debido a sus características, tanto la inserción como los cuidados, requieren de unas habilidades específicas que han de seguirse para lograr que el dispositivo resulte eficaz[41,42]:

- Informe al paciente si está consciente y colóquelo en decúbito lateral izquierdo y si no es posible, en decúbito supino con las rodillas flexionadas.

- Realice tacto rectal para comprobar la integridad de la ampolla rectal.

- Compruebe la integridad del globo de la sonda, introduciendo 45 ml de agua destilada. Posteriormente, vacíelo completamente manteniendo la jeringa conectada al puerto de llenado. Coloque la bolsa colectora asegurando su correcto acoplamiento.

- Introduzca el dedo índice en la hendidura señalada en azul y lubrique abundantemente el globo.

- Introduzca la sonda hasta la ampolla rectal guiándola con el dedo índice, comprobando que la marca negra que indica el límite de introducción quede a nivel del ano.

- Retire el dedo con cuidado de no mover la sonda.

- Llene el balón, como máximo 45 ml de agua destilada, hasta que el testigo de presión se hinche. Tire con suavidad de la sonda para comprobar que queda anclada y confirme que la marca negra continúa a nivel del ano. Si la marca negra está alejada del ano, retire la sonda y vuelva a colocarla; si no es posible verla, ya que está demasiado introducida, traccione suavemente para recolocarla.

- Sujete la bolsa colectora en una posición más baja que el paciente evitando acodamientos.

- Para retirar la sonda, desinfle el globo y traccione suavemente.

- Vigile la frecuencia y consistencia de las heces, ya que si remite el proceso diarreico se debe suspender el uso de este dispositivo.

- Lave el catéter con 20 ml de agua corriente introducida a través del puerto para irrigación cada 24 horas. Este procedimiento puede repetirse las veces que sean necesarias en caso presentar partículas sólidas. Si la obstrucción del catéter se debe a la consistencia de las heces, debe retirarse.

11.8 Bibliografía

1. Ministerio de Sanidad y Política Social. Unidad de Cuidados Intensivos. Estándares y Recomendaciones [Internet]. 2010. Disponible en: http://www.mscbs.gob.es/organizacion/sns/planCalidadSNS/docs/UCI.pdf

2. INSALUD. Guía para la coordinación, evaluación y gestión de los servicios de medicina intensiva. Madrid; 1997.

3. Sociedad Española de Enfermería Intensiva y Unidades Coronarias. Historia [Internet]. [Consultado: 7 feb. 2019]. Disponible en: https://seeiuc.org/seeiuc/sociedad/historia/

4. Comisión de Educación de la Federación Europea de Asociaciones, Enfermeras de Cuidados Intensivos. Competencias enfermeras según la EfCCNa para las enfermeras de cuidados intensivos en Europa [Internet]. 2013 [Consultado: 7 feb. 2019]. Disponible en: https://seeiuc.org/wp-content/uploads/2017/10/competencias_enfermeras.pdf

5. Jefatura de Estado. Gobierno de España. Ley 16/2003 de 28 de mayo, de cohesión y calidad del Sistema Nacional de Salud [Internet]. Disponible en: https://www.boe.es/buscar/pdf/2003/BOE-A-2003-10715-consolidado.pdf

6. Smeltzer S, Brenda B, Janice H, Kerry C. Brunner y Suddarth: Enfermería medicoquirúrgica. 12.ª ed. Madrid: Wolters Kluwer; 2013.

7. Ramos Gómez LA, Benito Vales S. Fundamentos de la ventilación mecánica [Internet]. 2012 [citado 1 de diciembre de 2019]. Disponible en: http://site.ebrary.com/id/11335475

8. Sociedad Española de Medicina Intensiva Crítica y Unidades Coronarias. Protocolo de prevención de las neumonías relacionadas con ventilación mecánica en las UCI españolas. [Internet]. 2011 [Consultado: 1 dic. 2019]. Disponible en: https://semicyuc.org/wp-content/uploads/2018/12/protocolo_nzero.pdf

9. Doñate Bertolín L, Torregrosa Puerta S, Montero Argudo José A. Asistencia mecánica circulatoria de corta duración. Cir Cardiovasc. 2016;23:26-40.

10. Nicolás JM. Enfermo crítico y emergencias. Barcelona: Elsevier; 2011.

11. Serrano Carmona JL, Parra Moreno MD. Cuidados de enfermería en el balón de contrapulsación intraaórtico. Evidentia. 2014;11(47-48).

12. Gutiérrez Morlote J, Burgos Palacios V. Soporte mecánico circulatorio de corta duración. Salamanca: Tantín; 2013.

13. Hospital Universitario Central de Asturias. Guía de manejo y cuidados de enfermería al paciente portador de ECMO [Internet]. 2017 [Consultado: 17 dic. 2019]. Disponible en: http://www.hca.es/huca/web/enfermeria/html/f_archivos/Protocolo%20ECMO.pdf

14. Slaughter MS, Singh R. El papel de los dispositivos de asistencia ventricular en la insuficiencia cardiaca avanzada. Rev Esp Cardiol. 2012;65(11):982-5.

15. García Asenso M, Eiguren Goitiz K. Soporte vital extracorpóreo. Oxigenación por membrana extracorpórea. ECMO. Rev Esp Perfus. 2017;(62):5-26.

16. Teasdale G. Forty years on: updating the Glasgow Coma Scale. Nurs Times. 2014;110(42):2-6.

17. IASP Taxonomy - IASP [Internet]. [Consultado: 26 abril 2017]. Disponible en: http://www.iasp-pain.org/Taxonomy?navItemNumber=576#Pain

18. Puntillo KA, White C, Morris AB, Perdue ST, Stanik-Hutt J, Thompson CL, et al. Patients' perceptions and responses to procedural pain: results from Thunder Project II. Am J Crit Care Off Publ Am Assoc Crit-Care Nurses. 2001;10(4):238-51.

19. Chanques G, Sebbane M, Barbotte E, Viel E, Eledjam J-J, Jaber S. A prospective study of pain at rest: incidence and characteristics of an unrecognized symptom in surgical and trauma versus medical intensive care unit patients. Anesthesiology. 2007;107(5):858-60.

20. Dunwoody CJ, Krenzischek DA, Pasero C, Rathmell JP, Polomano RC. Assessment, Physiological Monitoring, and Consequences of Inadequately Treated Acute Pain. Pain Manag Nurs. 2008;9(1):11-21.

21. Sociedad Española de Medicina Intensiva Crítica y Unidades Coronarias. Indicadores de calidad del enfermo crítico: actualización 2017. Madrid: SEMICYUC; 2017.

22. Mosteiro Díaz MP, Graván Fernández C. Dolor y cuidados enfermeros. Madrid; Valencia: Difusión Avances de Enfermería; 2010.

23. Latorre Marco I, Solís Muñoz M, Falero Ruiz T, Larrasquitu Sánchez A, Romay Pérez AB, Millán Santos I. Validación de la Escala de Conductas Indicadoras de Dolor para valorar el dolor en pacientes críticos, no comunicativos y sometidos a ventilación mecánica: resultados del proyecto ESCID. Enferm Intensiva. 2011;22(1):3-12.

24. Erdek MA. Improving assessment and treatment of pain in the critically ill. Int J Qual Health Care. 2004;16(1):59-64.

25. Rose L, Smith O, Gelinas C, Haslam L, Dale C, Luk E, et al. Critical Care Nurses' Pain Assessment and Management Practices: A Survey in Canada. Am J Crit Care. 2012;21(4):251-9.

26. Pardo C, Muñoz T, Chamorro C. Monitorización del dolor: Recomendaciones del grupo de trabajo de analgesia y sedación de la SEMICYUC. Med Intensiva. 2008;32 Supl1:38-44.

27. Rojas-Gambasica JA, Valencia-Moreno A, Nieto-Estrada VH, Méndez-Osorio P, Molano-Franco D, Jiménez-Quimbaya Á, et al. Validación transcultural y lingüística de la escala de sedación y agitación Richmond al español. Rev Colomb Anestesiol. 2016;44(3):218-23.

28. Quintana Gordon F de B de la, López López E. Compendio de anestesiología para enfermería. Madrid: Elsevier España; 2005.

29. Hospital Universitario Central de Asturias, editor. Síndrome Confusional Agudo. Guía práctica de diagnóstico y tratamiento. [Internet]. [Consultado: 12 dic. 2019]. Disponible en: http://www.hca.es/huca/web/contenidos/websdepartam/pqe/GUIA%20SINDROME%20CONFUSIONAL%20AGUDO.pdf

30. Complejo Hospitalario Universitario de Albacete, editor. Desarrollo e implementación de un protocolo de sedación, analgesia y control de delirio en UCI. 2017 [Consultado: 12 dic. 2019]; Disponible en: https://www.chospab.es/enfermeria/RNAO/guias/protocolo_sedacion_analgesia_y_control_del_delirio_uci.pdf

31. Prayce R, Quaresma F, Neto IG. Delirium: O 7º Parâmetro Vital? Acta Médica Port. 2018;31(1):51.

32. Tobar E, Romero C, Galleguillos T, Fuentes P, Cornejo R, Lira MT, et al. Método para la evaluación de la confusión en la unidad de cuidados intensivos para el diagnóstico de delírium: adaptación cultural y validación de la versión en idioma español. Med Intensiva. 2010;34(1):4-13.

33. Palacios-Ceña D, Cachón-Pérez JM, Martínez-Piedrola R, Gueita-Rodríguez J, Pérez-de-Heredia M, Fernández-de-las-Peñas C. How do doctors and nurses manage delirium in intensive care units? A qualitative study using focus groups. BMJ Open. 2016;6(1):e009678.

34. Suñer Soler R. Tratado de enfermería neurológica: la persona, la enfermedad y los cuidados. Barcelona: Elsevier; 2013.

35. Blanco T. Actuación de enfermería en la hipertensión intracraneal. Enferm Glob. 2008;15.

36. Muñoz Serapio M. Técnicas Continuas de Depuración Extrarrenal para Enfermería. Madrid: Elsevier; 2004.

37. Romero-García M, de la Cueva-Ariza L, Delgado-Hito P. Actualización en técnicas continuas de reemplazo renal. Enferm Intensiva. 2013;24(3):113-9.

38. Sociedad Española de Medicina Intensiva, Crítica y Unidades Coronarias. Grupo de, Trabajo de Enfermedades Infecciosas. Agencia de Calidad. Ministerio de Sanidad, Seguridad Social e Igualdad. Proyecto Bacteriemia Zero [Internet]. [Consultado: 12 dic. 2019]. Disponible en: https://www.mscbs.gob.es/organizacion/sns/planCalidadSNS/bacteriemia.htm

39. Hospital Universitario General de Alicante. Guía Práctica de Enfermería en el Paciente Crítico. 2.ª ed. Alicante: Agencia Valenciana de Salud; 2012.

40. Collí Novelo LB, Tun González DT. Evaluación de la Presión Intraabdominal por el Método Intravesical. Desarrollo Cientif Enferm. 2011;19(4):144-6.

41. Beitz JM. Fecal incontinence in acutely and critically ill patients: options in management. Ostomy Wound Manage. 2006;52(12):56-8, 60, 62-6.

42. Frade Mera MJ, Vergara Díez L, Fernández Gaute N, Casas Martín AI, Montes Gil D, Fernández Miralles MJ, et al. Profundizando en el conocimiento sobre el manejo del dispositivo para control de la eliminación fecal en el paciente crítico. Enferm Intensiva. 2013;24(1):23-35.

11.9 Recursos WEB

A. Introductor con válvula hemostática para la colocación de catéteres cardiovasculares (Swan-Ganz). https://www.vygon.es/productos/desivalve_122_00114908

B. Escala de coma de Glasgow. https://www.glasgowcomascale.org/downloads/GCS-Assessment-Aid-Spanish.pdf

CAPÍTULO 12

URGENCIAS EN ENFERMERÍA

Vídeo de presentación: **Capítulo 12**

https://amazingbooks.es/manual-enfermeria-video-12/

CAPÍTULO 12

URGENCIAS EN ENFERMERÍA

Autores: José Vicente Carmona Simarro, Carmen Casal Angulo

12.1 Introducción

La atención al paciente crítico exige una actuación multidisciplinar que contemple la prevención, la existencia de un sistema de emergencias integrado que permita un acceso rápido al mismo, la activación y movilización precoz de los recursos apropiados que permitan una atención prehospitalaria *in situ* de calidad, un transporte adecuado al tipo de lesión, un «centro útil» de tratamiento específico para el tipo de lesión o lesiones y, por último, la rehabilitación y reinserción social del paciente. De esta actuación multidisciplinar depende en gran medida la supervivencia de este tipo de pacientes.

12.2 Aspectos clave

Ante un paciente crítico en urgencias debemos valorar todas las constantes vitales, para ello tenemos que recordar cuatro aspectos fundamentales que debemos valorar en cada paciente:

- La valoración cardiorrespiratoria: cómo debe realizarse una monitorización electrocardiográfica.

- La actuación ante el síndrome coronario agudo y la aplicación de fibrinolisis.

- La aplicación del soporte vital básico en los casos necesarios.

- La implementación del protocolo de politraumatizado.

Una correcta actuación ante estas situaciones y los cuidados de enfermería asociados pueden determinar la viabilidad de un paciente y su recuperación.

12.3.1 Interpretación básica del electrocardiograma (ECG)

Objetivos

- Describir los fundamentos básicos del electrocardiograma: Sistema de conducción cardiaca, ciclo cardiaco y registro electrocardiográfico junto con las principales ondas, segmentos e intervalos que componen el ECG.

- Identificar las principales alteraciones electrocardiográficas (arritmias) que el profesional de enfermería debe conocer en los servicios de urgencias, críticos, SAMU, quirófano, sala de cardiología, etcétera.

Introducción

El profesional de enfermería no solo debe conocer la técnica de realización de un ECG; la colocación de electrodos, la utilización del electrocardiógrafo..., también debe conocer sus fundamentos básicos al igual que las principales alteraciones. En los servicios especiales son frecuentes los pacientes con monitorización electrocardiográfica continua. El profesional de enfermería es el que pasa más tiempo al lado de estos pacientes y puede detectar de forma precoz alteraciones electrocardiográficas que requieran de una terapéutica precoz farmacológica o eléctrica.

Sistema de conducción cardiaca

El sistema de conducción cardiaca está formado por los siguientes nodos[1]:

- Nodo sinusal (N-SA). Está localizado en la vena cava; se define como el marcapasos fisiológico, ya que de él parten los primeros estímulos eléctricos del corazón. En condiciones normales, marca la frecuencia de contracción del músculo cardiaco: 60-100 latidos/minuto.

- Vías internodales. En número de tres, transmiten el estímulo a través de las aurículas hasta el nodo auriculoventricular:

  - Haz de Bachmann (anterior).

  - Haz de Wenckebach (medio).

  - Haz de Thorel (posterior).

- Nodo auriculoventricular (N-AV). Está localizado en la porción derecha de la unión de los tabiques interauricular e interventricular. El estímulo en este nodo sufre una ligera ralentización (0,1 segundo). Cuando el estímulo se genera en él, la frecuencia es de 60 latidos/minuto.

- Haz de His. Se encarga de transmitir el estímulo por todo el ventrículo. Tiene dos ramas: la derecha y la izquierda, que se subdividen en dos: el fascículo superoanterior y el fascículo inferoposterior.

- Fibras de Purkinge. Constituyen una red de fibras nerviosas que parten a lo largo del haz de His. Su función es inervar el músculo ventricular.

Ciclo electrocardiográfico

El registro eléctrico del corazón se compone de un ciclo de sístole y otro de diástole. La sístole es el período de despolarización –contracción cardiaca–: el de diástole es el de reposo eléctrico. La repolarización supone el período de relajación muscular[1].

Génesis del ciclo cardiaco

Génesis. Los cambios iónicos a ambos lados de la membrana celular dan lugar a la curva eléctrica, denominada potencial de acción de transmembrana (PAT). El potencial de acción de membrana está formado por cuatro fases[1]:

- **FASE 0.** Despolarización. Entra Na+ y Ca++ al interior de la célula.

- **FASE 1 Y 2.** Repolarización lenta. Sale K+ al exterior.

- **FASE 3.** Repolarización rápida. Sale K+. Aumenta el gradiente a favor de la electronegatividad interior.

- **FASE 4.** Se establecen concentraciones iónicas previas a la despolarización.

Registro electrocardiográfico

Se define como la representación gráfica de los cambios eléctricos que se producen en el miocardio. Las deflexiones hacia arriba se consideran «positivas» y hacia abajo, «negativas».

Nomenclatura y significado de cada onda

- Onda P (aurícula). Despolarización auricular.

- Intervalo PR. Despolarización auricular y conducción auriculoventricular.

- Complejo QRS (ventrículo). Despolarización ventricular.

- Segmento ST. Repolarización ventricular.

- Onda T. Fin de la repolarización ventricular.

- Intervalo QT. Despolarización y repolarización ventricular.

Derivaciones electrocardiográficas

Son conexiones eléctricas que se realizan para el registro del electrocardiograma[1]. Convencionalmente son 12:

- 6 de miembros (plano frontal).

- 6 precordiales (plano horizontal)

Derivaciones de miembros –monopolares–

Plano frontal.

Registran las variaciones de potencial detectadas en un punto. El otro electrodo se considera con actividad eléctrica 0.

- **AVR.** Miembro superior derecho (MSD).

- **AVL.** Miembro superior izquierdo (MSI).

- **AVF.** Miembro inferior izquierdo (MII).

Derivaciones de miembros –bipolares–

Plano frontal.

Registran la diferencia de potencial eléctrico entre dos puntos de carga eléctrica inversa.

I. MSI + MSD –.

II. MII + MSD –.

III. MII + MSI –.

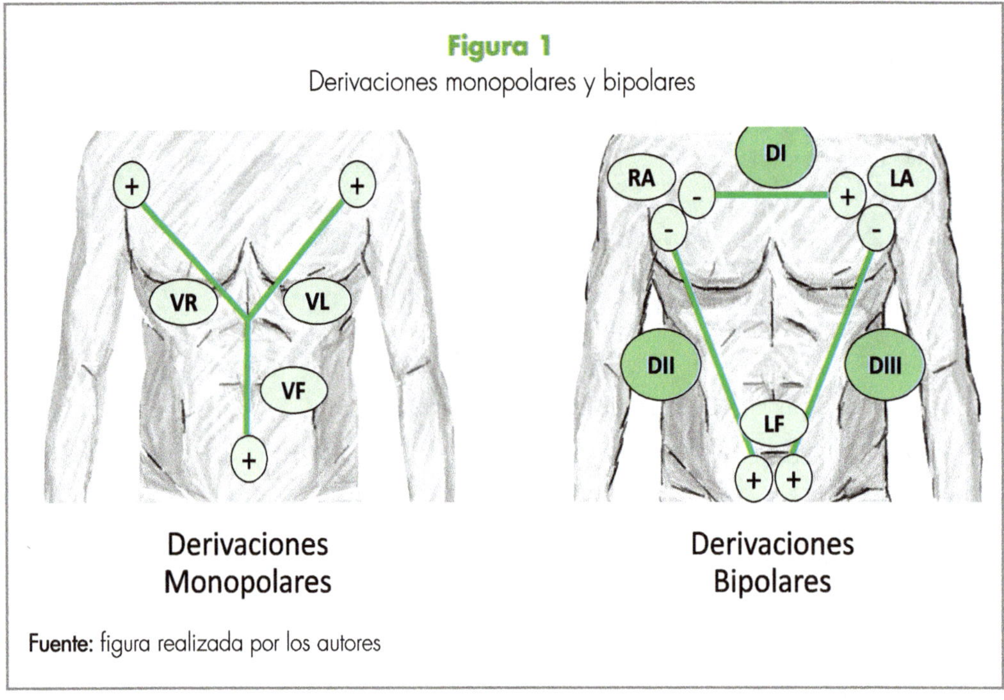

Figura 1
Derivaciones monopolares y bipolares

Fuente: figura realizada por los autores

Derivaciones monopolares y bipolares

Los valores en las distintas derivaciones cumplen que:

$$II = I + III$$
$$AVR + AVL + AVF = 0$$
$$(Ley\ de\ Einthoven)$$

Willem Einthoven

Willem Einthoven fue un médico y fisiólogo neerlandés (1860-1927). En 1912, describe un triángulo equilátero formado con las derivaciones I, II y III. Lo denomina triángulo de Einthoven. Recibió el Premio Nobel de Medicina y Fisiología en 1924 por sus decisivas contribuciones al desarrollo del electrocardiógrafo y a su aplicación clínica.

Derivaciones precordiales

Plano horizontal o sagital.

Registran diferencias de potencial detectadas desde un punto. El otro electrodo se considera con actividad 0.

Son seis.

Se colocan sobre el tórax.

V1, V2, V3, V4, V5, V6.

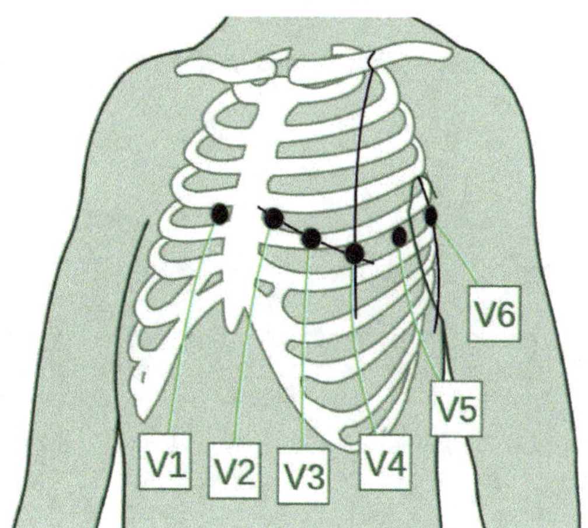

Figura 2
Derivaciones monopolares precordiales

Fuente: De Jmarchn - modified from Precordial Leads.svg and Rib Cage (Jeroen Hut), CC BY-SA 3.0. Ver recursos WEB[A]

El papel electrocardiográfico

El papel del ECG está milimetrado[1]:

- El eje de abscisas mide la longitud: altura-voltaje.

- El eje de coordenadas mide al tiempo: longitud-tiempo.

1 cuadrado pequeño = 1 mm de lado y equivale:
Horizontalmente: 0,04 segundos (a relación de 25 mm/s)
Verticalmente: 0,1 mv (con voltaje de 1 cm/mv)

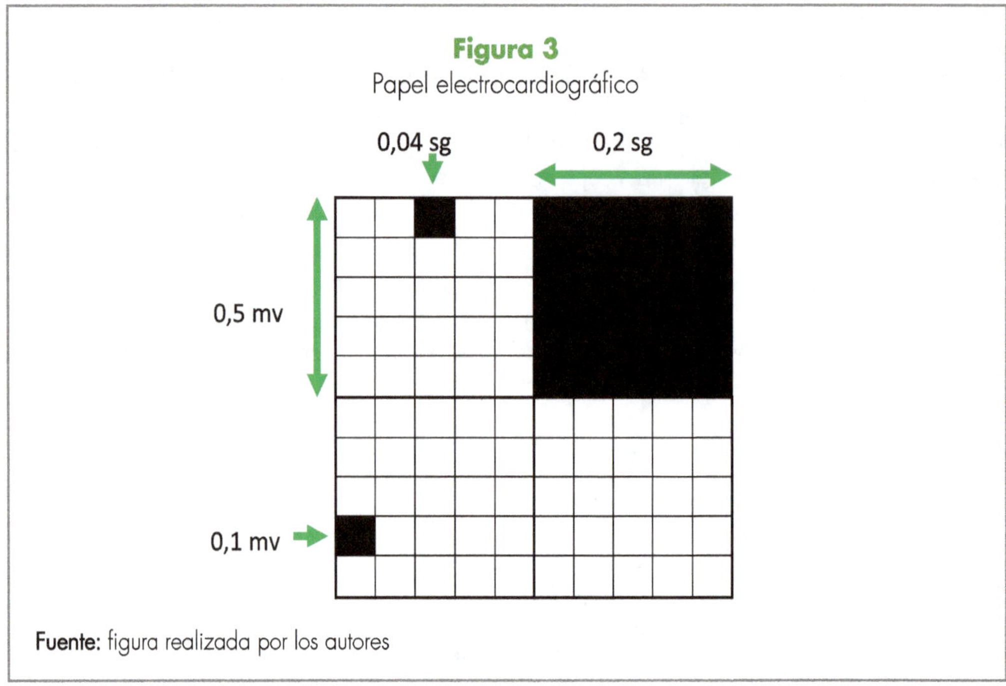

Fuente: figura realizada por los autores

Ondas, segmentos e intervalos (de interés para enfermería)

- Ondas: P,Q,R,S,T,U,(+/-).

- Segmento: ST (isoeléctrico).

- Intervalos: (ondas y segmentos).

    - Onda T. Activación o despolarización auricular (contracción). Voltaje < 2,5 mm; duración < 0,12 s.

    - Onda Q. Duración < 0,04. Voltaje < ¼ de la R siguiente (0,04 en la necrosis miocárdica).

    - Intervalo PR. Inicio de la P hasta inicio del QRS. Tiempo de conducción intraauricular, auriculoventricular y sistema de His-Purkinge. Entre 0,12 a 0,20 s. Aumenta en BAV 1° grado; disminuye en S-WPW, taquicardia, etcétera.

    - Complejo QRS. Despolarización ventricular (contracción). < 0,12 s. Aumenta hipertrofia ventricular, ritmos ventriculares, bloqueos (rama derecha e izquierda).

    - Intervalo QT. Inicio de la Q final de la T. Activación y repolarización ventricular. Se ajusta a la frecuencia 0,35-0,45 s (< 0,40 s). Disminuye hiperpotasemia. Aumenta administración de fármacos antiarrítmicos.

    - Segmento ST. Básico en el estudio de la cardiopatía isquémica. Aumento: supra desnivel en el infarto agudo de miocardio (IAM). Disminución: infra desnivel en el infarto subendocárdico.

    - Onda T. Repolarización ventricular. Es positiva. Negativa en la isquemia (IAM).

- Punto J. Punto de unión del segmento ST con el QRS.

- Onda U. Debe ser igual a la T. Negativa en la hipopotasemia.

Artefactos

- Respiración (oscilación).

- Movimiento del paciente.

- Calibración.

- Masaje cardiaco externo (MCE).

- Temblor (frío, temblores parkinsonianos, etcétera).

- Mal contacto.

Ritmos cardiacos[3]

- Ritmo sinusal. Se suceden por este orden las ondas: P-QRS-T

  Regular. Ondas P antes que QRS. Frecuencia 60-100 (Au-Ve). Intervalo PR 0,12-0,20. QRS < 0,12 (entre 0,08-0,12).

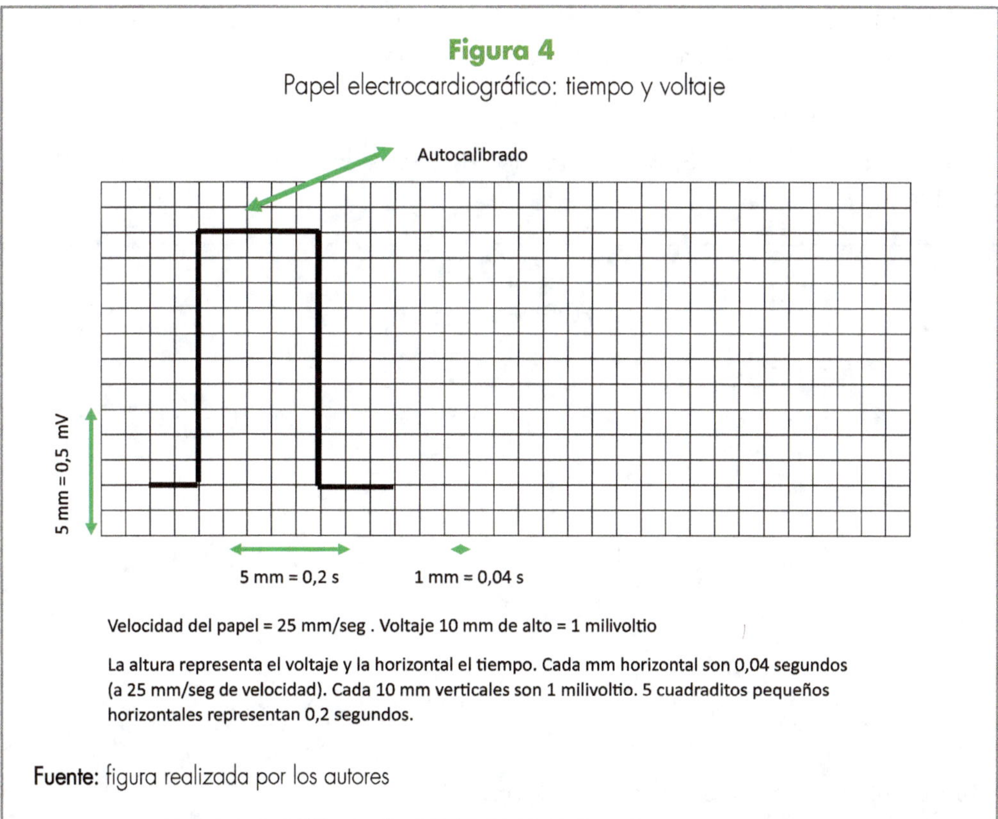

Figura 4
Papel electrocardiográfico: tiempo y voltaje

Velocidad del papel = 25 mm/seg . Voltaje 10 mm de alto = 1 milivoltio

La altura representa el voltaje y la horizontal el tiempo. Cada mm horizontal son 0,04 segundos (a 25 mm/seg de velocidad). Cada 10 mm verticales son 1 milivoltio. 5 cuadraditos pequeños horizontales representan 0,2 segundos.

Fuente: figura realizada por los autores

* Bradicardia (**Figura 5.1**). Fc < 60 l/min. Ritmo regular.

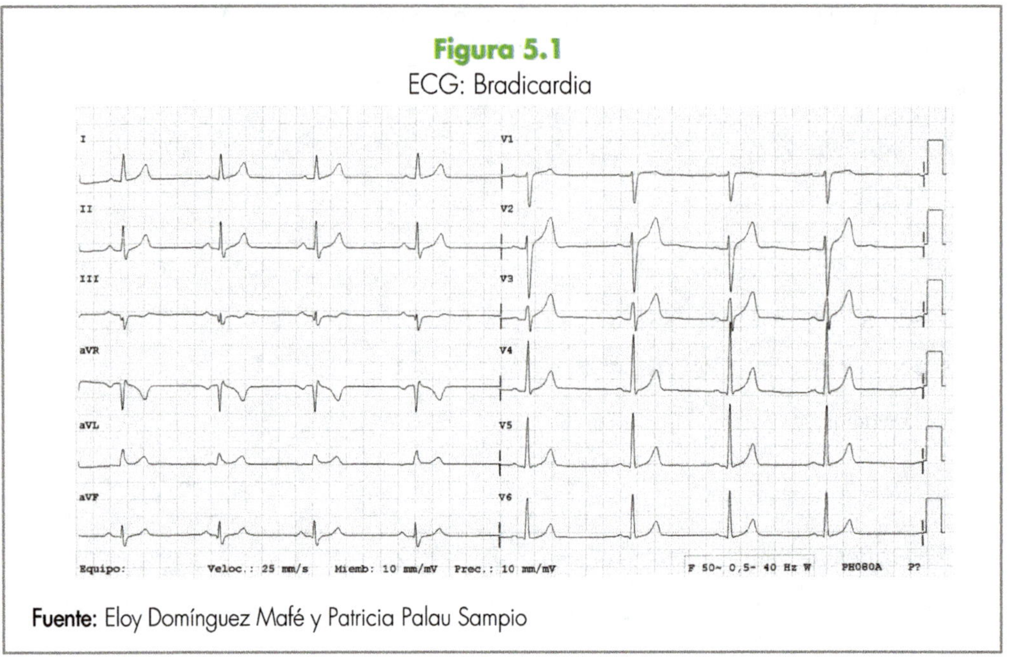

Figura 5.1
ECG: Bradicardia

Fuente: Eloy Domínguez Mafé y Patricia Palau Sampio

* CPA – Contracciones prematuras auriculares. Foco ectópico auricular (no en el N-SA). Onda P de morfología distinta. Aparece seguida de una pausa incompleta.

* Taquicardia sinusal.

Frecuencia 100-150. QRS estrecho. Le precede una onda P. Ritmo regular Fre Au-Ve. PR constantes.

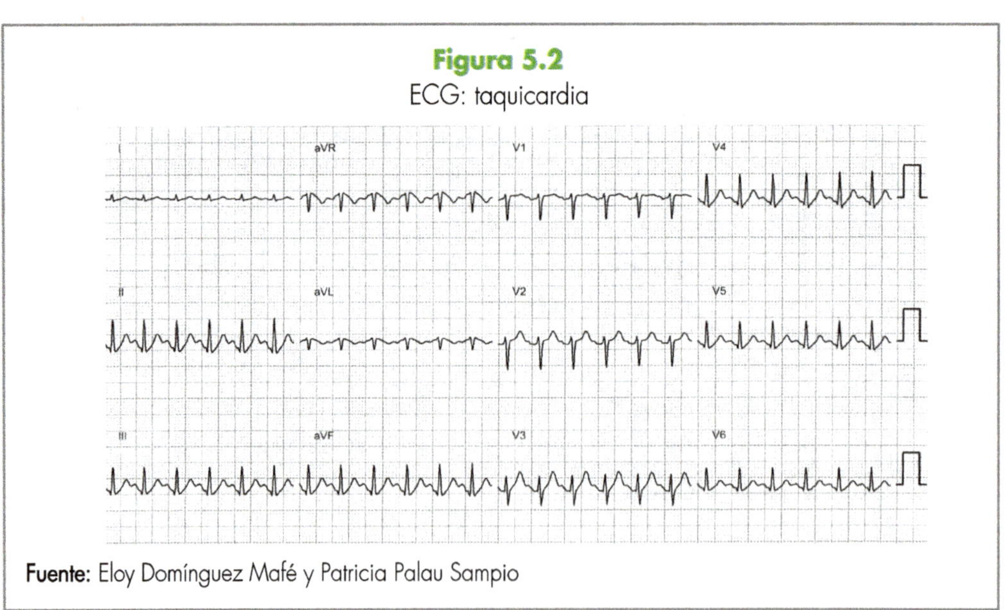

Figura 5.2
ECG: taquicardia

Fuente: Eloy Domínguez Mafé y Patricia Palau Sampio

MANUAL PRÁCTICO DE ENFERMERÍA

- Flutter auricular.

Un foco ectópico auricular. Sucesión de ondas P. Morfología típica de «ondas de aleteo». Frecuencia auricular 250-350. Regular. Solo algunas conducen. Ritmo ventricular regular o irregular.

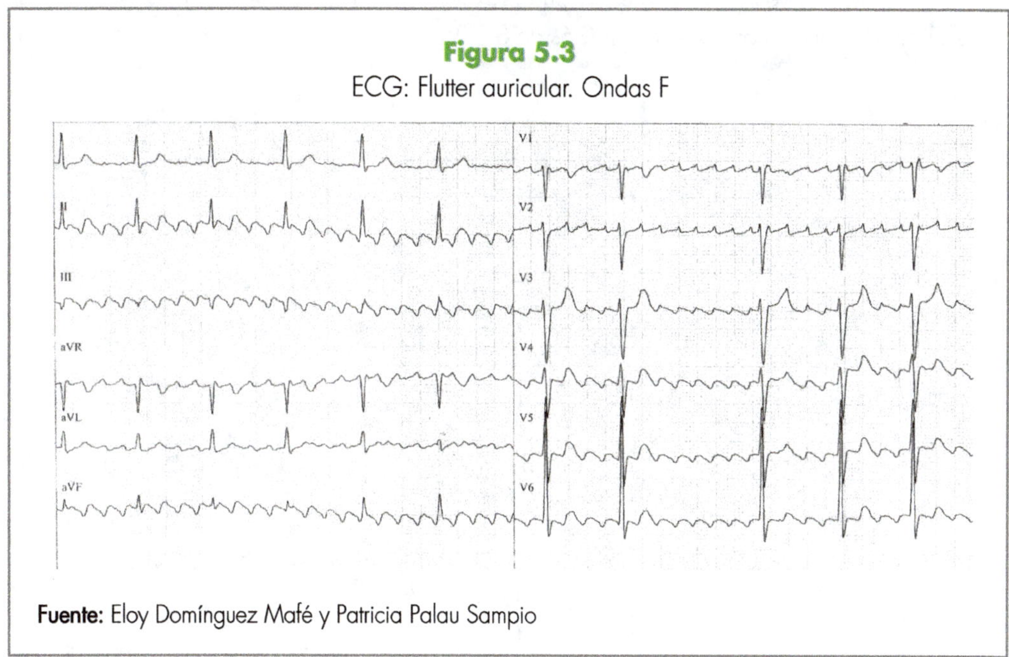

Figura 5.3
ECG: Flutter auricular. Ondas F

Fuente: Eloy Domínguez Mafé y Patricia Palau Sampio

- Fibrilación auricular (FA). Varios focos ectópicos auriculares. Ausencia de ondas P. Deflexiones irregulares. Irregular. Ritmo ventricular irregular.

Frecuencia auricular 300-600.

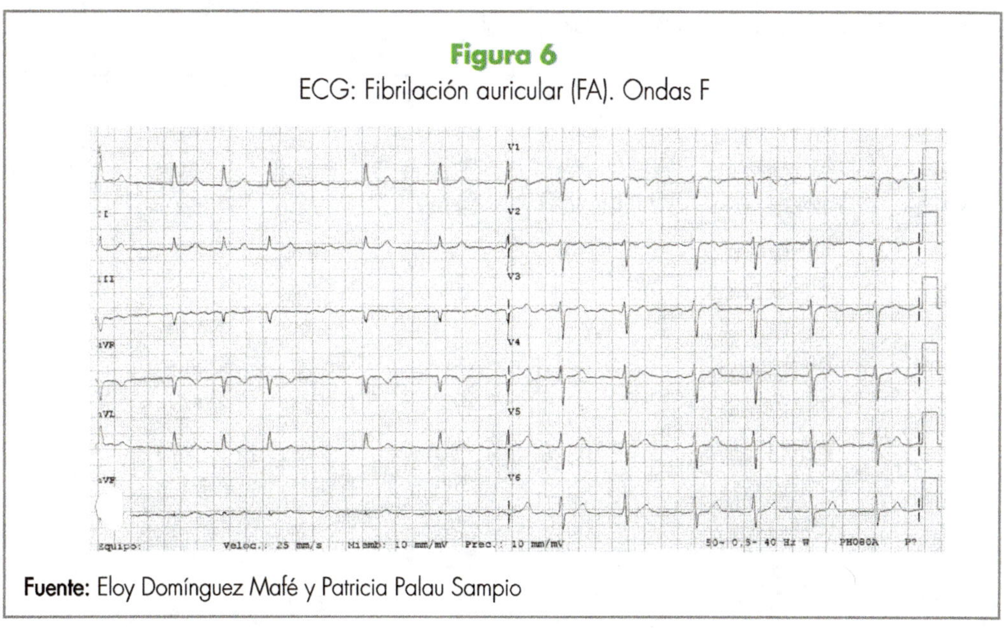

Figura 6
ECG: Fibrilación auricular (FA). Ondas F

Fuente: Eloy Domínguez Mafé y Patricia Palau Sampio

Arritmias ventriculares

- Extrasístole ventricular (EV). CPV Contracción prematura ventricular

  Foco ectópico ventricular. No existe onda P. QRS ancho (> 0,12 s). Onda T invertida. Van seguidas de pausas compensatorias. Más de 3 ESV – TV.

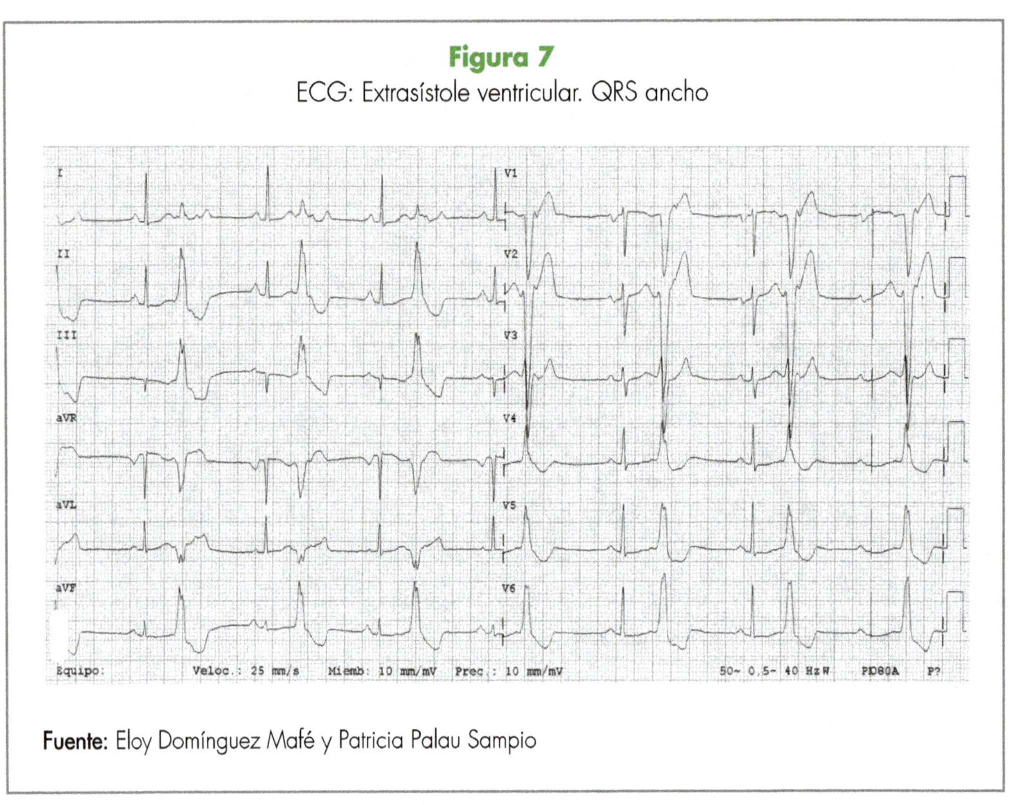

Figura 7

ECG: Extrasístole ventricular. QRS ancho

Fuente: Eloy Domínguez Mafé y Patricia Palau Sampio

- Taquicardia ventricular (TV). Más de tres extrasístoles ventriculares. Fre 100-240. QRS ancho. Ondas P difíciles de detectar (si las hay).

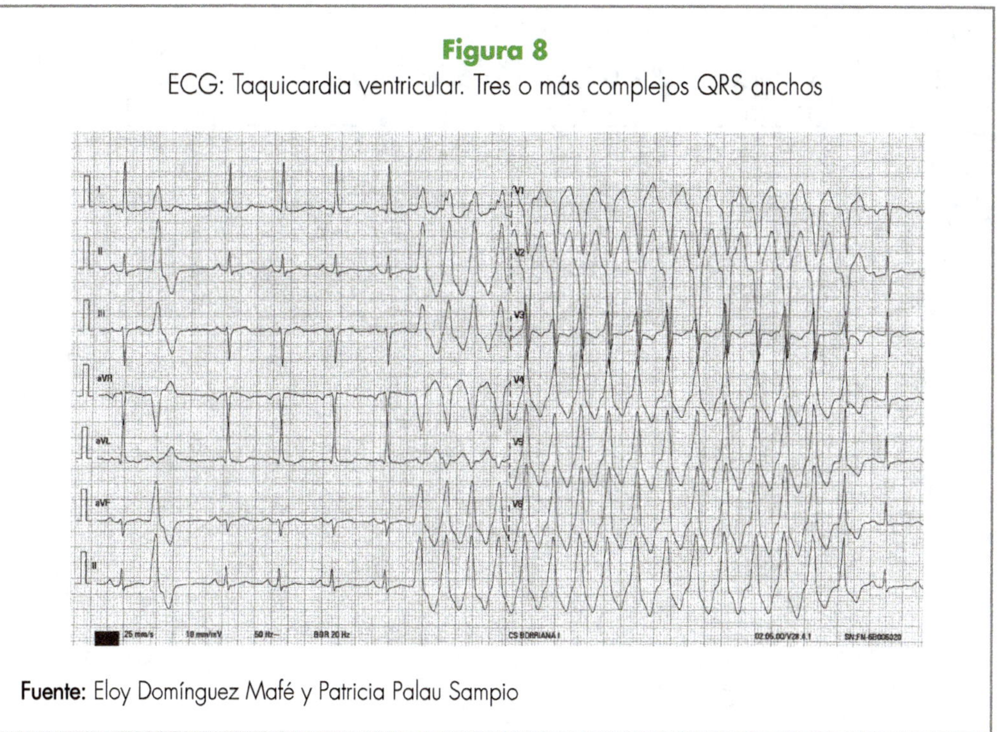

Figura 8

ECG: Taquicardia ventricular. Tres o más complejos QRS anchos

Fuente: Eloy Domínguez Mafé y Patricia Palau Sampio

- Fibrilación ventricular (FV). Ritmo caótico. Precede a la asistolia.

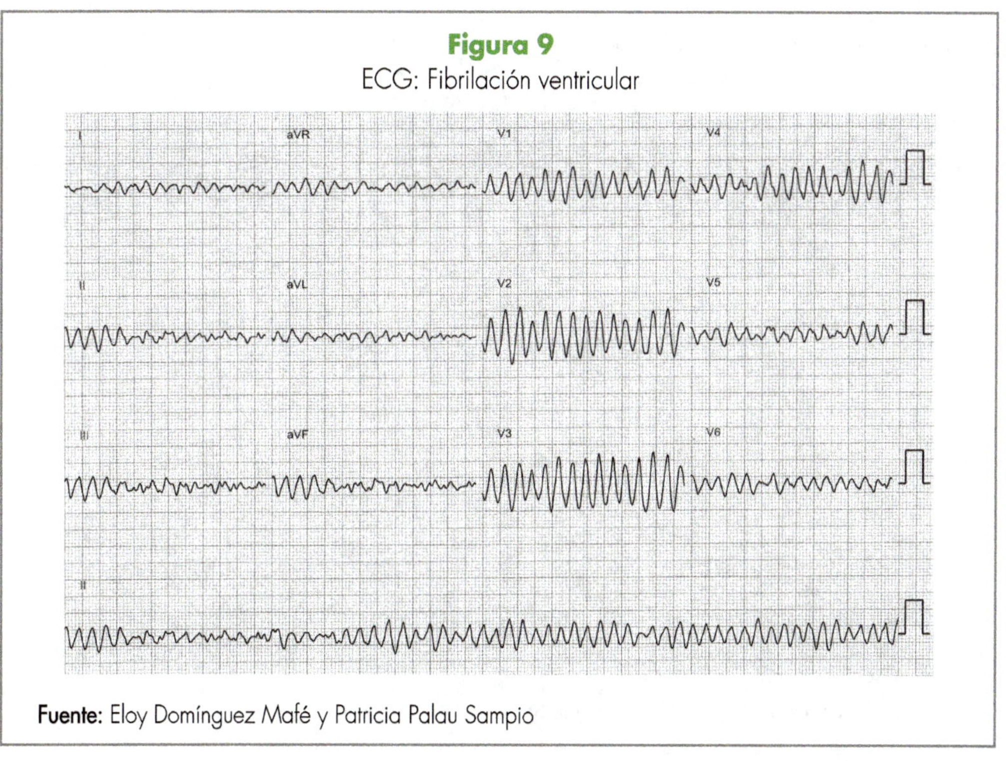

Figura 9

ECG: Fibrilación ventricular

Fuente: Eloy Domínguez Mafé y Patricia Palau Sampio

Bloqueos

- Bloqueo AV de 1er grado. QRS < 0,12. Ritmo regular.

Figura 10
ECG: Bloqueo de primer grado

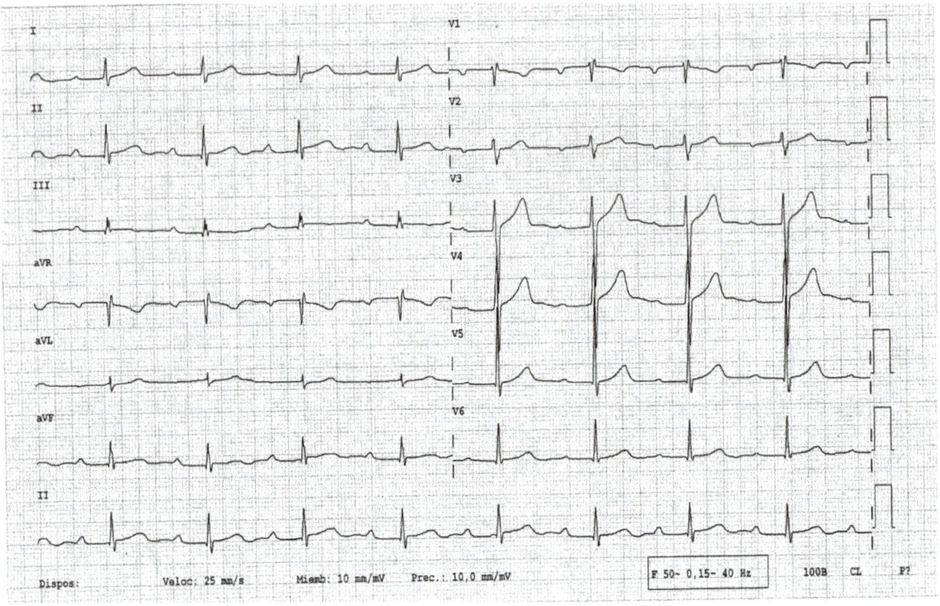

Fuente: Eloy Domínguez Mafé y Patricia Palau Sampio

- Bloqueo AV de 2° grado. Mobitz 1 (Wenckebach). Ritmo irregular. Espacio PR se alarga hasta que una P se bloquea.

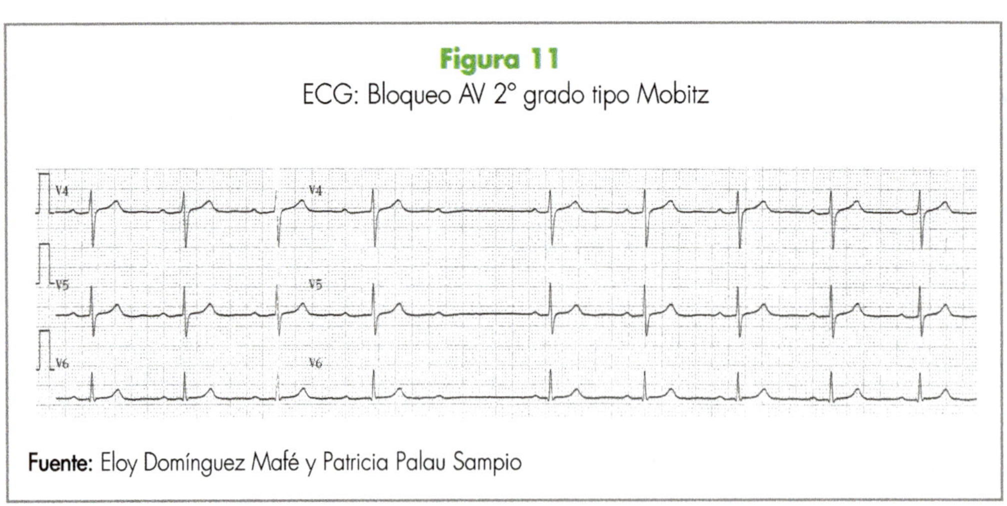

Figura 11
ECG: Bloqueo AV 2° grado tipo Mobitz

Fuente: Eloy Domínguez Mafé y Patricia Palau Sampio

- Bloqueo AV de 2° grado.

  Mobitz 2. Algunas P no conducen Fa > Fv. PR constantes. QRS < 0,12.

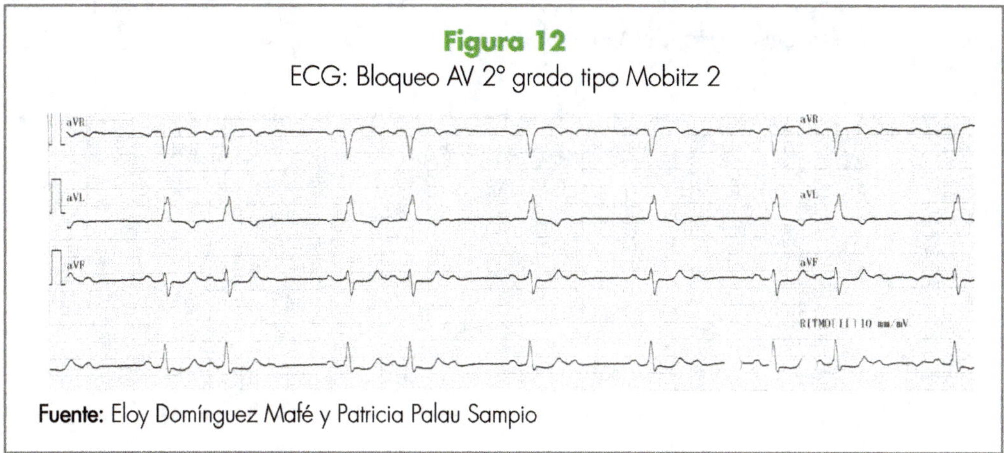

Figura 12
ECG: Bloqueo AV 2° grado tipo Mobitz 2

Fuente: Eloy Domínguez Mafé y Patricia Palau Sampio

- Bloqueo AV de 3er grado o completo. Disociación AV. Las aurículas y los ventrículos se contraen independientemente. Ninguna onda auricular es conducida. Fa > Fv.

Figura 13
ECG: Bloqueo 3er grado

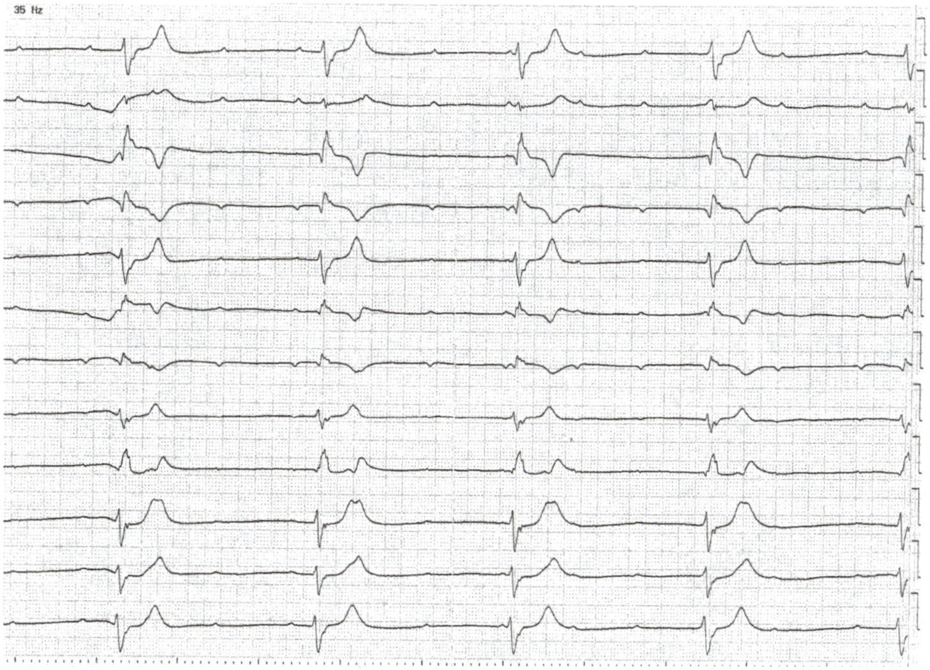

Fuente: Eloy Domínguez Mafé y Patricia Palau Sampio

Otras alteraciones

- Asistolia. No hay actividad eléctrica ni mecánica. Le precede la fibrilación ventricular (FV), la disociación electromecánica (DEM) o el bloqueo.

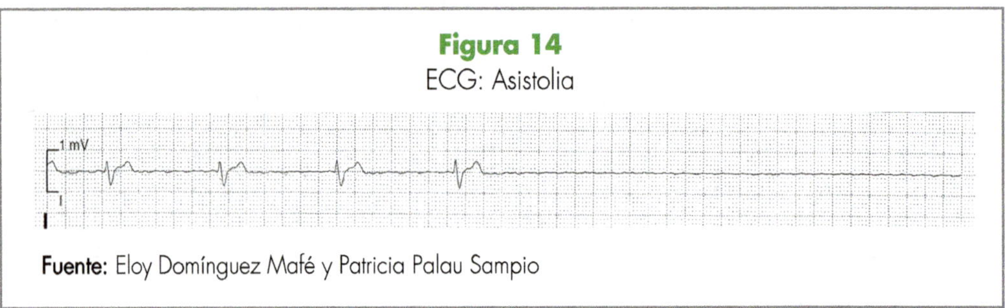

Figura 14
ECG: Asistolia

Fuente: Eloy Domínguez Mafé y Patricia Palau Sampio

- Cardiopatía isquémica.

Elevación ST. Isquemia miocárdica.

Figura 15
ECG: SCA. Elevación ST

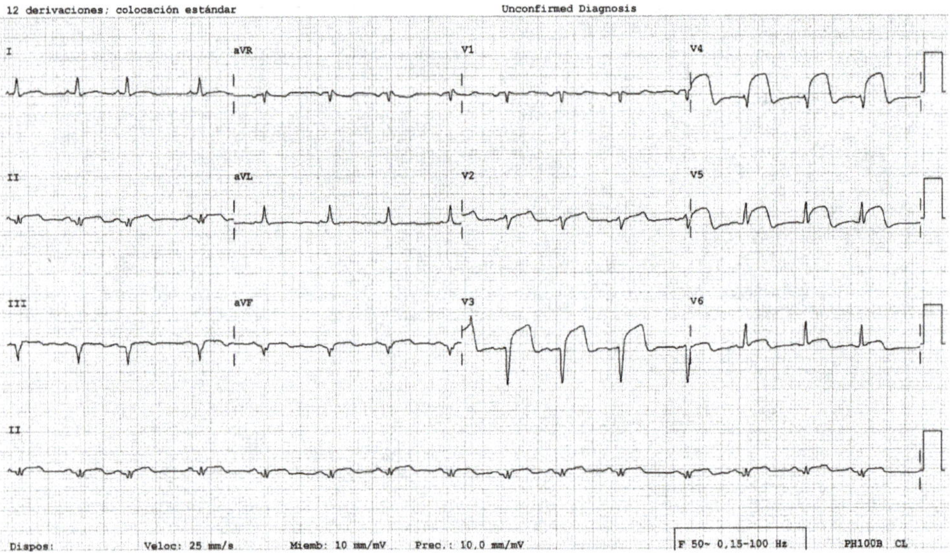

Fuente: Eloy Domínguez Mafé y Patricia Palau Sampio

Necrosis. Horizontalmente > 0,04. Verticalmente (voltaje) > ¼ de la R. Más importancia patológica a la anchura que a la profundidad.

Otras imágenes y alteraciones electrocardiográficas

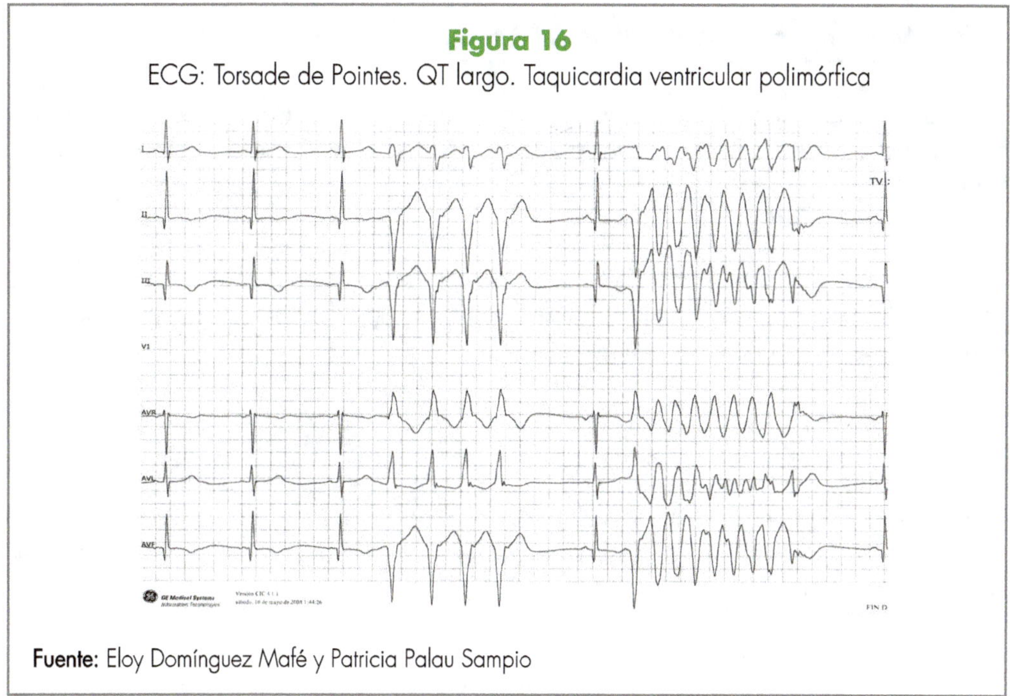

Figura 16

ECG: Torsade de Pointes. QT largo. Taquicardia ventricular polimórfica

Fuente: Eloy Domínguez Mafé y Patricia Palau Sampio

12.4 Síndrome coronario agudo. Fibrinolisis

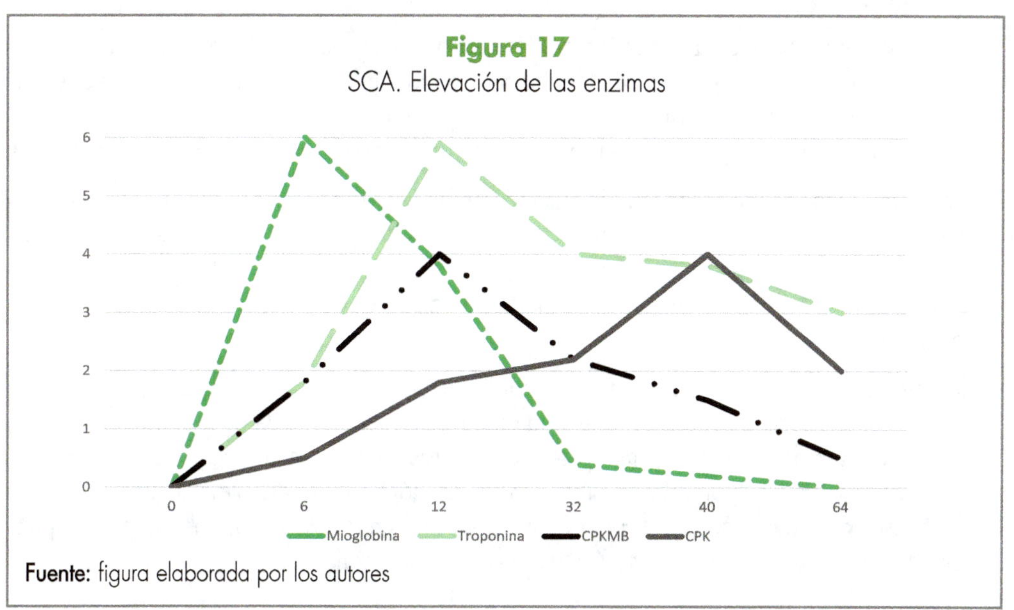

Figura 17

SCA. Elevación de las enzimas

Fuente: figura elaborada por los autores

12.4.1 Objetivos

* Describir de forma integral el tratamiento de la fibrinólisis prehospitalaria y los cuidados de enfermería asociados.

12.4.2 Síndrome coronario agudo (SCA)

Se utiliza este término para un grupo de afecciones que detienen o reducen de manera considerable el flujo de sangre al corazón de manera repentina. Cuando la sangre no puede fluir al corazón, este puede dañarse. Los ataques al corazón y la angina inestable son síndromes coronarios agudos (SCA).

La mayoría de los ataques cardiacos son provocados por un coágulo que bloquea una de las arterias coronarias. En la angina inestable, el corazón no recibe suficiente flujo de sangre y oxígeno. Puede provocar a un ataque cardiaco[10].

12.4.3 Fibrinolisis[9]

La fibrinólisis es un proceso que impide que los coágulos sanguíneos que ocurren de forma natural crezcan y causen problemas. La fibrinólisis primaria se refiere a la descomposición normal de los coágulos. La fibrinólisis secundaria es la descomposición de los coágulos sanguíneos por un trastorno de salud, un medicamento u otra causa[8].

12.4.4 Tipos de fibrinolíticos[9]

* **Uroquinasa** (Urokinase®). Agente fibrinolítico. Activa la conversión del plasminógeno en plasmina. La plasmina degrada los coágulos de fibrina y, en menor medida, el fibrinógeno y otras proteínas plasmáticas.

* **Estreptoquinasa** (Streptase®). Proteína producida por el estreptococo β-hemolítico grupo C con poder antigénico. Activa el paso de plasminógeno a plasmina. La estreptoquinasa, que es un antígeno, es neutralizada inicialmente por los anticuerpos en sangre. Cuando la cantidad administrada supera la acción de los anticuerpos, comienza el efecto fibrinolítico. Trombolítico sistémico.

* **Activador tisular del plasminógeno humano recombinante-rt-PA** (Actilyse®). Glucoproteína obtenida por biotecnología, virtualmente idéntica al activador natural. Tromboselectividad, por lo que teóricamente tiene menos peligro de provocar hemorragias en otros territorios. Actúa directamente sobre el plasminógeno, convirtiéndolo en plasmina, que degrada el fibrinógeno y la fibrina.

* **Tenecteplasa** (Metalyse®)[11]. La tenecteplasa (Metalyse®) se presenta en viales con 10.000 UI (50 mg) de producto en polvo y una jeringa precargada con 10 ml de agua para la inyección; o bien en viales de 8000 UI (40 mg) y jeringa precargada con 8 ml de agua la para inyección. Hay dos posibles vías para la administración de este fármaco: la vía intracoronaria durante la realización de una coronariografía y la vía intravenosa, siendo esta la más habitual por su mayor facilidad y velocidad de administración y su menor coste económico.

Metalyse® está indicado en todos los pacientes que cumplan los siguientes requisitos:

- Dolor retro esternal sugestivo de isquemia miocárdica de más de 30 minutos de duración, que no cede con nitroglicerina sublingual o intravenosa.

- ECG que presente al menos una de las siguientes alteraciones:

  - Elevación ST > 0,1 mV en dos o más derivaciones de miembros.

  - Elevación ST > 0,2 mV en dos o más derivaciones precordiales.

  - Bloqueo completo de la rama izquierda del haz de His.

- Menor de 75 años.

- Si han transcurrido de 6-12 horas desde el inicio de los síntomas y persisten los signos de isquemia y de elevación de ST.

- Situación hemodinámica:

  - TAS > 100 mmHg.

  - TAD < 100 mmHg.

  - FC > 60 y < 120 lpm.

- Inexistencia de taquiarritmia ni BAV.

Contraindicaciones

Absolutas

- Hemorragia activa de cualquier localización.
- Sospecha de rotura cardiaca y de disección aórtica.
- ACV (isquémico o hemorrágico) < 6 meses.
- Cirugía o traumatismo craneal < 2 meses.
- Neoplasia intracraneal, fístula o aneurisma.
- Cirugía mayor y traumatismo importante (últimas 6 semanas).
- Hemorragia digestiva o urinaria < 14 días.
- Enfermedad terminal.
- Embarazo y menstruación.
- Retinopatía diabética proliferativa.

Relativas

- HTA no controlada (> 180/110 mmHg).
- Enfermedades sistémicas graves.
- Cirugía menor < 7 días.
- Cirugía mayor > 14 días y < 3 meses.

- Alteración de la coagulación que implique riesgo hemorrágico.

- Pericarditis, endocarditis.

- Tratamiento retiniano reciente con láser.

- RCP prolongada reciente.

- Úlcera péptica activa.

- Punción reciente de un vaso no compresible.

- Paciente con tratamiento anticoagulante a dosis terapéuticas.

- Inyección IM < 48 horas.

- Disfunción hepática o renal grave.

Posología, preparación y forma de administración

Metalyse® se administra según el peso corporal del paciente (dosis máxima de 10.000 UI). Se extrae con su jeringa el volumen correspondiente, ajustándolo al peso corporal (Tabla 1):

Tabla 1
Dosis de Metalyse® según el peso

Categoría de peso corporal del paciente (kg)	Tenecteplasa (U)	Tenecteplasa (mg)	Volumen correspondiente de solución reconstituida (ml)
< 60	6000	30	6
> 60 a < 70	7000	35	7
> 70 a < 80	8000	40	8
> 80 a < 90	9000	45	9
> 90	10.000	50	10

Fuente: tabla realizada por los autores. Ver ficha técnica en recursos WEB[B]

Las instrucciones de uso se detallan en el pictograma de la cara inferior del estuche.

Este se compone de un vial de tenecteplasa en polvo, una jeringa precargada con agua para la inyección y una cajita con un adaptador del vial.

Preparación[5,9,11]

- Diluir el vial con el agua de la jeringa precargada (con todo su contenido). El producto no debe formar espuma. La dilución se debe conseguir con movimientos suaves y circulares. Debe ser transparente, incolora (o de color amarillo claro) y sin partículas.

- No añadirle ningún otro medicamento a la solución inyectable.

- La solución es incompatible con suero glucosado.

- Asegurarse de que el vial y la jeringa están totalmente conectados, presionando la jeringa hacia abajo hasta que se note un «clic». Comprobar cuidadosamente que no haya fugas de líquido. No completar correctamente estas fases puede conducir a una preparación de Metalyse® de mayor concentración.

Efectos secundarios

Muy frecuentes: hipotensión arterial, arritmias, dolor precordial, hemorragia en el punto de punción.

Frecuentes: náuseas y vómitos, fiebre, reinfarto, insuficiencia cardiaca, shock cardiogénico.

Poco frecuentes: parada cardiorrespiratoria, valvulopatías, trombosis venosa, taponamiento cardiaco, rotura cardiaca, hemorragia retroperitoneal, hemorragia cerebral.

Interacciones

No se han realizado estudios formales de interacción con Metalyse® y los medicamentos administrados habitualmente en pacientes con IAM. No obstante, los medicamentos que afectan a la coagulación o aquellos que alteran la función plaquetaria (ticlopidina, clopidogrel, HBPM) pueden aumentar el riesgo de hemorragias antes, durante o después del tratamiento con Metalyse®.

Cuidados de enfermería generales y específicos[5,9,11]

Preadministración

- Ubicación del paciente en el box correspondiente, según impresione su estado general.

- Monitorización de: ECG, TA (no invasiva), FC, FR, SpO_2. Colocar cerca del desfibrilador.

- Oxigenoterapia: mascarilla tipo Venturi 24-28 % a 3 lpm o gafas nasales a 3 lpm si no la tolera.

- Tranquilizar y explicar al paciente cuál es su situación, dónde se encuentra y el tratamiento que va a recibir, pidiéndole que se mantenga tranquilo y en reposo.

- Realización de una anamnesis, por parte del médico, para valorar fundamentalmente el inicio del dolor y las indicaciones y contraindicaciones del tratamiento fibrinolítico.

- Realización de ECG de 12 derivaciones. Según criterio médico, realizar ECG de precordiales derechas y posteriores.

- Canalización de al menos dos vías periféricas (n.º 18 G) con extracción de bioquímica (especialmente CPK, CPK-MB y troponina), hemograma y coagulación. Evitar punciones arteriales salvo sospecha de insuficiencia respiratoria grave, en ningún caso IM.

- Medicación:

  - Si no se ha administrado en urgencias, AAS 150-325 mg VO. En caso de alergia, administrar ticlopidina o clopidogrel.

  - NTG sl o iv. Contraindicada si TAS < 90 mmHg o FC < 50 lpm o > 100 lpm.

- Tratamiento del dolor: cloruro mórfico iv 3-5 mg cada 5-30 min. En caso de hipotensión, enfermedad respiratoria grave, bradicardia o BAV, administrar meperidina (Dolantina®) iv 25-50 mg.

- Antieméticos: metoclopramida (Primperan®).

- Registro en gráfica de sus datos personales, diagnóstico, hora de ingreso, constantes vitales y toda la medicación que se le va administrando.

Periadministración

- Ajustarse al protocolo en todo lo posible (indicaciones, contraindicaciones, fármacos coadyuvantes, preparación, etcétera).

- Previamente a la administración del fibrinolítico, se administrará bolo de 5000 UI de heparina sódica (5 ml de heparina 1 %).

- Preparación del fibrinolítico según las instrucciones que se detallan de forma ilustrada en el mismo estuche. Detener la perfusión de NTG en caso de llevarla.

- Inyectar la dosis requerida como bolo único en aproximadamente 10 segundos. Lavado de la vía con SF para asegurar la correcta administración.

- Preparación y administración de perfusión iv de heparina de 1000 UI/hora. Ajustar según TTPA (tiempo de tromboplastina parcial activa).

- Una vez administrado el fibrinolítico se evitarán:

  - Punciones venosas y arteriales innecesarias.

  - Inyecciones IM y SC.

  - Traumatismos.

  - Ventosas aplicadas en la realización del ECG.

  - Rasurado de vellos.

  - Sondaje nasogástrico y urinario.

Postadministración

- Control estricto y registro de los parámetros hemodinámicos, así como de las complicaciones que puedan surgir, actuando inmediatamente.

  - **Hipotensión/bradicardia.** Tener siempre preparado junto a la cama del paciente atropina cargada en una jeringa y expansor de volumen (cristaloides, coloides) en una bomba de perfusión, antes de que aparezcan. Tras administrar estas, en caso de necesidad, colocar al paciente en posición de Trendelenburg.

  - **Arritmias.** Las más frecuentes son las contracciones ventriculares prematuras (CVP), TV no sostenida, extrasístoles ventriculares y RIVA (ritmo idioventricular acelerado). Están asociadas a la reperfusión del territorio isquémico, por lo que se consideran signo de buen pronóstico. En caso de complicaciones, tener cerca preparado el carro de paradas con el monitor-desfibrilador.

- **Hemorragias.** Como se señala anteriormente, se evitarán, en la medida de lo posible, las punciones y las técnicas invasivas al paciente.

  - Vigilar todos los puntos de punción de catéteres. En caso de sangrado excesivo, comprimir firmemente durante 15 minutos como mínimo.

  - Vigilar sangrado a niveles genitourinario, gingival y epistaxis. Si se produce hemorragia grave, en particular hemorragia cerebral, se suspenderá inmediatamente la perfusión de heparina. Considerar la administración de protamina durante las 4 horas precedentes al inicio de la hemorragia (1 mg/100 UI heparina). Considerar la transfusión de plasma y hemoderivados, con reevaluación clínica y de laboratorio, después de cada administración.

  - **Náuseas y vómitos.** Pueden estar relacionados con un cuadro vasovagal (asociadas a bradicardia/hipotensión). En este caso, se administrará un antiemético.

- Realizar ECG a los 90 minutos después del tratamiento fibrinolítico.

- Extracción de analítica completa a las 4-6 horas posteriores a la administración del fibrinolítico.

12.5 Soporte vital básico

Las recomendaciones en las que se ha basado este apartado son las publicadas por la European Resucitation Council (ERC), recogidas en la última revisión del 2015.

La parada cardiorrespiratoria (PCR) es un grave problema de salud pública y, según la Organización Mundial de la Salud (OMS), las principales causas de mortalidad en el mundo son la cardiopatía isquémica y el accidente cerebrovascular[12].

Siendo importante para una mayor supervivencia una actuación rápida y eficaz en los primeros 4 minutos desde la parada cardiorrespiratoria, es decir, un soporte vital básico (SVB) de calidad[13,14].

12.5.1 La cadena de supervivencia

La cadena de supervivencia resume los eslabones vitales necesarios para la resucitación exitosa. Está formada por el reconocimiento precoz y la petición de ayuda; RCP precoz por testigos; desfibrilación precoz; soporte vital avanzado precoz y cuidados postresucitación estandarizados[13,14,15].

12.5.2 Soporte vital básico (SVB) y desfibrilación semiautomática

El soporte vital es el conjunto de conocimientos y habilidades necesarios para evitar la parada cardiorrespiratoria, manteniendo las funciones vitales sustituyendo primero, para restaurar después, la respiración y la circulación de la sangre mediante maniobras de reanimación cardiopulmonar (RCP)[13,14].

Secuencia de acciones paso a paso para la realización de SVB/DESA por un reanimador
entrenado para tratar un adulto víctima de parada cardiaca

SOPORTE VITAL BÁSICO Y DESA (desfibrilador semiautomático)	
Secuencia/Acción	Descripción Técnica
Seguridad	Asegurarse de que todos están seguros.
Evaluar respuesta	Sacudir suavemente sus hombros y preguntar en voz alta: «¿Se encuentra bien?». Si responde, dejarlo en la misma posición, siempre que no exista peligro; tratar de averiguar qué problema tiene y conseguir ayuda si se necesita. Reevaluar con frecuencia.
Abrir vía aérea	Colocar a la víctima bocarriba. Realizar maniobra frente-mentón (inclinar su cabeza hacia atrás y elevar el mentón) para abrir la vía aérea.
Valorar respiración	La víctima puede estar sin respiración o presentar boqueadas infrecuentes, lentas y ruidosas (*gasping*). Ver, oír y sentir durante no más de 10 segundos. En caso de duda, actuar como si no estuviera respirando normalmente y empezar RCP.
No responde y no respira con normalidad	Llamar a los Servicios de Emergencias (112).
Buscar un DESA	Enviar a alguien a buscar un DESA. Si se está solo, no abandonar a la víctima y comenzar la RCP.
Circulación	Arrodillarse al lado de la víctima. Colocar el talón de una mano en el centro del pecho de la víctima y el talón de la otra mano encima de la primera. Comprimir el tórax 5-6 cm de profundidad unas 100-120 compresiones por minuto. Se debe permitir que el tórax se reexpanda completamente tras cada compresión. Minimizar las interrupciones en las compresiones.
Si se está formado y es capaz combinar las compresiones torácicas con las respiraciones de rescate	Abrir la vía aérea de nuevo con la maniobra frente-mentón. Pinzar la parte blanda de la nariz. Realizar un sellado con la boca del paciente y soplar mientras observa que el pecho se eleva durante alrededor de 1 segundo. Manteniendo la maniobra frente-mentón, retirar su boca de la víctima y observar que el pecho desciende conforme el aire sale. Repetir insuflación. No interrumpir las compresiones más de 10 segundos. La relación de compresiones torácicas y ventilaciones es de 30:2. Cada 2 minutos, se comprobará la respiración y la circulación de la víctima durante un máximo de 10 segundos.

Si no se está formado o no es capaz de dar respiraciones de rescate	Continuar RCP solo con compresiones (realizar compresiones continuas, a una frecuencia de 100-120 por minuto).
Cuando llegue el DEA	Ponerlo en funcionamiento y aplicar los parches adhesivos en el pecho desnudo del paciente.Si hay más de un reanimador, las maniobras de RCP se deben continuar mientras se colocan los parches sobre el pecho.
Seguir instrucciones visuales/sonoras	Asegurarse de que nadie toca a la víctima mientras el DEA realiza el análisis del ritmo.
Si indica descarga	Asegurarse de que nadie toca a la víctima. Apretar el botón de descarga como se indica. Reiniciar inmediatamente RCP 30:2. Continuar siguiendo las instrucciones visuales/sonoras.
Si descarga no indicada	Reiniciar a RCP inmediatamente. Continuar como se indica en las instrucciones visuales/sonoras.
Si no se dispone de DEA, continuar RCP	No interrumpir la reanimación hasta que: • La víctima comience a despertar: se mueva, abra los ojos y respire con normalidad. • Estemos agotados.
Si no responde pero respira con normalidad	Colocarlo en posición de recuperación.

Fuente: tabla realizada por los autores

Tabla 3

Secuencia de acciones paso a paso para el tratamiento de un adulto víctima de obstrucción de la vía aérea por cuerpo extraño

SOSPECHA DE ATRAGANTAMIENTO	
Secuencia/Acción	Descripción técnica
Animar a toser	Indicar a la víctima que tosa.
Dar 5 golpes en la espalda	Si la víctima muestra signos de obstrucción grave de la vía aérea y está consciente, dar 5 golpes en la espalda inclinando a la víctima hacia adelante de modo que el objeto causante de la obstrucción sea desplazado hacia la boca. Dar hasta cinco golpes secos entre las escápulas con el talón de su otra mano.
Dar 5 compresiones abdominales	Situarse detrás de la víctima y rodearla con ambos brazos por la parte superior del abdomen.Inclinar a la víctima hacia adelante. Cerrar el puño y colocarlo entre el ombligo y la caja torácica. Agarrar este puño con la otra mano y empujar fuerte y rápido hacia adentro y hacia arriba. Repetir hasta cinco veces. Continuar alternando cinco golpes en la espalda con cinco compresiones abdominales.
Si la víctima pierde la conciencia	Comenzar RCP: • Activar el servicio de emergencias médicas. • Comenzar RCP con compresiones torácicas.

Fuente: tabla realizada por los autores

El soporte vital avanzado (SVA) se define como el conjunto de técnicas, habilidades y medidas terapéuticas que se realizan para tratar la parada cardiorrespiratoria (PCR). Su objetivo es el tratamiento definitivo de la PCR hasta el restablecimiento de las funciones respiratoria y cardiovascular. El algoritmo de SVA distingue entre ritmos desfibrilables (fibrilación ventricular y taquicardia ventricular sin pulso) y no desfibrilables (asistolia y actividad eléctrica sin pulso)[13,14,15].

- **Ritmos desfibrilables:** combinar maniobras de reanimación cardiopulmonar con desfibrilación cada 2 minutos. Se administrará los siguientes fármacos:

  - Amiodarona después de la 3ª descarga (300 mg) y 4ª descarga (150 mg).

  - Adrenalina a partir de la 3ª descarga (1 mg) para después administrar cada 3-5 minutos (alternando ciclos: 5ª-7ª-9ª).

- **Ritmos no desfibrilables:** realizar maniobras de reanimación cardiopulmonar y administración de adrenalina 1 mg en cuanto se tenga acceso venoso (o intraóseo). Después, se administrará cada 3-5 minutos.

Se puede considerar la utilización de tres descargas en tanda con un desfibrilador disponible de forma inmediata si una FV/TVSP inicial ocurre durante una parada presenciada y monitorizada.

Durante RCP[13,14]

- Realizar compresiones torácicas de alta calidad disminuyendo interrupciones de las compresiones.

- Administrar oxígeno a través de Guedel, bolsa mascarilla y conexión a fuente de oxígeno (en caso de destreza en el manejo de vía aérea se podría poner un dispositivo supra o infra glótico).

- Utilizar capnografía con forma de onda con el fin de conocer la calidad de las compresiones torácicas, la posición correcta de los dispositivos de vía aérea o la recuperación del paciente.

- Realizar compresiones continuas en cuanto se haya asegurado la vía aérea con un dispositivo infraglótico.

En caso de actividad eléctrica sin pulso se deben tratar las causas reversibles conocidas como las 4 H y las 4 T[13,14]:

- 4 H: Hipoxia, hipovolemia, hipo/hiperkalemia, hipo/hipertermia.

- 4 T: Trombosis-coronaria o pulmonar, neumotórax a tensión, taponamiento cardiaco, tóxicos.

Los expertos también recomiendan el uso de la ecografía, el manejo de dispositivos que realizan compresiones torácicas mecánicas para facilitar el traslado o el tratamiento del paciente; así como la realización de coronariografía, la intervención coronaria percutánea y RCP extracorpórea.

12.5.4 Tratamiento de las principales arritmias. Desfibrilación y cardioversión

Los parches autoadhesivos de terapia eléctrica tienen numerosas ventajas sobre las palas manuales y deberían ser utilizados siempre preferentemente cuando estén disponibles, ya que se quedan pegados al pecho del paciente y disponen de material conductor de la electricidad[13,14].

Tabla 4
Tratamiento eléctrico de las principales arritmias

Arritmia	Tratamiento eléctrico	Energía
Fibrilación ventricular (FV)/ taquicardia ventricular sin pulso (TVSP).	Desfibrilación.	150-200 julios bifásicos primera descarga. 150-360 J segunda y sucesivas.
Taquicardia ventricular con pulso.	Cardioversión (desfibrilación sincronizada con la onda R).	100-200 julios hasta 360 julios.
Flutter y TSV paroxística.	Cardioversión.	50 julios gradual hasta 360 julios.

Fuente: tabla realizada por los autores

12.5.5 Vías de administración de fármacos

Durante las maniobras de reanimación cardiopulmonar se debe realizar un acceso venoso periférico (IV) o intraóseo (IO) para la administración de fármacos y fluidos.

Si no se consigue un acceso venoso periférico en 1 minuto (o 3 intentos), se intenta un acceso IO preferiblemente en zona tibial o humeral.

Cualquier fármaco que pueda administrarse por vía IV puede ser administrado también por vía IO a la misma dosis[13,14,15].

12.5.6 Situaciones especiales en la RCP[13,14]

- Hipoxia. La asfixia explica la mayoría de las paradas cardiacas de causa no cardiaca.

- Hipo-hiperpotasemia y otros trastornos electrolíticos. Las arritmias que amenazan la vida están muy comúnmente asociadas con trastornos del potasio, particularmente hiperpotasemia.

- Hipotermia (accidental). Descenso de la temperatura corporal central < 35 °C. Una recuperación neurológica completa puede ser posible si la hipotermia profunda se produce antes que la asfixia. El tratamiento es una combinación de técnicas de recalentamiento internas y externas (por ejemplo, aire recalentado, sueros calientes, lavado peritoneal forzado con líquidos calientes).

- Hipertermia. La hipertermia se produce cuando fracasa la capacidad corporal de termorregulación y la temperatura central excede la que normalmente mantienen los mecanismos homeostáticos. La base del tratamiento es la terapia de soporte y el enfriamiento rápido del paciente.

- Hipovolemia. La hipovolemia se produce como resultado de una disminución del volumen intravascular (por ejemplo, hemorragia); pero también puede producirse una hipovolemia relativa en pacientes con vasodilatación intensa (por ejemplo, anafilaxia, sepsis). Se debe comenzar el tratamiento con hemoderivados o cristaloides calientes, a fin de restaurar volumen intravascular y realizar control de hemorragias o tratar la causa primaria (por ejemplo, shock anafiláctico).

- Anafilaxia. La adrenalina es el fármaco más importante en el tratamiento de la anafilaxia. Se debe repetir la dosis de adrenalina IM si no mejora la situación del paciente en 5 min. La adrenalina IV debería ser utilizada únicamente por aquellos con experiencia en el uso y dosificación de vasopresores en su práctica clínica habitual.

- Parada cardiaca traumática. Las compresiones torácicas tienen menos prioridad que el tratamiento inmediato de las causas reversibles, por ejemplo, toracotomía, control de hemorragias, etcétera.

- Neumotórax a tensión. La descompresión torácica con aguja es rápida, pero de utilidad limitada, por lo que se recomienda realizar toracotomía simple.

- Taponamiento cardiaco. Se requiere la descompresión inmediata del pericardio a través de toracotomía o pericardiocentesis a ser posible, guiada por ecografía.

- Trombosis embolismo pulmonar. La parada cardiaca por embolismo pulmonar agudo es la presentación clínica más grave del tromboembolismo venoso. La historia y la evaluación clínica, la capnografía y la ecocardiografía (si está disponible) pueden ayudar en el diagnóstico de embolismo pulmonar agudo durante la RCP. Se debe considerar la administración de tratamiento fibrinolítico cuando el embolismo pulmonar agudo sea la causa conocida o sospechada de la parada cardiaca. Una vez se haya administrado el fibrinolítico, se debe continuar la RCP durante al menos 60-90 minutos antes de finalizar los intentos de reanimación.

- Trombosis coronaria. Si el ritmo inicial es FV lo más probable es que la causa sea una enfermedad arterial coronaria con oclusión de un vaso coronario importante. En estos casos, puede considerarse el traslado realizando RCP durante el mismo y el acceso inmediato a la sala de hemodinámica para intervención coronaria percutánea primaria (ICPP) con RCP en curso.

- Tóxicos. En general, el tratamiento es la descontaminación, aumentar la eliminación y la utilización de antídotos específicos.

12.6 Trauma

12.6.1 Valoración primaria[16]

El paciente politraumatizado es aquel que presenta más de una lesión traumática que implica un riesgo vital. Las causas de mortalidad son la hipoxia, hipovolemia e hipotermia. Nuestro objetivo es identificar las situaciones que amenazan la vida e iniciar su tratamiento, evitando estancias prolongadas en el escenario del accidente, ya que se considera una situación tiempo dependiente (Tabla 5).

Tabla 5

Secuencia de la valoración inicial de un paciente politraumatizado

A	Apertura vía aérea con control cervical
B	Ventilación
C	Circulación
D	Neurológico
E	Exposición

Fuente: tabla realizada por los autores

Este protocolo debe realizarse en un orden estricto de prioridad, de forma que cuando nos encontremos con algún problema le demos una solución.

- *En caso de hemorragia externa abundante se podría empezar con la secuencia CABC.*

12.6.1.1 Protocolo de actuación

Apertura de vía aérea con control cervical[16,17]

Esta maniobra se debe realizar evitando movimientos que puedan agravar su situación por lo que se pueden distinguir en:

- Técnicas manuales: elevación mandibular o triple maniobra modificada.

- Técnicas instrumentales: si el paciente está inconsciente, respira y no existen signos de obstrucción, insertaremos una cánula orofaríngea (cánula de Guedel) así como realizar una ventilación con balón resucitador válvula mascarilla (ambú®) para después proceder a la intubación orotraqueal (IOT), siempre con control de la columna cervical. Tras la intubación, es importante comprobar que el tubo está en posición correcta mediante capnometría o capnografía. Si la IOT fuera imposible, podrían valorarse las mascarillas laríngeas, sin embargo, se debe tener en cuenta que no protegen de una posible aspiración y no se consideran una vía aérea definitiva.

- Técnicas quirúrgicas (si fracasa todo lo anterior): punción cricotiroidea o cricotirotomía.

Una vez abierta la vía aérea se procederá a extraer, si es necesario, todo objeto que pueda producir una obstrucción de la vía aérea; si es sólido se extraerá con el dedo en forma de gancho o pinzas de Magill y si es líquido, con el aspirador de secreciones.

Se debe realizar control cervical bimanual de la cabeza para después colocar dispositivos como el collarín «tipo Philadelphia®» y el inmovilizador lateral de cabeza.

Ventilación

El oxígeno debe administrarse mediante mascarilla a alto flujo o con reservorio (FiO2 50-100 % y 15 l/min). Se debe comprobar cómo entra el oxígeno en los campos pulmonares realizando una inspección, palpación, percusión y auscultación (IPPA) y actuando de forma inmediata ante una lesión con riesgo inminente de muerte.

Circulación y control de hemorragias

La hemorragia y la hipovolemia son causas de muerte habitual en los pacientes traumatizados, por lo tanto, la hipotensión después de un traumatismo debe considerarse de origen hipovolémico hasta que se demuestre lo contrario. Los datos clínicos son:

- Estado de consciencia: al disminuir el volumen circulante, la perfusión cerebral se altera provocando una alteración en el nivel de conciencia.
- Coloración de piel y mucosas: cara pálida y con sudor frío.
- Relleno capilar (> 2 segundos): también puede estar alterado en caso de hipotermia.
- Pulsos: existe una relación de los pulsos con la tensión arterial sistólica (Tabla 6).

Tabla 6
Relación de pulsos con tensión arterial sistólica

Pulso carotídeo	T.A.S. > 60 mmHg
Pulso femoral	T.A.S. > 70 mmHg
Pulso radial	T.A.S. > 80 mmHg

Fuente: tabla realizada por los autores

Nuestro objetivo es controlar las hemorragias y prevenir el shock hemorrágico:

- Mediante compresión manual de la herida o con férulas neumáticas y elevación del miembro para después comprimir la arteria principal que irriga el miembro sin retirar los objetos penetrantes.
- Administración de agentes hemostáticos en la herida: HemCon®, Chitosan®, Celox®.
- Torniquete: útil en extremidades.
- En caso de fractura de pelvis: fajado pélvico.
- Administración de ácido tranexámico (< 3 h) antifibrinolítico que bloquea la formación de plasmina. Dosis de carga: 1 g durante 10 min, seguido de 1 g en una infusión continua de 8 h[18,19].

Valoración neurológica (miniexamen neurológico)

El nivel de conciencia se puede valorar a través de la escala de coma de Glasgow (si se tiene experiencia) o el AVDN (Alerta, a la Voz, al Dolor o No responde) sin olvidarnos de las pupilas (tamaño y reactividad a la luz)[17,19]. El compromiso del estado de conciencia del paciente puede deberse a la disminución de la oxigenación o la perfusión cerebral, o ser causa directa de un traumatismo cerebral. La hipoglucemia y la toma de sustancias depresoras pueden también alterar el estado de consciencia del paciente; sin embargo, cuando estas se descartan como causa, siempre debe considerarse que una alteración de la conciencia se debe a una lesión traumática hasta que no se demuestre lo contrario.

Exposición de todas las lesiones con control ambiental

Para facilitar la evaluación completa, el paciente debe ser desvestido totalmente, lo que requiere cortar la ropa. Después, es importante cubrirlo para evitar hipotermia.

12.6.2 Valoración secundaria

No se debe iniciar la revisión secundaria hasta que la evaluación primaria haya finalizado. Es el momento de realizar la escala de coma de Glasgow, si no fue ya realizada. Además, se deben obtener los estudios radiográficos básicos (lateral cervical y anteroposterior de tórax y pelvis), así como datos de laboratorio.

Historia

Se debe interrogar tanto al paciente como a sus familiares o testigos del accidente comprobando si existen antecedentes personales, si toma alguna medicación o si tiene alergias.

Examen físico

Se debe realizar de cabeza a pies (sin olvidarnos de la espalda) de forma exhaustiva (Tabla 7)[16,23].

Tabla 7
Resumen de la evaluación secundaria.

Segmento corporal	¿Qué evaluar?	¿Qué hacer?
Cabeza	Ver y palpar toda la cabeza: • Evaluar pupilas y pares craneanos. Glasgow. • Heridas, hundimientos y scalp. • Hematomas. • Otorrinorragia y pérdidas de LCR. • Quemadura de vía aérea. • Ojos de mapache y signo de Battle.	• Control vía aérea: maniobras elementales y avanzadas. • Control de hemorragias. • Inmovilizar la cabeza con control de movimientos laterales. • Sonda nasogástrica (orogástrica si posible fractura de base de cráneo).
Cuello	Ver, palpar y auscultar: • Ingurgitación yugular. • Pulso central carotídeo. • Centralización traqueal. • Enfisema subcutáneo. • Hematomas y edemas. • Contracturas musculares y dolor. • Quemaduras, heridas.	• Inmovilizar el neuroeje. • Control de hemorragias. • Solidarizar elementos empalados (solo sacar si obstruyen la vía aérea). • Rx cervical de perfil

	Ver, palpar, percutir, auscultar:	
Tórax	Ver, palpar, percutir, auscultar: • Heridas, contusiones. • Evaluar hemoneumotórax. • Evaluar dolor torácico. • Estabilidad de pared torácica-fracturas, quemaduras, etcétera. • Agrandamiento del área de matidez cardíaca o ruidos cardíacos apagados.	• Drenaje pleural o pericárdico. • Control de hemorragias. • Solidarizar elementos empalados (solo retirar si dificultan RCP). • Estabilizar pared torácica. • Taponaje parcial con gasa vaselinada. • Rx tórax anteroposterior.
Abdomen	Ver, palpar, percutir, auscultar: • Heridas penetradas y contusiones. • Lesiones por cinturón de seguridad. • Hemoperitoneo.	• Control de hemorragias • Solidarizar elementos empalados. • Sujeción antiséptica de evisceraciones con gasas humedecidas en S.F.
Pelvis Periné Recto	Ver, palpar. Sangrado rectal o uretral: • Elevación de próstata o hematomas deformantes en periné o expansivo. • Lesión de recto o vagina. • Estabilidad del anillo pelviano. • Asimetrías óseas y fracturas expuestas internas y externas. • Hemorragias externas. • Quemaduras. • Priapismo. • Evaluar dolor y sensibilidad.	• Control de hemorragias. • Tacto rectal: ver tono del esfínter, la próstata, etcétera. • Rx de pelvis anteroposterior. • Sonda vesical (contraindicado si uretrorragia).
Espalda	Ver, palpar, percutir, auscultar: • Buscar deformidades óseas, fracturas, edemas, quemaduras, heridas. • Evaluar hematomas, quemaduras, dolor y sensibilidad.	• Control de hemorragias. • Solidarizar elementos empalados. • Inmovilización previa al traslado.
Extremidades	• Evaluar posición y ejes. • Buscar deformidades, hematomas, edemas, quemaduras, fracturas y heridas. • Valorar pulsos y temperatura. • Sensibilidad y motricidad.	• Inmovilización con férulas. • Vendaje estéril de fracturas expuestas. • Analgesia.

Fuente: tabla realizada por los autores

12.6.3 Traumatismo cráneoencefálico (TCE)

Se define como aquella situación que, por la acción de un agente mecánico externo, produce una alteración de las estructuras craneales e intracraneales, provocando repercusión neurológica. Existen dos tipos de lesiones:

- Lesión cerebral primaria: producida por impacto directo.

- Lesión cerebral secundaria: debida a la hipoxia, isquemia, aumento de la presión intracraneal (PIC), infecciones y alteraciones metabólicas.

La escala de coma de Glasgow clasifica el TCE en: leve (GCS 14-15), moderado (GCS 9-13) y grave (GCS 3-8).

Es importante comprobar el tamaño de las pupilas así como su reacción a la luz y la posición de las extremidades (decorticación o descerebración).

Para el tratamiento específico del TCE se debe elevar la cabeza 30-40°, en posición neutra (si no hay alguna situación que lo contraindique), manteniendo una normotensión (TAS > 90 mmHg), normoxemia ($SatO_2$ > 90 %) y una normoglicemia. Para disminuir el consumo metabólico cerebral se debe tratar la hipertermia y las posibles convulsiones[16,21,24].

12.6.4 Traumatismo torácico

El tórax del paciente debe estar expuesto para poder realizar correctamente la inspección visual, palpación, percusión y auscultación (IPPA), con el fin de identificar las lesiones con causa inminente de muerte y realizar su tratamiento (Tablas 8 y 9).

Tabla 8

Secuencia IPPA. Valoración torácica

INSPECCIÓN	PALPACIÓN	PERCUSIÓN	AUSCULTACIÓN
Heridas, hematomas, abrasiones.	Crepitación. Enfisema subcutáneo (neumotórax a tensión).	Matidez (hemotórax, contusión pulmonar).	Hipoventilación (contusión pulmonar, hemo/neumotórax).
Tiraje, taquipnea.	Escalón (fracturas costales).	Timpanismo (neumotórax).	Ruidos cardiacos apagados (taponamiento cardiaco).
Ingurgitación yugular (taponamiento, hemo/neumotórax masivo).	Desviación choque de la punta (Neumo-Hemotórax masivo).		
Movimiento de ambos hemotórax (volet costal)			

Fuente: tabla realizada por los autores

Tabla 9

Lesiones torácicas con riesgo inminente de muerte y tratamiento.

LESIÓN CON RIESGO INMINENTE DE MUERTE	TRATAMIENTO
Neumotórax a tensión.	Toracocentesis. Drenaje torácico 4°-6° espacio intercostal línea media axilar/anterior*.
Hemotórax masivo.	Drenaje torácico 4°-6° espacio intercostal línea media axilar/anterior*.
Hemotórax abierto.	Oclusión parcial por tres lados con gasa plastificada o vaselinizada.
Taponamiento cardiaco.	Periocardiocentesis.
Volet costal.	Analgesia y sedación. Colocación del paciente sobre el lado afectado.

*Actualmente existen dos tendencias en el lugar de la inserción: línea media axilar y la anterior[22]

Fuente: tabla realizada por los autores

12.6.5 Traumatismo abdominal

Según el mecanismo lesional, existen traumatismos abdominales cerrados (por impacto directo, desaceleración o compresión entre dos estructuras rígidas) y traumatismos abdominales abiertos (requieren de exploración de la herida).

Independientemente del mecanismo lesional en caso de inestabilidad hemodinámica habrá que iniciar la resucitación con 1-2 litros de ringer-lactato valorando la respuesta al mismo además de transfusión de hemoderivados.

12.6.6 Shock traumático

La reposición de volumen debería regirse por los preceptos de la reanimación del control de daños: restricción hídrica, hipotensión permisiva y transfusión precoz de hemoderivados si son necesarios.

- Dos accesos venosos de grueso calibre o vía intraósea.

- Administración de fluidos intravenosos calientes para prevenir hipotermia (ringer-lactato o salino 0,9 %).

- Analítica: hemograma, bioquímica (glucemia), estudio completo de coagulación, gasometría venosa, tóxicos y pruebas cruzadas, en el caso de mujer en edad fértil también se hará la prueba de embarazo.

La hipotensión permisiva (presión arterial sistólica entre 80-90 mmHg) estaría indicada en los pacientes con traumatismo penetrante, tiempo de traslado corto y hasta la intervención quirúrgica.

12.6.7 Gran quemado

Se considera gran quemado a los pacientes con quemaduras de segundo grado con superficie corporal quemada superior al 20 %, quemaduras de tercer grado superior al 10 %, quemaduras eléctricas o que afecten al cuello, la cara o los genitales.

En la evaluación inicial debemos de proveer de oxígeno al 100 % y administración de fluidos (ringer-lactato) además de realizar una adecuada analgesia y sedación con opiáceos y benzodiacepinas.

Tras el enfriamiento de la quemadura, realizar control de la hipotermia y monitorización de constantes vitales (FC, FR, TA, pulsioximetría, diuresis, etc.) mientras se realiza traslado a unidad de quemados.

La fórmula que se aplica para calcular los fluidos es la de Parkland:

$$\text{3-4 ml x kg peso x \% superficie quemada}$$

En las primeras ocho horas se pasará la mitad de la cantidad resultante de fluidos y en las siguientes 16, el resto, siempre controlando la diuresis y las densidades de las orinas.

12.6.8 Inmovilización y movilización

Cuando la gravedad de las lesiones lo permita, deberemos inmovilizar antes de movilizar a ese paciente; tratándolo como si fuera un bloque compacto; respetando el eje cabeza-cuello-tronco. Los sistemas de inmovilización son:

- Inmovilización flexión cervical: collarín tipo Philadelphia.
- Inmovilización lateralización cervical: inmovilizador lateral de cabeza.
- Inmovilización dorso-lumbar: chaleco de extricación de Kendrick (Ferno-Ked®).

Figura 18
Inmovilización y extracción en accidente de tráfico

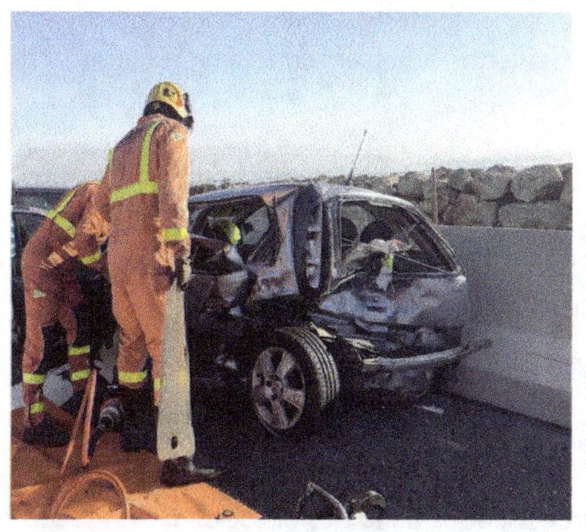
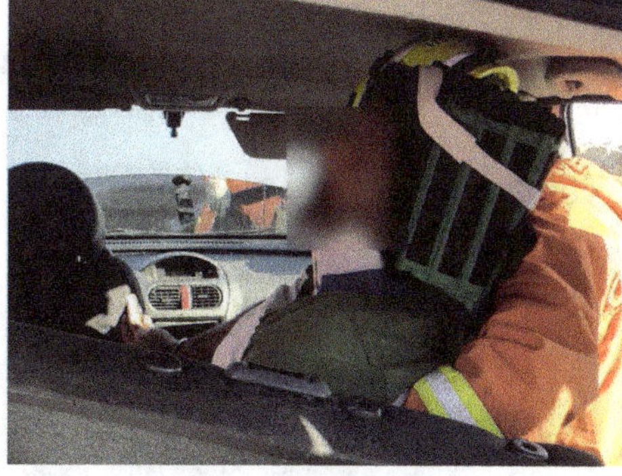

Fuente: figura realizada por los autores

- Inmovilización de extremidades: férulas de vacío, rígidas, de aire.

- Inmovilización para transferencia: tabla espinal o camilla de cuchara o pala.

- Inmovilización para traslado: colchón de vacío.

Inmovilización cervical selectiva en el paciente politraumatizado: actualmente, existen estudios (regla canadiense de columna cervical y PHTLS) donde no se recomienda la inmovilización de pacientes con trauma conscientes, en alerta, sin intoxicaciones, sin dolor ni sensibilidad en el cuello y sin alteraciones neurológicas ni motoras ni sensitivas[21,24].

12.7 Bibliografía

1. Dubin D. Electrocardiografía práctica. Mc.Geaw-Hill. Madrid. 1987.

2. Centro de Tesis, Documentos, Publicaciones y Recursos Educativos. Electrocardiograma. Disponible en: https://www.monografias.com/trabajos107/taller-ecg-emergentologia/taller-ecg-emergentologia.shtml [Consultado: 10 ene. 2020].

3. Marsha A, Boltz RN. Guía de enfermería para identificar los ritmos cardíacos. Nursing. 1994;12:25-27.

4. El electrocardiograma: la calibración. Disponible en: https://es.slideshare.net/elgrupo13/electrocardiograma [Consultado: 10 ene. 2020].

5. Carmona Simarro JV. (Edición 2019). Urgencias, Emergencias y Catástrofes. Paciente Crítico. Psylicom Distribuciones Editoriales. Madrid.

6. Lenny Zumaeta Luna. Arritmias auriculares. Disponible en: https://www.pinterest.es/pin/819936675879524776/ [Consultado: 10 ene. 2020].

7. Manual MSD para profesionales. Disponible en: https://www.msdmanuals.com/es/professional/trastornos-cardiovasculares/arritmias-y-trastornos-de-la-conducci%C3%B3n-card%C3%ADaca/bloqueo-auriculoventricular [visita el 10 de enero de 2020].

8. Sociedad Interamericana de Cardiología. SIAC. Disponible en: http://www.siacardio.com/tag/sindrome-coronario-agudo/page/2/ [Consultado: 10 ene. 2020].

9. Carmona Simarro JV. (Edición 2019). KATE. Cuidados de Enfermería en el Paciente Crítico. Psylicom Distribuciones Editoriales. Madrid.

10. Medline Plus. Disponible en: https://medlineplus.gov/spanish/ency/article/007639.htm [Consultado: 1 feb. 2020].

11. Agencia Española de medicamentos y Productos Sanitarios. Disponible en: https://cima.aemps.es/cima/dochtml/p/00169006/P_00169006.html [visita el 15 de febrero de 2020].

12. Organización Mundial de la Salud (OMS). Las 10 principales causas de defunción [Internet]. OMS; 2017 [Consultado: 30 mayo 2017]. Disponible en: http://www.who.int/mediacentre/factsheets/fs310/es/

13. American Heart Association (AHA). Aspectos destacados de la actualización de las Guías de la AHA para RCP y ACE de 2015 [Internet]. Texas: AHA; 2015 [Consultado: 30 mayo 2019].

Disponible en: https://eccguidelines.heart.org/wp-content/uploads/2015/10/2015-AHA-Guidelines-Highlights-Spanish.pdf

14. Consejo Español de Resucitación Cardiopulmonar (CERCP). Guías RCP 2015 [Internet]. Madrid: CERCP; 2015 [citado 30 may 2019]. Disponible en: http://www.cercp.org/guias-y-documentos/guias/guias-2015

15. Díaz-Santos Dueñas A. Manual de primeros auxilios para Enfermería. Serie Cuidados Avanzados. Madrid: Difusión Avances de Enfermería (DAE); 2013.

16. Rossaint et al. The European guideline on management of major bleeding and coagulopathy following trauma: fourth edition Critical Care (2016) 20:100.

17. Dehaeck R y Brindle ME. Safety and efficacy of tranexamic acid in bleeding paediatric trauma patients: a systematic review protocol. Denisa Urban,. BMJ Open. 2016; 6(9):e012947.

18. Vaillancourt C, Stiell IG, Beaudoin T, Maloney J, Anton AR, Bradford P et al. The out-of-hospital validation of the Canadian C-spine rule by paramedics. Ann Emerg Med 2009; 54 (5): 663-671.

19. Canabal Berlanga A, Perales Rodríguez N. Manual de Soporte Vital Avanzado en Trauma. 2ª edición. Barcelona: Elsevier Masson;2007.

20. Inaba K, Branco BC, Eckstein M, Shatz DV, Martin MJ, Green DJ, Noguchi TT, Demetriades D. Optimal positioning for emergent needle thoracostomy: a cadaver-based study. J Trauma. 2011 Nov;71(5):1099-103; discussion 1103.

21. Nicolás José M, Ruiz Javier et al. Enfermo Crítico y Emergencias. Barcelona: Elsevier 2011.

22. NICE. Head injury: assessment and early management [Internet]. London: NICE; 2014 [Consultado: 30 mayo 2017]. Disponible en: https://www.nice.org.uk/guidance/cg176

23. Carney N, Totten AM, O'Reilly C, Ullman JS, Hawryluk GW, Bell MJ, et al. Guidelines for the Management of Severe Traumatic Brain Injury [Internet]. 4th ed. Brain Trauma Fundación; 2016 [Consultado: 30 mayo 2017]. Disponible en: https://braintrauma.org/uploads/03/12/Guidelines_for_Management_of_Severe_TBI_4th_Edition.pdf

24. Colegio Americano de Cirujanos. Trauma craneoencefálico. En: Colegio Americano de Cirujanos. Soporte Vital Avanzado en Trauma. ATLS. 9ª ed. Chicago; 2012. p. 148-73.

12.8 Recursos WEB

A. https://commons.wikimedia.org/w/index.php?curid=9426668

B. https://cima.aemps.es/cima/dochtml/ft/00169005/FT_00169005.html

12.9 Agradecimientos

A los Dres. Eloy Domínguez Mafé y Patricia Palau Sampio por su colaboracion con las imagenes de los electrocardiogramas.

CAPÍTULO 13

ENFERMERÍA GERIÁTRICA Y GERONTOLÓGICA

Vídeo de presentación: Capítulo 13

https://amazingbooks.es/manual-enfermeria-video-13/

CAPÍTULO 13

ENFERMERÍA GERIÁTRICA Y GERONTOLÓGICA

Autores: Julio Fernández Garrido, Soledad Giménez Campos, Begoña Rochina Rodríguez, Daniel Segarra Giménez

13.1 Introducción

El incremento de la esperanza de vida y la reducción del índice de natalidad en las últimas décadas han provocado altas tasas de envejecimiento poblacional en las sociedades occidentales. Esto supone, sin ninguna duda, una clara muestra del éxito en el avance de las ciencias biomédicas y sociales, pero a la vez, constituye un enorme reto para el sistema sanitario, pues la necesidad de atender los problemas de salud de las personas con edad avanzada –en las que se combinan múltiples patologías, cronicidad, dependencia y problemas sociales relacionados– hace que se requiera una importante preparación para saber elegir tanto los recursos más indicados como las técnicas más adecuadas para cada caso.

La enfermería geriátrica y gerontológica está llamada, sin duda, a ser uno de los referentes con mayor trascendencia del trabajo enfermero. Las siguientes páginas tratan de condensar de manera precisa y concreta aquellas técnicas más frecuentes y útiles para garantizar no solo la atención de las necesidades básicas de las personas mayores con problemas de salud, sino también el imprescindible confort y calidad de vida.

13.2 Aspectos clave

El contenido de este capítulo se ha organizado en cuatro apartados generales: necesidad de alimentación, necesidad de eliminación, atención a las úlceras por presión y prevención y atención a las caídas accidentales. El texto se presenta con una clara tendencia a la concreción, sin embargo y con la finalidad de ayudar al lector a focalizar su atención, cabe destacar que el capítulo aporta información adicional muy útil sobre los conceptos generales relacionados con la población más mayor, así como también respecto del proceso de valoración geriátrica, dos aspectos fundamentales para plantear una buena intervención. Para la adecuada realización de las técnicas, puede ser de gran interés atender las observaciones que se han detallado en los apartados de cuidados de enfermería, con especial relevancia en lo referido al manejo de la medicación a través de las sondas gástricas y nasogástricas (cuándo triturar los fármacos, cuándo diluir, cuándo mezclar o no con alimentos...), o a cómo seguir las recomendaciones sobre los ejercicios y estrategias para conseguir continencia, muy útiles también para organizar actividades educativas con los pacientes. Finalmente, tanto en la parte dedicada a las úlceras por presión como en la relacionada con las caídas, se han reflejado actividades orientadas a la prevención y atención a las personas que hayan sufrido un evento de este tipo. Las úlceras por presión y caídas suponen una importante limitación para la calidad de vida de las personas que las padecen, por lo que la aplicación de estas medidas puede ser de gran utilidad.

13.3 Importancia de la Enfermería Geriátrica en el contexto actual. Conceptos generales

El término envejecimiento hace referencia al proceso constituido por la sucesión de modificaciones morfológicas, fisiológicas y psicológicas de carácter irreversible que se inician mucho antes de que sus manifestaciones den al individuo el aspecto de anciano[1]. Estos cambios parten de alteraciones moleculares que transforman las células, los tejidos y, finalmente, los sistemas orgánicos. El proceso de envejecer se caracteriza por ser universal, constante, irreversible, irregular, asincrónico e individual, reflejando sus consecuencias en todas las dimensiones de la persona[2].

Además de los cambios asociados al envejecimiento, la aparición de enfermedades agudas o crónicas tiene repercusiones de gran relevancia en el estado de salud de las personas mayores debido a su menor reserva fisiológica. En consecuencia, la contribución de los profesionales de enfermería es oportuna y clave en la mejora de la calidad de vida de las personas mayores. Las competencias enfermeras incluyen la identificación de problemas, la planificación y ejecución de los cuidados para atender y garantizar la satisfacción de las necesidades de salud y sociales que puedan presentarse a lo largo del proceso del envejecimiento[3].

Otro de los aspectos fundamentales para la enfermera o enfermero en geriatría es conocer los distintos perfiles de personas ancianas. A través de prototipos conceptuales es posible distinguir tres perfiles diferenciados que son muy útiles en la práctica clínica. Así pues, entre las personas de edad avanzada se diferencia:

- Anciano *sano:* se caracteriza por la ausencia de enfermedad objetivable y por conservar su capacidad funcional, son independientes para las actividades básicas e instrumentales de la vida diaria y no presentan problemática mental o social derivada de su estado de salud.

- Anciano *enfermo*: se caracteriza por presentar una enfermedad aguda o crónica no invalidante, por lo que no cumple los criterios para ser considerados como paciente geriátrico.

- Paciente *geriátrico:* se caracteriza por presentar varias enfermedades de forma simultánea (pluripatología) que suelen evolucionar hacia la discapacidad o dependencia y a las que suelen asociarse problemas psicológicos y sociales[2].

- Anciano *frágil:* aquel que tiene una disminución de la reserva fisiológica y, por tanto, mayor vulnerabilidad ante estresores externos. Como consecuencia, presenta un mayor riesgo de pérdida de función, discapacidad o dependencia, y una alta probabilidad de presentar episodios adversos de salud (caídas, hospitalización, institucionalización, muerte). Constituye una continuidad entre el estado fisiológico y funcional con el patológico, desde la funcionalidad (robustez) a la fragilidad y, posteriormente, a la discapacidad y dependencia. A diferencia de otras alteraciones, no existe un límite preciso biológico, físico-funcional o clínico entre ambos estados, lo que dificulta su categorización y diagnóstico[4,5].

13.4 A-B-C de los cuidados a las personas mayores: la valoración geriátrica integral

La valoración geriátrica integral (VGI) es un proceso estructurado y dinámico que permite valorar las esferas clínica, funcional, mental y social en las personas mayores. De esta forma, es posible detectar y cuantificar los problemas no diagnosticados o identificados a través de una valoración clínica tradicional basada únicamente en la anamnesis y en la exploración física[2,6].

La VGI es una herramienta de valoración clínica imprescindible que se ha relacionado con una mayor autonomía y calidad de vida de los pacientes, menores tasas de mortalidad y de consumo de recursos asistenciales como estancias hospitalarias, reingresos e institucionalizaciones[7]. Los principales objetivos de la VGI son:

- Conocer la situación de la salud basal del paciente y la repercusión de las patologías en todas las esferas de la persona.

- Mejorar la precisión diagnóstica e identificar problemas reversibles no diagnosticados previamente.

- Realizar el diseño de planes de cuidados y tratamiento, así como su seguimiento en base a una perspectiva cuádruple (clínico, funcional, mental y social).

- Optimizar el uso de recursos sociosanitarios asegurando el mejor entorno asistencial para los pacientes en función de sus necesidades.

De forma general, aunque la VGI es una herramienta idónea de valoración para cualquier persona anciana, se recomienda especialmente que se realice a todo paciente con una edad superior a 75 años, con pluripatología relevante, con problemas psicosociales, con presencia de síndromes geriátricos, que ha precisado atención sanitaria con frecuencia y que ha tenido un cambio reciente en sus condiciones de vida (cambio de residencia, etcétera).

El proceso de valoración debe realizarse de forma multidisciplinar e incluir información relacionada con las necesidades clínicas, funcionales, psicocognitivas y sociales.

13.4.1 Esfera clínica

La valoración de la esfera clínica se realizará mediante la anamnesis, la exploración clínica y las pruebas diagnósticas complementarias.

La anamnesis debe recoger información relacionada con los antecedentes personales de enfermedad, problemas de salud actuales, con especial atención a las enfermedades crónicas, presencia de síndromes geriátricos (inmovilidad, caídas, malnutrición, deterioro cognitivo, depresión, disminución auditiva o de agudeza visual, estreñimiento, incontinencia...), historia farmacológica completa (tratamientos prescritos desde el último año, medicación fuera de prescripción, productos de parafarmacia, complementos vitamínicos...), polifarmacia y reacciones yatrogénicas previas.

En la exploración física debe valorarse el estado general del paciente (aspecto, cuidado, aseo, colaboración) y realizarse una exploración por sistemas orgánicos similar a la del paciente adulto. Además de lo anterior, en las personas ancianas es fundamental valorar el estado nutricional y, por consiguiente, identificar problemas de fragilidad y sarcopenia.

13.4.2 Esfera funcional

La valoración de la esfera funcional refleja la capacidad de la persona anciana para realizar actividades de forma independiente. Estas actividades se pueden categorizar en actividades básicas (autocuidados), instrumentales (interacción con el entorno) y avanzadas (actividades sociales, laborales o físicas de mayor exigencia). Asimismo, también se puede incluir en esta esfera la valoración del riesgo de caídas.

13.4.3 Esfera mental

La valoración del estado cognitivo, conductual y anímico es fundamental, pues existe una alta prevalencia de problemas de salud mental en las personas mayores. Además, también es importante valorar el bienestar general y conocer las preferencias de atención.

13.4.4 Esfera social

En la esfera social se debe incluir la valoración del entorno familiar, el estado de la vivienda y la accesibilidad, las relaciones y los contactos sociales, los apoyos de la red social y la situación económica[2,3,6,8,9].

Como se ha comentado previamente, uno de los aspectos cruciales en la atención a las personas mayores es la identificación y la planificación de los cuidados orientados a los síndromes geriátricos (SG).

Los SG son un conjunto de cuadros clínicos de notable prevalencia, originados por la conjunción de diferentes enfermedades y que son frecuente origen de problemas clínicos, incapacidad funcional y social con gran repercusión en la vida de las personas que los padecen. Se pueden describir numerosos SG, pero los más importantes (los llamados cuatro gigantes de la geriatría) son la inmovilidad, la inestabilidad-caídas, la incontinencia y el deterioro cognitivo[2].

A lo largo de las siguientes páginas describiremos algunos de los procedimientos enfermeros que se realizan con más frecuencia con el fin de garantizar el mantenimiento de sus necesidades de alimentación (sondaje nasogástrico [SNG] y sonda PEG), de eliminación (incontinencias urinaria y fecal, sondaje urinario o extracción de fecalomas), garantizar la integridad de la piel (abordaje de las úlceras por presión) y la prevención y atención a las caídas.

La malnutrición geriátrica, descrita como un desequilibrio entre la ingesta y los requerimientos energéticos determina una alteración del metabolismo, comprometiendo su función, y comporta la pérdida de masa corpora[2,10,11]. A pesar de su alta prevalencia, es un problema frecuentemente infradiagnosticado. Seguir un protocolo de valoración puede ser muy eficaz para su detección precoz, determinar situaciones de riesgo, identificar las causas de los posibles déficits nutricionales, diseñar el plan de actuación y evaluar la efectividad de los cuidados realizados.

La Tabla 1 recoge el esquema de valoración para el cribado y la valoración exhaustiva en caso de haber detectado riesgo:

Tabla 1

Esquema de valoración para el cribado y la valoración nutricional

CRIBADO DE MALNUTRICIÓN	VALORACIÓN NUTRICIONAL EXHAUSTIVA**
Índice de masa corporal (IMC). Pérdida involuntaria de peso. Cambios en la ingesta. Mini Nutritional Assessment (MNA)*.	• Historia clínico-nutricional • Historia dietética • Valoración antropométrica • Valoración bioquímica y datos de laboratorio
Sarcopenia: pérdida de masa muscular, de la fuerza o bajo rendimiento físico.	• Análisis de la composición corporal • Valoración funcional

*existe una versión reducida (MNA-Short Form; MNA-SF).

**en caso de detectar riesgo de malnutrición o malnutrición.

Fuente: tabla realizada por los autores

La escala Mini Nutritional Assessment (MNA) es el método de valoración nutricional más aceptado y utilizado a nivel mundial[12], dado que no precisa datos de laboratorio y puede detectar la malnutrición antes de que aparezcan alteraciones bioquímicas y antropométricas. Los pacientes son diagnosticados de malnutrición con valores de MNA $\leq$ 17 puntos, en riesgo de malnutrición con puntuaciones entre 17,5 y 23,5, y bien nutridos con valores de MNA $\geq$ 24 puntos.

Otro de los factores de riesgo de malnutrición que debe ser valorado es la presencia de disfagia. Para ello se puede utilizar la escala Eating Assessment Tool-10 como cribado[13] y el método de exploración clínica volumen-viscosidad (MECVV) para su diagnóstico y valoración de la indicación de espesantes[12,14].

13.5.1 Sondaje nasogástrico (SNG)

El sondaje nasogástrico[A] es una técnica invasiva que consiste en la introducción por vía nasal de una sonda flexible hasta el estómago con fines terapéuticos, preventivos o diagnósticos (Tabla 2)[15].

Indicaciones y contraindicaciones

Tabla 2
Indicaciones y contraindicaciones del SNG

INDICACIONES		CONTRAINDICACIONES
DIAGNÓSTICAS	TERAPÉUTICAS	
Análisis de pH.	Administración de nutrición enteral o medicamentos: pacientes que mantienen conservado su peristaltismo intestinal pero que presentan problemas de deglución.	Fractura de cráneo.
Análisis de tóxicos.	Descompresión de la cavidad abdominal.	Vómitos continuos.
Detección de hemorragias.	Aspiración del contenido gástrico: como profilaxis de broncoaspiración en pacientes con bajo nivel de consciencia o para analizar su contenido.	Sospecha o evidencia de perforación esofágica.
Obtención de cultivos.	Lavado gástrico: Como tratamiento de intoxicaciones y hemorragias digestivas altas[16].	Coagulopatía severa no controlada.
	Alivio de síntomas de la obstrucción intestinal.	Varices esofágicas.
	Alimentación temporal.	

Fuente: tabla realizada por los autores

Material necesario

- Sonda nasogástrica (habitualmente de calibre 8 a 14 Fr).
- Lubricante hidrosoluble.
- Guantes no estériles.
- Esparadrapo hipoalergénico.
- Jeringa urológica de 50/60 ml.
- Batea.
- Toalla o empapador.
- Fonendoscopio.
- Tapón o bolsa colectora.
- Gasas no estériles.

Procedimiento de inserción

1. Informar al paciente de la técnica que se le va a realizar, así como responder las dudas que puedan surgirle.

2. Solicitar su colaboración.

3. Tener dispuesto el material.

4. Realizarse un lavado de manos higiénico.

5. Posicionar al paciente en Fowler. A lo largo del proceso de inserción de la sonda, se le pedirá que, si es posible, haga determinadas inclinaciones de la cabeza en sentido anterior o posterior, con el objetivo de facilitar el avance del catéter.

6. Cubrir el tórax con la toalla o empapador y facilitarle la batea al paciente (por si aparecieran vómitos).

7. Ponerse los guantes.

8. Retirar las prótesis dentales (si precisa).

9. Comprobar la permeabilidad de los orificios nasales solicitando al paciente que respire mientras taponamos los orificios alternativamente. Se escogerá el orificio por el que el paciente respire mejor.

10. Calcular la longitud a introducir: para ello, utilizando la propia sonda, debemos medir la distancia que hay desde la punta de la nariz al lóbulo de la oreja y hasta el apéndice xifoides, recreando así el recorrido que hará la sonda. Una vez se tiene la distancia, se marca en la sonda para no perder la referencia.

11. Lubricar el extremo distal de la sonda con una gasa.

12. Introducir la sonda con una gasa por el orificio escogido, mientras se van realizando movimientos de giro de la sonda suavemente y dirigiéndola hacia abajo (avanzando). Para esta maniobra podemos solicitar al paciente que incline la cabeza hacia atrás.

13. Una vez pasada la primera resistencia (los cornetes), indica que la sonda se encuentra en la nasofaringe. Esta ubicación puede provocar náuseas al paciente. Se le solicitará que se tranquilice, que respire lentamente por la boca, que incline la cabeza hacia delante y que trague saliva.

14. Mientras el paciente traga saliva se introducirá la sonda con movimientos rotatorios hasta llegar a la marca realizada anteriormente.

15. Si el paciente presenta tos intensa, cianosis o disnea (indica que la sonda se encuentra en las vías respiratorias), se procederá a la retirada completa de la misma para volver a intentarlo minutos más tarde. Es importante la inclinación de la cabeza hacia adelante para evitar el desvío del catéter hacia la vía respiratoria.

16. Como comprobación de su correcto emplazamiento se puede:

    a. Aspirar con la jeringa en busca de jugo gástrico para, posteriormente, analizarlo mediante una tira reactiva (pH 1,5-3,5).

    b. En caso de duda, se realizará un control radiológico.

    c. Jamás debe introducirse ningún líquido por la sonda hasta comprobar su correcta ubicación.

17. Cuando la sonda esté correctamente ubicada, se procederá a su fijación con esparadrapo. Para ello, se cortarán unos 8 cm de esparadrapo y lo dividiremos longitudinalmente hasta la mitad (en forma de Y, dejando 4 cm entero arriba y dos tiras abajo). El extremo superior se fijará en la nariz y las dos tiras irán envolviendo el tubo girando cada una en dirección opuesta a la otra.

18. Taponar o conectar la sonda a la bolsa colectora. La SNG jamás debe permanecer desconectada.

19. Anotar el procedimiento en los registros de enfermería indicando: tipo de sonda, calibre, centímetros insertados, hora y fecha y firma de la enfermera.

Cuidados de enfermería

Habitualmente, los portadores de un SNG lo mantienen durante amplios periodos de tiempo, por lo que se requiere de unos cuidados y mantenimiento para evitar posibles complicaciones. Los principales cuidados son:

- Realizar una estricta higiene bucal tres veces al día, utilizando cepillo de dientes y pasta dentífrica. Si el estado de consciencia del paciente no lo permite, se deben realizar lavados con torunda empapada con clorhexidina al 0,12 % o colutorio, vigilando que no se ingiera líquido ni pase a la vía aérea. Mantener los labios hidratados.

- Vigilar el estado de los orificios nasales limpiándolos diariamente con un bastoncillo y agua tibia.

- Cambiar la sujeción de la sonda cada 24 h o cada vez que sea necesario. Aprovechar la ocasión para moverla y prevenir lesiones de mucosa.

- Revisar su correcta ubicación (fijándose en que no se haya movido, introduciéndose o saliéndose más sonda de la marcada inicialmente) cada 24 h.

- En el caso de observar ulceraciones o epistaxis, se debe cambiar la ubicación de la sonda.

- Mantener limpia la sonda limpiándola por fuera con agua tibia y jabón e inyectando 30-50 ml de agua con una jeringa después de cada toma, si la nutrición es discontinua, o cada 6-8 h, si la nutrición es continua.

- La aparición de náuseas, distensión abdominal o vómitos, aunque podría deberse a otras muchas causas, podría indicar mal funcionamiento de la sonda. En cualquier caso, es recomendable descartar primero su mal funcionamiento introduciendo 20 ml de suero fisiológico y, posteriormente, aspirar la misma cantidad. No poder extraer esos 20 ml de suero fisiológico podría indicar una obstrucción y se deberá reemplazar.

- Los cambios rutinarios y programados de SNG se realizarán de acuerdo con las indicaciones del fabricante. Generalmente:

  - PVC: 4 semanas.

  - Poliuretano: 2-3 meses.

  - Silicona: 3-6 meses.

Posibles complicaciones

- Erosión de la mucosa, pudiendo provocar epistaxis.

- Erosión o perforación esofágica.

- Erosión o ulceración gástrica.

- Disconfort nasofaríngeo.

- Broncoaspiración.

- Obstrucción de la sonda.

- Úlcera por presión en las fosas nasales.

- Náuseas.

- Extracción involuntaria de la sonda.

- Retención de secreciones bronquiales.

13.5.2 Sonda de gastrostomía (PEG)

La sonda de gastrostomía endoscópica percutánea (PEG) es un tubo plástico que se introduce en el estómago mediante técnica endoscópica a través de la pared abdominal[17].

La técnica se realiza bajo una sedación suave al introducir el endoscopio por la boca hasta el estómago. Una vez en el estómago, se localiza la pared anterior del abdomen y se realiza una incisión de 1 cm por la que se introduce una aguja hueca. A través de esta, se pasará un alambre que se sujeta con el endoscopio para extraer ambos hacia la boca, mientras se sujeta la porción abdominal del alambre. Cuando el alambre asome por la boca, se procede a sujetarlo a la sonda PEG y se estirará suavemente de la porción abdominal del alambre para introducir poco a poco la sonda desde la boca hasta el estómago, hasta que la punta de la sonda atraviese la incisión abdominal. Una vez aparezca la sonda por la incisión, se estirará suavemente comprobando el buen funcionamiento del tope interior, el cual evitará que se salga al exterior. Finalmente, se retirará el alambre y se sujetará la sonda con un tope exterior.

La segunda forma consiste en una inserción por empuje. Comienza con la introducción del tubo de endoscopia por la boca y, una vez localizada la pared anterior del abdomen, se realiza una pequeña incisión por la que se introduce un fiador. A través del fiador se inserta mediante empuje la sonda PEG directamente a la cavidad estomacal. Una vez colocada la sonda correctamente, se procederá a hinchar el balón neumático que hará de tope interno, se añadirá también un tope externo y se retirarán el fiador y el endoscopio.

Indicaciones y contraindicaciones

La principal indicación de la sonda PEG es la nutrición en pacientes con sistema digestivo funcionante pero con incapacidad de tomar el alimento. Las causas de esta incapacidad pueden deberse a afectaciones temporales o permanentes como enfermedades neurológicas con larga esperanza de vida, demencias o trastornos de la deglución.

Las contraindicaciones generales para la sonda PEG son gastrectomía, tumores gástricos o abdominales, ascitis, corta esperanza de vida y estenosis pilórica o duodenal.

Cuidados de enfermería

Dado que la sonda se coloca en quirófano[B] y suele permanecer largo tiempo (incluso de manera definitiva), los cuidados de enfermería se centran fundamentalmente en garantizar su mantenimiento. Para ello, se recomienda:

- Cambiar el apósito diariamente.

- Lavar con agua y jabón neutro la piel del estoma, secándolo después perfectamente. Comprobar el buen estado del mismo, así como la ausencia de irritación, infección, inflamación o aparición de líquido gástrico alrededor de la sonda.

- Lavar la sonda con agua, jabón y antiséptico realizando movimientos circulares desde el interior al exterior.

- Girar la sonda en sentido horario y antihorario de forma diaria para evitar adherencias y ulceraciones del estoma.

- Infundir 50 ml de agua tras cada uso para prevenir obstrucciones.

- Si la sonda porta balón hinchable, comprobar su presión semanalmente.

- Si se nota resistencia al uso, puede indicar una obstrucción, para intentar desobstruirla se debe introducir agua tibia.

- Tapar la sonda después de su uso.

Procedimiento para el cambio

Las sondas PEG están diseñadas para tener una larga duración. Dependiendo del material de la sonda, se puede sustituir cada 3 o 6 meses[18]. Para cambiar la sonda necesitamos el siguiente material:

- Suero fisiológico y antiséptico.

- Lubricante.

- Guantes estériles.

- Jeringa de 10 ml.

- Gasas estériles.

- Apósitos.

- Sonda PEG nueva teniendo en cuenta que tengan el mismo diámetro (Fr).

  Para cambiar la sonda se deberá:

1. Comprobar que el paciente esté en ayunas, como mínimo 4-6 horas antes de la técnica.

2. Lavarse las manos y ponerse guantes.

3. Desinflar el balón de la sonda.

4. Lubricar el estoma.

5. Extraer la sonda.

6. Limpiar y desinfectar el estoma.

7. Lubricar la sonda nueva (de forma estéril).

8. Introducir la nueva sonda unos 8 cm.

9. Inflar el balón con agua destilada o aire (según indique el fabricante).

10. Estirar suavemente la sonda hasta notar tope.

11. Fijar la sonda.

12. Cubrir con apósito.

Complicaciones

Las principales complicaciones de la sonda PEG se resumen en la Tabla 3[21]:

Tabla 3
Principales complicaciones de la sonda PEG

COMPLICACIÓN	CAUSA	ACCIÓN
Obstrucción de la sonda.	Productos o alimentos secos adheridos a la sonda.	• Introducir 50 ml de agua tibia. • Sustituir sonda.
Salida de la sonda.	Estirón voluntario-involuntario.	• Colocar nueva PEG.
Irritación o infección del estoma.	Exceso de presión sobre el estoma. Falta de higiene. Fuga de jugo gástrico alrededor de la sonda PEG.	• Ajustar la distancia entre la piel y el soporte de la sonda. • Limpiar de forma diaria el estoma y la sonda. • Avisar al médico responsable.
Pérdida de contenido gástrico por el estoma.	Desplazamiento de la sonda al interior del estómago. Ensanchamiento del estoma.	• Reposicionar la sonda. • Colocar una sonda de mayor calibre.
Intolerancia a la dieta.	Inmovilidad del paciente. Excesiva velocidad de administración. Composición inadecuada de la dieta.	Observar qué síntomas presenta: náuseas, vómitos, diarreas y avisar al médico responsable para una modificación.

Fuente: tabla elaborada por los autores, basada en Lozano Cobo J *et al.* 2011

13.5.3 Administración de sustancias a través de las sondas gástricas

Formas de administración

Según el tiempo

- Intermitente: periódica o en bolos, esta forma es la más similar a la alimentación habitual. El periodo de administración va de los 30 minutos a las 3 h. Con este método se administran pequeñas cantidades varias veces al día.

- A débito continuo: dentro de este tipo de administración se puede diferenciar:

  - Cíclica: se lleva a cabo con una bomba de infusión o mediante gravedad y consiste en la administración ininterrumpida durante 8-18 h al día.

  - Continua: consiste en la administración durante 24 h al día.

Según el método

- Jeringa: es la vía principal para la administración de medicamentos, no se debe usar una presión excesiva.

- Gravedad: consiste en situar la sustancia a administrar en una posición más elevada que la del paciente, de esa forma se irá introduciendo poco a poco por efecto de la gravedad. Antes de utilizar esta técnica se debe comprobar que no existen resistencias ni obstrucciones.

- Bomba de infusión: es una técnica mecánica en el cual la nutrición se introduce mediante una bomba de infusión electrónica. En esta se puede programar tanto el volumen a administrar como el tiempo.

- Administración de nutrición

- Situar al paciente sentado o incorporado como mínimo 45°.

- Comprobar el correcto estado de la sonda.

- La alimentación debe estar a temperatura ambiente.

- Si el paciente presenta náuseas al administrársele alguna sustancia, se debe medir el residuo gástrico, si supera los 200 ml, se suspenderá hasta que se haya producido un vaciamiento gástrico.

- Después de cada uso se procederá a lavar la sonda con al menos 50 ml de agua después de la alimentación y al menos 30 ml después de la medicación[20,21].

- Se debe evitar introducir alimentos naturales como zumos o leche, ya que obstruyen la sonda con mucha facilidad[22,23].

- Se puede administrar alimentos y comida casera triturada, pero deberán extremarse los cuidados para evitar la obstrucción de la sonda.

- Tras la administración de alimentos, el paciente permanecerá en posición semiincorporada al menos 30 minutos.

Administración de medicación

Para la administración de fármacos por la sonda se debe tener en cuenta una serie de recomendaciones[22,23].

- No deben juntarse con la nutrición enteral o comida triturada casera.

- Detener la alimentación 15 minutos antes de administrar el fármaco (en administración continua) o 1 hora antes y 2 después en el caso de administración en bolo.

- Lavar la sonda con 30 ml de agua antes y después de la administración.

- Si hay que administrar varios fármacos se debe:

  - Separar en jeringas distintas.

  - Limpiar la sonda con 5-10 ml de agua entre fármacos.

  - Administrar primero las formas más líquidas.

- Tienen preferencia a la hora de ser prescritas y administradas las formas farmacéuticas líquidas orales como los jarabes, por lo que siempre que sea posible debe utilizarse este preparado.

- Hay que tener en cuenta que no deben triturarse los fármacos con:

  - Cubierta entérica.

  - Liberación retardada.

  - Comprimidos efervescentes.

  - Grageas y cápsulas gelatinosas.

  - Fármacos carcinogénicos o teratogénicos.

- Los fármacos que producen irritación gástrica (como los antiinflamatorios no esteroides [AINES]) deben diluirse en 60-90 ml.

Para administrar los fármacos cuyo preparado farmacéutico sea en formato de comprimido existen dos formas de preparación:

- Triturar y disolver: para ello se tritura el fármaco en un mortero hasta que esté completamente pulverizado, se añaden 30 ml de agua, se mezcla y se administra.

- Desleír y disolver: sin triturar, se introduce (retirando el émbolo) dentro de la jeringa, se añaden 30 ml de agua, se agita y, cuando esté disuelto, se administra por la sonda.

13.6 Necesidad de eliminación: incontinencia urinaria y fecal

13.6.1 Incontinencia urinaria

Se entiende como incontinencia urinaria aquella pérdida de orina involuntaria que provoca alguna incomodidad o molestia. Es de gran prevalencia y supone una gran afectación en la calidad de vida de los ancianos[24].

La incontinencia urinaria se puede clasificar en función del tiempo de evolución, la etiología y la severidad (Tabla 4).

Tabla 4

Clasificación de la incontinencia urinaria

Clasificación de la incontinencia urinaria	
Según el tiempo de evolución	Transitoria o aguda (< 4 semanas) Establecida o crónica (> 4 semanas)
Según la etiología	Urgencia Por rebosamiento Funcional De esfuerzo Mixta
Según la severidad	Leve Moderada Severa

Fuente: tabla realizada por los autores, basada en la tabla de Pearson Prentice Hall 2017

Valoración

Anamnesis

Valoración de la calidad de vida y de la esfera funcional. Valorar los antecedentes generales de interés, considerando los hábitos higiénico-dietéticos, los antecedentes patológicos de interés, los antecedentes obstétricos (multiparidad) y el consumo de fármacos, las cirugías pelvianas y otros posibles tratamientos.

Diario miccional

Resulta de gran ayuda para descubrir las posibles causas analizar la duración del problema (transitoria *vs.* establecida) y los esquemas de micción (urgente, rebosamiento…). Para ello, puede ser útil registrar durante al menos 48 h (el propio paciente o la persona cuidadora) el horario de la micción, el volumen, las características y las circunstancias acompañantes (tras la ingesta, al levantarse, caminar, tomar fármacos, etc.). El volumen puede registrarse en ml o aproximadamente (por ejemplo, «algunas gotas», «moja un poco la ropa», «la empapa»…). Si el paciente utiliza pañales absorbentes, pueden pesarse en seco y, tras la micción, calcular la diferencia de peso.

Exploración física

Se dirige fundamentalmente a la búsqueda de alteraciones anatómicas que puedan ser causa de incontinencia. Principalmente, hay que realizar un examen abdominal para evaluar la presencia de masas o globo vesical, un examen de la zona pélvica que nos facilite el descubrimiento de situaciones como prolapsos o inflamaciones y, en el caso de los varones, un examen rectal para valorar el tono y las características de la próstata. A nivel general, la exploración neurológica permite analizar, entre otros, el patrón de la marcha, la presencia de signos focales neurológicos.

Se medirá el volumen de orina residual postmicción insertando un catéter vesical tras realizar una micción. Un residuo postmiccional elevado sugiere patología obstructiva o de hipocontractilidad vesical.

Cuidados de enfermería

Hábitos higiénico-dietéticos

- Modificaciones dietéticas: garantizar siempre un adecuado y suficiente consumo diario de líquido, pero reduciendo el consumo de sustancias excitantes (café, alcohol), restringir el consumo de líquido 3 horas antes de ir a dormir o de salir a la calle.

- Utilizar orinales, cuña o absorbentes: puede ser muy útil para personas con movilidad reducida. Suelen mejorar la higiene y la calidad de vida, pero deben cambiarse a menudo para evitar el deterioro de la piel y las infecciones y no son óbice para la realización de ejercicios de continencia.

- Los varones pueden utilizar sondas de tipo condón, ya que reducen el riesgo de infecciones urinarias, aunque pueden causar lesiones de la piel.

- Mantener una adecuada higiene genitourinaria y extremar el secado de la zona si se moja.

- Administrar los fármacos diuréticos (si están prescritos), por la mañana.

- Reforzar el uso autónomo del inodoro.

Ejercicios de continencia

- Entrenamiento vesical:

    - Los ejercicios de continencia pueden modificar los hábitos de micción. Consiste en realizar una micción de manera forzada durante momentos establecidos a lo largo del día (cada 2-3 h) para mantener vacía la vejiga. Con el tiempo, este intervalo puede aumentarse a cada 3 a 4 horas. El vaciado programado puede resultar de gran ayuda en pacientes con deterioro cognitivo.

    - Animar al paciente a iniciar una nueva micción tras el acto miccional permite vaciar completamente la vejiga.

    - Llevar un diario de micción ayuda a establecer una programación adecuada para cada paciente.

- Ejercicios de Kegel:

    Los ejercicios de los músculos pélvicos suelen ser eficaces en la incontinencia por esfuerzo. Consiste en contraer los músculos del suelo pelviano (como si se intentase retener la orina, pero sin contraer los muslos, el abdomen o los glúteos) durante periodos de 10 segundos, relajar otros 10 segundos y repetir de 10 a 15 veces, 3 veces al día. Existen dispositivos eléctricos que aumentan la efectividad de la técnica.

Uso de dispositivos

- Colector externo no invasivo: tras consensuar con el paciente y valorar su competencia y capacidad para el uso de estos dispositivos.

- Absorbentes: uso de compresas y pañales.

- Colector invasivo: se trata del sondaje vesical intermitente o autosondaje. Se recomienda utilizar excepcionalmente como último recurso y ante las siguientes situaciones:

  - Retención urinaria que cursa con infección urinaria persistente por rebosamiento, sintomáticas o disfunción renal; cuando no se puede corregir médica o quirúrgicamente; cuando no se puede manejar de forma práctica con cateterización intermitente.

  - Heridas en la piel, úlceras por presión o irritaciones contaminadas por la pérdida de orina.

  - En situaciones de final de vida, cuando los cambios de cama o ropa resulten incómodos[25].

13.6.2 Incontinencia fecal

La incontinencia fecal es la incapacidad de controlar las evacuaciones intestinales, lo que conduce a la filtración inesperada de heces provenientes del recto[26]. La incontinencia fecal no es un proceso relacionado con el envejecimiento fisiológico y es uno de los síndromes que más repercusión tiene en la calidad de vida de pacientes y cuidadores.

Cuidados de enfermería

Valorar el tipo de incontinencia

En la práctica clínica pueden diferenciarse dos tipos de incontinencia fecal:

- Incontinencia fecal menor: hace referencia a la incontinencia de gases, urgencia defecatoria ante heces líquidas y pequeños escapes que manchan la ropa interior.

- Incontinencia fecal mayor: que engloba todas aquellas pérdidas de heces líquidas o sólidas debido a lesiones del suelo pélvico, intervenciones quirúrgicas, cáncer, prolapsos, fármacos o demencias.

Medidas higiénico-dietéticas

Mantener la higiene de la zona perianal: es de gran importancia el mantenimiento de la higiene perianal, evitando el uso de sustancias irritantes como el jabón o el papel higiénico. Se recomienda el uso de agua tibia para eliminar los restos de heces y el secado de la zona con paños de algodón absorbente.

Vigilancia de la piel: revisar con frecuencia la zona perianal, pues los restos fecales son extremadamente agresivos e irritantes para la piel.

Modificaciones en la dieta: eliminación/restricción de ciertos alimentos que puedan favorecer gases o diarrea y revisar también en el mismo sentido el consumo de ciertos fármacos.

Educación del hábito intestinal

Promover la deambulación y la rutina defecatoria: establecer una rutina de defecación diaria y a una hora fija. Intentar el vaciamiento fecal a determinadas horas fijas permite recuperar el estímulo defecatorio o, al menos, evitar las complicaciones asociadas a la incontinencia.

Resulta muy importante la detección y eliminación de posibles barreras arquitectónicas y la modificación de la vivienda del paciente, promoviendo la accesibilidad al baño, sobre todo en aquellos casos con incapacidad funcional o de privación de los sentidos.

Uso de dispositivos absorbentes (pañal)

Se recomienda el uso de absorbentes solo en pacientes incapacitados, para el resto se puede intentar el uso de bolsas colectoras. El pañal se cambiará inmediatamente una vez ensuciado y, en cualquier caso, transcurridas 24 h de puesto.

13.6.3 Estreñimiento

El estreñimiento se define como la alteración del hábito intestinal donde se modifican tanto la frecuencia y el esfuerzo defecatorio como la consistencia de las heces, el peso fecal, el esfuerzo defecatorio y la satisfacción postevacuación.

Cuidados de enfermería

El abordaje del estreñimiento puede ser mediante pautas dietéticas y hábito intestinal exclusivamente o añadir un tratamiento farmacológico. El ejercicio físico resulta también un complemento fundamental.

Alimentación

El abordaje dietético debe constituir el primer escalón terapéutico. Una dieta rica en fibra aumentará la masa fecal, el peso del bolo fecal y, por tanto, la motilidad intestinal y el estímulo defecatorio. Se aconseja ingerir una cantidad moderada de fibra vegetal, especialmente de tipo insoluble (10 a 60 g/día) y suficientes líquidos (1-2 litros/día). La ingesta de fruta y verdura cruda es la manera más fácil de conseguir ese aporte de fibra[2].

Hábito intestinal

Para recuperar el hábito intestinal resulta muy útil sentarse en la taza del wáter de 10 a 15 minutos tras el desayuno (momento de mayor reflejo gastrocólico). Si no se consigue defecar se repetirá tras la comida y la cena. La posición más adecuada es con una ligera elevación de los pies (aproximándose a posición de cuclillas). Para conseguirlo, se puede utilizar un cajón de unos 30 cm sobre el que se colocarán los pies al sentarse en la taza. No debe evitarse acudir al aseo en cuanto se sienta necesidad.

Ejercicio

El ejercicio físico regular y adaptado a las características de cada paciente puede ser muy eficaz, particularmente los ejercicios que consiguen movilizar la prensa abdominal y el suelo pélvico[2].

Tratamiento farmacológico

El tratamiento farmacológico del estreñimiento crónico está indicado cuando las medidas no farmacológicas no hayan sido efectivas, en situaciones de inmovilidad o cuando los pacientes estén tratados con fármacos que reduzcan la motilidad intestinal. Los laxantes de elección son los osmóticos (lactulosa y polietilenglicol) que han mostrado mejorar la frecuencia y la consistencia de las heces con un menor número de efectos secundarios (principalmente, distensión abdominal)[27].

El uso de tratamiento por vía rectal está indicado en los casos de falta de respuesta o intolerancia a los laxantes orales. Las presentaciones habituales son los supositorios, los microenemas y los enemas de limpieza. Su efecto aparece en 2-15 minutos. Los supositorios, compuestos habitualmente por bisacodilo o glicerina, se recomiendan en el estreñimiento relacionado con problemas del colon distal (dolor, exceso de esfuerzo defecatorio, etcétera).

Los enemas y microenemas están especialmente indicados en situaciones con evidencia de impactación fecal o cuando se sospecha de ello, en los que la extracción manual puede ayudar a la evacuación. En los casos en los que lo anterior no es suficiente, se puede optar por el uso de enemas de limpieza de gran volumen. Cabe considerar el riesgo de lesión traumática y toxicidad por absorción sistémica en el uso de laxantes salinos.

13.6.4 Extracción de fecalomas

Esta técnica se realiza para eliminar manualmente del recto las posibles heces endurecidas y compactas (fecaloma) que no pueden ser expulsadas de forma natural[28] y cuando otras técnicas, como los enemas de limpieza, han fracasado.

Indicaciones y contraindicaciones

Tras diagnosticar la presencia de fecalomas se debe proceder a su extracción, lo que contribuirá a eliminar molestias intestinales y a restablecer la defecación normal[29]. Las contraindicaciones para la extracción manual de fecalomas son:

- Presencia de problemas cardiacos no controlados por el riesgo de desencadenar una reacción vagal.

- Hemorroides, fístulas, abscesos o cirugía reciente en la zona ano-rectal.

- Conductas con gran ansiedad y falta de colaboración[30].

Material necesario

- Guantes desechables.
- Lubricante hidrosoluble.
- Empapador.
- Cuña.
- Material para la higiene del paciente (jabón, agua tibia y palangana).

Procedimiento

1. Lávese las manos.
2. Informe al paciente del procedimiento y solicite su colaboración.
3. Si está prescrito, administre la medicación pertinente (analgesia, ansiolíticos...).
4. Procure un espacio íntimo.
5. Póngase unos guantes no estériles (dos guantes en la mano dominante para protegerse ante una posible rotura o utilice guantes de seguridad quirúrgica).
6. Se coloca al paciente en decúbito lateral derecho, con la pierna izquierda flexionada y la derecha estirada.
7. Se cubrirá al paciente dejando únicamente la zona glútea expuesta.
8. Se coloca el empapador y la cuña debajo de la zona glútea del paciente.
9. Vaciar una o dos cánulas de lubricante en la ampolla rectal impregnando también el ano y esperar 10 minutos.
10. Aplicarse lubricante en el dedo índice de la mano dominante.
11. Si el paciente puede colaborar, se le solicitará que respire lentamente y que realice esfuerzo defecatorio.
12. Mientras el paciente realiza el esfuerzo, se introduce el dedo índice de la mano dominante suavemente con movimientos rotatorios.
13. Trate de romper los fecalomas en fragmentos menores y conforme se vayan desprendiendo, extráigalos y deposítelos en la cuña.
14. Si se observa mucha resistencia o un fecaloma muy compacto, se pueden utilizar dos dedos.
15. Repetir la operación hasta eliminar el fecaloma permitiendo al paciente pequeños descansos.
16. Una vez finalizada la técnica, limpiar la zona anal, cambiarse de guantes, asear al paciente, cubrirlo y retirar la cuña y el material desechado.
17. Quitarse los guantes y lavarse las manos.
18. Registrar el procedimiento realizado, la cantidad de heces extraídas y anotar si han surgido complicaciones.

    Si el fecaloma es muy grande, puede extraerse en varias sesiones[30].

Cuidados de enfermería

Durante la técnica:

- Vigilar la aparición de complicaciones, en especial, la aparición de una reacción vagal (palidez, mareo, sudor profuso, hipotensión).

- Garantizar el máximo respeto e intimidad e informar al paciente, si así lo solicita.

Después de la técnica:

- Comprobar la eliminación y características del fecaloma.

- Observar si el paciente presenta alivio de sus molestias.

- Valorar la cantidad de heces extraídas.

- Anotar si el paciente ha recuperado la capacidad de expulsar las heces de forma espontánea tras la realización de la técnica.

- Valorar la aplicación de un enema de limpieza para extraer el contenido fecal restante.

Complicaciones

- Reacciones vagales debido a la estimulación del nervio vago como consecuencia de la manipulación anal. Ante la aparición de esta complicación se deberá suspender de inmediato la técnica y monitorizar al paciente. Sus principales síntomas son bradicardia, hipotensión, palpitaciones, palidez, náuseas, malestar y vómitos.

- Dolor o sangrado: Detener el procedimiento, asear al paciente y dejarlo descansar. Se podrá intentar la técnica de nuevo tras informar de la complicación al médico responsable.

13.6.5 Sondaje rectal

El sondaje rectal es una técnica invasiva que consiste en acceder al recto del paciente mediante la inserción de una sonda[31].

Indicaciones y contraindicaciones

Tabla 5
Indicaciones y contraindicaciones del sondaje rectal

INDICACIONES	CONTRAINDICACIONES
Eliminar el acúmulo de gases.	Pacientes con problemas cardiacos por el riesgo de desencadenar una reacción vagal.
Disminuir la distensión abdominal.	Hemorroides, fístulas, abscesos o cirugía reciente en la zona ano-rectal.

Fuente: tabla realizada por los autores, basada en Sondaje rectal. Técnicas y procedimientos de enfermería[31]

Material

- Guantes desechables.

- Sonda rectal, seleccionar entre 22-30 Fr.

- Cuña o bolsa colectora.

- Empapadores.

- Lubricante hidrosoluble.

- Esparadrapo.

- Gasas.

- Material para la higiene del paciente (jabón, agua tibia y palangana)[32].

Procedimiento

1. Lávese las manos.

2. Informe al paciente y solicite su colaboración.

3. Procure un espacio íntimo.

4. Posicione al paciente en decúbito lateral izquierdo con la rodilla derecha flexionada.

5. Ponga el empapador debajo de las nalgas del paciente.

6. Colóquese los guantes no estériles.

7. Impregne con lubricante una gasa y aplíquelo en los 10 primeros cm de la sonda.

8. Separe la nalga superior con la mano no dominante y deje expuesta la zona anal.

9. Indique al paciente que respire lenta y profundamente para relajar el esfínter anal.

10. Introduzca la punta de la sonda con movimientos rotatorios en dirección al ombligo, con 10 cm suele ser suficiente.

11. Si se precisa, fije la sonda con esparadrapo al muslo izquierdo del paciente.

12. Si se precisa, conecte la sonda a la bolsa colectora o utilice la cuña.

13. Indique al paciente que deberá mantenerse en esa posición 30 minutos.

14. Pasados esos 30 minutos, retire la sonda tirando de ella suavemente.

15. Recoja todo el material y asee la zona perianal del paciente.

16. Retírese los guantes, lávese las manos y registre y firme el procedimiento[33].

Cuidados de enfermería

Durante la técnica:

- Vigile la aparición de complicaciones, en especial la aparición de una reacción vagal.

- Garantice el máximo respeto e intimidad e informe al paciente si lo estima oportuno.

- Vigile la correcta posición de la sonda durante los 30 minutos y retírela únicamente si hay intolerancia importante por parte del paciente.

Después de la técnica:

- Compruebe la expulsión de gases.

- Observe si el paciente presenta alivio de la distensión abdominal.

- Valore la presencia de ruidos intestinales.

Complicaciones

- Reacciones vagales: debido a la estimulación del nervio vago. Ante la aparición de esta complicación se deberá suspender de inmediato la técnica y monitorizar al paciente. Sus principales síntomas son bradicardia, hipotensión, palpitaciones, palidez, náuseas, malestar y vómitos.

- Resistencia en la inserción de la sonda: ante esta situación se solicitará al paciente que realice una respiración profunda para que el esfínter anal se relaje y se intentará de nuevo la técnica. Si la resistencia continúa, detenga el procedimiento y comuníquelo al médico responsable.

- Perforación intestinal: complicación muy grave causada principalmente por forzar la introducción de la sonda. Ante esta situación, detenga el procedimiento y avise urgentemente al médico responsable.

- Dolor o sangrado: detenga el procedimiento, asee al paciente y déjelo descansar. Se podrá intentar la técnica de nuevo tras informar de la complicación al médico responsable.

13.7 Úlceras por presión

Las úlceras por presión (UPP) son lesiones localizadas de la piel o el tejido subyacente, generalmente ubicadas sobre una prominencia ósea a consecuencia de la combinación de la presión, la isquemia y las fuerzas tangenciales o de cizallamiento[34].

13.7.1 Factores de riesgo

Conocer los diferentes factores de riesgo (Tabla 6) de aparición de UPP es fundamental para prevenir y disminuir las posibilidades de que aparezcan.

Tabla 6

Factores de riesgo para la aparición de UPP

FISIOPATOLÓGICOS	YATROGÉNICOS	SITUACIONALES
Alteraciones en la oxigenación.	Fármacos: sedantes, inmunosupresores, corticoides…	Inmovilidad.
Problemas nutricionales.	Dispositivos: sondas, yesos, gafas nasales…	Sudoración.
Inmunosupresión.		Déficit de cuidados.
Alteraciones de la piel.		Mala técnica de cura.
Alteraciones del nivel de conciencia.		Enfermedad terminal.
Incontinencia.		Grupos de riesgo: edad avanzada y prematuros.
Estados patológicos como la fiebre.		

Fuente: tabla realizada por los autores

13.7.2 Estadiaje de las lesiones

- **Estadio I:** Alteración observable en la piel íntegra relacionada con la presión que se manifiesta por un eritema cutáneo que no palidece al presionar; en pieles oscuras, puede presentar tonos rojos, azules o morados.

- **Estadio II:** Pérdida parcial del grosor de la piel que afecta a la epidermis, a la dermis o a ambas. Úlcera superficial que tiene aspecto de abrasión, ampolla o cráter superficial.

- **Estadio III:** Pérdida total del grosor de la piel que implica lesión o necrosis del tejido subcutáneo que puede extenderse hacia abajo.

- **Estadio IV:** Pérdida total del grosor de la piel con destrucción extensa, necrosis del tejido o lesión en músculo, hueso o estructuras de sostén (tendón o cápsula articular)[34].

13.7.3 Cuidados de prevención de UPP

Valoración del riesgo de UPP

Las diferentes escalas de valoración son herramientas de trabajo muy eficaces, algunas de las más recomendables son:

- Escala de Braden. Incluye las variables siguientes: percepción sensorial, exposición a la humedad, actividad, movilidad, nutrición, roce y peligros de las lesiones cutáneas. La puntuación obtenida tras la valoración indica si el riesgo para el paciente es alto, moderado, bajo o si no hay riesgo.

- Escala de Norton. Contempla cinco parámetros: estado general, estado mental, actividad, movilidad e incontinencia. Cada uno de ellos se evalúa del 1 al 4 (el peor estado 1 y el mejor 4), de tal manera que si la puntuación final es igual o inferior a 8 el riesgo de que el paciente sufra una úlcera por presión es alto; si se sitúa entre 8 y 12, moderado, y si es igual o superior a 12, bajo[31].

Movilización

El objetivo es conseguir el mantenimiento de la actividad y la deambulación. Siempre que sea posible, se debe animar al paciente a hacerlo por sí mismo, de forma que se distribuya constantemente el peso y la presión ejercida.

Cambios posturales

Permiten reducir la duración y la magnitud de la presión sobre las zonas de riesgo. Como norma general, se recomienda realizar los cambios posturales alternando entre decúbito lateral derecho, supino y lateral izquierdo, utilizando como posición decúbito supino la de semi-Fowler de 30 grados. La frecuencia con la que deben realizarse varía entre las 2 y las 4 horas, teniendo siempre en cuenta las necesidades del paciente. Resulta recomendable establecer una pauta por escrito de las horas y posiciones en cada momento. Si se considera oportuno, puede dejarse junto a la cama en un lugar visible para cerciorarse de su cumplimiento en todo momento.

Superficies especiales para el manejo de la presión (SEMP)

Engloban todas las superficies o dispositivos cuya configuración física o estructural permite la redistribución de la presión. Se clasifican en dos grupos:

- Estáticas: su funcionamiento se basa en el aumento del área de contacto del cuerpo del paciente empleando materiales como las espumas de poliuretano especiales, fibras siliconadas, silicona en gel, viscoelásticas, etcétera.

- Dinámicas: permiten la alternancia de manera continuada de los niveles de presión de las zonas de contacto del paciente con la superficie de apoyo.

Como criterio para el uso de una u otra, utilizamos la clasificación de riesgo del paciente: en pacientes de riesgo bajo está recomendado el uso de superficies estáticas mientras que en pacientes con riesgo medio o alto, se deberían emplear superficies dinámicas.

Protección local ante la presión

- Inspección de la piel: se buscan signos como los cambios en color o temperatura, el edema o la induración de los tejidos.

- Aplicar ácidos grasos hiperoxigenados (AGHO) en prominencias óseas, sin masajear.

- Valorar humedad excesiva: incontinencia, sudoración profusa, drenajes.

Limpieza de la herida

Se recomienda el uso de suero fisiológico como norma general, pero también agua destilada o agua potable del grifo. No se recomienda el uso de antisépticos cutáneos de manera rutinaria. Se debe hacer presión suficiente en la irrigación para eliminar restos del lecho de la herida sin lesionar el mismo.

Eliminación del tejido no viable

Los tipos de desbridamiento son el quirúrgico o cortante, el enzimático, el autolítico, el osmótico, el larval y el mecánico. Pueden combinarse entre ellos para mayor efectividad.

- Desbridamiento quirúrgico: consiste en la eliminación mediante resecciones de tejido del tejido necrótico y desvitalizado. Se trata de una técnica cruenta, poco selectiva y rápida, que implica altos conocimientos, habilidades, destreza del profesional que lo realiza y el consentimiento informado del paciente.

- Desbridamiento enzimático: consiste en la aplicación de una pomada que contiene enzimas exógenas (colagenasa, estreptoquinasa, papaína-urea, etc.) con el objetivo de degradar la fibrina, el colágeno desnaturalizado y la elastina. Además, este tipo de pomadas se encuentran suspendidas en sustancias hidrófobas como la vaselina o la parafina, lo que favorece la producción de una maceración controlada que ayuda a la limpieza de la lesión.

- Desbridamiento autolítico: es el que realiza el propio organismo ante una lesión. Es el menos traumático y el más selectivo, pero también el más lento. Se puede acelerar el proceso empleando sustancias como los hidrogeles que permiten un aporte extra de humedad en la herida.

- Desbridamiento osmótico: se consigue por medio del intercambio de fluidos de distinta densidad o por medio de la aplicación de soluciones con alta osmolaridad.

- Desbridamiento mecánico: no se recomienda por su acción excesivamente traumática y no selectiva.

Control de la infección

Antisépticos

En función del grado de infección, utilizar antibióticos sistémicos, antimicrobianos tópicos y antisépticos. Estos últimos son sustancias de uso externo, eficaz e inocuo, que impiden la infección destruyendo, imposibilitando o inhibiendo el desarrollo de gérmenes. Entre los principales antisépticos podemos destacar:

- Povidona yodada: su uso está indicado en pequeñas lesiones, teniendo en cuenta que la presencia de escaras y costras limita el poder de penetración. La aplicación repetida puede provocar dermatitis por contacto y reacciones alérgicas.

- Clorhexidina: es idónea para ser utilizada como antiséptico en las heridas.

- Plata: el ion plata se combina con diferentes grupos proteicos provocando la ruptura de la membrana celular, con su consecuente desnaturalización y muerte. Se utiliza en quemaduras y escaras por su óptimo poder de penetración. No se recomienda el uso simultáneo de productos con plata y enzimas proteolíticas (desbridamiento enzimático) ya que existe posibilidad de inactivación de la plata[35].

Tratamiento del biofilm

Los biofilms son poblaciones microbianas complejas que contienen bacterias y, a veces, también hongos[29]. La presencia del biofilm en el lecho de la herida dificulta su curación, ya que crea una película que protege a los microorganismos del sistema inmunitario del huésped y frente al uso de antisépticos y antibióticos. Su presencia crea, además, un estado inflamatorio crónico en la herida que impide la cicatrización. Los objetivos del tratamiento de los biofilms son:

- Reducción de la carga del biofilm mediante desbridamiento o limpieza enérgica para eliminar el mismo y las bacterias inactivas (persistentes).

- Prevención de una nueva formación del biofilm mediante el uso de antimicrobianos tópicos para destruir las bacterias planctónicas (de libre flotación)[34].

13.7.5 Obtención de una muestra de exudado de una UPP y otras heridas crónicas

Aspiración percutánea

- Material necesario:
  - Gasas estériles.
  - Povidona yodada al 10 %.
  - Aguja IM (0,8 x 40).
  - Medio de transporte para bacterias aerobias-anaerobias.
- Descripción de la técnica:
  - La punción se realiza a través de la piel íntegra de la zona periulceral, seleccionando el lado de la lesión con mayor presencia de tejido de granulación o ausencia de esfacelos.
  - Limpiar de forma concéntrica esa zona de punción con clorhexidina al 2 %. *Guía para la prevención y manejo de las UPP y heridas crónicas.*
  - Desinfectar la piel perilesional con clorhexidina.
  - Realizar una punción-aspiración con la jeringa y aguja manteniendo una inclinación aproximada de 45° y aproximándose al nivel de la pared de la lesión. El volumen óptimo aspirado se establece entre 1 y 5 ml.
  - En procesos no supurados, preparar la jeringa con 0,5 ml de suero salino o agua estéril y aspirar. Es importante anotar en la petición la cantidad de líquido añadido para facilitar el contaje posterior.
  - Introducir el contenido en un vial con medio de transporte para muestras líquidas de gérmenes aerobios y anaerobios.
  - Resguardar estos viales de la luz y mantener a una temperatura entre 2 y 25°.

Frotis de la lesión mediante hisopo

- Material necesario:

  - Suero fisiológico.

  - Jeringa y aguja estéril.

  - Torunda con medio de transporte.

- Descripción de la técnica:

  - Retire el apósito que recubre la lesión, si procede.

  - Aclare de forma meticulosa la herida con suero salino estéril antes de tomar la muestra.

  - Rechace el pus para el cultivo.

  - No frote la úlcera con fuerza.

  - Utilice un hisopo estéril. No use torundas de algodón.

  - Gire el hisopo sobre sus dedos realizando movimientos rotatorios de izquierda a derecha y viceversa.

  - Recorra con el hisopo los extremos de la herida en sentido de las agujas del reloj, abarcando diez puntos distintos en los bordes de la herida.

  - Coloque el hisopo dentro de un tubo con medio de transporte.

  - Existen en el mercado hisopos libres de oxígeno que facilitan la detección de anaerobios[34].

Control del exudado

El objetivo es conseguir un lecho húmedo de la herida, pero no macerado. Es muy eficaz el uso de apósitos para su control. La regla general del uso de apósitos para intervenir sobre el lecho de la herida y adecuarlo para estimular la cicatrización suele ser utilizar de tipo hidrogeles para conseguir un lecho más húmedo y emplear de tipo alginato o hidrofibras si lo que se desea es reducir la humedad. En cualquier caso, es conveniente conocer los tipos de apósitos disponibles para poder seguir sus indicaciones de forma óptima. Así pues, en función de su composición:

Apósitos sin adherencia

El objetivo es prevenir la adherencia al lecho de la herida y permitir el drenaje libre del exudado. Son conocidos como apósitos primarios, ya que están en contacto directo con el lecho de la herida.

Hidrogeles

Aportan humedad al lecho de la úlcera, por lo que favorecen el desbridamiento en caso de existir escaras necróticas y tejido desvitalizado.

Alginatos

Indicados en lesiones con exudado moderado, ayudan también a la hemostasia y favorecen el desbridamiento, ya que al aplicarse y ponerse en contacto con el exudado de la lesión adquieren la textura de un gel.

Hidrocoloides

Se emplean para el mantenimiento del medio húmedo que asegurará el crecimiento celular.

Poliuretanos

Se encuentran dentro de este grupo las láminas o films de poliuretano cuya misión es la de crear una película protectora que aísla la lesión del medio exterior, también las espumas con alta capacidad absorbente, que se emplean en heridas exudativas.

Apósitos antimicrobianos

Aseguran la liberación de agentes antisépticos como la plata o el yodo. Indicado en lesiones con signos claros de infección. Dentro de este grupo también se encuentran los apósitos con carbón activado cuya misión principal reside en la neutralización del olor de la lesión.

Apósitos bioactivos

Liberan sustancias consideradas cicatrizantes, como el ácido hialurónico o el colágeno, indicados en las fases finales del proceso cicatricial con el objetivo de estimular la granulación o epitelización.

Estimulación de los bordes epiteliales

El final del proceso cicatricial requiere del buen mantenimiento de los bordes de la lesión, lo que hace necesaria la conservación de la piel perilesional, evitando en todo momento las situaciones que puedan impedir el crecimiento epitelial, como las maceraciones o escoriaciones[36].

13.8 Caídas accidentales

Las caídas son acontecimientos involuntarios consecuencia de una pérdida de equilibrio que genera un contacto traumático del cuerpo contra el suelo o contra cualquier otra superficie firme de nivel inferior, como puede ser un mueble o una pared[37].

En el actual contexto de envejecimiento poblacional, las caídas en personas ancianas son un problema de salud pública creciente y significativo, que debe atenderse desde cualquier entorno asistencial por la afectación en su salud y calidad de vida y por su impacto en los sistemas de salud.

13.8.1 Morbilidad/complicaciones asociadas a las caídas

La incidencia de las caídas aumenta con la edad y con el nivel de fragilidad, con una mayor incidencia en las mujeres. De forma general, se estima que el 30 % de las personas mayores de 65 años y el 50 % de las mayores de 80 que viven en su domicilio sufrirán al menos una caída al año[37,38]. Además de afectar a un gran número de personas mayores, las caídas se asocian a una significativa carga de morbilidad subsecuente. Con frecuencia, el resultado de caerse conlleva una pérdida de capacidad funcional y, en consecuencia, de autonomía para el desarrollo de actividades de la vida diaria; incluso, en algunas ocasiones, es el origen de un inmovilismo irreversible. La proporción de fracturas tras una caída es baja; sin embargo, es uno de los motivos más frecuentes para precisar atención hospitalaria, siendo las fracturas de cadera y los traumatismos craneoencefálicos las principales causas de ingreso[39-41]. A las caídas también se les asocian episodios de confusión, depresión, aislamiento social y de síndrome postcaída. Este último se describe como el miedo a caerse de nuevo debido a la pérdida de autoconfianza[42]. Estas repercusiones psicológicas limitan y condicionan la realización de la actividad física, atemorizando a la persona que acaba por perder capacidad y competencia y tiene un efecto en bucle, ya que predispone a un mayor riesgo de caerse de nuevo. También suponen un riesgo elevado de muerte y, aunque el fallecimiento es la complicación menos frecuente, es la causa principal de muerte accidental en mujeres y hombres de más de 65 años[38,43].

13.8.2 Factores de riesgo

En la literatura se han identificado más de cuatrocientos factores de riesgo, siendo los trastornos del equilibrio y la marcha, la historia de caídas previas y la polifarmacia los más frecuentes. La mayoría de caídas ocurren por la interacción de múltiples factores de riesgo, que es también necesario valorar y que pueden deberse a trastornos individuales, a las condiciones del entorno (tanto en el domicilio, en el hospital como en el espacio público) y de la actividad que se esté desarrollando (Tabla 7)[39,44-46].

Tabla 7
Factores de riesgo de caídas en las personas mayores

FACTORES INTRÍNSECOS

Cambios derivados del proceso de envejecer

Alteraciones visuales, alteraciones vestibulares, alteraciones propioceptivas, alteraciones musculoesqueléticas (debilidad y pérdida de masa muscular).

Fármacos

Polifarmacia; fármacos concretos como: benzodiacepinas de vida media-larga, neurolépticos, antidepresivos, antiarrítmicos, diuréticos.

Procesos patológicos

Enfermedades agudas; enfermedades crónicas como: depresión, accidentes cerebrovasculares, artritis, diabetes, demencia, Parkinson y episodios de hipotensión ortostática, deterioro cognitivo, incontinencia.

Factores sociales

Soledad, vivir a solas.

Factores psicológicos

Miedo a caerse.

FACTORES EXTRÍNSECOS

Iluminación insuficiente o deslumbramiento, obstáculos (escalones, muebles, alfombras, etc.), superficies resbaladizas, déficits en el diseño arquitectónico (aceras agrietadas, baldosas irregulares, ausencia de pasamanos, etc.), uso inapropiado de dispositivos de ayuda para la deambulación o calzado inadecuado.

Fuente: tabla realizada por los autores, basada en la tabla de Kiel D. *Falls in older persons: Risk factors and patient evaluation.* 2019

13.8.3 Cuidados de enfermería

Objetivos

Los cuidados relacionados con este síndrome geriátrico tienen como primer objetivo la prevención. Para ello, las intervenciones deben enfocarse a:

- Identificar personas con riesgo de caídas tanto en el entorno comunitario como en el hospitalario.

- Valorar de forma individualizada dicho riesgo.

- Desarrollar intervenciones multifactoriales de prevención. Por otra parte, tras una caída, la atención debe centrarse en la valoración e identificación de las lesiones de la forma más rápida y segura posible[47-49].

Identificación de personas de riesgo

- Para la identificación de personas con riesgo y como método de cribado, tanto en entornos hospitalarios como comunitarios, se recomienda el uso rutinario de las siguientes tres preguntas:

  - ¿Ha sufrido alguna caída en el último año que haya precisado atención sanitaria?

  - ¿Ha sufrido dos o más caídas en el último año?

  - ¿Presenta algún trastorno significativo de la marcha?

- Además, en concreto en el entorno hospitalario, se deben considerar en riesgo los pacientes con más de 65 años y aquellos entre 54 y 64 años, según criterio clínico por enfermedad subyacente.

- Algunas de las herramientas de valoración estandarizadas que se utilizan para valorar personas en riesgo de caídas son: escala Downton, test de *Time Up and Go*. Sin embargo, la evidencia disponible no respalda el uso de escalas de valoración para la identificación del riesgo de caídas; en concreto, en el contexto hospitalario, se recomienda no emplearlas[49,C].

Valoración individualizada del riesgo de caídas

- En aquellas personas con caídas recurrentes o en riesgo, se debe realizar una valoración multifactorial con el objetivo de identificar los riesgos concretos que incluya los siguientes aspectos:

  - Antecedentes de caídas.

  - Evaluación de la marcha, del equilibrio y de la movilidad y la debilidad muscular.

  - Evaluación del riesgo de osteoporosis.

  - Evaluación de la capacidad funcional autopercibida y del miedo a caer.

  - Evaluación de la adecuación del calzado (o ausencia del mismo).

  - Evaluación de déficits visuales.

- Evaluación del deterioro cognitivo y exploración neurológica.

- Evaluación de la incontinencia urinaria.

- Evaluación de riesgos en el hogar: estado del suelo en cada una de las estancias (especialmente en la cocina y en el baño), presencia de objetos potencialmente de riesgo (por ejemplo, alfombras, cables, juguetes, etc.), muebles que dificulten el paso, iluminación, accesibilidad a interruptores, accesibilidad a estantes o armarios, animales domésticos, características del calzado y de la vestimenta.

- Evaluación de los problemas de salud cardiovascular y revisión de la medicación.

- También se recomienda realizar la valoración de la fragilidad, ya que las consecuencias de las caídas en estos pacientes frágiles son de gran severidad[48-50].

Intervención multifactorial

Los cuidados orientados a la prevención de caídas deben tener como objetivos la mejora de la capacidad funcional, la reducción y, cuando sea posible, la eliminación de los factores de riesgo o causantes de la caída que se hayan identificado en la evaluación multifactorial. De forma general, se recomienda que la intervención en prevención de caídas incluya los siguientes componentes:

Programa de actividad física individualizado con aumento gradual de la intensidad y la complejidad en los ejercicios

- Entrenamiento del equilibrio mediante la realización de ejercicios en posición de tándem y semitándem, deambular en múltiples direcciones (con pesos extra), desplazamientos con los talones, mantenimiento unipodal, transferencia de peso corporal entre miembros inferiores o taichí.

- Entrenamiento de la fuerza muscular con ejercicios de peso y de resistencia muscular en los grupos musculares más utilizados (por ejemplo, gomas elásticas, tobilleras, máquinas).

- Entrenamiento de la resistencia aeróbica (por ejemplo, caminar, pedalear o subir escalones) y la flexibilidad mediante estiramientos o yoga.

Intervención sobre los peligros/riesgos en el hogar

- La valoración e intervención en el hogar puede realizarse en cualquier visita domiciliaria, pero es especialmente relevante tras el alta hospitalaria. La intervención sobre los factores de riesgo del hogar es eficaz en la prevención de caídas cuando se realiza conjuntamente con intervenciones de actividad física.

- La intervención debe ir orientada a eliminar o reducir los factores de riesgo identificados en el domicilio. Algunos de los recursos incluyen la instalación de barandillas, barras de apoyo, superficies antideslizantes, la eliminación de objetos que obstaculicen la marcha, la mejora de la iluminación, la adecuación de la altura de los muebles, el uso de calzado cerrado con sujeción del tobillo y suela de goma antideslizante, así como evitar ropa que arrastre por el suelo o sea ajustada.

- Este tipo de intervenciones también son transferibles al entorno público.

Revisión de la medicación

- Revisión de la medicación prescrita con el objetivo general de reducir la polifarmacia, de retirar prescripciones inadecuadas y, si es posible, de fármacos asociados a un mayor riesgo de caídas, especialmente los psicoactivos.

- Para la detección de la prescripción inadecuada se pueden utilizar los criterios STOPP/START[47].

Corrección de factores de riesgo

- Además, en el caso concreto de personas ancianas con déficits visuales, se recomienda el uso de lentes simples y la cirugía de cataratas tan pronto sea posible. Tras la corrección, se ha de prestar vigilancia durante el tiempo de adaptación. De la misma forma, en personas mayores con hipersensibilidad del seno carotideo de tipo cardioinhibitoria que hayan experimentado caídas inexplicables se debe considerar la implantación de marcapasos.

  Participación en programas de prevención:

- Se recomienda fomentar la participación de las personas mayores en los programas de prevención de caídas y proporcionar información tanto oral como escrita sobre medidas de prevención, tanto a pacientes como a sus cuidadores[48,49].

Actuación ante una caída

- Si la caída se ha dado en un entorno asistencial, se debe seguir el protocolo definido por cada institución.

- De forma general, el procedimiento tras una caída debe incluir:

  - Valoración inicial del estado general del paciente que incluya la identificación de posibles lesiones espinales o fracturas antes de su movilización en las primeras doce horas tras la caída.

  - En los pacientes con lesión en la cabeza (o cuando estas no se puedan descartar porque no se han presenciado), la frecuencia inicial de valoración neurológica debe ser cada treinta minutos, las primeras dos horas; cada hora, las siguientes cuatro horas y, tras esto, cada dos horas.

  - Por último, se debe registrar la caída en la historia clínica con información que describa la caída, las causas y sus consecuencias[47-49,51].

1. Ors Montenegro A, Laguna Pérez A. Reflexiones sobre el envejecimiento y la calidad de vida. Considerations about aging and quality of live [Internet]. 1997 [Consultado: 11 nov. 2019]; Disponible en: http://rua.ua.es/dspace/handle/10045/5304

2. Gil Gregorio P, González García P, Gutiérrez Rodríguez J, Verdejo Bravo C, Sociedad Española de Geriatría y Gerontología. Manual del residente en geriatría [Internet]. Madrid: Sociedad Española de Geriatría y Gerontología; 2011 [Consultado: 11 nov. 2019]. Disponible en: https://www.segg.es/media/descargas/Acreditacion%20de%20Calidad%20SEGG/CentrosDia/ManualResidenteGeriatria-2.pdf

3. Pan American Health Organization. OPS/OMS | Envejecimiento Saludable [Internet]. Pan American Health Organization / World Health Organization. 2017 [Consultado: 11 nov. 2019]. Disponible en: https://www.paho.org/hq/index.php?option=com_docman&view=list&slug=envejecimiento-saludable-9534&Itemid=270&lang=es

4. Baztán Cortés JJ. Función y fragilidad: ¿Qué tenemos que medir? Rev Esp Geriatría Gerontol. 1 de noviembre de 2006;41:36-42.

5. Whitson HE, Purser JL, Cohen HJ. Frailty Thy Name Is … Phrailty? J Gerontol Ser A. 1 de julio de 2007;62(7):728-30.

6. Rodríguez JRR, Tabares VZ, Jiménez ES, López RS, Ramos M del CC. Evaluación geriátrica integral, importancia, ventajas y beneficios en el manejo del adulto mayor. Panor Cuba Salud. 2014;9(1):35-41.

7. Arino-Blasco S, Benavent R. La valoración geriátrica integral, una herramienta fundamental para el diagnóstico y el tratamiento. JANO. 2002;62:41-3.

8. Ward KT, Reuben DB. Comprehensive geriatric assessment - UpToDate [Internet]. UpToDate. Waltham, MA: UpToDate Inc.; 2018 [Consultado: 11 nov. 2019]. Disponible en: https://www.uptodate.com/contents/comprehensive-geriatric-assessment

9. British Geriatrics Society. Comprehensive Geriatric Assessment Toolkit for Primary Care Practitioners [Internet]. London; 2015 [Consultado: 11 nov. 2019]. 48 p. Disponible en: https://www.bgs.org.uk/resources/resource-series/comprehensive-geriatric-assessment-toolkit-for-primary-care-practitioners

10. Kinosian B, Jeejeebhoy KN. What is malnutrition? Does it matter? Nutr Burbank Los Angel Cty Calif. 1995;11(2 Suppl):196-7.

11. Ritchie C, Yukawa M. Geriatric nutrition: Nutritional issues in older adults [Internet]. UpToDate. Waltham, MA: UpToDate Inc.; 2019 [Consultado: 11 nov. 2019]. Disponible en: https://www.uptodate.com/contents/geriatric-nutrition-nutritional-issues-in-older-adults?search=malnutrition%20elderly&source=search_result&selectedTitle=1~150&usage_type=default&display_rank=1

12. Salvà Casanovas A. El Mini Nutritional Assessment. Veinte años de desarrollo ayudando a la valoración nutricional. Rev Esp Geriatría Gerontol. 1 de noviembre de 2012;47(6):245-6.

13. Belafsky PC, Mouadeb DA, Rees CJ, Pryor JC, Postma GN, Allen J, et al. Validity and Reliability of the Eating Assessment Tool (EAT-10). Ann Otol Rhinol Laryngol. 1 de diciembre de 2008;117(12):919-24.

14. Ministerio de Sanidad y Consumo. Guía de nutrición enteral domiciliaria en el Sistema Nacional de Salud [Internet]. 2009. Disponible en: https://www.mscbs.gob.es/profesionales/prestacionesSanitarias/publicaciones/docs/guiaNED.pdf

15. Botella Dorta C. El sondaje nasogástrico [Internet]. Atención Primaria en la Red; 2004 [Consultado: 11 nov. 2019]. Disponible en: https://www.fisterra.com/material/tecnicas/sng/sng.pdf

16. Salem MR, Khorasani A, Saatee S, Crystal GJ, El-Orbany M. Gastric Tubes and Airway Management in Patients at Risk of Aspiration: History, Current Concepts, and Proposal of an Algorithm. Anesth Analg. marzo de 2014;118(3):569-79.

17. Pereira Cunill JL, García Luna PP. Gastrostomía endoscópica percutánea. Rev Esp Enfermedades Dig. 2010;102(10):609-609.

18. Rodríguez-Barbero M. Cuidados del paciente con gastrostomía endoscópica percutánea. Metas Enferm. 2009;12(8):50-3.

19. Löser C, Keymling M. Práctica de la nutrición enteral: indicaciones, técnicas y cuidados posteriores. Masson. Elsevier España; 2004. 314 p.

20. Preevid. ¿Está contraindicada la alimentación con comida casera a través de sonda PEG? ¿o se puede combinar con los batidos específicos? [Internet]. 2015. Disponible en: http://www.murciasalud.es/preevid.php?op=mostrar_pregunta&id=20714

21. Lozano Cobo J. Cuidados de enfermería de la sonda de gastrostomía [Internet]. Salud y medicina presentado en; 2011 [Consultado: 11 nov. 2019]. Disponible en: https://es.slideshare.net/PONIENTE96/cuidados-de-enfermera-de-la-sonda-de-gastrostoma

22. Servicio Farmacia. Departamento de Salud Elx-Hospital General. Guía de administración de medicamentos por sonda nasogástrica [Internet]. Conselleria de Sanitat Universal i Salut Pública. Generalitat Valenciana; 2006. Disponible en: http://www.dep20.san.gva.es/especializada/servicios/farmacia/guias/guia_adm_medicamentos.pdf

23. Arenaza Peña A, Arias Fernández L, Gómez Martino C, Borrego Hernando M, Fernández Ruiz.Morón A, González Rodríguez M. Guía de Administración de Medicamentos por Sondas de Alimentación Enteral [Internet]. Servicio de Farmacia. Hospital Clínico San Carlos. Salud Madrid.; 2012 [Consultado: 9 oct. 2019]. Disponible en: http://www.cuidarypaliar.es/wp-content/uploads/2016/11/Guia-de-administracion-de-medicamentos-por-sondas-de-alimentacion-enteral.pdf

24. Sociedad Española de Geriatría y Gerontología. Guía de buena práctica clínica en Geriatría. Incontinencia urinaria [Internet]. 2012. Disponible en: https://www.segg.es/media/descargas/Acreditacion%20de%20Calidad%20SEGG/CentrosDia/GBPCG%20INCONTINENCIA%20URINARIA.pdf

25. Martínez-Gallardo Prieto, Lorenza; Nellen-Hummel, Haiko; Hamui-Sutton, Alicia; Halabe-Cherem, José. Incontinencia urinaria en el adulto mayor. Rev Médica Inst Mex Seguro Soc. 2007;45(5).

26. Formiga F, Mascaró J, Montero J, del Río C, Pujol R. Incontinencia fecal en el anciano. Rev Esp Geriatría Gerontol. 2004;39(3):174-9.

27. Verdejo Bravo C, Bixquert Jiménez M. Guía de buena práctica clínica en geriatría: estreñimiento en el anciano. Madrid: Sociedad Española de Geriatría y Gerontología IM&C; 2014.

28. Priede MAA, Morillón RC, Martínez ARA. Procedimiento para la extracción manual de fecalomas. Servicio de Salud el Principado de Asturias; 2011.

29. Cordero Ponce M, Romero Sanchez I. Protocolo sobre el estreñimiento en una unidad de cuidados paliativos oncológicos. NURE Investig [Internet]. 2008 [Consultado: 11 nov. 2019]; Disponible en: http://www.nureinvestigacion.es/OJS/index.php/nure/article/view/413

30. Xunta de Galicia. Información mantenida y publicada en internet por la Consellería de Sanidade - Servizo Galego de Saúde. Para tener en cuenta. Fecalomas - Eliminación [Internet]. [Consultado: 11 nov. 2019]. Disponible en: https://femora.sergas.gal/Eliminacion/Procedemento-de-extracción-de-fecalomas?idioma=es

31. Mariana Herráiz, JA., Herráiz Adillo, A. Sondaje rectal. En: Técnicas y procedimientos de enfermería. Difusión Avances de Enfermería S.L. Madrid: Grupo Paradigma; 2009. p. p 604-606.

32. Hospital Universitario Reina Sofía. Manual de protocolos y procedimientos generales de enfermería. [Internet]. 2011; [Consultado: 26 oct. 2019]. Disponible en: https://www.sspa.juntadeandalucia.es/servicioandaluzdesalud/hrs3/fileadmin/user_upload/area_enfermeria/enfermeria/procedimientos/procedimientos_2012/e7_colocacion_sonda_rectal.pdf

33. Botella Dorta C. Aplicación de una sonda rectal [Internet]. Servicio Canario de Salud; 2005 [Consultado: 28 oct. 2019]. Disponible en: https://www.yumpu.com/es/document/view/14798555/aplicacion-de-una-sonda-rectal-fisterra

34. Ministerio de Sanidad, Servicios Sociales e Igualdad. Guía para la Prevención y Manejo de las UPP y Heridas Crónicas [Internet]. Instituto Nacional de Gestión Sanitaria; 2015 [Consultado: 11 nov. 2019]. Disponible en: https://gneaupp.info/guia-para-la-prevencion-y-manejo-de-las-upp-y-heridas-cronicas/

35. Servicio de Salud de las Illes Balears. Prevención y tratamiento de las úlceras por presión [Internet]. Consejería de Salud; 2018. Disponible en: https://www.ibsalut.es/apmallorca/attachments/article/1581/2018-guia-upp-es.pdf

36. Julián Rochina I, Tormo Maicas V. Antisépticos. Fundamentos de uso clínico en la práctica clínica. 2009.

37. WHO. WHO global report on falls prevention in older age. Geneva, Switzerland: World Health Organization; 2008.

38. Silva Gama ZA da, Gómez Conesa A, Sobral Ferreira M. Epidemiología de caídas de ancianos en España: Una revisión sistemática, 2007. Rev Esp Salud Pública. 2008;82(1):43-55.

39. Ambrose AF, Cruz L, Paul G. Falls and Fractures: A systematic approach to screening and prevention. Maturitas. 2015;82(1):85-93.

40. Enríquez de Luna-Rodríguez M, Aranda-Gallardo M, Canca-Sánchez JC, Moya-Suárez AB, Vázquez-Blanco MJ, Morales-Asencio JM. Profile of the patient who suffers falls in the hospital environment: Multicenter study. Enferm Clínica Engl Ed. agosto de 2019;S2445147919300748.

41. Royal College of Physicians, Healthcare Quality Improvement Partnership. National Audit of Inpatient Falls audit report 2015 [Internet]. 2015 [Consultado: 1 oct. 2019]. Disponible en: https://www.rcplondon.ac.uk/projects/outputs/naif-audit-report-2015

42. Alcalde Tirado P. Miedo a caerse. Rev Esp Geriatría Gerontol. 1 de enero de 2010;45(1):38-44.

43. Fernández-Cuenca R, Llácer A, López-Cuadrado T, Gómez-Barroso D. Mortalidad por causas externas en España. Bol Epidemiológico Sem. 2014;22(6):56-71.

44. Kiel D. Falls in older persons: Risk factors and patient evaluation. UpToDate [Internet]. 2019 [Consultado: 14 oct. 2019]; Disponible en: Available from: https://www.uptodate.com/contents/falls-in-older-persons-risk-factors-and-patient-evaluation

45. World Health Organization. What are the main risk factors for falls amongst older people and what are the most effective interventions to prevent these falls? [Internet]. 2017 [Consultado: 14 oct. 2019]. Disponible en: http://www.euro.who.int/__data/assets/pdf_file/0018/74700/E82552.pdf

46. Rodríguez-Molinero A, Narvaiza L, Gálvez-Barrón C, de la Cruz JJ, Ruíz J, Gonzalo N, et al. Caídas en la población anciana española: incidencia, consecuencias y factores de riesgo. Rev Esp Geriatría Gerontol. 2015;50(6):274-80.

47. Ministerio de Sanidad, Consumo y Bienestar Social. Fragilidad y Caídas en la persona mayor [Internet]. 2014 [Consultado: 114 oct. 2019]. Disponible en: https://www.mscbs.gob.es/profesionales/saludPublica/prevPromocion/Estrategia/Fragilidadycaidas.htm

48. The National Institute for Health and Care Excellence (NICE). Falls in older people: assessing risk and prevention. 2013 [Consultado: 30 sep. 2019]; Disponible en: https://www.nice.org.uk/guidance/cg161

49. The National Institute for Health and Care Excellence (NICE). Quality statement 1: Identifying people at risk of falling. 2017 [Consultado: 14 oct. 2019]; Disponible en: https://www.nice.org.uk/guidance/qs86/chapter/Quality-statement-1-Identifying-people-at-risk-of-falling

50. Servicio Andaluz de Salud. Consejería de Salud., Junta de Andalucía. Guía fase para la prevención y actuación ante una caida. 2017.

51. Oliver D, Healey F, Haines TP. Preventing Falls and Fall-Related Injuries in Hospitals. Clin Geriatr Med. 2010;26(4):645-92.

13.10 Recursos WEB

A. Vídeo de introducción de SNG:
   https://www.youtube.com/watch?v=x1rLbQPYYKw

B. Vídeo de cuidados generales de sonda PEG:
   https://www.youtube.com/watch?v=C6oQa1fkzfs

C. Vídeo del test de *Time up* (Centers for Disease Control and Prevention -CDC-):
   https://www.youtube.com/watch?v=BA7Y_oLEIGY

CAPÍTULO 14

ENFERMERÍA Y SALUD MENTAL

Vídeo de presentación: Capítulo 14

https://amazingbooks.es/manual-enfermeria-video-14 /

CAPÍTULO 14

ENFERMERÍA Y SALUD MENTAL

Autora: Vanessa Sánchez Martínez

14.1 Introducción

En salud mental existen pocas fórmulas plenamente aceptadas para el manejo de la mayoría de situaciones y muchas de ellas no pueden ser adaptadas a la estructura típica de un procedimiento o protocolo. Por otra parte, aunque la vía ideal para realizar el manejo óptimo de estas situaciones no pueda protocolizarse, sí podemos apoyarnos en unas directrices básicas, partiendo en cada caso de unos objetivos precisos. La finalidad de este capítulo es, precisamente, mostrar los objetivos y directrices para manejar situaciones habituales garantizando una asistencia segura y basada en la evidencia.

Se contemplarán situaciones concretas de la atención psiquiátrica, como el ingreso en una unidad de hospitalización, la forma y los contenidos básicos de una valoración específica y la importancia de mantener un ambiente terapéutico con una comunicación adecuada. Otra área relevante son los cuidados de salud física que deben garantizarse a las personas con problemas de salud mental como esquizofrenia, trastorno bipolar o depresión, determinados según consensos. Lamentablemente, estos cuadros van vinculados con una mortalidad precoz, por causas naturales y no naturales.

Se hará también un recorrido por el manejo de cuadros de presentación habitual, no necesaria-mente ligados a problemas de salud mental, como la ansiedad, la agresividad, el intento de suicidio y la presencia de síntomas como alucinaciones y delirios. Estas situaciones pueden producirse en cualquier servicio de salud, comunitario u hospitalario, y requieren de un abordaje rápido y seguro para la persona y su entorno.

Una de las pocas situaciones protocolizadas en la atención a las personas con problemas de salud mental es la intervención de enfermería en la terapia electroconvulsiva, que también se abor-dará en este capítulo.

En este apartado se presentan los diferentes elementos del trabajo de Enfermería de Salud Mental que serán tratados en el capítulo, ofreciendo una justificación de la importancia o una breve introducción teórica para facilitar la comprensión de los procesos y procedimientos. Los cuidados en salud mental pueden ser proporcionados en diferentes entornos, comunitarios y hospitalarios, sanitarios y particulares. El mantenimiento de un entorno terapéutico y seguro es un aspecto de la atención cuya responsabilidad recae en el personal de enfermería.

El ingreso en la unidad de hospitalización puede resultar una experiencia traumática para la persona que ingresa y para sus familiares. La prescripción del ingreso, las características físicas y normas de la unidad sumadas a la situación clínica que justifica el ingreso representan una fuente de confusión y desconfianza[1]. De ahí la importancia de una acogida adecuada.

La valoración enfermera es la base de los cuidados enfermeros y se considera una actividad independiente e interdependiente. Facilita la toma de decisiones y se basa en la recolección de información para realizar una aproximación a la persona y a sus circunstancias[2]. La valoración en salud mental se realiza en una variedad de entornos, desde las urgencias psiquiátricas hasta el centro de salud mental, pasando por las unidades de hospitalización. La información relevante varía según dónde se desempeñe la atención y el objetivo de la misma, pero siempre deberían orientarnos sobre la salud física de la persona, su situación social, su estado mental, conductual y los factores contextuales que podrían repercutir sobre ellos[2,3].

En el manejo del ambiente de la unidad de hospitalización psiquiátrica es necesario dar relevancia al entorno terapéutico y mantener con las personas ingresadas actitudes que resulten terapéuticas para ellas. En 2010, Thibeault y colaboradores[4] realizaron un estudio cualitativo en Canadá sobre el ambiente terapéutico en las unidades de hospitalización psiquiátrica. Observaron que, pese a su importancia, es un componente a menudo infravalorado y descuidado del tratamiento. Es más, Skorpen y su equipo[5] concluyeron que las personas atendidas y sus familiares experimentan sufrimiento y falta de respeto a su dignidad durante los ingresos en unidades psiquiátricas. La dignidad se entiende como la competencia y el compromiso de los profesionales, pero también el trato a las personas como individuos, siendo escuchados, tomados en serio y vistos como únicos. Se valora un cuidado como preservador de la dignidad cuando las enfermeras se permiten ser «tocadas» por las historias de las personas a las que cuidan y cuando responden a sus necesidades.

En 2008, en Estados Unidos, se llevó a cabo un estudio para conocer la vivencia de las personas ingresadas en la unidad de hospitalización psiquiátrica y de las enfermeras que trabajaban allí[6]. Hallaron que, para quienes estaban ingresados, la principal fuente de estrés era el aburrimiento y la sensación de encierro por las puertas cerradas de la unidad. Las enfermeras, por su parte, describían estrés en relación con la sensación de caos y presión y se sentían encerradas por la estructura del control de enfermería. Aunque ellas valoraban como positiva la relación terapéutica con las personas ingresadas, estas últimas expresaban sentirse principalmente cuidadas por otras personas ingresadas mucho más que por el personal de enfermería. Se acepta que el apoyo entre iguales es una herramienta útil en la recuperación, pero estas afirmaciones deben generar una reflexión crítica en las enfermeras, ya que la interacción terapéutica que consideramos que damos no se corresponde con la percibida por las personas cuidadas y apuntan a la necesidad de un cambio de enfoque.

La adherencia terapéutica a los tratamientos farmacológicos, psicológicos y hábitos higiénico-dietéticos es relevante por su repercusión en la prevención de las recaídas y en la evolución favorable de cualquier trastorno de la salud física o mental. La no adherencia, por su parte, puede comprometer la efectividad de los tratamientos, interfiere con la recuperación y representa un gasto considerable para los sistemas de salud[7].

Las personas con diagnóstico de esquizofrenia tienen un riesgo elevado de tener mala salud física, que conlleva en muchos casos una mortalidad prematura. La mortalidad prematura se atribuye principalmente a enfermedad cardiovascular y se relaciona con una combinación de factores, entre los que se incluyen la mala alimentación y el sedentarismo, la exclusión social, las altas tasas de síndrome metabólico, el tabaquismo, las vulnerabilidades genéticas y los efectos adversos del tratamiento con fármacos antipsicóticos[8].

Las cifras de atención urgente a personas con problemas de salud mental, adictivos y conductuales están en aumento y representan un reto en el manejo para los profesionales en el entorno de las unidades de urgencias, ya de por sí sobrecargadas[9]. En un estudio fenomenológico realizado en Canadá y Reino Unido en 2015[10], se analizaron las influencias en las decisiones de las enfermeras de triaje en urgencias para puntuar el nivel. Reconocían que, incluso en presencia de herramientas adaptadas para emergencias psiquiátricas, las valoraciones se manipulaban o retocaban para alcanzar el nivel deseado, determinado preferiblemente por la intuición y el juicio precoz. También influían en sus decisiones el estado del servicio de urgencias y sus propias reacciones ante las personas atendidas. Existen escalas para la valoración y el registro de forma sencilla de los episodios de agresividad en diferentes niveles (verbal, amenazas o conducta dañina)[11].

Los síntomas físicos y psicológicos de la ansiedad y del pánico son reales, incómodos y estresantes, conduciendo a menudo a visitas a urgencias. Se calcula que entre el 35 y el 50 % de la población adulta experimentará un ataque de pánico a lo largo de su vida. Los síntomas del pánico son variables y están influidos por factores culturales. La ansiedad puede presentar similitudes con diversas situaciones clínicas, incluyendo trastornos respiratorios, cardiovasculares, hipertiroidismo y otros. Por tanto, las primeras actuaciones deberían ir dirigidas a descartar la presencia de un cuadro somático.

El suicidio es un problema de salud pública, definido por la Organización Mundial de la Salud (OMS) como el acto de matarse deliberadamente. Los últimos datos disponibles indican que más de 800.000 personas se suicidan al año en el mundo, siendo la segunda causa de defunción en personas de 15 a 29 años. Las estrategias más eficaces de prevención del suicidio son aquellas que, partiendo de la creación de políticas, implican intervención tanto a nivel sanitario (estrategias de detección precoz del riesgo suicida con derivación rápida a profesionales de la salud mental) como social (campañas de concienciación, destrucción de mitos sobre el suicidio, trato adecuado por parte de los medios de comunicación, trabajo específico con grupos de riesgo). Se calcula que por cada suicidio consumado se producen entre 8 y 20 intentos. En este capítulo nos interesa centrarnos en la atención a las personas que han protagonizado un intento de suicidio[12].

La agresividad es una pulsión humana innata que se manifiesta como violencia si disminuyen las capacidades de inhibición de la persona. Puede definirse como una experiencia subjetiva de intensidad, duración y frecuencia variables, que se acompaña de cambios físicos (los asociados a la respuesta de estrés, como temblor, taquicardia o sudoración), cambios psicológicos (distorsiones:

se magnifica la ofensa o la decepción y se reduce la capacidad de la persona para proporcionar solución al problema) y de comportamientos observables (elevación del tono de voz, tensión muscular, verbalizaciones aversivas). La agresión o violencia se define como el uso de la fuerza física con la intención de dañar o herir a otra persona y es una forma de conducta agresiva. La agresión puede conducir a daño físico o psicológico a uno mismo, a otras personas o a objetos[13].

Las alucinaciones y los delirios constituyen las manifestaciones más típicas de trastorno mental en nuestro repertorio cultural. Ambos suelen implicar una situación de dificultad para interpretar la realidad de la misma manera que el resto del grupo social y pueden aparecer en personas con diversos cuadros, como esquizofrenia, trastorno bipolar, intoxicaciones o cuadros confusionales, entre otros[3]. Las alucinaciones son trastornos de la percepción, concretamente son engaños perceptivos en los que la persona percibe, en cualquiera de las variedades sensoriales, una representación mental en ausencia de estímulo apropiado a lo que está experimentando. Los delirios se definen como creencias anómalas, de contenido extraño, improbable o absurdo, y que no son compartidas por el resto de miembros del grupo social de referencia, pese a que se mantienen con gran convicción[14].

La terapia electroconvulsiva (TEC) es una técnica que se emplea desde hace más de 70 años y consiste en una descarga eléctrica controlada que se realiza a través de unos electrodos y desencadena una convulsión generalizada en una persona anestesiada. Aunque su mecanismo de acción sigue sin ser comprendido, algunos autores defienden que es probablemente el tratamiento más eficaz en psiquiatría[15,16]. La aplicación de la TEC ha sido y es fuente de controversia y preocupación asociadas a su sobreutilización. Su uso también se ve limitado por estar estigmatizada por su aplicación en épocas anteriores sin emplear anestesia ni relajantes musculares y por la asociación con la pérdida de memoria causada, en mayor medida que en la actualidad, por las tecnologías antiguas[15,17,18]. Es una técnica principalmente indicada en casos de depresión en personas ancianas, depresión con síntomas psicóticos con amenaza para la vida o en casos que precisan una respuesta rápida. Resulta especialmente útil en el tercio de personas que no presentan respuesta al tratamiento con antidepresivos o que no lo toleran. Los riesgos a considerar ante la administración de la TEC son los asociados al uso de anestesia general, los problemas somáticos de la persona y el posible deterioro cognitivo (pérdidas de memoria)[15,16].

14.3 Procesos y procedimientos

14.3.1 Ingreso

Ingresar en una unidad de hospitalización psiquiátrica puede resultar difícil y estresante para quienes ingresan y para sus familias. Los objetivos que se persiguen con la recepción al ingreso son:

- Acoger a la persona, dándole seguridad y promoviendo su adaptación al entorno.

- Informar a la persona y a su familia de las características de la unidad.

- Obtener la información necesaria para realizar una planificación de cuidados adecuada y personalizada.

- Iniciar el establecimiento de la relación terapéutica.

El momento del ingreso es una oportunidad para iniciar una relación terapéutica de forma precoz. A través de ella, es posible[1]:

- Crear un entorno seguro.

- Discutir con la persona sus estrategias de afrontamiento, cómo usar, adaptar y desarrollar estas estrategias en la unidad.

- Animar a la persona a participar de la toma de decisiones colaborativas.

- Animar a la persona a implicarse en el tratamiento y en los programas de recuperación.

- Reducir la experiencia subjetiva de coerción.

- Reducir el riesgo de autolesiones.

Para facilitar la adaptación a la unidad, es necesaria la consideración de determinados aspectos[1]:

1. Pedir a la persona que nos indique con qué nombre prefiere que nos dirijamos a ella.

2. Explicar a quien ingresa y a las personas significativas que le acompañen, de forma verbal y escrita, los espacios, las rutinas, los horarios y las normas de la unidad de hospitalización. Comentar el nivel de observación, si procede, explicando su pertinencia y valorando las preferencias de la persona para respetar su privacidad y dignidad.

3. Ofrecer a la persona ropa (una bata y pijama o camisón) y artículos de aseo, como cepillo de dientes y dentífrico, esponjas jabonosas, una toalla, un vaso, pañuelos de papel.

4. El ingreso en muchas unidades de hospitalización suele implicar la retirada de objetos personales, como el teléfono móvil o los artículos que podrían ser peligrosos, como encendedores o armas. Es preciso que la persona entienda por qué se retiran y que estos enseres estarán bajo custodia segura.

5. Realizar la valoración de enfermería que permitirá la planificación de cuidados.

6. Asegurarnos de que la persona sabe a quién puede dirigirse en caso de sentirse asustada o de necesitar ayuda.

7. Algunas personas que ingresan son responsables del cuidado de terceras personas (niños/as, adultos/as con enfermedades, frágiles o con dependencia) o mascotas. En este caso, será necesario discutir con la persona ingresada opciones para garantizar el bienestar de estas terceras personas o animales.

8. Ofrecer a la persona que haga las preguntas que desee.

9. Al planificar los cuidados, que se adaptarán a sus necesidades individuales, pediremos a la persona que manifieste sus preferencias de forma que pueda participar activamente en su tratamiento en la medida de lo posible.

Las personas pueden ingresar en las unidades de hospitalización de forma voluntaria o involuntaria. El internamiento voluntario se realiza por contrato entre quien ingresa y la institución sanitaria, se produce con el libre consentimiento y puede ser rescindido por ambas partes. El internamiento involuntario es decidido por personal facultativo y debería ser una medida excepcional. Se basa en criterios terapéuticos y se justifica por una desestabilización que representa peligro evidente para la propia persona o para terceras. Se plantea su uso en sujetos que no aceptan el ingreso o en los casos en que la persona no es considerada legalmente capaz de consentir. Puede ser urgente u ordinario, pero en ambos casos requiere una autorización judicial[19]. Si el ingreso es involuntario y urgente, debe ser comunicado al juzgado competente en menos de 24 horas, según el método establecido en cada juzgado y departamento de salud, para que se autorice o se deniegue el internamiento. El ingreso involuntario es fuente de controversia, porque entran en conflicto el derecho a decidir de la persona y el criterio clínico determinado por personal facultativo.

14.3.2 Entorno terapéutico y actitud terapéutica

El entorno o ambiente terapéutico es el marco ideal para ayudar a las personas a cambiar conductas inadaptadas por otras habilidades psicológicas y personales más eficaces. No se limita a las unidades de hospitalización, puede referirse también al entorno comunitario o al hogar de la persona[3]. Tiene tres objetivos principales:

- Ayudar a la persona a desarrollar autoestima y confianza.

- Enseñarle habilidades de adaptación eficaces para la satisfacción de sus necesidades.

- Protegerla a ella y a quienes están a su lado en los periodos de conductas desajustadas.

Para resultar terapéutico, un entorno debe ser cómodo en cuanto a sus propiedades físicas: luz, temperatura, ruido y aspecto estético, sin dejar de lado el factor relacional o la actitud terapéutica de quienes cuidan en él[3].

La alianza terapéutica es una herramienta esencial en el trabajo con personas con problemas de salud mental. Facilita la evaluación y comprensión de la naturaleza de los problemas de una persona y el establecimiento de las intervenciones posteriores. Para la creación de una alianza terapéutica positiva son importantes algunas características de los profesionales, como la autenticidad y la competencia percibida. Su creación y desarrollo requieren flexibilidad, persistencia, regularidad y sensibilidad hacia la opinión de la persona atendida.

La actitud terapéutica de quienes cuidan se demuestra en forma de compromiso, competencia y confianza. Son habilidades enfermeras esenciales para establecer una relación terapéutica útil:

- La aceptación de la otra persona tal como es, aunque algunos de sus comportamientos sean considerados socialmente inusuales o inaceptables.

- La conexión, como interés activo en el bienestar de la otra persona. Se basa en creer en la dignidad y la aceptación de la otra persona.

- Autenticidad y coherencia, mostradas mediante apertura, honestidad, sinceridad e implicación.

- Uso terapéutico de la persona cuidadora, para lo que es importante sentirse bien con una misma y esforzarse por comprender las consecuencias de los actos, expresiones y gestos propios en otras personas.

Los elementos de la relación terapéutica incluyen la confianza, la empatía, la autonomía y la esperanza[3]:

1. Fomento de la confianza: supone promover la creencia o convicción de que, como profesionales, somos capaces de ayudar y de que vamos a hacerlo.

2. Empatía: se puede transmitir de forma verbal y no verbal y es potenciada a través de la escucha activa.

3. Fomento de la autonomía: implica evitar actitudes paternalistas que incrementen la dependencia y reduzcan las posibilidades de la persona para tomar decisiones.

4. Fomento de la esperanza: se manifiesta por una expectativa confiada, aunque no segura, de alcanzar un buen futuro. Las expectativas deben ser realistas, posibles y significativas para la persona.

Las técnicas de comunicación terapéutica implican la capacidad de escuchar y de interactuar. La capacidad de escuchar puede mejorarse mediante[3]:

- Concentración en la persona con quien se habla.

- Escucha objetiva.

- Uso del contacto visual y del lenguaje corporal.

- Limitación de interrupciones.

- Petición de aclaraciones sobre lo que se duda.

  La habilidad de interacción se ve facilitada con:

- Escucha activa.

- Emisión de preguntas abiertas, amplias.

- Parafraseo de lo dicho por la otra persona.

- Síntesis de las ideas, pensamientos o emociones expresadas por la persona.

- Empleo moderado del humor.

- Aceptación de los silencios terapéuticos.

- Sugerencia de alternativas para la resolución de los problemas de la persona.

Otro aspecto a considerar es la seguridad del entorno. El estudio de Bayramzadeh[20], desarrollado en Estados Unidos en 2017, puso de manifiesto que en las unidades de hospitalización, los riesgos a la seguridad más habituales son las caídas (44 %), las situaciones de agresividad (19 %), el contrabando (12 %), la conducta inadecuada (12 %), las fugas (3 %) y los suicidios (1 %). Y que estos riesgos se materializan en diferentes puntos del entorno físico de las unidades de hospitalización psiquiátrica: las caídas y los suicidios son más habituales en zonas de poca supervisión, como habitaciones o baños, mientras que las situaciones de agresividad se producen con mayor frecuencia en las zonas comunes (comedor, sala de estar).

Un estudio retrospectivo de Ray, realizado en Estados Unidos en 2017[21], destacó la importancia de la participación de las enfermeras en la toma de decisiones sobre vigilancia prioritaria, pasando de la observación a tener un rol más activo. Este rol más activo conllevaba la implicación, con más presencia y disponibilidad de las enfermeras para las personas ingresadas, y redujo las prescripciones de vigilancia prioritaria para prevenir actos autolesivos y situaciones de agitación.

También es relevante la planificación adecuada del alta hospitalaria. Durante la estancia de la persona es necesario ayudarle a mantener vínculos con su vida fuera del hospital, así como favorecer que retome sus actividades al alta[1]. Redding y colaboradores, en el Reino Unido, en 2017[22], se centraron en la importancia de preparar adecuadamente el proceso de alta hospitalaria. Se trata de una situación crítica donde se disparan las tasas de suicidio. Uno de los pilares para contenerlas sería la posibilidad de ofrecer soporte colaborativo o mejorar la relación entre los servicios hospitalarios y los comunitarios.

14.3.3 Valoración de enfermería

La valoración enfermera es el proceso de obtención de información acerca de la persona incluyendo aspectos físicos, intelectuales, sociales, culturales y espirituales, prestando atención a las fortalezas y a las necesidades o disfunciones. La valoración puede ser amplia, focalizada, continuada y de urgencia, en función de cuál sea el objetivo de la misma. En la recogida de datos se emplean diferentes técnicas: la entrevista, la aplicación de escalas y la observación imparcial de la conducta de la persona, usando como fuentes de datos a la persona, a su familia y la historia de salud[3].

Las principales áreas de valoración en las personas con problemas de salud mental son[2,3]:

- Descripción general: características físicas de la persona (complexión, lesiones o coloración anormal), apariencia de higiene corporal y atuendo (por ejemplo, si se ajusta a la época del año y situación), expresión facial (contacto visual, expresión facial acorde con la verbal), actividad motora y forma de hablar (gestos, posturas, movimientos inusuales, tono de voz y velocidad del habla) y reacciones o comportamientos (hostilidad, cooperación).

- Evaluación física: con la intención de detectar posibles problemas físicos subyacentes a alteraciones del comportamiento (tóxicos, dolor, hipoglucemia).

- Evaluación de los factores de riesgo: autolesión, agresividad, abstinencia, reacciones alérgicas, convulsiones, caídas o accidentes y fuga.

- Evaluación sociocultural: aspectos sociales, culturales o espirituales que puedan influir en el mantenimiento de la salud mental.

- Estado emocional: estado de ánimo de la persona, según sea la respuesta inadecuada (labilidad, inconsistencia o aplanamiento), placentera (euforia, exaltación) o desagradable (agresividad, agitación, ambivalencia, ansiedad, depresión, miedo).

- Sensorio, percepción y cognición:

  - El sensorio es el integrador de la conciencia (entendida como la capacidad de respuesta a estímulos y que puede alterarse por exceso o por defecto), la atención-concentración (es la habilidad de la persona de focalizar la conciencia en aspectos concretos y mantenerla), la memoria (capacidad para retener y evocar información) y la orientación (habilidad de la persona para ubicarse en un momento, lugar, persona y situación).

  - Percepción: Es la sensación e interpretación de los datos sensoriales. Algunas personas con problemas de salud mental pueden tener problemas para interpretar la realidad, manifestándose en alteraciones como alucinaciones, pseudoalucinaciones e ilusiones.

- Pensamiento y lenguaje: El pensamiento puede presentar alteraciones referidas al modo en que se conecta y organiza la información (aceleración del pensamiento, enlentecimiento, bloqueo, desorganización, entre otras) o al contenido del mismo (delirio de diferentes temáticas, frecuentemente relacionadas con la persecución, depresivo —culpa, ruina e hipocondriaco—, de grandeza, celotípico o erótico). La interpretación del pensamiento de la persona pasa necesariamente por la exploración de su discurso, el análisis del lenguaje y la observación de la conducta.

Es preciso que las instituciones incluyan en sus registros electrónicos la opción de realizar una valoración enfermera por patrones funcionales que permita administrar y registrar la valoración amplia, la focalizada, la continuada y la extensa. De nada sirve la obtención de datos si no queda constancia de ella al resto del equipo de salud.

En nuestro entorno contamos con una obra de referencia para la valoración de personas con problemas de salud mental, propuesta por Fornés y Carballal[2,3] y estructurada según los patrones funcionales de Marjory Gordon. Ninguna otra propuesta ha tenido tanta repercusión en la Enfermería de Salud Mental. Dadas las características del presente manual, no resulta viable incluir una exposición completa de la valoración por patrones funcionales de salud adaptada a las personas con problemas de salud mental, por lo que se remite a los textos originales[2,3].

14.3.4 Seguimiento del tratamiento

Diversos estudios ponen de manifiesto que en salud mental comunitaria la adherencia a los tratamientos es reducida y puede verse afectada por distintos factores[3,7,23]:

- En el equipo de profesionales de la salud son relevantes sus actitudes, su formación, la comunicación con la persona atendida y el empleo de refuerzo positivo.

- Las características de las pautas farmacológicas, psicoterapéuticas y recomendaciones higiénico-dietéticas: principalmente su complejidad y sus efectos secundarios.

- Las características del trastorno pueden determinar la adherencia, la duración del trastorno, sus síntomas y la interferencia con las actividades de la vida diaria.

- Los factores de la propia persona: influirán la edad, el género, las creencias y significados acerca del tratamiento, la coexistencia de trastornos adictivos y la personalidad.

- Los factores socioeconómicos: influyen negativamente la pobreza, el bajo nivel educativo, el desempleo y la falta de redes de apoyo.

Los objetivos del seguimiento del tratamiento son:

- Que la persona conozca y comprenda todas las pautas.

- Que la persona conozca los efectos terapéuticos y los adversos de su tratamiento farmacológico y sea capaz de reconocerlos.

- Que la persona pueda discutir los significados de su tratamiento y sus preferencias. Que se sienta libre de informar cuando no cumple los tratamientos para poder recibir alternativas o acompañamiento por parte del equipo y para facilitar la toma de decisiones compartida.

Las intervenciones en las que se apoya el seguimiento del tratamiento son[3,24]:

- El establecimiento de una relación terapéutica. Permitirá favorecer un clima de confianza para que la persona pueda plantear su visión de la medicación, sus dudas o preocupaciones y realizar propuestas.

- La información y educación sanitaria detalladas, tanto relativa al trastorno como a los tratamientos pautados, incluyendo los hábitos higiénico-dietéticos, adaptada a la capacidad de comprensión de la persona. Incluirá la descripción del trastorno, de los efectos terapéuticos y adversos de la medicación, de las estrategias para minimizar los efectos secundarios o del uso de recordatorios, incluidos los que utilizan nuevas tecnologías.

- Valoración de la vivencia de la persona de su propio tratamiento. Escucha activa y respeto por sus planteamientos y decisiones. Ofrecer a la persona la discusión de alternativas con el resto del equipo terapéutico.

- Determinación de la adherencia. Existen diversos métodos para valorar la adherencia al tratamiento, pero todos son imperfectos[25]. Algunos son cuantitativos (test o entrevistas estructuradas, determinaciones plasmáticas de los niveles de fármacos, recuento de envases) y otros cualitativos (autoinformes o informes de personas cercanas). Sin duda, el autoinforme o el informe de las personas significativas, fundamentado en una relación de confianza y de respeto, es el más fiable.

14.3.5 Cuidados de salud física

Existen tres consensos de salud física publicados por profesionales de nuestro entorno: uno se refiere a las personas con trastornos psicóticos o esquizofrenia[26], otro a las personas con depresión[27] y un tercero para personas con trastorno bipolar[28].

El consenso más reciente sobre la salud física de las personas con esquizofrenia de las Sociedades Españolas de Psiquiatría y de Psiquiatría Biológica[26] concluye que:

- Las personas con esquizofrenia presentan peores niveles de salud física que la población general y que las personas que tienen otros problemas de salud mental.

- Comparadas con la población general, las personas con esquizofrenia tienen más morbilidad infecciosa, endocrina, metabólica, cardiaca y respiratoria y un exceso de mortalidad asociado a ellas y a los procesos oncológicos.

La Guías de Práctica Clínica y el consenso sobre la salud física recomienda para las personas con trastorno bipolar[28], trastorno psicótico y esquizofrenia[29]:

- Ofrecer un programa de alimentación saludable y de actividad física.

- Si una persona gana peso rápida o excesivamente, presenta niveles anormales de lípidos o de glucemia, ofrecer intervenciones para la reducción de lípidos y la prevención de la diabetes tipo 2.

- Seguir de forma rutinaria el peso y los indicadores de morbilidad metabólica, cardiovascular y respiratoria. Iniciar tratamiento para los problemas detectados según establezcan las Guías de Práctica Clínica correspondientes.

- Ofrecer ayuda para dejar de fumar, aunque haya tenido intentos previos con poco éxito.

El consenso español de salud física de la persona con depresión recoge[27]:

- La relación de la depresión con algunos problemas de salud física, incluido el dolor, es bidireccional, actuando como causa y consecuencia. Por ello, es necesario realizar un cribado de problemas de salud física en personas con depresión y también valorar la presencia de depresión en personas con problemas de salud física. Además, la depresión es un factor de riesgo cardiovascular y metabólico, por lo que sería necesario aplicar medidas de prevención primaria y secundaria.

- Cuando coexisten la depresión y los problemas de salud física, es necesario valorar la ideación o riesgo de suicidio.

- La psicoterapia de orientación cognitivo-conductual ha demostrado su contribución en la recuperación integral de las personas que tienen depresión y problemas de salud física.

14.4 Manejo de la ansiedad

La ansiedad es una emoción normal a situaciones estresantes y que los cambios corporales que se producen sirven para responder rápidamente a la detección de una amenaza o peligro. En nuestro entorno social actual, muchas situaciones que no requieren de la reacción de ataque o huida son capaces de desencadenarla, generando la aparición de un ataque de pánico[30].

Los síntomas para el diagnóstico del ataque de pánico están descritos en la clasificación DSM5[31] y son:

- Palpitaciones o taquicardia.

- Sudoración.

- Temblor o sacudidas.

- Sensación de dificultad para respirar o de ahogo.

- Dolor torácico.

- Náuseas o malestar abdominal.

- Mareo, inestabilidad, desmayo.

- Escalofríos o calor.

- Parestesias.

- Desrealización.

- Miedo a perder el control o «volverse loco».

- Miedo a morir.

El abordaje terapéutico de la ansiedad en urgencias se basa en tratamiento farmacológico y en técnicas no farmacológicas. En la atención al ataque de pánico, uno de los pilares es la recuperación sobre el control de la respiración.

En el manejo de la situación se plantean unos objetivos claros: mantener la seguridad, reducir el estrés y mejorar los síntomas[3].

- Mantener la seguridad implica:

  - Proteger a la persona del daño.

  - Aceptarla y apoyarla.

  - No buscar el origen de la ansiedad.

  - Limitar la conducta.

  - Reforzar que la salud física y la emocional están relacionadas y que habrá que ahondar en este tema en otro momento.

- La reducción del estrés requiere:

  - Atender la situación manteniendo la serenidad.

  - Reducir los estímulos ambientales (personas, ruido…).

  - Asegurar el bienestar físico.

  - Reducir el miedo.

- La mejoría de los síntomas puede requerir:

  - La administración de medicamentos.

  - La realización de técnicas de relajación.

  - Mantener la respiración bajo control.

- Para una mayor eficacia, se recomienda:

  - Establecer una relación de confianza con la persona, explicar que se le puede ayudar, mostrar facilidades para comunicarse y dar la sensación de estar dispuesto a escuchar.

  - Abordar con empatía, aceptación y respeto.

  - Hacer comprender a la persona que sus sentimientos de miedo no son peligrosos y que son pasajeros.

  - Si presenta hiperventilación, ofrecer técnicas de control de la respiración. Regular la respiración permite a la persona a obtener un refuerzo positivo, ayudándole a recuperar el control de la situación.

  - Tener en cuenta que la ansiedad no es excluyente de enfermedades orgánicas y que determinadas personas se encuentran por sus patologías de base en situación de mayor riesgo.

14.5 Agresividad

La prevención de la violencia y su manejo es una parte importante del cuidado en diferentes situaciones clínicas, vinculadas o no al trabajo con personas con problemas de salud mental, ya que la agresividad es un fenómeno universal, presente en mayor o menor medida en todas las personas, incluidos los profesionales de la salud. En los entornos clínicos, la agresividad puede manejarse en diferentes niveles: verbal, farmacológico y, exclusivamente en casos de manejo extremadamente difícil, mecánico. Los objetivos de este manejo son:

* Control de la agresividad.

* Negociar soluciones terapéuticas.

* Disminuir la agresividad.

* Mantener la seguridad.

Es muy relevante la detección precoz de la conducta agresiva para prevenir su avance usando la desescalada verbal. Las señales de agresividad más precoces se manifiestan en forma de tensión física, verbalizaciones aversivas en tono acusatorio y elevación del tono de voz. Las señales de violencia inminente pueden transmitirse a través de la expresión verbal (afirmaciones de estar enfadada, gritos, palabras despectivas, culpabilizadoras, órdenes, insultos, provocaciones, amenazas) o no verbal (expresión facial de tensión, gestos exagerados con los brazos, señalizaciones acusatorias, miradas que funden, empujones, lanzamiento de objetos, golpes, gestos de amenaza con el puño o mano abierta)[13].

De acuerdo con la Guía del Instituto Nacional para la Excelencia y la Salud en el Cuidado de Reino Unido (NICE)[32], la formación en desescalada verbal es un método eficaz para reducir la violencia y la agresión, mediante la que los profesionales mejoran sus habilidades para:

* Reconocer los signos tempranos de agresión.

* Comprender las causas más probables de agresión o violencia en términos generales e individuales.

* Usar técnicas de distracción y calmantes y maneras de favorecer la relajación.

* Reconocer la importancia del espacio personal.

* Responder a la ira de forma apropiada, mesurada y razonable, evitando la provocación.

Se consideran principios generales de la desescalada:

* Mantener una interacción con las personas atendidas que permita monitorizar los cambios en su estado de ánimo que puedan conducir a agresiones o violencia.

* Animar a las personas a reconocer sus propios signos tempranos de agresión y discutir o negociar con ellas cómo les gustaría que se manejase una posible situación de agitación.

* Una vez se presente la situación, separar a la persona agitada del resto para facilitar el enfriamiento, evitando el aislamiento del personal.

* Emplear las habilidades verbales, no verbales y de interacción para evitar o manejar las situaciones que podrían desencadenar reacciones violentas.

* Comunicar empatía y respeto a la persona en todas las etapas de la desescalada.

En la Tabla 1 se muestra el abordaje de la desescalada.

Tabla 1

Desescalada verbal

Comunicación

- Establecer una comunicación tan pronto como sea posible, si es posible mediante el conocimiento previo del sujeto.
- Evitar aparentar confrontación, arrogancia, paternalismo, provocación.
- Explorar las oportunidades de acuerdo.
- Ofrecer alternativas o elecciones.
- Resolución de problemas, búsqueda de acuerdo, identificación de causas, ofrecimiento de soluciones, intentando la resolución.
- Honestidad: no prometer lo que no será posible.

Lenguaje verbal	<ul><li>Utilizar preguntas abiertas.</li><li>Lenguaje claro y conciso, evitar los malentendidos.</li><li>No emplear jerga.</li><li>No amenazar.</li><li>Parafrasear o resumir para demostrar y asegurar el entendimiento.</li><li>Redirigir el tema a otro menos «cargado».</li></ul>
Lenguaje no verbal	<ul><li>Tono de voz apropiado: lo suficiente para que sea audible, no elevar la voz.</li><li>Conciencia del propio lenguaje corporal y adopción de una postura abierta y no amenazadora.</li><li>Mantener el contacto ocular de manera no amenazante.</li><li>Expresión facial neutra.</li><li>Si es necesario, emplear el tacto, pedir permiso antes para acercarse.</li><li>Usar los silencios para dar tiempo a la persona de aclarar sus pensamientos.</li></ul>
Empatía	<ul><li>Escucha activa.</li><li>Reconocer los sentimientos y la situación del potencial agresor/a.</li><li>Mostrar preocupación profesional.</li></ul>

Autocontrol

- Mantener la calma.
- Separar los sentimientos personales hacia un agresor potencial y el problema. Evitar los juicios. No tomarse la agresión como algo personal.
- Mantener la autoconfianza, la autoestima, la asertividad y la regulación emocional.
- Valorar personalmente la intervención una vez finalizada para determinar qué se hizo bien, qué no se hizo bien, qué se podría mejorar.

Fuente: tabla realizada por los autores adaptada de Hallett y Dickens, 2017[31]

MANUAL PRÁCTICO DE ENFERMERÍA

<table>
<tr><td align="center">Valoración</td></tr>
</table>

- Valorar el estado emocional o la situación inmediata de la persona potencialmente agresiva.
- Valorar los riesgos asociados a las intervenciones.
- Observar y reconocer los signos tempranos de agresión.
- Usar conocimientos previos sobre la persona para intentar anticipar su reacción.
- Saber cuándo intervenir.

<table>
<tr><td align="center">Acciones</td></tr>
</table>

- Uso de actividades para ayudar a la persona a desplazar la ira y la frustración y distraerla mediante un cambio de actividad.
- Establecimiento de límites, basándose en el respeto y sin confrontar.
- Mantenerse a la altura del sujeto (de pie/sentado).
- Retirar al potencial agresor del ambiente, o a otros, de la situación, creando así un entorno seguro.
- Traer a personas diferentes a interaccionar con el individuo, si es necesario.
- Reducir los estímulos ambientales.
- Manejo del estrés y ejercicios de relajación.
- Usar un plan de tratamiento individual.

<table>
<tr><td align="center">Mantenimiento de la seguridad</td></tr>
</table>

- Controlar el ambiente (planear vías de escape, evitar aislamiento y ubicaciones vulnerables).
- Realizar una aproximación cautelosa y segura al potencial agresor/a, con movimientos lentos y cuidadosos para evitar la sorpresa o mayor agitación.
- Ser consciente de la necesidad de soporte externo y solicitarlo si es preciso.
- Ser consciente de (y retirar) armas potenciales, peligros y gatillos.
- Considerar que las personas agitadas pueden necesitar un espacio personal mayor.
- Analizar cada incidente tras su resolución para detectar estrategias que podrían ser útiles en otras ocasiones.

La contención mecánica es una estrategia de manejo que debería ser empleada exclusivamente en el manejo de situaciones de extrema violencia dirigida a otras personas o a sí misma[32].

14.6 Intento de suicidio

El intento de suicidio se describe como todo comportamiento suicida que no causa la muerte. Los objetivos terapéuticos en la atención urgente son:

- Preservar la seguridad de la persona.
- Fomentar el bienestar psicológico y físico.
- Favorecer la expresión emocional.
- Determinar la presencia de factores de riesgo y protectores. Pueden consultarse en la Tabla 2.

Tabla 2

Factores de riesgo y factores protectores del suicidio

Nivel	Factores de riesgo	Factores protectores
Sistemas de salud	Barreras de acceso.	Disponibilidad de acceso a cuidados de salud física y salud mental.
Comunidad	Acceso a medios. Medios: notificación inapropiada. Estigma por suicidio. Desastres y conflictos. Desplazamiento. Discriminación.	Entornos escolares y comunitarios seguros. Continuidad de cuidados tras el alta hospitalaria.
Individuo	Ideas o planes de suicidio. Intento de suicidio anterior. Trastornos mentales. Consumo nocivo de sustancias. Pérdidas significativas: personales, de trabajo o económicas. Exposición a experiencias traumáticas. Género masculino. Edad mayor a 65 años. Agresividad e impulsividad. Desesperanza. Dolor crónico y enfermedades. Antecedentes familiares de suicidio. Alta reciente de hospitalización psiquiátrica. Aislamiento y falta de apoyo. Conflictos en las relaciones.	Habilidades de afrontamiento y de resolución de problemas. Razones para vivir. Objeciones morales o religiosas al suicidio. Contacto con otras personas, con la familia, comunidad e instituciones sociales. Relaciones de soporte con profesionales de la salud.

Fuente: tabla realizada por los autores adaptado de Organización Mundial de la Salud, 2014[10]

La atención a personas que han realizado un acto autolesivo debería incluir[12]:

1. Atender la situación somática de la persona mediante un examen físico completo. Más del 90 % de los intentos se llevan a cabo mediante ingesta medicamentosa.

2. La provisión de un ambiente seguro y tranquilo, manteniendo a la persona con compañía/supervisión, ya sea un miembro del equipo terapéutico o familiar/amistades. Asegurar el entorno libre de objetos con los que se pueda lesionar. Explicar a la persona las medidas de seguridad tomadas y hacerle notar que nos preocupa.

3. Ofrecer un trato respetuoso y privado, con sensibilidad al malestar emocional ligado a los actos de autolesión.

4. Incluir a las personas significativas solo si la persona desea contar con su apoyo mientras es evaluada o tratada.

5. La persona que atiende debe mostrar una actitud de compostura, confianza, amabilidad, acogida y calma. El sentido común y las actitudes humanitarias resultan en ocasiones más efectivos que cualquier medicación.

6. Respetar las expresiones de la persona. Escuchar activamente y valorar cómo se puede ayudar.

7. No sirve de nada explicar a la persona que el suicidio no es una solución, debe llegar por sí misma a esa conclusión. Una excesiva muestra de vitalidad por parte del profesional, con expresiones como «con lo bella que es la vida», «matarse es una cobardía», no ayudan en absoluto, pues dan a entender a la persona que no estamos siendo empáticos.

8. Animar a la persona a hablar de sus factores estresantes, su dolor, su angustia y sus planes de suicidio, ya que hacerlo no incrementa el riesgo y le aliviará; además, nos orientará hacia los cuidados y vigilancia que precisa. Intentar no dramatizar las conversaciones, tratando de derivar la conversación hacia temas constructivos.

9. Prestar la máxima atención a la persona si de pronto se muestra más calmada o parece satisfecha, pues es posible que haya terminado de diseñar un nuevo plan de suicidio y esto haya reducido su ansiedad.

14.7 Manejo de alucinaciones y delirios

Aunque algunas personas con alucinaciones o delirios pueden mantener un nivel de funcionamiento óptimo sin precisar cuidados de enfermería, es frecuente que las alucinaciones y los delirios afecten a la capacidad de adaptación psicosocial de la persona a su entorno. Los objetivos de los cuidados de enfermería serán favorecer el bienestar físico y psicológico de la persona, facilitar una interpretación adecuada del entorno, ayudar a la persona a reducir las emociones negativas pese a la experiencia alucinatoria o delirante, mantener la seguridad, asegurar la cobertura de las necesidades físicas durante el tratamiento y mantener o aumentar el nivel de autonomía[3].

Para alcanzar los objetivos planteados sin que exista un procedimiento establecido, se consideran normas de buena praxis las intervenciones que engloben el apoyo emocional, la presencia, la disminución de la ansiedad, el manejo de las alucinaciones, el manejo de las ideas delirantes y la distracción o terapia de entretenimiento. Las actividades concretas a realizar serían[33]:

1. Establecer una relación terapéutica de confianza con la persona, mostrando una actitud de aceptación y serenidad.

2. Permanecer con la persona y proporcionar ayuda y seguridad en los periodos de mayor ansiedad.

3. Dar a la persona ocasiones para comentar su experiencia alucinatoria o delirante. Es importante evitar reforzarlas y evitar discutir sobre la realidad o no de las mismas, estableciendo dudas con naturalidad cuando proceda.

4. Una vez expresada su experiencia, centrar la conversación en los sentimientos producidos por esta, en vez de en la propia vivencia delirante o alucinatoria. Por ejemplo, expresando «parece que está asustado, por lo que me cuenta».

5. Comunicar empatía o comprensión de la experiencia y emociones que está viviendo la persona. Por ejemplo «si yo pensara que quieren hacerme daño, también sentiría miedo».

6. Animar a la persona a discutir sobre sus vivencias alucinatorias o delirantes y sus emociones, en vez de actuar sobre ellas o en base a ellas.

7. Proporcionar comodidad y tranquilidad.

8. Disminuir los estímulos ambientales excesivos, si es necesario.

9. Mantener un entorno seguro y proteger a la persona y, si procede, a terceras personas de las conductas basadas en las alucinaciones o ideas delirantes que puedan resultar dañinas.

10. Proporcionar seguridad y comodidad a la persona y a las demás cuando no sea capaz de controlar su conducta.

11. Animar a la persona a que elija técnicas de distracción, como música, juegos de mesa, charlar, recordar acontecimientos positivos, baile, ejercicio físico, siempre que sean coherentes con su nivel de energía y capacidad.

12. Vigilar el estado físico y mantener una rutina ordenada, favoreciendo un descanso, alimentación e higiene adecuados.

13. Administración de los fármacos indicados, informando a la persona y a su familia.

14. Observar a la persona en tratamiento para determinar si se obtienen los efectos terapéuticos esperados o si aparecen efectos secundarios.

15. Proporcionar información a las personas allegadas sobre el manejo de alucinaciones y delirios para que puedan acompañar y ayudar a la persona en caso de presentarse estas situaciones fuera de entornos sanitarios.

14.8 Terapia electroconvulsiva (TEC)

En la planificación de la TEC deben considerarse distintos aspectos de la persona, como edad, género, medicación que toma y situación médica. También se deben tener en cuenta aspectos relativos a la técnica: medicación anestésica, número de sesiones planificado e intervalo entre ellas, localización de los electrodos y estímulo eléctrico. El número de sesiones suele encontrarse entre seis y doce, con una frecuencia de dos a tres por semana. La localización de los electrodos puede ser bifrontotemporal o unilateral (esta última se asocia a igual eficacia con menos riesgo de efectos adversos cognitivos). El estímulo eléctrico (medido en miliculombios) se calcula en función de la edad y del resto de las variables personales y clínicas descritas[34].

La TEC es un tratamiento que se realiza bajo anestesia general, por lo que es preciso considerar la participación de profesionales de salud mental y de anestesiología. Requiere de monitorización electrocardiográfica, de pulsioximetría y de la presión arterial, previa a la inducción anestésica, que suele realizarse en nuestro entorno con propofol o tiopental sódico, junto con succinilcolina o rocuronio[34].

Los cuidados de enfermería durante la TEC fueron descritos por la Sociedad Española de Psiquiatría Biológica en un Consenso publicado en 2018. Se plantean en forma de cuidados previos a su administración, durante la misma y posteriores, con el objetivo de mantener un entorno seguro y cómodo para la persona, asegurando la máxima calidad asistencial. Los cuidados de enfermería en la TEC se distribuyen en tres etapas: previos, durante la aplicación de la técnica y posteriores[34].

Los cuidados previos incluyen actividades llevadas a cabo en la unidad de hospitalización (1 a 5) y en la unidad donde se llevará a cabo la técnica (6 a 10), entre las que se encuentran:

1. Valorar en la persona la presencia de ansiedad o miedo por la realización del tratamiento, informar y confortar si lo necesita.

2. Asegurar que se mantiene ayuno de seis horas para sólidos y dos para líquidos antes de la hora prevista de administración de la TEC.

3. Asegurar que la persona haya orinado, y defecado si procede, antes de la técnica. Garantizar que haya realizado su higiene corporal y bucal, proporcionando ayuda si la persona lo necesita. Retirar joyas, objetos metálicos y prótesis dentales removibles, lentillas o audífonos.

4. Determinar los signos vitales, incluyendo glucemia en personas con diabetes.

5. Coordinar el traslado a la unidad donde se realizará la TEC. Registro de los cuidados realizados.

6. Garantizar la seguridad y funcionamiento adecuado del aparataje: respirador, circuitos de gases, monitores, aspiración de secreciones y estimulador de la TEC. Disponer de material de intubación.

7. A la llegada de la persona, recibir, identificar y acomodar.

8. Comprobar la cumplimentación de consentimientos para la realización de la terapia.

9. Proporcionar confort emocional si la persona presenta miedo.

10. Comprobar que la persona no lleva prótesis, que ha orinado y que ha mantenido el ayuno. Registro de los cuidados realizados.

Los cuidados inmediatamente previos a y durante la administración de la TEC son:

11. Ayudar a la persona a colocarse en decúbito supino, con las piernas ligeramente separadas, brazos alineados con el cuerpo, sin almohada y con los pies visibles.

12. Aplicar los sensores de monitorización electroencefalográfica y cardiaca. Proporcionar información a la persona de lo que se está realizando.

13. Canalizar vía venosa.

14. Preparar gel conductor (o gasas empapadas en suero fisiológico), material de oxigenación y la medicación anestésica.

15. Ajustar el ventilador con mascarilla facial y filtro.

16. Control y registro de signos vitales, monitorización cardiaca y vigilancia hemodinámica durante todo el proceso.

17. Colocación del protector bucal, garantizando que labios y lengua quedan libres.

18. Colaboración en la inducción anestésica.

19. Colaboración en la preoxigenación, con ventilación manual y oxígenos al 100 %.

20. Colocación de gel conductor o gasas empapadas con suero fisiológico sobre la zona o zonas de aplicación de los electrodos de estimulación.

21. Una vez terminada la convulsión, sustituir el protector bucal por una cánula de Guedel, si es necesario, y reinstaurar oxigenoterapia si se había interrumpido durante la crisis.

22. Aspiración de secreciones, si precisa.

23. Retirada de electrodos y limpieza.

24. Ayudar a la persona a orientarse.

Cuidados posteriores a la técnica en la unidad de despertar (25 a 31) y en hospitalización (32 a 36):

25. Una vez la persona haya recuperado la conciencia, respire espontáneamente y esté hemodinámicamente estable, puede ser colocada en posición de semi-Fowler.

26. Mantener control de los signos vitales y oxigenoterapia (con mascarilla o en cánula nasal) hasta la recuperación de los valores basales.

27. Administración de medicación y fluidoterapia, si lo precisa.

28. Mantener un ambiente confortable para favorecer el sueño durante una hora aproximadamente.

29. Favorecer la sedestación, inicio de la tolerancia a la ingesta de líquidos al menos dos horas tras la técnica.

30. Verificar que la persona no presenta lesiones bucales o labiales.

31. Registro de los cuidados realizados y traslado a la unidad de hospitalización.

32. Recepción e identificación de la persona.

33. Orientación, valoración del estado anímico, determinar la presencia de confusión y amnesia.

34. Control y registro de signos vitales.

35. Confirmar que ha tolerado líquidos y que la ingesta siguiente no sea copiosa.

36. Reiniciar el tratamiento farmacológico habitual.

14.9 Bibliografía

1. Overview | Transition between inpatient mental health settings and community or care home settings | Guidance | NICE [Internet]. [Consultado: 13 oct. 2019]. Disponible en: https://www.nice.org.uk/guidance/ng53

2. Fornés Vives J, editor. Enfermería de salud mental y psiquiátrica: Guía práctica de valoración y estrategias de intervención. 1a ed. Madrid: Editorial Médica Panamericana; 2001. 159 p.

3. Fornés Vives J, editor. Enfermería de salud mental y psiquiátrica: valoración y cuidados. 2a ed. Madrid: Médica Panamericana; 2012.

4. Thibeault CA, Trudeau K, d'Entremont M, Brown T. Understanding the milieu experiences of patients on an acute inpatient psychiatric unit. Arch Psychiatr Nurs. 2010;24(4):216-26.

5. Skorpen F, Rehnsfeldt A, Thorsen AA. The significance of small things for dignity in psychiatric care. Nurs Ethics. 2015;22(7):754-64.

6. Shattell MM, Andes M, Thomas SP. How patients and nurses experience the acute care psychiatric environment. Nurs Inq. 2008;15(3):242-50.

7. De las Cuevas C, Sanz E. Métodos de valoración de la adherencia al tratamiento psiquiátrico en la práctica clínica. Rev Iberoam Psicol Salud. 2015;7.

8. Sánchez-Martínez V, Romero-Rubio D, Abad-Párez MJ, Descalzo-Cabades MA, Alonso-Gutiérrez S, Salazar-Fraile J, *et al.* Metabolic Syndrome and Cardiovascular Risk in People. Treated with Long-Acting Injectable Antipsychotics. Endocr Metab Immune Disord Drug Targets. 2018;18(4):379-87.

9. Wand T, Crawford C, Bell N, Murphy M, White K, Wood E. Documenting the pre-implementation phase for a multi-site translational research project to test a new model Emergency Department-based mental health nursing care. Int Emerg Nurs. 2019;45:10-6.

10. Clarke DE, Boyce-Gaudreau K, Sanderson A, Baker JA. ED Triage Decision-Making With Mental Health Presentations: A «Think Aloud» Study. J Emerg Nurs JEN Off Publ Emerg Dep Nurses Assoc. 2015;41(6):496-502.

11. Hvidhjelm J, Sestoft D, Bjørner JB. The Aggression Observation Short Form identified episodes not reported on the Staff Observation Aggression Scale–Revised. Issues Ment Health Nurs. 2014;35(6):464-9.

12. OMS | Prevención del suicidio [Internet]. WHO. [Consultado: 13 oct. 2019]. Disponible en: http://www.who.int/mental_health/suicide-prevention/world_report_2014/es/

13. Kassinove H, Tafrate RC. El manejo de la agresividad: manual de tratamiento completo para profesionales. Sevilla: Desclée de Brouwer; 2005.

14. Belloch A, Ramos F, Sandín B. Manual de psicopatología. Ed. revisada. Madrid: McGraw-Hill; 2008.

15. Hermida AP, Glass OM, Shafi H, McDonald WM. Electroconvulsive Therapy in Depression: Current Practice and Future Direction. Psychiatr Clin North Am. 2018;41(3):341-53.

16. Weiner RD, Reti IM. Key updates in the clinical application of electroconvulsive therapy. Int Rev Psychiatry Abingdon Engl. 2017;29(2):54-62.

17. Adams J. British nurses' attitudes to electroconvulsive therapy, 1945-2000. J Adv Nurs. 2015;71(10):2393-401.

18. Meyer JP, Swetter SK, Kellner CH. Electroconvulsive Therapy in Geriatric Psychiatry: A Selective Review. Psychiatr Clin North Am. 2018;41(1):79-93.

19. Vega Vega C, Bañón González RM, Fajardo Agustín A. Internamientos psiquiátricos. Aspectos medicolegales. Aten Primaria. 2010;42(3):176-82.

20. Bayramzadeh S. An Assessment of Levels of Safety in Psychiatric Units. HERD. 2017;10(2):66-80.

21. Ray R, Perkins E, Roberts P, Fuller L. The Impact of Nursing Protocols on Continuous Special Observation. J Am Psychiatr Nurses Assoc. 2017;23(1):19-27.

22. Redding A, Maguire N, Johnson G, Maguire T. What is the Lived Experience of Being Discharged From a Psychiatric Inpatient Stay? Community Ment Health J. 2017;53(5):568-77.

23. Karpov B, Joffe G, Aaltonen K, Oksanen J, Suominen K, Melartin T, *et al*. Self-reported treatment adherence among psychiatric in- and outpatients. Nord J Psychiatry. 2018;72(7):526-33.

24. De Las Cuevas C, de Leon J. Reviving Research on Medication Attitudes for Improving Pharmacotherapy: Focusing on Adherence. Psychother Psychosom. 2017;86(2):73-9.

25. Sajatovic M, Velligan DI, Weiden PJ, Valenstein MA, Ogedegbe G. Measurement of psychiatric treatment adherence. J Psychosom Res. 2010;69(6):591-9.

26. Sáiz Ruiz J, Bobes García J, Vallejo Ruiloba J, Giner Ubago J, García-Portilla González MP, Grupo de Trabajo sobre la Salud Física del Paciente con Esquizofrenia. [Consensus on physical health of patients with schizophrenia from the Spanish Societies of Psychiatry and Biological Psychiatry]. Actas Esp Psiquiatr. 2008;36(5):251-64.

27. Giner J, Saiz Ruiz J, Bobes J, Zamorano E, López F, Hernando T, *et al*. Consenso español de salud física del paciente con depresión. Rev Psiquiatr Salud Ment. 2014;7(4):195-207.

28. España, Ministerio de Sanidad SS e I, Asociación Española de Neuropsiquiatría. Guía de práctica clínica sobre trastorno bipolar: versión resumida. Madrid: Ministerio de Sanidad, Servicios Sociales e Igualdad: Asociación Española de Neuropsiquiatría; 2012.

29. Guía de Práctica Clínica para el tratamiento de la Psicosis y la Esquizofrenia. Manejo en Atención Primaria y en Salud Mental. [Internet]. [Consultado: 13 oct. 2019]. Disponible en: http:// www.sspa.juntadeandalucia.es/servicioandaluzdesalud/publicaciones/Listadodeterminado. asp?idp=715

30. Derrick K, Green T, Wand T. Assessing and responding to anxiety and panic in the Emergency Department. Australas Emerg Care. 2019;22(4):216-20.

31. American Psychiatric Association, editor. DSM-5: Manual diagnóstico y estadístico de los trastornos mentales. 5a ed. Buenos Aires: Editorial Médica Panamericana; 2014. 947 p.

32. Overview | Violence and aggression: short-term management in mental health, health and community settings | Guidance | NICE [Internet].[Consultado: 13 oct. 2019]. Disponible en: https://www.nice.org.uk/guidance/ng10

33. Butcher HK, Bulechek GM, Dochterman JM, Wagner CM, editores. Clasificación de intervenciones en enfermería (NIC). Séptima edición. Barcelona, España: Elsevier; 2018.

34. Bernardo Arroyo M, González Pinto A, Urretavizcaya Sarachaga M. Consejo español sobre la terapia electroconvulsiva. 2018.

CAPÍTULO 15

DIETÉTICA Y NUTRICIÓN

Vídeo de presentación: **Capítulo 15**

https://amazingbooks.es/manual-enfermeria-video-15/

CAPÍTULO 15

DIETÉTICA Y NUTRICIÓN

Autoras: Mercedes López-Pardo Martínez, María José de la Torre Barbero, María Lourdes de Torres Aured, Pilar Zarco Rodríguez, María Victoria Fernández Ruiz, Carmen Martín Salinas

15.1 Introducción

Dentro de las necesidades básicas del individuo, la alimentación e hidratación son prioritarias en el cuidado integral razonado, científico y profesional. Un buen estado nutricional es la base para una buena salud[1], siendo las causas que determinan una mala nutrición muy diversas. Al analizar las causas de mortalidad, encontramos que ocho de cada diez están relacionadas con la alimentación (y la ingesta de alcohol).

Los cuidados en nutrición se definen como la prestación de servicios enfermeros, profesionales y competentes, al individuo, familia o comunidad, tanto en la salud como en la enfermedad, relacionados con el estado nutricional[2,3].

En este sentido, la enfermera es la responsable única de los cuidados nutricionales administrados en cualquiera de las etapas del Proceso de Atención Enfermera como es la valoración, el diagnóstico y las intervenciones de enfermería. Este proceso al completo es aplicable en cada uno de los tres ámbitos sanitarios: hospitalario, comunitario y sociosanitario y es aplicable también en todas y cada una de las etapas del desarrollo[1,2].

15.2 Aspectos clave

El concepto holístico del cuidado dota a las enfermeras de una situación privilegiada para cuidar el estado nutricional de las personas.

El consejo de Europa en el Comité de Ministros del 12/11/2003, preocupado por los índices de desnutrición relacionados con la enfermedad, realiza una Resolución sobre Alimentación y Atención Nutricional en los Hospitales ResAP[4]. En el punto 2 sobre el personal de atención nutricional dice textualmente: «Se deberá mejorar la formación en nutrición clínica del personal de enfermería, prestando especial atención a la valoración del riesgo nutricional, la monitorización y las técnicas de alimentación».

El proceso de atención de enfermería en cuidados nutricionales, al igual que el resto de los planes de cuidados, deriva de la aplicación del método científico para la solución de problemas de forma organizada y sistemática. Este proceso de cuidados se inicia con la recogida de datos y valoración, continúa con la identificación de diagnósticos enfermeros y la selección de criterios de resultados (NOC), intervenciones (NIC) y actividades enfermeras, y finaliza con la evaluación de todo el proceso[5,6].

15.3 Justificación

Para realizar cuidados nutricionales de calidad es importante que las enfermeras puedan ampliar su formación y conocer los protocolos básicos en nutrición[1-5,6].

Las intervenciones enfermeras más frecuentes en el ámbito de los cuidados en nutrición son[5,6]:

- **Educación, adiestramiento, asesoramiento en materia de nutrición**

  - [5246] Asesoramiento nutricional.
  - (5618) Enseñanza procedimiento tratamiento.
  - [5614] Enseñanza: dieta prescrita.
  - (7370) Planificación para el alta.

- **Nutrición clínica**

  - [1100] Manejo de la nutrición.
  - [1260] Manejo del peso.
  - [6410] Manejo de la alergia alimentaria.
  - [1120] Terapia nutricional.

- **Importancia de la vía oral**

  - [1020] Etapas en la dieta.
  - [3200] Precauciones para evitar la aspiración.
  - [1860] Terapia de deglución.

- **Nutrición artificial**

  - [1080] Sondaje gastrointestinal.
  - [1874] Cuidados de la SGI.
  - [1056] Alimentación enteral por sonda.
  - [4220] Cuidados del catéter central.
  - [1200] Administración de nutrición parenteral total (NPT).
  - (6610) Identificación de riesgo.
  - [1160] Monitorización nutricional.

15.4 Protocolos y procedimientos

Hemos realizado una selección de procedimientos, pensando en aquellos que resulten más útiles y que mejor se adaptan a la enfermera generalista. Muchos de ellos necesitarán la colaboración de otros miembros del equipo sanitario, siendo la referencia principal la enfermera especialista de la Unidad de Nutrición de referencia.

- **Cribado Nutricional**

  - Protocolo de cribado nutricional.

- **Soporte nutricional por vía oral**

  - Protocolo sobre aspectos generales de una dieta sana.

  - Protocolo de cuidados en la disfagia.

  - Procedimiento de cuidados nutricionales en desnutrición.

- **Soporte nutricional por vía artificial**

  - Protocolo de nutrición enteral.

  - Protocolo de nutrición parenteral.

15.5 Cribado nutricional. Protocolos de cribado nutricional

15.5.1 Introducción

La desnutrición es una situación clínica provocada por un déficit de nutrientes a consecuencia de una ingesta inadecuada, aumento de las pérdidas o aumento de los requerimientos de los mismos. En la desnutrición se producen cambios en la composición corporal que afectan negativamente a la función de los tejidos y órganos y repercuten de forma negativa en la evolución clínica[9,10]. La más prevalente en el ámbito clínico es la desnutrición relacionada con la enfermedad (DRE).

El riesgo de la DRE tiene consecuencias clínicas graves como la pérdida involuntaria de peso, el deterioro de la funcionalidad y de la calidad de vida, el aumento de complicaciones y de la mortalidad, todo ello extendido tanto a sujetos ingresados en un hospital como a residentes en centros geriátricos y en la comunidad[10,11].

The European Nutrition for Health Alliance (ENHA)[12] indica la conveniencia, casi la obligatoriedad, de proponer las acciones necesarias para el control de la DRE como son la:

- Identificación de pacientes en riesgo (cribado).

- Valoración nutricional.

- Cuidados nutricionales rutinarios y sistemáticos.

En la siguiente Figura 1 se resumen las diferentes categorías diagnósticas relacionadas con la desnutrición[14].

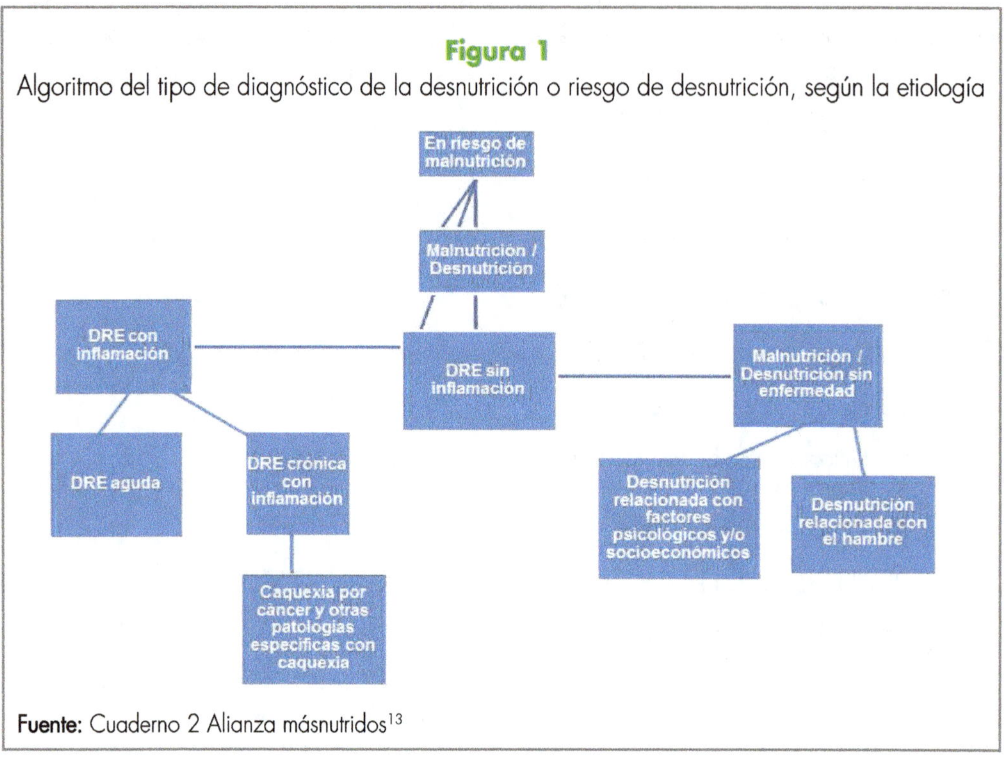

Figura 1

Algoritmo del tipo de diagnóstico de la desnutrición o riesgo de desnutrición, según la etiología

Fuente: Cuaderno 2 Alianza másnutridos[13]

15.5.2 Objetivo

Identificar a las personas –nutricionalmente afectadas– mediante el cribado nutricional completo para que se pueda instaurar una terapia nutricional adecuada, segura y efectiva para las necesidades del paciente.

15.5.3 Procedimiento

Aspectos clave

En el abordaje de la DRE es imprescindible manejar 4 pasos críticos para implementar un proceso estructurado de cuidado nutricional en los hospitales, instituciones y comunidad[14,15]:

1. Cribado rutinario para identificar a los individuos con riesgo de malnutrición que se pueden beneficiar de un apropiado cuidado nutricional.

2. En aquellos pacientes que se observe desnutrición o situación de riesgo se debe de establecer un plan de cuidado nutricional que incluya al paciente y a sus cuidadores.

3. Monitorización seguida de un ajuste del plan si este se demuestra inefectivo o inadecuado.

4. El proceso de cuidado nutricional debe ser implementado de forma que pueda ser adecuadamente monitorizado en un contexto de calidad y acreditación.

Cribado nutricional

El cribado nutricional es un procedimiento estandarizado que permite identificar a los individuos desnutridos o con riesgo de desnutrición[15] y como intervención sistemática es vital en la prevención o seguimiento de la DRE.

La aplicación de métodos homologados de cribado nutricional es esencial para detectar y proporcionar un adecuado tratamiento de la DRE, así como para su prevención.

El cribado nutricional debe ser universal y obligatorio aplicado por el personal de enfermería entrenado, formando parte de los planes de prevención de riesgos por lo que deberían ser incluidos en los objetivos de calidad de cada centro[13-15].

Los métodos de cribado nutricional deben ser validados, válidos, fiables, reproducibles, prácticos y asociados a protocolos específicos de actuación.

Los instrumentos de cribado más usuales son[16]:

A. Cuestionario breve previo al cribado (SNAQ).

B. Nutritional Risk Screening 2002 (NRS 2002).

C. Malnutrition Universal Screening Tool (MUST).

D. Mini Nutritional Assessment.

A. Cuestionario breve para la evaluación nutricional (SNAQ)[17,18]

Es el método de cribado de la NESPEN (Sociedad Holandesa de Nutrición Parenteral y Enteral) que ha sido adoptado y validado por SENPE, dadas las ventajas que presenta al ser aplicable en los tres ámbitos del SNS. Está especialmente indicado en pacientes ancianos en domicilio, residencias u hospitalizados.

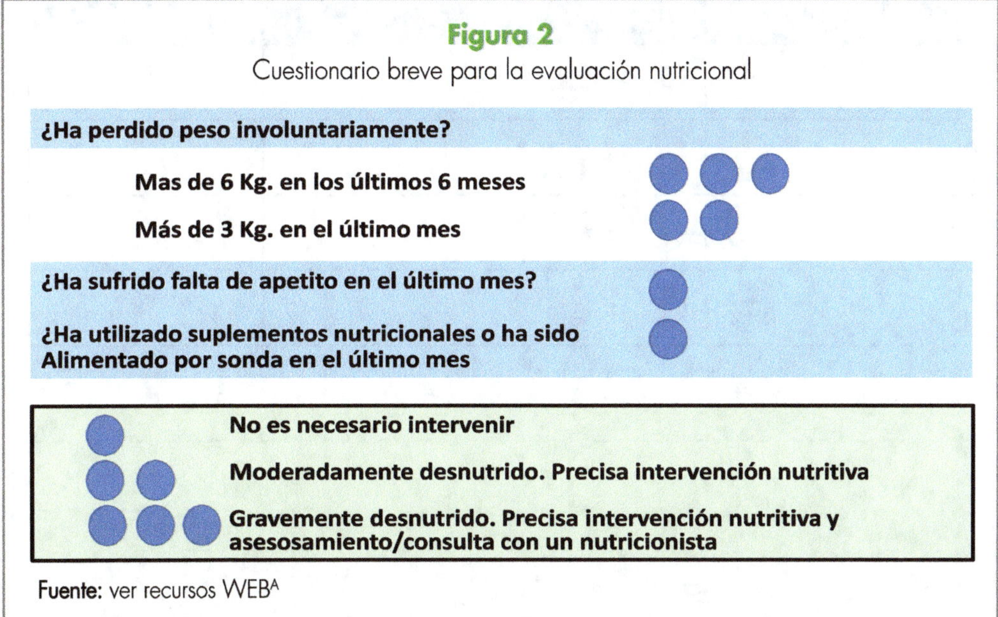

Figura 2

Cuestionario breve para la evaluación nutricional

Fuente: ver recursos WEB[A]

Realizar estas preguntas	
¿Ha perdido peso de forma involuntaria?	
Mas de 3 Kg en el último mes	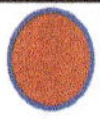 🔴
Mas de 6 Kg en los últimos 6 meses	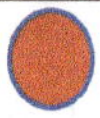 🔴
¿Solo es capaz de comer y beber si le ayudan?	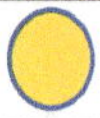 🟡
¿Ha sufrido una disminución del apetito en el último mes?	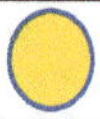 🟡
Medida del IMC	
IMC inferior a 20 es igual a rojo	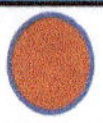 🔴
IMC entre 20 y 22 es igual a amarillo	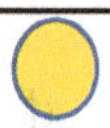 🟡
IMC entre 22 y 28 es igual a verde	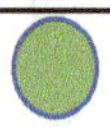 🟢
IMC superior a 28 es sobrepeso	
Puntuación total de las preguntas + IMC	
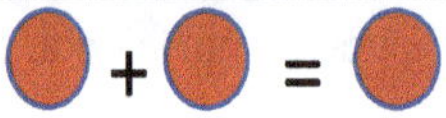 🔴 + 🔴 = 🔴	
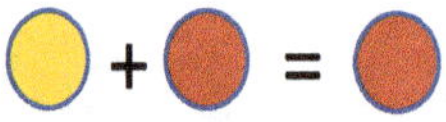 🟡 + 🔴 = 🔴	
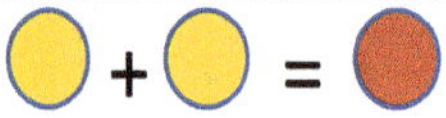 🟡 + 🟡 = 🔴	
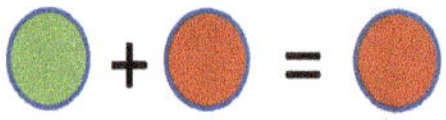 🟢 + 🔴 = 🔴	

Fuente: ver recursos WEB[A]

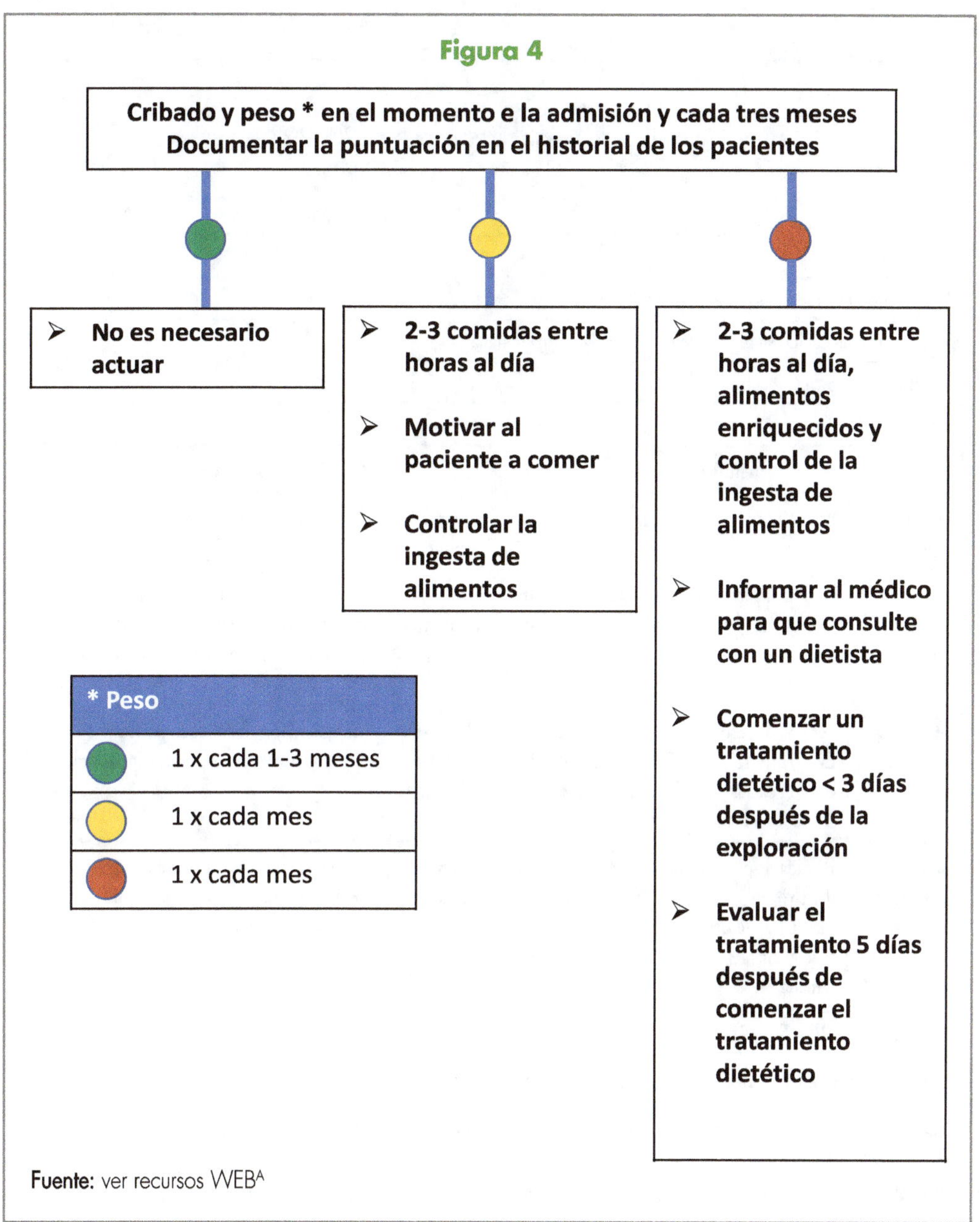

Fuente: ver recursos WEB[A]

Especialmente indicado en pacientes hospitalizados, incluye los 3 elementos del estado nutricional y el aumento de los requerimientos

---

Figura 5

Screening de riesgo nutricional NRS-200293.

	Sí	No
IMC < 20,5		
¿El paciente ha perdido peso en los últimos 3 meses?		
¿El paciente ha reducido su ingesta en la dieta en la última semana?		
¿Es un paciente grave?		

Estado nutricional		Severidad de la enfermedad	
Normal 0 puntos	Estado nutricional normal	**Normal** 0 puntos	Requerimientos nutricionales normales
Leve 1 punto	Pérdida de peso mayor al 5% en 3 meses o ingesta energética del 50-75% en la última semana.	**Leve** 1 punto	Pacientes con fractura de cadera, pacientes crónicos con complicaciones agudas, pacientes en hemodiálisis, pacientes oncológicos, diabéticos, etcétera.
Moderado 2 puntos	Pérdida de peso mayor al 5% en 2 meses o IMC entre 18,5 y 20,5, más deterioro del estado general o una ingesta energética del 25-60% en la última semana.	**Moderado** 2 puntos	Cirugía mayor abdominal, pacientes con neumonía severa, neoplasias hematológicas.
Severo 3 puntos	Pérdida de peso mayor al 5% en 1 mes (más del 15% en 3 meses) o IMC menor de 18,5, más deterioro del estado general o una ingesta energética del 0-25% en la última semana.	**Severo** 3 puntos	Pacientes con traumatismo de cabeza, pacientes críticos en UCI, pacientes trasplantados, etcétera.

SCORE + SCORE = SCORE TOTAL

EDAD: si el paciente es mayor de 70 años, debe agregarse 1 punto al score total.

SCORE: mayor o igual a 3, el paciente se encuentra bajo riesgo nutricional, por lo que debe iniciarse lo antes posible la terapia nutricional.

SCORE: menor de 3, el paciente debe ser evaluado semanalmente; si se sabe que el paciente debe someterse a una situación de riesgo, la terapia nutricional debe ser considerada lo antes posible.

Fuente: Consenso SENPE. ver recursos WEB[B]

C) *Malnutrition Universal Screening Tool (MUST)*[16-19,20]

Diseñado y validado por el Comité Permanente de la BAPEN (*British Association for Parenteral and Enteral Nutrition*). Se utiliza tanto en hospitales como en la comunidad.

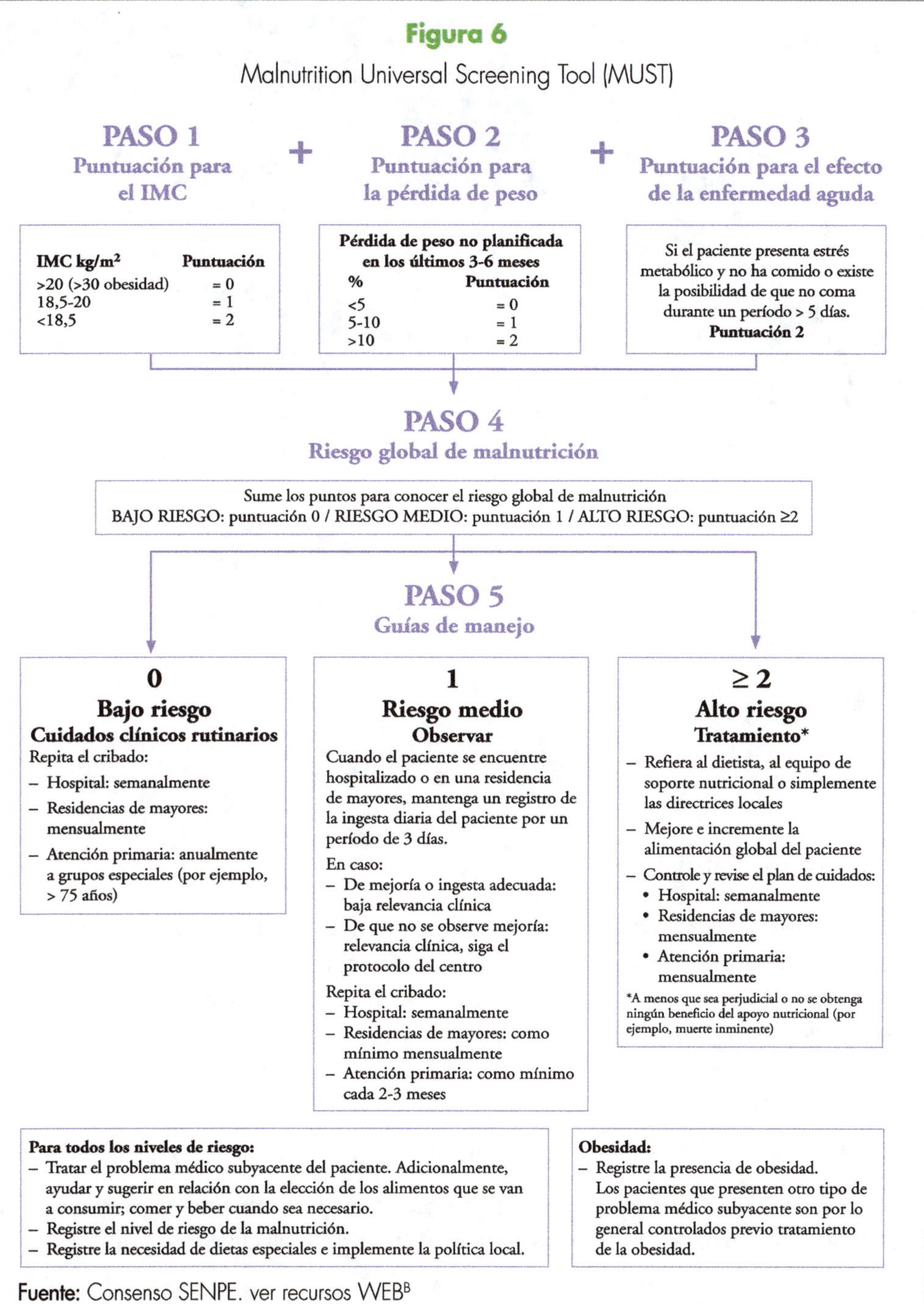

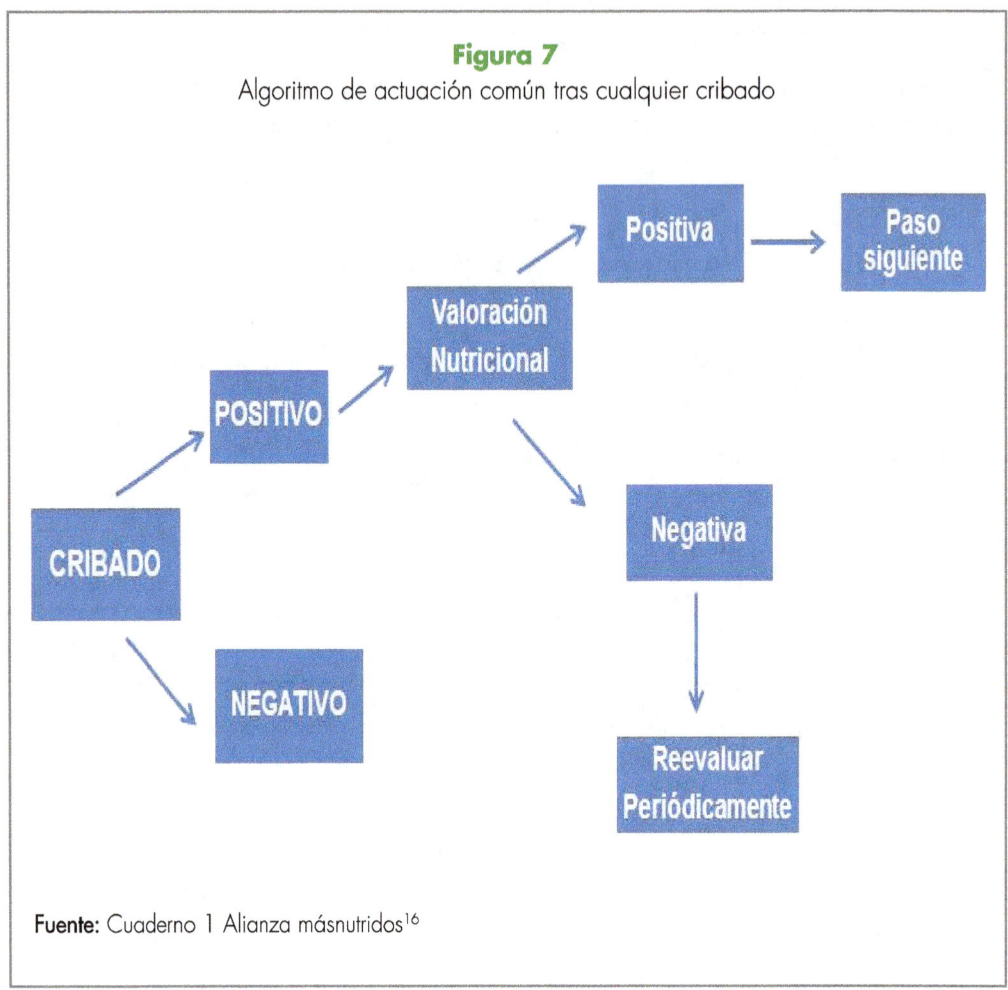

Fuente: Cuaderno 1 Alianza másnutridos[16]

D) Mini Nutritional Assessment (MNA)[16-21]

El Mini Nutritional Assessment (MNA) está validado en los mayores de 65 años e incluye los 3 elementos del estado nutricional junto con algunas preguntas específicas relacionadas con la edad. La primera tabla se denomina MNA-SF (*short form*). Si al cumplimentar sale normal se evalúa de nuevo a los meses que parezca oportuno según la situación del individuo. Está especialmente indicado para identificar a ancianos desnutridos o en riesgo de desnutrición. Figura 8, preguntas A a F.

Si el MNA-SF sale en riesgo alto o en desnutrición, se pasa al MNA ya completo (MNA *full*).

Y se comienza la alimentación fortificada de cocina o con suplementos nutricionales orales (SON). Se evalúa frecuentemente o se hace una valoración nutricional. Figura 8, preguntas G a R.

Mini Nutritional Assessment
MNA®

Nestlé NutritionInstitute

Apellidos: ________________________ Nombre: ________________________

Sexo: ______ Edad: ______ Peso, kg: ______ Altura, cm: ______ Fecha: ______

Responda a la primera parte del cuestionario indicando la puntuación adecuada para cada pregunta. Sume los puntos correspondientes al cribaje y si la suma es igual o inferior a 11, complete el cuestionario para obtener una apreciación precisa del estado nutritional.

Cribaje

A ¿Ha perdido el apetito? Ha comido menos por falta de apetito, problemas digestivos, dificultades de masticación o deglución en los últimos 3 meses?
0 = ha comido mucho menos
1 = ha comido menos
2 = ha comido igual ☐

B Pérdida reciente de peso (<3 meses)
0 = pérdida de peso > 3 kg
1 = no lo sabe
2 = pérdida de peso entre 1 y 3 kg
3 = no ha habido pérdida de peso ☐

C Movilidad
0 = de la cama al sillón
1 = autonomía en el interior
2 = sale del domicilio ☐

D Ha tenido una enfermedad aguda o situación de estrés psicológico en los últimos 3 meses?
0 = sí   2 = no ☐

E Problemas neuropsicológicos
0 = demencia o depresión grave
1 = demencia leve
2 = sin problemas psicológicos ☐

F Índice de masa corporal (IMC) = peso en kg / (talla en m)^2
0 = IMC <19
1 = 19 ≤ IMC < 21
2 = 21 ≤ IMC < 23
3 = IMC ≥ 23 ☐

Evaluación del cribaje
(subtotal máx. 14 puntos) ☐☐

12-14 puntos: estado nutricional normal
8-11 puntos: riesgo de malnutrición
0-7 puntos: malnutrición

Para una evaluación más detallada, continúe con las preguntas G-R

Evaluación

G El paciente vive independiente en su domicilio?
1 = sí   0 = no ☐

H Toma más de 3 medicamentos al día?
0 = sí   1 = no ☐

I Úlceras o lesiones cutáneas?
0 = sí   1 = no ☐

J. Cuántas comidas completas toma al día?
0 = 1 comida
1 = 2 comidas
2 = 3 comidas ☐

K Consume el paciente
- productos lácteos al menos una vez al día? sí ☐ no ☐
- huevos o legumbres 1 o 2 veces a la semana? sí ☐ no ☐
- carne, pescado o aves, diariamente? sí ☐ no ☐

0.0 = 0 o 1 síes
0.5 = 2 síes
1.0 = 3 síes ☐.☐

L Consume frutas o verduras al menos 2 veces al día?
0 = no   1 = sí ☐

M Cuántos vasos de agua u otros líquidos toma al día? (agua, zumo, café, té, leche, vino, cerveza…)
0.0 = menos de 3 vasos
0.5 = de 3 a 5 vasos
1.0 = más de 5 vasos ☐ ☐

N Forma de alimentarse
0 = necesita ayuda
1 = se alimenta solo con dificultad
2 = se alimenta solo sin dificultad ☐

O Se considera el paciente que está bien nutrido?
0 = malnutrición grave
1 = no lo sabe o malnutrición moderada
2 = sin problemas de nutrición ☐

P En comparación con las personas de su edad, cómo encuentra el paciente su estado de salud?
0.0 = peor
0.5 = no lo sabe
1.0 = igual
2.0 = mejor ☐.☐

Q Circunferencia braquial (CB en cm)
0.0 = CB < 21
0.5 = 21 ≤ CB ≤ 22
1.0 = CB > 22 ☐.☐

R Circunferencia de la pantorrilla (CP en cm)
0 = CP < 31
1 = CP ≥ 31 ☐

Evaluación (máx. 16 puntos) ☐☐.☐

Cribaje ☐☐☐

Evaluación global (máx. 30 puntos) .☐☐☐

Evaluación del estado nutricional

De 24 a 30 puntos ☐ estado nutricional normal
De 17 a 23.5 puntos ☐ riesgo de malnutrición
Menos de 17 puntos ☐ malnutrición

Ref Vellas B, Villars H, Abellan G, et al. *Overview of the MNA® - Its History and Challenges.* J Nut Health Aging 2006 ; 10 : 456-465.
Rubenstein LZ, Harker JO, Salva A, Guigoz Y, Vellas B. *Screening for Undernutrition in Geriatric Practice : Developing the Short-Form Mini Nutritional Assessment (MNA-SF).* J. Geront 2001 ; 56A : M366-377.
Guigoz Y. *The Mini-Nutritional Assessment (MNA®) Review of the Literature - What does it tell us?* J Nutr Health Aging 2006 ; 10 : 466-487.
® Société des Produits Nestlé SA, Trademark Owners.
© Société des Produits Nestlé SA 1994, Revision 2009.
Para más información: www.mna-elderly.com

Fuente: Nestlé Nutrition Institute. Ver recursos WEB^c

Hay un plan más específico para pacientes mayores, aunque se puede utilizar uno común.

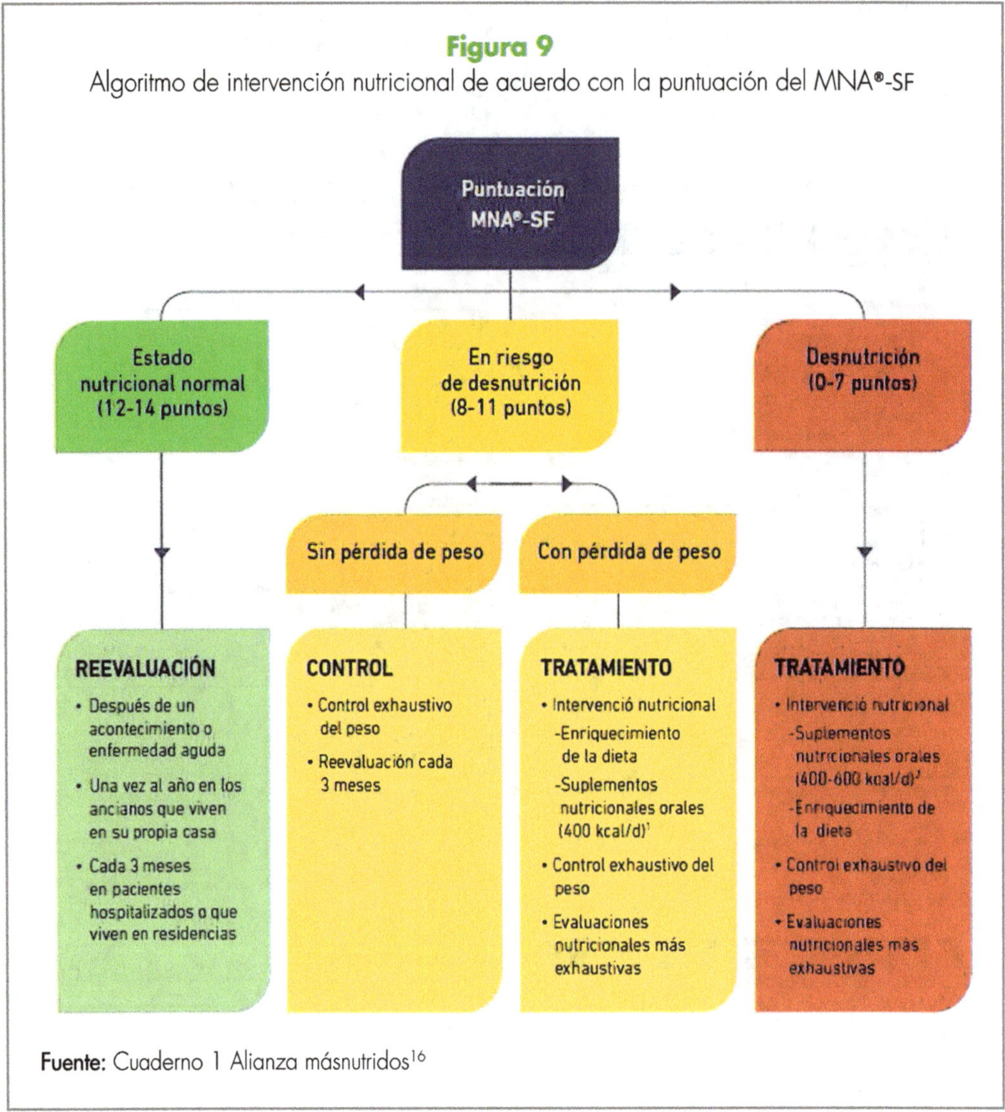

Figura 9

Algoritmo de intervención nutricional de acuerdo con la puntuación del MNA®-SF

Fuente: Cuaderno 1 Alianza másnutridos[16]

El plan de cuidados más generalizado para todo tipo de pacientes podría resumirse en esta figura representativa[20].

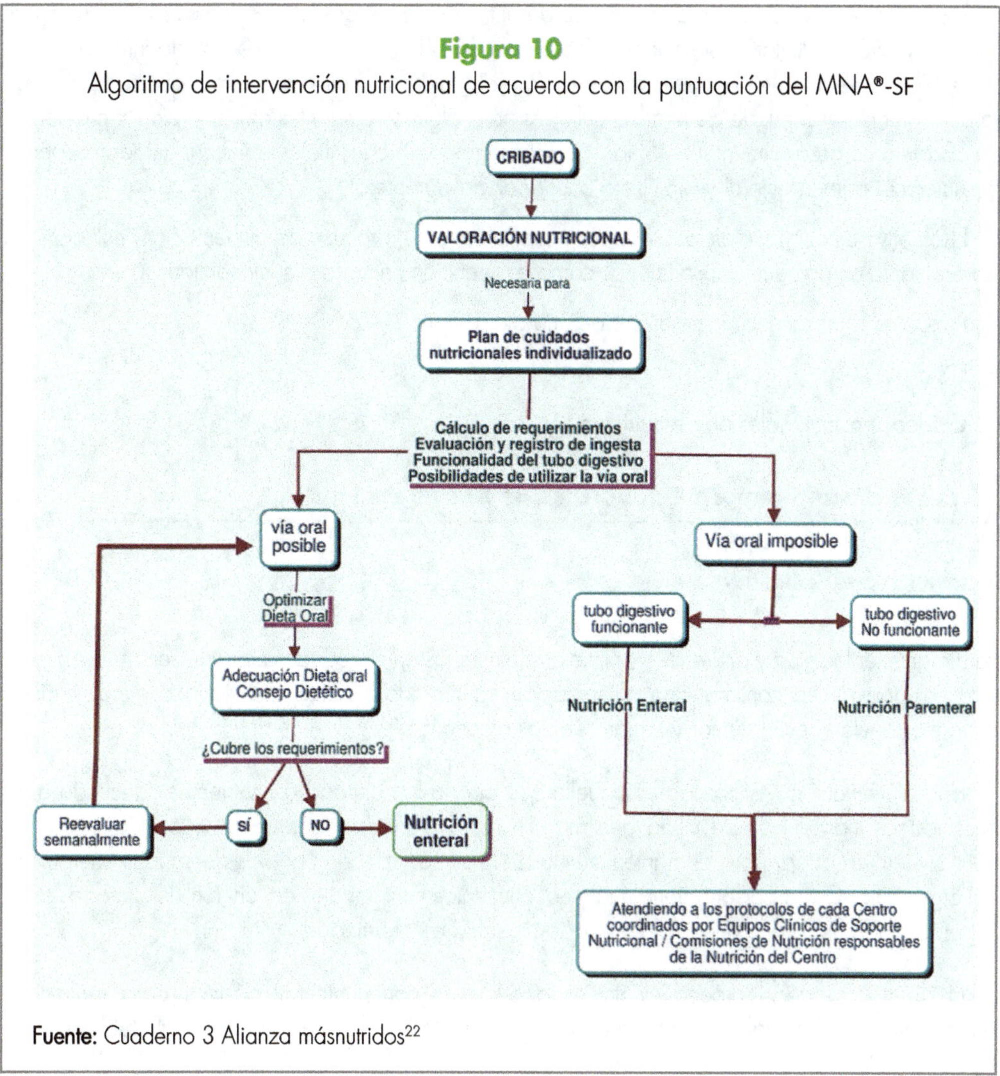

Fuente: Cuaderno 3 Alianza másnutridos[22]

Características y criterios compartidos

Estas herramientas de cribado que hemos presentado son de uso común en Europa, están basadas en la evidencia científica y han sido validadas en diferentes situaciones clínicas.

Deberá realizarse en las primeras 24-48 horas del ingreso hospitalario y en caso positivo se completará con la valoración nutricional. En caso negativo, se volverá a realizar con una frecuencia que dependerá de la patología del paciente y del riesgo nutricional. Debe quedar registrado en la historia clínica del paciente[22,23,24].

Los pacientes desnutridos o en riesgo de desnutrición necesitan un soporte nutricional, cuyo objetivo es prevenir o tratar la desnutrición, conservando la masa corporal y el estado inmunológico. El método de elección en primer lugar es la vía oral y debe mantenerse siempre que sea posible. La alimentación oral puede generar dificultades para algunos pacientes con anorexia o problemas de absorción o para alimentarse. Si la vía oral es imposible o insuficiente, está indicado el soporte nutricional por vía enteral y, en último caso, por vía parenteral.

El objetivo es analizar los factores más importantes en el proceso de alimentación/nutrición por vía oral tanto en pacientes hospitalarios como en Atención Primaria o sociosanitarios.

- Protocolo sobre aspectos generales de una dieta sana.

- Disfagia.

- Cuidados nutricionales en desnutrición.

15.6.1 Protocolo aspectos generales de una dieta sana

Justificación y objetivo

Para mantener la salud y prevenir la aparición de muchas enfermedades hay que seguir un estilo de vida saludable, que conlleva una alimentación equilibrada, realizar actividad o ejercicio físico de forma regular y evitar fumar y tomar bebidas alcohólicas[25].

Una alimentación equilibrada es aquella que aporta la cantidad de nutrientes adecuada a las necesidades individuales de cada persona, en las diferentes etapas de la vida (infancia, edad adulta y tercera edad) para el mantenimiento de la salud y debe cubrir las demandas energéticas del organismo. Cada persona tiene unos requerimientos nutricionales en función de su edad, sexo, talla, actividad física que desarrolla y estado de salud o enfermedad.

El objetivo de este procedimiento es aportar los conocimientos básicos para realizar el asesoramiento nutricional que permita al individuo mantener la salud y un peso saludable a través de la alimentación.

Procedimiento

A) Aspectos generales de una dieta sana

- La alimentación debe ser saludable, equilibrada y con variedad de alimentos para lograr cubrir todas las demandas de nutrientes. Para que una dieta sea equilibrada debe cumplir con las siglas SECA:
    - **S.** Suficiente, en cuanto a la cantidad de nutrientes de forma que se cumplan las recomendaciones nutricionales de acuerdo con la edad, el sexo y la actividad que realiza.

- **E.** Equilibrada, basada en las proporciones en que se encuentren los nutrientes en los alimentos. Los glúcidos deben aportar el 60 % de la energía total de la dieta, deben ser polisacáridos en las plantas como el almidón o el glucógeno almacenado en los animales, las grasas deben aportar alrededor del 30 % de las calorías, fundamentalmente aceites vegetales, las proteínas deben aportar alrededor del 10 % de la energía total de la dieta.

- **C.** Completa, que contenga todos los nutrientes como glúcidos, grasas, proteínas, vitaminas, minerales y agua.

- **A.** Adecuada, a las características del individuo que queremos alimentar, en este caso al adulto mayor sometido al ejercicio físico no agotador, que la alimentación sea variada en colores, sabores, temperatura y en los tipos de nutrientes, así como la adaptación al clima y a las más diversas condiciones del medioambiente.

- Realizar 3 comidas principales y dos intermedias al día, intentando que ninguna de ellas sea muy copiosa y las tomas intermedias más ligeras.

- Evitar picotear snacks o aperitivos calóricos para prevenir el exceso de calorías vacías (sin valor nutritivo) y el consumo excesivo de sal.

- Masticar bien y comer pausadamente, disfrutando del momento de la comida.

- No abusar de los productos procesados o comidas rápidas como precocinados, embutidos o bollería industrial por su contenido en grasas, azúcares, sal… Priorizar los alimentos de calidad.

- Beber líquidos durante el día (agua, infusiones) para mantener el cuerpo bien hidratado, evitando los zumos, bebidas azucaradas o con alcohol.

Para la elaboración de una dieta equilibrada hay que tener en cuenta tanto la cantidad como la calidad de los alimentos que incluimos. En general, debemos añadir una parte de hidratos de carbono, proteínas (de origen animal o vegetal) y grasa saludable en nuestro plato[26-27].

Consideramos saludable una distribución calórica de los macronutrientes de 50-55 % hidratos de carbono, 28-35 % grasas y 10-20 % proteínas.

- **Energía.** El contenido energético se calcula de forma personal para mantener al paciente en su peso ideal. Estará siempre en relación con la actividad física y si presenta obesidad previa.

- **Proteínas.** La cantidad recomendada es de 0,8 g-1 kg/día. Habitualmente corresponde entre el 10-20 % del valor calórico total de la dieta lo que supone 300 kcal/75 gramos de proteínas/día.

  Los alimentos ricos en proteínas son carnes, pescados, huevos y lácteos. Se recomienda disminuir el consumo de carnes rojas y aumentar el consumo de aves y pescados.

- **Hidratos de carbono.** Deben aportar la mayoría de las calorías diarias, entre un 50-55 % de las calorías totales.

  Para una dieta de unas 2000 kcal sería entre 1000-1100 kcal en forma de hidratos de carbono. Se recomienda priorizar los que se absorben de forma lenta (azúcares complejos) y no sobrepasar un 10 % de las calorías procedentes de los HC en el consumo de los que se absorben de forma rápida (azúcares simples).

- **Grasas.** Las recomendaciones generales establecen un aporte del 28 % al 35 % de grasa, lo que supone 600 kcal/66 gramos de lípidos al día, principalmente en forma de pescados y aceite de oliva virgen.

La grasa saturada es conveniente reducirla. Lo recomendable es que sea menos de un 10 % de la dieta.

- Ingerir menos de un 7 % de grasa poliinsaturada.

- Limitar la grasa monoinsaturada a un 15-20 % de la dieta.

- Consumir menos de 300 mg de colesterol.

- **Fibra.** Los aportes de fibra soluble e insoluble recomendada son entre 20-35 g. Los alimentos de origen vegetal son los que contienen mayor cantidad de fibra. La fibra no se digiere en nuestro aparato digestivo ayudando a retardar la absorción de los nutrientes tras la digestión.

  Se recomienda tomarla en los alimentos de forma natural. Los alimentos con alto contenido en fibra son el pan integral, las legumbres, la fruta natural con piel, las verduras frescas y cocidas, los granos integrales.

  - Fibra insoluble, sobre todo la lignina, es especialmente importante para controlar los niveles de colesterol en sangre, ya que este se une a ácidos biliares y la fibra aumenta la excreción de estos. Además, la fibra insoluble es la que más efecto tiene contra el estreñimiento ya que acelera el paso de los alimentos por el tracto digestivo. Se encuentra en verduras y granos integrales.

  - Fibra soluble retrasa el vaciamiento gástrico y, por tanto, reduce el tiempo de elevación de glucemia tras las comidas. En caso de querer controlar la glucosa en sangre, lo ideal es ingerir fibra soluble. Se encuentran en la avena, en las leguminosas y en algunas frutas y hortalizas.

- **Micronutrientes.** Respecto a los micronutrientes si se realiza una dieta equilibrada y variada, no hace falta suplementar ni la administración de vitaminas ni minerales[28].

  El aporte de sodio, potasio y calcio para una dieta equilibrada es:

  - Sodio: la OMS ha revisado sus recomendaciones del consumo de sodio, reduciéndolas a < 2 g/día de sodio (5 g/día sal).

  - Potasio: la OMS recomienda para adultos 3,5 g/día (90 mmol/día). Para asegurar una ingesta adecuada de potasio se recomienda un consumo elevado de frutas y verduras (al menos 5 raciones/día).

  - Calcio: ayuda al mantenimiento de un ritmo cardiaco normal. Se recomienda una ingesta de calcio entre 1000-1200 mg/día.

- **Hidratación.** El agua no es un nutriente esencial, pero es un fluido imprescindible para prácticamente la totalidad de las funciones corporales, participando activamente en la regulación térmica (termorregulación) de nuestro organismo. Así, una hidratación adecuada es esencial para el mantenimiento de una salud óptima.

- **Actividad física.** El estilo de vida sedentario y los hábitos alimentarios inadecuados se han convertido en dos grandes problemas de las sociedades industrializadas. Sobrepeso y obesidad son las grandes consecuencias de esta coyuntura, constituyendo un factor de riesgo para la salud de la población y un elevado coste sanitario.

La OMS, bajo el lema «Por tu salud, muévete», recomienda el aumento de la actividad física moderada de práctica regular. En este sentido, caminar al menos 30 minutos todos los días de la semana o realizar 20 minutos de actividad intensa 2 o 3 veces por semana.

B) Decálogo de vida cardiosaludable[25-37]

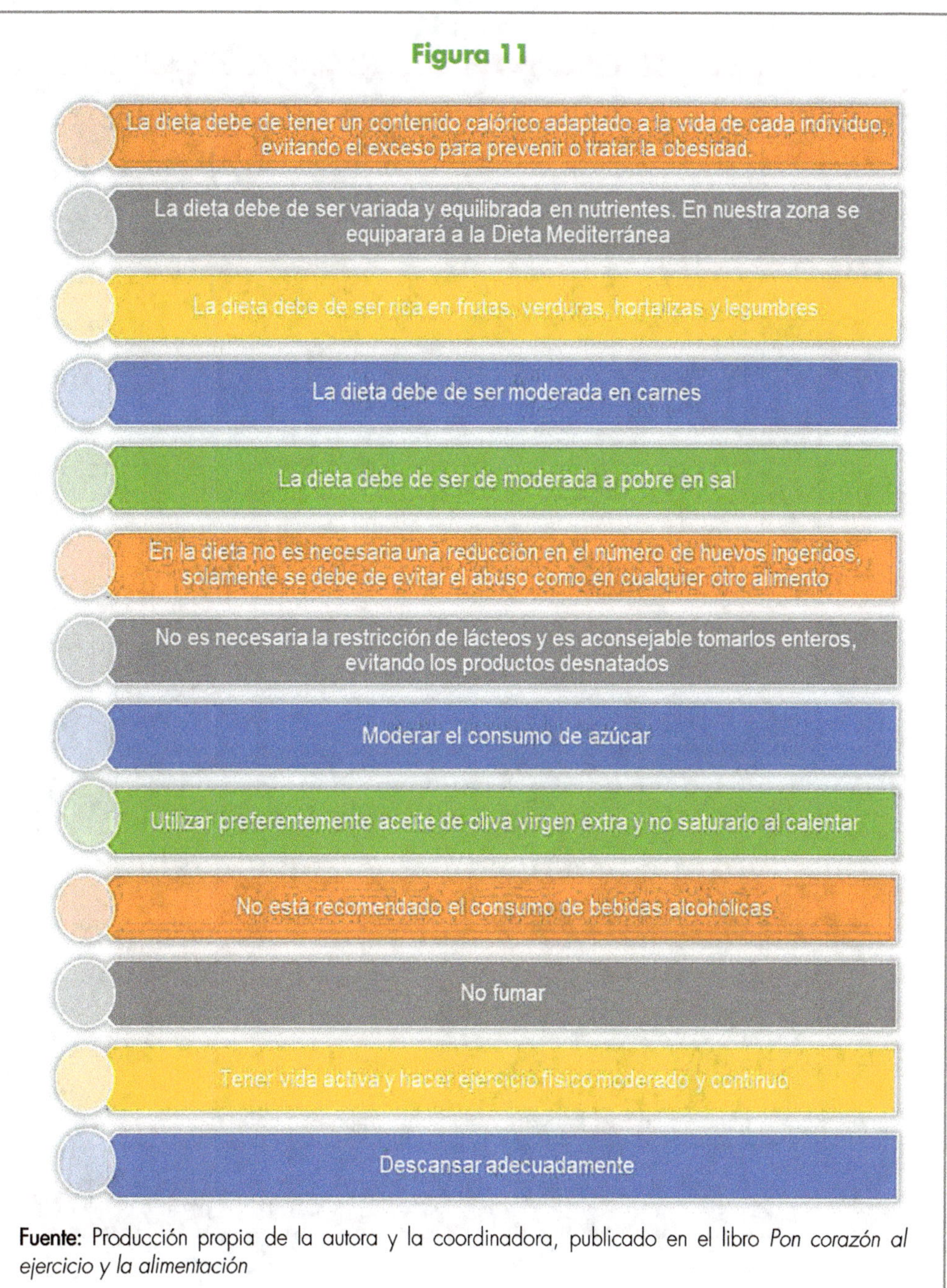

Fuente: Producción propia de la autora y la coordinadora, publicado en el libro *Pon corazón al ejercicio y la alimentación*

C) Cálculo de raciones

Para calcular las raciones, la pirámide de la alimentación cardiosaludable publicada por la Fundación Española del Corazón y la Sociedad Española de Cardiología nos da unas imágenes sencillas y fáciles de seguir[37].

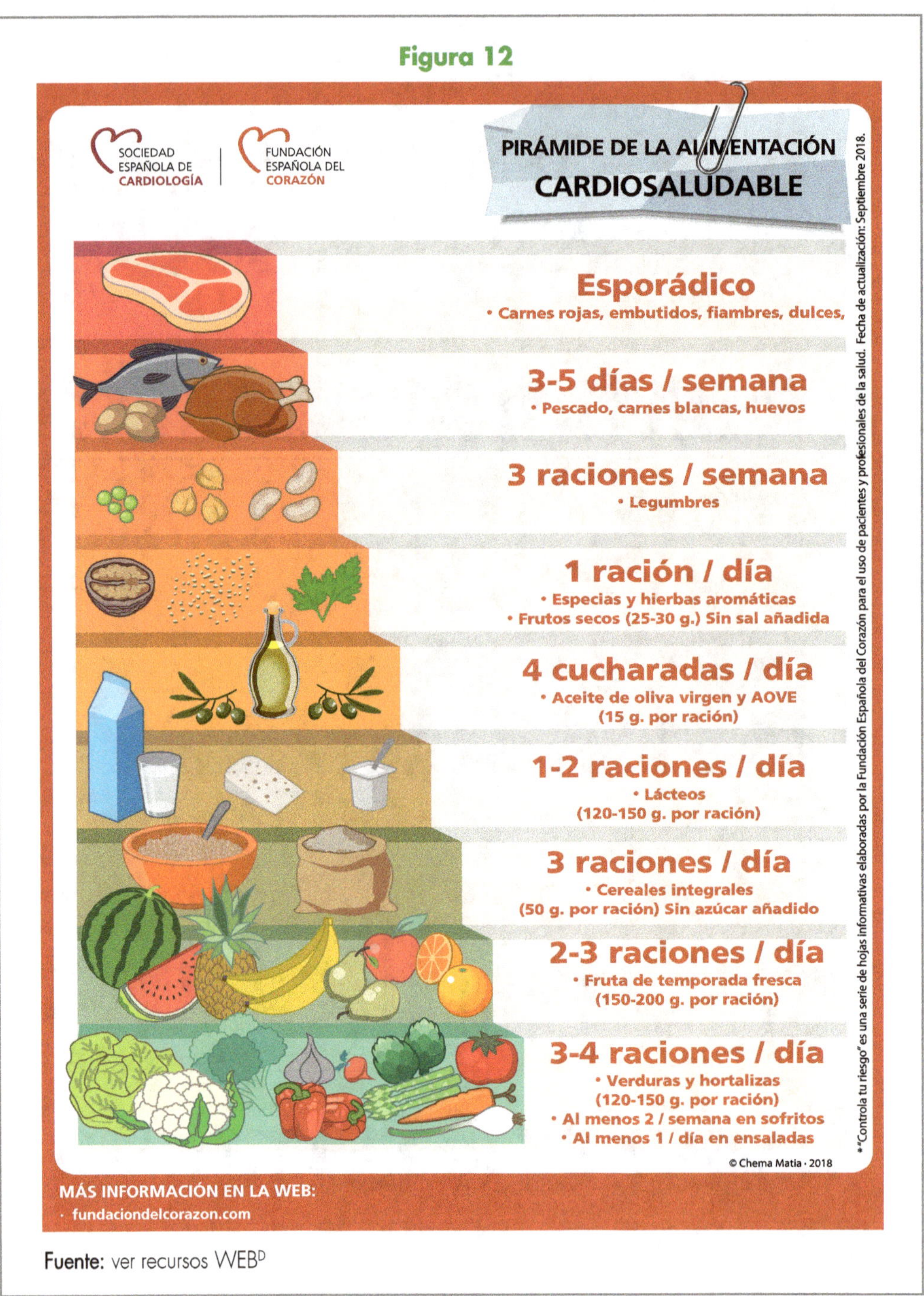

Figura 12

Fuente: ver recursos WEB[D]

- Leche y derivados: se recomienda tomar 1 vaso de leche y 2 yogures diarios.

- Verduras y hortalizas: recomendamos tomar a diario, tanto en el almuerzo como en la cena, como ensalada o como guarnición. Las verduras tienen pocas calorías y son fuente de fibra.

- Legumbres: 3 raciones a la semana con unos 70 g en crudo al cocer su peso se multiplican por 2,5 (175 g cocinada).

- Cereales integrales siempre que se pueda, tres raciones diarias sobre 50 g sin azúcar añadido.

- Carnes y pescados: se recomienda tomar 3-5 veces semana, preferentemente más pescado que carne. Las carnes blancas son preferibles a las carnes rojas. Las raciones son de 100 a 125 g para las carnes y de 125 a 150 g para los pescados.

- Huevos: no se recomienda tomar más de 3-4 semana.

- Frutas: se recomienda tomar 2-3 piezas a lo largo del día. No más de una pieza por cada comida. Cuando se pueda, es preferible tomarlas con piel después de lavarlas. No se recomienda tomarlas en forma de zumos por su alto índice glucémico.

- Bebidas: la bebida más sana es el agua. Puede tomar infusiones sin azúcar de forma libre. Se desaconsejan las bebidas azucaradas. Ocasionalmente, puede tomar las «bebidas light». Recuerde que los zumos, aunque sean naturales, le aportan la glucosa equivalente a 2-3 piezas de fruta con la que se ha elaborado, por lo que es preferible tomar fruta entera que en zumo.

- Alcohol: la OMS no recomienda las bebidas alcohólicas en ningún caso, la cantidad de alcohol permitida que no interfiera de una u otra manera en la salud es 0.

D) Horarios[36]

La crononutrición es un campo de investigación que entiende que existe un vínculo entre el metabolismo y los ritmos circadianos. Este campo de investigación surge en 1986 de la mano Alain Delabos y está refrendada actualmente por la investigadora española Marta Garaulet. La teoría defiende que los alimentos se asimilan de forma diferente dependiendo de cuándo los consumamos. Es muy importante no saltarse ninguna comida y que ninguna de ellas sea copiosa. Nuestro sistema digestivo está regulado para hacer la digestión en un tiempo determinado. Deberíamos ajustar nuestras comidas a estos ciclos si queremos gozar de buena salud cardiovascular.

- Desayuno completo entre las 7 y las 9 horas.

- Comer entre las 12 y las 14 horas. El motivo es que a esta hora la insulina, la hormona que se encarga de quemar la glucosa, alcanza su pico más alto.

- Cenar temprano, entre las 19 y las 21 horas, para ir a dormir con la digestión hecha. Cuando cenamos tarde obligamos al hígado a trabajar cuando debería estar casi en reposo.

15.6.2 Protocolo de cuidados en la disfagia

Justificación y objetivo

La disfagia es un trastorno que consiste en la dificultad o imposibilidad para tragar o deglutir de forma segura y eficiente alimentos tanto sólidos como líquidos. Haciendo difícil el progreso de los alimentos desde la boca hacia el estómago[38,39].

En general, la padecen entre un 30-40 % de los mayores de 65 años y 60 % de pacientes institucionalizados.

Por patologías, afecta hasta un 84 % en enfermedad de Alzheimer avanzado y entre 45-50 % en el no avanzado. A pacientes de Parkinson entre un 35-45 %. En ACVA agudo un 40 %. En esclerosis múltiple 45 %. Trauma craneal entre un 25-61%. En la ELA entre el 60 y el 100 %[36].

Dentro de los 3 primeros días del accidente cerebrovascular, 42-67 % de los pacientes presentan disfagia orofaríngea, lo que hace que el accidente cerebrovascular sea la principal causa de disfagia. Entre estos pacientes, el 50 % se aspira y un tercio desarrolla una neumonía que requiere tratamiento[2]. Uno de los principales problemas que provoca es la desnutrición y la deshidratación. La disfagia orofaríngea es potencialmente muy grave, ya que está asociada a una elevada morbimortalidad como consecuencia de complicaciones nutricionales y respiratorias.

La disfagia se clasifica en dos fases[40]:

- Disfagia orofaríngea: que es la dificultad para iniciar la deglución. La alteración se produce en la fase oral o faríngea.

- Disfagia esofágica: la dificultad para pasar el bolo alimenticio hacia el esófago. La alteración se produce en la fase esofágica.

  Los objetivos son:

- Detectar precozmente la presencia de disfagia.

- Evitar los riesgos de atragantamiento.

- Instaurar un aporte suficiente de líquidos y nutrientes según las necesidades.

Procedimiento[41,42]

A) Aspectos y puntos clave

- La valoración «a pie de cama» o en consulta nos ofrece información sobre la capacidad para deglutir y los riesgos de atragantamiento, deshidratación o desnutrición del paciente.

- El personal enfermero de atención directa que atiende a los pacientes con disfagia debe estar entrenado para detectar precozmente estos signos y síntomas.

- Existen test diagnósticos que ayudan a diagnosticar la disfagia de forma sencilla y orientan eficazmente la prescripción de normas de hidratación y nutrición seguras.

B) Síntomas generales de sospecha de disfagia[43]

Se debe observar si durante las comidas ocurre alguno de estos síntomas en mayor o menor intensidad y confirmar con la familia la presencia de los mismos[41].

- Babeo.

- Dificultad para la masticación.

- Le cuesta controlar el alimento en la boca. Aumento de los movimientos de la lengua y falta de control de esta.

- Retiene la comida en la boca y necesita realizar varios intentos para tragar.

- Después de comer o beber tiene que carraspear la garganta para aclararla.

- Durante o después de las comidas tiene tos. Puede ser tanto al beber alimentos líquidos como sólidos.

- Tos nocturna.

- Regurgitación nasal o por traqueostomía.

- Gorgojeo y voz húmeda, entrecortada o disfórica.

- Atragantamiento al comer determinados alimentos.

- Ausencia de elevación laríngea (cartílago tiroideo).

- Tiene miedo al comer o se niega.

- Neumonías recurrentes.

C) *Test diagnósticos de disfagia más utilizados*[44]

- Test del agua (alto riesgo) solo puede realizarse en personas con buen reflejo de tos. No diagnostica disfagia silente.

- Test volumen viscosidad. (MECV-V11). No diagnostica disfagia silente (Figura 13).

D) *Normas para controlar la disfagia*[45,46]

El adecuado control de las dificultades de la deglución va a permitir prolongar la alimentación por vía oral, evitar complicaciones nutricionales y complicaciones respiratorias, conseguir la máxima capacidad de recuperación y adoptar alternativas a la vía de alimentación oral, si fuese necesario.

E) *Cuidados generales*[45,46]

- Modificar la consistencia de los alimentos y bebidas, así como tomarlos en pequeñas cantidades, para tragarlos más fácilmente.

- Realizar ejercicios con los labios, lengua, mejillas; para preparar en la boca los alimentos que va a tragar.

- Nutrirse adecuadamente para mantener un buen estado de salud.

- Conocer las técnicas que ayudan a evitar los atragantamientos.

- Comer cuando esté perfectamente despierto (nunca si está somnoliento).

- Evitar distracciones durante las comidas (tele, no hablar, ha de estar concentrado en su comida).

- Enjuagarse la boca antes de empezar a comer (facilitará mejor formación del bolo alimenticio, con una boca seca es difícil que se pueda formar y, por tanto, poder ingerirlo).

La adaptación de los alimentos en consistencia, textura y volumen es una medida básica en el abordaje terapéutico de la disfagia, las modificaciones a establecer vendrán dadas por los resultados del MECV-V1[47,48].

F) Cuidados durante las comidas[45,46]

- El paciente debe estar despierto y responder a órdenes sencillas.

- El paciente debe ser capaz de mantener la comida en la boca y tragarla en el momento conveniente.

- Se debe mantener durante toda la comida una posición corporal de seguridad, sentado, con los pies apoyados en el suelo y la cabeza ligeramente inclinada hacia delante.

    Mantenerse en posición elevada, sentado en una posición entre 60° y 90°, si está en cama y no se dispone de cama articulada, es conveniente utilizar espalderas adaptadas al colchón o elevar con cuñas de gomaespuma o mantas.

- Evitar que la persona extienda el cuello hacia atrás ofreciendo la comida desde una posición más baja que la cabeza del paciente.

- Esperar a que la boca esté vacía antes de meter otra cucharada.

- Utilizar utensilios adaptados si es posible. Usar cucharas que no superen los 10 ml de capacidad.

- Evitar la alimentación con jeringa.

- No ofrecer líquidos en botella.

- Dar órdenes sencillas durante la comida, evitando que el paciente hable.

G) Medidas higiénicas[45,46]

- Cepillado suave de la boca antes y después de las comidas.

- Retirar y cepillar las prótesis dentales, si existen, después de las comidas.

- Si la persona no colabora a la hora de enjuagues, pasar una gasa impregnada en colutorio o utilizar dispositivos especiales que se consiguen en las farmacias y facilitan este proceso.

- Existen cepillos que pueden conectarse a un sistema de aspiración para personas con disfagia severa.

H) Recomendaciones para la administración de medicamentos en pacientes con disfagia[49,50]

Los pacientes con disfagia que reciben medicamentos por vía oral deben recibir sus medicamentos con las mismas recomendaciones de consistencia y modificación de textura que los alimentos y líquidos según su tipo de dieta ordenada. Por tanto, la textura será la prescrita para evitar efectos adversos, sin modificar en lo posible la absorción ni la utilidad del fármaco.

Es importante tener en cuenta:

1. El listado de medicamentos que no deben triturarse y qué otras presentaciones están autorizadas.

2. No se deben suministrar tabletas solo con agua (líquido claro) por la posibilidad de pérdida de control del medicamento en la boca en el caso de pastillas y por la posible aspiración o microaspiración con el agua (líquido claro). Para espesar se utiliza espesante específico de uso médico.

3. Se debe tener en cuenta las indicaciones para la preparación del agua espesada.

Test volumen/viscosidad (Clavé P et al.)

Materiales

Para la realización del test clínico de volumen-viscosidad (MECV-V) se necesitan los siguientes materiales:

- Agua a temperatura ambiente o zumo (no espeso).
- Espesante de uso médico.
- Jeringa de 50 ml.
- 3 vasos (para las distintas viscosidades).
- Pulsioxímetro.
- Carro de parada.

Características

- Test desarrollado y validado por Clavé *et al.* Es una prueba sencilla y segura que indica la existencia de trastorno de deglución que puede realizarse en cualquier lugar (clínica o ambulatoria).

- Utiliza tres viscosidades y tres volúmenes diferentes. Esta prueba indica los signos más frecuentes e importantes de la disfagia. Se obtiene información sobre la viscosidad y volumen más seguro para cada paciente.

- Consiste en administrar al paciente diferentes volúmenes de alimento: 5 ml (bajo), 10 ml (medio) y 20 ml (alto) en texturas néctar, pudín y líquido, que se puede realizar con agua o zumo y un espesante.

- Se inicia con la administración de 5 ml de viscosidad néctar observando la posible presencia de los siguientes signos:

  - Presencia de tos.
  - Cambios en el tono de voz.
  - Presencia de residuos orales.
  - Existencia de una deglución fraccionada.
  - Fallo del sello labial o residuos faríngeos.

- Todo ello, mientras se monitoriza la saturación de oxígeno.

- Esta prueba detecta muy bien la eficacia de la deglución valorando como prueba positiva cualquiera de estos tres aspectos:

  - El sello labial: incapacidad de mantener el bolo dentro de la boca.
  - La existencia de residuos orales en la lengua, o debajo de la misma, en encías.
  - Cuando se sospecha de residuos en la faringe.

- También detecta bien la seguridad ya que si durante la misma se presenta alguna de las alteraciones antes descritas (tos, etc.) se debe determinar como positiva la prueba y aumentar la viscosidad al nivel siguiente (directamente a pudín sin pasar por agua) o disminuir el volumen.

Figura 13
Método de exploración clínica volumen-viscosidad

Apellidos, nombre: Edad   Fecha:

Desaturación de oxígeno

TIPO DE VISCOSIDAD	NÉCTAR			LÍQUIDO			PUDÍN		
ALTERACIONES O SIGNOS DE SEGURIDAD									
VOLUMEN	5 ml	10 ml	20 ml	5 ml	10 ml	20 ml	5 ml	10 ml	20 ml
TOS									
CAMBIO DE VOZ									
DESATURACIÓN DE OXÍGENO									

TIPO DE VISCOSIDAD	NÉCTAR			LÍQUIDO			PUDÍN		
ALTERACIONES O SIGNOS DE EFICACIA									
VOLUMEN	5 ml	10 ml	20 ml	5 ml	10 ml	20 ml	5 ml	10 ml	20 ml
SELLO LABIAL									
RESIDUO ORAL									
DEGLUCIÓN FRACCIONADA									
RESIDUO FARÍNGEO									

EVALUACIÓN FINAL

Disfagia	SÍ ☐	NO ☐	
Tipo de disfagia	Líquidos ☐	Sólidos ☐	Mixta ☐

RECOMENDACIÓN DIETÉTICA

VISCOSIDAD	LÍQUIDO	
	NÉCTAR	
	PUDÍN	

VOLUMEN	BAJO	
	MEDIO	
	ALTO	

Fuente: Curso abordaje integral en el paciente con disfagia: una visión multidisciplinar

15.6.3 Protocolo de cuidados nutricionales en la desnutrición

Justificación y objetivo

En 2016, la Asamblea General de las Naciones Unidas proclamó el Decenio de las Naciones Unidas de Acción sobre la Nutrición 2016-2025. Según la European Nutrition Health Alliance (ENHA) en Europa hay 20 millones de personas que sufren desnutrición[52].

La vía oral es el primer paso de los cuidados y la terapia nutricional. Es el quehacer diario de las enfermeras que aún no está priorizado. Esta problemática a nivel mundial casi no se percibe en el empleo y demanda tiempo por parte del equipo de salud. El enfermero debe asumir el liderazgo en equipos multidisciplinares con el propósito de prestar mejores cuidados nutricionales a los pacientes, permitiendo la identificación temprana del motivo de la desnutrición y promoviendo así una asistencia rápida y eficaz. La adquisición de hábitos correctos de alimentación que eviten la enfermedad es otro de nuestros grandes retos. Nuestra participación a nivel individual o dentro del equipo sanitario debe realizarse siempre con el aval de la ciencia y las medidas de profesionalidad pertinentes[53,54].

El objetivo es conseguir una nutrición óptima en los pacientes y minimizar las consecuencias de la desnutrición relacionada con la enfermedad[55,56].

Aspectos generales y puntos claves

Tras el cribado rutinario en aquellos pacientes en los que se objetiva desnutrición o situación de riesgo, se debe de establecer un plan de cuidado nutricional que incluya al paciente y a sus cuidadores y que contemple[56,57].

- Entorno económico y social.

- Requerimientos nutricionales estimados.

- Sistema de alimentación que pueda asegurar una ingesta adecuada.

- Un plan para monitorizar el efecto de la intervención.

- Monitorización seguida de un ajuste del plan si este se demuestra inefectivo o inadecuado.

Procedimiento[58]

A) Calcular requerimientos

B) Evaluación y registro de ingesta[59] (Figura 14)

C) Comprobar la funcionalidad del tubo digestivo

- Analizar las posibilidades de utilizar la vía oral, si es posible optimizar la dieta; si es insuficiente, utilizar suplementos orales nutricionales.

- Si el paciente tiene disfagia orofaríngea (DOF), conseguir que los alimentos tengan la textura adecuada néctar o pudín según tipo de DOF.

- Reevaluar semanalmente.

Figura 14

Cuestionario semicuantitativo de valoración de la ingesta

Desayuno					
	2	1,5	1	0,5	0
Comida					
	4	3	2	1	0
Cena					
	4	3	2	1	0
Extras					
	1	0,75	0,5	0,25	0

Fuente: Cuaderno 3 Alianza másnutridos[22]

Actividades[54,55,56]

A) Control de peso

- Pesar al paciente al inicio y en los intervalos determinados.

B) Control del estado nutricional

- Mantener la ingesta calórica diaria óptima.
- Mantener la ingesta de líquidos óptima.
- Enseñar a aumentar la ingesta de calorías.
- Mantener el patrón alimentario recomendado que asegure la ingesta de nutrientes necesaria.
- Valorar el progreso de las metas de modificación dietética a intervalos regulares y los esfuerzos realizados.

- Lograr el equilibrio entre ejercicio e ingesta calórica.

- Proporcionar suplementos nutricionales, si procede.

C) Asesoramiento nutricional[54-57-60,61]

- Analizar las posibles causas del bajo peso y los factores que interfieren con la capacidad o el deseo de comer.

- Conocimiento: dieta.

- Descripción de la dieta recomendada.

- Explicación del fundamento de la dieta recomendada.

- Establecimiento de objetivos para la dieta.

- Determinar la ingesta y los hábitos alimentarios del paciente.

- Desarrollo de estrategias para cambiar los hábitos alimentarios.

- Enseñanza: dieta prescrita.

- Fomentar y enseñar el aumento de ingesta de calorías, controlando el consumo diario.

- Considerar las preferencias alimentarias del paciente para poder seleccionar a su gusto los alimentos de mayor valor calórico.

- Enseñar al paciente y a la familia una planificación adecuada de comidas.

D) Manejo y control de líquidos

- Realizar un registro preciso de ingesta y eliminación.

- Favorecer la ingesta oral, añadiendo espesante de uso médico a los líquidos claros.

- Distribuir la ingesta de líquidos en 24 horas, si procede.

- Vigilar presión sanguínea, frecuencia cardiaca y estado respiratorio.

- Vigilar el estado de hidratación de piel y mucosas.

- Controlar resultados de laboratorio relevantes.

15.7 Nutrición artificial

Las técnicas de soporte nutricional con nutrición artificial por vía digestiva, nutrición enteral (NE), y por vía venosa, nutrición parenteral (NP), se han visto incorporadas de forma generalizada en los últimos años como herramientas terapéuticas de gran utilidad y eficacia, al demostrarse capaces de reducir significativamente la mortalidad y morbilidad de los pacientes[62].

Es necesario, por tanto, que los profesionales que utilicen este recurso terapéutico estén debidamente preparados para ello y sepan trabajar en equipo compartiendo responsabilidades[63,64].

La NE es la administración directa al tracto gastrointestinal de todos aquellos nutrientes que necesita la persona para recuperarse y mantener sus funciones vitales[65].

La NP consiste en administrar nutrientes directamente al torrente circulatorio sin pasar por el tubo digestivo. La ASPEN (American Society for Parenteral and Enteral Nutrition) define la NP como la administración de nutrientes por vía intravenosa. La nutrición parenteral se encuentra en la cúspide de la pirámide en la prescripción de soporte nutricional y es un procedimiento terapéutico invasivo, siendo la más arriesgada de las decisiones terapéuticas en soporte nutricional y la de mayor complejidad en su manejo.

15.7.1 Protocolos de nutrición enteral

Objetivo

Establecer prácticas homogéneas en los cuidados de las personas tratadas con NA con la finalidad de minimizar posibles fallos que pudieran originar efectos adversos y poner en peligro la seguridad del paciente[65].

Material y equipo

Sondas insertadas con técnicas no invasivas[65,66]. Son aquellas que se colocan a través de la nariz/boca.

- Sonda nasogástrica (SNG): el extremo distal está en estómago (Figura 15).

- Sonda nasoduodenal (SND): el extremo distal está en duodeno (Figura 16).

- Sonda nasoyeyunal (SNY): el extremo distal está en yeyuno (Figura 17).

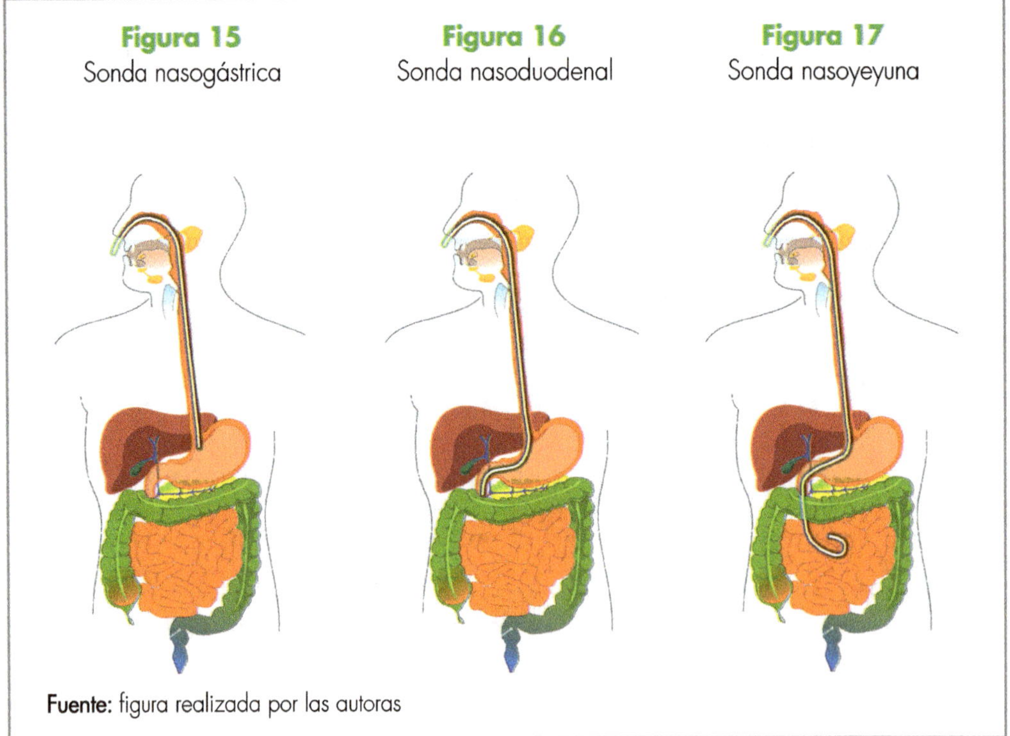

Fuente: figura realizada por las autoras

Sondas insertadas por técnicas invasivas[66,67].

GASTROSTOMÍAS	YEYUNOSTOMÍAS
Gastrostomía endoscópica Percutánea (PEG)	Yeyunostomía endoscópica percutánea (YEP)
Gastrostomía Radiológica Percutánea (GRP)	Yeyunostomía radiológica percutánea (YRP)
Gastrostomía Quirúrgica (GQ)	Yeyunostomía quirúrgica (YQ)

Fuente: tabla realizada por las autoras

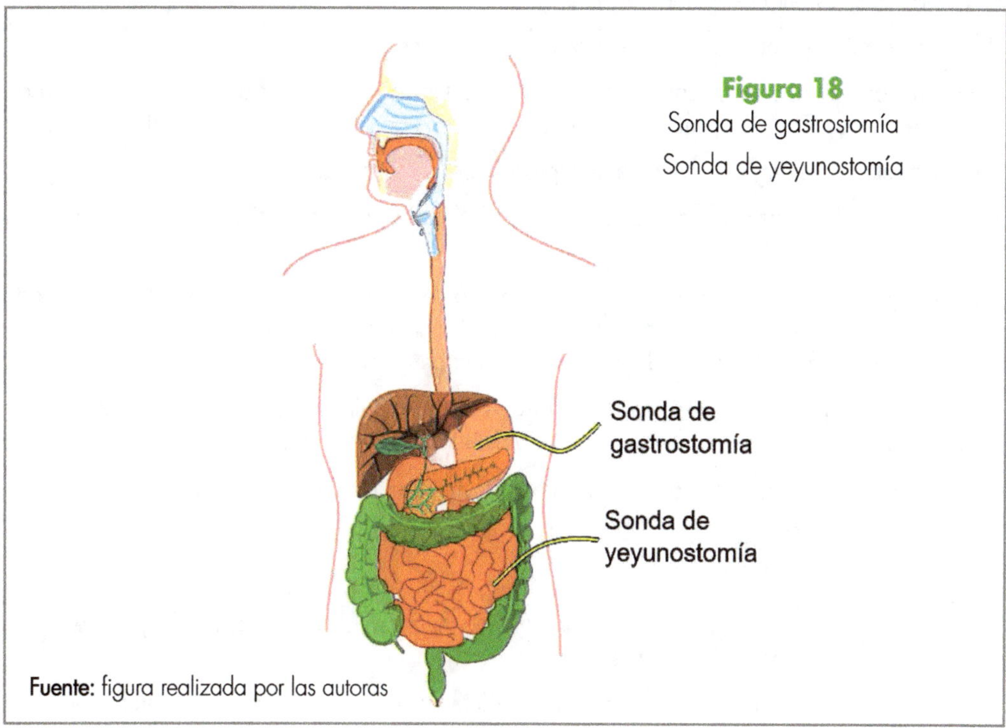

Figura 18
Sonda de gastrostomía
Sonda de yeyunostomía

Fuente: figura realizada por las autoras

Sistemas de infusión

Es el conjunto formado por el contenedor de la dieta, la línea de infusión y la bomba de perfusión[67,68].

- Contenedor: es recomendable utilizar el envase original por su comodidad, menor costo y la disminución de manipulaciones que minimiza el riesgo de contaminación bacteriana de la fórmula.

- Líneas de infusión: la terminación ha de tener sistemas de seguridad que impidan la infusión de la NE por vía venosa. Recambio del sistema: se recomienda que en el hospital se realice cada 24 horas para disminuir el riesgo de contaminación.

- Nutribombas: son dispositivos que permiten administrar volúmenes exactos de dieta en un tiempo determinado. Es recomendable que se calibren periódicamente.

Procedimiento[69,70]

Los cuidados de las vías de acceso se deberán hacer a diario.

A) Prevención de la contaminación/infección

- Realizar la higiene de manos siempre con agua y jabón. Utilizar también una solución de base alcohólica si es posible. La higiene de manos ha de realizarse antes y después de manipular las sondas y equipos. Mantener las manos del paciente limpias por si accede a tocar alguna parte del equipo.

- Uso de guantes durante la administración:

  - En hospital: es recomendable el uso de guantes desechables.

  - En domicilio: no es necesario el uso de guantes salvo si el paciente presenta un riesgo elevado de infección (inmunodeprimidos) o en caso de posibilidad de contagio al cuidador.

- Utilizar el envase original, evitando manipular el envase o trasvasar.

- Utilizar superficies de trabajo que estén limpias (se recomienda la limpieza con agua caliente y jabón).

- Limpiar diariamente parte externa de la sonda, vías de entrada, tapones, conectores y soporte externo con agua y jabón suave (evitar el uso de jabones que contengan povidona yodada ya que pueden alterar el material de las sondas). Aclarar y secar.

- Las zonas de peor acceso (abrazadera, disco externo de silicona, tapón...) se pueden limpiar con la ayuda de un cepillo de dientes y las vías de entrada con una torunda.

- Cerrar los tapones cuando no se usen para protección de los orificios de entrada.

B) Cuidados de las fosas nasales[71]

- Realizar higiene diaria con un algodón/torunda humedecido con agua tibia para evitar la formación de costras y ulceraciones.

- Hidratar la mucosa nasal con lubricante hidrosoluble y un movimiento giratorio y frecuente de la sonda (a ser posible diario).

C) Higiene oral[71]

- Realizar higiene, aunque no se efectúe ingesta oral.

- Realizar higiene bucal dos veces al día (cepillado de dientes y lengua).

D) Cuidados de la piel[71]

- Realizar una buena higiene e hidratación de la piel.

- Utilizar fijadores nasales preferentemente o en su defecto esparadrapos hipoalergénicos.

- Cambiar la sujeción (nasal/abdomen) cuando sea necesario.

- Cambiar la sonda de orificio nasal (SNG) si aparecieran lesiones.

E) Prevención de la obstrucción de la sonda[71,72]

A la hora de realizar la inserción de una sonda, la enfermera valorará el tramo del aparato digestivo en el que vaya a infundirse (estómago, duodeno o yeyuno) así como la viscosidad de la fórmula prescrita para seleccionar una sonda de material, longitud y calibre adecuados.

Infundir 30-60 ml de agua tibia diariamente con presión suficiente a través de la sonda independientemente de si se utilizan o no.

- En administración intermitente: administrar agua antes y después de la infusión.

- En administración continua: administrar el agua cuando se cambie el frasco (cada 4-6 horas).

- En administración de fármacos: antes y después de cada uno de los fármacos administrados.

- Si no se utiliza: 1-2 veces al día.

Debemos tener en cuenta: en pacientes alimentados por sondas nasoyeyunales y yeyunostomías las instilaciones de agua se realizan con mayor frecuencia, cada 4/6 horas, porque los calibres de las sondas utilizadas son más finos y aumenta el riesgo de obstrucción con fórmulas espesas o medicación[73,74].

F) Administración de fármacos[75]

En la administración de fármacos además de prepararlos según el procedimiento establecido en cada centro, seguiremos unas directrices que según la evidencia científica son necesarias para disminuir las posibles interacciones entre los fármacos y los nutrientes administrados, la alteración de las propiedades de los fármacos y la modificación del perfil farmacocinético.

Preparación de fármacos

- Se recomienda no mezclar varios fármacos para administración conjunta por las incompatibilidades que presentan.

- En presentación líquida (soluciones o jarabes) son las formas farmacéuticas más adecuadas para la administración por sonda. Se recomienda diluir la fórmula con agua para disminuir su osmolaridad o viscosidad y administrar inmediatamente. Cuando no se dispone de información sobre osmolaridad se recomienda la dilución con al menos 15-20 ml de agua.

- En presentación no líquida, verificar previamente que la presentación farmacológica puede triturarse (Tabla 2) y consulte con el farmacéutico ante cualquier duda:

    - En cápsulas: abra la cápsula, mézclela con agua y administre inmediatamente.

    - En comprimidos: triture hasta obtener un polvo fino, mézclelo con agua hasta su disolución y administre inmediatamente.

G) Administración de fármacos

- Verificar la colocación adecuada de la sonda antes de la administración.

- No añadir los fármacos a la bolsa de nutrición enteral.

- Con algunos medicamentos es necesario interrumpir la dieta antes y después de la administración del medicamento.

- Cuando hay que administrar más de un fármaco al mismo paciente, dar cada medicación de forma separada. En el caso de formas farmacéuticas líquidas se recomienda administrar primero las formulaciones de menor viscosidad y a continuación las de mayor viscosidad.

- Lavar la sonda con 15-30 ml de agua antes y después de la administración de cada fármaco para evitar incompatibilidades.

- Al terminar: administre 30-60 ml de agua para lavar la sonda con el fin de prevenir la obstrucción y reiniciar la NE (asegurase previamente de que no es necesario esperar 30 minutos o más para evitar disminuir la biodisponibilidad del fármaco).

En la administración de fármacos por sonda solo se debe utilizar las jeringas diseñadas para uso oral (práctica prioritaria de seguridad recomendada por la OMS, 2012) para evitar el riesgo de administración de la medicación de forma accidental por vía intravenosa.

Tabla 2
Presentaciones farmacéuticas que no deben administrarse a través de una sonda

- Comprimidos con cubierta entérica: no pueden triturarse.
- Presentaciones bucales o sublinguales: no están diseñadas para su absorción en el tracto gastrointestinal, triturarlas para administrarlas por sonda puede resultar en menor absorción y efecto.
- Medicamentos carcinogénicos, teratogénicos o citotóxicos: no deben triturarse porque pueden liberar partículas aerosolizadas tóxicas que dañan al personal sanitario que lo manipule.
- Comprimidos de liberación retardada: no se deben triturar porque se destruye el mecanismo de liberación lenta y puede resultar picos con niveles plasmáticos tóxicos y valles sin efecto.

Fuente: tabla realizada por las autoras

H) Métodos de administración[75,76]

El método de administración de la NE se ajustará a las necesidades de cada paciente. Los tres métodos principales son:

Administración con jeringa

- Efectuar la administración en pocos minutos, con un volumen 200 a 400 ml de mezcla nutritiva en emboladas mediante jeringa, en intervalos de 4 a 6 horas durante el día.

- Utilizar jeringas de 50 ml, realizando una presión sobre el émbolo, continua y lenta, a no más de 20-30 ml/min.

- El mayor inconveniente es la intolerancia por infusiones rápidas, pudiendo producir algunos efectos secundarios como distensión abdominal, vómitos o diarrea.

Administración por gravedad

- Permite una infusión más lenta por lo que es mejor tolerada.

- Regular su velocidad mediante la rueda reguladora del equipo de infusión, para mejorar la tolerancia.

- Infundir de 4-6 veces al día con periodos de 30-120 minutos cada uno.

- El mayor inconveniente es la dificultad para una regulación adecuada del goteo que puede condicionar obstrucciones si va demasiado lenta o intolerancia si va demasiado rápida (aproximadamente 20 gotas equivalen a 1 ml).

Administración con bomba[76,77]

- Permite regular con exactitud la velocidad de infusión.

- Utilizar cuando se administran volúmenes elevados o fórmulas densas y se utilizan sondas muy finas.

- En la actualidad es la técnica considerada más idónea en pacientes con patología digestiva y la mejor tolerada en todo tipo de situaciones y en especial en la infusión de dietas de osmolaridad elevada.

15.7.2 Protocolo nutrición parenteral

Objetivo

Establecer practicas homogéneas en los cuidados de las personas tratadas con NP con la finalidad de minimizar posibles fallos que pudieran originar efectos adversos y poner en peligro la seguridad del paciente[78].

Material y equipo[79]

- Bomba de perfusión volumétrica.

- Sistema de bomba de perfusión.

- Bolsa de nutrición parenteral.

- Jeringas USU.

- Llaves de tres pasos.

- Catéter intravenoso (central o periférico).

- Guantes no estériles.

- Guantes estériles.

- Apósitos y gasas estériles.

- Antiséptico, esparadrapo, antialérgico.

- Kit de lavado de catéter.

- Es importante tener todo el material a mano antes de comenzar.

Procedimiento

A) Intervenciones[78,79]

- Valoración de estado nutricional.
- Monitorización de líquidos.
- Administración de nutrición parenteral total.
- Monitorización nutricional.

B) Actividades[80,81]

- Mantenimiento de dispositivos de accesos venosos.
- Monitorización de signos vitales, líquidos, electrolitos y nutricional.
- Control de infecciones.
- Monitorización de electrólitos.
- Enseñanza de administración NPT.
- Planificación al alta.
- Apoyo emocional.
- Apoyo al cuidador principal.

C) Cuidados generales[78-82]

- Mantener la NP preparada a 4 °C, sacarla del refrigerador 30 minutos antes de la administración.
- Explicar al paciente lo que se le va a hacer, la necesidad y beneficios de este tipo de alimentación.
- Comprobar la identidad de la bolsa de NP y la del paciente que va a ser sometido al tratamiento.
- Higiene bucal tres veces al día (cepillado y enjuague bucal).
- Mantener la NP en la nevera.
- Controles generales de constantes vitales.
- Balance hídrico, peso corporal, control de glucemia capilar glucosuria.
- Monitorización y seguimiento.
- Higiene de manos.
- Control del estado nutricional.

D) Cuidados de la bolsa

- Verificar que la NP enviada por farmacia coincida con la prescripción médica.
- Identificar con el nombre del paciente la composición de la NP, la osmolaridad, la fecha de caducidad y la velocidad de infusión.
- Comprobar el nombre de la etiqueta de la bolsa de NPT, los componentes de la solución, los aditivos y fechas de preparación y caducidad.

- Verificar que la bolsa de NPT no presenta perdidas, materias extrañas, decoloración y separación de los líquidos.

- Cambiar la bolsa de NPT cada 24 horas.

- No añadir otras medicaciones a la nutrición parenteral bajo el riesgo de precipitados, contaminación o incompatibilidad y desestabilización de la solución.

- Comprobar que la bolsa esté hecha de un material que asegura la fotoprotección o colocar una sobre bolsa fotoprotectora.

E) Cuidados del catéter[78-82]

- Mantener bien fijado el catéter para evitar tracciones, acodamientos y flebitis.

- Cambiar el apósito cada 48-72 h o cuando esté húmedo, manchado o despegado.

- Vigilar el punto de punción, observando que no haya signos de infección: rubor, calor, tumor o exudado.

- Limpiar con antiséptico el punto de punción del catéter, con movimientos circulares de dentro hacia fuera.

- Colocar una gasa debajo de la conexión del catéter para evitar ulceras.

- Utilizar llaves de tres pasos con alargadera para que la manipulación sea menos traumática.

- Mantener la llave de tres pasos bien cerrada y con los tapones correspondientes.

- Desinfectar las entradas de la llave con antiséptico siempre que se utilice.

- Evitar las desconexiones con el sistema intravenoso.

- Cambiar el sistema de perfusión cada 24 horas y la llave de tres pasos o antes si está contaminado, presenta fugas o se rompe.

- Mantener los catéteres heparinizados tras cada utilización.

- Cambiar el catéter siempre que exista flebitis, obstrucción, rotura o sospecha de infección en el punto de punción.

- No utilizar antibióticos tópicos en la zona de inserción del catéter.

- Cuidados relativos a la bolsa de perfusión e infusión.

- La bolsa de nutrición se cambiará cada 24 horas, aunque no se haya terminado su contenido.

- Las soluciones cuyo color haya cambiado son inaceptables para la infusión.

- Antes de administrar la bolsa, comprobar que no ha estado a temperatura ambiente para su conservación.

- Nunca acelerar o enlentecer la velocidad de infusión.

F) Cuidados relativos al paciente[82,83]

- Controles clínicos. Vigilar la situación hemodinámica, diuresis, edemas... Balance hídrico estricto. Medir y anotar la cantidad de orina cada 24 h y color de la misma.

- Control y registro de signos vitales al menos cada 4 horas.

- Observar posibles signos de infección en el punto de inserción del catéter en el trayecto del mismo.

- Realizar los controles analíticos prescritos.

- Vigilar estrechamente la temperatura para detectar precozmente la aparición de infección.

- Determinar glucemias capilares al inicio de la NP y después seguir pauta de control glucémico establecida según formula de NP.

- Pesar una vez a la semana.

G) Seguimiento[85,86]

La extracción de sangre para analítica se realizará a diario por protocolo durante la hospitalización.

- En NP domiciliaria según los protocolos de hospitalización domiciliaria se concertará cita todas las semanas, en el lugar indicado por su médico o enfermera de referencia.

- La revisión del estado de la vía de infusión y el seguimiento se realizará el mismo día coincidiendo con la cita de extracción para la analítica.

- Contactar con su médico o enfermera de referencia si presenta estos síntomas[78-84]:

  - Si tiene fiebre.

  - Si presenta hipoglucemias o hiperglucemias.

  - Si enrojecimiento, dolor o exudado alrededor del catéter.

  - Edemas en miembros inferiores.

  - Sequedad en la piel.

  - Disminución de la diuresis.

  - Vómitos o deposiciones diarreicas.

15.8 Bibliografía

1. OMS Segunda Conferencia Internacional sobre Nutrición Roma, 19-21 de noviembre de 2014Documento final de la Conferencia: Declaración de Roma sobre la Nutrición. [Internet] [citado el 18 de noviembre de 2019] http://www.fao.org/3/a-mm222s.pdf

2. M López-Pardo Martínez. Marco de competencias para el desempeño profesional de las enfermeras de terapia nutricional en España en: Estándares para el desempeño profesional de las enfermeras de terapia nutricional Nutrición y Cuidados 2016. Vol 5. DpL: Z 1564-2013ISSN 2340-9460[Internet]. [cited 18 Noviembre 2019]; Disponible en: http://www.adenyd.es/wp-content/uploads/2016/12/REVISTA-2016.pdf

3. Cestari VR, Florêncio RS, Moreira TM, Pessoa VL, Barbosa IV, Lima FE, Custódio IL. Nursing competencies in promoting the health of individuals with chronic diseases. Rev Bras Enferm. 2016; 69(6):1195-1203. doi: 10.1590/0034-7167-2016-0312.

4. Committee of Ministers. Resolution RESAP (2003)3 on food and nutritional care in hospitals. [Internet] 2003. [cited 24 november 2019]. Disponible en: https://search.coe.int/cm/Pages/result_details.aspx?ObjectID=09000016805de855

5. Butcher H, Bulechek G, Dochterman J, Wagner C. Clasificación de Intervenciones de Enfermería NIC. 7th ed. Barcelona: Elsevier; 2018.

6. Moorhead S, Johnson M, Maas M, Swanson E. Nursing Outcomes Classification (NOC) - E-Book. 6th ed. Philadelphia: Mosby; 2018.

7. Martín Salinas C. El cuidado nutricional como componente del cuidado integral de los pacientes. Metas de enfermería Vol.11 No 6, 2008, pag 60-65.

8. Norma UNE 179009: 2018 Servicios sanitarios. Sistemas de gestión de la calidad para las unidades de nutrición clínica y dietética en adultos. [Internet]. Une.org. 2018 [citado el 18 de Noviembre de 2019]. Disponible en: https://www.une.org/encuentra-tu-norma/busca-tu-norma/norma?c=N0061248 ADENYD. Revista Nutrición y Cuidados.

9. Waitzberg D L, Ravacci G R, Rasla M. Desnutrición hospitalaria. Nutr Hosp. 2011;26(2):254-264.

10. Butterworth Ch. The skeleton in the hospital closet. Nutrition Today 1974;9:4-8.

11. Monti GR. Desnutrición hospitalaria: una patología subdiagnosticada. Rev Asociación Médica Argentina. 2008. 121: 4, 25-8.

12. Frank de Man et al. (2014) European Nutrition for Health Alliance, members – *ENAH*. ONCA. Bruxelles Meeting, https://european-nutrition.org/enha/

13. Alianza másnutridos. Cuaderno n° 2. Hacia la desnutrición cero en centros hospitalarios: Plan de acción (Madrid) www.alianzamasnutridos.es/cuadernos/

14. Cederholm T, Barazzoni R, Austin P, et al. ESPEN guidelines on definitions and terminology of clinical nutrition. Clinical Nutrition 2017; 36:49-64.

15. García de Lorenzo A, Álvarez J, Calvo MV, de Ulíbarri JI, del Río J, Galbán C. Conclusiones del II Foro de debate SENPE sobre desnutrición hospitalaria. Nutr Hosp. 2005; 20 (2):82-7.

16. Alianza másnutridos. PLAN DE EFICIENCIA NUTRICIONAL Cuaderno n°1. Herramientas de cribado nutricional para Hospitales, Residencias y Comunidad. (Madrid) www.alianzamasnutridos.es/cuadernos/

17. Test de cribado de Desnutrición. Disponible en: http://www.alianzamasnutridos.es/metodos-de-cribado/

18. Kondrup J, Rasmussen HH, Hamberg O, Stanga Z; Ad Hoc ESPEN Working Group. Nutritional risk screening (NRS 2002): a new method based on an analysis of controlled clinical trials. *Clin Nutr* 2003; 22 (3): 321-36. https://bit.ly/2IudjDm

19. Professor Marinos Elia (Chairman), Christine Russell, Dr Rebecca Stratton, Vera Todorovic, Liz Evans, Kirstine Farrer. *MANUAL EXPLICATIVO 'MUST'Guía para el 'Instrumento universal para el cribado de la malnutrición' ('MUST') para adultos*. pdf. (2011) Ver otras herramientas MUST en: http://www.bapen.org.uk/musttoolkit.html

20. MAG Malnutrition Universal Screening Tool' ('MUST).Dietetic Association, the Royal College of Nursing and the Registered Nursing Home Association. BAPEN is registered charity number 1023927 Disponible en https://www.bapen.org.uk/images/pdfs/must/spanish/must-toolkit.pdf

21. Guigoz Y. The Mini-Nutritional Assessment (MNA®) Review of the Literature - What does it tell us? J Nutr Health Aging 2006; 10: 466-487.® Société des Produits Nestlé, S.A., Vevey, Switzerland, Trademark Owners© Nestlé, 1994, Revision 2006. N67200 12/99 10M Disponible en www.mna-elderly.com

22. Cuaderno 3 Alianza másnutridos. http://www.alianzamasnutridos.es

23. Lobo Támer G, Ruiz López MD, Pérez de la Cruz AJ. Desnutrición hospitalaria: relación con la estancia media y la tasa de reingresos prematuros. Medicina Clínica 2009; 132(10): 21.

24. Alvarez J, León M, Planas M, García de Lorenzo A. The importance of the coding of hospital malnutrition in health strategy of the European Union; a Spanish contribution. Nutr Hosp 2010; 25:873-880.

25. Berciano S, Ordovás JM. Nutrición y salud cardiovascular. Rev Esp Cardiol. 2014; 67(9):738-4.

26. Guasch-Ferré M, Salas-Salvadó J, Ros E, Estruch R, Corella D, Fitó M, et al. The PREDIMED trial, Mediterranean diet and health outcomes: How strong is the evidence? Nutr Metab Cardiovasc Dis NMCD. 2017;27(7):624-32.

27. Wang X, Ouyang Y, Liu J, Zhu M, Zhao G, Bao W, et al. Fruit and vegetable consumption and mortality from all causes, cardiovascular disease, and cancer: systematic review and dose-response meta-analysis of prospective cohort studies. BMJ. 2014; 349:g4490.

28. FESNAD [Internet]. [citado 1 de diciembre 2018]. Disponible en: http://www.fesnad.org/index.php?seccion=dinamico&subSeccion=documento&id%20F=10

29. Uso y abuso de la sal en la alimentación humana [Internet]. [citado 24 de marzo de 2018]. Disponible en: http://www.aulamedica.es/nutricionclinicamedicina/pdf/5030.pdf

30. Clayton ZS, Fusco E, Kern M. Egg consumption and heart health: A review. Nutrition 2017; 37:79-85.

31. Fernández EF, Hernández JAM, Suárez VM, Villares JMM, Yurrita LC, Cabría MH, et al. Documento de Consenso: importancia nutricional y metabólica de la leche. Nutr Hosp Organo Of Soc Esp Nutr Parenter Enter. 2015; 31(1):92-101.

32. Rippe JM, Angelopoulos TJ. Sugars, obesity, and cardiovascular disease: results from recent randomized control trials. Eur J Nutr. 2016;55(Suppl 2):45-53.

33. Aecosan - Agencia Española de Consumo, Seguridad Alimentaria y Nutrición [Internet]. [citado 1 de diciembre de 2018]. Disponible en: http://www.aecosan.msssi.gob.es/AECOSAN/web/seguridad_alimentaria/campanyas/acrilamida.htm

34. Stockwell T, Zhao J, Panwar S, Roemer A, Naimi T, Chikritzhs T. Do «Moderate» Drinkers Have Reduced Mortality Risk? A Systematic Review and Meta-Analysis of Alcohol Consumption and All-Cause Mortality. J Stud Alcohol Drugs. 2016; 77(2):185-98.

35. Organización Mundial de la Salud. Recomendaciones mundiales sobre actividad física para la salud. Ginebra: Organización Mundial de la salud. 2017.

36. Cappuccio FP, Cooper D, D'Elia L, Strazzullo P, Miller MA. Sleep duration predicts cardiovascular outcomes: a systematic review and meta-analysis of prospective studies. European Heart Journal.2011; 32 (12):1484–1492.

37. Pirámide de alimentación cardiosaludable. Disponible en: www.fundaciondelcorazon.com

38. García-Peris P, Parón L, Velasco C, de la Cuerda C, Camblor M, Bretón I, et al. Long-term prevalence of oropharyngeal dysphagia in head and neck cancer patients: Impact on quality of life. Clin Nutr. 2007;26(6):710-7. 6

39. Clavé Civit P, García Peris P, editors. Guía de diagnóstico y tratamiento nutricional y rehabilitador de la disfagia orofaríngea. Barcelona: Glosa; 2013.

40. Malagelada J, Bazzoli F, Boeckxstaens G. Disfagia, Guías y cascadas Guías Mundiales de la Organización Mundial de Gastroenterología. mundiales. revisado2014.

41. Ashbaugh Enguídanos R, Ferrero López MF. Nutrición y disfagia en: Tratado de nutrición / Angel Gil Hernández (aut.), Vol. 5, 2017 (Nutrición y enfermedad ISBN 978-84-9110-194-9, págs. 977-990.

42. Consuelo Martínez Burgui Diagnóstico de la disfagia: anamnesis. Evidencias de signos y síntomas, y pruebas diagnósticas Intervención nutricional en el paciente con disfagia. Envejecimiento y nutrición2014 SOCIEDAD ESPAÑOLA DE GERIATRÍA Y GERONTOLOGÍA.

43. Guía de nutrición para personas con disfagia. Ministerio de sanidad servicios sociales e igualdad. IMSERSO.2017.

44. Guía para el manejo de la disfagia. Pautas para personas con problemas de deglución https://dañocerebral.es/publicacion/guia-para-el-manejo-de-la-disfagia-pautas-para-personas-con-problemas-de-deglucion/

45. Rosana Ana Ashbaugh Enguídanos Intervención nutricional en el paciente con disfagia. Envejecimiento y nutrición. SOCIEDAD ESPAÑOLA DE GERIATRÍA Y GERONTOLOGÍA2014. http://vegenatnutricion.es/libros/adjuntos/11/VEGENAT-Disfagia.pdf

46. Grupo Nurse. Tengo disfagia, pero como en familia. www.adenyd.es/wp-content/uploads/2017/06/Recetas-Disfagia-Andaluz.pdf

47. World Gastroenterology Organisation (WGO). Disfagia guías y cascadas mundiales. Actualizado septiembre 2014. Guías Mundiales de la Organización Mundial de Gastroenterología.

48. Guía para pacientes con disfagia (Serv. Medicina física y Rehabilitación) (2014). https://www.parcdesalutmar.cat/ca/

49. Kelly, J., D'Cruz, G., & Wright, D., 2009. Patients with dysphagia: experiences of taking medication. J Adv Nurs. 2010 Jan;66(1):82-91. doi: 10.1111/j.1365-2648.2009.05145.x. Epub 2009 Nov 24.

50. Apolo Carvajal F, González Martínez M, Capilla Santamaría E, Cáliz Hernández B, Cañamares Orbis I, Martínez Casanova N et al . Adaptation of oral medication in people institutionalized in nursing homes for whom medication is crushed: the ADECUA Study. Farm Hosp. [Internet]. 2016 Dic [citado 2019 Nov 21] ; 40(6): 514-528. Disponible en: http://scielo.isciii.es http://scielo.isciii.es/pdf/fh/v40n6/07original06.pdf

51. Test volumen/viscosidad. https://es.scribd.com/doc/247208257/Hoja-Registro-MECV-V

52. García de Lorenzo y Mateos A., Álvarez J., De Man F. Aging and hyponutrition: a challenge for the sustainability of the NHS. Conclusions of the 9th ABBOT-SENPE Debate Forum. Nutr. Hosp. [Internet]. 2012 Ago [citado 2019 Nov 21] ; 27(4): 1060-1064. Disponible en: http://scielo.isciii.es/scielo.php?script=sci_arttext&pid=S0212-16112012000400013&lng=es. http://dx.doi.org/10.3305/nh.2012.27.4.5979.

53. Julia Álvarez, Cristina de la Cuerda, Miguel León, Abelardo García de Lorenzo Alianza más nutridos Cuadernos de abordaje nutricional. Cuaderno n° 2 Hacia la desnutrición cero en centros hospitalarios: 2018 Alianza Masnutridos ISBN: 978-84-09-04019-3.

54. Recomendaciones dietético nutricionales del Servicio Madrileño de Salud. [Internet] 2'13. [citado el 22 de noviembre de 2019] Disponible en: http://www.madrid.org/cs/Satellite?blobcol=urldata&blobheader=application%2Fpdf&blobheadername1=Content-disposition&blobheadername2=cadena&blobheadervalue1=filename%3DRecomendaciones+dietetico+nutricionales.pdf&blobheadervalue2=language%3Des%26site%3DHospitalRamonCajal&blobkey=id&blobtable=MungoBlobs&blobwhere=1352862624022&ssbinary=true

55. Lima Deise Feijó, Pelzer Marlene Teda, Barros Edaiane Joana Lima, Semedo Deisa Salyse dos Reis Cabral, Rosales Rita Arim. Factores que dificultan la alimentación por vía oral del anciano hospitalizado. Enferm. glob. [Internet]. 2017 [citado 2019 Nov 22] ; 16(48): 429-464. Disponible en: http://scielo.isciii.es/scielo.php?script=sci_arttext&pid=S1695-61412017000400429&lng=es. Epub 01-Oct-2017. http://dx.doi.org/10.6018/eglobal.16.4.271841.

56. Optimal Nutritional Care for All (ONCA) https://european-nutrition.org/good-practices/?track=implement

57. Moreno Hidalgo, C Lora López, P Intervenciones enfermeras aplicadas a la nutrición.Nutr.clín.diet.hosp.2017;37(4):189-193 DOI:10.12873/374.

58. Arias S., Bruzzone I., Blanco V., Inchausti M., García F., Casavieja G. et al . Reconocimiento y soporte nutricional precoz en pacientes hospitalizados desnutridos. Nutr. Hosp. [Internet]. 2008 Ago [citado 2019 Nov 21] ; 23(4): 348-353. Disponible en: http://scielo.isciii.es/scielo.php?script=sci_arttext&pid=S0212-16112008000500007&lng=es.

59. Calleja Fernández Alicia, Vidal Casariego Alfonso, Cano Rodríguez Isidoro, Ballesteros Pomar María D.Cuestionario semicuantitativo para la valoración de la ingesta dietética del paciente hospitalizado: una herramienta sencilla para la práctica clínica. Nutr. Hosp. [Internet]. 2016 Abr [citado 2019 Nov 21] ; 33(2): 324-329. Disponible en: http://scielo.isciii.es/scielo.php?script=sci_arttext&pid=S0212-16112016000200023&lng=es. http://dx.doi.org/10.20960/nh.112.

60. García-Izquierdo I, Rodríguez-Yera E, Martín-Salinas C. Plan de cuidado a personas de edad avanzada en riesgo nutricional. Notas de enfermería. Gerokomos.2016.

61. Meseguer Segura R, Silván Vime C, José Fenoy Macias JL, M ª Mellado Pastor C. Proceso de nutrición clínica y dietética. Plan de cuidados nutricionales.

62. Grupo NADYA- SENPE. Manual de nutrición artificial domiciliaria y ambulatoria. Procedimientos educativos y terapéuticos. [citado el 21 de noviembre de 2019] Disponible en: https://senpe.com/documentacion/publicaciones/manuales/senpe_manual_nadya.pdf

63. Bankhead R, Boullata J, Brantley S. Corkins M. Guenter P. Krenitsky y cols. ASPEN Board of directors. Enteral Nutrition practice recomentations. J. parenter Enteral Nutr.2009;33 (2): 122(67).

64. Mesejo Arizmendi,A Acosta Escribano,J Vaquerizo Alonso C .Nutrición Enteral en Tratado de nutrición / Angel Gil Hernández (aut.), Vol. 5, 2017 (Nutrición y enfermedad ISBN 978-84-9110-194-9, págs. 175-198.

65. Arribas L, Frias L. Creus G, Parejo J, Urzola C, Ashubaugh R Document of standardization of enteral nutrition access in adults.: Nutr Hosp. 2014 Jul 1;30(1):1-14. do 10.3305/nh.2014.30.1.7446. [Internet]. [citado 2019 Nov 26] ; Disponible en: http://scielo.isciii.es/scielo.php?script=sci_arttext&pid=S0212-16112014000800001&lng=es. http://dx.doi.org/10.3305/nh.2014.30.1.7446.

66. Documento de consenso SENPE/SEGHN/ANECIPN/SECP sobre vías de acceso en nutrición enteral pediátrica. Nutr.Hosp[online]. 2011.Supl.Vol 4(1).

67. Lorena Arribas, Laura Frías, Gloria Creus, Juana Parejo, Carmen Urzola, Rosana Ashbaugh, et- al Grupo de estandarización y protocolos. Sociedad Española de Nutrición Parenteral y Enteral (SENPE). Documento de estandarización sobre las vías de acceso en nutrición enteral en adultos. Nutr. Hosp [online]. 2014; 30(1):1-14.

68. Intervention: Alimentación mediante sonda nasoentérica/nasogástrica. Recomendaciones Prácticas del Joanna Briggs Institute. 2006. Identificador en JBI COnNECT: RP1216.

69. Consejo interterritorial del SNS. Guía de práctica clínica de nutrición enteral domiciliaria. Ministerio de Sanidad y Consumo. (ISBN: 84-7671-488-7)1998.

70. Gerencia de Atención Especializada de Medina del Campo. Hospital de Medina del campo. Cuidados al paciente con nutrición enteral (NE). [Internet]. 2017. [citado el 26 de noviembre de 2019] Disponible en: https://www.saludcastillayleon.es/investigacion/es/banco-evidencias-cuidados/ano-2017.ficheros/1204875-2017%20Protocolo_Nutricion enteral-envidencia.pdf

71. Acuerdo NED 2012. 2 Atención al paciente con Nutrición Enteral Domiciliaria Acuerdo interniveles entre los Distritos de Atención Primaria Aljarafe, Sevilla, Disponible en: www.juntadeandalucia.es/servicioandaluzdesalud/farmaciadsevilla/

72. Guía de Nutrición enteral domiciliaria en el Sistema Nacional de Salud. Ministerio de Sanidad y Consumo. 2º edición.2008. Disponible en: https://www.mscbs.gob.es/profesionales/prestacionesSanitarias/publicaciones/docs/guiaNED.pdf

73. Gómez López L, Ladero Morales M, García Alcolea B, Gómez Fernández B. Cuidados de las vías de acceso en nutrición enteral. Nutr Hosp Suplementos 2011; 4 (1): 23-31.

74. Parejo J, Urzola C. Cuidados de las vías de acceso en nutrición enteral en adultos. Nutrición Hospitalaria.2014.29(supl 3):24-27.

75. Guía de administración de fármacos por Sonda nasogástrica. Hospital Reina Sofia de Cordoba. https://www.sspa.juntadeandalucia.es/servicioandaluzdesalud/hrs3/fileadmin/user_upload/area_atencion_alprofesional/comision_farmacia/boletines/guia_admon_sng.pdf

76. Proceso de Nutrición Clínica y Dietética. Junta de Andalucía. Consejería de Salud. 2006. https://www.juntadeandalucia.es/export/drupaljda/salud_5af19571d66b8_proceso_soporte_nutricion.pdf

77. Manual de procedimientos generales de Enfermería, Sevilla: Hospital Universitario Virgen del Rocío. Consejería de Igualdad, Salud y Políticas sociales.2012.Disponible en : https://www.sspa.juntadeandalucia.es/agenciadecalidadsanitaria/observatorioseguridadpaciente/gestor/sites/PortalObservatorio/es/galerias/descargas/recursos_compartidos/procedimientos_generales_enfermeria_HUVR.pdf.

78. Jiménez Sanz M -FINECUN. Guía del proceso enfermero en nutrición parenteral ISBN:978-84-695-35 http://www.adenyd.es/wp-content/uploads/2020/02/Copia-de-Proceso_enfermero_NP_03.pdf

79. Zamorano RM Camacho Reyes A. Administración de nutrición parenteral. Cuidados enfermeros Revista Electrónica de PortalesMedicos.com-ISSN-1886-8924-agosto,2017 https://www.revista-portalesmedicos.com/revista-medica/administracion-nutricion-parenteral-cuidados-enfermeros/

80. Moreno Hidalgo CM, Lora López P. Intervenciones enfermeras aplicadas a la nutrición medes_ medicina en español. Nutrición Clínica y Dietética Hospitalaria 2017;37(4): 189-193disponible en https://revista.nutricion.org/PDF/MORENOH.pdf

81. J.Schoenenberger Arnaiz1 Ay Rodríguez Pozo A. Protocolización de la Nutrición Artificial por vía Parenteral. Bases metodológicas y organizativas para el diseño y revisión del proceso NutrHosp. 2010; 25(1):26-33.

82. Gomis Muñoz P., Gómez López L, Martínez Costa C, Moreno Villares JM, Pedrón Giner C, Pérez-Portabella Maristany C y. Pozas del Río M.ª T. Documento de consenso SENPE/SEGHNP/ SEFH sobre nutrición parenteral pediátrica. (Nutr Hosp. 2007; 22:710-19) https://senpe. com/documentacion/grupos/estandarizacion/documento-de-consenso-np-pediatrica.pdf

83. Herranz Antolín S., Álvarez Frutos V., Blasco Guerrero M., García Martínez C.,Gimeno Fernández MC. Soporte nutricional con nutrición parenteral. Evolución y complicaciones asociadas Endocrinología y nutrición 2013.Vol. 60 n° 6- pág. 287-2903.

84. García Rodicio, Sirvent Mariola, Victoria Calvo M., Sagalés María, Rodríguez-Penin Isaura, Cervera Mercedes, Piñeiro Guadalupe et al. Indicadores de monitorización del proceso de soporte nutricional especializado. FarmHosp. 2013 Feb 37(1): 15-26.

15.9 Recursos WEB

A. Curso de cribado nutricional. Curso de cribado nutricional. http://www.alianzamasnutridos. es/Views/uploads/Curso%20cribado%20nutricional%20con%20casos%20clínicos.pdf

B. Consenso SENPE. https://senpe.com/documentacion/consenso/SENPE_Consenso_Multidisciplinar_ Abordaje_Desnutricion_ESP.pdf

C. Nestlé Nutrition Institute. https://www.mna-elderly.com/forms/MNA_spanish.pdf

D. Fundación Española el Corazón. https://fundaciondelcorazon.com/nutricion/piramide-de-alimentacion.html

CAPÍTULO 16

FARMACOLOGÍA

Vídeo de presentación: **Capítulo 16**

https://amazingbooks.es/manual-enfermeria-video-16/

CAPÍTULO 16

FARMACOLOGÍA

Autores: Marta Ferraz Torres, Óscar Martínez García, Daniel Zulet Murillo

16.1 Introducción

La farmacología clínica es la aplicación en el paciente de todos estos conocimientos[1], el estudio de las aplicaciones de los agentes químicos para tratar, prevenir o curar enfermedades o procesos fisiológicos indeseados.

Dentro de la farmacología debemos diferenciar numerosas ramas[2], como la biofarmacia que estudia la biodisponibilidad de los fármacos, la farmacognosia o la ciencia que estudia todas las drogas desde el punto de vista farmacéutico, la química farmacéutica que estudia las drogas desde el punto de vista químico o la toxicología que analiza los efectos nocivos o tóxicos de los fármacos.

Una de las ciencias con más relevancia y repercusión en nuestro entorno es la posología[3], o el estudio de la dosificación de los fármacos, así como la farmacocinética (estudio de los procesos físico-químicos que ocurren en el fármaco tras su administración en el organismo) y la farmacodinámica (ciencia que estudia el mecanismo de acción de los fármacos).

Es importante que tengamos en cuenta que la farmacocinética trabaja sobre diversos conceptos de gran interés y repercusión para nuestro entorno como es la liberación, la absorción, la biodisponibilidad, la distribución, el metabolismo y la excreción.

Por su parte, la farmacodinámica, mediante el estudio de los efectos físicos, químicos y fisiológicos que generan en el paciente, presenta conceptos fundamentales como el mecanismo de acción y la concentración y que debemos saber interpretar para conocer el efecto global del fármaco sobre el organismo[4].

16.2 Aspectos clave

16.2.1 Concepto y principios de farmacodinámica y farmacocinética

- Liberación: primer paso de la farmacocinética donde el medicamento atraviesa el cuerpo y libera el contenido del principio activo administrado.

- Absorción: paso del fármaco desde su lugar de administración al torrente sanguíneo.

- Biodisponibilidad: cantidad de dosis aprovechada o efectiva del fármaco sobre el organismo administrado.

- Distribución: proceso por el que el medicamento se desplaza de un lugar a otro en el organismo.

- Metabolismo: proceso de biotransformación del fármaco generado por el organismo con la finalidad de realizar su eliminación.

- Excreción: eliminación del fármaco del organismo.

- Mecanismo de acción: capacidad de efecto del fármaco sobre el organismo o entorno de administración. Suele englobar un efecto de acción específico o inespecífico.

- Posología: ciencia que estudia el intervalo de tiempo en el que se administra un medicamento. La información de forma estandarizada se proporciona mediante la unidad dosis/kilo.

- Concentración: cantidad de un medicamento en un determinado volumen de plasma sanguíneo. La unidad de referencia suele medirse por el número de microgramos/mililitro.

16.3 Clasificación de los principales fármacos de uso clínico

La clasificación más práctica para el estudio y trabajo de la farmacología aplicada al ámbito clínico se lleva a cabo mediante la distribución de los fármacos por su sistema y mecanismo preferente de acción, tal y como los presenta esta guía.

16.3.1 Principales fármacos con acción en el sistema nervioso

Del sistema nervioso central

Fármacos ansiolíticos e hipnóticos

Los principales agentes empleados para inducir al sueño y producir sedación generan un proceso de enlentecimiento de las funciones nerviosas, creando en el individuo la sensación de calma[5].

Su distribución según los componentes principales nos permite diferenciar los fármacos compuestos o no por benzodiacepinas.

La característica fundamental de las benzodiacepinas es su base débil que permite una absorción rápida vía oral; además de presentar una gran liposolubilidad.

El mecanismo de acción de las benzodiacepinas es actuar inhibiendo el ácido gamma aminobutírico (GABA), compuesto situado cerca de los canales de cloro y dentro de la membrana celular neuronal[6], esto desarrolla un proceso de hiperpolarización de la membrana, lo que genera una resistencia a la excitación por parte de la neurona.

Los fármacos ansiolíticos más empleados pueden ser clasificados según su tiempo de acción y vida media a efectos prácticos. Dentro de los mismos, el midazolam se caracteriza por ser uno de los ansiolíticos con un inicio de acción rápida y breve vida media, siendo el bromazepam uno de los de acción más lenta y prolongada (Figura 1).

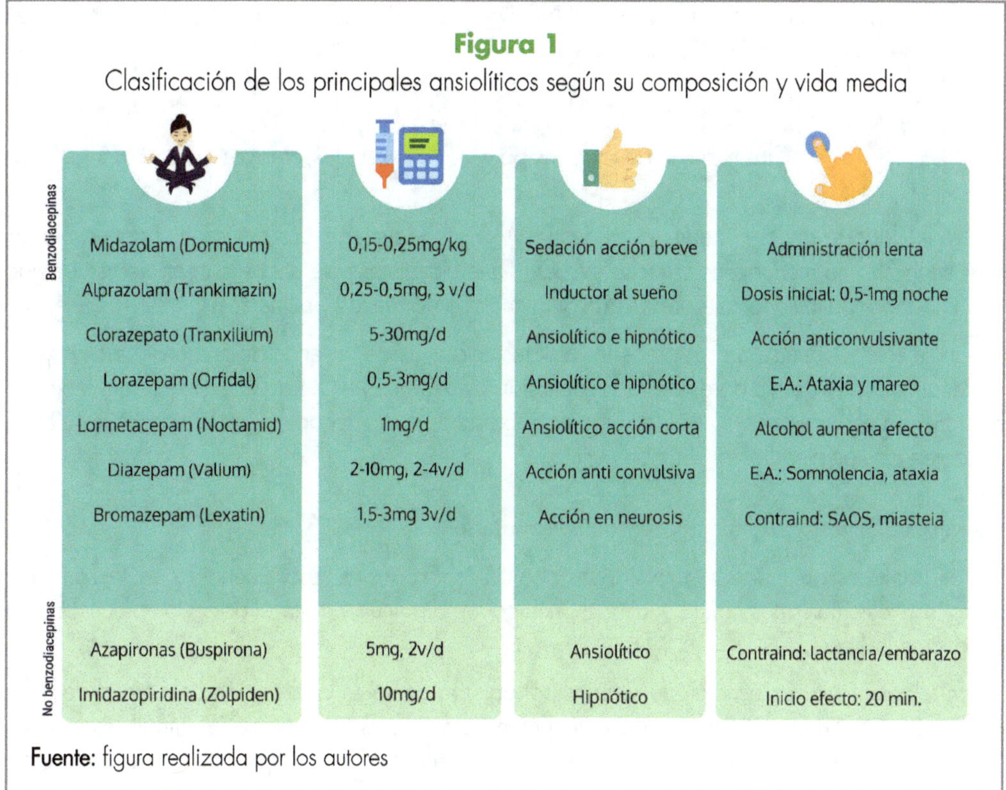

Fuente: figura realizada por los autores

Fármacos antidepresivos

La mayoría de los antidepresivos actúan sobre la recaptación de monoaminas. La acción inhibidora sobre la recaptación de noradrenalina (NA) o los receptores de serotonina denominados 5-hidroxitriptamina (5-HT) conduce a un incremento de estas aminas en el espacio sináptico[7], lo que lleva inicialmente a una hiperactivación de los autorreceptores presinápticos (2-adrenérgicos o 5-HT1A), lo que potencia la retroacción negativa sobre la síntesis y liberación de NA y 5-HT, respectivamente.

La terapia prolongada durante una o dos semanas con estos antidepresivos puede acabar produciendo una desensibilización o disminución de los mencionados autorreceptores, lo que debe conducir a que el funcionamiento noradrenérgico o serotonérgico se normalice e incluso se incremente[7], produciéndose el comienzo del efecto del fármaco en el paciente en este momento.

Los antidepresivos tricíclicos (ATC) fueron los primeros en aparecer[8]. Caracterizados por una gran eficacia y por el alto número de efectos secundarios que producen (sedación, sequedad de boca, estreñimiento, temblores, hipotensión, etc.), se recomienda iniciar el tratamiento con dosis bajas e ir aumentándolas en función de la tolerancia del paciente, dentro de los cuales destacan la imipramina, el clomipramina y la trimipramina como los más conocidos.

Otros antidepresivos son los inhibidores selectivos de la recaptación de serotonina o NA. La principal característica de los antidepresivos inhibidores selectivos de la recaptación de serotonina (ISRS) (fluoxetina, paroxetina, sertralina, fluvoxamina y citalopram) y los antidepresivos selectivos de la recaptación de NA (reboxetina) y 5-HT (ISNS) (velanfaxina) es su gran efectividad ya que pueden iniciarse desde el primer día a dosis terapéuticas (Figura 2).

Ver Anexo 1. Figura 2
Clasificación de los principales fármacos antidepresivos

Los inhibidores de la monoamino oxidasa (IMAO) son fármacos que actúan bloqueando la acción de la enzima monoamino oxidasa (MAO) y que actualmente se encuentran en desuso debido a la alta incompatibilidad que presentan con numerosos fármacos y alimentos.

Finalmente, debemos presentar los Inhibidores selectivos de la recaptación de dopamina y noradrenalina (IRDN), Inhibidores de la recaptación de NA (IRNA), noradrenérgico y antidepresivo serotoninérgico específico (NAASE) y los potenciadores de la recaptación de serotonina (PSRS), cada vez más empleados en el ámbito clínico.

Fármacos analgésicos, antitérmicos y antiinflamatorios

Los fármacos analgésicos, antitérmicos o antiinflamatorios de uso extendido en la sociedad actual son los empleados con la finalidad principal de disminuir y tratar el dolor, los procesos inflamatorios o la fiebre.

En relación a la persecución de su principal objetivo como es la elevación del umbral de dolor con la disminución de la sensación o percepción dolorosa, es fundamental distinguir los diversos tipos de dolor y sus características (duración, localización, irradiación, tipología, origen, etcétera).

La clasificación más habitual de este tipo de fármacos los distribuye en analgésicos primarios, analgésicos secundarios y coadyuvantes.

Los analgésicos primarios tienen como efecto farmacológico principal aliviar el dolor, son de amplio espectro y se distinguen tres tipos (Tabla 1):

1. Analgésicos-antitérmicos puros: paracetamol.

2. Analgésicos-antiinflamatorios (AINE): ácido acetilsalicílico (AAS), ibuprofeno, iCOX selectivos (celecoxib y rofecoxib). Actúan bloqueando el enzima ciclooxigenasa (COX) e impidiendo la síntesis de prostanoides (prostaglandinas y tromboxanos). La COX tiene tres isoenzimas: COX-1, COX-2 y COX-3. LOS AINE bloquean de forma diferencial las tres isoenzimas, lo que condiciona sus propiedades farmacológicas.

1. Opioides: agonistas puros de los receptores opioides (morfina, codeína, metadona, fentanilo), parciales (buprenorfina), agonistas-antagonistas (pentazocina) y mixtos (tramadol).

Ver Anexo 2. Tabla 1
Posología de los principales fármacos analgésicos de uso clínico

Los analgésicos secundarios, cuya función principal es otra pero se pueden emplear de forma indirecta para disminuir algún tipo de dolor específico, son de espectro reducido y los hay de varios tipos:

1. Antidepresivos: amitriptilina y clorimipramina.

2. Antiepilépticos: carbamazepina y lamotrigina.

 MANUAL PRÁCTICO DE ENFERMERÍA

3. Relajantes musculares: gabapentina y topiramato. Están indicados en el dolor neurógeno o neuropático, la ciclobenzaprina (antidepresivo tricíclico).

4. Anestésicos locales: lidocaína y prilocaína.

Finalmente, los coadyuvantes o auxiliares son tratamientos administrados de forma simultánea a los analgésicos primarios. Crean la propagación de la descarga neuronal o el bloqueo de los canales de sodio dependientes del voltaje secundario, lo que genera un aumento del efecto analgésico[9]. Dentro de estos encontramos numerosos tipos como corticoides, psicofármacos (neurolépticos, ansiolíticos y anfetaminas), vasodilatadores corticoides, vasoconstrictores y antieméticos.

Fármacos anticonvulsivantes

La epilepsia es una enfermedad que se caracteriza por episodios críticos recurrentes de descargas paroxísticas, excesivas e incontroladas denominadas crisis epilépticas[10]. El tratamiento destinado a su control son los fármacos antiepilépticos, medicamentos que según su origen podemos clasificarlos en antiepilépticos de primera, segunda o nueva generación.

Los principales fármacos representantes de estos grupos son:

* Antiepilépticos clásicos de primera generación: fenobarbital, fenitoina, etosuximida y primidona.

* Antiepilépticos clásicos de segunda generación: carbamazepina, valproato y benzodiacepina.

* Antiepilépticos de nueva generación: felbamato, gabapentina, lamotrigina y vigabatrina.

Además de estos, debemos tener en cuenta el empleo de otros fármacos como coadyuvantes: la acetazolamida, la ACTH y los corticoides.

Fármacos anestésicos

Se puede definir la anestesia como el proceso de pérdida de conciencia y de reactividad o respuesta a estímulos externos, pudiendo clasificar los diversos tipos de anestésicos en:

* Anestésicos generales: dentro de los fármacos de acción anestésica general debemos destacar la acción en diversas etapas: una primera etapa de efecto analgésico; una segunda etapa de hiperreflexia con excitación, intensidad motora, nauseas, vómitos, irregularidad cardiorrespiratoria y midriasis[9]; una tercera etapa con pérdida de conciencia, reflejos, depresión de la actividad y relajación muscular y una última etapa que cursa con parálisis bulbar, generando depresión central y paro respiratorio[11]. Entre los fármacos anestésicos generales más empleados en el ámbito hospitalario encontramos el tiopental, el propanidido y la alfadiona con claro efecto depresivo tanto en respuestas vegetativas como neuromusculares. Por otra parte, encontramos la ketamina y el etomidato, fármacos que están volviendo a coger fuerza en su uso en sedación e hipnosis para anestesia de pacientes con estado hemodinámico inestable.

También es conveniente mencionar otro tipo de fármacos ya presentados en esta guía como son la morfina, el fentanilo y el alfentanilo como principios activos empleados también por su efecto sedante con función neuromuscular variable y otros fármacos asociados al proceso de sedación e hipnosis perseguido en la anestesia general y muy usados en el ámbito quirúrgico, como es el diazepam y el midazolam.

- **Anestésicos locales:** los anestésicos locales son bases débiles, escasamente solubles e inestables en agua[11]. Su efecto local produce un bloqueo reversible completo de la conducción nerviosa. Dentro de los principales fármacos anestésicos de acción local podemos clasificarlos en dos grandes grupos, los ésteres (cocaína, procaína, tetracaína y benzocaína) y las amidas (lidocaína, mepivacaína, bupivacaína, etidocaína, prilocaína y ropivacaína)[12]. Los anestésicos locales tipo éster tienen la peculiaridad de ser rápidamente hidrolizados en medio alcalino, por lo que tienen un pH menor y su enlace es el responsable de la mayoría de las reacciones alérgicas a este tipo de fármacos.

16.3.2 Del sistema nervioso autónomo y periférico

Agonistas y antagonistas de la transmisión

Catecolaminérgicos

Los fármacos simpaticomiméticos o adrenérgicos son sustancias que tras su administración reproducen o imitan los efectos derivados de la activación del sistema nervioso (SN) simpático (SNS). El prototipo de fármacos simpaticomiméticos son las catecolaminas (adrenalina, noradrenalina y dopamina) y los análogos sintéticos como la isoprenalina[13].

El efecto de estos fármacos dependerá del tipo de receptor adrenérgico sobre el que ejerza su acción: receptores alfa (α) α1 o α2 y receptores beta (β) β1, β2 o β3 (Figura 3).

Ver Anexo 1. Figura 3

Efecto de los fármacos catecolaminérgicos con acción alfa o beta sobre los principales órganos

A. Fármacos de acción simpaticomiméticos o adrenérgicos

Son fármacos que generan un aumento de la tasa de catecolaminas en la hendidura sináptica generando aumento de síntesis o liberación de catecolaminas o inhibiendo su metabolización o recaptación. Vinculados a esta familia, encontramos a los derivados de la L-Dopa (tratamiento del Parkinson), la tiramina (presente en algunos alimentos como el queso) y algunos antidepresivos como los tricíclicos o IMAO[4].

Otros fármacos con efecto agonista sobre los receptores de catecolaminas y que aumentan su tasa en la sinapsis son las anfetaminas y la efedrina (aumenta liberación de noradrenalina [NA]).

Según el nivel de acción podemos clasificarlos en alfa-adrenérgicos y beta-adrenérgicos.

La principal acción de los fármacos con acción α-adrenérgica es la vasoconstricción; sin embargo, la acción prioritaria de los ß-adrenérgicos es un efecto broncodilatador y de relajación sobre musculatura lisa, como el miometrio y el miocardio[13].

Los principales fármacos con acción simpaticomimética adrenérgica son la adrenalina y la NA; sustancias naturales que componen el conjunto de catecolaminas (Tabla 2).

Ver Anexo 2. Tabla 2

Acciones farmacológicas de los fármacos de acción simpaticomiméticos o adrenérgicos

B. Fármacos de acción simpaticolítica o bloqueadores adrenérgicos

Estos fármacos permiten crear la inhibición de la transmisión catecolinérgica endógena mediante dos vías de acción, un antagonismo de receptores α (fenoxibenzamina, benextramina, fentolamina y derivados ergóticos), receptores α1 (prazoxina, doxazosina, terazosina, alfuzosina) y α2 (yohimbina) o de receptores β (carteolol, labetalol, sotalol, timolol), β1 (atenolol, bisoprolol, esmolol y nebivolol) y β2 (butoxamina)[3].

Las principales aplicaciones terapéuticas de los antagonistas α irán encaminadas en tratar patologías como el feocromocitoma, la hipertensión arterial (HTA) y algunas afecciones vasculares como el fenómeno de Raynaud[14].

Dentro de las indicaciones de los antagonistas β son la insuficiencia coronaria estable, arritmias cardiacas, miocardiopatía obstructiva, glaucoma, hipertiroidismo y también la HTA.

Dopaminérgicos

Los fármacos con efecto agonista o antagonista dopaminérgico tienen acción sobre los receptores D1, D2 y D3[14]. Como principales agonistas con clara acción ansiolítica y de la regulación anímica nos encontramos la dopamina (inhibidor de la prolactina), la ergotamina y la ergometrina.

En contraposición, las fenotiazinas (clorpromazina), butirofenonas (haloperidol) y benzamidas (metoclopramida) actúan como antagonistas dopaminérgicos y son utilizados principalmente como antipsicóticos y en el tratamiento de la náusea y los vómitos.

Colinérgicos

Dentro de los receptores colinérgicos podemos diferenciar los muscarínicos y los nicotínicos[15]. Los receptores causantes de la respuesta resultante de la excitación de fibras preganglionares simpáticas y parasimpáticas se denominan nicotínicos y los responsables de la excitación de fibras postganglionares parasimpáticas son los muscarínicos, de los que trataremos en mayor profundidad[4].

Fármacos bloqueadores de la placa motriz y ganglionares

El nombre de placa motriz o placa motora hace referencia al área especializada de la fibra muscular esquelética rica en receptores colinérgicos que forma parte de la unión neuromuscular[16].

En la actualidad se encuentra dos posibilidades terapéuticas de aumentar la disponibilidad de acetilcolina en la unión neuromuscular: por aumento de la liberación o por inhibición del metabolismo (interferencia en la sinapsis del neurotransmisor, por inhibición de la liberación de acetilcolina, por interferencia en la acción postsináptica o por desacoplamiento de la contracción muscular). Los principales bloqueantes neuromusculares disponibles para su uso terapéutico los podemos clasificar en despolarizantes (leptocurares) y no despolarizantes (paquicurares)[9] (Tabla 3).

Ver Anexo 2. Tabla 3

Principales bloqueantes neuromusculares de uso en el ámbito clínico

Fármacos antagonistas del calcio

Los antagonistas del calcio poseen perfiles farmacológicos muy diversos pero un nexo de unión muy importante en la terapia del paciente cardiológico por su gran efecto vasodilatador coronario y su efecto cronotrópico e inotrópico negativo[17].

Esta vasodilatación arterial se lleva a cabo gracias a la selectividad de los fármacos como el verapamilo, diltiazem (menor efecto vasodilatador) y nifedipino (mayor efecto vasodilatador) en los canales de calciodependientes del voltaje. La unión de estos a receptores acoplados al canal precipita su cierre, la disminución de los niveles de calcio y en consecuencia, la vasodilatación[17].

Aunque el nivel de efecto será dosis dependiente, todos ellos presentan una acción ionotrópica, cronotrópica y dromotrópica negativa (Figura 4).

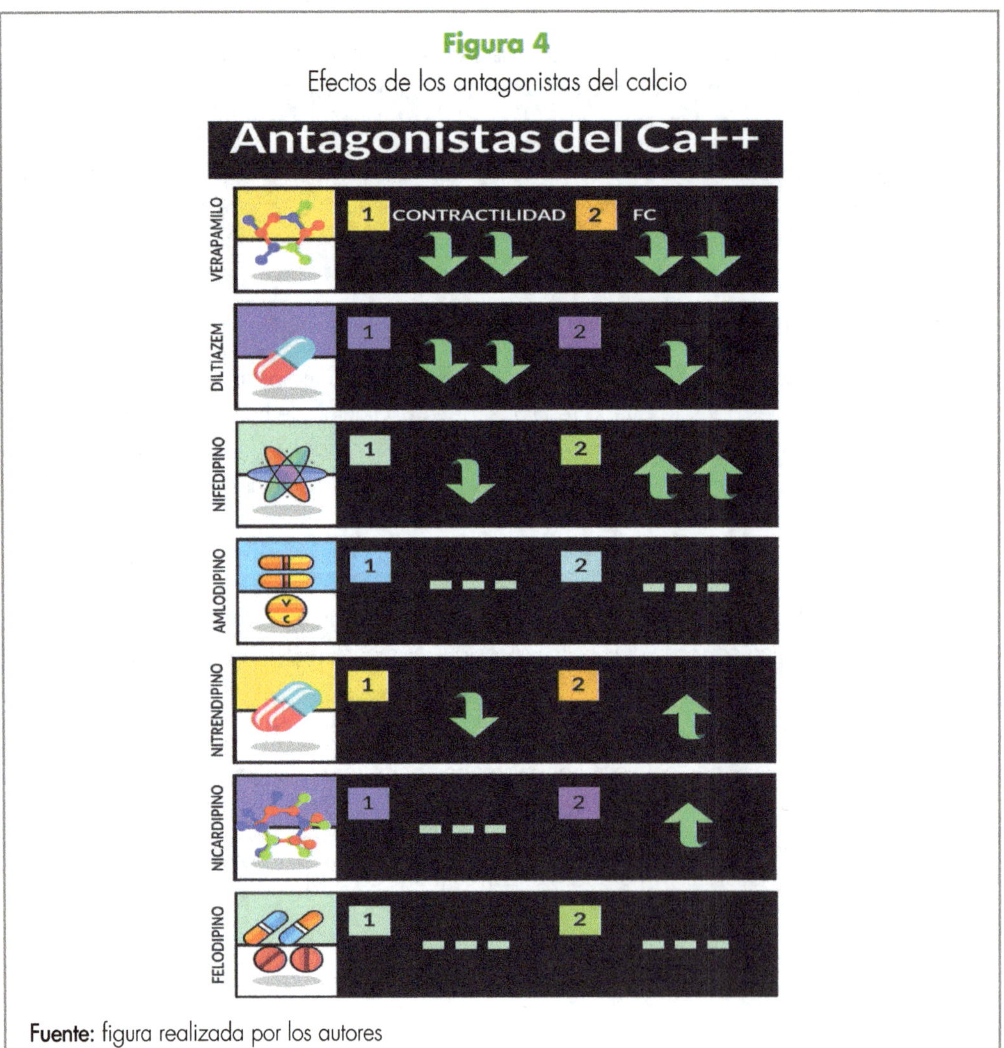

Figura 4

Efectos de los antagonistas del calcio

Fuente: figura realizada por los autores

Uno de los medicamentos más empleados es el nifedipino, que suele administrarse con una dosificación de 20 mg/6 h o de 20 mg/8 h en su versión retardada.

El amlodipino, el nisoldipino y el nitrendipino, tratamientos aplicados en hipertensiones leves suelen manejarse entorno a 2,5-5 mg/d, y el verapamilo, fármaco de liberación más rápida oscila entre 80-120 mg/8 h.

Fármacos antiarrítmicos

La principal característica de estos fármacos es su capacidad de supresión y prevención de las alteraciones del ritmo cardiaco sin tener repercusión en el ritmo sinusal de propagación normal.

Recordemos que en condiciones fisiológicas, el impulso cardiaco surge en el nodo sinusal (NS) a una frecuencia de 60-100 lpm, pasando su impulso al nodo auriculoventricular (NAV) y mediante el sistema del haz de His y las fibras de Purkinje que irradia ambas cámaras ventriculares con inervación por toda la superficie ventricular, genera una contracción sincrónica[18].

En caso de fallo de alguno de estos mecanismos se desemboca lo que denominamos una arritmia cardiaca, pudiendo ser de diversos tipos[17], por afectación del automatismo o alteración de la conducción (por reentrada), según lo cual, su tratamiento variará.

La clasificación de los fármacos antiarrítmicos nos permite agruparlos en 4 grandes familias (Figura 7): fármacos bloqueadores del canal del sodio (Na+), fármacos bloqueadores del calcio (Ca_2+), fármacos que actúan mediante bloqueo de receptores beta-adrenérgicos y fármacos cuya acción es la propagación de la duración del potencial de acción a expensas del potasio (K+).

La elección de uno u otro así como su dosificación dependerá de la situación clínica del paciente (Tabla 4).

Ver Anexo 2. Tabla 4
Dosificación de los fármacos antiarrítmicos

Fármacos antihipertensivos

En nuestro país, las enfermedades cardiovasculares se encuentran en la cabeza de las afecciones causantes de fallecimiento, siendo su principal factor de riesgo (tanto por prevalencia como por morbilidad) la hipertensión arterial.

La hipertensión arterial (HTA) será diagnosticada en pacientes cuyos parámetros superan los valores de normalidad marcados en 120/80 mmHg[18]. La HTA puede tratarse desde sus fases más tempranas, considerándose su etapa inicial o tensión normal elevada como etapa 1 (presión sistólica entre 130 y 139 mmHg o una presión diastólica de 80 a 89 mmHg) y la HTA como etapa 2 (presión sistólica de 140 mmHg o mayor, o una presión diastólica de 90 mmHg o mayor).

La terapia farmacológica empleada en estos pacientes engloba el uso de numerosos fármacos con diversos mecanismos de acción:

- Diuréticos.

- Bloqueantes alfa y beta-adrenérgicos.

- Inhibidores de la actividad angiotensínica: Inhibidores de la enzima convertidora de angiotensina, antagonistas de los receptores de la angiotensina e inhibidores de la renina.

- Antagonistas del calcio:

- Hipotensores de acción central.

- Vasodilatadores periféricos.

Diuréticos

Los diuréticos empleados principalmente para el tratamiento de la HTA son las tiazidas y sus derivados, las clortalidona, los diuréticos de asa y los ahorradores de potasio (Tabla 5).

Ver Anexo 2. Tabla 5
Dosis de los principales diuréticos en el tratamiento de la hipertensión arterial

Debemos tener en cuenta para el cuidado y manejo de estos pacientes que aunque la acción de cada uno es a diferente nivel renal, todos ellos generan pérdida de sal y agua, lo que provoca una depleción del volumen plasmático.

La principal indicación para la efectividad de la terapia con tiazidas[4] (dosis máxima 30 mg/día de hidroclorotiazida) como antihipertensivo será que la función renal se mantenga conservada (creatinina sérica menor de 2,5 mg/dl o aclaramiento de creatinina mayor de 30 ml/min).

Los diuréticos de asa como la torasemida o la furosemida, por el contrario, pueden ser efectivos con una función renal disminuida o afectada, lo que lo hace el fármaco de elección en estas patologías.

En cuanto a los ahorradores de potasio como la amilorida, la espironolactona y el triamtereno con efecto de acción moderada suelen vincularse como terapia combinada junto a las tiazidas.

Bloqueantes alfa y beta-adrenérgicos

Presentado en el punto: **Fármacos antiarrítmicos**

Inhibidores de la actividad angiotensínica

Los fármacos con acción inhibidora de la angiotensina se caracterizan por su impacto sobre el sistema renino angiotensia-aldosterona (SRAA) cuya capacidad regulada por el riñón es la de generar vasoconstricción y elevación de la presión arterial[19].

Por otra parte, en la activación del SRAA se genera la liberación desde las suprarrenales de la aldosterona, hormona cuyo efecto a nivel renal es la de generar una mayor retención de sal, con el objetivo de mantener y elevar la tensión arterial[19].

Podemos diferenciar tres tipos de familias farmacológicas según el nivel de acción directa de cada una de ellas:

a. Inhibidores de la enzima convertidora de angiotensina.

b. Antagonistas de los receptores de la angiotensina.

c. Inhibidores de la renina.

a) *Inhibidores de la enzima convertidora de angiotensina (IECA)*

La acción farmacológica de estos fármacos no se debe únicamente a la propia inhibición enzimática del SRAA sino que también se presenta una acción paracrina con efecto directo sobre otras células próximas.

Los inhibidores de la enzima convertidora de angiotensina (IECA) se caracterizan por su gran efecto hipotensor de forma temprana y duradera[3].

Los principales fármacos recogidos en este grupo son el teprótido (primer inhibidor estudiado y en desuso), el captopril (formula magistral de gran eficacia en su tratamiento oral), el enalapril (profármaco que se activa por esterólisis hepática a enalaprilato), el lisinopril (con mayor duración de acción que el enalapril pero con absorción oral lenta e incompleta) y otros como benazepril, cilazapril, perindopril, quinapril, ramipril, moexipril o fosinopril (incorporación de fósforo en su composición).

b) *Antagonistas de los receptores de la angiotensina*

Estos fármacos persiguen la modificación de la estructura de la angiotensina II generando mayor afinidad y la disminución de la actividad intrínseca y la velocidad de degradación de la misma. Los fármacos más conocidos y empleados en la clínica son el losartan, el valsartan, el telmisartan y el candesartan, bloqueantes selectivos de elección en caso de paciente con efecto adverso de tos irritativa o seca en su terapia con IECA.

c) *Inhibidores de la renina*

Algunos péptidos generan inhibición de proteasas como la renina. Los principales fármacos de acción inhibidora de la renina como el enalkirén y el remikirén tienen un claro efecto hipotensor pero su biodisponibilidad oral es pobre y su semivida corta, por lo que no se emplean de forma rutinaria en la terapia del paciente hipertenso.

Antagonistas del calcio

Tras el comienzo de la terapia del paciente hipertenso con diuréticos y beta-bloqueantes, los fármacos antagonistas del calcio son una buena alternativa para la corrección de esta patología gracias a su claro efecto antihipertensivo, su beneficio sobre la hipertrofia cardiaca y vascular y la ausencia de repercusión metabólica[20].

Los principales compuestos presentes como antagonistas del calcio son las dihidropiridinas (nifedipina, amlodipino, lacidipino) con claro efecto hipotensor de forma gradual, el verapamilo (mayor efecto inotrópico negativo) y el diltiazem (mayor efecto inotrópico negativo)[20].

Hipotensores de acción central

Los hipotensores de acción central como la alfa-metildopa y la clonidina se centra directamente sobre los barorreceptores periféricos de seno carotídeo y el cayado de la aorta. Tras los avances en las terapias anteriormente presentadas y la mejora de las alternativas clínicas para el tratamiento de la hipertensión, así como su alto «coste-beneficio» (gran incidencia de efectos adversos de origen central por su mecánica de acción) los ha hecho poco competentes para el uso sanitario.

Vasodilatadores periféricos

Los fármacos principales vasodilatadores con acción periférica esencialmente son varios: la hidralazina, el nitroprusiato, el minoxidil, el diazóxido y los inhibidores adrenérgicos.

Uno de los primeros fármacos con acción vasodilatadora periférica empleado en la hipertensión arterial ha sido la hidralazina, generalmente empleada en las urgencias hospitalarias (inicio efecto tras 15 minutos de administración y duración aproximada de 2-4 horas) y a dosis moderadas en el paciente anciano (dosis oral 50-100 mg/12 h), ya que no produce sedación y apenas hipotensión ortostática, no como el minoxidilo, que es menos empleado debido a la necesidad de administración de dosis altas así como el gran número de efectos adversos relacionados con su uso.

El nitroprusiato es otra de las sustancias químicas más conocidas en el ámbito hospitalario gracias a su gran efectividad en las urgencias hipertensivas (medicamento con semivida corta, por lo que su infusión se realizará siempre en perfusión continua a una velocidad de 0,5 a 10 microgramos/kg/min). Es importante tener en cuenta que este fármaco debe diluirse siempre en solución de dextrosa al 5 % y debe ser protegida de la luz para evitar su degradación a iones cianuro.

En este grupo de terapia farmacológica también podemos encontrar el diazóxido, una tiazida sin acción diurética y actualmente en desuso en las urgencias hipertensivas en sustitución del nitroprusiato.

Antianginosos

Las principales manifestaciones de la cardiopatía isquémica son el infarto agudo de miocardio, la muerte súbita y la insuficiencia cardiaca[4].

La Sociedad Española de Cardiología presenta una clasificación atendiendo a la presentación clínica del paciente en angina estable o angina de esfuerzo (inicio de sintomatología desencadenada por esfuerzo físico o emocional), la angina inestable o de reposo (con origen de forma espontánea y sin presencia de esfuerzo) y la angina mixta (coexistencia de ambas anginas, sin predominio claro de ninguna de ellas).

Los grupos de fármacos de actividad antianginosa son los nitratos, los beta-bloqueantes y los antagonistas de calcio, ya que consiguen reducir el consumo miocárdico de oxígeno e incluso mejorar su aporte mediante la reducción del retorno venoso (nitratos) y reduciendo la contractilidad y la frecuencia cardiaca (antagonistas de calcio y beta-bloqueantes)[21].

Además, muchos de estos antianginosos permiten reducir el espasmo coronario tan concluyente para la evolución y resolución del proceso.

Haciendo hincapié en los nitratos y nitrilos encontramos como fármaco de referencia el trinitrato de glicerilo (nitroglicerina) gracias a su fácil absorción a nivel sublingual, oral y cutánea.

Hay que tener en cuenta de este fármaco su vida media corta (2-3 minutos), por lo que si se precisa de una acción prolongada deberán emplearse preparados de liberación sostenida.

Otros fármacos de segunda elección son el dinitrato de isosorbida y el 5-mononitrato de isosorbida, con acción rápida y gran biodisponibilidad, aunque con gran variabilidad individual (Figura 5).

Fármacos con acción en la motilidad digestiva

Dentro de los diversos fármacos con acción en la motilidad gástrica de clara importancia por su uso rutinario en el ámbito intra y extrahospitalario encontramos los procinéticos, los anticinéticos, los reguladores del vómito, los antidiarreicos y los fármacos para el estreñimiento.

Fármacos procinéticos

Son fármacos capaces de mejorar el tránsito del bolo alimenticio a través del tracto digestivo, generando un aumento del ritmo y de la coordinación motora, lo que puede proporcionar una mejoría de los síntomas digestivos en el paciente.

Dentro de los fármacos más empleados con acción procinética encontramos la metoclopramida, fármaco que mejora la transmisión colinérgica en el músculo liso digestivo mediante la liberación de acetilcolina[22].

La metoclopramida presenta una gran absorción oral pero una biodisponibilidad variable. Su tiempo máximo de acción oscila entre los 30-120 minutos, siendo su vida media de 150-300 min. Su dosificación recomendada en la administración oral para el paciente adulto es de 10-20 mg/8 h, recomendándose su administración previa a las comidas.

A nivel endovenoso, terapia muy usada como antiemético en pacientes con terapia citotóxica, es importante no superar los 10 mg/6-8 horas.

Otro fármaco procinético menos conocido es la cleboprida, con una acción más potente que la metoclopramida, se suele administrar por vía oral a una dosis de 0,5 mg/6-8 h.

La cisaprida, otro procinético con una vida media más prolongada que los anteriores, se emplea de forma más frecuente en pacientes con enfermedad de reflujo gastroesofágico (ERGE) y con dispepsia no ulcerosa a una dosis recomendada de 10 mg/8 h, previa a las comidas.

Otro fármaco de referencia en este grupo de procinéticos es la domeridona, un derivado benzoimidazólico conocido por su efecto neuroléptico.

Aunque la absorción por vía oral es buena, presenta una baja biodisponibilidad (15-20 %) y su semivida es de 8-10 horas.

La dosis recomendada en adultos es de 10-20 mg/8 horas en la ingesta oral previa a las comidas.

Otro fármaco empleado mayoritariamente en el entorno hospitalario (mala absorción vía oral) por su actividad procinética de la familia de los agonistas colinérgicos es la neostigmina[22], fármaco que inhibe la acción de la acetilcolinesterasa en las terminaciones nerviosas del plexo mientérico y con ello potencian la acción motora entérica[3]. En su administración subcutánea los efectos aparecen a los 10-30 minutos y duran una media de 3 horas. En el íleo paralítico postoperatorio se emplea a dosis de 0,5 cmg vía subcutánea, pero su principal aplicación terapéutica es para mejorar la fuerza muscular en la miastenia grave.

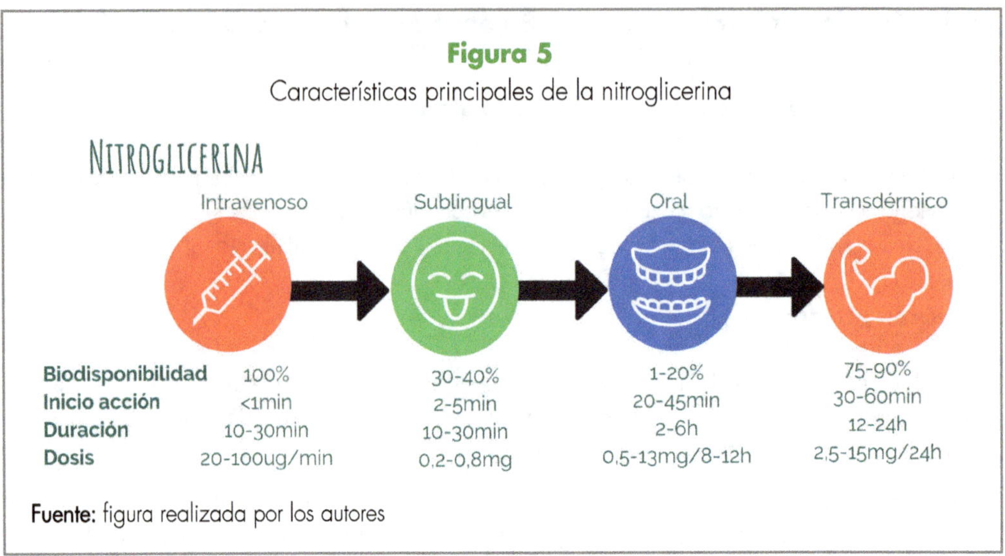

Finalmente, encontramos otros fármacos con acción procinética con diversos mecanismos de acción (agonistas de la motilina como la eritromicina, antagonistas de la colecistocinina como la devazepida, antagonistas opioides como la naloxona, la trimebutina y fedotozina y análogos de la somatostatina como el octeótrido, la somatulina o la vapreótida cuyo empleo en el ámbito clínico es menos frecuente).

Fármacos anticinéticos

Los fármacos anticinéticos pueden agruparse en dos grandes grupos según su mecanismo de acción, los antagonistas colinérgicos y espasmolíticos y los inhibidores de la discinesia esofágica.

Dentro de los antagonistas colinérgicos y espasmolíticos encontramos tratamientos tan diversos como la atropina, la butilescopolamina (buscapina), la metilescopolamina, la octatropina (vapín), la papaverina (analginasa), la dicicloverina (bentylol) o el otilonio (spasmoctyl), siendo los más usados la atropina, la butilescompolamina, metilescopolamina y la diciclomina[23].

La utilidad de estos fármacos en las alteraciones motoras digestivas que cursan con cólicos, espasmos o distonías de forma inicial se vincula a otro tipo de principios activos con claro efecto analgésico y espasmolítica.

Estos tratamientos analgésicos como el metamizol o dipirona son empleados con frecuencia por su acción espasmolítica y acción miorelajante en los cólicos gástricos, biliares, renales y uterinos.

En caso de alteración de la motilidad esofágica, como ocurre en la acalasia (ausencia de motilidad esofágica con incremento del tono del esfínter esofágico y apertura incompleta para paso del bolo alimenticio), se emplean inhibidores de la discinesia esofágica como los nitratos (dinitrato de isosorbida, 5 mg sublingual) o la nitroglicerina sublingual y los antagonistas del calcio como el nifedipino (10-30 mg, 30 minutos antes de las comidas) y el diltiazem.

Fármacos reguladores del vómito

El vómito es un mecanismo de naturaleza refleja que surge como respuesta a estímulos de localización y causa muy diversa[24]. Dentro del proceso de vómito diferenciamos la náusea, la arcada y el vómito propiamente dicho, aunque no es imprescindible que el vómito vaya precedido de arcada (vómito en escopeta) ni que la arcada o la náusea acabe en vómito.

Las causas desencadenantes del vómito pueden ser de carácter químico (neurotransmisores y fármacos) o mecánico (procesos inflamatorios, infecciones), por estímulo doloroso o de origen central.

Los compuestos farmacológicos empleados para su control y tratamiento son los antieméticos. Según su grupo de acción diferenciamos (**Figura 6**):

- Bloqueantes de receptores D2: metoclopramida y cleboprida, la clorpromazina, haloperidol, droperidol y domperidona.

- Bloqueantes de receptores 5-HT3: ondasetrón.

- Otros: esteroides como metilprednisolona (principalmente usado frente a vómitos por tratamiento quimioterápico), dexametasona (de elección en el tratamiento preventivo del vómito intraoperatorio); bezondiazepinas, como el lorazepam, y cannabinoides, como la nabilona y el levonantrodol.

Ver Anexo 1. Figura 6

Principales fármacos con acción antiémetica

Fármacos antidiarreicos

La terapia del síndrome diarreico variará según su causa desencadenante.

Es obvio que la actuación inmediata ha de estar encaminada en dos grandes bloques de actuaciones, la rehidratación oral del paciente y la administración de farmacoterapia que actúe sobre la inhibición o disminución de la motilidad intestinal y la modificación del transporte de electrolitos.

El tratamiento encaminado a modificar el transporte de electrolitos (sulfasalazinas, glucocorticoides, el subsalicitato de bismuto o los opioides) se activará en el caso de tener un paciente con proceso inflamatorio crónico de causa idiopática y que nos condicione dicho estado de hiperreactividad intestinal, generando como producto de desecho unas deposiciones acuosas, voluminosas y con una clara repercusión en el equilibrio hidroelectrolítico.

Los opioides, como la codeína y la loperamida, generan una acción inhibidora a lo largo de todo el recorrido digestivo, generando un aumento del periodo de tiempo del bolo fecal en contacto con mucosa intestinal, lo que permite una mayor reabsorción de agua.

Otros fármacos de uso clínico en el paciente con diarrea son los inhibidores de la liberación de hormonas prosecretoras como la octreótida (dosis recomendada: 50 mg/día), un análogo de la somatostatina que actúa inhibiendo la liberación de hormona del crecimiento (GH), hormona tiroidea hipofisaria (TSH) y de péptidos del sistema endocrino gastroentero-pancreático.

La clorpromazina (fenotiazina) crea una reducción de la pérdida de líquidos por acción sobre los mecanismos calciodependientes, pero las dosis terapéuticas deben ser muy altas por lo que no se usa de forma frecuente y su empleo se reduce a la presencia de diarreas copiosas provocadas por el cólera.

En relación a las diarreas de origen bacteriano cabe destacar la importante asociación de los fármacos antibióticos para el correcto manejo y tratamiento de estos pacientes (Figura 7).

Fármacos para el estreñimiento

Dependiendo del mecanismo de acción, los compuestos usados para el tratamiento del estreñimiento, comúnmente conocidos como laxantes, se pueden clasificar en:

- Sustancias que aumentan la masa intestinal.

- Agentes suavizantes o lubricantes del contenido intestinal.

- Agentes osmóticos.

- Sustancias estimulantes de la mucosa.

Las sustancias que aumentan la masa intestinal son las que incrementan el volumen del contenido fecal, generando un estímulo de la actividad motora y estimulando el peristaltismo intestinal como plantago ovata (ispagula), muy usado de forma crónica con dosificación diaria en pacientes encamados y con ingresos hospitalarios prolongados con estreñimiento leve.

Los agentes suavizantes o lubricantes del contenido intestinal son aceites vegetales o minerales que generan una reducción en la dureza y consistencia de la masa fecal gracias a su gran acción humidificadora como el docusato sódico (30-100 mg con acción tras 24-48 horas comienzo ingesta) o el aceite de parafina (en desuso debido a su alto nivel de efectos adversos).

Los agentes osmóticos, como las sales de magnesio y sodio, generan una absorción pobre en el intestino activando la acción osmótica hacia la luz intestinal y permitiendo un incremento del volumen de contenido fecaloideo, lo que estimulará el tracto y la motilidad intestinal y con ello la evacuación del contenido. Otros agentes osmóticos muy comunes en el ámbito sanitario son los derivados del azúcar como la lactulosa (10-20 g/d, 15-30 ml), lactitiol (25 mg, 250 ml, compuesto de galactosa y sorbitol) y el sorbitol, con gran poder osmótico pero que tardan varios días en actuar, por lo que su administración se debe realizar de forma periódica y mantenida, esperando resultados óptimos al 3° día del inicio.

En caso de la lactulosa, derivado muy empleado en el paciente cirrótico, puede administrarse vía rectal mediante la colocación de enemas con el objetivo de tratar la impactación fecal y la alteración neurológica generada en el paciente grave con encefalopatía hepática.

Las sustancias estimulantes de la mucosa (dantrona, ruibarbo, bisacodilo) son menos usadas pero con claro efecto laxante. Generan una acción directa sobre la mucosa o el plexo nervioso de referencia, creando la inhibición de absorción de electrolitos y agua desde la luz intestinal, lo que conlleva un aumento del volumen y contenido intestinal así como el incremento del peristaltismo.

Fármacos antiácidos

Las patologías clínicas, como la enfermedad por reflujo gastroesofágico, la ulceración gastro-duodenal, el síndrome de Zollinger-Ellison y la gastropatía farmacológica, aunque son enfermedades con orígenes y causas muy diversas, se pueden analizar desde un mismo punto de referencia enfermedades relacionadas con el ácido[25], ya que todas cursan con una afectación de los niveles de secreción del ácido gástrico, generando unas características lesiones erosivas.

Las células parietales continentes en el estómago son las responsables de secretar el ácido clorhídrico necesario para producir la absorción y degradación de los alimentos y nutrientes que llegan al estómago[25]. En caso de desarrollarse una alteración de este equilibrio, se producen las conocidas enfermedades relacionadas con el ácido causantes de grandes lesiones estructurales y funcionales de la mucosa gástrica.

Uno de los posibles causantes de este desequilibrio es el *Helicobacter pylori*, microorganismo relacionado con el desarrollo de la úlcera péptica y el cáncer gástrico[25].

De normal, su tratamiento irá encaminado a la administración conjunta de omeprazol (20 mg/12 h), amoxicilina (1 g/12 h) y claritromicina (500 mg/12 h) durante una semana.

Para tratar no solo la causa sino el efecto ácido desarrollado por la enfermedad, la pauta terapéutica recogerá otra serie de actuaciones como son la administración de inhibidores de la secreción ácida (Tabla 6).

Ver Anexo 2. Tabla 6.
Pauta terapéutica de la administración de inhibidores de la secreción ácida

Otra medida de actuación es la administración de neutralizadores de la secreción ácida (antiácidos) como el conocido bicarbonato sódico (unión de ácido carbónico e hidróxido sódico), el carbonato cálcico y los compuestos con aluminio o magnesio (menos empleados actualmente) así como los protectores de la mucosa:

- Sales de bismuto: leve acción antiácida y efecto antibacteriano sobre *H. pylori*.

- Sucralfato: compuesto de sacarosa, sulfato e hidróxido de aluminio que se transforma en contacto con el pH gástrico en una pasta pegajosa de carga negativa que se adhiere a las proteínas y restos proteicos de carga positiva creando una barrera protectora sobre la mucosa digestiva.

- Análogos de las prostaglandinas: fármacos como el misoprostol, de gran acción antiácida pero con efectos adversos muy desagradables para el paciente (movimientos intestinales intensos y descoordinados y diarrea intensa).

- Acexamato de zinc: con una acción muy similar a la de los antagonistas H2 pero con escasa absorción por lo que no son un tratamiento de primera elección.

Fármacos de la secreción pancreática y biliar

La función pancreática exocrina, principalmente compuesta por enzimas proteolíticas, tripsina, lipasa, amilasa, quimotripsina, son secretados de forma inactiva y su activación se lleva a cabo en contacto con la mucosa intestinal[26].

En caso de que un paciente presente una insuficiencia de dicho órgano con una disminución de la liberación de enzima lipasa se podría tratar mediante la administración de dilaurinato de fluoresceína, así como con la bentiromida, en caso de insuficiencia exocrina con afectación en los niveles de quimotripsina.

Referente a la función biliar, la secreción generada compuesta por agua, iones, sales biliares, colesterol y fosfolípidos, tiene una gran repercusión en la digestión de grasas y la absorción de sustancias lipídicas, así como de eliminación de sustancias farmacológicas[26].

Como principales tratamientos ante un fallo en la función normal del sistema biliar con afectación de posibles cálculos y obstrucciones del sistema encontramos el ácido quenodesoxicólico (15 mg/kg) y el ácido ursodesoxicólico (8-10 mg/kg).

En caso de no resultar efectiva dicha terapia, se llevará a cabo una acción más invasiva mediante la administración de metiléter-butiléter (MTBE) y su aplicación directa por catéter.

Finalmente, cabe mencionar los tratamientos inhibidores de la absorción de sales biliares como las resinas de intercambio iónico (colestiramina, colestipol) utilizadas para reducir el picor de hepatopatías biliares y la diarrea secundaria a cirugías respectivas amplias de intestino.

Fármacos de la enfermedad inflamatoria intestinal

Las principales patologías que se recogen en esta clasificación de enfermedades inflamatorias intestinales son la colitis ulcerosa y la enfermedad de Crohn.

La terapia farmacológica engloba la administración de antiinflamatorios, antibióticos, corticoides, 5-ASA, metotrexate, anticuerpos anti TNF e inmunosupresores[27]. Dentro del tratamiento más empleado para la reducción del cuadro inflamatorio son los aminosalicitatos, como la sulfasalazina (0,15-0,25 g/d), mesalazina (3-4 g VO, en brote agudo y 2 g de mantenimiento) y los corticoides, como la prednisona (en brotes agudos de colitis ulcerosa a dosis de 0,6-1 mg/kg/d VO y 0,75-1 mg/kg/d en enfermedad de Crohn), la metilprednisolona, la hidrocortisona y la budesonida (2 mg/100 ml, vía rectal).

16.3.6 Principales fármacos con acción en sistema respiratorio

Fármacos antiasmáticos y broncodilatadores

El asma, enfermedad pulmonar obstructiva, se caracteriza por un factor subyacente como es la hiperreactividad bronquial.

Esta bronquitis crónica eosinofílica descamativa denominada enfermedad inflamatoria asmática cursa con brotes de instauración brusca y se caracteriza por la existencia de un intenso broncoespasmo que condiciona el correcto flujo aéreo a través de la vía aérea[28]. Además de este característico broncoespasmo, en el asma transcurren otros fenómenos como el edema de mucosa, la proliferación de mastocitos, infiltración de eosinófilos y neutrófilos, la secreción de moco y el engrosamiento de la membrana basal; por lo que el tratamiento irá destinado a corregir o disminuir todos estos fenómenos fisiopatológicos (Figura 8):

Ver Anexo 1. Figura 8

Clasificación de principales fármacos respiratorios con acción broncodilatadora

Ver Anexo 2. Tabla 7

Acción de los fármacos antiasmáticos y broncodilatadores

Fármacos broncodilatadores

a) *De acción estimuladora adrenérgica*

Como ya se ha tratado anteriormente, los principales fármacos con acción adrenérgica son la adrenalina, la efedrina (de acción lenta y más duradera pero con acción broncodilatadora leve), isoprenalina (sin buena acción en absorción oral y con acción corta, por lo que su uso con fines broncodilatadores está más limitado), el salbutamol (gran actividad beta y una duración media de 4-8 horas, lo que lo hace un gran fármaco de uso en brotes asmáticos agudos y como tratamiento crónico en pacientes con patología obstructiva crónica), la terbutalina (mismas características farmacológicas e indicaciones que el salbutamol, se emplea en segunda instancia) y el salmeterol (gran acción broncodilatadora prolongada con efectividad durante más de 12 horas por lo que su uso es frecuente para el control del asma nocturno).

b) *De acción relajante de la musculatura lisa*

La teofilina (4,5-7 mg/kg), la cafeína y la teobromina son alcaloides del grupo de las metilxantinas usados en el tratamiento oral del paciente bronquítico gracias a su buena absorción por vía oral y su tiempo máximo de acción de 30-60 minutos, lo hace uno de los fármacos de referencia en la terapia del paciente con afectación obstructiva crónica.

Sin embargo, hay que tener en cuenta que presenta un margen terapéutico limitado y por ello su uso se desplaza a una terapia de tercera línea.

c) *De acción inhibidora de la actividad parasimpática*

El fármaco de referencia con acción inhibidora parasimpática es el bromuro de ipratropio (40-80 mg vía inhalatoria), derivado de la atropina.

En caso del asma, se emplea como coadyuvante ya que su acción broncodilatadora es menos efectiva que los agentes adrenérgicos.

Su efecto máximo se alcanza en la 1°-2° hora tras la administración de la terapia inhalatoria y tiene una duración total de 6 horas, por lo que se recomienza su aplicación 3-4 veces al día.

Fármacos antitusígenos, mucolíticos y expectorantes

Fármacos antitusígenos

La tos, mecanismo de contracción sinérgica, involuntaria y convulsiva de los músculos espiratorios torácicos y abdominales[29], actúa como acto reflejo con una finalidad protectora del árbol respiratorio.

Para el tratamiento de la tos no productiva es apropiado la administración de fármacos antitusígenos. La agrupación clásica de los antitusígenos presenta:

- Fármacos con acción sobre el centro de la tos: derivados opioides (codeína, dehidrocodeína, morfina), antihistamínicos H1 (bromofeniramina), algunos derivados de las fenotiazinas (dimetoxanato) y tioxantenos (meprotixol, pimetixeno) y otros fármacos con acción potente sobre las toses rebeldes como clonazepam, la levodropropizina, el caramifeno o la glaucina.

- Fármacos con acción sobre el reflejo de la tos: con acción sobre la rama aferente que generan alteración de la sensibilidad de los receptores periféricos como la lidocaína o la nifedipina y fármacos con acción sobre la rama eferente como el bromuro de ipratropio, el glicerol yodado y el guaisemal.

El fármaco más conocido y empleado comúnmente en el tratamiento para la inhibición de la tos es la codeína (metilmorfina)[28] en una dosis de 15-30 mg cada 4-6 horas por vía oral, excepto en los niños muy pequeños donde es preferible emplear otro fármaco o usar dosis bajas del mismo (3-6 mg).

El dextrometorfano (1-2 mg cada 4 horas) tiene una acción similar a la de la codeína y no produce depresión respiratoria, lo que lo hace un fármaco muy versátil y una gran elección para el tratamiento de tos no productiva y dolorosa en pacientes terminales oncológicos con patología pulmonar.

Fármacos mucolíticos y expectorantes

El empleo de fármacos con acción modificadora de la secreción bronquial en pacientes con bronquitis crónica y patologías hipersecretoras pulmonares tienen un gran valor práctico, pero no está indicado en las patologías de carácter infeccioso ni en las bronquitis reactivas a sustancias irritantes donde el paciente tiene capacidad óptima de eliminar su secreción traqueobronquial[29].

Los fármacos mucolíticos generan una modificación de las características fisicoquímicas de la secreción del árbol respiratorio permitiendo una expectoración más eficaz: enzimas (dornasa, tripsina y quimotripsina), productos azufrados (N-acetilcisteina, S-carboximetilcisteína) y otros (ambroxol, bromhexina).

El fármaco expectorante por su parte permite la expulsión del esputo generando un aumento del volumen acuoso y por estímulo reflejo de la tos.

Insulina e hipoglucemiantes orales

Insulinas

La hiperglucemia crónica, enfermedad comúnmente conocida como diabetes *mellitus*, se caracteriza por la presencia de un conjunto de signos y síntomas derivados de las complicaciones vasculares sistémicas generados por la insulinorresistencia o la insulinopenia[30].

Las principales características de la insulina son su corta semivida de eliminación plasmática (2-5 minutos) y su prolongada acción biológica. El jugo gástrico hidroliza la cadena peptídica de la insulina por lo que no puede ser un tratamiento de administración oral y su aplicación debe ser vía parenteral.

En búsqueda de retrasar su absorción para mejor adaptación a las necesidades de cada paciente, se han ido creando diversas técnicas[30]: añadir protamina (insulina NPH), originar cristales en unión con zinc (insulina ultralenta), unión de insulinas regular y retardada (insulina bifásica), etcétera.

La prescripción y uso de los principales preparados de insulina disponibles y su dosificación dependerán de la necesidad de cada paciente (Figura 9).

Hipoglucemiantes orales

El tratamiento más frecuente de la diabetes *mellitus* tipo II mal controlada con dieta son los antidiabéticos orales.

Los principales tipos de antidiabéticos orales son (Figura 10):

a. Sulfonilureas.

b. Biguanidas.

c. Tiazolidinedionas.

d. Inhibidores de la alfa-glucosidasa.

Ver Anexo 1. Figura 10
Principales familias de acción antidiabética oral

a. Sulfonilureas: derivados de sulfamidas (1-2 dosis diarias), provocan una estimulación sobre la liberación de insulina en las células beta-pancreáticas, aumentando la sensibilidad a la glucosa. A la larga, la tolerancia de la glucosa mejora, pero los niveles plasmáticos de insulina pueden ir descendiendo, por lo que se recomienda como terapia mantenida de la diabetes. Además, parece que tiene cierta acción sobre la reducción de la secreción de glucagón pancreático, lo que mejora los niveles de glucosa basal en estos pacientes en larga instancia.

b. Biguanidas: derivados biguanídicos, de los cuales el más común y conocido es la metformina. Las biguanidas no generan liberación de insulina, sino que trabajan sobre el aumento del

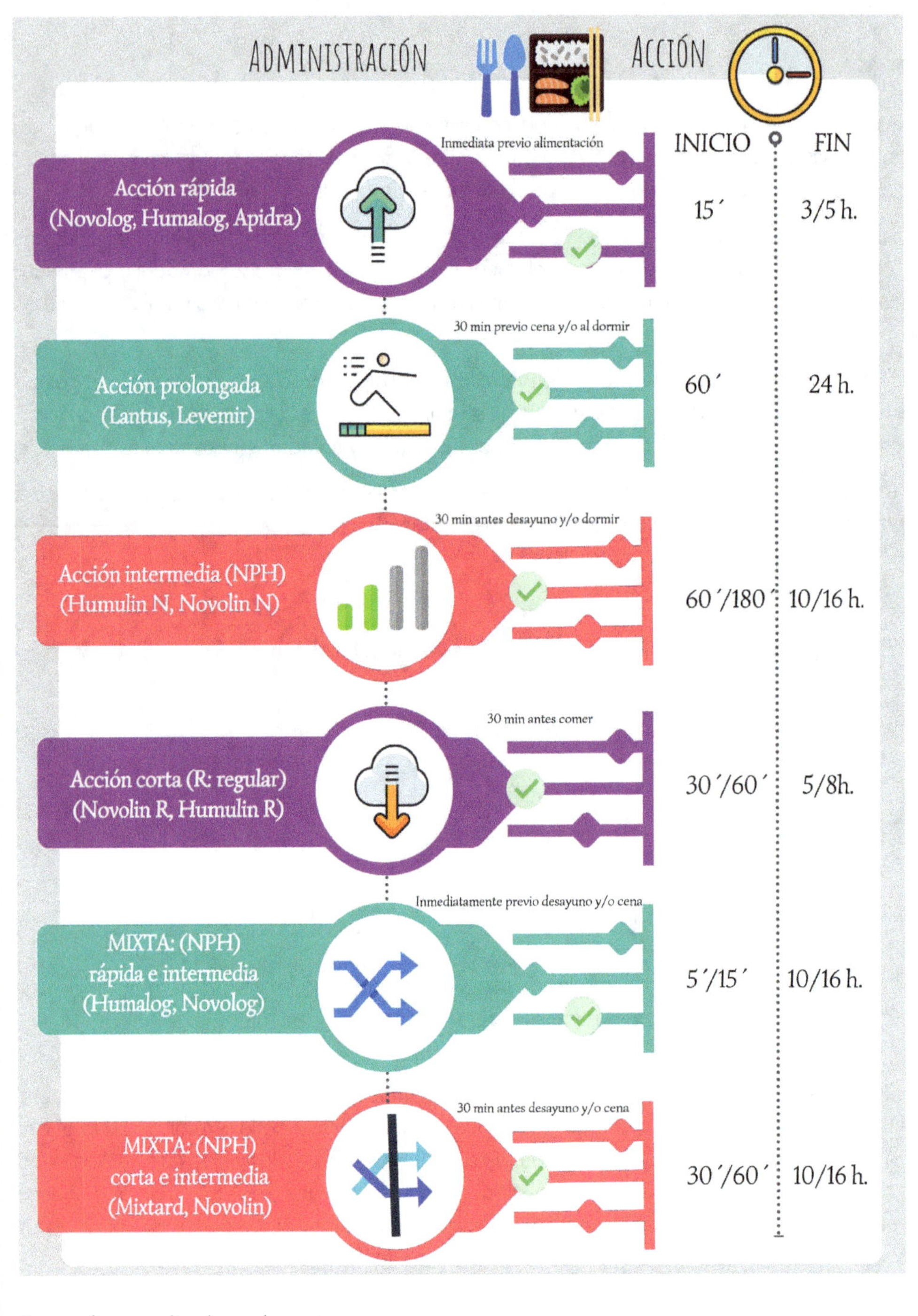

Fuente: figura realizada por los autores

metabolismo de la glucosa en los tejidos potenciando la glucólisis anaerobia y genera una reducción de la gluconeogénesis hepática. Su absorción vía oral es buena y su eliminación es casi completa por la orina pero tiene una semivida de eliminación de 2-4 horas, por lo que se debe ingerir 2-3 veces al día.

c. Tiazolidinedionas: fármacos hipoglucemiantes que actúan sensibilizando e incrementando la acción de la insulina ya existente, sin generar un incremento por lo que son terapias empleadas únicamente en pacientes con diabetes insulinorresistentes. Las dosis recomendadas rondan los 400-600 mg al día en una única dosis (semivida de 16-34 horas).

d. Inhibidores de la alfa-glucosidasa: reduce la formación de monosacáridos por inhibición de alfa-glucosidasa, responsable de la hidrolización de los carbohidratos de la dieta. Su inicio suele rondar en los 25 mg, justo antes del comienzo de la dieta oral y previo a las 3 comidas principales del día, de forma que si es necesario se puede incrementar hasta en 100-200 y 300 mg por toma.

16.3.8 Fármacos de la hemostasia y la coagulación

Las plaquetas cumplen una importante función en el proceso de la hemostasia[31]. Los pasos en el mecanismo de acción hemostático que llevan a cabo este fragmento celular son la adhesión a la superficie endotelial lesionada, agregación entre sí, activación de la liberación de productos endógenos con acción hemostática e iniciación y participación en la activación de la trombina.

Cuando este mecanismo se activa de forma inapropiada o incontrolada, surge el trombo. En otras ocasiones, son la presencia de elementos artificiales como las prótesis lo que precipita la adhesión plaquetaria y la formación de trombos, siendo todos estos casos situaciones susceptibles de complicaciones, por lo que se debe plantear la administración de tratamiento para la corrección de dicha patología.

Antiagregantes

Visualizando los diversos procesos que intervienen en la agregación plaquetaria, la formación de la fibrina y el resultado final del trombo o coágulo encontramos varios puntos donde interferir en ellos: acción en la vía del ácido araquidónico (acción inhibidora de la ciclooxigenasa (COX-1), acción inhibidora de la tromboxano-sintasa, acción bloqueadora de receptores PGH2/TXA2 o acción dual); por acción en el complejo GPIIb/IIIa (acción inhibidora de mecanismos ADP-dependientes y antagonistas del complejo) o por acción moduladora de los mecanismos relacionados con el AMPc y el GMPc (acción moduladora de la ciclasa e inhibidores de fosfodiesterasas).

A pesar de los grandes beneficios del ácido acetilsalicílico (100-150 mg/día, inhibidor de la ciclooxigenasa), el clopidogrel (75 mg/día [dosis de carga 600 mg en eventos agudos] antagonista del receptor del ADP P2Y12) y los antagonistas de la glucoproteína IIb/IIIa como el abciximab, la eptifibatida, el tirofibán o el lamifibán, la morbimortalidad residual sigue siendo elevada, por lo que actualmente, se está trabajando sobre la mejora de la efectividad y seguridad de estos tratamientos mediante el desarrollo de nuevos medicamentos: los inhibidores de los receptores P2Y12 como el prasugrel (250 mg, 2 veces al día), el ticagrelor, el cangrelor y el elinogrel y los antagonistas del receptor PAR1 de la trombina (vorapaxar, atopaxar).

Anticoagulantes

En el tratamiento encaminado a controlar la formación de coágulos o trombos con acción directa sobre la antitrombina (factor III de la coagulación y posterior a la trombina, factor II); hallamos la heparina[31].

Según las características farmacocinéticas encontramos dos tipos de heparina:

a. Heparina no fraccionada: sin capacidad de absorción gastrointestinal, sus vías de administración ideales son la subcutánea y la intravenosa. Comienzo de acción a los 60-120 minutos de su administración. La dosificación para profilaxis de enfermedad tromboembolítica es de 5000 UI cada 8-12 horas (ajustando dosis a niveles de tiempo de tromboplastina parcial activada (TTPA) para mantener valores entre 1,3-1,5) o en caso de infusión a dosis de 18 UI/kg/h.

b. Heparina de bajo peso molecular: con un alto nivel de biodisponibilidad vía subcutánea y nivel máximo entre las 2-4 primeras horas. Su uso como profilaxis se centra en la dosificación diaria vía subcutánea de 2000-3000 UI y de 4000-5000 UI en caso de alto riesgo. Además de la insulina como terapia anticoagulante, encontramos los anticoagulantes orales (Tabla 8) de amplio uso sanitario.

A nivel de anticoagulación oral encontramos el dicumarol y otros derivados cumarínicos como el acenocumarol (4 mg), la warfarina (6-8 mg/día), el fenprocumón o el biscumacetato.

Los controles de la anticoagulación mediante estos fármacos como el acenocumarol se realizan mediante la medición de la vía extrínseca y común de la coagulación, el tiempo de protrombina (TP), expresado de forma internacional por la razón internacional normalizada (INR).

Fibrinolíticos

Por último, cabe mencionar el grupo de fármacos cuya acción se centra en el sistema enzimático fibrinolítico, los «fármacos fibrinolíticos» (Tabla 8) con capacidad de hidrolización directa sobre la cadena de plasminógeno que permite destruir el coágulo ya formado.

Como puntos clave debemos conocer la necesidad de estos fármacos de ser administrados exclusivamente vía parenteral y, preferiblemente, vía intravenosa, así como su alta tasa de complicaciones hemorrágicas a corto plazo, por lo que su uso debe reducirse a situaciones muy concretas.

Ver Anexo 2. Tabla 8
Principales fármacos antiplaquetarios

16.3.9 Farmacología de las enfermedades infecciosas

El gran mundo de la terapia infecciosa engloba varias familias de tratamientos. La agrupación de fármacos más relevante para la terapia en el paciente con patología infecciosa son los antibióticos.

Los antibióticos (ATB) son medicamentos potentes que combaten las infecciones bacterianas.

Estos fármacos actúan de dos formas, matando las bacterias (comúnmente conocidos como ATB killers o bactericidas) o impidiendo que se reproduzcan (ATB capa o bacteriostáticos).

Los antibióticos no combaten las infecciones causadas por virus, por ejemplo, resfriados, gripe o dolores de garganta, excepto que el causante sea una infección por estreptococo.

Si un virus (y no una bacteria) es la causa de una enfermedad, tomar antibióticos puede provocar más daños que beneficios.

La dosificación de estos tratamientos presenta gran variabilidad[32], pudiendo necesitar los esquemas de administración ajustes para determinados grupos: lactantes, adultos mayores, pacientes con insuficiencia renal, pacientes con insuficiencia hepática (especialmente para cloranfenicol, metronidazol, rifabutina y rifampicina).

En relación a la clasificación más efectiva y práctica para uso clínico nos centraremos en los más usados en situaciones de urgencia y patologías más prevalentes, proporcionando la información más relevante de posología y características e indicaciones en la Tabla 10.

- Aminoglucósidos: estreptomicina; neomicina; amikacina; kanamicina; tobramicina; gentamicina; espectinomicina.

- Beta-lactámicos: Penicilinas; Bencilpenicilinas (bencilpenicilina (penicilina G); fenoximetilpenicilina (penicilina V)); Carboxipenicilinas (ticarcilina); Isoxazolilpenicilinas (cloxacilina); Aminopenicilinas (amoxicilina, ampicilina, bacampicilina); Ureidopenicilinas (piperacilina); Cefalosporinas (Tabla 9) (1ª generación: cefadroxilo; cefalexina; cefradina; cefalotina; cefazolina; 2ª generación: cefaclor; cefuroxima axetilo; cefprozilo; cefonicida; cefoxitina; cefuroxima; cefminox; 3ª generación: cefixima; cefpodoxima proxetilo; ceftibuteno; cefditoreno; cefotaxima; ceftazidima; ceftriaxona y 4ª generación: cefepima; cefpiroma); Monobactamas: aztreonam; Carbapenemes: imipenem; meropenem; ertapenem e Inhibidores de las beta-lactamasas: amoxicilina y ácido clavulánico; ampicilina y sulbactam; piperacilina y tazobactam.

- Anfenicoles: cloranfenicol.

- Glucopéptidos: vancomicina; teicoplanina.

- Lincosamidas: clindamicina; lincomicina.

- Macrólidos: eritromicina; espiramicina; josamicina; midecamicina; roxitromicina; azitromicina; claritromicina; telitromicina.

- Quinolonas: ciprofloxacino; ofloxacino; levofloxacino; moxifloxacino; norfloxacino.

- Sulfamidas: trimetoprima; cotrimoxazol.

- Tetraciclinas: doxiciclina; minociclina; tetraciclina; tigeciclina.

Ver Anexo 2. Tabla 9

Clasificación de principales fármacos antibióticos beta-lactámicos, cefalosporinas

Ver Anexo 2. Tabla 10

Lista de fármacos antibióticos en orden alfabético con posología recomendada

Otra mención aparte refieren los antídotos, que si bien son fármacos de aparente utilización directa en cuando detectamos su origen, aquí radica su dificultad[33,34]. Para ello no debemos perder de vista varios puntos clave:

- Las intoxicaciones requieren un correcto abordaje del paciente desde Atención Primaria.

- No debemos olvidar en la anamnesis y exploración del paciente que este puede ocultar parte de las sustancias que haya consumido, en cantidad o en tipo.

- Evaluación inicial del paciente mediante la aproximación ABCDE e identificar e iniciar tratamiento de aquellas situaciones de riesgo vital.

- No demorar el tratamiento cuando no se sepa con certeza el tóxico.

- La derivación del paciente a los servicios de urgencia hospitalaria se basa en la gravedad del cuadro clínico y la sustancia tóxica responsable.

- Es necesario realizar parte de lesiones y registrarlo en la historia clínica.

Para el diagnóstico previo que nos permita detectar la necesidad de tratamiento es de vital importancia una correcta anamnesis y exploración física.

La anamnesis debe ser completa y exhaustiva e incluir: antecedentes personales: profesión, antecedentes psiquiátricos, hábitos tóxicos, acceso a tóxicos; relativo al tóxico: vía de administración, dosis, tiempo desde la exposición y valorar la posible coexistencia de varias sustancias (alcohol, cannabis, cocaína, etc.) de forma que podamos detectar el tipo de intoxicación y con ello el antídoto idóneo para su reversión (Tabla 11).

Ver Anexo 2. Tabla 11
Principales fármacos antídotos

Figura 11

Clasificación de los principales fármacos de uso clínico en orden alfabético

Nombre genérico	Nombre comercial	Presentación	Posología	Indicación	Interacción
ACETILCISTEINA	HIDONAC ANTÍDOTO ®	2G/ 10ML Y 5G/25ML	IV: 150MG/KG	INTOXICACIÓN POR PARACETAMOL	NO IV DIRECTA, IM NI SC
ACETILSALICITATO DE LISINA	INYESPRIN ®	500MG AAS/900MG	IV: 80-150MG	ANTIAGREGACIÓN	ACETAZOLAMIDA Y CICLOSPORINAS
AAS	ADIRO ®	100MG, 300MG	VO: 100-500MG/4-6H	ANTIAGREGACIÓN	ACETAZOLAMIDA Y CORTICOIDES
ADENOSINA	ATEPODIN ®	6MG/2ML	IV: 0,6MG DIRECTA	TAQUICARDIA: TPSV	DIPIRIDAMOL, TEOFILINAS Y ATROPINA
ADRENALINA	ADRENALINA	1MG/1ML	IV: PCR: 1MG/3-5MIN	PCR, BAV, SHOCK ANAFILÁCTICO	ACETILCOLINA, INSULINA Y B-BLOQ
AMIODARONA	TRANGOREX ®	150MG/3ML	IV: 5MG/KG-2G/30MIN	ANTIARRÍTMICO	DIGOXINA Y ANTICOAGULANTES
ATROPINA	ATROPINA	1MG/1ML	IV: 0.3-1,2MG	PREANESTESIA, BRADICARDIA	SIMPATICOMIMÉTICOS

Nombre genérico	Nombre comercial	Presentación	Posología	Indicación	Interacción
Bicarbonato sódico	Venofundin ®	1 M= 1mEq/ml 1/6M= 1mEq/6ml	IV: 0,3mEq/kg	Acidosis metabólica, Intox. antidepresivos	Drogas vasoacticas
Bromuro ipatropio	Atrovent ®	250-500mcg	INH: 500mcg	Broncoespasmo	B-adrenérgicos y xantinas
Budesonida	Pulmicort ®	0,25-0,5mg/2ml	INH: 1-2mg/12h	Asma bronquial	B2-simpaticomiméticos
Butil-escopolamina	Buscapina ®	20mg/1ml	IV-IM: 20mg/6-12h	Espasmo vesical	Anticolinérgicos
Calcio, cloruro	Cl. Cálcico ®	270mg Ca/10ml	IV: 2-4mg/kg	HiperK, HiperMg hipoTA, hipoCa	Bicarbonato, digitálicos
Captopril	Capoten ®	25mg-50mg	VO: 25mg/8-12h	Hipertensión arterial	Antiácidos
Clopidogrel	Plavix, Iscover ®	75-300mg	VO: 75mg/24h	Antiagregación	-
Clorazepato	Trankilium ®	IV: 20mg/2ml VO: 5,10,15,20mg	IV: 20mg/8h VO: 5-15mg/6-12h	Ansiedad Sd. abstinencia	Levodopa, antiácidos
Clorpromacina	Largactil ®	25mg/5ml	IV-IM: 25-50mg/6-8h	Agitación, delirios	Atropina, antidiabéticos
Cloruro Mórfico	Cl. Mórfico ®	10mg/1ml	IV: 0,05-0,2mg/kg directa	Analgesia	Naltrexona, buprenorfina
Dexclorfeniramina	Polaramine ®	5mg/1ml	IV-IM: 5-20mg LENTO	Proceso alérgico o anafiláctico	ACO
Diazepam	Valium ®	10mg/1ml	IV: 2mg/min hasta control situación	Convulsión, agitación	Fenobarbital, levodopa
Diclofenaco sódico	Voltaren ®	75mg/3ml	IV-IM: 75mg/12h	Analgesia	Elección con ACO: ↓ varía el INR
Digoxina	Digoxina ®	0,25mg/1ml	IV: 0,5mg inicial 0,25mg/4-6h	Antiarrítmico (TSV, FA)	Efedrina, amiodarona, ATB, BZD, diuréticos
Dobutamina	Dobutamina ®	250mg/20ml	IV: 2,5mcg/kg/min	Bajo gasto-cardéaco	NTG, B-bloq, HC03-
Dopamina	Dopamina ®	200mg/10ml	Efecto Dopa: 3-5mcg/kg/m Efecto Beta: 7-10mcg/kg/m Efecto Alfa >15mcg/kg/m	Shock séptico y cardiogénico	Fenitoína, IMAO
Etomidato	Hypnomidate ®	20mg/10ml	IV: 0,1-0,3mg/kg LENTO	Inducción anestesia	Verapamilo
Fenobarbital	Luminal ®	200mg/1ml	IV: 10mg/kg	Anticonvulsivante	Verapamilo
Fentanilo	Fentanest ®	150mcg/3ml	IV: 1-3mcg/kg	Analgesia	Amiodarona
Flumazenilo	Anexate ®	0,5mg/5ml	IV: 0,5mg/30-60seg (máx: 3mg)	Antídoto BZD	-
Furosemida	Seguril ®	20mg/2ml	IV: 0,5-1mg/kg LENTO	Diurético, EAP	Digoxina, B-bloq, ATB aminoglucósido
Glucagón	Glucagón ®	1mg/1ml	IV-IM-SC: 1mg REPETIR A LOS 20 MIN.	Hipoglucemia Intoxicación B-Bloq	Warfarinas
Haloperidol	Haloperidol ®	5mg/1ml	IV-IM: 5mg/15-20min LENTO	Psicosis	Litio, anticolinérgicos
Hidrocortisona	Actocortina ®	100-500-1.000mg	IV: 0,5-2g/2-6h LENTO	Reacción alérgica, asma	ACO, AAS, AINES
Isoproterenol	Aleudrina ®	0,2mg/1ml	IV: 3-20mcg/min en PC	Bradicardia, BAV completo	Xantinas MANTENER EN FRÍO
Ketamina	Ketolar ®	500mg/10ml	IV: 1-2mg/kg	Inducción anestesia	Teofilina

Nombre genérico	Nombre comercial	Presentación	Posología	Indicación	Interacción
Labetalol	Trandate ®	100mg/ 20ml	IV: 20-80mg/5min LENTO	Crisis hipertensiva	NTG, HCO3- Cimetidina
Levetiracepam	Keppra ®	500mg/5ml	IV: 20-60mg/kg (máx: 4.500mg)	Epilepsia	↓ dosis: I. Renal NO embarazo
Lidocaína	Lidocaína	1%: 100mg/10ml 2%: 200mg/10ml 5%: 500mg/10ml	IV: 1-1,5mg/kg c/ 5-10min	Antiarrítmico, anticonvulsivante	Na, propanolol, procainamida
Magnesio, sulfato	Sulmetin ®	1,5g/10ml	IV: 1-2g LENTO (20min)	Taquicardia: TPSV	-
Manitol	Manitol	20%: 50g/250ml	IV: 0,5-2g/kg inicio 0,25-0,5g/kg mto	Hipertensión intracraneal	Sangre
Meperidina	Dolantina ®	100mg/2ml	IV: 0,5-2mg/kg LENTO	Analgésica	Barbitúricos
Metamizol	Nolotil ®	2g/5ml	IV: 1-2g/6-8h	Analgésica	ACO cumarínicos
Metil-prednisolona	Urbason ® Solumoderin ®	20-250mg 40-125-400mg	IV: 0,5-1mg/kg/4-6h	Broncoespasmo Reacción alérgica	
Metoclopramida	Primperan ®	10mg/2ml	IV-IM: 10mg/4-6h LENTO	Antiemético	Clorpromazina y haloperidol
Metoprolol	Beloken	5mg/5ml	IV: 1-2mg/min c/5min	BAV 1º-2º grado	Antagonista Ca.
Midazolam	Dormicum ®	5mg/5ml	IV-IM: 0,05-0,2mg/kg Intranasal: 0,2-0,3mg/kg	Sedación	Cimetidina
Naloxona	Naloxona	0,4mg/ 1ml	IV-IM-SC: 0,01-0,03mg/kg/2-3min	Antídoto opioides	Soluciones alcalinas
Nitroglicerina	Solinitrina ®	5mg/5ml	IV: 0,4-0,8mg	SCA	Administración sólo
Nitroprusiato	Nitroprussiat ®	50mg/5ml	IV: 0,5mcg/kg/min	Emergencia HTA	Aministrar sólo
Noradrenalina	Noradrenalina	10mg/10ml	IV: 0,05mcg/kg/min	Hipotensión, IC	Betrilo, digital y halotano
Paracetamol	Perfalgan ®	1g/100ml	Máx: 4g/D	Analgésico antipirético	-
Piridoxina	Benadon ®	300mg/2ml	IV: 300mg/8h	Intoxicación etílica	Levodopa
Potasio, cloruro	Cloruro K	10mEq/10ml	Máx: 200mEq/D	Hipopotasemia	Dobutamina, manitol, fenitoína, penicilina
Propofol	Diprivan ®	20-50-100ml (20%) 1ml= 10mg	IV: 2-2,5mg/kg	Inducción y mto anestésica	S.S.F.
Ranitidina	Zantac ®	50mg/5ml	IV-IM: 50-100mg/6-8h	ERGE, ulcus gástrico	-
Salbutamol	Ventolin ®	100mcg/1ml	INH: 200-400mcg/5min Máx: 800mcg	Broncoespasmo	IMAO
Suxametonio	Anectine ®	100mg/2ml	IV: 1-2mg/kg/5-10min Máx: 500mg.	Relajación muscular	-
Sulpirida	Dogmatil ®	100mg/ 2ml	IM: 100mg/8-12h VO: 100-200mg/6h	Vértigo, neurosis	-
Teofilina	Eufilina ®	200mg/10ml	IV: 10-20mcg/ml	Broncoespasmo	
Tiamina	Benerva ®	100mg/1ml	IM: 100-200mg	Alcoholismo	Penicilina
Tiopental Na.	Tiobarbital ®	0,5g/20ml	IV: 2-6mg/kg/h LENTO	Inducción anestésica	Tetraciclinas

MANUAL PRÁCTICO DE ENFERMERÍA

Nombre genérico	Nombre comercial	Presentación	Posología	Indicación	Interacción
Tramadol	Adolonta ®	100G/2ML	IV-IM: 50-100MG C/6-8H	Analgésico	NO embarazo
Trimetazidina	Trimetazidina	20MG	VO: 50MG, 2V/D	I. Cardiaca	-
Urapidilo	Elgadil ®	300MG/2ML	IV: 300MG/8H	Intoxicación etílica	Levodopa
Vecuronio	Norcurón ®	10MG/4ML	IV: 0,1MG/KG lento PC: 0,03-0,12MG/KG/H	Relajación muscular	-
Verapamilo	Manidon ®	5MG/2ML	IV: 0,075-0,15MG/KG	TSV	S.S.F.
Warfarina	Coumadin ®	2,5-5MG	VO: control con INR	Antitrombótico	-

Fuente: figura realizada por los autores

16.4 Anexos

Anexo 1. Figuras

https://amazingbooks.es/manual-enfermeria-anexo-16

Anexo 2. Tablas

https://amazingbooks.es/manual-enfermeria-anexo-16-2

1. Ferraz-Torres M, Martinez-García O. Manual de farmacología básica: Farmacología aplicada a la clínica. Independently published. 1° ed. Independently published 2018.

2. Brenner GM. Flashcards de farmacología básica. 4ª ed. Elservier. 2019.

3. Brunton, L. Goodman y Gilman Las Bases Farmacológicas de la Terapéutica. 13° ed. McGraw-Hill. 2018.

4. Lorenzo, P. Moreno, A. Lizasoain, I. Leza, J. Moro, M. Portolés, A. Velázquez. Farmacología Básica y Clínica. Panamericana. 19 ed. 2018.

5. Florez J. Farmacología humana. 6° ed. Masson. 2013.

6. Ferraz-Torres M, Martinez-García O. Manual para oposición y enfermero interno residente: OPE/EIR enfermería mediante infografías. 2° ed. Independently published. 2019.

7. Benedí J, Romero C. Antidepresivos. Elsevier. 2005.;19 (10): 76-81.

8. Rhyee SH, Traub SJ. General approach to drug poisoning in adults. In UpToDate Grayzel J. UpToDate Wolters Kluwer. 2017.

9. Ortiz-Gomez JR. Bases prácticas de anestesiología para enfermería. 1° ed. Independently published. 2018.

10. Sivilotti ML. Initial management of the critically ill adult with an unknown overdose. In UpToDate: Grayzel J (Ed). UpToDate Wolters Kluwer. 2017.

11. Golan DE. Principios de farmacología: bases fisiopatológicas del tratamiento farmacológico. 3° ed. Wolters Kluwer. 2017.

12. Soar J, Nolan JP, Böttiger BW, Perkins GD, Lott C, Carli P, et al. European Resuscitation Council Guidelines for Resuscitation 2015. Section 3. Adult advanced life support. Resuscitation. 2015; 95:100-47.

13. Moya Mir MS, Piñera Salmerón P, Mariné Blanco M. Tratado de medicina de urgencias. Madrid: Laboratorios Menaren; 2011.

14. Accini Mendoza JL, Atehortúa López LH, Ugarte Ubiergo S. Tratado de farmacología clínica y terapéutica en cuidados críticos. 1° ed. Distribuna editorial. 2015.

15. Ferraz-Torres M, Martinez-García O. Guía práctica para enfermería: Guía de atención enfermera. Independently published 2019.

16. Tannock G.W., What immunologists should know about bacterial communities of the human bowel. Semin Immunol 2006.

17. Bragulata E, Antonioa MT. Tratamiento farmacológico de la hipertensión arterial: fármacos antihipertensivos. Med integral. 2001; 37 (5): 215-21.

18. Giner V, Esteban MJ, Forner MJ, Redón J. Tratamiento farmacológico combinado en el manejo de la hipertensión arterial crónica esencial. Hipertensión. 2004;2:139-57.

19. Hernandez Hdez. A., Coronel Rodriguez C., Monge Zamorano M., Quintana Herrera C. Microbiota, Probióticos, Prebióticos y Simbióticos. Pediatr Integral 2015; XIX (5): 337-354.

20. Lievin V., Peiffer I., Hudault S., Rochat F., Brassart D., Neeser J.R., Servin AL. Bifidobacterium strains from resident infant human gastrointestinal microflora exert antimicrobial activity. Gut 2000; 47:646-652.

21. The complete drug reference. Martindale. 35th ed. London: Pharmaceutical Press; 2007. p. 139-43.

22. Oriol-López SA, Arzate-González PR, Hernández-Bernal PR, Castelazo-Arredondo JA. ¿Ondansetron o dexametasona? Tratamiento de náusea y vómito postoperatorios en cirugía abdominal. Invest Orig. 2009; 32 (3): 163-70.

23. Noguera Rodriguez et al. Terapia antiemética de rescate y perspectivas de futuro en la prevención y tratamiento de los vómitos post-quimioterapia. Farmac Hosp. 2002; 26 (6): 340-9.

24. Catálogo de especialidades farmacéuticas. Consejo General de Colegios Oficiales de Farmacéuticos. Madrid: CGCOF; 2008.

25. Azanza Perea JR, Sádaba Díaz de Rada B, García Quetglás E. Bases del tratamiento antimicrobiano en situaciones especiales. En: Picazo J, Gómis M, editores. Biblioteca básica. Bases para el tratamiento antimicrobiano. Barcelona: Doyma; 2000. p. 190-6.

26. Eckburg P.B., Bik EM, Bernstein C.N., Purdom E., Dethlefsen L., Sargent M., Gill S.R., Nelson K.E., Relman D.A. Diversity of the human intestinal microbial flora. Science 2005; 308:1635-1638.

27. Flórez Beledo, Armijo Simón & Mediavilla Martínez. Farmacología humana. Elsevier. 6° ed. 2013.

28. Hilal-Dandan R, Brunton LL. Manual de farmacología y terapéutica, 2 ed. 2015.

29. Beers MH, Berkow R. Neumología. El manual Merck de diagnóstico y tratamiento. Harcourt. 2001; 511-658.

30. Martinuzzo M. Blood Coagulation System Physiology. Hematology journal.. Fisiología de la hemostasia normal; 2017. (21) 31-42.

31. Gilbert DN, Moellering RC, Eliopoulos GM, et al. Guía de terapéutica antimicrobiana 2006. Guía Sanford. 36th ed. Sperryville, VA: Gilbert DN, Moellering RC, Eliopoulos GM, Sande MA, editors; 2007.

32. Belloso W. Reseña histórica. Historia de los antibióticos. Rev. argent. transfus;36(2/3):167-177, 2010Puga Bello AB, De la Cámara Gómez M, Azálgara Lozada M, Frade Fernández AM. Medidas generales en intoxicaciones agudas en el adulto. Fisterra. 2011.

33. Mena Mojito J, Pacheco Puig R, Pardillos Ferrer L. Intoxicaciones: pautas de actuación en urgencias y empleo de antídotos. Del Libro: Urgencias Médicas: Claves diagnósticas y Terapéuticas, de J.F Varona. 2011; pp. 57-63.

34. Burillo Putze G, Munné Mas P, Dueñas Laita A, Trujillo Martín MM, Jiménez Sosa A, Adrián Martín MJ, et al. Intoxicaciones agudas: perfil epidemiológico y clínico, y análisis de las técnicas de descontaminación digestiva utilizadas en los servicios de urgencias españoles en el año 2006. Estudio HISPATOX. Emergencias. 2008;20:15-26.

CAPÍTULO 17

ACTUACIÓN DE LAS ENFERMERAS ANTE ALERTAS SANITARIAS Y BIOSEGURIDAD

Vídeo de presentación: Capítulo 17

https://amazingbooks.es/manual-enfermeria-video-17/

CAPÍTULO 17

ACTUACIÓN DE LAS ENFERMERAS ANTE ALERTAS SANITARIAS Y BIOSEGURIDAD

Autores: Enrique Villoslada Serra, José Antonio Forcada Segarra

17.1 Alertas Sanitarias

17.1.1 Introducción

Actualmente, vivimos en un mundo en el que por desgracia cada vez hay más desastres naturales, conflictos armados y emergencias de mayor dificultad. La acción humanitaria fundamentada en los derechos y necesidades de poblaciones particulares o determinadas se encarga del despliegue y movilización de los recursos necesarios y su organización. La asistencia internacional humanitaria es una respuesta de emergencia dedicada a ayudar a una demografía en estado de crisis, salvar vidas y aliviar sufrimiento, siempre cimentada en los principios humanitarios de HUMANIDAD, NEUTRALIDAD, IMPARCIALIDAD e INDEPENDENCIA[1].

Figura 1

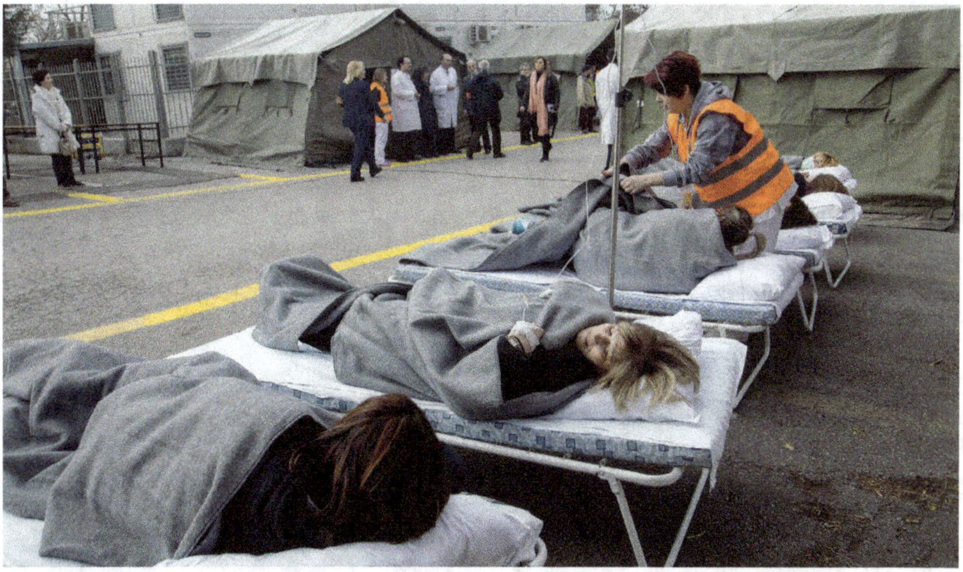

Fuente: 123RF

Existen organismos dedicados a la gestión de estas alertas sanitarias tanto de forma internacional como de forma nacional, entre las que destacan la Organización de las Naciones Unidas (ONU), la Federación Internacional de la Cruz Roja (IFRC), el Comité Internacional de la Cruz Roja (ICRC), Médicos sin Fronteras (MSF), Médicos del Mundo, la AECID (Agencia Española de Cooperación Internacional para el Desarrollo), etcétera.

La coordinación de la asistencia internacional en zonas en alerta es gestionada por las agencias u órganos de gestión de las emergencias, a pesar de que no tienen autoridad para dirigir dicha acción, esa autoridad es exclusiva de los Estados comprometidos. Cuando en emergencias más complejas, la autoridad de un Estado se ve comprometida, la coordinación necesita reconocer autoridades opuestas y, en ciertos casos, también reconocer actores no estatales.

17.1.2 Aspectos clave

Las alertas sanitarias o emergencias sanitarias internacionales son sucesos repentinos de gran magnitud que ocurren mayoritariamente en zonas en vías de desarrollo, donde el Estado no puede asumir el control y la gestión de los afectados y necesita de organismos internacionales dedicados a ayudar y resolver situaciones de tal calibre para poder paliar al mínimo las consecuencias ocasionadas por el desastre natural o la epidemia establecida en una demografía concreta. Estas ayudas internacionales hasta hace poco no estaban reguladas, pero después del terremoto de Haití (enero 2010), donde hubo una sobredimensión de la respuesta a la emergencia, se vio necesario la organización a escala mundial para estructurar y distribuir de manera eficaz toda la ayuda que se proporciona a los países afectados. Esto fue asumido por la OMS. La ayuda internacional a emergencias aún se está consolidando, por ello, se utiliza un marco normativo compuesto de resoluciones, convenciones, declaraciones políticas y códigos de conducta que regulan toda la ayuda. Una de las más importantes es el Proyecto Esfera, que define las normas mínimas de calidad a alcanzar por las ONG durante una emergencia internacional. Es importante tener bien claro las fases de una misión y en qué fase se está en cada momento para saber cuáles son las acciones a realizar. Así como uno de los aspectos fundamentales en las misiones es la seguridad de los participantes

17.1.3 ¿Qué son las alertas sanitarias?

Una alerta sanitaria internacional se produce cuando en una zona geográfica ocurre un evento extraordinario de gran magnitud, como un desastre natural, una epidemia o un conflicto bélico, en la cual hay afectada gran parte de la población y existe un riesgo para la salud pública. La capacidad de las autoridades locales no es suficiente para hacer frente a la situación y, por tanto, el Gobierno debe pedir ayuda internacional.

El cometido de coordinar la asistencia internacional en incidentes de desastre y crisis humanitarias que sobrepasen la capacidad de respuesta del país afectado recae sobre la Oficina de las Naciones Unidas para la Coordinación de Asuntos Humanitarios (OCHA, por sus siglas en inglés).

Existen multitud de organizaciones, Gobiernos, organizaciones no gubernamentales (ONG), agencias de la ONU y más participantes que responden a desastres y crisis humanitarias. La OCHA trabaja con todos los participantes y responde para amparar y cooperar con el Gobierno del país afectado en un esfuerzo por asegurar el uso más eficaz de los recursos internacionales.

17.1.4 Marco normativo[2]

Hay un sinfín de instrumentos jurídicos internacionales destacados que manifiestan el desarrollo progresivo en materia de desastres del derecho internacional, es un sector que todavía está en pleno crecimiento e insuficiente conocimiento. La prestación de ayuda, salvamento y protección en caso de desastre no es un aspecto nuevo, pero está en pleno crecimiento. Existen múltiples instrumentos no vinculantes, como son las Resoluciones de la Asamblea General de Naciones Unidas, de la Conferencia Internacional de la Cruz Roja, declaraciones políticas, códigos de conducta, directrices, etc., entre los que destacan los siguientes:

- Resolución 46/182, de la Asamblea General de Naciones Unidas, de 19 de diciembre de 1991.

- Directrices de 2007 sobre la facilitación y reglamentación nacionales de las operaciones de socorro en casos de desastre y asistencia para la recuperación inicial (aprobadas por la 30ª Conferencia Internacional de la Cruz Roja y de la Media Luna Roja, Ginebra, 26-30 de noviembre de 2007).

- Resolución 6 aprobada en la 23ª Conferencia Internacional de la Cruz Roja y de la Media Luna Roja, Bucarest, 1977.

- Principios y normas de la Cruz Roja y de la Media Luna Roja para el socorro en casos de desastre (FICR, en Revista Internacional de la Cruz Roja, n.º 310, de 29 de febrero de 1996, anexo IV).

- Declaración de principios sobre la organización de socorro a favor de la población en caso de desastre, Resolución 26 aprobada en la 21ª Conferencia Internacional de la Cruz Roja (Estambul, septiembre de 1969).

- Código de conducta relativo al socorro en casos de desastre para el Movimiento Internacional de la Cruz Roja y de la Media Luna Roja y las organizaciones no gubernamentales, anexo VI del informe «Principios y acción en la asistencia internacional humanitaria y en las actividades de protección», doc. 96/C. II/2./1, 26 Conferencia, Ginebra, de 3-7 de diciembre de 1995.

- Marco de Hyogo 2005-2015 (Aumento de la resiliencia de las naciones y las comunidades ante los desastres) aprobado el 22 de enero de 2005 en la Conferencia Mundial sobre la Reducción de los Desastres (A/CONF.206/6, cap. I, res.2).

- Acuerdo modelo de 1980 sobre derecho internacional médico y humanitario de la Asociación de Derecho Internacional (Informe de la 59ª Conferencia de la Asociación de Derecho Internacional, Belgrado, 17-23 de agosto de 1980, pp. 520-527).

- Normas modelo para las operaciones de socorro en casos de desastre publicadas por UNITAR, en 1982.

- Resolución sobre asistencia humanitaria aprobada por el Instituto de Derecho Internacional (2003), sesión de Brujas, de 2 de septiembre de 2003, Anuario del Instituto de Derecho Internacional, vol. 70-I (2002-2003), pp. 399-576, vol. 71-II (2004), pp. 133-250.

- El Derecho Internacional y la cooperación frente a los desastres en materia de protección civil. Dirección General de Protección Civil y Emergencias. Fernández Liesa CR, Oliva Martínez JD.

- Directrices operacionales sobre derechos humanos y desastres naturales del Comité Permanente entre Organismos, aprobadas por el Grupo de trabajo del Comité Permanente de Naciones Unidas entre Organismos, de 9 de junio de 2006, sobre la base de una propuesta preparada por el representante del secretario general sobre los derechos humanos de los desplazados internos (publicadas por el Proyecto Brookings-Bern sobre desplazamientos internos, Washington D.C., 2006).

- Proyecto de directrices internacionales para operaciones de asistencia humanitaria, Instituto Max Planck de derecho público comparado y derecho internacional, 1991, Heidelberg, Alemania.

- Carta humanitaria y las normas mínimas de respuesta humanitaria en casos de desastre del Proyecto Esfera (Ginebra, Proyecto Esfera, 2000, revisadas en 2004).

- Directrices sobre la utilización de recursos militares y de la defensa civil para las operaciones de socorro en casos de desastre (Directrices de Oslo), Rev. 1, 27 de noviembre de 2006.

- Criterios de Mohonk para la asistencia humanitaria en situaciones de emergencia compleja, reimpresos en Human Rights Quarterly, vol. 17, n.° 1, febrero de 1995, pp. 192-208.

17.1.5 Normas mínimas (Proyecto Esfera)[3]

Con el objetivo de crear una serie de normas mínimas universales en la ayuda internacional, varias ONG crearon, a finales de los años 90, una iniciativa llamada Proyecto Esfera.

La ayuda humanitaria hasta hace bien poco carecía de unas pautas y de unos procedimientos normalizados en los que toda ONG que quisiera participar en la emergencia o crisis conociera de antemano, no existía una coordinación en el terreno y cada actor era independiente (no tenía que rendir cuentas ante nadie). No existían normas de calidad mínimas en la asistencia de la emergencia.

Debido a que las grandes organizaciones se dieron cuenta de dicha falta de coordinación y normas mínimas, se articularon varias pautas de actuación y se establecieron códigos de conducta. De ahí nace el Proyecto Esfera y, al igual que el elaborado por la Federación Internacional de Sociedades de la Cruz Roja, el Comité Internacional y la Media Luna Roja, el *Código de conducta para la ayuda humanitaria*, en 1994.

Las normas, manuales y tratados de ayuda internacional de muchas ONG y agencias de la ONU fueron revisadas por expertos afianzando y consensuando así el Proyecto Esfera, el cual no fue creado para instaurar normas nuevas. Gracias a estos expertos, se publicaron los bocetos del Proyecto: la *Carta humanitaria* y las *Normas mínimas de respuesta humanitaria en casos de desastre*.

Las personas que sufren una catástrofe natural, una emergencia sanitaria o un conflicto armado tienen derecho a una asistencia humanitaria, justificada y fundamentada en el derecho humano y en el internacional humanitario es reconocida y reafirmada por la *Carta Humanitaria*, la cual se ampara en la Declaración Universal de Derechos Humanos, los Convenios de Ginebra y Legislación de Refugiados por el Alto Comisionado de las Naciones Unidas para los Refugiados, ACNUR.

La *Carta humanitaria* destaca tres principios básicos: el derecho a una vida digna, la distinción entre combatientes y no combatientes y el principio de no devolución de refugiados.

Existen cinco campos fundamentales de la ayuda humanitaria: abastecimiento de agua y saneamientos; nutrición; ayuda alimentaria; refugios, asentamientos y planificación de emplazamientos, y servicios de salud. En cada campo existen normas mínimas, pero a continuación enumeramos las normas mínimas generales de respuesta humanitaria, que son ocho fundamentales de carácter cualitativo y establecen los niveles mínimos que hay que alcanzar por una ONG en una emergencia internacional.

- **Norma común 1:** participación. La población afectada por el desastre participa activamente en la valoración, diseño, implementación, seguimiento y evaluación del programa de asistencia humanitaria.

- **Norma común 2:** valoración inicial. Las valoraciones proporcionan una buena comprensión de la situación del desastre y un análisis claro de los riesgos que existen en cuanto a la preservación de la vida, la dignidad, la salud y los medios de sustento. Gracias a este análisis se podrá determinar, siguiendo un proceso consultivo con las autoridades correspondientes, si se requiere una respuesta externa y, en caso afirmativo, el carácter de esta.

- **Norma común 3:** respuesta. Una respuesta humanitaria es necesaria en situaciones en las que las autoridades competentes no pueden y/o no quieren responder a las necesidades de protección y asistencia de la población que hay en el territorio que controlan, y cuando la valoración y el análisis indican que estas necesidades no han sido atendidas.

- **Norma común 4:** selección de beneficiarios. La asistencia o los servicios humanitarios se prestan de modo equitativo e imparcial, sobre la base de la vulnerabilidad y las necesidades de personas individuales o grupos afectados por el desastre.

- **Norma común 5:** seguimiento. La efectividad del programa a la hora de dar respuesta a los problemas es identificada y se lleva a cabo un seguimiento continuo de los cambios en el contexto más amplio, con vistas a realizar mejoras en el programa o a finalizarlo de forma escalonada, tal como proceda.

- **Norma común 6:** evaluación. Se realiza un sistemático e imparcial examen de las actuaciones humanitarias, cuya finalidad es entresacar lecciones con las que mejorar las prácticas y las políticas generales y fortalecer la rendición de cuentas.

- **Norma común 7:** competencias y responsabilidades de los trabajadores humanitarios. Ellos poseen titulaciones, experiencias y actitud es que son las apropiadas para la planificación y la implementación efectiva de programas adecuados.

- **Norma común 8:** supervisión, gestión y apoyo del personal. Los trabajadores humanitarios reciben supervisión y apoyo que garantizan la efectividad en la implementación del programa de asistencia humanitaria.

En el apartado de salud, también existen unas normas mínimas al respecto:

- **Norma 1.** Relativa a sistemas e infraestructuras de salud: priorización de los servicios sanitarios. Todas las personas gozan de acceso a servicios de salud a los que se ha concedido prioridad para afrontar las causas principales de mortalidad y morbilidad excesivas.

- **Norma 2.** Relativa a sistemas e infraestructura de salud: apoyo de los sistemas sanitarios nacionales y locales. Los sistemas de salud han sido diseñados para apoyar los sistemas, las estructuras y los proveedores ya existentes en el sector de la salud.

- **Norma 3.** Relativa a sistemas e infraestructuras de salud: coordinación. Las personas tienen acceso a servicios que están bien coordinados entre todos los organismos y sectores con el fin de conseguir la máxima efectividad.

- **Norma 4.** Relativa a sistemas e infraestructuras de salud: atención primaria de salud. Los servicios de salud están basados en los pertinentes principios de atención primaria.

- **Norma 5.** Relativa a sistemas e infraestructuras de salud: servicios clínicos. Las personas gozan de acceso a servicios clínicos que han sido estandarizados y que se adhieren a los protocolos y directrices aceptados.

- **Norma 6.** Relativa a sistemas e infraestructuras de salud: sistemas de información sobre temas de salud. El diseño y desarrollo de los servicios de salud se guían por una continua y coordinada recopilación, análisis y utilización de los pertinentes datos sobre salud pública.

En la lucha contra las enfermedades transmisibles, se encuentran también unas normas mínimas.

- **Norma 1.** Relativa a la lucha contra enfermedades transmisibles: prevención. Las personas disponen de acceso a la información y servicios que han sido diseñados para prevenir aquellas enfermedades transmisibles que contribuyan más significativamente a la morbilidad y la mortalidad excesivas.

- **Norma 2.** Relativa a la lucha contra enfermedades transmisibles: prevención del sarampión. Todos los niños de edades entre 6 meses y 15 años son vacunados contra el sarampión.

- **Norma 3.** Relativa a la lucha contra enfermedades transmisibles: diagnósticos y gestión de casos. Las personas tienen acceso a diagnósticos y tratamientos eficaces de aquellas enfermedades contagiosas que contribuyan más significativamente al exceso evitable de morbilidad y mortalidad.

- **Norma 4.** Relativa a la lucha contra enfermedades transmisibles: preparación para afrontar brotes de enfermedades. Se toman medidas para estar preparados para afrontar los brotes de enfermedades infecciosas y dar respuesta.

- **Norma 5.** Relativa a la lucha contra enfermedades transmisibles: detección e investigación de brotes y respuesta. Los brotes de enfermedades transmisibles son detectados, investigados y controlados con prontitud y efectividad.

- **Norma 6.** Relativa a la lucha contra enfermedades transmisibles: VIH y sida. Las personas tienen acceso al paquete mínimo de servicios preventivos de la transmisión del VIH/sida.

En la lucha contra las enfermedades no transmisibles también existen unas normas mínimas.

- **Norma 1.** Relativa a la lucha contra enfermedades no transmisibles: lesiones. Las personas cuentan con acceso a servicios apropiados para la gestión de lesiones.

- **Norma 2.** Relativa a la lucha contra enfermedades no transmisibles: salud reproductiva. Las personas gozan de acceso al *Minimum Initial Service Package* (PSIM, paquete de servicios iniciales mínimos) con el que se atiende a sus necesidades en materia de salud reproductiva.

- **Norma 3.** Relativa a la lucha contra enfermedades no transmisibles: aspectos psíquicos y sociales de la salud. Las personas disponen de acceso a servicios sociales y de salud mental con los que reducir la morbilidad de índole mental, la discapacidad y los problemas sociales.

- **Norma 4.** Relativa a la lucha contra enfermedades no transmisibles: enfermedades crónicas. En los casos de poblaciones en que las enfermedades crónicas causen una alta proporción de mortalidad, las personas tienen acceso a terapias esenciales para conservar la vida.

17.1.6 Fases en la respuesta a una alerta sanitaria[1,4]

Desplegar una organización de ayuda humanitaria

Lo primero es tener un sistema de alarma que esté desplegado por todo el mundo, mediante el que se pueda saber en cuestión de minutos que ha sucedido una catástrofe de gran magnitud en cualquier parte. Eso se realiza a través de la GDACS (*Global Disaster Alert and Coordination System*, www.gdacs.org, y también a través del VOSOCC, https://vosocc.unocha.org/).

Fase predespliegue

Ante la aparición de una catástrofe, lo primero es realizar una evaluación de daños y de posibles necesidades por parte de la ONG o agencia que preste ayuda humanitaria, pudiendo así activar a su equipo de profesionales, que se desplegará en el terreno afectado a la máxima brevedad posible. En esta fase, lo más importante es la adquisición de la información relevante que ha ocurrido en la zona afectada, cuál ha sido su magnitud, cuánta población ha sido afectada, cuál es la respuesta inicial del país afectado y su demanda de ayuda, de forma que a la vez se recopila la información de lo sucedido, también se recopila la información de quién está disponible para salir al terreno de misión.

Algunas de las acciones que se realizan en esta fase serían, por ejemplo, preparar la documentación administrativa relativa a la salida del personal de la ONG (DNI, currículum vitae, título profesional [medico, enfermero, técnico, etc.], cartilla de vacunaciones, permiso de su puesto de trabajo, etc.) y, al mismo tiempo, comprar los billetes de avión, dotar de dinero en la moneda del país al que se dirigen, buscar un sitio donde alojarse, etc. Por otro lado, hay que preparar toda la logística, todo el material necesario para ser autosuficientes en la zona de destino durante al menos de 1 a 3 meses, material necesario para ejercer la ayuda (tiendas donde ubicarse, sillas, mesas, camillas, instrumental médico, material sanitario, medicamentos, electromedicina, etc.), contratación de transporte dentro del país por personal local, elaboración de un plan de seguridad dependiendo del contexto de la misión, etcétera.

Fase despliegue

Para esta fase, que comprende desde la activación del personal que se vaya a desplegar hasta su llegada a la capital del país o la zona afectada, es imprescindible que se realicen una serie de tareas como el *briefing* del personal, donde se explicará en qué consiste la misión que se despliega, dónde nos vamos a situar, qué actuaciones vamos a realizar, la situación que nos vamos a encontrar, las normas de seguridad que hay que acatar, etc. También, hay que firmar documentos para poder entrar en el país (visados), firmar documentos, como el seguro de viaje, por si hay algún accidente o hay que repatriar a alguna persona, etcétera.

Se adjudican los roles de cada persona en el *briefing*, todo tiene que quedar claro, quién va a ser el jefe de operaciones (persona que se relaciona con los diplomáticos), quién va a ser el *team leader* o jefe asistencial de la misión (persona que manda en el campamento o instalaciones), quién va a ser el referente sanitario, quién será el referente de logística, quién será el referente de seguridad, quién se encargará de la farmacia, quién será enfermero de urgencias, quién ayudará en la logística...

Una vez quede todo más o menos claro, los documentos firmados y, cómo no, todas las fotos hechas, se procederá al desplazamiento al aeropuerto para viajar hacia el país o la zona afectada. Lo más habitual es que el personal que se despliega vuele en aerolíneas regulares, mientras que toda la logística se transporte en aviones de carga al mismo destino. En caso de que no haya aerolíneas regulares que vuelen a ese destino, el personal desplegado viajará junto con el material en un vuelo de carga, pero no es lo habitual.

Fase de operaciones

Una vez en el lugar de destino tanto del personal como del material, hay que acreditarse y registrar nuestra llegada, probablemente a la agencia de la ONU que se encargue del registro y coordinación de los equipos médicos que colaboran en la zona afectada. También, se decidirá junto con las agencias de la ONU y los jefes de la ONG la localización exacta de nuestro emplazamiento, dependiendo de la seguridad, la distancia a la población perjudicada, las fuentes de agua y accesibilidad a la zona.

En esta fase es donde se realizan todos los trámites administrativos logísticos de aduanas y de entrada de materiales, así como los trámites o permisos necesarios para que el equipo humano pueda desplazarse por el país sin problemas.

Una vez quede claro dónde nos situamos, tenemos que trasladarnos hasta dicha zona. Lo normal es que se contrate a personal local que conozca el lugar para que nos transporte a nosotros y la carga de material. Dependiendo de la situación, habrá que evaluar si se necesita escolta armada o no. También, hay que pensar que si el país donde vamos hablan una lengua que no conocemos será necesaria la contratación de traductores locales para el entendimiento entre los afectados y el personal asistencial y logístico.

Una vez en el lugar definitivo, el responsable de logística será el encargado de dirigir la instalación del material que llevamos; en la instalación o montaje participa todo el personal, independientemente de si se es médico, enfermero, técnico, electricista o fontanero, todos tienen que montar las instalaciones o al menos las cosas básicas (tiendas, camas, mesas, sillas, ordenadores, etc.) que, dependiendo de la magnitud y de la cantidad de personal, puede derivar de uno o dos días a una semana, más o menos.

Una vez instalados, hay que comprobar que todo funciona y está en orden, que estamos preparados para recibir a los afectados por la emergencia. Se deben preparar turnos de trabajo que no sean tan exhaustos como para no estar en plenas facultades; dependiendo de las funciones de cada uno, lo normal será unas 12 h para el personal asistencial y para personal técnico. Una vez esté todo montado, se irán resolviendo problemas cada vez que aparezcan para garantizar el buen funcionamiento de las instalaciones. Se debe hacer recordatorio de las normas de conducta, las normas de seguridad, las normas de convivencia, los roles de cada persona y quiénes son los referentes y cuál es la línea jerárquica a la hora de tomar decisiones y resolver problemas, además de una periódica actualización de la situación con los datos disponibles. Suele ser también bastante positivo, y casi todas las ONG suelen hacerlo, una reunión a final de cada jornada donde se expongan las sensaciones, ideas de mejora, exposiciones de cada integrante del grupo respecto al trabajo y emociones personales.

Es necesario en nuestro campamento habilitar una zona para el descanso del personal donde estén los dormitorios, una cocina, un comedor, una zona de descanso, etc., lo que se suele llamar zona de vida. En esta zona es donde el personal que no está trabajando pasa el día a día y puede descansar.

Una vez iniciado el trabajo, porque ya estamos operativos, necesitamos un sistema para manejar la información generada, un sistema informático con posibilidad de comunicación a distancia, por si necesitamos enviar los datos a las agencias que están macroorganizando la emergencia a un nivel «mucho más general», o a nuestros patrocinadores a los que hay que realizarles informes demostrando y justificando el gasto de dinero y trabajo que llevamos a cabo gracias a ellos. Este sistema informático debería primordialmente gestionar un registro de pacientes, registros de actividades realizadas, informes de altas, etcétera.

Mientras tanto, las personas encargadas de la logística deberían conseguir aprovisionamiento de comida, agua embotellada, enseres necesarios para facilitar la vida en el campamento, etc. También, es muy importante la gestión de residuos tanto sanitarios como de otra índole. Esto depende de cada ONG, pero es habitual llevar consigo una incineradora donde normalmente se queman los residuos. Es importante dejar el lugar sin residuos, ya que así evitaremos contaminación ambiental, la aparición de plagas, etcétera.

Fase repliegue

Esta fase, que es donde empieza el fin de la misión, será tomada en cuenta por varias causas: la primera es la evolución favorable de la situación de la emergencia, y si el país ya puede hacerse cargo de la situación, nuestra actuación debe cesar. Otra causa del repliegue es la falta de recursos o la falta de personal, que suele ocurrir en ONG pequeñas. Y la causa principal suele ser porque al empezar la misión se designó un tiempo concreto de despliegue, para el cual se calculaban los recursos y el personal necesario y, después de ese tiempo, se ha de replegar y terminar la misión.

Así pues, en esta fase hay que comunicar a las autoridades competentes que vamos a finalizar la misión con el cierre del campamento. Hay que informar al equipo, sobre todo al personal local que hayamos contratado, que concluirá el contrato por fin de la misión; hay que hacer un inventario del material que queda, con el que normalmente se realizará una donación al país o a otra ONG local que pueda hacerse cargo de ello y así poder seguir prestando ayuda; hay que formar al personal que se queda nuestras instalaciones, funcionamiento de abastecimiento de agua, gestión de residuos, aparatos electrónicos, material sanitario, etcétera.

Durante la fase de repliegue, una vez todo empaquetado y sellado, se realizará el traslado al aeropuerto de todo el material que no se haya podido donar o del material que sea esencial de la ONG, y también se trasladará al personal al aeropuerto para coger el vuelo de vuelta.

Fase postdespliegue

En esta fase, donde ya nos encontramos en nuestro país, se realizará una serie de acciones muy importantes para el crecimiento de la ONG y del personal que la compone. Primero, se regresa a las oficinas de la ONG, donde se realizará un *debriefing*, el equipo dispondrá un psicólogo para hacer una recuperación emocional y volver a la situación previa de antes de la misión. También, se analizarán los resultados de la misión, se describirán las cosas que han ido bien, las que han ido mal, en qué se puede mejorar la próxima misión, así como qué cosas se han aprendido para que no vuelvan a ocurrir en el futuro. Todo esto debe quedar recogido en un documento de carácter confidencial para que la propia ONG lo asimile e introduzca las nuevas mejoras para la próxima misión. Además, se realizará un examen médico de salud si se cree pertinente, si algún miembro del equipo cree tener síntomas de alguna enfermedad.

El apoyo psicológico se mantendrá durante un tiempo prudencial después de la misión para que todo miembro del equipo pueda tener un acompañamiento en su transición a la vida antes de la misión.

Se deberá de realizar una revisión de todo el material que haya regresado con nosotros, para ver si funciona bien. En caso contrario, repararlo para la próxima misión y reponer todo el material utilizado o donado en la misión para que en la próxima alerta tengamos todo listo para salir al terreno.

17.1.7 Protección y seguridad[4]

Una de las medidas más importantes a la hora de salir de misión humanitaria es la elaboración previa del plan de seguridad que se vaya a llevar a cabo. Hay que destacar que cuando ocurre una catástrofe natural, epidemia o hay un conflicto bélico, cierta parte de la población intenta saquear a los que traen ayuda, incluso, cabe la posibilidad del secuestro de algún cooperante internacional para sacar provecho económico o político. Por eso, debe haber una persona que se encargue de la seguridad del grupo, donde establezcan unas normas de seguridad que todos deben seguir. Entre esas normas estaría, por ejemplo, no llevar vestimentas de estilo militar para evitar confusiones, un horario de repliegue del equipo (normalmente, al anochecer), un horario de apertura y cierre de las instalaciones, la limitación física con barreras y puertas para evitar la entrada de personas hostiles (dependiendo de las instalaciones), todos han de llevar siempre encima un sistema de comunicación, bien sea un *walkie-talkie* o un teléfono móvil con tarjeta SIM del país para poder comunicarse en cualquier momento, por si hay que pedir ayuda o comunicar información relevante.

El responsable de seguridad es el encargado de saber en todo momento dónde se encuentra cada persona, así como de prevenir posibles riesgos para alertar al equipo, desde el personal sanitario trabajando con los afectados hasta el personal de logística que ha de viajar en coche para comprar o traer material del aeropuerto, incluso saber quién tiene el turno libre y está en la zona de vida descansando.

Además, hay que estar pendiente de las noticias que ocurren en el lugar a cada momento para evitar cualquier situación hostil con guerrillas, prever cambios en las rutas por desplazamientos de terreno en terremotos o la réplica de un tsunami que pueda alcanzarnos.

Es obligatorio tener un buen seguro médico por si nos ocurre algo poder volver a casa lo antes posible. La repatriación es fundamental; cuando vamos a enfrentarnos a situaciones de gran riesgo nunca sabemos qué es lo que puede ocurrir y nuestra seguridad y tranquilidad es lo primero.

17.1.8 Funciones de las enfermeras en alertas sanitarias

Un desastre se trata de una situación excepcional para cuyo correcto abordaje se deberán llevar a cabo medidas muy específicas y contar con un equipo multidisciplinar altamente cualificado y entrenado para intervenir[5].

Tanto los desastres naturales como los provocados por el hombre constituyen una grave amenaza para la salud y el bienestar de cualquier nación del mundo[6].

Los profesionales de enfermería forman parte trascendental dentro del equipo multidisciplinar de salud, siendo fundamental su intervención en las acciones llevadas a cabo antes, durante y después del desastre[7].

Los desastres, en función a sus causas, los podemos clasificar en naturales y provocados por el hombre.

Para su actuación ante un desastre o una alerta sanitaria, las enfermeras deben estar preparadas y formadas en las funciones que tengan que desempeñar. La formación previa de los profesionales sanitarios, en general, y de las enfermeras, en particular, debe ser constante y continuada.

Desde la administración y los servicios sanitarios deben contar entre sus planes de formación con la posibilidad de actuación ante alertas y desastres, independientemente de las posibilidades de que ocurra en una determinada área geográfica, pues la probabilidad, aunque en ocasiones muy escasa, siempre existe.

El profesional de enfermería debe actuar desde la administración, la investigación, el servicio y la docencia, adaptando sus conocimientos profesionales de modo que pueda identificar y atender las necesidades de las personas que sufren con motivo de un desastre y estar preparadas para actuar en[7]:

a) Hospitales, incluidos los de campaña temporales.

b) Puestos de primeros auxilios.

c) Comités de emergencias.

d) Albergues.

e) Comités de vigilancia epidemiológica.

f) Organización y manejo de los servicios en situaciones de emergencia.

La atención que se otorga a las personas afectadas por un desastre requiere de diversas acciones de enfermería[7]:

a) Identificación de víctimas y su traslado.

b) Atención directa.

c) Valoración y evaluación.

d) Solución de problemas.

e) Organización y coordinación.

f) Enseñanza y consulta.

Las actividades de enfermería deben reflejar las necesidades cambiantes en caso de una calamidad y tener como metas la prevención primaria, secundaria o terciaria[7].

La prevención *primaria* es la disminución de las probabilidades de enfermedad, muerte e incapacidad como consecuencia de un desastre. Comienza antes de que se presente una calamidad y comprende todos los aspectos de planificación del suministro de atención médica y de enfermería y la preparación de las actividades básicas de la vida diaria en condiciones de desastre.

La prevención *secundaria* es la identificación rápida de problemas propios del desastre y la implementación de medidas para tratar y evitar su reaparición o las complicaciones. Estas asumen importancia durante las etapas de impacto, rescate y socorro en un desastre. Las instalaciones para casos agudos pueden estar totalmente saturadas con heridos y, por tal motivo, las enfermeras pueden organizar y supervisar la atención a personas enfermas y lesionadas en el hogar o en refugios.

La prevención *terciaria* comprende la rehabilitación del paciente, integrándolo a su comunidad en el estado en el que se encontraba antes del desastre y mitigar las incapacidades a largo plazo. Los efectos que un desastre tenga a largo plazo en la salud varían de acuerdo con cada situación. Sin embargo, las enfermeras indudablemente tendrán que enfrentarse siempre a consecuencias de calamidad y, durante algún tiempo después, necesitarán evitar secuelas permanentes.

Antes del desastre[5,6]

La etapa previa al impacto es la más importante y fundamental, pues las acciones realizadas en este apartado van a permitir minimizar los efectos tras un determinado episodio. Todas las intervenciones que deben llevar a cabo las enfermeras durante este periodo se enmarcan en la prevención primaria: disminuir *«las probabilidades de enfermedad, muerte e incapacidad como consecuencia de un desastre»*. Para tratar de reducir la vulnerabilidad de las poblaciones expuestas a un cierto riesgo, los enfermeros pueden participar en diferentes labores preventivas. Son las siguientes:

a) Valoración previa y plan de respuesta al desastre.

- Estudiar la vulnerabilidad y los riesgos particulares que presenta una determinada población (análisis de riesgos).

- Conocer los recursos médicos y sociales de que se dispone.

Una vez conocidos los riesgos de una comunidad y los recursos disponibles para hacerles frente, puede procederse a la elaboración de un plan de respuesta al desastre. El éxito del plan vendrá determinado por la forma en que este se adapte a las necesidades existentes y los recursos con los que contamos. La creación de un plan de emergencia es una tarea compleja que requiere de la participación y colaboración de profesionales de muy diversos ámbitos y donde el papel principal de los enfermeros se centra en la identificación de las necesidades de salud y la asignación de recursos.

b) Simulacros. La existencia de un plan de emergencia no servirá de nada si no se mantiene actualizado y se representa regularmente. Los simulacros permiten a los principales actores involucrados en la respuesta a un desastre mejorar su preparación gracias a la puesta en práctica de habilidades y competencias que no desempeñan en su día a día. Además, esto repercutirá en un aumento de la confianza con la que enfrentarse a una intervención en caso de desastre real.

Tras cada simulacro se debe realizar una evaluación para conocer los errores cometidos (si los ha habido) y los aspectos mejorables (si los hubiera).

Los profesionales de enfermería no solo participan en el ejercicio del simulacro propiamente dicho, sino también en la planificación y evaluación del mismo, aportando ideas para modificar el plan si fuese necesario.

c) Programas de educación comunitaria. Han de basarse especialmente en el fomento de las medidas básicas de autoprotección y el entrenamiento de maniobras de primeros auxilios. Cuanto mayor sea la información que manejen los habitantes y más sensibilizados y concienciados estén con la probabilidad de que ocurra un desastre en su comunidad, más rápida y productiva será la reacción ante él.

Es muy importante no olvidar incluir en este tipo de programas a los grupos de población más vulnerables de la sociedad, como los niños desde sus centros escolares.

Dentro de la educación comunitaria es muy importante realizar simulacros frente a los peligros reales de una región. Mejoraría la respuesta de la población general, siendo más organizada, y disminuiría la ansiedad de los ciudadanos al tener claro qué deben hacer.

Durante el desastre[5,6]

Las funciones de los enfermeros van a depender del lugar desde el que vayan a responder. Quienes trabajen en un hospital (si su funcionamiento no se ve alterado tras el desastre) deberán conocer el plan de desastre externo o de la comunidad, ponerlo en práctica y dar asistencia dentro de unas condiciones en las que la demanda de recursos vaya a verse aumentada de forma significativa. Por otro lado, quienes se encarguen de brindar la atención en la zona de impacto podrán realizar las tareas que se enuncian a continuación:

a) *Evaluación rápida de necesidades.* Para determinar el área afectada por el desastre, el posible número de víctimas, el estado de las principales instalaciones sanitarias, etcétera.

b) *Triaje prehospitalario.* El triaje prehospitalario es un sistema que permite la clasificación de los pacientes en función de su gravedad, su capacidad de recuperación y los recursos y el tiempo disponibles. Es una labor compleja que va a determinar la atención que las víctimas van a recibir, por lo que el personal encargado de llevarlo a cabo debe poseer experiencia y estar entrenado con esta práctica.

La clasificación de los heridos se hace visible mediante un código de colores que informa sobre la prioridad asistencial que les corresponde:

- Color rojo: prioridad 1. Máxima urgencia. Los pacientes necesitan tratamiento o evacuación inmediata.

- Color amarillo: prioridad 2. Las lesiones no implican peligro de muerte inminente, por lo que la atención puede demorarse unas horas.

- Color verde: prioridad 3. Lesiones leves que pueden demorarse durante más tiempo que las de prioridad 2.

- Color negro: fallecidos.

c) *Cuidados de enfermería.* El patrón de lesiones va a depender de la intensidad del daño, la duración del mismo, la vulnerabilidad y la preparación del sistema sanitario. La etiología del desastre también va a influir en la patología de los heridos. Los cuidados de enfermería irán dirigidos al tratamiento de estas lesiones, aplicando todos los conocimientos disponibles y utilizando las técnicas e intervenciones de enfermería correspondiente. Además, será fundamental dar apoyo psicológico a los afectados.

La labor asistencial durante un desastre no solo se centra en las lesiones que aparecen en el periodo agudo de la emergencia: los enfermos crónicos también necesitarán acceder a sus tratamientos y curas habituales; y en caso de que aparezcan brotes de enfermedades transmisibles, las enfermeras tendrán un papel fundamental en los programas de vacunaciones.

d) *Enfermería Comunitaria y Salud Pública.* El objetivo de la prevención secundaria es *«la identificación rápida de problemas propios del desastre y la implementación de medidas para tratar y evitar su reaparición o las complicaciones».*

Los aspectos a los que la Enfermería Comunitaria debe prestar una especial atención por poder alterar de manera grave a la salud pública de la comunidad afectada por un desastre son:

- Agua y saneamiento.

- Alimentación.

- Refugio y asentamientos humanos.

Tras el desastre[5,6]

Es la de mayor duración. Las actividades se centrarán en las tareas de rehabilitación y reconstrucción y el objetivo final será lograr que la región afectada y sus habitantes puedan recuperar las condiciones de vida previas. Para conseguirlo es clave realizar una evaluación de necesidades que permita establecer acciones prioritarias.

La labor más importante desde el punto de vista de la enfermería durante esta etapa es la de rehabilitación, proceso que abarca el tratamiento de las enfermedades, lesiones o secuelas derivadas del desastre. Las secuelas no solo van a ser físicas sino también psicológicas, y la salud mental es uno de los aspectos a los que mayor atención debe prestarse.

Uno de los trastornos psíquicos que con mayor frecuencia padecen las personas que han sufrido un evento de estas características es el estrés postraumático. Aparece como una *«respuesta tardía a un acontecimiento estresante o a una situación de naturaleza excepcionalmente amenazante o catastrófica»* y su manifestación clínica más frecuente es la experimentación reiterada de volver a revivir el episodio traumático. Los pacientes pueden presentar también inquietud, ansiedad y anhedonia.

Los cuidados de enfermería se dirigirán a valorar el nivel de ansiedad, brindar apoyo emocional y ayudar al paciente a identificar las situaciones que generan dicha ansiedad.

La Enfermería Comunitaria también tiene un papel fundamental en esta última etapa, pues es frecuente que durante un desastre existan desplazamientos de población. Los asentamientos humanos se prolongan en el tiempo, pudiendo llegar a durar incluso años. En estas condiciones, la salud pública de la comunidad puede verse afectada si no se desarrollan las actividades pertinentes en materia de promoción de la salud y prevención.

Tras un evento de estas características se deben valorar los aspectos que han fallado, por tanto, deben mejorarse, y los que deberían potenciarse más.

17.1.9 Funciones de las enfermeras en la pandemia por COVID-19

Desde diciembre de 2019 nos enfrentamos a la peor pandemia mundial desde el año 1918 (gripe española). Las administraciones y los sistemas sanitarios de todos los países del mundo han demostrado no estar ni de lejos preparados para una eventualidad de este tipo, a pesar de que, desde hace muchos años, los epidemiólogos y especialistas en Vacunología venían advirtiendo de una posible pandemia mundial por un virus gripal no conocido (mutación de virus conocidos). En el año 2009, se produjo una pandemia mundial de gripe por un virus A-H1N1 (virus de gripe porcina), desconocido hasta la fecha, pero con similitudes al que circuló en la pandemia de 1918. La gravedad fue menor y esto no contribuyó a mejorar los sistemas de alerta epidemiológica ni la adaptación de los sistemas sanitarios a esta posible contingencia.

Durante esta pandemia de 2009, desde el Ministerio de Sanidad y las CCAA, se elaboraron planes de preparación y respuesta ante una pandemia de gripe, que partían de los planes elaborados en 2005 a partir de la aparición en Asia de un nuevo subtipo A-H5N1 (conocido como gripe aviar y aislado en aves en 1996), altamente patógeno y que saltó la barrera entre especies afectando a personas en estrecho contacto con aves infectadas, pero que no llegó a la transmisión humana. Hoy en día, se siguen presentando casos de esta infección y se mantiene la vigilancia epidemiológica en personas y en aves infectadas[8].

En abril de 2013, se notificaron casos de infección por un virus A-H7N9. Otros virus de la gripe aviar, en particular los virus A-H7N7 y A-H9N2 han provocado infecciones humanas esporádicas.

A nivel mundial, se ha estado trabajando intensamente en la vigilancia de todos los virus gripales conocidos (aviares y porcinos), ya que una reordenación genética entre estos podría conducir a un nuevo virus altamente patógeno y con capacidad de salto entre especies. Ese era el mayor temor.

Pero no ha sido así, ha sido un coronavirus. Los coronavirus son una extensa familia de virus que pueden causar enfermedades tanto en animales como en humanos. En los humanos, se sabe que varios coronavirus causan infecciones respiratorias que pueden ir desde el resfriado común hasta enfermedades más graves, como el síndrome respiratorio de Oriente Medio (MERS) y el síndrome respiratorio agudo severo (SRAS)[9]. El coronavirus que se ha descubierto más recientemente (SARS-CoV-2) causa la enfermedad por coronavirus COVID-19.

Este virus causa cuadros clínicos en principio similares a la mayoría de los virus respiratorios (cuadros leves), con un gran porcentaje de personas infectadas asintomáticas (> 50 %) y con una alta contagiosidad (R_{2-3}).

La coincidencia del inicio de la circulación de este virus, detectado por primera vez en la ciudad china de Wuhan en diciembre de 2019, con la temporada de epidemia gripal 2019-2020 hizo que probablemente, y en especial en Europa, no se pudieran diagnosticar ni vigilar los casos iniciales y, como consecuencia de ello, se alcanzará en poco tiempo la transmisión comunitaria, ayudado por la globalización y los viajes internacionales.

Ha quedado más que demostrado que, ante la ausencia de una vacuna frente a este coronavirus, las medidas más eficaces para frenar la transmisión son las medidas de higiene y aislamiento. Y estas medidas deberían haber sido aplicadas desde un principio (como ocurrió de manera bastante eficiente en Wuhan y algunas otras zonas de China), pero en los países europeos (segundo gran foco de transmisión tras China), no se esperaba esta amplia transmisión comunitaria y, una vez se constató esta, las administraciones y servicios sanitarios, y la población, no estábamos preparados para afrontarlo. Ni disponíamos de recursos humanos (profesionales sanitarios) ni materiales (falta absoluta de equipos de protección individual [EPI] de camas en las UCI, de respiradores, etcétera).

Todas las estrategias que se han venido desarrollando desde el inicio de la pandemia en nuestro país han sido implementadas sobre la marcha (como en el resto de países de nuestro entorno), con mayor o menor fortuna en su desarrollo, y en muchas ocasiones sin una evidencia científica clara que los apoyara, dado el desconocimiento absoluto del virus y sus características, pero también apoyadas en decisiones populistas y sin apenas ninguna educación sanitaria a la población.

El papel de los profesionales de enfermería en el desarrollo de la pandemia

Todo el mundo coincide en la labor abnegada y absolutamente profesional y humana de todos los profesionales sanitarios, tanto desde la atención primaria, los hospitales y la salud pública, a pesar de la carencia de recursos humanos y materiales y el profundo desconocimiento de la pandemia.

Los profesionales de enfermería, en primera línea de la atención sanitaria, tanto en atención primaria como en la hospitalaria, han demostrado su capacidad profesional y humana, en exposición directa y sin apenas recursos materiales de protección ante las personas infectadas, en atención profesional y humana con las personas ingresadas y aisladas de sus familias, con un gran porcentaje de infección y hospitalización y, desgraciadamente, fallecimientos.

Desde el final del período de alarma, las administraciones sanitarias deberían haber emprendido una veloz carrera para prepararnos ante la segura aparición de brotes (dada la relajación del aislamiento) y estamos viendo en este momento (mediados de agosto de 2020) que todo lo prometido y necesario, como la ampliación de las plantillas de profesionales, especialmente enfermeras en atención primaria, la preparación de equipos de seguimiento y control de casos (los famosos rastreadores, más profesionales sanitarios, especialmente, enfermeras), no se ha cumplido, y nos encontramos de nuevo con actuaciones descoordinadas e inconexas que harán recaer toda la presión sobre los profesionales sanitarios.

No se ha contado con los profesionales de enfermería para la preparación de una segunda fase de transmisión, a pesar de la formación y el conocimiento por la experiencia que podemos aportar.

No se han formado enfermeras para la labor de control y seguimiento de casos.

Se ha intentado recuperar la atención de muchas actividades y programas que habían quedado sin poder realizar (programas de crónicos, educación para la salud y prevención de enfermedades, vacunaciones infantiles y de adultos, etcétera).

Sabemos cuáles son las funciones de nuestra profesión: asistencial, docencia, investigación y gestión. Y debemos seguir perseverando en todas y cada una de ellas, demostrando nuestras capacidades y formación. Desde algunos sectores sanitarios y de la sociedad no se han dado facilidades para poder poner en práctica estás capacidades y funciones, motivando al colectivo de las enfermeras a perseverar aún más si cabe en este noble objetivo de mejorar, un propósito que cada año crece porque sabemos lo necesaria que es nuestra profesión para la sociedad, persiguiendo posicionar a la enfermería en la élite de la sanidad pública y privada.

Y un aspecto fundamental en el que se debe seguir trabajando es en la educación para la salud en la población, y en estos momentos mucho más intensamente. Dada la dificultad de realizar esta educación de forma presencial, debemos aprovechar y utilizar las nuevas tecnologías de la información y comunicación para llegar a la población con nuestros mensajes educativos.

También hay que destacar la labor fundamental que desarrollan y van a desarrollar las enfermeras escolares, en aquellos lugares donde se puede disponer de ellas. Las enfermeras escolares, además de sus funciones habituales, van a poder trabajar en la educación sanitaria, control de medidas higiénicas y control y detección de posibles casos de infección, asesorando al centro y la comunidad escolar en las medidas a adoptar para evitar contagios. También, en un aspecto importante como la recuperación de las vacunaciones perdidas durante el confinamiento, revisando los registros vacunales de los alumnos y concertando citas para estas vacunaciones, en contacto y colaboración con el centro de salud correspondiente (http://www.aceese.es/).

Y debemos destacar la labor que se ha venido desarrollando tanto desde el Consejo General de Enfermería (CGE), los Consejos de Enfermería Autonómicos, los Colegios Provinciales y desde las Sociedades Científicas de Enfermería, cada uno en su nivel de competencia, en lanzar mensajes y consejos educativos a los profesionales de enfermería y a la población en general.

Los vídeos, infografías, notas de prensa y documentos elaborados desde el CGE se pueden encontrar en https://www.consejogeneralenfermeria.org/covid-19.

Figura 2

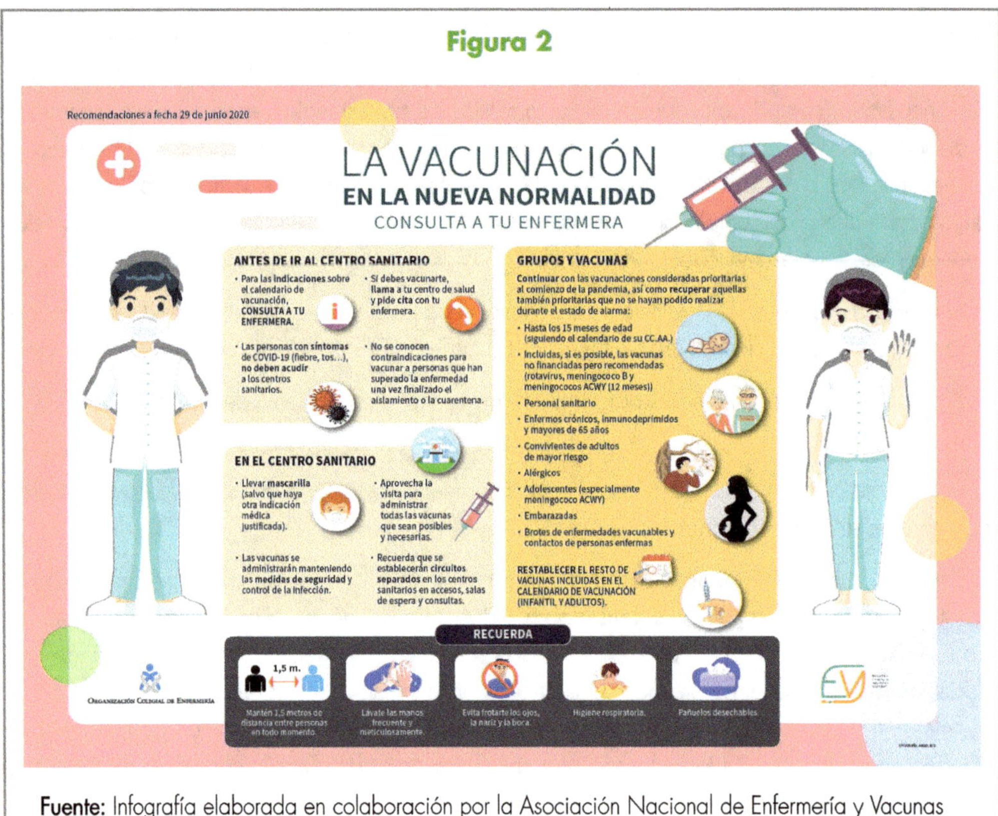

Fuente: Infografía elaborada en colaboración por la Asociación Nacional de Enfermería y Vacunas (ANENVAC) y el CGE. Ver recursos WEB[A]

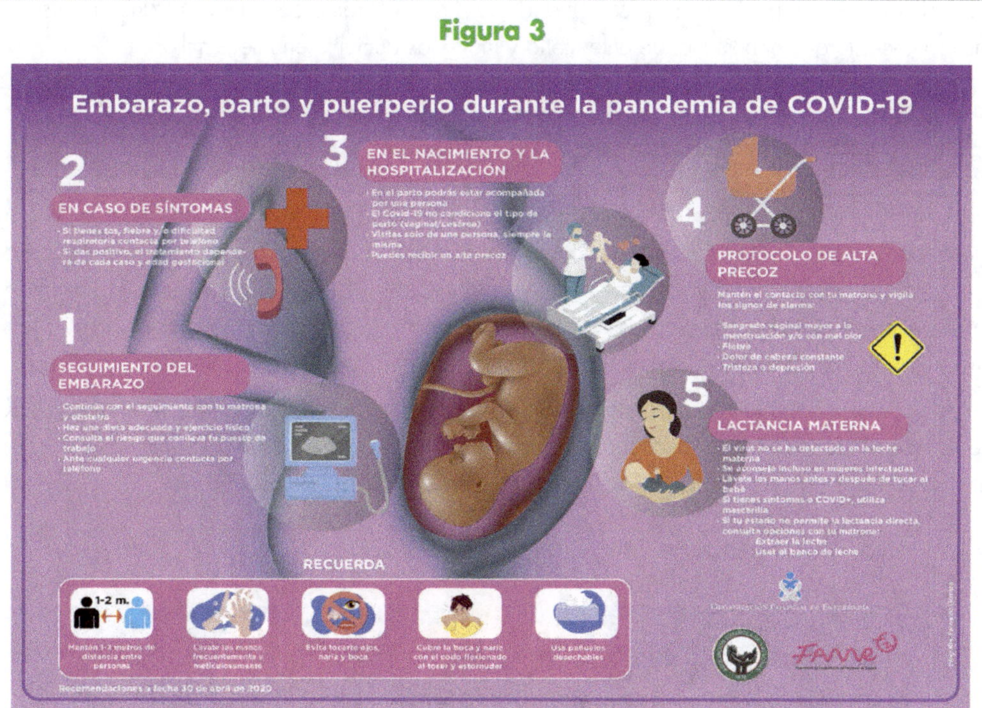

Fuente: Infografía elaborada en colaboración por la Federación de Asociaciones de Matronas de España (FAME) y el CGE. Ver recursos WEB[B]

17.1.10 Año Internacional de las enfermeras y las matronas

Las enfermeras y las matronas desempeñan una función crucial en la prestación de servicios de salud, ya que consagran sus vidas a cuidar a las madres y a los niños, administran vacunas que salvan vidas, proporcionan consejos de salud, cuidan de las personas mayores y, en general, satisfacen las necesidades sanitarias esenciales del día a día. Además, suelen ser el primer y el único

Logotipo. 2020, Año Internacional de las Enfermeras y Matronas

lugar de atención disponible en sus comunidades. A fin de lograr la cobertura sanitaria universal, el mundo necesita que el personal de enfermería y matronas aumente en nueve millones.

Por ello, la Asamblea Mundial de la Salud designó 2020 como el Año Internacional de las Enfermeras y las Matronas

Aunando esfuerzos con la OMS y sus asociados, entre los que figuran la Confederación Internacional de Matronas, el Consejo Internacional de Enfermeras, la campaña Nursing Now y el Fondo de Población de las Naciones Unidas (UNFPA), esta iniciativa, que dura un año entero y celebra la labor del personal de enfermería y las matronas, pone de relieve las difíciles condiciones a las que se suelen enfrentar y promueve el aumento de las inversiones en el personal de enfermería y partería[10].

Para llevar a cabo la campaña del Año Internacional de las Enfermeras y las Matronas (2020) se ha elaborado material de identidad visual («el Material»). Para acceder a los ficheros y después utilizarlos basta con que indique su acuerdo con las «Condiciones de uso»[11].

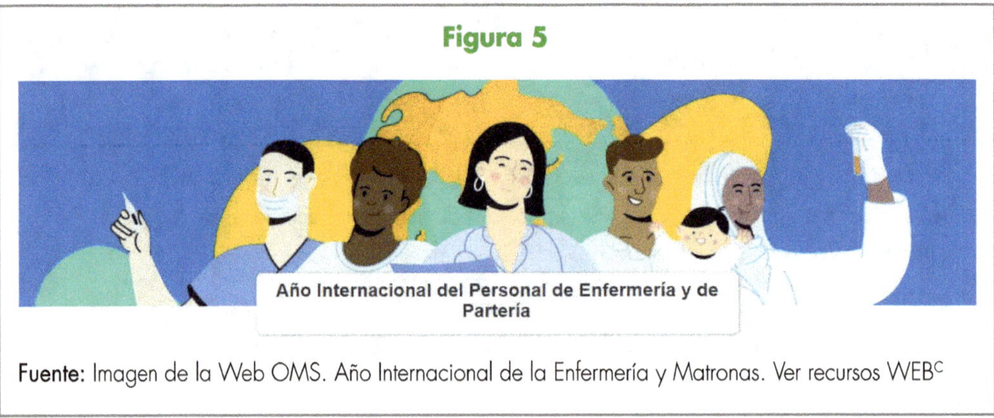

Figura 5

Fuente: Imagen de la Web OMS. Año Internacional de la Enfermería y Matronas. Ver recursos WEB[c]

Refuerzo de la enfermería y las matronas para hacer realidad la salud para todos[12]

La existencia de una sólida dotación de personal de enfermería y partería es un factor clave para cumplir el objetivo de la cobertura sanitaria universal.

Adaptar a los criterios internacionales la enseñanza que se imparte al personal de enfermería y matronas es una medida atinada desde el punto de vista económico, pues al reducir la necesidad de intervenciones costosas y superfluas ahorra recursos, posibilita una atención de mayor calidad y eleva los niveles de salud para todos.

Reforzar la enfermería y las matronas (y asegurar así que el personal del ramo pueda trabajar al máximo de sus posibilidades) es una de las medidas más importantes que podemos tomar para hacer realidad la cobertura sanitaria universal y mejorar los niveles de salud en todo el mundo.

Sin embargo, el personal de enfermería y las matronas, a menudo, está subestimado y no puede dar lo mejor de sí mismo en su trabajo. En 2020, aspiramos a lograr que todas estas personas puedan trabajar en entornos donde estén a salvo, gocen del respeto de los médicos y demás colegas

MANUAL PRÁCTICO DE ENFERMERÍA

del mundo de la salud y tengan acceso a unos servicios de atención sanitaria que funcionen debidamente y en los cuales su labor esté integrada con la de los demás profesionales de la atención de salud.

Desarrollando la enfermería y las matronas, los países pueden incidir en tres direcciones simultáneas: mejorar la salud, promover la igualdad de género e impulsar el crecimiento económico.

El refuerzo de la enfermería y la partería traerá consigo los beneficios adicionales de promover la equidad de género (ODS 5), contribuir al desarrollo económico (ODS 8) y favorecer otros Objetivos de Desarrollo Sostenible (ODS).

Impulsar el liderazgo y la influencia de la enfermería y las matronas para mejorar los servicios de salud

Las enfermeras y las matronas ya cumplen funciones de divulgación e innovación en las comunidades, así como en dispensarios y hospitales y dentro del sistema de atención sanitaria. Pero debe estar valorado en su justa medida y contar con representación en instancias de dirección en las que pueda orientar las políticas e inversiones de salud.

En las enfermeras y las matronas reside quizá la respuesta a muchos de los problemas de salud que aquejan al mundo, pero primero tendremos que superar ciertas barreras profesionales, socioculturales y económicas.

Dedicar voluntad política y fondos a la mejora de la enfermería y las matronas

La cobertura sanitaria universal es una opción política. También lo es la inversión de recursos nacionales en enfermería y partería.

Cinco ámbitos de inversión fundamentales

- Invertir en servicios dirigidos en mayor medida por las enfermeras y las matronas, que de este modo puedan trabajar dando lo mejor de sí mismas.

- Emplear a personal de enfermería más especializado.

- Otorgar al personal de enfermería y las matronas un lugar central en la atención primaria de salud, desde el que se asuma la prestación de servicios y la supervisión de los agentes de salud comunitarios.

- Respaldar a las enfermeras y las matronas en las labores de promoción de la salud y prevención de enfermedades.

- Invertir en el liderazgo de los servicios de enfermería y matronas.

Informe sobre la situación de la enfermería en el mundo en 2020

En este informe, que fue presentado en abril de 2020, se traza una panorámica mundial de la situación del personal de enfermería y se aportan datos en los que fundamentar la elaboración de planes que optimicen la contribución de este personal a la mejora de la salud y el bienestar de todos y que deparen progresos sustanciales hacia la cobertura sanitaria universal y el cumplimiento de los ODS. En el informe se indican modalidades y plazos para los procesos de obtención de datos, diálogo sobre políticas, investigación y sensibilización, así como inversiones en el personal de salud para las generaciones venideras.

La OMS y sus asociados hacen un llamamiento urgente para que se invierta en personal de enfermería[13]. Ginebra, 7 de mayo de 2020

La pandemia de COVID-19 pone de manifiesto la necesidad urgente de fortalecer el personal de salud a nivel mundial. Un nuevo informe titulado *Situación de la enfermería en el mundo 2020* realiza un examen en profundidad del componente más numeroso del personal de salud. En sus conclusiones se revelan importantes deficiencias en el personal de enfermería y se señalan las esferas prioritarias de inversión en materia de formación, empleo y liderazgo para fortalecer al personal de enfermería en todo el mundo y mejorar la salud de todos.

El personal de enfermería representa más de la mitad del personal de salud que hay en el mundo, y presta servicios esenciales en el conjunto del sistema sanitario. A lo largo de la historia, ha estado en primera línea de la lucha contra las epidemias y pandemias que amenazan la salud a nivel mundial, igual que sucede hoy. En todos los lugares del mundo están demostrando su compasión, valentía y coraje en la respuesta a la pandemia de COVID-19: nunca antes se había puesto más claramente de relieve su valía.

«Los profesionales de enfermería son la columna vertebral de cualquier sistema de salud. Hoy en día, muchos de ellos se encuentran en primera línea en la batalla contra la COVID-19», dijo el Dr. Tedros Adhanom Ghebreyesus, director general de la OMS. «Este informe constituye un claro recordatorio del papel insustituible que desempeñan y una llamada de atención para asegurar que reciben el apoyo que necesitan para salvaguardar la salud del mundo».

El informe, elaborado por la Organización Mundial de la Salud (OMS) en colaboración con el Consejo Internacional de Enfermeras (CIE) y la campaña Nursing Now, revela que el personal de enfermería cuenta actualmente con cerca de 28 millones de profesionales en todo el mundo. Las filas del personal de enfermería registraron un incremento de 4,7 millones entre 2013 y 2018. No obstante, la cifra actual sigue dejando un déficit mundial de 5,9 millones de profesionales, la mayoría en países de África, Asia Sudoriental y la Región del Mediterráneo Oriental de la OMS, así como en algunas partes de América Latina.

Resulta revelador el hecho de que más del 80 % del personal de enfermería del mundo trabaje en países que albergan a la mitad de la población. Y uno de cada ocho de estos profesionales ejerce en un país distinto al país en el que nació o se formó. El envejecimiento también amenaza al personal de enfermería: se espera que uno de cada seis se jubile en los próximos 10 años.

Para evitar que se produzca una situación de escasez a escala mundial, en el informe se estima que los países que experimentan carencias deben aumentar el número total de graduados en enfermería a razón de un 8 % anual de promedio, y mejorar sus opciones de obtener empleo y retenerlo en el sistema de salud. Todo ello tendría un costo de unos 10 dólares per cápita (el conjunto de la población) al año.

«Los políticos son conscientes del costo que supone formar y mantener una plantilla de profesionales de enfermería, pero muchos de ellos solo reconocen ahora su verdadero valor», dijo la presidenta del Consejo Internacional de Enfermeras, Annette Kennedy. «Cada céntimo que se invierte en el personal de enfermería aumenta el bienestar de las personas y las familias de manera muy clara y tangible, que todo el mundo puede ver. Este informe destaca la contribución que realiza esta profesión y confirma que invertir en ella supone un beneficio para la sociedad, no un costo. El mundo necesita incorporar a millones de profesionales, y hacemos un llamamiento a los Gobiernos para que hagan lo correcto e inviertan en esta maravillosa profesión y observen cómo sus poblaciones se benefician del increíble trabajo que solo ellos pueden hacer».

Aproximadamente, el 90 por ciento son mujeres, pese a lo cual, hay pocas enfermeras ocupando puestos directivos en el sector de la salud. La gran mayoría de esos puestos están ocupados por hombres. Con todo, cuando en los países se permite que las enfermeras asuman una función directiva, por ejemplo, estableciendo un puesto de funcionario jefe de los servicios públicos de enfermería (o equivalente) y programas de liderazgo para el personal de enfermería, las condiciones de este colectivo mejoran.

«En el informe se hace un llamamiento, debidamente respaldado por datos y estudios científicos que eran muy necesarios, al fortalecimiento del liderazgo en la enfermería y sus funciones avanzadas, así como a su formación para el futuro», señaló lord Nigel Crisp, copresidente de Nursing Now. «Las opciones de política recogen medidas que, en nuestra opinión, todos los países pueden adoptar en los diez próximos años para garantizar un número suficiente de profesionales de la enfermería y que las enfermeras aprovechan plenamente las competencias recibidas en su formación teórica y práctica y la ampliación de su ámbito profesional para mejorar la prestación de atención primaria de salud y responder a emergencias sanitarias, como la COVID-19. Para ello, debe iniciarse un amplio diálogo intersectorial que sitúe los datos científicos sobre la enfermería en el contexto del sistema de salud de los países, su personal sanitario y sus prioridades en materia de salud».

Para dotar al mundo del personal de enfermería que necesita, la OMS y sus asociados recomiendan a todos los países:

- Incrementar la financiación para formar y emplear más profesionales de la enfermería.

- Fortalecer la capacidad de recopilar y analizar datos sobre el personal de enfermería y tomar las medidas conexas pertinentes.

- Supervisar la movilidad y migración del personal de enfermería y gestionarlas con responsabilidad y de forma ética.

- Ofrecer a los futuros profesionales de la enfermería formación teórica y práctica en las competencias científicas, tecnológicas y sociológicas que necesitan para avanzar en la atención primaria de salud.

- Establecer puestos de liderazgo, en particular de funcionario jefe de los servicios públicos de enfermería, y apoyar el fomento del liderazgo entre los profesionales jóvenes de enfermería.

- Velar porque el personal de enfermería de los equipos de atención primaria de salud pueda llegar a desplegar todo su potencial, por ejemplo en la prevención y atención clínica de las enfermedades no transmisibles.

- Mejorar las condiciones de trabajo, en particular, mediante niveles seguros de dotación de personal, sueldos justos y el respeto del derecho a la seguridad y salud en el puesto de trabajo.

- Aplicar políticas en el personal de enfermería que tengan en cuenta los aspectos de género.

- Modernizar la reglamentación profesional de la enfermería armonizando las normas de formación y del ejercicio de la enfermería, y utilizando sistemas que permitan reconocer y tramitar las credenciales del personal de enfermería en todo el mundo.

- Fortalecer la función del personal de enfermería en los equipos de atención uniendo los diferentes sectores (salud, educación, inmigración, finanzas y trabajo) con las partes interesadas de la enfermería para un diálogo de políticas y la planificación de la fuerza de trabajo.

El mensaje del informe es inequívoco: Los gobiernos tienen que invertir en una aceleración mayúscula de la formación del personal de enfermería, la creación de empleos en el sector, y en el liderazgo. Sin los profesionales de la enfermería y las matronas y otros profesionales de la salud, los países no pueden ganar la batalla contra los brotes, ni tampoco alcanzar la cobertura sanitaria universal ni los Objetivos de Desarrollo Sostenible.

17.1.11 Nursing Now[13]

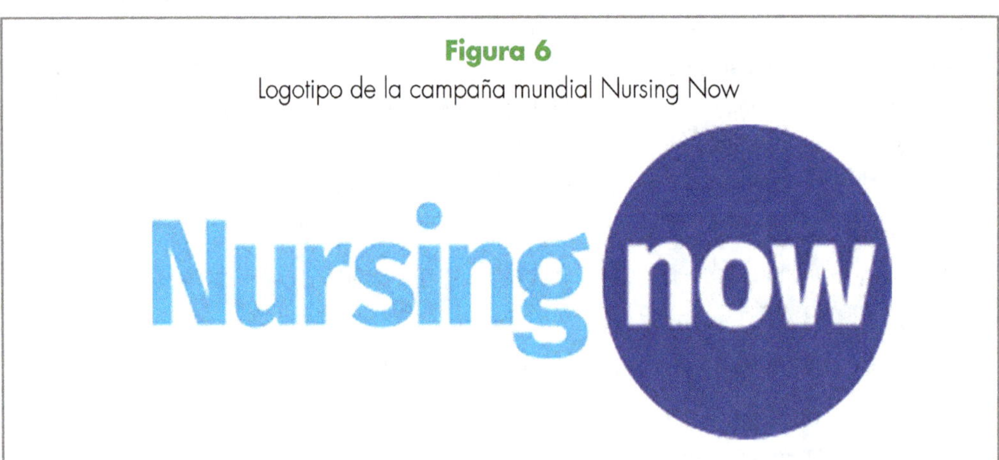

Figura 6
Logotipo de la campaña mundial Nursing Now

Nursing Now es una campaña mundial para mejorar la salud elevando el estatus y el perfil de la enfermería.

Las enfermeras están en el corazón de la mayoría de los equipos de salud y desempeñan un papel fundamental en la promoción de la salud, la prevención y el tratamiento de enfermedades. Como profesionales de la salud más cercanos a la comunidad, tienen un papel especial en el desarrollo de nuevos modelos de atención comunitaria y en el apoyo a los esfuerzos locales para promover la salud y prevenir enfermedades. Al desarrollar la enfermería y la partería, los países pueden lograr el triple impacto de mejorar la salud, promover la igualdad de género y apoyar el crecimiento económico.

Nursing Now es un movimiento social en crecimiento con una red activa de grupos que trabajan para influir en la política global y nacional. En la actualidad, hay 587 grupos de Nursing Now activos en 117 países (a febrero de 2020) con nuevos grupos que se registran y se lanzan cada mes.

Nursing Now es un programa de Burdett Trust for Nursing, ejecutado en colaboración con la Organización Mundial de la Salud y el Consejo Internacional de Enfermeras, y cuenta con el apoyo de una Junta de Campaña compuesta por enfermeras y no enfermeras de todo el mundo.

Antecedentes

La campaña Nursing Now se lanzó en 2018 en presencia de la duquesa de Cambridge, patrona de Nursing Now, con eventos y actividades en todo el mundo, incluidos el Reino Unido, Suiza, Jamaica, EEUU, Jordania y Sudáfrica. Más de 30 países estuvieron representados y muchas prometieron su apoyo a la campaña.

La campaña Nursing Now se desarrolló en respuesta a los hallazgos del informe Triple Impact, que concluyó que, además de mejorar la salud a nivel mundial, el empoderamiento de las enfermeras contribuiría a una mejor igualdad de género y economías más fuertes. La campaña se extenderá hasta finales de 2020, el 200 aniversario del nacimiento de Florence Nightingale y un año en el que las enfermeras celebrarán en todo el mundo el Año de las Enfermeras y las Matronas.

La campaña se centra en cinco áreas principales:

- Asegurar que las enfermeras y las matronas tengan una voz más prominente en la formulación de políticas de salud.

- Fomentar una mayor inversión en la fuerza laboral de enfermería.

- Abogar por más enfermeras en posiciones de liderazgo.

- Fomentar la investigación que ayude a determinar dónde las enfermeras pueden tener un mayor impacto.

- Compartir ejemplos de mejores prácticas de enfermería.

La campaña es un programa de Burdett Trust for Nursing, una fundación benéfica independiente con sede en el Reino Unido. La Junta de la campaña incluye a personas de 16 países junto con representantes del Burdett Trust for Nursing, el Consejo Internacional de Enfermeras y la Organización Mundial de la Salud. La campaña está copresidida por lord Nigel Crisp, copresidente del Grupo Parlamentario de Todos los Partidos sobre Salud Global del Reino Unido, y la profesora Sheila Tlou, copresidenta de la Coalición Mundial para la Prevención del VIH.

Impulsado por el Consejo General de Enfermería (CGE), el primero en sumarse a este grupo ha sido el Ministerio de Sanidad, Consumo y Bienestar Social, con la firma que se celebró el 14 de mayo de 2019 en la sede del CGE en Madrid, para materializar los objetivos de la campaña en nuestro país, que incluyen el que la profesión enfermera asuma el lugar que le corresponde en los puestos de decisión política y social para mejorar la calidad asistencial.

En el acto de constitución participaron la ministra de Sanidad, Consumo y Bienestar Social en 2019, M.ª Luisa Carcedo, Florentino Pérez Raya, presidente del Consejo General de Enfermería; lord Nigel Crisp, copresidente de la campaña Nursing Now; Howard Catton, director general del Consejo Internacional de Enfermeras; Paul de Raeve, secretario general de la Federación Europea de Enfermería, y Adelaida Zabalegui, miembro de la Junta de la Campaña Nursing Now.

Para el presidente de las 300.000 enfermeras españolas, hablar de Nursing Now «es evocar el papel del presente y, aún más, del futuro de todas nuestras enfermeras y enfermeros. Las mismas que quieren ver reconocida su especialidad, su categoría y sus competencias».

«Nursing Now ha de significar que no sea una excepción el que, como sucede en estos momentos, una enfermera ostente una responsabilidad como consejera o viceconsejera de salud, que no sea un problema dilucidar si una enfermera puede o no gerenciar un hospital, un centro sociosanitario, un centro de salud o un área sanitaria».

«Ha de significar que nadie se rasgue las vestiduras porque un enfermero o enfermera, con cuatro años de formación universitaria, dos de especialidad y su tesis doctoral defendida y aprobada, que le posiciona en el más alto nivel académico, dirija proyectos de investigación, lidere equipos multidisciplinares o sea rector o rectora de una universidad».

«Nursing Now España significa que no podemos seguir prestando una atención de excelente nivel con que lo hacemos en nuestro sistema sanitario, con unos ratios medios de 500 enfermeras por cien mil habitantes mientras que los países de nuestro entorno europeo lo hacen con 850 por el mismo número de habitantes».

«El objetivo es hacer a los ciudadanos más autónomos y responsables de su propia salud. Y esto solo lo pueden hacer los enfermeros. El fuerte incremento de las enfermedades crónicas unido al abandono creciente de hábitos saludables, el envejecimiento poblacional y la dependencia que lo acompaña son suficientemente expresivos de la necesidad de caminar hacia el paradigma del cuidar».

«Con el esfuerzo de todos, hemos logrado y lograremos aún más en el futuro, ser el estamento más valorado del sistema sanitario por la sociedad y por los pacientes. Ello nos da ánimos para continuar prestando los mejores cuidados enfermeros en beneficio de todos los que nos necesitan; así que ahí estaremos siempre, cuidando a los demás, que es la principal misión de la profesión enfermera y que ahora queremos poner en valor, con más fuerza que nunca, a través de Nursing Now».

Figura 7

Acto de constitución del Grupo de Trabajo Nursing Now España

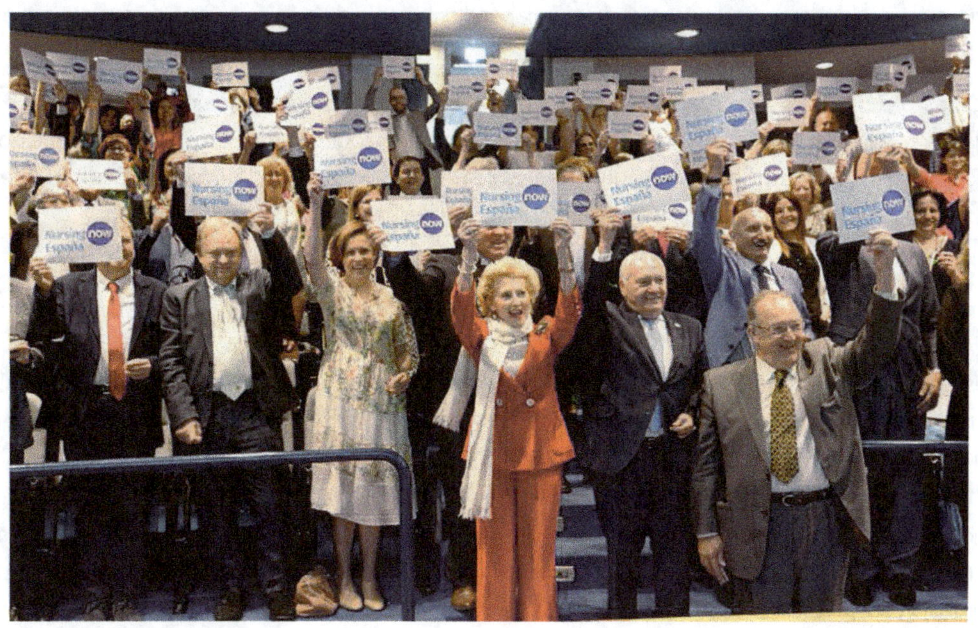

Fuente: Ver recursos WEB[D]

17.2 Bioseguridad

Para los profesionales sanitarios dedicados a las labores asistenciales, el riesgo de exposición a sangre y otros fluidos corporales humanos potencialmente contaminados por gérmenes patógenos sigue siendo el más frecuente y el mayor de los riesgos laborales evitables[15].

Pero los trabajadores sanitarios no solo estamos expuestos a este riesgo. Las infecciones de transmisión aérea o por gotas (como hemos visto tradicionalmente con la gripe y en estos momentos con el coronavirus SARS-CoV-2) son un riesgo frecuente y potencialmente peligroso, pues además del de infección propio, también es muy elevado el de transmisión en los entornos laboral y familiar.

Por riesgo biológico se entiende la exposición a agentes vivos capaces de originar cualquier tipo de infección, aunque también pueden provocar alergia o toxicidad. Las infecciones son originadas por la entrada en el organismo de microbios o gérmenes (virus, bacterias, parásitos, hongos, etcétera).

En el medio sanitario, el riesgo biológico es el que más frecuentemente se puede encontrar y los profesionales de la salud son los más expuestos por ser quienes prestan asistencia directa a los enfermos, dada la atención que se ofrece al paciente.

Diversos estudios de exposiciones ocupacionales accidentales señalan a los profesionales de enfermería como los más expuestos a estas infecciones, por su contacto directo y continuado con el paciente, así como por las técnicas y cuidados que implementan.

Las precauciones estándar son medidas que deben ser diseñadas para ser aplicadas en la atención y cuidado de cualquier paciente, independientemente de su diagnóstico o presunto estado de infección.

Las precauciones estándar tienen por objeto reducir el riesgo de transmisión de agentes patógenos transmitidos por la sangre y otros tipos de agentes patógenos de fuentes tanto reconocidas como no reconocidas. Son las precauciones básicas para el control de la infección que se deben usar, como un mínimo, en la atención de todos los pacientes.

Además de las prácticas llevadas a cabo por los trabajadores sanitarios, todos los individuos (incluidos pacientes y visitas) deben cumplir con las prácticas de control de la infección en los entornos de atención sanitaria. El control de la diseminación de agentes patógenos desde la fuente es clave para evitar la transmisión. Entre las medidas de control de fuentes, la higiene respiratoria/etiqueta de la tos desarrollada durante el brote de síndrome respiratorio agudo severo (SRAS-2003), actualmente se considera parte de las precauciones estándar.

«El aumento global del uso de las precauciones estándar reduce los riesgos innecesarios asociados con la atención sanitaria. La promoción de un clima de seguridad institucional ayuda a mejorar la adhesión a medidas recomendadas y, por lo tanto, a la reducción de los riesgos posteriores. La provisión de personal y suministros adecuados, junto con el liderazgo y la educación del personal sanitario, los pacientes y las visitas, es fundamental para un mejor clima de seguridad en los entornos de la atención de salud»[17].

Esto nos decía la OMS en 2007. Hemos podido observar que se han realizado importantes avances en este campo, pero desde las instituciones no se han realizado los esfuerzos necesarios (sino todo lo contrario) para dotar de este clima de seguridad a las enfermeras. Durante largos años que el autor lleva trabajado en formación del colectivo enfermero en bioseguridad y prevención del riesgo biológico, en numerosas ocasiones me he encontrado con manifestaciones de compañeras y compañeros que señalaban las trabas recibidas por la utilización correcta de los materiales. Desde las instituciones sanitarias se ha tratado de «ahorrar» en guantes, en geles hidroalcohólicos, en mascarillas y pantallas o gafas de protección, con la indicación de que realizar el trabajo correcto y bien hecho, adoptando de forma correcta las precauciones estándar «es una exageración y un derroche de material».

Se ha trabajado poco en la formación de los profesionales de enfermería (la inmensa mayoría de la formación recibida ha sido a costa de tiempo y dinero de los profesionales). La Ley de Prevención de Riesgos Laborales (1995) indica que es el empresario el responsable de la formación de los trabajadores. La Orden18 ESS/1451/2013, de 29 de julio, por la que se establecen disposiciones para la prevención de lesiones causadas por instrumentos cortantes y punzantes en el sector sanitario y hospitalario, indica, en su Artículo 8, apartado 2, que «los empresarios deben organizar y proporcionar la formación que sea obligatoria para los trabajadores. Deben permitir a los trabajadores asistir a la formación. Esta formación se debe organizar periódicamente y debe tener en cuenta los resultados de la supervisión, modernización y mejoras». Todos sabemos que esto es una utopía, tanto en la sanidad pública como en la privada.

Las precauciones estándar se deben aplicar a:

- Sangre.

- Todos los fluidos corporales, secreciones y excreciones (excepto el sudor), independientemente de si contienen o no sangre visible: secreciones vaginales, líquido amniótico, leche materna, semen, líquido cefalorraquídeo, líquido sinovial, líquido peritoneal, líquido pleural, líquido pericárdico y exudados.

- Piel no intacta.

- Membranas mucosas.

Los objetivos son:

- Prevenir la transmisión de patógenos a través de la sangre y fluidos corporales, independientemente de que se conozca que el paciente está infectado o no.

- Prevenir la transmisión de otros patógenos en un centro sanitario.

- Proteger a los pacientes de la transmisión de infecciones desde los profesionales sanitarios.

Las medidas que constituyen las precauciones estándar son:

- Medidas administrativas.

- Higiene de manos.

- El uso de elementos de protección de barrera.

- El cuidado con los objetos cortantes.

- La vacunación frente al virus de la hepatitis B del personal sanitario.

- La desinfección y esterilización correctas de instrumentos y superficies aplicados en la atención a todos los pacientes (Tabla 1).

17.2.3 Algunas definiciones de interés[15,16,18]

- **Accidente con riesgo biológico:** el contacto con sangre, tejidos u otros fluidos corporales potencialmente contaminados por agentes biológicos (semen, secreciones vaginales, líquido cefalorraquídeo, pleural, sinovial, amniótico, peritoneal y pericárdico), a través de inoculación percutánea o contacto con una herida abierta, piel no intacta o mucosas, durante el desarrollo de actividades laborales.

- **Acciones preventivas en materia de accidente con riesgo biológico:** procesos de actuación establecidos con la finalidad de reducir o, en su caso, eliminar los accidentes con riesgo biológico, dentro del conjunto de actividades o medidas que deben adoptarse y prever en todas las fases de actividad de la empresa con el fin de evitar o disminuir los riesgos derivados del trabajo.

- **Agentes biológicos:** microorganismos, con inclusión de los genéticamente modificados, cultivos celulares y endoparásitos humanos, susceptibles de originar cualquier tipo de infección, alergia o toxicidad.

Recomendaciones al centro de salud para precauciones estándares

Un vistazo a los elementos clave

1. Higiene de las manos [1]

Técnica resumida:

■ Lavado manual (40–60 seg): mojar las manos y aplicar jabón; frotar todas las superficies; enjuagar las manos y secarse minuciosamente con una toalla descartable; use la toalla para cerrar el grifo.

■ Frotado de las manos (20–30 seg): aplicar suficiente producto para cubrir todas las áreas de las manos; frotar las manos hasta que se seque.

Indicaciones resumidas:

■ Antes y después de cualquier contacto directo con pacientes y entre pacientes, se usen o no guantes.

■ Inmediatamente después de quitarse los guantes.

■ Antes de manipular un dispositivo invasivo.

■ Después de tocar sangre, fluidos orgánicos, secreciones, excreciones, piel lesionada y elementos contaminados, aunque se estén usando guantes.

■ Durante atención de pacientes, al moverse de un sítio contaminado a uno no contaminado del cuerpo del paciente.

■ Después del contacto con objetos inanimados en los alrededores inmediatos del paciente.

2. Guantes

■ Úselos al tocar sangre, fluidos orgánicos, secreciones, excreciones, mucosas, piel lesionada.

■ Cámbielos entre tareas y procedimientos en el mismo paciente después del contacto con material potencialmente infeccioso.

■ Quíteselos después del uso, antes de tocar elementos y superficies no contaminadas y antes de ir a otro paciente. Realice higiene de las manos inmediatamente después de quitárselos.

3. Protección facial (ojos, nariz y boca)

■ Use (1) una mascarilla quirúrgica o de procedimientos y protección ocular (visor ocular, gafas protectoras) o (2) un protector facial para proteger las membranas mucosas de los ojos, la nariz y la boca durante actividades que pueden generar salpicaduras o líquidos pulverizables de sangre, fluidos orgánicos, secreciones y excreciones.

4. Bata

■ Úsela para proteger la piel y evitar ensuciar la ropa durante actividades que pueden generar salpicaduras o líquidos pulverizables de sangre, fluidos orgánicos, secreciones, o excreciones.

■ Quítese la bata sucia cuanto antes y realice higiene de las manos.

5. Prevención de pinchazo de aguja y lesiones con otros instrumentos afilados [2]

Tenga cuidado al:

■ Manipular agujas, escalpelos y otros instrumentos o dispositivos afilados.

6. Higiene respiratoria y etiqueta de la tos

Las personas con síntomas respiratorios deben aplicar las medidas de control de focos:

■ Cubrirse la nariz y la boca al toser/estornudar con un pañuelo descartable o mascarilla, eliminar los pañuelos descartables y mascarillas usados y realizar higiene de las manos después del contacto con secreciones respiratorias.

Los centros de atención de la salud deben:

■ Colocar a los pacientes con síntomas respiratorios febriles agudos por lo menos a 1 metro (3 pies) de otros en las áreas de espera comunes, si fuera posible.

■ Colocar alertas visuales en la entrada del centro de salud que enseñen a las personas con síntomas respiratorios a practicar higiene respiratoria / etiqueta de la tos.

■ Considerar la posibilidad de que haya recursos para la higiene de las manos, pañuelos descartables y mascarillas disponibles en las áreas comunes y en las áreas usadas para la evaluación de los pacientes con enfermedades respiratorias.

7. Limpieza ambiental

■ Realice los procedimientos adecuados para la limpieza de rutina y desinfección de superficies del entorno y otras superficies que se tocan con frecuencia.

8. Ropa blanca

Manipule, transporte, y procese la ropa blanca usada de modo que se logre:

■ Prevenir exposiciones de la piel y membranas mucosas y la contaminación de la ropa.

■ Evitar traspaso de agentes patógenos a otros pacientes y/o al ambiente.

9. Eliminación de desechos

■ Asegure la eliminación segura de desechos.

■ Trate los desechos contaminados con sangre, fluidos orgánicos, secreciones y excreciones como desechos clínicos, en conformidad con los reglamentos locales.

■ Los tejidos orgánicos y los desechos de laboratorio que están directamente asociados con procesamiento de muestras también deben tratarse como desechos clínicos.

■ Deseche adecuadamente los artículos descartables.

10. Equipo para atención de pacientes

■ Manipule el equipo manchado con sangre, fluidos orgánicos, secreciones y excreciones de forma tal que se prevengan exposiciones de la piel y las membranas mucosas, contaminación de la ropa y el traspaso de agentes patógenos a otros pacientes o al ambiente.

■ Limpie, desinfecte y vuelva a procesar el equipo reutilizable apropiadamente antes de usarlo con otro paciente.

---

1 Para más detalles, ver: WHO Guidelines on Hand Hygiene in Health Care (Advanced draft), en: http://www.who.int/patientsafety/information_centre/ghhad_ download/en/index.htm

2 La alianza SIGN en: : http://www.who.int/injection_safety/sign/en/

World Health Organization • CH-1211 Geneva-27 • Switzerland • www.who.int/csr

Fuente: OMS-OPS. 2007

- **Bioseguridad:** serie de medidas orientadas a disminuir el riesgo del trabajador de la salud de adquirir infecciones en el medio laboral. El primer principio de bioseguridad es la contención. El término contención incluye la sustitución, siempre que sea posible, del instrumental cortopunzante por otro material exento de agujas.

- **Cadena epidemiológica:** es la secuencia de elementos que se articulan en la transmisión de un agente biológico desde una fuente de infección a un huésped susceptible. Se conforman como una cadena de tres eslabones: la fuente de infección o reservorio, los mecanismos de transmisión y el huésped susceptible, y determinan la posibilidad de que un individuo susceptible se infecte por un agente biológico, transmitido desde una fuente de infección.

- **Lugares de trabajo:** las organizaciones/servicios de atención sanitaria de los sectores público y privado, y cualquier otro lugar donde se realicen y presten servicios/ actividades de salud, bajo la dirección y supervisión del empresario.

- **Instrumental sanitario cortopunzante:** objetos o instrumentos necesarios para el ejercicio de actividades específicas de la atención sanitaria que puedan cortar, pinchar y causar una herida o infección. El instrumental sanitario cortopunzante se considera equipo de trabajo conforme a los términos del Real Decreto 1215/1997, de 18 de julio, por el que se establecen las disposiciones mínimas de seguridad y salud para la utilización por los trabajadores de los equipos de trabajo. Asimismo, el instrumental médico cortopunzante tiene la consideración de producto sanitario, conforme al Real Decreto 1591/2009, de 16 de octubre, por el que se regulan los productos sanitarios y debe cumplir lo establecido en dicha reglamentación.

- **Medidas preventivas específicas:** medidas adoptadas para prevenir las heridas o la transmisión de infecciones en la prestación de actividades y servicios relacionados directamente con la atención sanitaria y hospitalaria, incluyendo el uso del equipo necesario más seguro y basándose en la evaluación de riesgos y los métodos seguros de eliminación del instrumental sanitario cortopunzante.

- **Seguridad del paciente:** ausencia, para un paciente, de daño innecesario o daño potencial asociado a la atención sanitaria.

- **Calidad:** grado en el que un conjunto de características inherentes cumple con los requisitos.

- **Plan de contingencia:** conjunto de acciones previamente definidas que se han de implementar ante una situación inusual que podría producirse y que supondría un riesgo, con el objetivo de minimizar su impacto.

- **Vigilancia:** observación sistemática de la frecuencia y distribución de un problema para orientar la toma de decisiones para su prevención y control.

- **Prevención:** acciones o medidas tomadas de forma anticipada para minimizar un riesgo.

- **Control:** acciones o medidas tomadas ante determinadas situaciones de riesgo para evitar su progresión o minimizar su impacto.

- **Profesional de prevención y control de infecciones:** aquel profesional, médico o de enfermería, cuya actividad laboral se centra en la Vigilancia, Prevención y Control de las infecciones relacionadas con la asistencia sanitaria. Esta figura en nuestro país, comprende las actividades realizadas por los Servicios de Medicina Preventiva y Salud Pública (MPySP).

- **Competencia profesional:** la aptitud del profesional sanitario para integrar y aplicar los conocimientos, habilidades y actitudes asociados a las buenas prácticas de su profesión para resolver los problemas que se le plantean.

- **Flora residente (residual o colonizante):** microorganismos que se encuentran habitualmente en la piel de la mayoría de las personas. La flora residente es difícil de eliminar con un lavado rutinario de manos (por fricción mecánica), debiendo utilizarse para ello jabones con productos antisépticos o preparados de base alcohólica. Ejemplos: *Staphylococcus* coagulasa negativos, micrococos, bacilos difteroides, *Acinetobacter calcoaceticus*.

- **Flora transitoria (contaminante o no colonizante):** microorganismos que contaminan la piel accidentalmente, no encontrándose en ella de forma habitual. La flora transitoria se adquiere de pacientes colonizados o infectados o de las superficies o instrumental de su entorno. Su importancia radica en la facilidad con la que se transmite, y se asocia a las infecciones relacionadas con la asistencia sanitaria. Los microorganismos de la flora transitoria son el principal objetivo por el que se debe realizar la higiene de manos en la atención sanitaria. Se elimina fácilmente por medios mecánicos, como es el lavado de manos con agua y jabón simple, el lavado antiséptico de manos con agua y jabón antimicrobiano o el lavado antiséptico de manos sin agua mediante la aplicación de un preparado de base alcohólica. Ejemplos: *Staphylococcus aureus*, *Escherichia coli*, *Salmonella* spp., *Pseudomonas aeruginosa*, *Klebsiella* spp. y levaduras del género *Candida*.

- **Infecciones relacionadas con la asistencia sanitaria:** aquellas infecciones que el paciente puede contraer al recibir cuidados de salud o durante su estancia en un centro asistencial. Por tanto, se adquieren o desarrollan como consecuencia de la atención sanitaria. Cuando se producen en hospitales, también se denominan infecciones hospitalarias o nosocomiales.

- **Jabón líquido simple o «no antimicrobiano»:** producto a base de detergente usado para eliminar físicamente la suciedad, la materia orgánica y la flora transitoria presente en las manos. Su acción principal es mecánica o de arrastre. Carece de actividad antimicrobiana, por lo que no elimina la flora residente.

- **Jabón líquido antimicrobiano o antiséptico:** jabón que contiene sustancias activas, *in vitro* e *in vivo*, contra la flora habitual o residente de la piel. Además de eliminar la suciedad, la materia orgánica y la flora transitoria, disminuye la flora residente.

- **Producto de base alcohólica para la higiene de manos:** preparación en formato líquido, gel o espuma, que contiene alcohol (etanol o isopropanol al 60-95 %) y que se emplea para la antisepsia de manos por fricción, sin agua. Los productos de base alcohólica eliminan la flora transitoria y parte de la flora residente. La actividad antimicrobiana de los alcoholes se atribuye a su capacidad para desnaturalizar proteínas. Estos productos resultan ser más efectivos para la antisepsia de las manos de los trabajadores sanitarios que el jabón normal o los jabones antimicrobianos. Su efectividad puede verse reducida por factores como tiempo de contacto insuficiente, la aplicación de volúmenes pequeños (0,2-0,5 ml) o la presencia de suciedad visible en las manos. Para minimizar la sequedad de la piel y los problemas de dermatitis, generalmente, se utilizan concentraciones no superiores al 60-70 % y con sustancias emolientes.

- **Higiene de manos:** término general que se refiere a cualquier medida adoptada para la limpieza de manos, cuyo propósito es eliminar la suciedad, la materia orgánica y/o los microorganismos, mediante una acción física o mecánica.

- **Lavado de manos:** consiste en la realización de una higiene de manos con agua y jabón simple, cuyo objetivo es eliminar la suciedad, materia orgánica y flora transitoria.

- **Lavado antiséptico de manos (*Antiseptic handwashing*):** consiste en la realización de una higiene de manos con agua y jabón antimicrobiano, cuyo objetivo es, además de eliminar la suciedad, materia orgánica y flora transitoria, inactivar y/o temporalmente inhibir el crecimiento de los microorganismos de la flora residente.

- **Lavado antiséptico de manos sin agua/Fricción de manos con un producto de base alcohólica (*Handrubbing*):** consiste en la realización de una higiene de manos mediante la aplicación de una solución antiséptica para manos con el fin de reducir o inhibir la propagación de microorganismos sin necesidad de una fuente exógena de agua ni del aclarado y secado con toallas u otros elementos. La fricción de manos con un producto de base alcohólica reduce la flora transitoria y parte de la residente, además de lograr una actividad residual sobre la flora residente.

- **Zona del paciente:** aquella zona que comprende al paciente y su entorno inmediato. Esto incluye, generalmente, la piel no lesionada del paciente así como todas las superficies y objetos que están destinados al mismo de forma exclusiva y temporal, incluidos sus efectos personales. Dentro de esta zona se sitúan todas las superficies inanimadas que toca el paciente o que están en contacto físico directo con él, como son las barandillas de la cama, el llamador, el mando de la televisión, la mesita de noche, la ropa de cama, los tubos de infusión u otro equipamiento médico; así como otras superficies tocadas con frecuencia por el personal sanitario mientras presta asistencia, como los monitores o los pomos de las puertas. El fundamento microbiológico de este concepto se basa en el hecho de que, el entorno inmediato del paciente y cualquier dispositivo destinado al mismo, se contaminan con la microflora del propio paciente por contacto directo o mediante la propagación microbiana.

- **Puntos críticos:** puntos específicos dentro de la zona del paciente que se asocian con el riesgo de infección. Corresponden a zonas del cuerpo o dispositivos médicos que han de protegerse frente a los agentes patógenos (puntos críticos con riesgo de infección para el paciente), o a zonas del cuerpo o dispositivos médicos que potencialmente conllevan una exposición de las manos a fluidos corporales y patógenos hemotransmisibles (puntos críticos con riesgo de exposición a fluidos corporales). Ambos tipos de riesgo se pueden dar simultáneamente. Los puntos críticos son vulnerables a la invasión microbiana para el paciente con bajas defensas y, al mismo tiempo, a veces representan un riesgo de exposición a fluidos corporales para los profesionales sanitarios. La piel y el entorno inmediato del paciente están colonizados o contaminados por la propia microflora del paciente, lo que caracteriza la especificidad de la zona del paciente y la convierte en una entidad distinta del área de asistencia.

- **Área de asistencia:** aquella área que engloba todas las superficies físicas que están fuera de la zona del paciente, incluyendo otros pacientes y sus respectivas zonas del paciente, así como el entorno asistencial en general. En la mayoría de los ámbitos, el área de asistencia se caracteriza por la presencia de numerosos microorganismos, incluidos patógenos multirresistentes, aunque haya una limpieza adecuada.

- **Punto de atención:** lugar en el que se lleva a cabo la asistencia; también definido como el punto en el que concurren tres elementos: el paciente, el profesional sanitario y la atención o el tratamiento que implica el contacto con el paciente.

- **Elementos de protección de barrera:** equipo que proporciona protección mecánica o física frente a la exposición a fluidos o sustancias consideradas de riesgo para la persona expuesta.

- **Equipo de Protección Individual (EPI):** cualquier equipo homologado como tal destinado a ser llevado o sujetado por el trabajador para que le proteja de uno o varios riesgos que puedan amenazar su seguridad o su salud, así como cualquier complemento o accesorio destinado a tal fin.

- **Equipo de Protección Personal (EPP):** cualquier equipo no homologado como EPI destinado a ser llevado o sujetado por el trabajador para que le proteja de uno o varios riesgos que puedan amenazar su seguridad o su salud, así como cualquier complemento o accesorio destinado a tal fin.

- **Mascarilla quirúrgica:** elemento de barrera para prevenir que sean expelidas gotas por boca y rinofaringe al ambiente. Además, proporcionan protección mecánica frente a la exposición a sangre/fluidos corporales y a enfermedades de transmisión por gotas.

- **Mascarilla de partículas o respirador de partículas (RP):** equipo de protección individual diseñado para prevenir la inhalación de aerosoles que contengan microorganismos de transmisión aérea.

17.2.4 Higiene de las manos[15,16,34]

Las manos del personal sanitario constituyen el principal vehículo para la transmisión de microorganismos de un enfermo a otro, del trabajador sanitario al enfermo y entre diferentes localizaciones de un mismo paciente. Por tanto, una correcta higiene de manos será la principal y primera medida en la prevención y control de la infección.

En 2009, la Organización Mundial de la Salud (OMS) lanzó la campaña «Manos limpias salvan vidas»[19]. Los aspectos más relevantes son la recomendación del uso rutinario de productos de base alcohólica (PBA) para la higiene de las manos junto a los 5 grupos de indicaciones, recogidas en «5 momentos para la higiene de las manos»[20]. Estas 5 indicaciones fueron escogidas para la interrupción del mecanismo de transmisión de los patógenos en la práctica clínica habitual: dos antes del contacto con el paciente, dos después del contacto con el paciente y uno después del contacto con la zona del paciente.

Se detalla la técnica para una adecuada higiene de manos (tanto con agua y jabón como con preparados de base alcohólica). Asimismo, se describen con detalle los 5 momentos para la higiene de las manos propuestos por la OMS (Ver capitulo 6.2 Seguridad del paciente). (Figuras 8, 9 y 10).

Figura 8

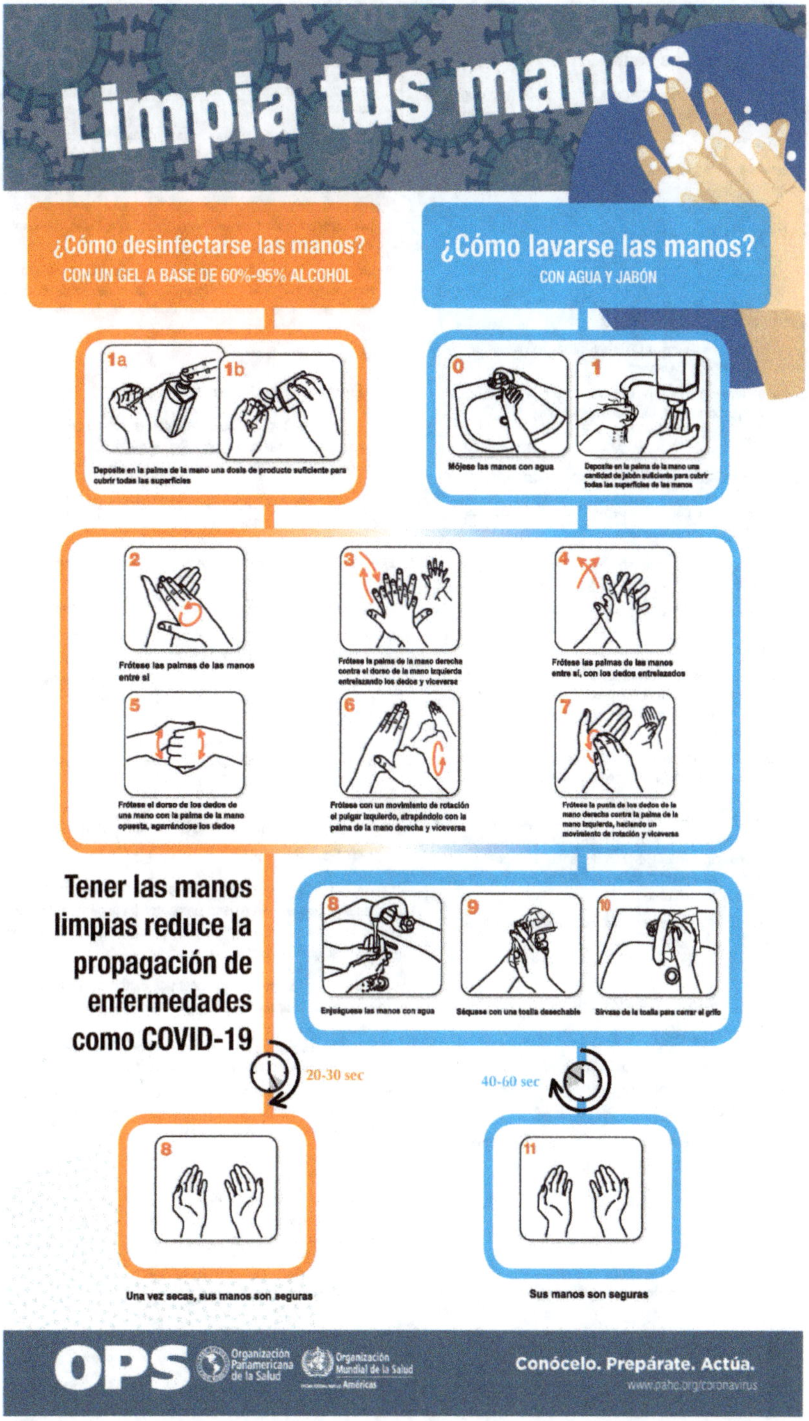

Fuente: Ver recursos WEB[E]

1 Antes de tocar al paciente

¿POR QUÉ? Para proteger al paciente de la colonización (y, en algunos casos, de la infección exógena) de gérmenes nocivos presentes en sus manos

¿CUÁNDO? Limpie sus manos antes de tocar a un paciente cuando se acerque a él*

Ejemplos de la situación 1:

a) Antes de dar la mano a un paciente y antes de acariciar la frente de un niño

b) Antes de ayudar a un paciente en sus cuidados personales: cambiar de lugar, bañarse, comer, vestirse, etc.

c) Antes de prestar cuidados u otros tipos de tratamiento no invasivo: aplicar una máscara de oxígeno, dar un masaje

d) Antes de efectuar un examen físico no invasivo: tomar el pulso o la presión arterial, ascultar el pecho, efectuar un electrocardiograma

2 Antes de realizar una tarea limpia/aséptica

¿POR QUÉ? Para evitar que gérmenes perjudiciales, incluidos los del paciente, infecten el organismo de éste

¿CUÁNDO? Lave sus manos inmediatamente antes de tocar algo que pueda generar un riesgo grave de infección del paciente (por ejemplo, una membrana mucosa, piel dañada, un dispositivo médico invasivo)*

Ejemplos de la situación 2:

a) Antes de: cepillar los dientes del paciente, administrarle gotas en los ojos, practicar con los dedos un examen vaginal o rectal, examinar su boca, nariz u oídos utilizando o no un instrumento, introducirle un supositorio o un pesario, o succionarle mucosa

b) Antes de tratar una herida utilizando o no instrumentos, o de aplicar pomada en una vesícula, o de practicar una inyección percutánea o una punción

c) Antes de insertar un dispositivo médico invasivo (cánula nasal, tubo nasogástrico, tubo endotraqueal, sonda urinaria, catéter percutáneo, drenajes), o antes de activar o desactivar un circuito de un dispositivo médico invasivo (para la administración de alimentos o medicamentos, o con fines de drenaje, succión o monitoreo)

d) Antes de preparar alimentos, medicamentos, productos farmacéuticos o material estéril

3 Después del riesgo de exposición a líquidos corporales

¿POR QUÉ? Para protegerse de la colonización o infección de gérmenes nocivos del paciente, y para evitar la propagación de gérmenes en las instalaciones de atención sanitaria

¿CUÁNDO? Lávese las manos en cuanto finalice cualquier actividad que entrañe riesgo de exposición a fluidos corporales (y después de quitarse los guantes)*

Ejemplos de la situación 3:

a) Al finalizar el contacto con una membrana mucosa o con una superficie de piel dañada

b) Tras una inyección percutánea o punción; tras la inserción de un dispositivo médico invasivo (acceso vascular, catéter, tubo, drenaje, etc.); tras activar o desactivar un circuito invasivo

c) Tras retirar un dispositivo médico invasivo

d) Tras retirar cualquier clase de material protector (pañales, curas, vendas, toallitas sanitarias, etc.)

e) Después de: manejar una muestra que contenga materia orgánica, limpiar excrementos u otros fluidos corporales, limpiar una superficie contaminada o sucia (ropa de cama manchada, prótesis dental, instrumentos, orinales, bacinillas, inodoros, etc.)

4 Después de tocar al paciente

¿POR QUÉ? Para protegerse de la colonización de gérmenes del paciente, y para evitar la propagación de gérmenes en las instalaciones de atención sanitaria

¿CUÁNDO? Lave sus manos cuando termine la visita al paciente, si lo ha tocado*

Ejemplos de la situación 4, si se trata del último contacto mantenido con el paciente antes de terminar la visita:

a) Después de dar la mano a un paciente o de acariciar la frente de un niño

b) Después de ayudar al paciente en actividades de atención personal: cambiar de lugar, bañarse, comer, vestirse, etc.

c) Después de prestarle cuidados u otros tipos de tratamiento no invasivo: cambio de ropa de cama sin bajar al paciente, aplicación de máscaras de oxígeno, masajes

d) Después de efectuar un examen físico no invasivo: tomar el pulso o la presión arterial, auscultar el pecho, efectuar un electrocardiograma

5 Después del contacto con el entorno del paciente

¿POR QUÉ? Para protegerse de la colonización de gérmenes del paciente que pudieran estar presentes en superficies/objetos de sus inmediaciones, y para evitar la propagación de gérmenes en las instalaciones de atención sanitaria

¿CUÁNDO? Limpie sus manos después de tocar cualquier objeto o mueble cuando finalice la visita a un paciente, sin haberlo tocado*

Ejemplos de la situación 5, cuando se trate del último contacto mantenido con objetos en las inmediaciones del paciente, sin haber tocado a éste:

a) Después de las tareas de limpieza: cambio de sábanas sin bajar al paciente de la cama, sujetar una bandeja, agarrar la barra de empuje de la cama, despejar una mesita suplementaria

b) Después de prestar algún tipo de asistencia: ajustar la velocidad de perfusión, limpiar una alarma de monitoreo

c) Después de mantener otros tipos de contacto con superficies u objetos inanimados (Nota: de ser posible, trate de evitar ese tipo de actividades innecesarias): apoyarse en una cama, apoyarse en una mesilla de noche o mesita suplementaria

***NOTA:** Deberá practicarse la higiene de las manos en todos los casos aquí descritos, tanto si se usan guantes como si no.

Fuente: Ver recursos WEB[E]

HIGIENE DE LAS MANOS Y UTILIZACIÓN DE GUANTES PARA USOS MÉDICOS

- El uso de guantes no excluye la necesidad de limpiarse las manos.

- La higiene de las manos deberá practicarse siempre que sea apropiado, con independencia de las indicaciones respecto al uso de guantes.

- Quítese los guantes para proceder a la higiene de las manos cuando lleve guantes puestos y se dé la situación apropiada.

- Quítese los guantes después de cada actividad y límpiese las manos: los guantes pueden ser portadores de gérmenes.

- Póngase guantes s do en los casos indicados en "Precauciones habituales y en casos de contacto" (véanse los ejemplos de la pirámide gráfica siguiente); no hacerlo podría entrañar un riesgo importante de transmisión de gérmenes.

La pirámide sobre el uso de guantes le ayudará a decidir cuándo deberá (o no) ponérselos

Deberán usarse guantes siempre que así lo aconsejen las precauciones habituales y en casos de contacto. La pirámide contiene varios ejemplos clínicos en que no está indicado el uso de guantes, y otros en que si está indicado el uso de guantes estériles o de exploración.

Fuente: Ver recursos WEB[E]

Es importante recordar que en la atención de salud (y en la higiene de manos), el profesional no debe llevar en las manos ningún elemento (reloj, pulseras, anillos, etc.) que pueda servir para la acumulación de humedad o materia orgánica. Las uñas no deben estar pintadas y deben estar cortas (< 5 mm), y no se deben utilizar uñas postizas ni extensores de uñas.

17.2.5 Elementos de barrera[15,16,34]

Los elementos de barrera deben utilizarse para prevenir la contaminación de la ropa o proteger la piel y mucosas del personal ante exposiciones a sangre y fluidos orgánicos. Tienen como objetivo proteger al personal e interrumpir la cadena de transmisión de los microorganismos.

17.2.5.1 Guantes[15,16,21]

Constituyen una barrera protectora para prevenir la contaminación de las manos con materia orgánica y microorganismos presentes en superficies y piel o mucosas de los pacientes.

Constituyen una medida de prevención primaria frente al riesgo biológico. Aunque de por sí no evitan el pinchazo, se ha demostrado que reducen el volumen de sangre transferida en al menos un 50 por ciento. De este modo, se reduce significativamente el riesgo de los trabajadores ante la posibilidad de infección con agentes biológicos.

Los guantes deben garantizar impermeabilidad, resistencia y una flexibilidad y sensibilidad máximas. Así podremos realizar un uso optimizado de los mismos frente a los agentes biológicos en las tareas laborales del ámbito sanitario. Con su uso se pretende:

* Evitar contaminar con nuestra flora al paciente.

* Evitar que nuestras manos transmitan microorganismos de un paciente a otro.

* Reducir el propio riesgo de infectarse.

Su uso prolongado innecesariamente puede causar reacciones de sensibilidad en la piel y puede llevar a la contaminación cruzada del entorno del paciente.

Podemos distinguir entre los guantes estériles y no estériles:

* Estériles: su uso es quirúrgico (para un riesgo biológico alto) y para técnicas asépticas de enfermería/curas (de un riesgo biológico medio).

* No estériles: para tareas de enfermería que no requieran condiciones estériles (riesgo biológico medio):

    - Extracciones sanguíneas, colocación, manejo y retirada de vías periféricas, inyecciones (incluidas vacunas), manejo de muestras y análisis clínicos, limpieza de aparatos y material, manejo de secreciones, fluidos, orinas, etcétera.

    - Administración y eliminación de residuos citotóxicos (deberá ser guante doble o guantes gruesos sin polvo).

    - Se deben usar guantes siempre que el profesional sanitario presente heridas, cortes o lesiones cutáneas.

Dependiendo del agente biológico o producto químico que se manipule, aparte de si es estéril o no, también podemos clasificar diversos tipos de guantes como látex, vinilo, nitrilo… que se adecuarán al nivel de riesgo que se presente y características personales.

Los guantes se deben retirar inmediatamente tras su uso y siempre tras el contacto con cada paciente.

Los guantes no deberían ser lavados o descontaminados con solución alcohólica como sustituto del cambio de guantes entre las diferentes actividades.

Los guantes no sustituyen nunca la higiene de las manos, se debe realizar inmediatamente después de quitárselos, ya que la integridad de los guantes no está garantizada y las manos se pueden contaminar tras su retirada, durante la manipulación.

No es necesario el uso de guantes: en todas aquellas situaciones en las que no es probable el contacto directo con sangre o fluidos corporales ni con un entorno contaminado, excepto en situaciones de aislamiento de contacto.

- Exposición directa al paciente: trasladar pacientes, vestir y bañar al paciente, tomar constantes, realizar exploraciones o tratamientos fisioterápicos si la piel está íntegra, cuidado de ojos y oídos si no hay secreciones, realización de electrocardiogramas o pruebas radiológicas no invasivas.

- Exposición indirecta al paciente: usar el teléfono, anotar datos en las gráficas e historia clínica, cambio de goteos, administración de medicación oral, cambiar o recoger ropa de cama, salvo que esté manchada con fluidos corporales, repartir y recoger comidas, manipulación de material limpio o descontaminado, conectar al paciente a aparatos de ventilación no invasiva o cánulas de oxígeno.

Los guantes se cambiarán:

- Entre acciones y procedimientos distintos realizados en un mismo paciente.

- Después de tocar material contaminado.

- Al cambiar de paciente.

- Cuando se produzcan salpicaduras o los guantes en uso se rompan o perforen es necesario higienizarse las manos inmediatamente y ponerse un nuevo par.

- En caso de contacto con cremas de base hidrocarbonada u oleica (son incompatibles con los guantes de látex).

- El cambio periódico de los guantes está siempre recomendado en función del uso que se haga de ellos y de su desgaste. El uso prolongado hace que el efecto barrera del guante sea menor.

Dependiendo del tipo de guante, se recomiendan los siguientes cambios:

- Guantes de examen de látex cada 15-30 minutos.

- Guantes de examen de vinilo cada 15 minutos.

- Guantes de examen de cirugía de látex y neopreno cada 1-3 horas.

- Guantes de nitrilo cada 15-30 minutos.

17.2.5.2 Batas[15,16]

Las batas se utilizan para prevenir la contaminación de la ropa del sanitario y proteger la piel del personal en procedimientos que puedan generar salpicaduras de sangre, fluidos corporales, secreciones o excreciones. También se utilizarán durante el cuidado de pacientes infectados o colonizados con microorganismos epidemiológicamente importantes para reducir la transmisión desde los pacientes o su entorno a otros pacientes. No es necesario que sean estériles.

Las batas se deben retirar inmediatamente tras su uso, siempre antes de abandonar el entorno del paciente y siempre se debe realizar higiene de manos·

17.2.5.3 Máscaras, protección ocular y facial[15,16,22]

Se deben utilizar máscaras y protectores oculares y faciales durante las tareas en las que sean probables las salpicaduras de sangre, fluidos biológicos, secreciones y excreciones.

La mascarilla se debe colocar bien ajustada a la superficie facial, cubriendo completamente la nariz y la boca para proteger las membranas mucosas.

a) Tipos

- **Mascarilla higiénica (no médica)** es un dispositivo no médico que cubre la boca, la nariz y la barbilla y garantiza una barrera que limita la transición de partículas y polvo no tóxico. No están estandarizados. Debe ser utilizada como medida de higiene, no se considera un EPI. En general, varias mascarillas no médicas demostraron tener muy baja eficiencia del filtro (2-38 %)[23].

- **Mascarilla quirúrgica (médica)** es un dispositivo médico que cubre la boca, la nariz y la barbilla para garantizar una barrera que limita la transmisión de un agente infeccioso entre el personal del hospital y el paciente. Son utilizadas por los trabajadores de la salud para prevenir grandes gotitas respiratorias y salpicaduras que lleguen a la boca y la nariz del usuario y ayudar a reducir y/o controlar en la fuente la propagación de grandes gotitas respiratorias de la persona que lleva la máscara de la cara[24].

  Hay tres tipos, I, II y IIR, dependiendo de su eficacia de filtración bacteriana (EFB) y de su «respirabilidad». El Tipo II puede ser, a su vez, resistente o no a salpicaduras. Las mascarillas Tipo IIR son resistentes a salpicaduras[25]. La EFB de las del tipo I es > 95 % y las del tipo II > 98 %.

- **Mascarilla de alta eficacia FFP (respirador)** está diseñada para proteger al usuario de la exposición a contaminantes en el aire (por ejemplo, de la inhalación de agentes infecciosos asociados con la inhalación de gotitas de partículas pequeñas y grandes) y se clasifica como equipo de protección personal (PPE)[23]. Los respiradores son utilizados principalmente por trabajadores de la salud para protegerse, especialmente durante los procedimientos que generan aerosoles. Los respiradores con válvula no son apropiados para su uso como un medio de control de origen, ya que no impiden la liberación de partículas respiratorias exhaladas desde el usuario en el medioambiente[4].

  En función de la eficacia de filtración, la norma europea EN 149:2001+A1:2010 establece 3 categorías, o niveles de protección, para las máscaras FPP de protección respiratoria contra partículas: FFP1, FFP2 y FFP3. Las FFP1 con una EF del 78 %, la FFP2 del 92% y la FFP3 del 98 %[25].

Los tres tipos se presentan con o sin válvula de exhalación. La presencia de válvula de exhalación no indica la presencia de un filtro suplementario al propio material de la máscara, pues su único objetivo es reducir la humedad y el calor dentro de la máscara, proporcionando una mayor comodidad al usuario y dándole además la sensación de una menor resistencia respiratoria. Existen máscaras tipo FFP1, FFP2 y FFP3 con válvula de exhalación y sin ella[25].

b) Recomendaciones

Uso de mascarillas quirúrgicas en el entorno sanitario

- Se recomienda el uso de mascarillas quirúrgicas (tipo II y IIR) para todos los trabajadores sanitarios en la atención de personas infectadas, con el fin de evitar la posible transmisión nosocomial de la infección por SARS-CoV-2[26].

- Se recomienda el uso de mascarillas quirúrgicas (tipo II y IIR) de forma regular por todos los profesionales en el entorno sanitario, que no están brindando atención a pacientes COVID-19, en las interacciones con los compañeros, cuando no sea posible garantizar la distancia de seguridad[26].

- Se recomienda, asimismo, el uso de la mascarilla quirúrgica (tipo I) en todos los pacientes que acuden a los centros sanitarios y en sus acompañantes. En caso de escasez de mascarillas quirúrgicas, pueden usarse mascarillas higiénicas o alguna otra forma de protección respiratoria.

Uso de mascarillas filtrantes (filtering face piece) FFP en el entorno sanitario

- Se recomienda la utilización de mascarillas filtrantes FFP2 en la atención a pacientes infectados por COVID-19 y FFP3 en aquellas técnicas o procedimientos en los que exista el riesgo de generación de aerosoles[27].

Uso de protección respiratoria en el ámbito comunitario

- Se recomienda el uso de protección respiratoria a nivel comunitario de forma constante en los entornos públicos de todas las personas. La protección respiratoria puede alcanzarse con mascarillas de tela (modelo seguido en varios países como EEUU, República Checa) o la mascarilla higiénica propuesta por el Ministerio de Industria[28]. Esta recomendación se basa en el principio de establecer un uso regular para «proteger al de enfrente», y de esta forma contribuir a un entorno más seguro. El uso de cualquier tipo de mascarilla redujo la transmisión de la infección en la población general. Asimismo, la evidencia parece indicar que un uso por parte de la población general, en vez de solo personas sintomáticas, puede reducir la transmisión comunitaria de la infección[29,30].

- Las personas que atienden a pacientes con COVID-19 sospechoso o confirmado en el hogar también deben usar mascarilla facial cuando estén en la misma habitación que el paciente (si el paciente no puede usar una mascarilla quirúrgica)[31].

- En situaciones de escasez de mascarillas en el ámbito sanitario, se censura especialmente el uso de las FFP2 y FFP3 en el este ámbito. Las últimas (FFP), cuando además están dotadas de válvulas, son especialmente inadecuadas por no proteger al otro y al medioambiente.

17.2.5.4 Orden para la puesta y retirada de los elementos de barrera[15,16,32]

El tipo de EPI utilizado variará según el nivel de precauciones requeridas, como estándar y de contacto, gotitas o precauciones para el aislamiento de infecciones transmitidas por el aire. El procedimiento para ponerse y quitarse el EPP debe adaptarse a las necesidades específicas del tipo de EPI.

Los elementos de barrera deben colocarse en el siguiente orden:

1. Bata. Cubra completamente el torso desde el cuello hasta las rodillas y los brazos hasta el final de las muñecas y envuelva la espalda. Abroche en la parte posterior del cuello y la cintura.

2. Mascarilla. Asegure lazos o bandas elásticas en el medio de cabeza y cuello. Coloque una banda flexible en el puente de la nariz. Se ajusta cómodamente a la cara y debajo del mentón. Ajuste el respirador.

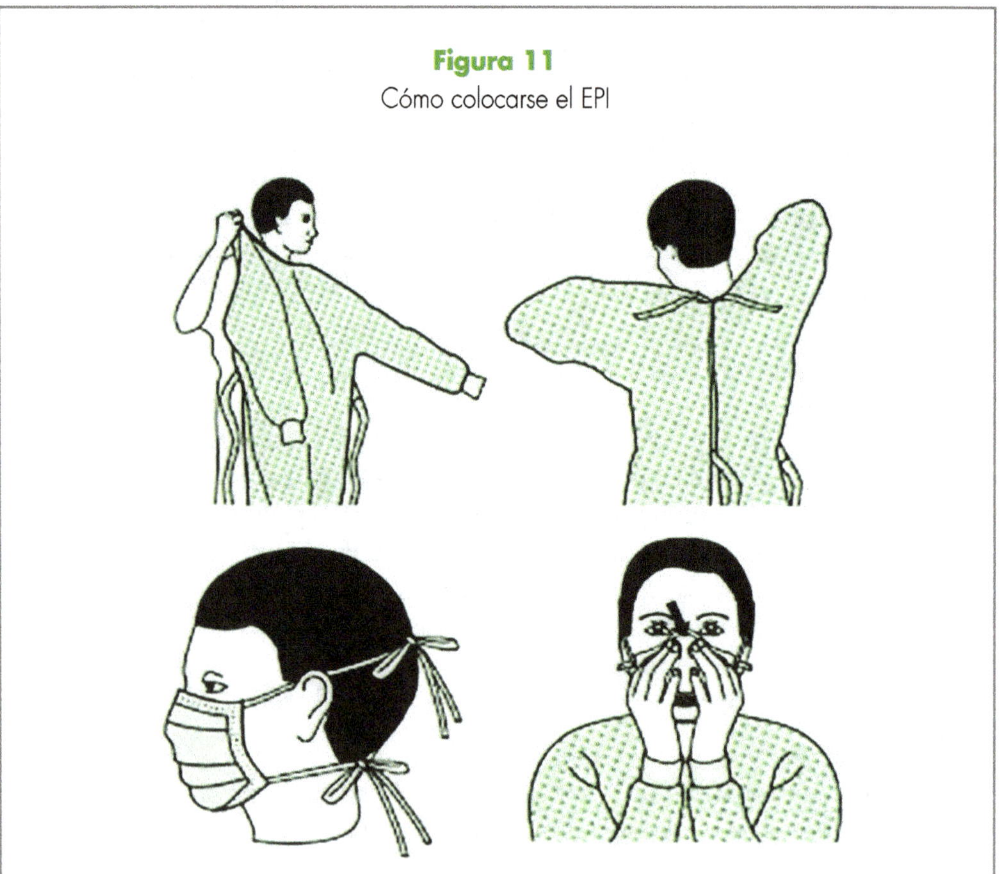

Figura 11

Cómo colocarse el EPI

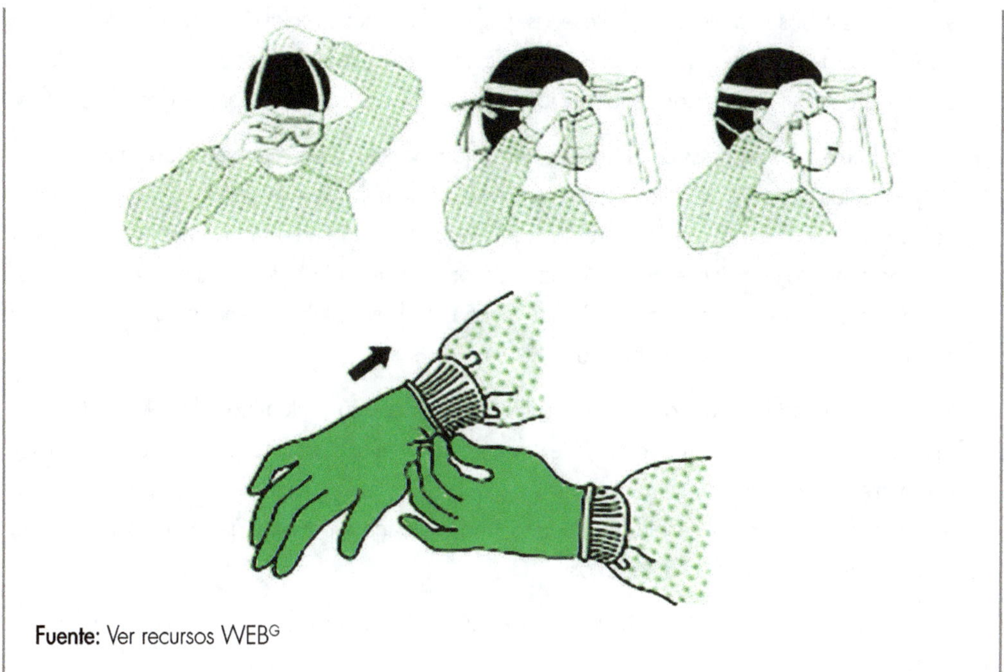

Fuente: Ver recursos WEB[G]

3. Gafas protectoras. Colóquelo sobre la cara y los ojos y ajústelo a su medida.

4. Guantes. Extienda para cubrir la muñeca de la bata de aislamiento.

Use prácticas de trabajo seguras para protegerse y limitar la propagación de la contaminación. Mantenga las manos alejadas de la cara. Limite las superficies tocadas. Cámbiese los guantes cuando estén rotos o muy contaminados. Realice higiene de manos.

Hay una variedad de formas de quitarse el EPI de manera segura sin contaminar su ropa, piel o membranas mucosas con materiales potencialmente infecciosos. He aquí un ejemplo. Quítese todo el EPI antes de salir de la habitación del paciente, excepto el respirador. Retire el respirador después de salir de la habitación del paciente y cerrar la puerta.

Deben retirarse en el siguiente orden:

1. Guantes. **¡El exterior de los guantes está contaminado!** Si sus manos se contaminan al quitarse los guantes, inmediatamente láveselas o use un desinfectante a base de alcohol. Con una mano enguantada, agarre el área de la palma de la otra mano enguantada y quite el primer guante. Sostenga el que se quitó en la mano enguantada. Deslice los dedos de la mano sin guantes debajo del guante restante en la muñeca y despegue el segundo guante sobre el primero. Deséchelos en un contenedor de desechos.

2. Gafas protectoras. **¡El exterior de las gafas o el protector facial están contaminados!** Si sus manos se contaminan al quitarse las gafas o el protector facial, láveselas inmediatamente o use un

desinfectante a base de alcohol. Quítese las gafas o el protector facial de la espalda levantando la banda para la cabeza u orejeras. Si el artículo es reutilizable, colóquelo en el receptáculo designado para su reprocesamiento. De lo contrario, deséchelo en un contenedor de residuos.

3. Bata. **¡El frente y las mangas de la bata están contaminados!** Si sus manos se contaminan durante la extracción de la bata, inmediatamente lávese las manos o use un desinfectante de manos a base de alcohol. Desabroche las corbatas de la bata, teniendo cuidado de que las mangas no entren en contacto con su cuerpo al alcanzar los lazos. Separe la bata del cuello y los hombros, tocando solo el interior de la bata. Dar la vuelta a la bata. Doble o enrolle en un paquete y deséchelo en un contenedor de basura

4. Mascarilla. **¡La parte delantera de la mascarilla/respirador está contaminada! - ¡NO LA TOQUE!** Si sus manos se contaminan durante la extracción de la mascarilla/respirador, láveselas inmediatamente o use un desinfectante para manos a base de alcohol. Sujete las ataduras inferiores o elásticos de la máscara/respirador; luego, los de la parte superior, y quitar sin tocar el frente. Desechar en un contenedor de residuos.

Antes de ponerse y después de quitarse los equipos de barrera realizaremos siempre higiene de manos.

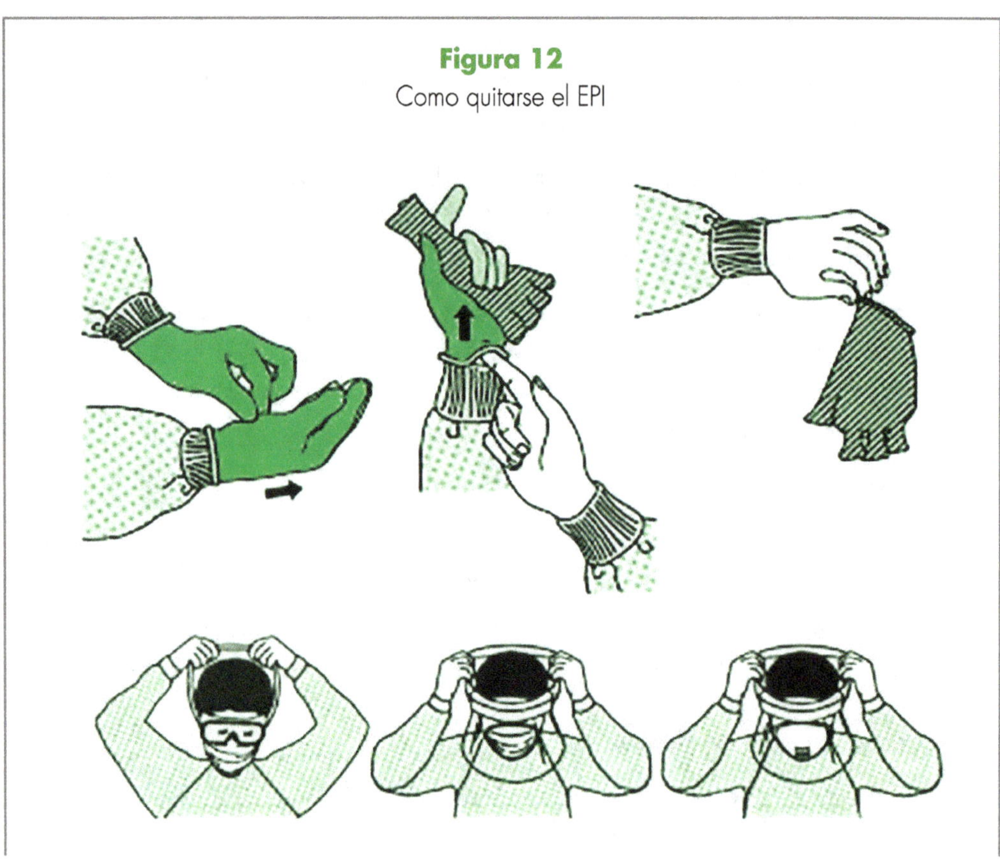

Figura 12
Como quitarse el EPI

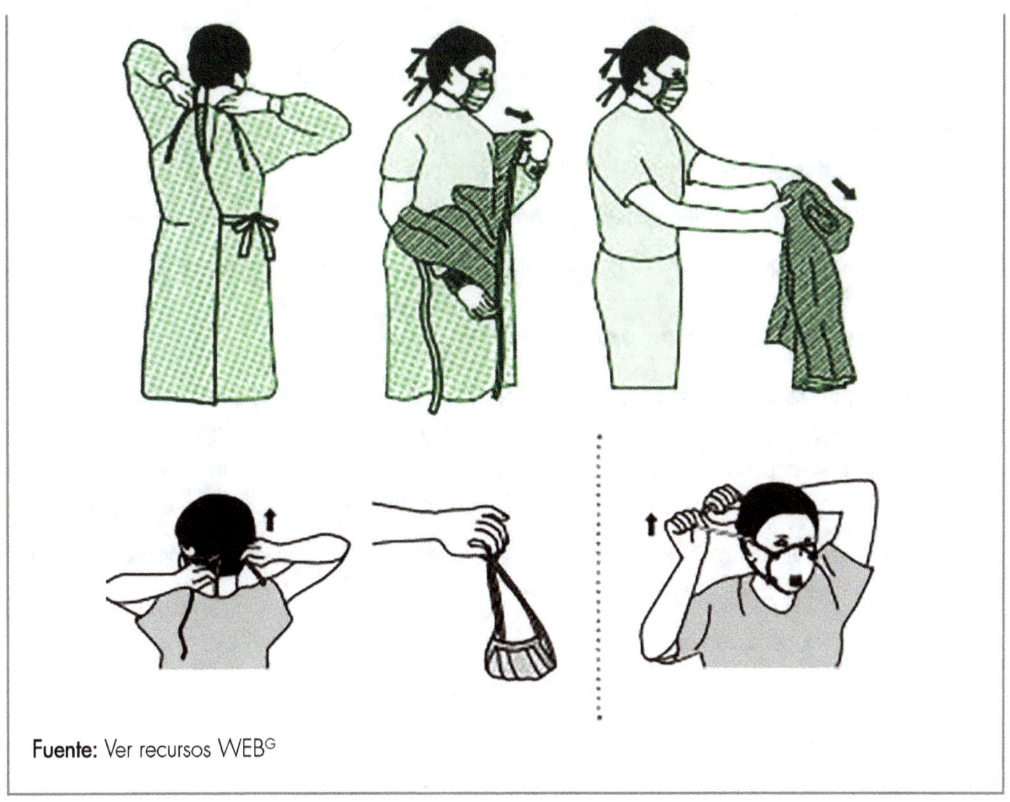

17.2.5.5 Tipos de precauciones basadas en la transmisión[15,16,22,32,34]

Precauciones de transmisión por contacto

Las precauciones de transmisión por contacto están diseñadas para reducir el riesgo de transmisión de microorganismos por contacto directo o indirecto.

Implica el contacto piel con piel y la transferencia de microorganismos desde una persona infectada. Son todas aquellas actividades de cuidados en las que hay un contacto entre el personal y el paciente.

La transmisión por contacto indirecto implica el contacto de un paciente con objetos de su entorno (fómites). Es habitual que las manos del personal sanitario actúen como mecanismo indirecto: se contaminan por el contacto con un paciente que presenta una infección y luego pasan a otro paciente (se denomina *transmisión cruzada*).

Estas medidas se deben aplicar a pacientes portadores de determinados microorganismos epidemiológicamente importantes (enfermedades graves, facilidad para producir brotes epidémicos, etc.), aun cuando el paciente no muestre síntomas (infección asintomática).

En caso de fiebres hemorrágicas virales u otras situaciones excepcionales se seguirán las medidas que se pauten en cada momento.

Las precauciones consisten en:

- Habitación individual o compartida con paciente en igual situación.
- Uso de guantes.
- Uso de batas desechables.
- Material clínico individual (termómetros, cuñas, fonendos, etcétera).
- Visitas restringidas que usarán bata desechable y realizarán higiene de manos con PBA.

Precauciones de transmisión por gotas

Diseñadas para reducir el riesgo de transmisión de gotitas con agentes infecciosos, que se produce por diseminación de partículas de más de 5 micras de diámetro. Al ser de mayor tamaño, no permanecen tanto tiempo suspendidas ni recorren mucha distancia (< 1 metro) e inmediatamente se depositan por gravedad, por lo que requieren un contacto muy estrecho entre fuente y receptor.

Las gotas se producen habitualmente al toser, estornudar, hablar, succionar o durante maniobras invasivas como endoscopias o manipulación de vías aéreas.

Las precauciones consisten en:

- Habitación individual, o compartida con paciente en igual situación.
- Mascarillas quirúrgicas para trabajadores y visitas.
- Desplazamiento del paciente fuera de su habitación/box: mascarilla quirúrgica.
- Manejar con cuidado la lencería del paciente.
- Visitas restringidas y en caso necesario, deben usar mascarillas quirúrgicas.

Precauciones de transmisión aérea

Diseñadas para reducir el riesgo de transmisión de agentes por el aire, que se produce por diseminación de partículas de < 5 micras de diámetro y que pueden permanecer suspendidas en el aire durante tiempo prolongado.

Estas pequeñas gotas se propagan ampliamente por corrientes de aire y pueden llegar a otro paciente o al personal sanitario.

Las precauciones consisten en:

- Habitación individual específica y puertas siempre cerradas.
- Protección respiratoria del personal con mascarillas tipo FFP2.
- Desplazamiento del paciente fuera de su habitación/box: mascarilla quirúrgica.
- Manejar con cuidado la lencería del paciente.
- Visitas restringidas, deben usar mascarillas tipo FFP2 y hacer higiene de manos con PBA.
- En el aislamiento aéreo es importante alojar a los pacientes en un área adecuada, con presión negativa, si es posible.

17.2.5.6 Exposiciones biológicas accidentales con sangre y/o fluidos biológicos[15,16,34]

El conocimiento de las características de las exposiciones laborales a sangre y fluidos biológicos en el personal sanitario es esencial para planificar estrategias de prevención, aplicar adecuadamente las medidas de prevención y valorar la eficacia de los programas de intervención.

Con este fin numerosos países han desarrollado diversas herramientas de vigilancia de estos accidentes biológicos (EPINET, NaSH, SIROH, GERES). En España, la Sociedad Española de Medicina Preventiva, Salud Pública e Higiene adaptó en 1995, con el nombre de EPINETAC, el registro creado en 1991 en EEUU (Proyecto EPInet: Exposure Prevention Information Network). A partir del año 2004, las comunidades autónomas desarrollan sus propios registros autonómicos.

Un sistema de vigilancia de las exposiciones biológicas accidentales en personal sanitario debe permitir:

- Conocer la incidencia anual y tendencia temporal de los accidentes biológicos entre el personal sanitario en función de variables sociodemográficas y laborales y valorar el riesgo de infección postexposición.

- Identificar las prácticas y grupos de riesgo sobre los que se haga necesario realizar actuaciones preventivas.

- Evaluar las técnicas y medidas de prevención.

Por tanto, los datos incluidos en el registro deben ser suficientes para evaluar, comprender y caracterizar los accidentes permitiendo como mínimo:

- Identificar a la población en riesgo en función de características demográficas y laborales.

- Determinar la naturaleza de la exposición distinguiendo entre accidentes percutáneos y cutáneo mucosos.

- Describir las tareas y procedimientos realizados en el momento del accidente, así como el material implicado. Se trata de información indispensable para identificar prácticas y situaciones de riesgo.

- Evaluar las medidas de prevención adoptadas por el sanitario (guantes, utilización de contenedores de objetos cortopunzantes…).

- Evaluar el riesgo del accidente e identificar la necesidad de quimioprofilaxis.

¿Qué se debe registrar?

Toda inoculación o contacto accidental de piel no intacta o mucosas con sangre, tejidos u otros fluidos corporales potencialmente contaminados por agentes biológicos, que el trabajador que desempeña su tarea en la actividad de asistencia sanitaria sufra con ocasión o por consecuencia del trabajo.

Algunos de los posibles indicadores:

- Tasa total de exposiciones.
- Tasa específica de exposiciones por: categoría laboral, sexo, edad, tipo de contrato.
- Tasa de exposiciones por tipo de material.
- Tasa de exposiciones por procedimiento.
- Tasa total de exposiciones con fuente de infección positiva.
- Tasa específica de exposiciones con fuente de Infección positiva por tipo de agente biológico.
- Proporción total de exposiciones con fuente de infección positiva/desconocida.
- Tasas de seroconversión (por tipo de agente biológico).

17.2.5.7 Registro de Exposiciones Biológicas Accidentales de la Comunidad Valenciana[34]

El Registro de Exposiciones Biológicas Accidentales (REBA) de la Comunidad Valenciana tiene como finalidad monitorizar las exposiciones laborales accidentales a agentes biológicos en los trabajadores de sus centros sanitarios, proporcionando información que permita conocer sus características y tendencias, la identificación de grupos y materiales de riesgo y la evaluación de las intervenciones preventivas, así como facilitar la atención y seguimiento de los trabajadores afectados.

El registro REBA tiene como objeto conocer las características de las exposiciones biológicas accidentales ocurridas en personal de los centros sanitarios públicos y privados, con el fin de detectar necesidades y orientar las actuaciones preventivas.

Permite a los centros y profesionales declarantes la realización de sus propios informes, siendo la Dirección General de Salud Pública, donde está adscrito, la encargada de analizar de forma global, sistemática y periódica la información generada y difundir los resultados. En este informe se presentan los principales resultados del año 2018 de las exposiciones biológicas accidentales registradas en la Comunidad Valenciana.

Principales resultados

En 2018, se han declarado al REBA 2089 exposiciones biológicas accidentales. La tasa global es de 3,09 accidentes por cada 100, similar al año anterior.

Por nivel asistencial, los accidentes biológicos ocurren mayoritariamente en atención especializada (91,1 %), fundamentalmente, a nivel hospitalario (públicos y privados), donde suceden el 99 % de los accidentes declarados. La tasa de exposición para centros hospitalarios es de 3,71 por 100, mientras que para centros extrahospitalarios es de 0,73.

Características del accidente y de la persona accidentada

El tipo de exposición accidental declarada con mayor frecuencia es la percutánea con un 87,60 %. Las exposiciones mucocutáneas representan un 12,40 %.

La mayoría de los accidentes declarados han sido en mujeres (80,41 %), esto se puede explicar porque el sistema sanitario público valenciano es un sector altamente feminizado, con una edad comprendida entre 25 y 34 años (32,45 %) y con una antigüedad en el puesto de trabajo menor de 4 años (61,80 %).

Respecto a la situación laboral, el 49,86 % de los accidentes ocurrieron en personal eventual/interino. Los trabajadores y las trabajadoras con contratos de formación (médicas y médicos internos residentes [MIR] y enfermeras y enfermeros internos residentes [EIR]) representan el 7 % de los accidentes.

Las tasas de las exposiciones, por tipo de contrato, muestran, en el sector público, un mayor riesgo del personal en formación (MIR y EIR) que del personal con contratos fijos o temporales. La tasa de accidentes en personas en periodo de formación se ha mantenido respecto al año anterior (4,06 accidentes por 100 trabajadores).

Por categoría laboral, el 50,97 % de los accidentes ocurren en personal de enfermería, un 28,70 % en personal médico y el 12,71 % en técnicos en cuidados auxiliares de enfermería (TCAEs), similares porcentajes en años anteriores.

Las tasas de accidentes biológicos por categoría laboral en el año 2018 se muestran en la Tabla 2. La tasa del personal de enfermería es de 5,20 exposiciones por cada 100 trabajadores y de 3,78 la del personal médico. La tasa de exposiciones para técnicos en cuidados auxiliares de enfermería (TCAEs) se sitúa en 2,11 y para personal técnico (personal técnico de laboratorio, de radiología…) en 1,96.

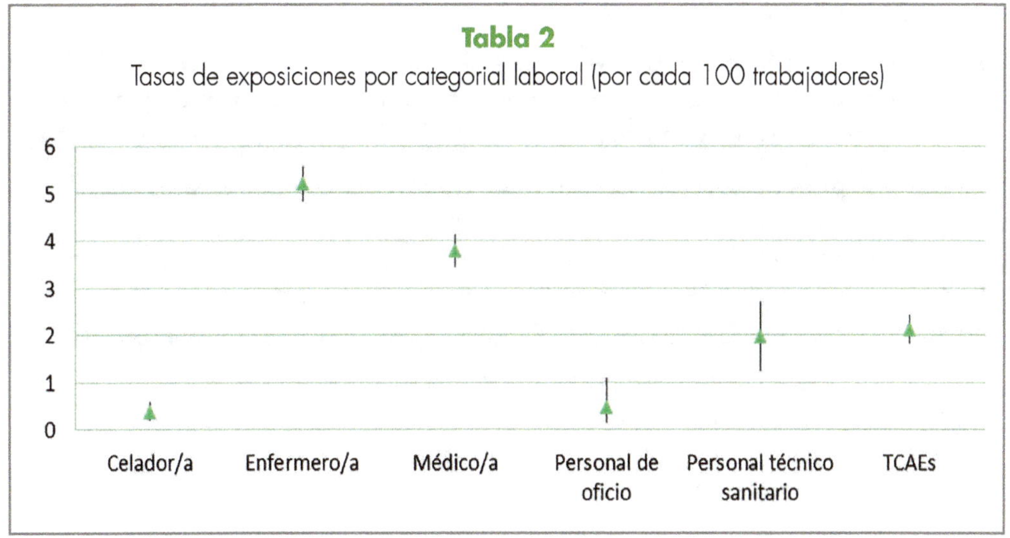

Tabla 2

Tasas de exposiciones por categorial laboral (por cada 100 trabajadores)

El lugar donde ocurren con más frecuencia las exposiciones accidentales continúa siendo el quirófano (31,36 %), seguido de la habitación hospitalaria (18 %).

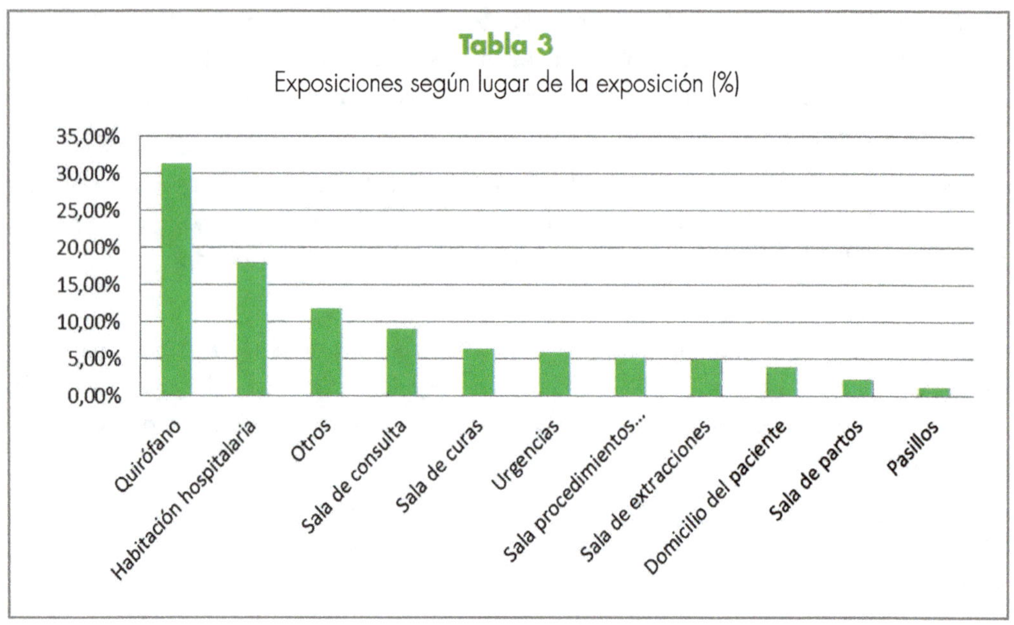

Si se analizan los accidentes según categoría laboral y lugar, se observa que el personal de enfermería se accidenta con mayor frecuencia en la habitación hospitalaria (26,42 %), y el personal facultativo se accidenta en el quirófano en un 61,87 %, porcentajes que revelan la necesidad de acciones preventivas para estos colectivos y en estos puestos de trabajo. Los técnicos en cuidados auxiliares de enfermería (TCAEs) también declaran que los lugares donde ocurren con más frecuencia los accidentes son el quirófano (20 %) y la habitación hospitalaria (17,27 %).

Respecto a la localización corporal de la lesión, las extremidades superiores son la parte afectada más frecuente registrada en las exposiciones ocupacionales accidentales, con un 85 % del total de los accidentes notificados, siendo el brazo izquierdo con un 47,51 % y el brazo derecho con un 38,59 %.

Las medidas de protección en el momento de la exposición se consideraron adecuadas en el 90 % de las exposiciones percutáneas, sin embargo, en más del 30 % de las exposiciones cutáneo-mucosas no fueron consideradas adecuadas. Los motivos por los que no se utilizaron adecuadamente estas medidas es una variable con un porcentaje muy alto de no cumplimentación.

Las tres actuaciones inmediatas más frecuentes tras una exposición accidental son dejar sangrar la herida, lavar la herida/zona con agua y jabón y aplicar un desinfectante (26,60 %, 27,24 % y 32,02 % respectivamente), como recomienda el protocolo REBA.

Exposiciones percutáneas

El accidente percutáneo más frecuente es el pinchazo (77,55 %), seguido del corte (8,62 %). La mayoría de estos accidentes son superficiales.

El material implicado en más de la mitad de los accidentes percutáneos son el grupo de agujas y lancetas (57,54 %), seguidos del grupo de catéteres (4,92 %). En los siguientes gráficos, se observa, por tipo de material, el que está implicado con mayor frecuencia en la exposición accidental.

Los procedimientos de actuación implicados con mayor frecuencia en las exposiciones percutáneas son la inyección intramuscular o subcutánea (21,19 %), seguido de la sutura en intervención quirúrgica (19,35 %). Existe un alto porcentaje de accidentes notificados donde no se especifica el procedimiento que se estaba realizando (19,78 %).

Más de la mitad de los accidentes percutáneos han sucedido después del procedimiento (52,98 %).

Al clasificar el tipo de materiales implicados en las exposiciones ocupacionales accidentales declaradas se observa que más de la mitad de los accidentes ocurren con material convencional (55,50 %). Al analizar estos accidentes, se ve que un 38 % de ellos podrían haberse evitado, ya que acontecen con materiales convencionales para los que sí existe alternativa en bioseguros.

En un 28,42 % de las exposiciones no se identifica si el material implicado es convencional o de bioseguridad, lo que supone una limitación para el análisis de estos datos.

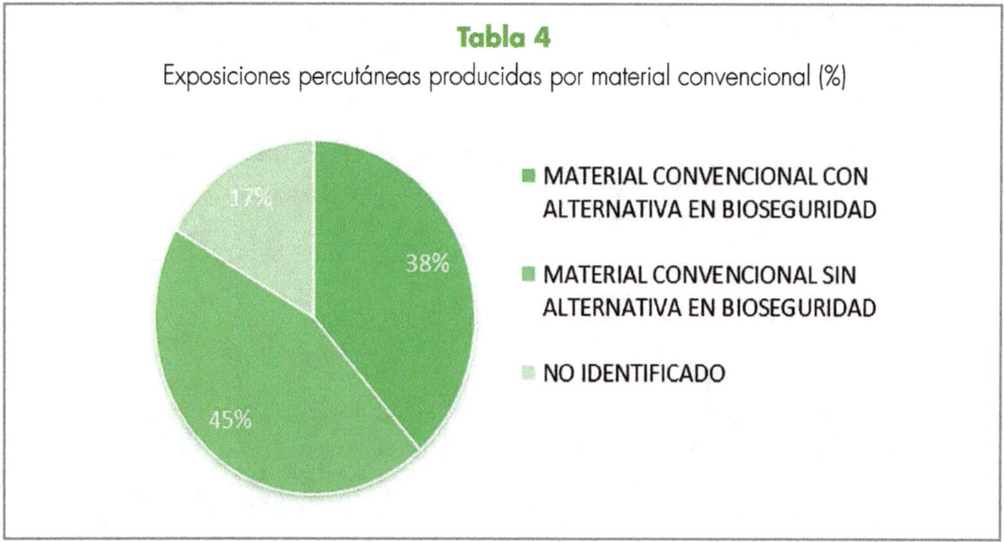

Tabla 4

Exposiciones percutáneas producidas por material convencional (%)

Los bisturíes y las agujas hipodérmicas para inyección, materiales convencionales con alternativa en bioseguridad, son los más implicados en estos accidentes percutáneos.

La utilización de las agujas hipodérmicas convencionales puede tratarse fundamentalmente de este tipo de agujas que se utilizan inadecuadamente para la extracción de sangre.

De los 383 accidentes percutáneos declarados ocurridos con material de bioseguridad, el 23,24 % ocurrieron con una aguja hipodérmica de bioseguridad y en el 20 % el material implicado fue la aguja de extracción venosa; estos materiales de bioseguridad están con una implantación cercana al 100 % en los centros hospitalarios públicos de la Comunidad Valenciana y son los que representan un mayor consumo de dispositivos.

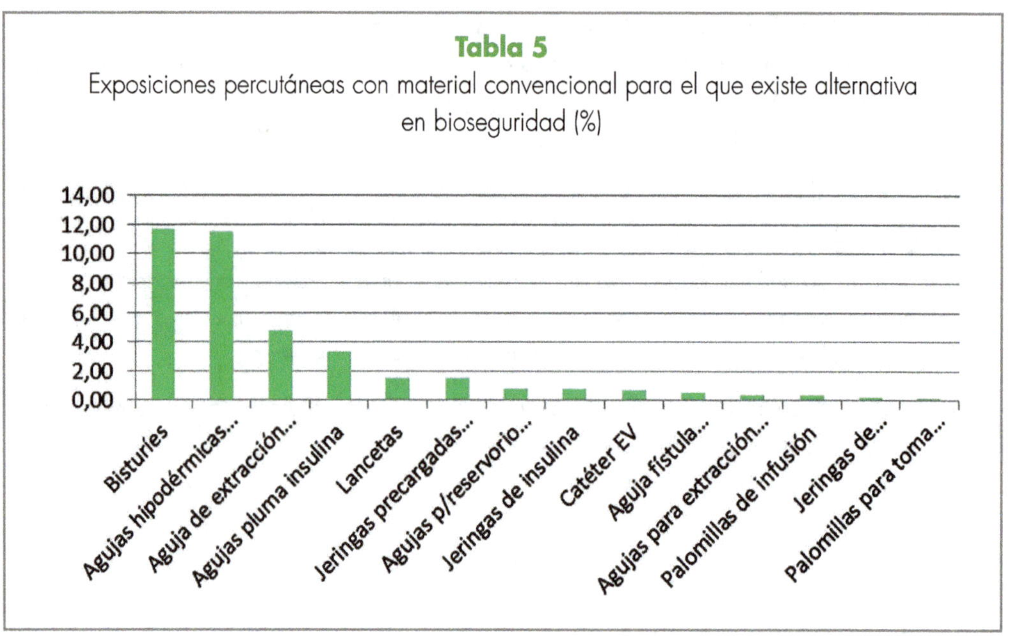

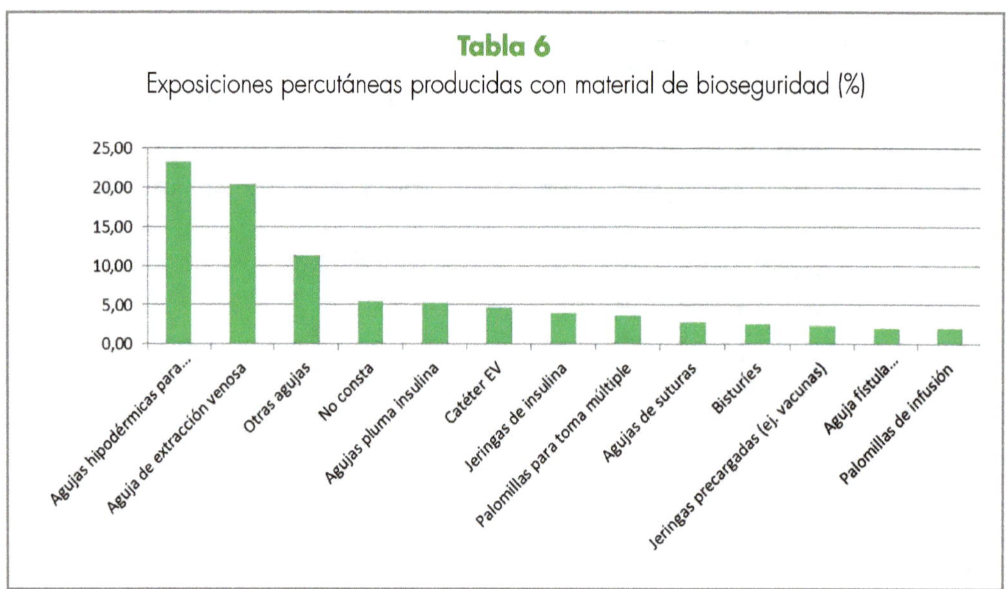

El accidente percutáneo utilizando un material de bioseguridad ocurre en un 37 % de las veces antes de que la activación del dispositivo de seguridad fuera necesaria.

De estos accidentes, el 92,92 % requería activación por parte de quien utiliza el dispositivo de seguridad, produciéndose un 18 % de los accidentes durante la activación. En un 5,8 % de los casos, el dispositivo fue incorrectamente activado y en un 13,62 %, no fue activado.

Respecto a otras medidas de prevención, destacar que en más del 86,28 % de los accidentes registrados se disponía de un contenedor de objetos cortopunzantes en el área de trabajo.

Exposiciones mucocutáneas

Las exposiciones mucocutáneas son el 12,4 % del total de los accidentes comunicados. De ellas, las declaradas con mayor frecuencia son de poco volumen (93,01 %). La sangre es el fluido más frecuentemente implicado (68,75 %). El 35,24 % de estas exposiciones se producen por la salpicadura de un recipiente o contenedor, y el 30,4 % por contacto directo con la persona atendida.

Estado serológico de la fuente y de la persona trabajadora

En un 9,67 % de los accidentes registrados, la fuente de exposición es desconocida. Respecto a los casos con fuente conocida, el 2,12 % eran positivas para VHB, el 6,77 % para VHC y el 3,67 % para VIH.

El 84,38 % de las personas que ha sufrido un accidente en su lugar de trabajo se encuentran inmunizadas frente al VHB y su estado inmunológico es respondedor conocido a la vacuna VHB, según las serologías basales documentadas este año.

En el año 2018, no se ha registrado ninguna seroconversión.

Conclusiones y recomendaciones

- El riesgo de exposición accidental global se sitúa en 3,09 accidentes por cada 100 trabajadores/as.

- Por nivel asistencial, los accidentes biológicos ocurren con más frecuencia en Atención Especializada, fundamentalmente a nivel hospitalario (centros públicos y privados).

- La mayoría de las exposiciones ocurren en mujeres, ya que es un sector ampliamente feminizado.

- La mayoría de los trabajadores que han sufrido una exposición accidental tenían una antigüedad en el puesto de trabajo menor de cuatro años.

- En el sector público, las personas en formación (MIR y EIR) presentan una tasa de exposición mayor que el resto de profesionales, tanto contratadas fijas como eventuales.

- Por categoría laboral, el riesgo de exposición es mayor en personal de enfermería.

- El lugar donde ocurren con más frecuencia las exposiciones accidentales continúa siendo el quirófano, seguido de la habitación hospitalaria.

- El material implicado en más de la mitad de los accidentes percutáneos son el grupo de agujas y lancetas, seguidos del grupo de catéteres.

- La implementación de material de bioseguridad está modificando el perfil de los accidentes biológicos, siendo necesario reorientar las medidas preventivas.

- La mayoría de los accidentes que se producen con material de bioseguridad son por un uso incorrecto de los mismos. Es necesario reforzar la formación a quienes lo utilicen.

- En aquellas áreas, especialmente las áreas quirúrgicas, donde se registran accidentes percutáneos con material para el que no existe alternativa de bioseguridad, se debería reforzar la implementación de procedimientos de trabajo seguros y la formación e información para evitar o minimizar estos accidentes, con especial atención al personal en formación, residentes de enfermería y medicina y estudiantes en prácticas.

- Es necesario seguir fomentando la declaración de los accidentes biológicos y la correcta cumplimentación de todas las variables del registro REBA, para mejorar el conocimiento sobre ellos y dirigirlo a la adopción de las medidas preventivas necesarias.

17.2.5.8 Atención y seguimiento de los accidentes laborales con riesgo biológico[15,16,34]

El procedimiento de actuación ante todas aquellas exposiciones laborales accidentales a agentes biológicos en las cuales se ha producido la inoculación o contacto de sangre y/u otros fluidos corporales (semen, secreciones vaginales, líquidos cefalorraquídeos, sinovial, pleural, peritoneal, pericárdico, amniótico, etc.) ya sea de forma percutánea (pinchazos, cortes) o cutáneo mucosa (contacto con piel no intacta o a través de mucosas).

Actuaciones inmediatas postexposición

Cuando exista contacto con sangre u otros materiales biológicos de riesgo a través de inoculación percutánea, contacto con herida abierta, piel no intacta o mucosas, se realizarán inmediatamente las siguientes acciones:

- Parar inmediatamente el procedimiento y continuar solamente una vez haya sido retirado y cambiado el objeto punzante/cortante causante del accidente.

- Si la fuente está disponible, informarle inmediatamente del accidente y solicitar su colaboración (con consentimiento informado).

Tratamiento de la herida

- Retirar el objeto causante y desecharlo en un lugar adecuado (contenedor de materiales cortopunzantes).

- Dejar fluir la sangre durante 2-3 minutos bajo un chorro de agua corriente.

- No restregar ni realizar maniobras agresivas que puedan provocar erosiones que favorezcan la infección.

- Limpiar la herida con agua y jabón.

- Aplicar un antiséptico (povidona yodada, gluconato de clorhexidina u otro antiséptico). Aunque no exista evidencia de que el uso de antisépticos reduzca el riesgo de transmisión de patógenos hemáticos, su uso no está contraindicado. No utilizar agentes cáusticos (por ejemplo, lejía).

- Cubrir la herida con un apósito impermeable.

Si se trata de salpicaduras de sangre o fluidos sobre la piel, se realizará lavado con jabón y agua y si es sobre mucosas, se lavarán con abundante agua o suero fisiológico. Los ojos deberán ser irrigados con abundante agua, suero fisiológico o soluciones salinas estériles. Si se usan lentes de contacto, los ojos se deben irrigar abundantemente antes y después de quitarlas. No se debe volver a usar la lente hasta realizar la desinfección estándar recomendada por el fabricante. Ante lentes desechables, se recomienda desecharlas definitivamente (Swedish Medical Center, 2012).

Atención inmediata del accidentado

Serología basal de la fuente y del trabajador.

Los centros de trabajo deben disponer de un protocolo de actuación que garantice la asistencia del accidentado durante toda la jornada laboral, su valoración y acceso a la medicación, para poder iniciar la profilaxis, cuando sea necesario, en las primeras horas tras la exposición. Este protocolo debe ser conocido por los trabajadores y especificar claramente las personas o servicios que deben proceder a la evaluación y actuación en cualquier momento.

En primer lugar, el profesional sanitario que atiende al trabajador accidentado debe verificar el tratamiento de la herida, comprobando que se ha realizado correctamente. A continuación, se deben iniciar las actuaciones para proceder a la valoración del riesgo.

Dada la prevalencia, gravedad potencial y costes derivados en nuestro medio de las hepatitis y el sida, la atención y seguimiento del accidente biológico se centra en los virus de hepatitis B (VHB), hepatitis C (VHC) y el virus del sida (VIH), que se describen a continuación.

Determinación del estado serológico de la fuente

Siempre que sea posible, que la fuente sea conocida y presente su consentimiento, se deberá realizar una investigación serológica de la misma que incluirá la revisión de la historia clínica del paciente. Si no se dispone de la información, se debe proceder a una determinación urgente de su estado serológico frente a VHB, VHC y VIH.

Se debe informar previamente al paciente o familiares de que se ha producido el accidente y de la necesidad de determinar su estado serológico frente al VIH, VHB y VHC para poder realizar las acciones oportunas sobre el trabajador accidentado. En caso de consentimiento verbal, se hará constar en la historia clínica del paciente. Se informará al paciente fuente de los resultados de su analítica.

La investigación de los marcadores del VIH se ha de realizar de manera urgente, dado que en el caso de estar indicada una profilaxis antirretroviral, esta se debe iniciar precozmente, si es posible en las primeras 2 horas tras el accidente, preferiblemente en las primeras 24 horas y siempre dentro de las primeras 72 horas.

En el caso de que el trabajador esté inmunizado correctamente frente a VHB, no será necesario solicitar esta determinación.

Determinación del estado serológico basal del trabajador

Se debe proceder a la determinación, lo antes posible, del estado serológico basal del trabajador accidentado, informándole previamente del protocolo de actuación.

La comunicación y registro del accidente

Todos los accidentes deberán ser comunicados lo antes posible según el protocolo de cada centro para ser registrados.

Valoración del riesgo. Pautas para la profilaxis postexposición (PPE) y seguimiento serológico del trabajador

La valoración del riesgo de la exposición, las pautas de profilaxis postexposición y el seguimiento del trabajador accidentado corresponden a los Servicios de Prevención de Riesgos Laborales, y en caso de que estos no tengan la competencia, a los servicios que se determinen en cada CCAA.

17.2.5.9 Materiales de bioseguridad[16,34]

Los materiales con dispositivos de seguridad son «aquellos aparatos, instrumentos o materiales sanitarios que incorporan sistemas de seguridad de protección y que están diseñados con el objeto de eliminar o minimizar los riesgos de exposición a heridas accidentales y al contagio derivados, entre otros, del uso de jeringas y objetos cortopunzantes» (Centers for Disease Control and Prevention-National Institute for Occupational Safety and Health [CDC-NIOSH], 1999).

Son equipos o instrumentos que eliminan o disminuyen el riesgo de sufrir una exposición percutánea y mucocutánea. Deben ser incluidos al definir los procedimientos, técnicas y protocolos de seguridad, es decir, en los procesos de actuación profesional establecidos con la finalidad de reducir, minimizar o, en su caso, eliminar los riesgos de exposición a heridas accidentales y al contagio derivados, entre otros, del uso de agujas y objetos cortopunzantes.

Los materiales de seguridad se pueden agrupar en cuatro grandes grupos (AFSSAPS, 2010):

- Los contenedores para eliminar los materiales cortopunzantes después de su uso.

- Los dispositivos que evitan el uso de la aguja.

- Los dispositivos que impiden o hacen menos peligroso el procedimiento de separación de la aguja (o de la hoja).

- Los dispositivos invasivos con mecanismos integrados de recubrimiento de la parte cortopunzantes (aguja u hoja) después de su uso.

Los dispositivos de seguridad han de cumplir los siguientes requisitos mínimos (CDC-NIOSH, 1999):

- El mecanismo de seguridad estará integrado en el dispositivo y su activación debe manifestarse mediante una señal auditiva, táctil o visual.

- La punta de la aguja ha de quedar completamente aislada tras la activación del dispositivo de seguridad y este debe ser irreversible una vez activado.

- Además, el dispositivo de seguridad tiene que ser fácil de usar, práctico, fiable y eficaz.

La Orden ESS/1451/2013, de 29 de julio, por la que se establecen disposiciones para la prevención de lesiones causadas por instrumentos cortantes y punzantes en el sector sanitario y hospitalario[18], en su Artículo 6 (Eliminación, prevención y protección) indica que:

1. Cuando los resultados de la evaluación de riesgos revelen un riesgo de heridas con instrumental cortopunzante o de infección, se debe eliminar la exposición de los trabajadores a través de las siguientes medidas, sin importar el orden:

   a) Especificar y aplicar procedimientos seguros para la utilización y eliminación del instrumental sanitario cortopunzante y de los residuos contaminados.

   b) Eliminar el uso innecesario de instrumental cortopunzante mediante la aplicación de cambios en la práctica y, basándose en los resultados de la evaluación de riesgos, proporcionar dispositivos médicos que incorporen mecanismos de protección integrados.

   c) La práctica de reencapsulado deberá prohibirse con efecto inmediato.

2. Vistas la actividad y la evaluación, el riesgo de exposición se debería reducir tanto como fuera necesario para proteger de manera adecuada la seguridad y salud de los trabajadores afectados. Se aplicarán las siguientes medidas a la luz de los resultados de la evaluación de riesgos:

   a) Establecimiento de procedimientos de trabajo adecuados y utilización de medidas técnicas apropiadas.

   b) Reducción, al mínimo posible, del número de trabajadores que utilicen y/o manipulen o puedan utilizar y/o manipular estos instrumentos.

   c) Cuando se implementen dispositivos de seguridad en una unidad, servicio, centro sanitario o cualquier otra organización, de manera paralela a esta implementación debe producirse la retirada de los dispositivos convencionales, para garantizar que los dispositivos convencionales y de seguridad no conviven en los centros sanitarios.

   d) Adopción de medidas seguras para la recepción, manipulación y transporte de los instrumentos cortopunzantes dentro del lugar de trabajo.

   e) Adopción de medidas de protección colectiva o, en su defecto, de protección individual, cuando la exposición no pueda evitarse por otros medios.

   f) Utilización de medidas de higiene que disminuyan la entidad de las lesiones causadas por los instrumentos cortopunzantes.

   h) Velar para que todos los recipientes, envases e instalaciones que contengan instrumentos cortopunzantes estén etiquetados de manera clara y legible.

   i) Establecimiento de planes para hacer frente a los accidentes de los que puedan derivarse exposiciones a instrumentos cortopunzantes.

   j) Verificación, cuando sea necesaria y técnicamente posible, de la utilización de los instrumentos cortopunzantes.

   k) Poner en marcha procedimientos eficaces de eliminación de residuos e instalar contenedores técnicamente seguros y debidamente señalizados para el manejo del instrumental cortopunzante y el material de inyección desechable, tan cerca como sea posible de las áreas donde se utiliza o ubica dicho instrumental y material.

l) Prevenir el riesgo de infecciones mediante la aplicación de sistemas de trabajo seguros, como:

- La elaboración de una política de prevención global y coherente que abarque la tecnología, la organización del trabajo, las condiciones laborales, los factores psicosociales relacionados con el trabajo y la influencia de factores relacionados con el entorno de trabajo.

- La formación.

- La aplicación de procedimientos de vigilancia de la salud.

m) Utilización de equipos de protección individual.

Tipos de dispositivos

Se pueden dividir en dos grupos, descritos a continuación de mayor a menor eficacia preventiva:

- Los materiales pasivos o dispositivos automáticos, que no requieren ningún acto específico por parte del usuario para la activación de la seguridad ni ningún cambio en el procedimiento. Permiten una activación precoz de la seguridad. Los materiales pasivos son los más eficaces en la prevención de lesiones por pinchazo. Su coste adicional podría estar compensado por una disminución de las exposiciones biológicas accidentales y una menor necesidad de entrenamiento de los profesionales sanitarios.

- Los materiales activos, que requieren la intervención del usuario para activar la seguridad, se pueden dividir en tres subgrupos:

  1. El mecanismo de seguridad es semiautomático.

  2. La inclinación del material del manguito en la aguja, totalmente manual, es generalmente activado con un movimiento de la mano.

  3. La activación mediante el deslizamiento de la aguja es una activación totalmente manual y, por lo general, se activa con ambas manos.

Según el procedimiento para el que van a ser utilizados, podemos dividirlos en:

- Material de extracción.

- Material de inyección.

- Material quirúrgico.

- Material de infusión.

Listado de materiales

- **Cortopunzantes**

  - Agujas de seguridad para extracción múltiple de sangre por vacío.

  - Agujas de seguridad con aletas para infusión/extracción.

  - Agujas de seguridad para fístulas arteriovenosas.

- Agujas de seguridad para reservorio.

- Agujas hipodérmicas de seguridad.

- Agujas para pluma de insulina.

- Agujas de carga de medicación punta roma.

- Bisturíes de seguridad.

- Catéteres periféricos de seguridad.

- Catéteres periféricos de seguridad con válvula antirreflujo.

- Dispositivos de seguridad para incisión capilar.

- Jeringa de insulina con aguja incorporada de seguridad.

- Jeringas de medicación precargada con sistema de seguridad integrado.

- Jeringas de seguridad con tecnología de aguja retráctil.

- Jeringas para gasometría con aguja de seguridad.

- Jeringas precargadas con sistema de seguridad integrado.

- Jeringa de seguridad para inyección subcutánea.

- Lanceta automática de seguridad adultos/pediatría.

- Sistema cerrado e integrado con catéter intravenoso de seguridad.

- **Relacionados**

- Agujas de punta roma.

- Adaptadores para sistema de extracción de hemocultivos.

- Adaptadores para sistema de extracción múltiple por vacío.

- Contador de agujas.

- Contenedores desechables.

- Contenedores de seguridad para el transporte de muestras biológicas.

- Guantes anticortes.

- Jeringas precargadas de suero salino fisiológico estéril para lavado y sellado de vías periféricas con envase unitario exterior estéril/no estéril.

- Sistemas cerrados para acceso venoso.

- Sistemas de seguridad adaptable para extracción de sangre por vacío.

Anexo I

Materiales de bioseguridad

https://amazingbooks.es/manual-enfermeria-anexo-17

17.3 Bibliografía

1. Organización Mundial de la Salud (OMS). Organización Panamericana de la Salud (OPS). MRE - Marco de Respuesta a Emergencias. Internet. 2013. Disponible en: https://apps.who.int/iris/bitstream/handle/10665/89604/9789275317853_spa.pdf?sequence=1

2. Fernández Liesa CR, Oliva Martínez JD. El Derecho Internacional y la cooperación frente a los desastres en materia de protección civil. Dirección General de Protección Civil y Emergencias. Internet. 2012. Disponible en: http://www.proteccioncivil.es/documents/20486/156778/Las+instituciones+internacionales+y+los+desastres/5c42a4df-7801-40f1-9513-9cbefdf7a0c4

3. El Proyecto Esfera 2011. Carta Humanitaria y normas mínimas para la respuesta humanitaria. Internet. 2011. Disponible en: https://www.acnur.org/fileadmin/Documentos/Publicaciones/2011/8206.pdf?view=1

4. Ministerio de Asuntos Exteriores, Unión Europea y Cooperación. Agencia Española de Cooperación Internacional para el Desarrollo (AECID). Manual operativo EMT II START (Equipo Médico de Emergencia. Equipo Técnico Español de Ayuda y Respuesta en Emergencias). 2018.

5. Freire González L. Papel del personal de Enfermería en situaciones de desastre. Trabajo Fin de Máster en análisis y gestión de emergencia y desastres. Oviedo. Internet. 2013. Disponible en: http://digibuo.uniovi.es/dspace/bitstream/10651/17315/6/TFM_Lidia%20Freire.pdf

6. Malm García L. Enfermería en desastres: Planificación, evaluación e intervención. Biblioteca Virtual de Salud y desastres. OMS-OPS. Internet. 1989. Disponible en: http://helid.digicollection.org/es/d/Jph29/3.html

7. Quiroz Vasquez L. Participación del personal de enfermería ante un desastre. Archivos de Medicina de Urgencia de México. Vol. 5, Núm. 3 - Septiembre-Diciembre 2013. Internet. 2013. Disponible en: https://www.medigraphic.com/pdfs/urgencia/aur-2013/aur133a.pdf

8. OMS. Temas de salud. Gripe aviar. Internet. 2020. Disponible en: https://www.who.int/topics/avian_influenza/es/

9. OMS. Temas de salud. Preguntas y respuestas sobre la enfermedad por coronavirus (COVID-19). Internet. 2020. Disponible en: https://www.who.int/es/emergencies/diseases/novel-coronavirus-2019/advice-for-public/q-a-coronaviruses

10. OMS. Campañas mundiales de salud pública de la OMS/ Año del Personal de Enfermería y de Partería. Internet. 2020. Disponible en: https://www.who.int/es/campaigns/year-of-the-nurse-and-the-midwife-2020

11. OMS. Campañas mundiales de salud pública de la OMS/Año del Personal de Enfermería y de Partería/Descubra cómo puede participar /Material de la campaña. Internet. 2020. Disponible en: https://www.who.int/es/campaigns/year-of-the-nurse-and-the-midwife-2020/get-involved/campaign-materials

12. La OMS y sus asociados hacen un llamamiento urgente para que se invierta en el personal de enfermería. 7 de abril de 2020. Comunicado de prensa. Internet. 2020. Disponible en: https://www.who.int/es/news-room/detail/07-04-2020-who-and-partners-call-for-urgent-investment-in-nurses

13. Nursing Now. Internet. 2020. Disponible en: https://www.nursingnow.org/who-we-are/?doing_wp_cron=1597161483.3483231067657470703125

14. El Consejo General de Enfermería y el Ministerio de Sanidad constituyen Nursing Now España. Diario Enfermero, mayo 14, 2019. Internet. 2020. Disponible en: https://diarioenfermero.es/el-consejo-general-de-enfermeria-y-el-ministerio-de-sanidad-constituyen-nursing-now-espana/

15. Guía de Bioseguridad para los profesionales sanitarios. Ponencia de Salud Laboral de la Comisión de Salud Pública del Consejo Interterritorial del Sistema Nacional de Salud. Ministerio de Sanidad, Servicios Sociales e Igualdad. 2015. Internet. 2020. Disponible en: https://www.mscbs.gob.es/ciudadanos/saludAmbLaboral/docs/guiabioseg.pdf

16. Recomendaciones sobre precauciones estándar y precauciones basadas en la transmisión de microorganismos. Agencia Española de Medicamentos y Productos Sanitarios (AEMPS). Ministerio de Sanidad, Servicios Sociales e Igualdad. 2017. Internet. 2020. Disponible en: http://www.resistenciaantibioticos.es/es/publicaciones/recomendaciones-sobre-precauciones-estandar-y-precauciones-basadas-en-la-transmision

17. Precauciones estándares en la atención de la salud. OMS-OPS. 2007. Internet. 2020. Disponible en: https://www.who.int/csr/resources/publications/10_EPR_AM2_E7_SPAN_LR.pdf

18. Orden ESS/1451/2013, de 29 de julio, por la que se establecen disposiciones para la prevención de lesiones causadas por instrumentos cortantes y punzantes en el sector sanitario y hospitalario. 2013. Internet. 2020. Disponible en: https://www.boe.es/boe/dias/2013/07/31/pdfs/BOE-A-2013-8381.pdf

19. Manos limpias salvan vidas. OMS. 2009. Internet. 2020. Disponible en: https://www.who.int/gpsc/5may/background/es/

20. Sax H, Allegranzi B, Uckay I, Larson E *et al*. My five moments for hand hygiene': a user-centred design approach to understand, train, monitor and report hand hygiene. *J Hosp Infect*. 2007;67:9–21. Internet. 2020. Disponible en: https://pubmed.ncbi.nlm.nih.gov/17719685/

21. ¿Usamos bien los guantes? Grupo de Trabajo en Riesgo Biológico. Consejo de Enfermería de la Comunidad Valenciana. 2017. Internet. 2020. Disponible en: http://portalcecova.es/files/guia_GUANTES.pdf

22. Protección respiratoria. Al respirar debemos protegernos y proteger a los demás. Grupo de Trabajo en Riesgo Biológico. Consejo de Enfermería de la Comunidad Valenciana. 2017. Internet. 2020. Disponible en: http://portalcecova.es/files/guia_PROTECCION_RESPIRATORIA.pdf

23. Rengasamy S, Eimer B, Shaffer RE. Simple Respiratory protection – evaluation of the filtration performance of cloth masks and common fabric materials against 20-1000 nm size particles. [internet]. The Annals of Occupational Hygiene. 2010;54(7):789-98. Internet. 2020. Disponible en: https://www.ncbi.nlm.nih.gov/pubmed/20584862

24. National Institute for Occupational Safety and Health (NIOSH). Use of respirators and surgical masks for protection against healthcare hazards [internet]. Atlanta: CDC; 2018. Internet. 2020. Disponible en: https://www.cdc.gov/niosh/topics/healthcarehsps/respiratory.html

25. Grupo de trabajo de Protección Respiratoria de la SOGAMP. Uso de mascarillas quirúrgicas y máscaras FFP en las precauciones de aislamiento de los centros sanitarios. 2015. Internet. 2020. Disponible en: http://files.sogamp.webnode.es/200000031-aa453ab3b3/Guia-MascarasSOGAMP_vES%20-281-29.pdf

26. Centers for Disease Control and Prevention (CDC) Recommendation Regarding the Use of Cloth Face Coverings, Especially in Areas of Significant Community-Based Transmission. EEUU: CDC; 2020. Internet. 2020. Disponible en: https://www.cdc.gov/coronavirus/2019-ncov/prevent-getting-sick/cloth-face-cover.html?CDC_AA_refVal=https%3A%2F%2Fwww.cdc.gov%2Fcoronavirus%2F2019-ncov%2Fprevent-getting-sick%2Fcloth-face-cover-sp.html

27. Feng S, et al. Rational use of face masks in the COVID-19 pandemic. Lancet Respir Med. 2020. Internet. 2020. Disponible en: https://www.thelancet.com/journals/lanres/article/PIIS2213-2600(20)30134-X/fulltext

28. Ministerio de Industria, comercio y turismo. Proceso de fabricación habitual de mascarillas higiénicas 2020 Internet. 2020. Disponible en: https://anque.es/wp-content/uploads/2020/03/ANQUE-Frente-al-covid-8_Proceso_de_fabricacion_habitual_de_mascarillas_higienicas_V4.1-1.pdf

29. WHO. Advice on the use of masks in the context of COVID-19. Interim guidance. 6 April 2020. Internet. 2020. Disponible en: https://apps.who.int/iris/handle/10665/331693

30. Davies, A., Thompson, K., Giri, K., Kafatos, G., Walker, J., & Bennett, A. Testing the Efficacy of Homemade Masks: Would They Protect in an Influenza Pandemic?. *Disaster Medicine and Public Health Preparedness, 7*(4), 413-418. 2013. Internet. 2020. Disponible en: https://www.cambridge.org/core/journals/disaster-medicine-and-public-health-preparedness/article/testing-the-efficacy-of-homemade-masks-would-they-protect-in-an-influenza-pandemic/0921A05A69A9419C862FA2F35F819D55

31. Centro Europeo para la Prevención y Control de Enfermedades. El uso de mascarillas en la comunidad. Estocolmo: ECDC; 2020. Internet. 2020. Disponible en: https://www.ecdc.europa.eu/en/publications-data/using-face-masks-community-reducing-covid-19-transmission

32. Siegel JD, Rhinehart E, Jackson M, Chiarello L, and the Healthcare Infection Control Practices Advisory Committee, 2007 Guideline for Isolation Precautions: Preventing Transmission of Infectious Agents in Healthcare Settings. Internet. 2020. Disponible en: https://www.cdc.gov/infectioncontrol/pdf/guidelines/isolation-guidelines-H.pdf

33. Casanova Vivas S, et al. Registro de exposiciones biológicas accidentales (REBA) Informe principales resultados 2018. Generalitat Valenciana. Conselleria de Sanitat Universal i Salut Pública. 2019. Internet. 2020. Disponible en: https://www.sp.san.gva.es/DgspPortal/docs/INFORME_REBA_2018_Principales_resultados_cas.pdf

34. Forcada Segarra JA. Coordinador. Actualización y formación continuada en prevención de riesgo biológico para enfermer@s. Difusión Avances Enfermería (DAE). 2014.

A. Ver vídeo: https://diarioenfermero.es/la-vacunacion-en-la-nueva-normalidad-consulta-a-tu-enfermera/ Descargar infografía y video: https://www.consejogeneralenfermeria.org/covid-19

B. Ver vídeo: https://diarioenfermero.es/el-cge-y-las-asociaciones-de-matronas-resuelven-las-dudas-de-las-embarazadas-durante-la-pandemia/ Descargar infografía y video: https://www.consejogeneralenfermeria.org/covid-19

C. Materiales de campaña. Año Internacional del Personal de Enfermería y de Partería. https://www.who.int/es/campaigns/year-of-the-nurse-and-the-midwife-2020/get-involved/campaign-materials

D. Presentación campaña Nursing Now España. https://www.youtube.com/watch?v=lEf34wf-JSA. https://www.youtube.com/watch?v=PU3eyMa8hxc. https://www.youtube.com/watch?v=XH8bByzkURE

E. https://www.who.int/gpsc/5may/tools/ES_PSP_GPSC1_Higiene-de-las-Manos_Brochure_June-2012.pdf?ua=1

ANEXO

GLOSARIO DE TÉRMINOS
Y ABREVIATURAS

ANEXO

GLOSARIO DE TÉRMINOS Y ABREVIATURAS

Autores: José Antonio Forcada Segarra, Eladio Joaquín Collado Boira

Los autores ofrecen un glosario de palabras y expresiones clasificadas para su mejor compresión, cada término o nomenclatura viene acompañado de su significado. Se trata de un glosario «vivo», ya que permanecerá actualizado a través de una web destinada a ello.

Se incluye un código QR para poder realizar la consulta con un *smartphone, tablet* u ordenador si se utiliza la URL indicada.

Anexo

Glosario de términos y abreviaturas

https://amazingbooks.es/manual-enfermeria-anexo-glosario

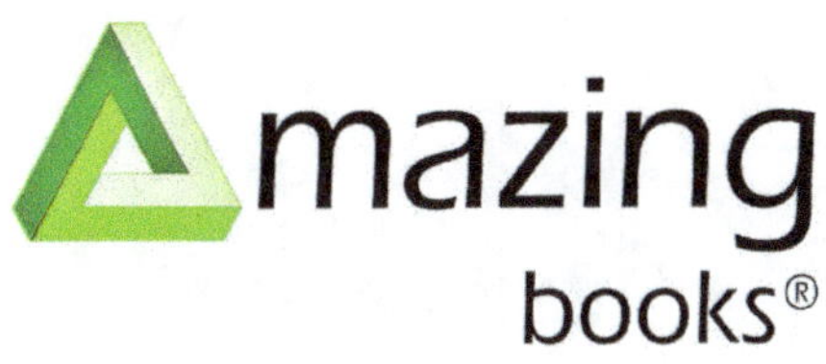

One World, One Health.

www.amazingbooks.es

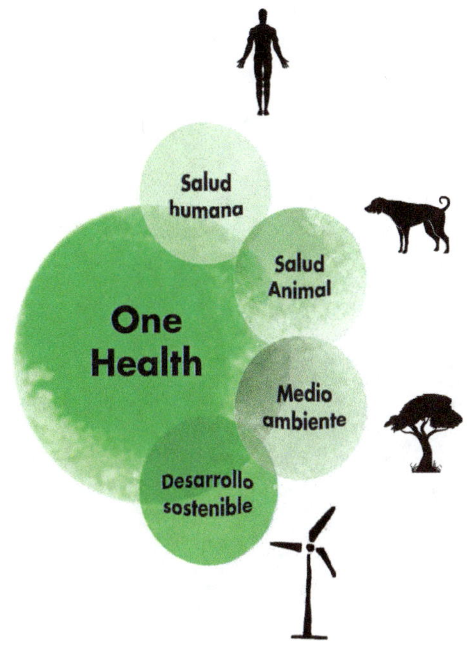

Telf.: +34 976 077 006

+34 680 859 355

info@amazingbooks.es - www.amazingbooks.es

www.ingramcontent.com/pod-product-compliance
Lightning Source LLC
LaVergne TN
LVHW080419200726
843507LV00004B/667